受験生の皆さんへ

　過去の問題に取り組む目的は、(1)出題傾向(2)出題方式(3)難易度(4)合格点を知り、これからの受験勉強に役立てることにあります。出題傾向などがつかめれば目的は達成したことになりますが、それを一歩深く進めるのが、受験対策の極意です。

　せっかく志望校の出題と取り組むのですから、本番に即した受験対策の場に活用すべきです。どうするのか。

　第一は、実際の入試と同じ制限時間を設定して問題に取り組むこと。試験時間が六十分なら六十分以内で挑戦し、時間配分を感覚的に身に付ける訓練です。

　二番目は、きっちりとした正答チェック。正解出来なかった問題は、正解できるまで、徹底的に攻略する心構えが必要です。間違えた場合は、単なるケアレスミスなのか、知識不足が原因のミスなのか、考え方が根本的に間違えていたためのミスなのか、きちんと確認して、必ず正解が書けるようにしておく。

　正答が手元にある過去問題にチャレンジしながら、正解できなかった問題をほったらかしにする受験生もいます。そのような受験生に限って、他の問題集をやっても、間違いを放置したまま、次の問題、次の問題と単に消化することだけに走っているのではないかと思います。過去問題であれ問題集であれ、間違えた問題は、正解できるまで必ず何度も何度も繰り返しチャレンジする。これが必勝の受験勉強法なことをお忘れなく。

入試問題検討委員会

【本書の内容】

1. 本書は過去10年間の問題と解答を収録しています。医学科の試験問題です。
2. 英語・数学・物理・化学・生物の前期及び後期の問題と解答を収録しています。尚、大学当局より非公表の問題は掲載していません。
3. 当社の本書解説執筆陣は、現在直接受験生を教育指導している、すぐれた現場の先生方です。
4. 本書は問題と解答用紙の微細な誤りをなくすため、実物の入試問題を各大学より提供を受け、そのまま画像化して印刷しています。

　尚、本書発行にご協力いただきました先生方に、この場を借り、感謝申し上げる次第です。

東 海 大 学

平成30年度
[2月 2.3日
試験掲載]

〔2月2日〕	問題	解答
英 語 ・・・・	1 ・・・・・	87
数 学 ・・・・	13 ・・・・・	98
物 理 ・・・・	15 ・・・・・	103
化 学 ・・・・	23 ・・・・・	109
生 物 ・・・・	33 ・・・・・	115
解答用紙 ・・・・・・・・・・・・・・・・・・・・		120

〔2月3日〕	問題	解答
英 語 ・・・・	47 ・・・・・	92

大学当局の指示により、省略いたします。

物 理 ・・・・	60 ・・・・・	106
化 学 ・・・・	68 ・・・・・	112
生 物 ・・・・	76 ・・・・・	117

平成29年度
[2月 2.3日
試験掲載]

〔2月2日〕	問題	解答
英 語 ・・・・	1 ・・・・・	76
数 学 ・・・・	11 ・・・・・	85
物 理 ・・・・	13 ・・・・・	91
化 学 ・・・・	19 ・・・・・	96
生 物 ・・・・	28 ・・・・・	101
解答用紙 ・・・・・・・・・・・・・・・・・・・・		107

〔2月3日〕	問題	解答
英 語 ・・・・	41 ・・・・・	80
数 学 ・・・・	51 ・・・・・	88
物 理 ・・・・	53 ・・・・・	93
化 学 ・・・・	59 ・・・・・	98
生 物 ・・・・	66 ・・・・・	104

平成28年度
[2月 2.3日
試験掲載]

〔2月2日〕	問題	解答
英 語 ・・・・	1 ・・・・・	49
数 学 ・・・・	11 ・・・・・	59

大学当局の指示により、省略いたします。

〔2月3日〕	問題	解答
英 語 ・・・・	13 ・・・・・	54
数 学 ・・・・	23 ・・・・・	61
物 理 ・・・・	25 ・・・・・	63
化 学 ・・・・	30 ・・・・・	66
生 物 ・・・・	39 ・・・・・	69

平成27年度
[2月 2.3日
試験掲載]

〔2月2日〕	問題	解答
英 語 ・・・・	1 ・・・・・	45
数 学 ・・・・	11 ・・・・・	53
物 理 ・・・・	13 ・・・・・	58
化 学 ・・・・	18 ・・・・・	60
生 物 ・・・・	24 ・・・・・	63

〔2月3日〕	問題	解答
英 語 ・・・・	33 ・・・・・	49
数 学 ・・・・	43 ・・・・・	55

大学当局の指示により、省略いたします。

平成26年度
[2月 2.3日
試験掲載]

〔2月2日〕	問題	解答
英 語 ・・・・	1 ・・・・・	64
数 学 ・・・・	11 ・・・・・	72
物 理 ・・・・	13 ・・・・・	76
化 学 ・・・・	17 ・・・・・	80
生 物 ・・・・	22 ・・・・・	86

〔2月3日〕	問題	解答
英 語 ・・・・	31 ・・・・・	68
数 学 ・・・・	41 ・・・・・	74
物 理 ・・・・	43 ・・・・・	78
化 学 ・・・・	48 ・・・・・	83
生 物 ・・・・	55 ・・・・・	89

目 次

平成25年度
[2月2.3日 試験掲載]

〔2月2日〕	問題	解答	〔2月3日〕	問題	解答
英 語	1	67	英 語	32	70
数 学	11	74	数 学	42	75
物 理	13	78	物 理	44	79
化 学	17	80	化 学	51	82
生 物	24	85	生 物	58	87

平成24年度
[2月2.3日 試験掲載]

〔2月2日〕	問題	解答	〔2月3日〕	問題	解答
英 語	1	49	英 語	27	52
数 学	8	56	数 学	34	58
物 理	10	60	物 理	35	61
化 学	14	63	化 学	39	65
生 物	19	68	生 物	43	70

平成23年度
[2月3日 試験掲載]

	問題	解答
英 語	1	26
数 学	8	29
物 理	10	31
化 学	14	33
生 物	18	34

平成22年度
[2月6.7日 試験掲載]

〔2月6日〕	問題	解答	〔2月7日〕	問題	解答
英 語	1	58	英 語	30	61
数 学	10	65	数 学	39	67
物 理	12	69	物 理	41	70
化 学	17	72	化 学	46	73
生 物	21	74	生 物	50	76

平成21年度
[2月6.7日 試験掲載]

〔2月6日〕	問題	解答	〔2月7日〕	問題	解答
英 語	1	56	英 語	28	58
数 学	10	62	数 学	37	63
物 理	12	65	物 理	39	66
化 学	17	68	化 学	45	69
生 物	21	70	生 物	50	71

平成30年度

平成30年度

問 題 と 解 答

平成30年度

英　語

問題

2月2日

30年度

1 次の英文を読み，問1，問3，問4，問6〜問8は文を完成させ，問2，問5，問9は問いに答えなさい。答えは最も適切なものを，それぞれア〜エの中から一つ選びなさい。問10は指示に従ってTかFを選びなさい。

　　Japanese attorney and politician Mizuho Fukushima has been with her partner Yuichi Kaido for about four decades. Together, they made the decision not to get married, despite living together, so that they could each retain their own surname. When their daughter was born, they were required to register the baby under the mother's surname. When the girl was of kindergarten age, however, Fukushima and Kaido allowed her to choose which parent's surname to use. After she chose Kaido, they applied to have her surname changed legally. This case is an example of country- and culture-specific conventions regarding the adoption and assumption of family names.

　　In much of the West, surnames are mandatory, although the practice of altering them after marriage has undergone a certain amount of evolution since the 1970s. This trend is due, in large part, to the women's liberation movement. In the United States, for instance, it is still commonly expected that a woman will change her family name to her husband's upon marriage. This assumption is supported by a 2007 study conducted by the U.S. Census Bureau, which revealed that just six percent of couples in the country had <u>idiosyncratic</u> family names. In fact, there (A) is no legal requirement for an American woman to adopt her husband's name. She can retain her maiden name, hyphenate her own name with her husband's, or create an entirely new name. These practices are also allowed in countries such as Germany and Sweden.

　　In contrast to Western countries, Indonesia has separate name systems for single and married people, and these systems can vary across the country. In areas such as Sumatra, although a woman generally adopts her husband's family name, this is not at all universal. In other regions, it is more common for a wife to add her husband's name after her own maiden name. Traditionally, many Indonesians do not actually have family names, and their given names can be dictated by geographical area. For example, people with given names that begin with "Su" or end with "o," such as "Suprato," are likely to be from the Indonesian island of Java. [　1　], many areas are home to different ethnic groups, within which many people may share the same given name. Consequently, Indonesian telephone directories list people by given name, rather than family name.

　　Another set of family name traditions can be seen in countries where Arabic is the official language such as Saudi Arabia, Yemen, and Egypt. The most common naming structure among Muslims in these countries adheres to a pattern whereby a man's given name is followed by the father's first name and then the family name. Thus, he might be named Faud (his own given name) Abdul Aziz (his father's given names) Al-Shammari (the family name). Surnames among Arab Muslims are often inherited solely on the basis of the father's blood lineage. For this reason, in these countries, it is important to many Muslim women that they keep their original family names when they get married.

　　Japan's naming traditions have developed in their own unique way over the last 150 years. It was not until 1870 that the Meiji government permitted civilians outside of samurai families to take on surnames; in 1875, it became mandatory to do so. In 1876, women were ordered to retain their maiden name upon marriage. Then, in 1898, it was established that a couple sharing a household would also share the household surname. 1947 saw a law permitting a couple to settle on and adopt either one of their surnames. There was also a call in 1996 for this law to change, allowing a husband and wife to each use their own surname. Even today, however, a Japanese couple must agree on and use the same surname in order to legally register their marriage. Although the 1947 law does not indicate which surname should be chosen, a recent study shows that 96 percent of couples choose the husband's surname. Some in Japan say that shared names are the best way to strengthen family bonds, while others feel that separate surnames are an essential part of equality, a belief that may have underscored Fukushima and Kaido's decision not to get married.

In large parts of the globe, arguments for equality have inspired a range of naming practices, while lineage or geographical locations can be considered a primary factor in others. The rapid advancement of globalization and technology has seen a spread of ideas that emphasize human rights and equality which, in the future, may lead to the adoption of more universal naming protocols. Conversely, negative reactions to globalization have also inspired some people to revisit traditional cultural norms. Whatever the future holds, naming decisions will undoubtedly continue to play fundamental roles in the identities of people around the world.

問 1　In the second paragraph, idiosyncratic is closest in meaning to _____.
　　　(A)
　　　ア．typical　　　イ．unconventional　　　ウ．formal　　　エ．regional

問 2　Which of the following best replaces 〔　1　〕 in the third paragraph?
　　　ア．Therefore　　　イ．Furthermore　　　ウ．Unfortunately　　　エ．Eventually

問 3　According to the first paragraph, Fukushima and Kaido resisted marriage because they _____.
　　　ア．did not get their daughter's approval
　　　イ．each wanted to use the other's surname
　　　ウ．were both unwilling to change their names
　　　エ．wanted to adopt more children

問 4　According to the second paragraph, _____ has been a factor in how surname customs in Western countries have changed.
　　　ア．a campaign for equal treatment
　　　イ．a census conducted in Germany
　　　ウ．the recent population study
　　　エ．the lower number of marriages

問 5　According to the second paragraph, which of the following is **NOT** an option for couples in the United States?
　　　ア．taking only the wife's surname
　　　イ．keeping both the wife's and husband's surnames
　　　ウ．using only the husband's surname
　　　エ．refusing to use any surname

問6　According to the third paragraph, some Indonesians prioritize given names over family names because they represent _____.

ア．generations in the family

イ．regional or cultural groups

ウ．their status before marriage

エ．differences from the West

問7　According to the fourth paragraph, in Saudi Arabian tradition, _____.

ア．it is not important for family names to indicate the father's ancestry

イ．women do not switch to their husband's surname upon marriage

ウ．a man's given name comes after his father's given name

エ．family names are based primarily on marital ties

問8　According to the fifth paragraph, in 1996, there was a request for an amendment to Japanese law that would _____.

ア．allow people with non-samurai ancestry to use family names

イ．require women to take their husband's name upon marriage

ウ．permit wives to maintain their maiden names

エ．force women to keep their family names even after marriage

問9　What would be the best title for the passage?

ア．The History of Western Surnames

イ．Different Cultures, Different Surnames

ウ．Geographical Factors in Surnames

エ．Surnames and Religious Principles

問10　According to the passage, mark "T" if the statement is true and mark "F" if the statement is false.

1．In Japan, when a couple is not legally married, their child automatically takes the mother's surname at birth.

2．Germans are forbidden from choosing their own family names upon marriage.

3．In the past, some Indonesians did not have family names.

4．An Indonesian person with the first name "Susilo" is likely to come from Java.

5．Globalization and technology have resulted in universal naming practices.

東海大学（医）30年度　（4）

2 次の1～10の英文の空所に入る最も適切な語(句)を，それぞれア～エの中から一つ選びなさい。

1. If I had stopped talking with Melissa five minutes earlier, she (　　　) the chance to call her mother before class.

   ア. won't miss　　イ. won't have missed　　ウ. wouldn't have missed　　エ. doesn't miss

2. (　　　) a finger at someone is deemed to be impolite in some cultures.

   ア. Pointing　　イ. Point　　ウ. Pointed　　エ. Points

3. Unfortunately, Willy's presentation was not (　　　) his clients.

   ア. good enough to please　　イ. to please good enough

   ウ. good enough please to　　エ. to please enough good

4. He (　　　) in that country for three years when he met his future wife.

   ア. will have lived　　イ. has been living　　ウ. will be living　　エ. had been living

5. I would like to go back to the hotel (　　　) we stayed last summer.

   ア. who　　イ. where　　ウ. what　　エ. when

6. Was that fish (　　　) in the freezer for a long time before you thawed it?

   ア. been kept　　イ. kept　　ウ. keeping　　エ. be kept

7. My new pet snake is (　　　) my old one.

   ア. the length of three times　　イ. three times of the length

   ウ. three times the length of　　エ. the length three times of

8. I need my car on Friday, so I want it (　　　) by tomorrow.

   ア. will fix　　イ. to fix　　ウ. fixing　　エ. fixed

9. I have tried two types of olive oil, (　　　) of which is from Italy.

   ア. neither　　イ. either　　ウ. some　　エ. both

10. I don't mind accompanying Aunt Julia to the hospital if it's (　　　).

   ア. necessarily　　イ. necessity　　ウ. necessary　　エ. necessitate

3 次の1～10の英文を読み，下線部の意味に最も近い語(句)を，それぞれア～エの中から一つ選びなさい。

1. Catherine was accused of causing the car accident even though she was not the one driving.

    ア. surprised at   イ. blamed for   ウ. responsible for   エ. angry at

2. Since your roommate has a cold, you may come down with one yourself within two or three days.

    ア. start to suffer from   イ. start to overcome   ウ. start to be afraid of   エ. start to enjoy

3. Dr. Sasaki specializes in diagnosing disorders of the digestive system.

    ア. presenting   イ. operating   ウ. identifying   エ. treating

4. My niece shivered with fear when she watched that horror movie.

    ア. cried   イ. spoke   ウ. hid   エ. trembled

5. Emma cherished the ruby ring that her grandmother had given her on her 18th birthday.

    ア. treasured   イ. polished   ウ. dropped   エ. donated

6. The indigenous people of this area once used tree sap as a cure for various illnesses.

    ア. medical   イ. ancient   ウ. generous   エ. native

7. My brother struck out on his own, making a living by working as a small business owner.

    ア. raised children   イ. became independent
    ウ. supplemented his income   エ. enjoyed his life

8. This book includes many anecdotes about famous people who have contributed to improving the lives of others.

    ア. stories   イ. songs   ウ. details   エ. maxims

9. A company's structure is hierarchical, with a CEO at the top.

    ア. democratic   イ. ranked   ウ. disorganized   エ. physical

10. My boss at work does not shy away from tough problems.

    ア. solve   イ. face   ウ. avoid   エ. cause

4 次の2つの会話文を読み，1～9の問いに答えなさい。答えは最も適切なものを，それぞれア～エの中から一つ選びなさい。

Takashi: Hi! I've seen you around campus. Your name is Rajan, right? I'm Takashi. I think we both are in Dr. Ginger's seminar on Fridays.

Rajan: Yeah, I've seen you there! Hi, Takashi. How about joining me? It's my first time to use a machine like this, and I missed the campus tour, so I may need some help.

Takashi: Sure. What's the problem?

Rajan: I don't know how to use it. I see this slot for money and a lot of colored buttons. But there are no directions. What do I do first?

Takashi: See the colored buttons with Japanese and prices on them? Well, each one is for a different dish. For example, the red one is for rice, the green for beef curry, and so on. When you've selected all your items, it'll tell you the total amount, and then you put in your money. Then it'll give you tickets to present at the counter around the corner. The staff will take them and serve you whatever you've ordered.

Rajan: Oh, I was going to sit and wait at a table! Anyway, the curry sounds good, but I don't eat meat. Is there anything else? Do they have any other kind of curry besides beef?

Takashi: Let me check. Well, the orange button is for vegetable curry.

Rajan: Great! Then I'll have that and a cola.

Takashi: Then push the orange button and the white button, put your money in this slot, and the tickets will come out. It's 350 yen for the curry and 100 yen for the cola.

Rajan: Can I use a 1,000 yen bill?

Takashi: No problem. Put it in this slot, and your change will come out here with your tickets.

Rajan: Thanks so much for your help! I'm so hungry! What are you going to get?

Takashi: I'll be with you in a minute. I lent all my money to a friend, so I need to go to the ATM first.

Rajan: Okay. It's really crowded in there, but I'll find us a place inside. I'll wait for you and then we can get our food together.

1. Why do Rajan and Takashi recognize each other?

ア．They are in the same class.

イ．They have met at the cafeteria.

ウ．Takashi has helped Rajan before.

エ．Takashi is a campus tour guide.

2. Why is it difficult for Rajan to use the machine?

ア．The buttons are in English.

イ．This system is new to him.

ウ．There are no prices listed.

エ．He cannot decide what to eat.

3. How will Rajan get his food?

ア．Takashi will get it for him.

イ．Someone will bring it to his table.

ウ．He will exchange tickets for it.

エ．It will come out of the machine.

4. What will Rajan most likely do immediately after this conversation?

ア．get some money from an ATM

イ．look for somewhere to sit

ウ．go to Dr. Ginger's next tutorial

エ．borrow money from Takashi

Wyatt: Excuse me, I wonder if you could help me?

Manager: Yes, what can I do for you today?

Wyatt: Well, I've lost my keys, and I think I must have left them here earlier this afternoon. When I went out to my car, I realized they weren't in my pocket. The car's locked, so I must have brought them into the store with me. I remember looking through my pockets for some loose change when I was paying, and I was pretty sure I had put my keys down on the counter.

Manager: When was that?

Wyatt: Well, I came in just before five o'clock, spent some time shopping, and then paid.

Manager: I see. Well, it's been about an hour since you arrived. Which checkout did you use?

Wyatt: It was number 9, over there, next to the newspapers. I went back and asked the cashier, but she said she hadn't found any keys. I've been all around the store looking for them. I also checked in the bathroom, but no luck there, either.

Manager: We have a lost and found here at the service counter. I see there are three sets of keys in this box. What do yours look like?

Wyatt: Well, it's my car key and three other keys. I guess they look like any other set of keys. The car key is larger than the others, but only a little. Oh, there's also a little panda toy attached. No, wait, I changed it; now there's a little silver charm that says "Grand Canyon" on it. But it might have fallen off; it often does.

Manager: According to the notes on each, this one was left at one of the checkouts, this one was found on the floor near the entrance, and this last one was found in the frozen food aisle. Is one of these sets yours?

Wyatt: Hmm... None of those looks like mine. Can I get a closer look at the ones on the left?

Manager: These are the ones someone found at Checkout 7.

Wyatt: They're similar to mine, but there are only three keys here. Can I see the middle set?

Manager: Sure, here. These are the ones found near the door.

Wyatt: Definitely not mine. These have someone's name and address written on this sticker here, and there are only two keys.

Manager: Well, here are the last ones.

Wyatt: Well, no Grand Canyon charm, so... Oh, wait, these are mine! See, my house key has this blue plastic tab on it; I forgot about that. But the charm seems to have come off the keychain again.

Manager: I'm glad you've found them. I'll need to photocopy your ID, and could you sign this form?

Wyatt: Of course. Thanks.

5. Where did Wyatt initially believe he had left his keys?

ア. in his car outside

イ. at a checkout counter

ウ. near the lost and found

エ. in the store's restroom

6. At about what time does this conversation take place?

ア. 4:00 p.m.

イ. 5:00 p.m.

ウ. 6:00 p.m.

エ. 7:00 p.m.

7. Why doesn't Wyatt recognize his own keys right away?

ア. Something is missing from the keychain.

イ. There is no name or address written on them.

ウ. The number of keys on the keychain is wrong.

エ. None of the sets of keys is actually his.

8. What eventually helps Wyatt identify his keys?

ア. There is a toy animal attached.

イ. There are three keys in the set.

ウ. One of them is much smaller.

エ. One of them is specially marked.

9. Where were Wyatt's keys found?

ア. in the freezer section

イ. at Checkout 7

ウ. in the parking lot

エ. near the entrance

東海大学（医）30 年度 （10）

5 次の問 1 ～ 4 の英文を読み，話の流れに沿って意味が通るように並べ替えた場合，最も適切なものはどれか。それぞれア～エの中から一つ選びなさい。

問 1 1. In traditional surfing, a rider lies on the board and waits until a wave comes along before standing.

2. Stand-up paddle boarding is an outdoor sport originating in Hawaii.

3. This sport has gained popularity around the world and is attracting more and more participants.

4. Stand-up paddle boarders, on the other hand, continually stand on their boards, using a paddle to move through the water.

ア. 2 → 1 → 4 → 3 イ. 3 → 1 → 4 → 2
ウ. 2 → 4 → 1 → 3 エ. 3 → 2 → 4 → 1

問 2 1. Turning the sun's energy into electricity is called solar power generation.

2. The electricity can either be used by the occupants of the building or sold if there is an excess.

3. One way to take advantage of this natural energy is to install specially-made panels on roofs.

4. The solar energy is then converted into electricity by the photovoltaic effect.

ア. 1 → 2 → 4 → 3 イ. 4 → 1 → 2 → 3
ウ. 1 → 3 → 4 → 2 エ. 4 → 3 → 2 → 1

問 3 1. They knew that a red sky at sunset usually meant that good weather was approaching.

2. Now we understand that it indicates a high pressure system bringing fair weather.

3. They would study the clouds or look for phenomena such as a red sky or a rainbow.

4. Before technology was developed to forecast the weather, people looked at the sky in order to predict it.

ア. 2 → 1 → 4 → 3 イ. 4 → 2 → 1 → 3
ウ. 2 → 3 → 4 → 1 エ. 4 → 3 → 1 → 2

問 4 1. Interestingly, the time spent eating has even gone up in this country.

2. However, France is fairly unique; people there take the same amount of time preparing food as they did previously.

3. According to recent research, the time people spend preparing and eating food has decreased in many countries around the world.

4. This may be due to the fact that more than half of French people still eat three courses at lunch.

ア. 1 → 4 → 2 → 3 イ. 3 → 2 → 1 → 4
ウ. 1 → 2 → 3 → 4 エ. 3 → 4 → 1 → 2

次のグラフを見て，英文の空所（ 1 ）〜（ 4 ）に入る最も適切なものを，それぞれア〜エの中から一つ選びなさい。

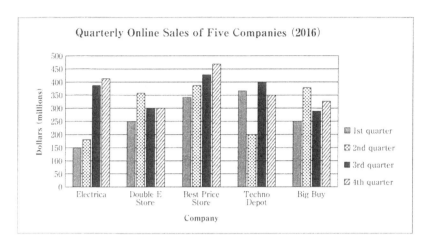

―――― 上記のグラフは架空のものです ――――

　　　Electronics retailers understand that easy-to-use websites encourage consumers to purchase goods online. The above graph presents the online sales of five of these companies in 2016. The data illustrates that, for four out of the five companies, the （ 1 ） quarterly online sales of the year were in the first quarter. （ 2 ） were the two companies whose online sales showed consecutive increases in the second, third, and fourth quarters. Techno Depot's online sales in the third quarter were exactly （ 3 ） those it had had in the second quarter. （ 4 ） sales, on the other hand, dropped in the third quarter when its bonus campaign for first-time online customers ended. However, it rose again in the following quarter.

（1） ア．lowest　　　イ．second-lowest　　　ウ．second-highest　　　エ．highest
（2） ア．Electrica and Double E Store　　　イ．Electrica and Best Price Store
　　　ウ．Best Price Store and Techno Depot　　　エ．Techno Depot and Big Buy
（3） ア．one-third of　　　イ．one-half of　　　ウ．double　　　エ．triple
（4） ア．Electrica's　　　イ．Best Price Store's　　　ウ．Techno Depot's　　　エ．Big Buy's

東海大学（医）30 年度 （12）

7 次の英文を読み，下線部(1)と(2)を日本語に訳しなさい。(1)は them が示すものを明らかにしなさい。

Snoring is a common condition, although it affects men more frequently than it does women. It also has a tendency to worsen with age. When the flow of air through the mouth and nose is physically blocked, snoring often occurs. Air flow can be obstructed by a combination of factors including allergies, sinus infections, or dehydration. Habitual snoring most often occurs when the muscles of the throat and tongue are too relaxed, which causes them (1) to fall back into the airway. This can result from deep sleep, alcohol consumption, or the use of certain sleeping pills. Normal aging causes further relaxation of these muscles. Occasional snoring is usually not very serious and is mostly a nuisance. However, if you are a persistent snorer, you may not only impair your own sleep quality but (2) also disrupt the sleep patterns of those nearby. Medical assistance is often needed for habitual snorers – and those who love them – to get a good night's sleep.

8 次の英文を読み，下線部(1)と(2)を英語に訳しなさい。

The relationship between humans and dogs dates back to ancient times. People have given them roles such as protecting territory from intruders or helping hunt other animals such as birds or rabbits. In modern times, many people consider their dogs family members. For them, dogs are not simply pets; they are irreplaceable life companions. 彼らの犬たちがけがをしたり病気になると，彼らは犬たちを助けるためにできるかぎりの治療を探し求め (1) る。 Some veterinary clinics are even equipped with advanced medical equipment such as CT scanners and offer various procedures, including surgery. その結果，犬の飼い主たちはしばしば，彼らにとって，重い経済的負担と成り (2) うる高額な医療費の支払いを余儀なくされる。 Now that pet health care is a booming business, insurance companies offer pet health insurance plans to reduce costs to dog owners.

数　学

問題

2月2日

30年度

次の空欄を埋めなさい.

解答は，分数の場合には既約分数の形で書きなさい.

1 (1) 店に立ち寄るたびに $\frac{1}{7}$ の確率で傘を忘れる人が，店 A，店 B，店 A(店 A には二回立ち寄っている)の順に立ち寄ったあと，傘を忘れたことに気づいた. 店 A に傘を忘れた確率は **ア** である. ただし，最初に傘は 1 本だけ持っていたとする.

(2) 曲線 $y = \dfrac{e^{2x} + e^{-2x}}{4}$ の $0 \le x \le 2$ の部分の長さは **イ** である.

(3) 1800 の正の約数の逆数の総和は **ウ** である.

(4) a, b を 1 以外の正の定数とする. 2 次方程式

$$x^2 - x \log ab + (\log a^2)(\log b) = 0$$

が重解をもつ. このとき，$\log_a b = $ **エ** ， **オ** であり，$\log_b b$ と $\log_b a$ を解にもつ 2 次方程式は，$x^2 + $ **カ** $x + $ **キ** $= 0$ である. ただし， **エ** $<$ **オ** とする.

2 n を 2 以上の自然数とする. 2 辺の長さが 3 と 1 の長方形を底面とし，高さが一定の積み木が $3n$ 本ある. これらの積み木は最初，図(a)のように各階ごと 3 本ずつ，縦横に組み上げてあり，これを初期状態という. 初期状態から，次の条件(I), (II), (III)を満たしながら積み木を 1 本ずつ抜き取り，縦横に底面を下にして積み上げる操作を繰り返し，図(b)のようにどの積み木も抜き取ることができない状態になったものをタワーと呼ぶ.

(I) 積み木は最上階から抜き取ってはいけない. 最上階に 3 本そろわないうちに，そのすぐ下の階から抜き取ってはいけない.

(II) 最上階に空きがあるときは，最上階に積む.

(III) 各階において，積み木 3 本のうち，両端の 2 本が残るか，または中央の 1 本が残るように抜き取る.

タワー T の階数を k $(k \ge n)$ とし，各 l $(1 \le l \le k)$ に対し，$T(l)$ は第 l 階に含まれる積み木の本数を表す. たとえば，$n = 3$ のとき，図(b)のようなタワー T に対しては $k = 5$ となり，$T(1) = 2$, $T(2) = 1$, $T(3) = 2$, $T(4) = 3$, $T(5) = 1$ となる. T の定義により，$l \ne k - 1$ に対し，$T(l) = 1$ または $T(l) = 2$ が成り立つ. また条件より $T(k-1) = 3$ であり，$T(k) = 2$ または $T(k-2) = 2$ が成り立つ.

(1) $\displaystyle \sum_{l=1}^{k} T(l) = $ **ア**

(2) $n = 3$ のとき，k のとり得る値の範囲は **イ** $\le k \le$ **ウ** となる. k の最大値を M とする. 一般の n に対し，M は n を用いて $M = $ **エ** と表される.

(3) 途中の操作に関係なく，各階の積み木の本数がすべて等しいタワーは同じものと考える. n を固定したとき，実現可能なタワーの個数を $J(n)$ とする.

(i) $n = 3$ のとき，$k = 5$ を満たすタワーは **オ** 個ある.

また，$J(3) = $ **カ** ，$J(4) = $ **キ** である.

(ii) 数列 $\{F(l)\}$ は，$F(1) = 1$, $F(2) = 2$, $F(l+2) = F(l+1) + F(l)$ $(l = 1, 2, ...)$ を満たすとする. このとき $J(n)$ を n を用いて表せば，$J(n) = F($ **ク** $)$ が成り立つ. したがって，$J(5) = $ **ケ** となる.

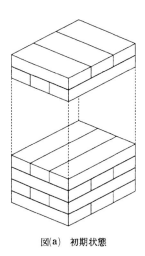
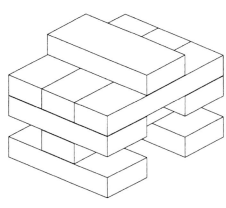

図(a) 初期状態　　図(b) $n=3, k=5$ のタワーの例

3 i を虚数単位とする．

(1) $(1+i)^7 = \boxed{ア}$

(2) $(\sqrt{x}+i)^7$ の虚部は x の3次多項式 $\boxed{イ}$ である．ただし，$\boxed{イ}$ は降べきの順に整理して答えよ．

(3) $(\cos\theta + i\sin\theta)^7$ が実数のとき，$\theta = \boxed{ウ}$，$\boxed{エ}$，$\boxed{オ}$ である．ただし，$0 < \boxed{ウ} < \boxed{エ} < \boxed{オ} < \dfrac{\pi}{2}$ とする．

(4) $a = \tan\boxed{ウ}$，$b = \tan\boxed{エ}$，$c = \tan\boxed{オ}$ とおき，多項式 $\boxed{イ}$ を因数分解すると

$$\boxed{イ} = \boxed{カ}(x-\boxed{キ})(x-\boxed{ク})(x-\boxed{ケ})$$

となる．ただし，$\boxed{キ}$ は a を，$\boxed{ク}$ は b を，$\boxed{ケ}$ は c を用いて表せ．

(5) n が自然数のとき $(\sqrt{x}+i)^{2n+1}$ の虚部は x の n 次多項式になる．この多項式の n 次の係数は $\boxed{コ}$，$(n-1)$ 次の係数は $\boxed{サ}$ である．したがって，

$$\dfrac{1}{\tan^2\dfrac{1}{2n+1}\pi} + \dfrac{1}{\tan^2\dfrac{2}{2n+1}\pi} + \cdots + \dfrac{1}{\tan^2\dfrac{n}{2n+1}\pi} = \boxed{シ}$$

(6) $0 < \theta < \dfrac{\pi}{2}$ のとき $\sin\theta < \theta < \tan\theta$ より $\dfrac{1}{\tan^2\theta} < \dfrac{1}{\theta^2} < \dfrac{1}{\sin^2\theta}$ が成り立ち，

$$\lim_{n\to\infty}\sum_{k=1}^{n}\dfrac{1}{k^2} = \boxed{ス}$$

を得る．

物理

問題

2月2日

30年度

1 図1のように，二つの抵抗器R，r，コイルL，正弦波の交流電圧を加えることができる交流電源V，スイッチS₁，S₂からなる回路がある。

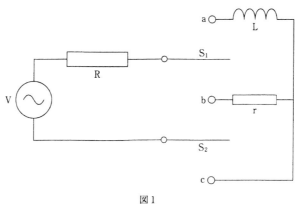

図1

S₁とS₂をともにb側に入れたところ，電源電圧の時間的変化は図2のようであり，回路に流れる電流の時間的変化は図3のようになった。また，S₁をa側に，S₂をb側に入れたところ，電源電圧の時間的変化は図2と同じであったが，回路に流れる電流の時間的変化は図4のようになった。次の各問いに数値で答えなさい。ただし，円周率はπとする。また，$\cos\frac{\pi}{6}=\frac{\sqrt{3}}{2}$，$\sin\frac{\pi}{6}=\frac{1}{2}$，$\cos\frac{\pi}{4}=\sin\frac{\pi}{4}=\frac{\sqrt{2}}{2}$，$\cos\frac{\pi}{3}=\frac{1}{2}$，$\sin\frac{\pi}{3}=\frac{\sqrt{3}}{2}$ の中から必要なものを用いなさい。なお，$\tan(\alpha\pm\beta)=\frac{\tan\alpha\pm\tan\beta}{1\mp\tan\alpha\tan\beta}$（複号同順）を用いてもよい。

(1) コイルLの自己インダクタンス〔H〕を求めなさい。

(2) 抵抗器rの抵抗値〔Ω〕を求めなさい。

(3) S₁をa側に，S₂をb側に入れたときの，abより右側にあるコイルLと抵抗器rの合計の平均消費電力〔W〕を求めなさい。

(4) (3)の配線で，ab間電圧と電源電圧の位相差をθとする。電源の周波数を0から連続的に増加させ，周波数とともにθがどのように変わるかを調べた。θの値は，しだいに増加したが，ある周波数を境に減少に転じ，再び増加することはなかった。θが最大値をとったときの，電源の周波数〔Hz〕を求めなさい。

(5) 次にS₁をa側に入れたまま，S₂をc側に入れる。このとき電源電圧と回路に流れる電流の位相差を，図2の電源電圧と図4の電流の位相差に等しくとりたい。設定すべき電源の周波数〔Hz〕を求めなさい。

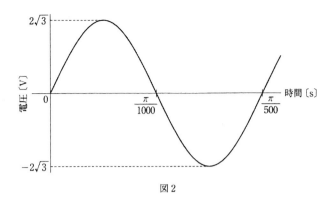

図 2

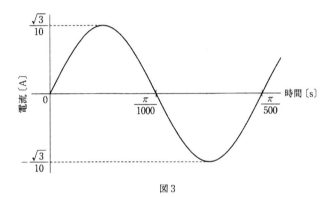

図 3

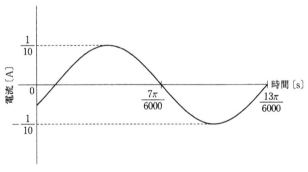

図 4

2. 図のように質点 A, B は万有引力の作用により x 軸上の重心 O を中心に，それぞれ異なる円周上を同じ周期 T，それぞれの速さ v_A, v_B で等速円運動をしている。質点 A, B の質量は m_A, m_B であり，二つの質点間の距離 a は一定である。質点 A, B は波長 λ_0 の光を発し，観測者 D は，図のように円周上の P 点に対して x 軸上右側で静止して到達する光を観測する。質点 A は反時計まわりに回転している。観測者によって観測される光の波長は，音源が動く場合の音波の波長と同様にドップラー効果によって変化する。ここで，質点の速さは光の速さ c より充分遅いものとし，観測者は質点の運動に影響を与えないものとする。万有引力定数を G，円周率を π として，次の各問に答えなさい。

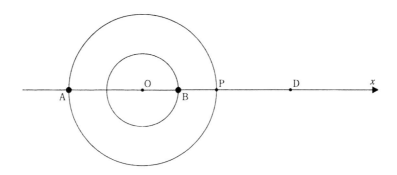

(1) 質点 A の速さ v_A を G, a, m_A, m_B を用いて表しなさい。

(2) 質点 A, B の質量の和 $m_A + m_B$ を G, π, v_A, v_B, T を用いて表しなさい。

今，P 点から観測者 D までの距離は，質点 A の円運動の半径に等しいものとする。

(3) 質点 A からの光の波長が観測者 D によって最も短く観測されるとき，質点 B の位置を x 軸からの角度 θ ($\theta = \angle DOB$, ただし，$0 \leqq \theta < 2\pi$) で答えなさい。ここで，θ は反時計まわりを正とする。

(4) 質点 A, B からの光の波長が，観測者 D によってそれぞれ最も短く観測されるとき，λ_0 に対して，λ_A, λ_B だけそれぞれ短くなっている。質点 A の質量 m_A を c, T, π, G, λ_0, λ_A, λ_B を用いて表しなさい。

次に，観測者 D は P 点から充分遠いところで静止しているものとする。

(5) 観測者 D は点滅する光（うなり）を観測することになるが，点滅の周波数は円運動の 1 周期の間に変化する。点滅の周波数の最大値を F とするとき，質点 A, B の質量の和 $m_A + m_B$ を F, T, π, G, λ_0 を用いて表しなさい。ここで，X の絶対値が 1 より充分に小さいとき，近似式 $(1+X)^n \fallingdotseq 1+nX$ が成り立つものとする。

3　静止している電子を電圧 V〔V〕で加速させて得られた電子線をある有限な大きさの結晶に入射させることを考える。結晶は最近接原子間隔が a〔m〕であり，図1のようにお互いに直交する x 軸，y 軸を導入した際，原子の位置座標は $(x, y) = (ia, ja)$ （ただし，i, j は整数）と表されるものとする。ここで，結晶全体の大きさは a に比べて非常に大きいため，i, j はあらゆる整数の値をとれるものとする。また，電子線は y 軸に平行に，$y = -\infty$ の方向から結晶に入射する。なお，入射電子線により，結晶構造は変化しないものとする。次の各問いについて，それぞれの解答群の中から最も適切なものを一つ選び，解答欄の記号にマークしなさい。ただし，電子の質量を m_e〔kg〕，電子の電気量を $-e$〔C〕，プランク定数を h〔J・s〕とする。

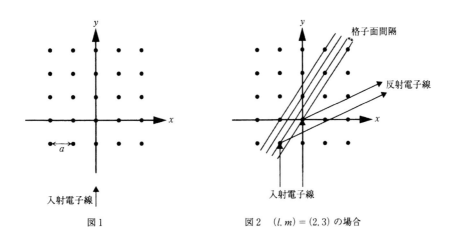

図1　　　　　　図2　$(l, m) = (2, 3)$ の場合

(1) 電圧 V で加速させて得られた電子線中の電子のド・ブロイ波長〔m〕を求めなさい。

　入射した電子線は結晶中の原子に衝突し反射するが，様々な格子面における反射を考えることができる。以下の問いでは格子面は常に (x, y) 平面に垂直であり，入射電子線と反射電子線は (x, y) 平面内を通るものとする。また，ある格子面に対する反射を考えた際，その格子面と入射電子線の間の角度とその格子面と反射電子線の間の角度は常に等しく，一度反射した電子線がさらに別の原子と衝突して，さらなる反射を起こすことはないものとする。

(2) 図2のように $(0, 0)$ の位置にある原子と (la, ma) の位置にある原子を直線で結んだ線を含む格子面 $S_{l,m}$ による反射を考える（ただし，図2は $(l, m) = (2, 3)$ の場合である）。ここで，$|l|$，$|m|$ は互いに素な正の整数とし，$(l, m) \neq (0, 0)$ であり，l もしくは m が 0 の場合は，それぞれ $(l, m) = (0, 1)$，$(l, m) = (1, 0)$ とする。このとき，$S_{l,m}$ に平行ないくつかの格子面を考えることができる。隣り合う格子面の間隔〔m〕を求めなさい。

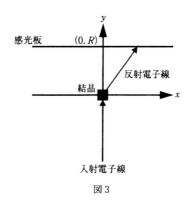

図3

(3) (2)で求めた間隔で並んでいる格子面 $S_{l,m}$ に関して，隣り合う格子面で反射された電子線が強め合う条件を非負の整数 $n (n = 0, 1, 2, 3, \cdots)$ を用いて書き表しなさい。ただし，この問いの答えでは(1)で得られたド・ブロイ波長を λ [m] とする。

ここで，図3のように結晶から距離 R [m] $(R > 0)$ 離れた位置 $(y = R)$ に，x 軸に平行に電子線に反応する感光板を置く。ただし，結晶の大きさに対して R は充分大きく，R に対して結晶の大きさは無視できるものとする。

(4) 格子面 $S_{l,m}$ で反射された電子線が感光板に当たったとき，その位置の x 座標の絶対値 [m] を求めなさい。

実際には，異なる (l, m) の値に従い様々な格子面があり，(3)で求めた反射電子線が強め合う条件を満たす (l, m) のそれぞれに対応して感光板が反応する。

(5) 電圧 V を調節し，$\frac{1}{5}a$ の波長を持つ電子線を結晶に入射させたところ，感光板のいくつかの点で反応があった。位置 $(0, R)$ から一番近くで反応があった点の x 座標の絶対値 [m] を求めなさい。ただし，$x = 0$ を除く。

〔解答群〕

(1) ア. $\dfrac{h}{\sqrt{m_e eV}}$　　イ. $h\sqrt{\dfrac{m_e}{2eV}}$　　ウ. $\dfrac{\sqrt{2}\,h}{\sqrt{m_e eV}}$　　エ. $\dfrac{h}{\sqrt{2m_e eV}}$

　　オ. $h\sqrt{\dfrac{m_e}{eV}}$　　カ. $h\sqrt{\dfrac{2m_e}{eV}}$

(2) ア. $\dfrac{|\,l\,|\,a}{\sqrt{l^2+m^2}}$　　イ. $\dfrac{|\,m\,|\,a}{\sqrt{l^2+m^2}}$　　ウ. $\dfrac{|\,m-l\,|\,a}{\sqrt{l^2+m^2}}$　　エ. $\dfrac{|\,m+l\,|\,a}{\sqrt{l^2+m^2}}$

　　オ. $\dfrac{|\,lm\,|\,a}{\sqrt{l^2+m^2}}$　　カ. $\dfrac{a}{\sqrt{l^2+m^2}}$

(3) ア. $\dfrac{2|\,l\,|\,a}{l^2+m^2}=n\lambda$　　イ. $\dfrac{2|\,m\,|\,a}{l^2+m^2}=n\lambda$　　ウ. $\dfrac{2|\,m-l\,|\,a}{l^2+m^2}=n\lambda$　　エ. $\dfrac{2|\,m+l\,|\,a}{l^2+m^2}=n\lambda$

　　オ. $\dfrac{2|\,lm\,|\,a}{l^2+m^2}=n\lambda$　　カ. $\dfrac{2a}{l^2+m^2}=n\lambda$

(4) ア. $\dfrac{2R|\,l\,|}{m^2-l^2}$　　イ. $\dfrac{2R|\,m\,|}{m^2-l^2}$　　ウ. $\dfrac{2R|\,m-l\,|}{m^2-l^2}$　　エ. $\dfrac{2R|\,m+l\,|}{m^2-l^2}$

　　オ. $\dfrac{2R|\,lm\,|}{m^2-l^2}$　　カ. $\dfrac{2R}{m^2-l^2}$

(5) ア. $\dfrac{4}{3}R$　　イ. R　　ウ. $\dfrac{3}{4}R$　　エ. $\dfrac{2}{3}R$　　オ. $\dfrac{3}{2}R$　　カ. $\dfrac{1}{4}R$

4

浅く水をはった，波長に比べて充分大きい水槽内の水面上を伝わる波を考える。図1は1辺がx軸に接した直方形の水槽を真上から見た様子で，水深の違う領域1，領域2，領域3がある。領域2は底辺がx軸上にあり頂角が角度θをもつ直角三角形の形状をしている。図2は水槽を真横から見た様子で，水深はそれぞれの領域内で一定であり，領域1の深さはD [m]，領域3の深さは$\dfrac{D}{4}$ [m] である。各領域での波の速さは水の深さの平方根に比例している。この水槽に，x軸に平行に伝わる振動数f [Hz] の平面波を発生させたところ，領域1内における波の数はx軸と平行方向の長さL [m] の中にN個あった。領域のそれぞれの境界では波の屈折が生じ，領域2の屈折角をα，領域3の屈折角をβとする。各領域の境界や反射壁以外の水槽の壁での反射は無視できるものとし，次の各問いについて，それぞれの解答群の中から最も適切なものを一つ選び，解答欄の記号にマークしなさい。

(1) 領域2における波の速さを求めなさい。

(2) 領域2の水の深さを求めなさい。

(3) この波が領域3に入ったとき，$\sin\beta$を求めなさい。

この波は領域3に入った後にx軸に垂直な反射壁で反射する。反射壁での反射は自由端反射とみなせる。入射波と反射波は干渉して合成波をつくる。

(4) この合成波をx軸に平行な鉛直断面で観測したとき，領域3における入射波と反射波の重なりが弱めあう点の間隔を求めなさい。

(5) 反射壁に沿って伝わる合成波の速さを求めなさい。

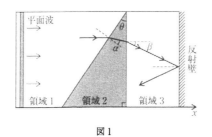

図1　　　　　　　　　　　　図2

〔解答群〕

(1) ア. $\dfrac{fL}{N}\dfrac{\cos\theta}{\cos\alpha}$　　　イ. $\dfrac{fL}{N}\dfrac{\sin\alpha}{\sin\theta}$　　　ウ. $\dfrac{LN}{f}\dfrac{\cos\beta}{\cos\alpha}$　　　エ. $\dfrac{LN}{f}\dfrac{\sin\alpha}{\sin\beta}$

　　 オ. $\dfrac{L}{fN}\dfrac{\cos\alpha}{\cos\theta}$　　　カ. $\dfrac{L}{fN}\dfrac{\sin\theta}{\sin\alpha}$

(2) ア. $\left(f\dfrac{\cos\beta}{\cos\alpha}\right)D$　　　イ. $\left(\dfrac{L}{f}\dfrac{\cos\alpha}{\cos\theta}\right)D$　　　ウ. $\left(\dfrac{\cos\theta}{\cos\alpha}\right)^2 D$　　　エ. $\left(\dfrac{\sin\beta}{\sin\alpha}\right)D$

　　 オ. $\left(\dfrac{\sin\alpha}{\sin\theta}\right)^2 D$　　　カ. $\left(\dfrac{\sin\theta}{\sin\alpha}\right)^2 D$

(3) ア. $\dfrac{1}{2}\sin\theta$　　　　　　イ. $\dfrac{\sin^2\theta}{2\sin\alpha}$　　　ウ. $\dfrac{1}{2}\left(\dfrac{\sin^2\theta}{\tan\alpha}-\dfrac{1}{2}\sin 2\theta\right)$　　　エ. $\sin^2\theta-\dfrac{\sin 2\theta}{2\tan\alpha}$

　　 オ. $\dfrac{\sin 2\alpha}{\sin^2\theta}-\dfrac{1}{\tan\alpha}$　　　カ. $\sin^2\theta\tan\alpha+\dfrac{1}{2}\sin 2\theta$

(4) ア. $\dfrac{L}{4N\cos\beta}$　　　イ. $\dfrac{L\sin\alpha}{2N\cos\beta}$　　　ウ. $\dfrac{L}{N\cos(\beta-\alpha)}$　　　エ. $\dfrac{L}{N\sin\beta}$

　　 オ. $\dfrac{LN}{4}\sin\beta$　　　カ. $\dfrac{L}{2\sin(\beta-\alpha)}$

(5) ア. $\dfrac{2L}{fN\cos\beta}$　　　イ. $\dfrac{L}{fN\cos(\beta-\alpha)}$　　　ウ. $\dfrac{fL}{4N}\cos\beta$　　　エ. $\dfrac{fL}{2N\sin\beta}$

　　 オ. $\dfrac{LN}{2f\sin(\beta-\alpha)}$　　　カ. $\dfrac{fL}{4N\sin\beta}$

化 学

問題
2月2日

30年度

解答に必要があれば，次の原子量を用いなさい。
H = 1.0, C = 12.0, O = 16.0

1 アルゴンを除く原子番号 11 から 17 までの第 3 周期の元素に関する以下の各問いに答えなさい。

問 1 以下の 3 つの図は，横軸に原子番号，縦軸に原子の性質を表す値をとっている。これらの図はそれぞれ，原子のどの性質に対応するか。A～F の中から最も適切な組合せを一つ選んで，解答欄の記号にマークしなさい。

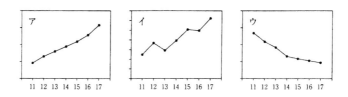

	ア	イ	ウ
A	電気陰性度	原子半径	第一イオン化エネルギー
B	電気陰性度	第一イオン化エネルギー	原子半径
C	原子半径	第一イオン化エネルギー	電気陰性度
D	原子半径	電気陰性度	第一イオン化エネルギー
E	第一イオン化エネルギー	電気陰性度	原子半径
F	第一イオン化エネルギー	原子半径	電気陰性度

問 2 単体が非金属である元素はいくつあるか。次の中から一つ選んで，解答欄の記号にマークしなさい。
A. 2つ　　B. 3つ　　C. 4つ　　D. 5つ　　E. 6つ

問 3 両性元素の原子の電子配置と原子核の電荷を，例にならって書きなさい。

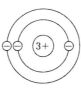

電子配置の例

問4　原子番号11および12の元素に関する次の(ア)〜(エ)の記述のうち，誤っているものはいくつあるか。A〜Dの中から最も適切なものを一つ選んで，解答欄の記号にマークしなさい。

　　(ア)　原子番号11の元素はアルカリ金属で，原子番号12の元素はアルカリ土類金属である。

　　(イ)　原子番号11の元素は黄色の炎色を示すが，原子番号12の元素は炎色を示さない。

　　(ウ)　原子番号11の元素の単体と，原子番号12の元素の単体は，ともに常温の水と激しく反応する。

　　(エ)　原子番号11の元素の塩化物と，原子番号12の元素の塩化物は，いずれも潮解性を示さない。

　　　　　　　　A．1つ　　　B．2つ　　　C．3つ　　　D．4つ

問5　原子番号15の元素の単体と化合物の性質に関する次の記述の中で，誤っているものはどれか。一つ選んで，解答欄の記号にマークしなさい。

　　A．この元素の単体は天然に存在する。

　　B．この元素の単体の同素体には，空気中で自然発火し，毒性が高いものがある。

　　C．この元素の単体を空気中で燃焼させて得られる酸化物は吸湿性が高く，乾燥剤として用いられる。

　　D．選択肢Cの酸化物から生じるオキソ酸は潮解性のある固体である。

　　E．選択肢Cの酸化物から生じるオキソ酸のカルシウム塩は肥料の原料として利用される。

2 硝酸はアンモニアを原料として，次に示す三段階の反応を経て工業的に製造されている。各段階の反応と熱化学方程
(a)
式を以下に示す。

段階Ⅰ　白金を触媒に用いて，アンモニアを酸素と反応させて一酸化窒素にする。

$$NH_3（気）＋\frac{5}{4}O_2（気）＝NO（気）＋\frac{3}{2}H_2O（気）＋Q_1〔kJ〕 \qquad (i)$$

段階Ⅱ　一酸化窒素を酸素と反応させて二酸化窒素にする。

$$NO（気）＋\frac{1}{2}O_2（気）＝NO_2（気）＋Q_2〔kJ〕 \qquad (ii)$$

段階Ⅲ　二酸化窒素を水に吸収させて硝酸水溶液をつくる。

$$\frac{3}{2}NO_2（気）＋\frac{1}{2}H_2O（液）＋aq＝HNO_3aq＋\frac{1}{2}NO（気）＋Q_3〔kJ〕 \qquad (iii)$$

これらの反応に関わる物質の生成熱を表1に示す。以下の各問いに答えなさい。

表1　物質の生成熱

物質	生成熱〔kJ/mol〕
NH_3（気）	46
NO（気）	−90
NO_2（気）	−33
H_2O（気）	242
H_2O（液）	286
HNO_3（液）	174

問1　下線部(a)の工業的製法を何というか。次の中から一つ選んで，解答欄の記号にマークしなさい。

A．接触法　　　　B．ハーバー・ボッシュ法　　　C．オストワルト法

D．ソルベー法　　E．クメン法

問2　段階Ⅰの熱化学方程式(i)の反応熱 Q_1 は何 kJ か。次の中から最も近いものを一つ選んで、解答欄の記号にマークしなさい。

A．120 kJ　　B．230 kJ　　C．340 kJ　　D．450 kJ　　E．560 kJ

問3　段階Ⅱの反応が可逆反応であり、温度と圧力を一定に保った容器内で式(ii)の反応が平衡状態にあるとする。この反応が正反応方向に進むときの変化を選択肢(ア)～(カ)の中から、この変化から判断して、この反応の平衡状態を正反応方向に移動させる最も適切な操作を選択肢(キ)～(シ)の中から、それぞれ一つずつ選んで、選択肢の記号を解答欄に書きなさい。ただし、式(ii)にある化学式以外の物質を考えなくてよい。

変化の選択肢

(ア)　分子数が増加し、発熱する。

(イ)　分子数が増加し、吸熱する。

(ウ)　分子数が減少し、発熱する。

(エ)　分子数が減少し、吸熱する。

(オ)　分子数は変化せず、発熱する。

(カ)　分子数は変化せず、吸熱する。

操作の選択肢

(キ)　圧力を上げ、温度を上げる。

(ク)　圧力を上げ、温度を下げる。

(ケ)　圧力を下げ、温度を上げる。

(コ)　圧力を下げ、温度を下げる。

(サ)　圧力変化で平衡は移動しないので、圧力を変えず、温度を上げる。

(シ)　圧力変化で平衡は移動しないので、圧力を変えず、温度を下げる。

問4　HNO_3（液）の水への溶解熱は 33 kJ/mol である。この過程の熱化学方程式は

$$HNO_3（液）　+　aq　=　HNO_3aq　+　33\ kJ$$

と表される。熱化学方程式(iii)の反応熱 Q_3 は何 kJ か。次の中から最も近いものを一つ選んで、解答欄の記号にマークしなさい。

A．70 kJ　　B．140 kJ　　C．210 kJ　　D．280 kJ　　E．350 kJ

問5 熱化学方程式 (i)〜(iii) を一つの式にまとめ整理すると，全反応の熱化学方程式

$$NH_3 (気) + 2O_2 (気) + aq = HNO_3aq + H_2O (液) + Q_全 [kJ]$$

が得られる。全反応の反応熱 $Q_全$ は，反応熱 Q_1, Q_2, Q_3 を用いて

$$Q_全 = aQ_1 + bQ_2 + cQ_3 + D \, kJ$$

と表せる。係数 a, b, c と反応熱の数値 D にあてはまる数を解答欄に書きなさい。

東海大学（医）30 年度 （28）

3 　過マンガン酸カリウム水溶液を用いた酸化還元反応で，試料水中の塩化物イオン以外の酸化されやすい物質（有機物，鉄（Ⅱ）イオン，亜硝酸イオン等）の量を以下のように測定した。

(ⅰ) コニカルビーカーに試料水 50 mL をとり，これに 6.0 mol/L の硫酸 5.0 mL を加えた。また，塩化物イオンを除くために 1.2 mol/L の硝酸銀水溶液 5.0 mL を加えた。

(ⅱ) さらに 0.0050 mol/L の過マンガン酸カリウム溶液 10 mL を加えたのち，沸騰水浴中で 30 分間加熱した。

(ⅲ) 水浴から取り出し，ホールピペットで 0.0125 mol/L のシュウ酸ナトリウム標準溶液 10 mL を加え，よく振り混ぜた。

(ⅳ) 水浴中で液温を 50 ～ 60℃に保ったまま，0.0050 mol/L の過マンガン酸カリウム溶液で滴定したところ，1.6 mL で終点に達した。

(ⅴ) 容器・溶媒の汚染や滴定操作に原因する誤差等を補正するために，試料水のかわりに蒸留水 50 mL を用いて(ⅰ)～(ⅳ)の操作を行ったところ（空試験），0.20 mL で終点に達した。

　以下の各問いに答えなさい。

問1　操作(ⅲ)で用いたシュウ酸ナトリウム標準溶液は，シュウ酸ナトリウムをビーカーに入れて蒸留水に溶かし，これをすべてガラス器具（　ア　）に移し，標線まで蒸留水を加えてから栓をしてよく混ぜて調製した。ガラス器具（　ア　）の最も適切な名称を解答欄に書きなさい。

問2　操作(ⅰ)で硝酸銀水溶液を加えると，塩化銀 AgCl の沈殿が析出した。溶液中に残った塩化物イオンの濃度は何 mol/L か。次の中から最も適切なものを一つ選んで，解答欄の記号にマークしなさい。ただし，沈殿の析出はわずかであり，沈殿析出による銀イオンの消費は無視できるものとする。また，塩化銀の溶解度積は $2.0 \times 10^{-10}\,(mol/L)^2$ とする。

　　　A．2.0×10^{-7} mol/L　　　B．5.0×10^{-8} mol/L　　　C．2.0×10^{-9} mol/L

　　　D．5.0×10^{-10} mol/L　　　E．2.0×10^{-11} mol/L

問3　操作(ⅲ)で起こる酸性条件下での過マンガン酸イオンとシュウ酸との反応の反応式を解答欄に書きなさい。

問4　操作(ⅱ)で試料水中の酸化されやすい物質が過マンガン酸イオンに与えた電子の物質量は何 mol か。次の中から最も適切なものを一つ選んで，解答欄の記号にマークしなさい。

　　　A．1.5×10^{-5} mol　　　B．2.0×10^{-5} mol　　　C．2.5×10^{-5} mol

　　　D．3.0×10^{-5} mol　　　E．3.5×10^{-5} mol　　　F．4.0×10^{-5} mol

問5　酸素 O_2 を還元する反応の半反応式は次のように示される。

$$O_2 \ + \ 2H_2O \ + \ 4e^- \ \longrightarrow \ 4OH^-$$

　問4で求めた酸化されやすい物質から過マンガン酸イオンに与えられた電子が酸素の還元に使われるとすると，試料水 1.0 L 中の塩化物イオン以外の酸化されやすい物質は，何 mg の酸素を還元することになるか。次の中から最も適切なものを一つ選んで，解答欄の記号にマークしなさい。

　　A．3.2 mg　　　B．4.0 mg　　　C．4.8 mg　　　D．5.6 mg　　　E．6.4 mg　　　F．7.2 mg

4 次に示す4種類の二糖 (ア) ～ (エ) について，以下の各問いに答えなさい。

(ア) (イ) (ウ) (エ)

問1 次の(i)～(vi)の記述のうち，正しいものはいくつあるか。A～Fの中から一つ選んで，解答欄の記号にマークしなさい。

(i) 二糖 (ア) はヘミアセタール構造をもたないが，フェーリング溶液を加えて加熱すると赤色沈殿を生じる。

(ii) 二糖 (イ) はヘミアセタール構造をもたないが，フェーリング溶液を加えて加熱すると赤色沈殿を生じる。

(iii) 二糖 (ウ) はヘミアセタール構造をもち，フェーリング溶液を加えて加熱すると赤色沈殿を生じる。

(iv) 二糖 (エ) はヘミアセタール構造をもつが，フェーリング溶液を加えて加熱しても変化が起こらない。

(v) 二糖 (ア) ～ (エ) はいずれも，分子式は $C_{12}H_{22}O_{11}$ であり，炭水化物である。

(vi) 二糖 (ウ) は水溶液中で一部が二糖 (エ) に変化する。

A. 1つ   B. 2つ   C. 3つ   D. 4つ   E. 5つ   F. 6つ

問2 二糖 (ア) ～ (エ) のグリコシド結合を加水分解すると，合計で何種類の単糖が得られるか。次の中から一つ選んで，解答欄の記号にマークしなさい。ただし，同じ単糖の α-構造や β-構造，あるいは鎖状構造などの異性体は区別せず，1種類として数えるものとする。

A. 1種類   B. 2種類   C. 3種類   D. 4種類   E. 5種類   F. 6種類

問3 二糖（ ウ ）のグリコシド結合を加水分解して生じる単糖について，次の(1)と(2)に答えなさい。

(1) この単糖は，酵母を用いて発酵させると，エタノールと二酸化炭素になる。100 g の二糖（ ウ ）を加水分解して得られる単糖をすべて発酵すると，何 g のエタノールと標準状態で何 L の二酸化炭素が得られるか。次の中から最も適切な組合せを一つ選んで，解答欄の記号にマークしなさい。

	エタノール	二酸化炭素
A	27 g	26 L
B	27 g	39 L
C	54 g	13 L
D	54 g	26 L
E	81 g	9 L
F	81 g	13 L

(2) この単糖が水溶液中で生じる鎖状構造に含まれるアルデヒド基を還元して得られる化合物の構造式を，問題文中の構造式を参考にして解答欄に書きなさい。

問4 二糖（ エ ）は自然界に多く存在するある多糖にセルラーゼ (酵素) を作用すると得られる。この多糖は，人工的に加工されて化学繊維として用いられている。次の化学繊維のうち，この多糖を原料として合成されるものはいくつあるか。A～F の中から一つ選んで，解答欄の記号にマークしなさい。

〔化学繊維の名称〕 アクリル繊維，アセテート繊維，アラミド繊維，銅アンモニアレーヨン，
ビスコースレーヨン，ビニロン

A. 1つ　　B. 2つ　　C. 3つ　　D. 4つ　　E. 5つ　　F. 6つ

5

以下の各問いに答えなさい。

問1　体心立方格子を単位格子とする金属単体の結晶がある。単位格子の一辺の長さを a として，次の(1)と(2)に答えなさい。ただし，隣り合う金属原子は，互いに接する球であるとする。

　　(1)　この金属原子の半径 r を表した式はどれか。次の中から最も適切なものを一つ選んで，解答欄の記号にマークしなさい。

　　　A. $r = \dfrac{\sqrt{2}}{4}a$　　　B. $r = \dfrac{\sqrt{3}}{4}a$　　　C. $r = \dfrac{1}{2}a$　　　D. $r = \dfrac{\sqrt{2}}{2}a$　　　E. $r = \dfrac{\sqrt{3}}{2}a$

　　(2)　単位格子中で，金属原子が占める体積の割合（充填率）p を表した式はどれか。次の中から最も適切なものを一つ選んで，解答欄の記号にマークしなさい。

　　　A. $p = \dfrac{\sqrt{2}\,\pi}{8}$　　　B. $p = \dfrac{\sqrt{3}\,\pi}{8}$　　　C. $p = \dfrac{\sqrt{2}\,\pi}{6}$　　　D. $p = \dfrac{\sqrt{3}\,\pi}{6}$　　　E. $p = \dfrac{\sqrt{2}\,\pi}{4}$

問2　理想気体に関する次の(ア)～(オ)の記述の中で正しいものはいくつあるか。A～Eの中から最も適切なものを一つ選んで，解答欄の記号にマークしなさい。

　　(ア)　理想気体の体積は，温度と物質量が一定のとき，圧力に反比例する。

　　(イ)　理想気体の体積は，圧力と物質量が一定のとき，絶対温度に比例する。

　　(ウ)　理想気体の体積は，温度と圧力が一定のとき，物質量に比例する。

　　(エ)　理想気体の分子は，質量はあるが体積がない点として扱われる。

　　(オ)　理想気体の分子の間には，引力的な分子間力が働いている。

　　　　　A. 1つ　　　B. 2つ　　　C. 3つ　　　D. 4つ　　　E. 5つ

問3　次の水酸化物のうち，過剰の水酸化ナトリウム水溶液と過剰のアンモニア水のいずれにも溶けるものはどれか。最も適切なものを一つ選んで，解答欄の記号にマークしなさい。

　　A. $Al(OH)_3$　　　B. $Fe(OH)_3$　　　C. $Cu(OH)_2$　　　D. $Zn(OH)_2$　　　E. $Pb(OH)_2$

問4　炭素，水素，酸素からなる有機化合物（　ア　）14.7 mg を完全燃焼させたところ，二酸化炭素 26.4 mg と水 2.7 mg が生じた。化合物（　ア　）に水を反応させて加水分解し，さらに触媒を用いて水素を付加させたところ，分子量 118 のジカルボン酸が得られた。化合物（　ア　）は何か。次の中から最も適切なものを一つ選んで，解答欄の記号にマークしなさい。

　　A. サリチル酸メチル　　　B. フタル酸ジメチル　　　C. マレイン酸ジメチル

　　D. アセチルサリチル酸　　　E. 無水フタル酸　　　F. 無水マレイン酸

生　物

問題

2月2日

30年度

1　心臓の構造と機能について次の文章を読み，以下の問に答えなさい。

　　心臓は，全身の組織に血液を循環させるポンプの働きをしている。心臓から送り出された血液は，全身の組織に酸素を受け渡した後，心臓に戻り，肺に送り出されて，そこで酸素を受けとり，再び心臓に戻ってから，再度，酸素を受け渡すために全身の組織に送り出される。つまり，血液は，全身→（　あ　）→（　い　）→（　う　）→（　え　）→肺

(A)

→（　お　）→（　か　）→（　き　）→（　く　）→全身の順に循環している。このような心臓のポンプ機能は，心臓が自律的に収縮と拡張をくり返して拍動することにより行われている。心臓の拍動は，心臓の右心房の大静脈開口部付

(B)

近に集まった自動的に興奮をくり返す特殊な筋線維から，規則的な活動電位が出ることによって維持されている。また，心臓には，血流の方向に開く弁として房室弁と半月弁があり，血液の逆流を防いでいる。このような規則的な拍

(C)

動と弁の働きにより，効率的な心臓のポンプ機能が発揮されている。さらに，心臓は全身の組織に十分な酸素を供給す

(D)

るために，収縮力と1分間の拍動数を変化させる。すなわち，激しい運動を行うとこれらは増加し，逆に，安静時には減少する。

問1　下線部(A)の（　あ　）～（　く　）の心臓の構造について，それぞれの名称を以下の(a)～(h)の中から選んで記号で答えなさい。

(a)　右心房　　　(b)　左心室　　　(c)　肺動脈　　　(d)　大静脈　　　(e)　左心房　　　(f)　肺静脈

(g)　右心室　　　(h)　大動脈

問2　下線部(B)の働きを行う心臓の部分の名称を答えなさい。

問3　下線部(C)について，心臓の左心室内の圧力を縦軸に左心室の容量を横軸に設定し，図1のような「圧─容量曲線」を作成することができる。1回の拍動における左心室の圧力と容量の値の変化は，矢印の方向に実線で示したa～dの4つの相に分けることができる。図1の心臓の収縮と拡張の1回の周期にともなうa～dの4つの相について，最も適切な説明文を(あ)～(え)の中から，それぞれ選びなさい。

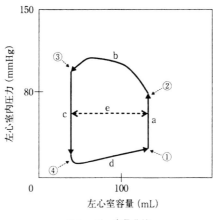

図1　圧─容量曲線

(あ)　大動脈弁，房室弁が閉じたまま左心室の収縮により左心室圧が上昇する。

(い)　左心室の収縮により，房室弁は閉じたまま大動脈弁が開き，心拍出がおこる。

(う)　左心室の拡張により，左心房圧は左心室圧より大きくなり，房室弁が開き，血液が左心室に流入する。

(え)　房室弁は閉じたまま大動脈弁が閉鎖し，左心室の拡張により左心室圧が下降する。

問4　心臓の拍動に伴なって2つの特徴ある音がくり返して聞こえる。図1の①～④のどの時点で聞こえるか，2つ選びなさい。

問5　図1の点線eは，aの相とcの相における横軸の値の差を示している。点線eは，何を意味するかを20字以内で答えなさい。

問6 下線部(D)の検証のため，2秒間に1回程度の速さで踏み台昇降運動を行った前後に1分間あたりの心臓の拍動数を測定した。その結果，安静時（運動前）70回/分，運動直後120回/分であった。運動直後の「圧─容量曲線」は，図2のA，B，Cのいずれになるか答えなさい。

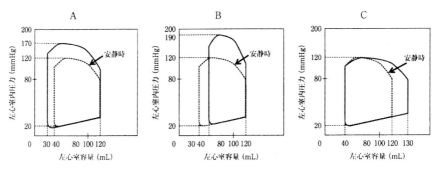

図2　圧─容量曲線の変動パターン

問7 問6について，安静時（運動前）と運動直後の動脈血ヘモグロビン酸素飽和度，静脈血ヘモグロビン酸素飽和度は以下の数値であった。血液中ヘモグロビン濃度13.5 g/dL，1 gのヘモグロビンに結合することができる酸素量を一定の1.34 mLとして，安静時（運動前）と運動直後に組織に供給された血液1 dLあたりの酸素量をそれぞれ計算しなさい。（小数点第2位を四捨五入して第1位まで答えること。）

	動脈血ヘモグロビン酸素飽和度	静脈血ヘモグロビン酸素飽和度
安静時（運動前）	96%	75%
運動直後	98%	50%

問8 問6と問7について，運動直後の1分間あたりの組織酸素消費量は，安静時（運動前）に比べて何倍になるかを計算しなさい。（小数点第2位を四捨五入して第1位まで答えること。）

2 真核細胞内の構造体に関する文章Ⅰ，Ⅱを読み，以下の問に答えなさい。

Ⅰ．図1は細胞の構造体を模式的に示したものである。なお，本図では動物細胞と植物細胞の特徴が混在し，光学顕微鏡で観察できない構造体も含め，実際より大きく表示されている。

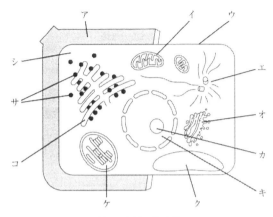

図1　細胞の構造体

問1　下の(1)～(6)に当てはまる細胞内の構造体を図1のア～シの中からすべて選び，記号で答えなさい。
　(1)　植物細胞のみに観察できるもの。
　(2)　電子伝達系を持ち，ATPを産生するもの。
　(3)　炭酸同化を行っているもの。
　(4)　遺伝子としてDNAを持つもの。
　(5)　セルロースやリグニンを主成分とするもの。
　(6)　チューブリンというタンパク質で出来ているもの。

Ⅱ．細胞内構造体のはたらきを詳しく調べるため，図2のような試験管とすり棒を用いたホモゲナイザーという器具で細胞を破砕し，細胞内の構造体を別々に分離する　　1　　という方法がある。試験管の内径とすり棒の隙間は細胞1個分より小さく，　　2　　より大きくなるように厳密に調整されている。サンプルとして，放射性同位体 ^{32}P を含む① α-^{32}P-dCTP または，② α-^{32}P-UTP をそれぞれ加えて，細胞分裂が行われるのに十分な時間をかけ培養したヒト線維芽細胞を用意した。この線維芽細胞をホモゲナイザーの中に入れ，氷を満たしたビーカー内で十分に破砕した。以後の操作はすべて低温で行った。細胞の破砕液を遠心管に入れ，超遠心分離機を用いて 500 g で10分間遠心し，沈殿Aを得た。その上清を 8000 g で20分間，さらにその上清を 100000 g で60分間の遠心分離を順次行い，それぞれのステップで沈殿Bと沈殿Cを得た。g は重力で表される遠心力の単位である。各沈殿を光学顕微鏡で確認し，沈殿Aは 5 μm 程度，沈殿Bは 1 μm 程度の均一な粒子状の構造体が見えたが，沈殿Cは構造体を確認出来なかった。

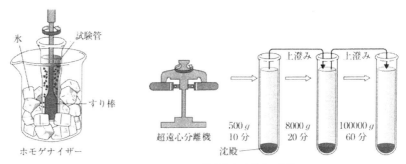

図2　細胞を破砕して構造体を分離する方法

以上の方法で分離した沈殿のうち，ミトコンドリアを含むとみられる沈殿を次の実験に用いた。
　　　　　　　　　　　　　　　　　　　　(い)
実験内容：

図3に実験の概要を示す。呼吸測定のための反応液を容器に満たし，溶存酸素量を測定する。37℃の温度下で撹拌しつつ，溶存酸素を飽和させてから容器を密閉した。

① 密閉した容器に通じる細い管から，ミトコンドリア懸濁液を加えた。
② 呼吸基質として十分量のコハク酸を加えると酸素の消費がみられた。
③ ADPを600 n mol加えると酸素の消費量は著しく増加した。
④ 酸素の消費量が緩やかに変化した。
⑤ KCN(シアン化カリウム)はシトクローム酸化酵素を阻害することによって電子伝達系を阻害する薬剤である。図中に示される⑤の時点でKCNを入れた場合，グラフは破線のようになった。

溶存酸素量を縦軸，時間を横軸に①～⑤の操作時点と酸素濃度の関係を図3に示す。

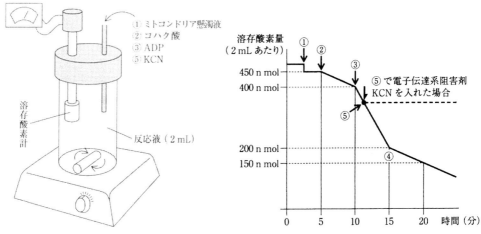

図3　ミトコンドリアの酸素消費実験

問2　空欄 | 1 | 2 | に当てはまる最も適切な語句を答えなさい。

問3　下線部あ）の氷を満たしたビーカーにはどのような目的があるか。句読点を含めて，15字以内で答えなさい。

問4　次の放射性物質はどの沈殿に最も多く含まれるか記号で答えなさい。
- ①　α-^{32}P-dCTP
- ②　α-^{32}P-UTP

問5　下線部い）のミトコンドリアを含むとみられる沈殿はこの場合どの沈殿にあたるのか。記号で答えなさい。

問6　図3の③の時点でADPを入れた後のグラフの傾きは何を表すのか。句読点を含めて，30字以内で説明しなさい。

問7　図3の④の時点でグラフの傾きがADPを加える以前の傾きと同様に戻ったとき，何が起こったと考えられるか。句読点を含めて，15字以内で説明しなさい。

問8　この実験における，酸素1分子あたりのATP生産量はおよそ何分子か。

問9　ADPを加えなくても，緩やかながら酸素が消費されていることについて正しい記述を一つ選びなさい。
- ㈎　ミトコンドリア懸濁液の中にADPが含まれ，ATPが合成されている。
- ㈑　コハク酸が酸化され，電子伝達系と酸化的リン酸化に関係なく酸素が消費される。
- ㈒　コハク酸が酸化され，酸化的リン酸化は起こっていないが電子伝達は行なわれている。
- ㈓　コハク酸や酸化的リン酸化と全く関係ない，ミトコンドリアの自己酸化によるもの。

東海大学（医）30年度　(39)

3 　生殖についての文章Ⅰ～Ⅲを読み，以下の問に答えなさい。

Ⅰ．雌雄差がなく，からだがほぼ同じ大きさに分裂したり，からだの一部が新たに独立したりして増殖する生殖を（　a　）
という。そのうち植物など根などの栄養器官の一部から新しい個体をつくる生殖を（　b　）という。このような生
殖で増殖した新しい個体の形質（遺伝的な形や性質）は親とまったく同じになる。また，増殖速度が速く，短期間に
多くの子孫を残すことができる利点をもつ。

　一方，雌雄差があり，卵と精子が接合して新しい個体をつくる生殖を（　c　）という。動物の卵や精子の元にな
る未分化の細胞は，（　d　）と呼ばれ，雌雄それぞれで生殖巣原基が分化後，それらの生殖巣で卵原細胞と精原細
胞となる。卵原細胞は，減数分裂の過程で卵母細胞を経て，（　e　）を排出しながら，最後には1個の卵となる。
一方，精原細胞は，減数分裂の過程で精母細胞を経て，精細胞となり，最後には（　f　）個の精子となる。

　受精では，先ず，精子が卵の透明帯あるいはゼリー層を侵入するために精子頭部で（　g　）反応が起こる。精子
が卵の細胞膜に達すると，卵の細胞膜直下で（　h　）反応が起き，受精膜が形成される。

問1　文章中の空欄（　a　）～（　h　）に当てはまる最も適切な語句または数字を答えなさい。

問2　下線部(Ⅰ)のうち，からだの一部にできた小さなふくらみが成長して増殖することを何というか，答えなさい。

問3　下線部(Ⅱ)のように遺伝的に同じ形質をもつ生物の集団を何というか，答えなさい。

問4　下線部(Ⅲ)は受精を阻害するために起こる反応である。このように，動物には，"望まない"受精を阻害する機構
　　　が備わっている。この場合の動物における"望まない"受精の名称を答えなさい。さらに，植物においても"望ま
　　　ない"受精（受粉）が存在する。植物におけるその名称を答えなさい。

Ⅱ．発生の初期，受精卵では卵割と呼ばれる体細胞分裂が連続して起き，（　i　）と呼ばれる細胞が出現する。多細
胞動物の卵では，卵黄の量や分布の違いから卵割様式が異なる。8細胞期までは等割による卵割がみられるウニや哺
乳類の卵は，卵黄が比較的少なく（　j　）と呼ばれる。両生類の卵は，卵黄が（　k　）に偏っており，こちら側の
（　i　）が大きくなる不等割がみられる。いずれの卵も，卵全体で分裂（全割）が起こるが，ショウジョウバエの卵
では，卵の一部で分裂（部分割）が起こり，さらに卵割が起こる部分に特徴があることから，その卵割を（　ℓ　）と
呼ぶ。

問5　文章中の空欄（　i　）～（　ℓ　）に当てはまる最も適切な語句を答えなさい。

問6　図1は，卵割と通常の体細胞分裂の細胞周期とDNA量の変化について記している。図中の空欄（　ア　）～（　ウ　）に細胞周期の各段階を表わす最も適切な語句を答え，さらに図中のDNA量変化の相対値推移（染色体数$2n$を1として示す）を実線で答えなさい。

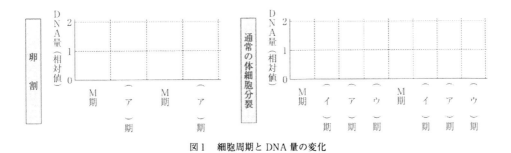

図1　細胞周期とDNA量の変化

Ⅲ．プラナリアは，通常，からだの中央部がくびれて分裂し，二つの個体を生じ，増殖する。しかし，栄養や温度条件など生育環境が悪化すると，体内に卵と精子をつくり，受精して個体を残す。

問7　生育環境が悪化した際，体内に卵と精子をつくり，受精して個体を残すことの利点を，句読点を含めて30字以内で答えなさい。

東海大学（医）30年度 （41）

4 次の文章を読み，以下の問に答えなさい。

　染色体は遺伝のしくみを秘めている細胞内構造であり，遺伝子の伝達はこの染色体を通して行われる。染色体上において，それぞれの遺伝子が占める位置を遺伝子座といい，1つの形質に対応する遺伝子は，特定の遺伝子座を占める。また，ヒトでは染色体は男女ともに46本（2n = 46）あり，これは23対の染色体よりなる。染色体は両親から由来し，このうち，同じ大きさと形をもち，同じ形質に関する遺伝情報を担っている1対の染色体を（　①　）と呼んでいる。また，雌雄の区別がある生物の多くは，性染色体という性の決定に関係する特別な染色体を持ち，雄と雌で染色体の形や数が異なる。（　①　）は減数分裂の際に分離して（　②　）に分配される。

問1　①と②に当てはまる適切な語句を記入しなさい。

問2　体細胞分裂と減数分裂の説明文について間違っているものをa～eの中から1つ選び，記号で答えなさい。
　　　a．体細胞分裂の終期では核膜が現れる。
　　　b．体細胞分裂中期と減数分裂の第一分裂中期では，紡錘糸の一部が動原体に付着して，染色体が赤道面に並ぶ。
　　　c．減数分裂の第一分裂後期では，二価染色体が離れてそれぞれ両極へ移動する。
　　　d．減数分裂の第二分裂前期では，第一分裂でできた2個の細胞のそれぞれで，ふたたび間期細胞の核内構造が明瞭になり，核膜や核小体が出現する。
　　　e．中心体は間期に複製され，分裂時に両極に移動し多数の微小管をのばして紡錘体を形成する。

問3　ヒトのような性決定の性染色体様式を雄ヘテロ型のXY型という。以下の2つのグループの性決定の様式を答えなさい。

　　　A：ニワトリ，アフリカツメガエル，カイコガ
　　　B：キリギリス，トノサマバッタ

問4　多くの哺乳類ではY染色体に性決定に重要な役割を果たすSRY遺伝子（sex determining region Y）が存在する。このSRY遺伝子の発生中の個体における役割を句読点を含めて25字以内で説明しなさい。

問5　2つの遺伝子が無関係に独立して各配偶子に分配される場合，これらの遺伝子の位置に関してどのような意味があるのかを，句読点を含めて25字以内で説明しなさい。

問6 メンデル遺伝に関する交雑実験について，以下の①～③の各問について答えなさい。

① 各世代で自家受精のみが起こると考えたとき，Aaの親（P）のヘテロ接合体から生じる1世代目（F_1），2世代目（F_2）および3世代目（F_3）における遺伝子型 AA，Aa，aa のそれぞれの分離比を求めなさい。

② 2つの遺伝子AとBがあり，それぞれの劣性対立遺伝子としてaとbがある。この2つの遺伝子は連鎖している（図1）。この2つの遺伝子間で組換えが起こらないとし，AABBとaabbのかけ合わせによって得られるF_1どうしのかけ合わせで生ずるF_2における表現型の分離比をA，B，a，bを使って求めなさい。表現型の記述には，表現型の成立に関わる対立遺伝子だけをカッコ［　］内に書く方法（遺伝子型 AaBb であれば［AB］，遺伝子型 aaBB であれば［aB］）を用いなさい。

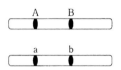

図1　染色体上にある遺伝子AとBおよびaとb

③ ②の場合と同様，2つの遺伝子AとBは連鎖しているとする。2遺伝子雑種AABBにaabbを交雑して得られたF_1 AaBb同士をふたたび交雑してF_2を作った。この時，F_1雄の配偶子では組換えが起こらなかったが雌の配偶子ではAB間の組換え価が20%で，配偶子比は AB：Ab：aB：ab ＝ 4：1：1：4 であった。この時のF_2の表現型の分離比をA，B，a，bを使って求めなさい。表現型については，②と同様に記述しなさい。

問7　集団Xにおいて，Dd遺伝子型を持つ個体は1000個体，dd遺伝子型を持つ個体は400個体であった。この集団内で無作為に交配が行われた。ある時点で1000個体について，DD遺伝子型を持った個体数を調査した。DD型個体数の期待値を求めなさい。ただし，この集団X内ではハーディ・ワインベルグの法則が成り立つとする。解答は小数第1位を四捨五入することによって求めなさい。

5 次の文章 I〜III を読み、以下の問に答えなさい。

I. 細胞の中で、遺伝子が適切な時期に適切な量を発現することは、生命が正常な機能を維持する上で重要である。遺伝子発現の調節は、転写段階だけでなく転写後にも行われている。その一例が、（　ア　）と呼ばれる短い RNA によるものである。核内でヘアピン構造を持つ 2 本鎖 RNA ができると、核の外に出てダイサーという酵素によって短い RNA 断片に切断され、さらに 1 本鎖の RNA となる。RNA はアルゴノートとよばれる酵素などとともに RISC とよばれる複合体を形成する。RISC は RNA と相補的な配列を持つ mRNA と結合して、mRNA を分解あるいは翻訳を抑制する機構を持つ。このように、短い RNA 分子である（　ア　）によって遺伝子産物の発現量は調節されるが、この現象を（　イ　）と呼ぶ。また、この機構を利用して人為的に遺伝子の発現量を低下させる操作を遺伝子（　ウ　）というが、そのときに siRNA とよばれる 23 塩基対ほどの 2 本鎖 RNA を人工的に合成して用いることが多い。

問 1 文章中の空欄（　ア　）〜（　ウ　）に当てはまる適切な語句を以下の選択肢(1)〜(10)から選び、番号で答えなさい。なお、同じ記号には同じ語句が当てはまる。
(1) tRNA　　　(2) rRNA　　　(3) miRNA　　　(4) RNA 干渉
(5) スプライシング　(6) 選択的遺伝子発現　(7) ノックアウト　(8) トランスジェニック
(9) ノックダウン　(10) 組換え

II. けがをして血管が破れても、軽いけがなら血液が固まって傷口をふさぎ、出血が止まる。これは血液凝固の仕組みが備わっているためである。血管に外傷ができると、傷口に血液中の（　エ　）が集まってくる。（　エ　）と組織から放出された血液凝固因子などが、傷口において血液中の（　オ　）に作用してトロンビンへと変換する。トロンビンはタンパク質分解酵素であり、（　カ　）という血液中に溶けている細長いタンパク質の分子に作用して、この分子の一部を切り離す。その結果フィブリンとなった分子は、分子の末端や側面どうしで多数が結合して、太く長いフィブリン繊維をつくる。この繊維は（　エ　）や赤血球をからめて血ぺいをつくり、血液は凝固して傷口をふさぐ。血液凝固の仕組みについて図 1 に示す。

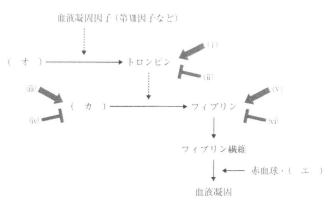

図 1　血液凝固の仕組み

問2　文章中および図1中の空欄（　エ　）～（　カ　）に適切な語句を記入しなさい。なお，同じ記号には同じ語句が当てはまる。

Ⅲ．血液凝固の仕組みが破綻すると，血友病などの血液が凝固しにくい出血性疾患や，逆に血管内に血栓ができやすく血流が閉塞してしまう血栓性疾患などの病気になることがある。例えば，血液凝固因子の一つである第Ⅷ因子が欠乏している患者では，遺伝性の（　キ　）疾患の症状を呈する。この患者には不足している血液凝固因子を注射で補う補充療法が行われるが，血液凝固因子に対する抗体ができて投与した血液凝固因子の働きを抑制してしまう場合がある。この第Ⅷ因子が欠乏する病気に関しては，患者が第Ⅷ因子遺伝子の変異に加えて別の遺伝子にも機能が失われる変異（機能喪失型変異）を有し，その第二の変異の結果として血栓の形成が促進されるという症例が知られている。この場合，第Ⅷ因子の欠乏がもたらす（　キ　）疾患の症状が軽減することが観察されている。すなわち，この第二の変異は第Ⅷ因子欠乏の影響を打ち消すことができると考えられている。この事実にヒントを得て，機能喪失型変異が血栓の形成を（　ク　）させる原因遺伝子について，その野生型の遺伝子（タンパク質Ａをコードする）の発現を抑制するsiRNA薬の開発が進められている。その開発にあたり行われた実験とその結果について以下に示す。なお，ここに示す動物実験は動物に苦痛を与えないような適切なガイドラインに従って行なわれている。

1）siRNA薬を健常なサルに投与し，血中のタンパク質Ａの量とトロンビンの量の変化を調べた。図2のグラフ1は，2種類の異なる用量のsiRNAについて，投与を開始してからの日数とタンパク質Ａの量を示している。PBSは，siRNAを投与せずリン酸緩衝生理食塩水のみを投与した対照実験である。図2のグラフ2は，siRNA投与サルにおけるタンパク質Ａの減少率（％）と，トロンビン量の関係を示している。

2) siRNA 薬を投与し，その後に第Ⅷ因子に対する抗体を投与した健常なサルの，血中の第Ⅷ因子の量，およびトロンビンの量を調べた。図2のグラフ3は，2種類の異なる用量の siRNA 投与開始 43 日後に，第Ⅷ因子に対する抗体を投与した実験において，抗体投与前と投与4時間後の第Ⅷ因子量を示している。PBS はグラフ1と同様である。図2のグラフ4は，グラフ3と同様の実験において，抗体投与4時間後のトロンビンの量を示している。PBS はグラフ1と同様である。siRNA 投与前のトロンビン量を1とした相対値を示す。

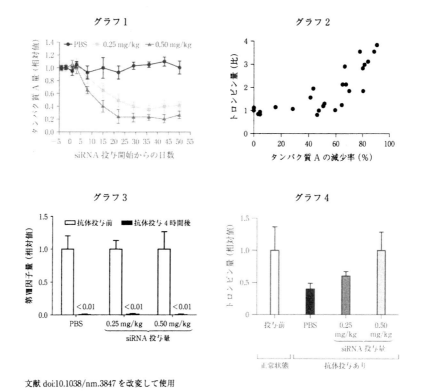

文献 doi:10.1038/nm.3847 を改変して使用

図2 タンパク質 A に対する siRNA 薬の投与とその効果を調べた実験

問3 文章中の空欄（ キ ），（ ク ）に当てはまる最も適切な語句の組み合わせを，以下の選択肢(1)～(4)から1つ選び，番号で答えなさい。

(1) キ：血栓性，ク：抑制
(2) キ：出血性，ク：抑制
(3) キ：血栓性，ク：促進
(4) キ：出血性，ク：促進

問4 下線1に関して，健康な人であれば産生されない抗体が産生される理由について，句読点を含めて50字以内で説明しなさい。

問5 グラフ1とグラフ2から読み取れることとして適切なものを，以下の選択肢(1)〜(5)から全て選び番号で答えなさい。
(1) siRNA の投与はタンパク質 A の発現を抑制できる。
(2) より多くの siRNA を投与することで，タンパク質 A の発現に対する抑制効果は高くなる。
(3) siRNA 投与後，約2週間で抑制効果のピークに達する。
(4) タンパク質 A の発現量はトロンビン量に影響しない。
(5) siRNA はトロンビン遺伝子発現を転写レベルで抑制している。

問6 図1中に示した(i)〜(vi)の中で，タンパク質 A の作用箇所と作用機序（促進 ◀━ あるいは抑制 ┣━）として，最も適切なものを一つ選び記号で答えなさい。

問7 グラフ3とグラフ4から読み取れることとして適切なものを，以下の選択肢(1)〜(5)から全て選び番号で答えなさい。
(1) 第Ⅷ因子に対する抗体の投与は，第Ⅷ因子量に影響しない。
(2) siRNA 投与が，第Ⅷ因子に対する抗体投与後の第Ⅷ因子量に影響する。
(3) 第Ⅷ因子の量が減少することで，トロンビン量が減少する。
(4) siRNA 投与の効果は，第Ⅷ因子に対する抗体の投与によって消失する。
(5) 抗体の投与によるトロンビン量の変化は，siRNA 投与の有無とその投与量に依存する。

問8 血液凝固因子を補う補充療法を行っている患者にとって，siRNA 薬にはどのような利点があるか。「抗体」の語句を用い，句読点を含めて40字以内で説明しなさい。

英　語

問題

2月3日

30年度

1　次の英文を読み，問1，問3は問いに答え，問2，問4〜問9は文を完成させなさい。答えは最も適切なものを，それぞれア〜エの中から一つ選びなさい。問10は指示に従ってTかFを選びなさい。

William Shakespeare is best known for his plays and poetry, so why would the highly-respected Yale University School of Medicine in the U.S. organize an exhibit featuring his work? Why has an article in the forward-looking scientific journal *New Scientist* proclaimed Shakespeare to be the "godfather of modern medicine?" The answers lie in his literary works which display a surprising knowledge of medical procedures and diagnoses that surpassed even some of the practicing physicians of his time. Despite the crude nature of health care in Shakespeare's time, it was also an era of significant medical advancement. Shakespeare's works not only offer vivid descriptions of medicine of the time, but also provide unique insights into the foundations of medicine as it is currently practiced.

Shakespeare lived between 1564 and 1616, and it is commonly accepted that he wrote 37 plays between 1590 and 1613. A London theater is thought to have hosted the first performance of a Shakespeare play in 1592. Although his plays were performed on stage throughout his lifetime, 20 of them, as they are known today, were not published in a reliable written format that the general public could read for themselves until 1623.

When Shakespeare was writing, medical concepts were dominated by ancient beliefs first proposed by the Greek physician Hippocrates. The notion was held that there were four humors in the human body influencing people's health and emotions. When these four humors were in balance, the individual was healthy in body and mind, but when there was an imbalance, a person could become sick or deranged. In order to balance the humors, doctors could resort to draining blood from a patient, applying heat or cold to different parts of the body, or prescribing herbs and foods related to a certain humor.

Even though these archaic beliefs had not yet been abandoned by Shakespeare's time, significant medical discoveries were being made. This period saw the earliest books that were written in English on pregnancy and childbirth that mirror our contemporary views, together with works on battlefield surgery and anatomy. Developments were taking place elsewhere in Europe, as well. For example, professors of medicine and anatomy at the University of Padua in Italy were introducing new surgical techniques associated with skull *trephination and tube **tracheotomy. European academics were also describing the relationship between the pulse and the beating heart for the first time. However, these medical advancements were still slow to gain widespread acceptance in some places, particularly in England.

Many scholars today argue that there is no clear evidence that Shakespeare ever left England during his lifetime, but his plays show an understanding of medicine that is unusually broad and informed. In studies of his work, researchers have noted over a thousand distinct medical references in his plays. Some of them mirror the teachings of Hippocrates, such as the "letting of blood" in *Richard II* to ease a character's anger. Yet certain observations in his plays extend beyond these outdated medical techniques. In *Love's Labour's Lost*, for example, he refers to "pia mater," a lining of the brain and spinal cord; this reflects his awareness of modern anatomy. In *Henry IV*, he explains the principles behind immunization; in *The Winter's Tale*, he depicts the revolutionary concept of disease being spread by someone who remains disease-free. In *Julius Caesar*, thought to have been written in 1603, Shakespeare mentions the circulation of blood in the human body, a medical discovery credited to the doctor William Harvey, who did not publish his writings on this topic until 1628.

It is a fascinating history, but what else inspired the *New Scientist* to label Shakespeare the godfather of modern medicine? Ranging from neuroscience to advanced surgery, descriptions in his plays still hold resonance in medicine these days. *All's Well That End's Well* urges medical practitioners to abandon their belief in the four humors and use empirical methods of observation and experimentation when discussing medical conditions and treatments. In short, Shakespeare was proposing the process we now call "the scientific method." Hundreds of years later, Austrian psychologist Sigmund Freud frequently quoted Shakespeare in his works on psychoanalysis. Additionally, contemporary neurologists and psychiatrists use his writings to illustrate the detailed observations of behavior and character traits that are needed for diagnosis.

Shakespeare's medical knowledge seems to go beyond what ordinary people might have acquired at the time. [1], there is no evidence that he had medical training of any sort, so where did his understanding come from? There are three main theories put forward by researchers. The first is that Shakespeare suffered many illnesses himself and, therefore, had extensive contact and conversations with doctors. Another is that he was an avid reader and simply studied the latest medical techniques in the universities and libraries of London and Oxford. A third theory is that his medical insights came from his son-in-law John Hall, a famous physician with whom he had a close relationship. Whatever the reason, reading the work of Shakespeare not only allows us a fascinating look into the medicine of the past, but it also affords us a glimpse into the beginnings of medicine as we know it today.

*trephination 穿孔(術)

**tracheotomy （外科)気管切開

問1　Which of the following best replaces [1] in the final paragraph?

ア．Similarly　　イ．Accordingly　　ウ．Conveniently　　エ．Surprisingly

問2　According to the third paragraph, the four humors were _____.

ア．physicians from Greece　　イ．elements inside all humans

ウ．various herbs and foods　　エ．external parts of the body

問3　According to the third paragraph, which of the following was **NOT** an ordinary medical procedure in Shakespeare's time?

ア．balancing items on the body

イ．removing blood from someone

ウ．warming or cooling the body

エ．healing someone through nutrition

問4　The main purpose of the fourth paragraph is to _____.

ア．detail the relationship between the pulse and heart

イ．describe a pioneering Italian medical university

ウ．introduce Shakespeare's impressive medical knowledge

エ．present medical improvements from Shakespeare's time

問5　According to the fifth paragraph, Shakespeare's plays illustrate medical procedures that _____.

ア．make certain characters angry

イ．spread diseases among people

ウ．were experienced by Julius Caesar

エ．represent old and new techniques

問6　The main purpose of the sixth paragraph is to _____.

ア．highlight Austria as a medical center

イ．describe Shakespeare's role in modern medicine

ウ．cast doubt on the work of Sigmund Freud

エ．criticize people's discarding of ancient beliefs

問7　According to the sixth paragraph, one of Shakespeare's plays calls attention to the importance of _____.

ア．respecting traditional practices

イ．studying psychoanalysis

ウ．happy endings for its characters

エ．scientific analysis in diagnosis

問8　According to the final paragraph, it can be inferred that Shakespeare _____.

ア．was a healthy individual

イ．had a married daughter

ウ．preferred not to read

エ．taught at Oxford University

問9　The main idea of the passage is that William Shakespeare _____.

ア．mixed religious beliefs with the latest practices

イ．had a son that practiced new medical techniques

ウ．incorporated medical advances into his writing

エ．wrote in scientific journals about clinical treatments

問10　According to the passage, mark "T" if the statement is true, and mark "F" if the statement is false.

1．Thirty-seven of Shakespeare's plays were printed for sale during his lifetime.

2．It was believed that removing blood from the body could influence people's emotions.

3．Findings from Padua University were immediately adopted in England.

4．It is likely that Shakespeare traveled extensively around Europe.

5．William Harvey was a medical physician in the 17th century.

6．John Hall was a famous character in one of Shakespeare's plays.

2 次の1～10の英文の空所に入る最も適切な語(句)を，それぞれア～エの中から一つ選びなさい。

1. Not until I (   ) home did I realize that my wallet was in the locker.

   ア．will get   イ．have gotten   ウ．had gotten   エ．would get

2. Linda was concentrating so hard that she didn't realize she was studying with (   ).

   ア．opening the door   イ．the opening door   ウ．open the door   エ．the door open

3. It is raining hard, but by the time the movie (   ), the sky will have cleared.

   ア．finished   イ．finishes   ウ．was finishing   エ．would finish

4. I was not able to brainstorm a solution (   ) my boss was satisfied.

   ア．with that   イ．that with   ウ．with which   エ．which with

5. Christina greeted John (   ) a charming smile.

   ア．wearing   イ．wears   ウ．wore   エ．worn

6. I had learned Spanish for three years but couldn't make myself (   ) in the language when I went to El Salvador.

   ア．understand   イ．understood   ウ．to understand   エ．is understood

7. My brother sold his condominium for (   ) as he had originally paid.

   ア．much as twice   イ．as much twice   ウ．as twice much   エ．twice as much

8. (   ) I known you were coming, I would have returned to the office earlier.

   ア．Have   イ．Had   ウ．Having   エ．Has

9. The harder I tried to solve the problem, (   ).

   ア．the more difficult it became   イ．it became the more difficult

   ウ．it became difficult the more   エ．the more became it difficult

10. Although my sister is now an adult, I still feel quite (   ) of her.

   ア．protect   イ．protective   ウ．protection   エ．protectively

3 次の 1 ～ 10 の英文を読み，下線部の意味に最も近い語(句)を，それぞれア～エの中から一つ選びなさい。

1. Alex is now able to indulge in her favorite hobby, knitting, because she retired last month.

    ア．enjoy　　イ．discuss　　ウ．quit　　エ．share

2. The committee decided that it would do away with these old rules.

    ア．recommend　　イ．honor　　ウ．abolish　　エ．publicize

3. The former prime minister continued to intervene in the disputes among various parties.

    ア．mediate　　イ．remember　　ウ．ignore　　エ．hate

4. The secretary general tried to keep her mouth shut, confining her opinions to the official agenda.

    ア．evaluating　　イ．limiting　　ウ．expressing　　エ．leading

5. As a longtime worker, Iwao was indispensable to the small company.

    ア．loyal　　イ．skillful　　ウ．essential　　エ．harmful

6. The two sides reached a consensus on the new housing policies.

    ア．a milestone　　イ．an agreement　　ウ．a limit　　エ．an opinion

7. That car salesperson is aggressively pushing the new SUV, but I have no interest in it.

    ア．forcefully　　イ．unexpectedly　　ウ．kindly　　エ．slyly

8. Mike just got back from work, so I have to hang up now. See you tomorrow!

    ア．start cooking dinner　　イ．put clothes in a closet　　ウ．go out on a date　　エ．end this call

9. Bob is obliged to teach more classes than last year because his colleague Sam had to go back to his home country.

    ア．satisfied　　イ．disappointed　　ウ．compelled　　エ．entitled

10. Some citizens find it difficult to come to terms with the fact that taxes will be increased.

    ア．discuss　　イ．legalize　　ウ．accept　　エ．strengthen

4 次の 2 つの会話文を読み，1，4，5，9，10 は問いに答え，2，3，6 ～ 8 は意味・内容に合うように文を完成させなさい。答えは最も適切なものを，それぞれア～エの中から一つ選びなさい。

Sayaka:　Good morning, Mia! What brings you to my office? Have you gotten used to living on your own in Japan yet?

Mia:　It's an interesting challenge, but I'm getting there! I've found a nice supermarket near my home that sells some stuff from overseas, and my new neighbors are really friendly and even dropped off some fruit the other day.

Sayaka:　Free fruit? I need neighbors like that!

Mia:　But learning Japanese is much more difficult than I thought! I got this memo in my mailbox, and my reading skills are still weak. I know you're busy, but remember when you offered to help me out if I have any problems here at work? Well, here's my problem... this memo!

Sayaka:　Okay, let me take a look.

Mia:　Here you are. What does it say? Is it important?

Sayaka:　It's an invitation to a *bonenkai*. Your department is having a year-end party next month. This is an invitation to the party.

Mia:　Ah! So, who's coming?

Sayaka:　Most of the people who work in your office will probably be there. I think you'd better go.

Mia:　Where is it? How much do I have to pay? I can see it says 5,000 yen here; is that the cost?

Sayaka:　Yeah, it takes place at Romano's, an Italian restaurant in front of the station. 5,000 yen is the price of the party, and that includes drinks and food. But, actually, it says here you don't need to pay anything because you just started working there.

Mia:　Really? Free food and drinks? That's generous! So, I guess it's just a get-together?

Sayaka:　Yes, but it's a bit more important than that. You can make new friends and also get to know your co-workers in a way that might not be possible in the office. You've already met everyone at work in a formal setting and in their business suits, but at a *bonenkai*, you can let your hair down. Getting to know people at the party will help you in the long run. Maybe your boss or project leaders act differently when they're outside work!

Mia:　Thanks! This is another aspect of Japanese culture that I didn't know about. Will you be joining the party?

Sayaka:　No, I'm in a different department, so we'll have our own party. But maybe we can have our own get-together soon and catch up on old times.

Mia:　That would be great! I've been so busy settling into this new life that we haven't had much time to renew our friendship. I'd love to have a good chat about our college days back in New York.

Sayaka:　Yeah, I'd like that a lot. They were fun times, Mia! I loved living overseas, and you were the best roommate ever!

1. Where does this conversation most likely take place?

　ア. at Sayaka's workspace

　イ. at Mia's home

　ウ. at Romano Italian restaurant

　エ. at a year-end party

2. When Sayaka says "let your hair down," she means _____.

　ア. change to a new look

　イ. relax and be yourself

　ウ. exchange gifts with others

　エ. talk about work projects

3. Mia doesn't need to pay 5,000 yen for the party because _____.

　ア. she is a small eater

　イ. she is a new employee

　ウ. it is the end of the year

　エ. it is Romano's treat

4. According to Sayaka, what is the most important aspect of the party?

　ア. Mia can meet people from work for the first time.

　イ. Mia can enjoy free Italian food and drinks there.

　ウ. Mia will see her co-workers in a more casual setting.

　エ. Mia will be able to wear her favorite formal clothing.

5. How do Sayaka and Mia know each other?

　ア. They work in the same department.

　イ. They both come from New York.

　ウ. They met when they were students.

　エ. They are involved in a joint project.

Teacher: Hi, everyone! As you know, it's vocabulary week, and we're going to do another word game again today. But first, who can remember what I said about vocabulary study being important for your English?

Junko: It helps our conversations flow more freely?

Teacher: That's one reason, Junko. One of the most common problems language learners have happens when someone can't remember a certain word. It can cause the whole conversation to break down. Just missing one word can make a big difference, even if your grammar and pronunciation are perfect.

Junko: That's true! I went to the supermarket yesterday to buy some baking ingredients, but I couldn't find the flour I needed. I asked someone for help, but then I forgot the word "flour," so I ended up leaving without buying it. When I got home and checked my English dictionary, I could have kicked myself!

Teacher: How did you solve the problem?

Junko: In the end, I got what I needed from a neighbor. But you know, your class has really helped a lot. When I first arrived in this country, I couldn't even catch the bus without getting into trouble!

Teacher: That's good to hear. Now let's start the game. I'll give you a topic and you have to write down as many words as you can think of that are related to that topic.

Belinda: So, if the topic is "cooking," we could write things like flour, butter, or eggs?

Teacher: Yeah, that's right. But you only have 20 seconds. The one with the most words wins a bonus point. At the end of vocabulary week, whoever has the most points gets to take home a set of those flashcards we used for yesterday's game.

Veronica: Hmm... I'm good at vocabulary games and really enjoyed winning yesterday. But are you sure 20 seconds is enough time? I don't think I can write many words.

Teacher: Just try your best. Are you all ready?

Veronica: Wait! I need to put on my glasses and find a pen! Oh, I really don't like it when we have to rush our answers; it makes me nervous, and I forget everything! But I think I'm ready.

Teacher: Okay, the topic is "musical instruments!" Let's go... four... three... two... one... Time's up! Okay, class, how many words did you write?

Chan: Um, I got five: violin, bassoon, clarinet, piano, and guitar.

Teacher: Great, Chan, that's impressive. Can anybody beat five?

Giovanni: Well, there wasn't much time, but I got six: piano, drum, trumpet, flute, violin, and *sassofono*. But Chan also had piano and violin. Is that okay?

Teacher: That's a very good list, Giovanni, but could you say the last one again?

Giovanni: *Sassofono*? You don't know it? I guess it's a bit like a trumpet, but it curves downwards. They're popular in jazz music. I think you've heard one before.

Teacher: I think you might mean saxophone. From the pronunciation and your description, I'm guessing *sassofono* is Italian for saxophone. Although the rest of your words were excellent, I'm afraid I can't accept that one this time. But, don't worry. With five, you and Chan are both going to get a bonus point!

6. According to the teacher, vocabulary study helps people _____.

　ア. talk to someone without communication gaps

　イ. remember the content of previous conversations

　ウ. improve the accuracy of their grammar

　エ. make a big difference in their pronunciation

7. Junko solved her problem by _____.

　ア. showing someone her dictionary

　イ. asking her music teacher for help

　ウ. taking a bus to a different store

　エ. borrowing what she needed

8. The goal of the game is to _____.

　ア. create a list of associated words

　イ. memorize a set of vocabulary flashcards

　ウ. guess the topic from given vocabulary

　エ. make sentences using certain nouns

9. What is Veronica most worried about?

　ア. She doesn't have a suitable pen.

　イ. She's not very good at games.

　ウ. She may not have time to think.

　エ. She left her glasses at home.

10. Why doesn't the teacher accept one of Giovanni's answers?

　ア. It is in a different language.

　イ. His classmate gave the same one.

　ウ. He didn't answer in time.

　エ. It doesn't match the topic.

5 次の問1〜4の英文を読み，話の流れに沿って意味が通るように並べ替えた場合，最も適切なものはどれか。それぞれア〜エの中から選びなさい。

問1　1．As part of their evolution, birds have adapted in various ways to reduce their weight.

2．In another adaptation, female birds only have one ovary, as opposed to the usual two, making them lighter.

3．Additionally, modern birds do not have teeth, which serves to reduce their head weight.

4．For one thing, their bones have developed a kind of honeycombed structure.

ア．1 → 2 → 4 → 3　　　イ．4 → 1 → 3 → 2

ウ．1 → 4 → 2 → 3　　　エ．4 → 3 → 2 → 1

問2　1．Some experts have found evidence that this diet is not only effective for weight loss, but also lowers the risk of heart disease.

2．In addition, a Japanese researcher has concluded that it is easier for people to stick to this diet than to other ones.

3．The main staples of the "Dr. Mario Diet" are legumes, vegetables, fish, and olive oil.

4．The reason for this advantage is that consuming oil satisfies one's appetite.

ア．1 → 3 → 4 → 2　　　イ．3 → 1 → 2 → 4

ウ．1 → 4 → 3 → 2　　　エ．3 → 2 → 4 → 1

問3　1．The findings showed that, as expected, more than 50 percent of the students buy their books on the Internet.

2．In order to find out where students at a British university buy their textbooks, a study was conducted in 2015.

3．Two hundred students were randomly selected and asked to respond to a set of survey questions.

4．However, 43 percent of them buy books at the university's bookstore because they can enjoy a student discount.

ア．2 → 3 → 1 → 4　　　イ．3 → 2 → 1 → 4

ウ．2 → 4 → 3 → 1　　　エ．3 → 4 → 2 → 1

問4　1．Not until 1920 did the 19th Amendment finally allow American women to cast ballots in an election.

2．In fact, New Zealand granted it to its women much earlier, in 1893.

3．The United States, however, was not the first country to pass a law guaranteeing women this right.

4．In countries with women's suffrage, like the United States, all women are allowed to vote in general elections.

ア．2 → 1 → 3 → 4　　　イ．4 → 2 → 1 → 3

ウ．2 → 4 → 1 → 3　　　エ．4 → 3 → 2 → 1

6 次のグラフを見て，英文の空所（ 1 ）〜（ 4 ）に入る最も適切なものを，それぞれア〜エの中から一つ選びなさい。

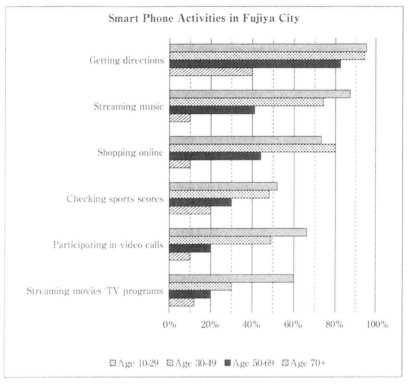

―― 上記のグラフは架空のものです ――

In order to create and market new smart phone applications, a software development company conducted a preliminary survey. Over a thousand Fujiya City residents in each of four age groups were asked to take the survey, and for administrative purposes, exactly one thousand responses from each age group were used for analysis. The respondents selected the types of activities they engaged in on their phones from a list provided; the graph above shows smart phone activities by age group. The data shows that streaming media has become more popular among younger people, and the number of people aged between 10 and 29 who stream movies or TV programs is exactly (1) times that of people aged between 50 and 69 who do so. The percentage of people shopping online in the (2) age group is higher than the percentages of the other groups. In the 70-and-over group, the percentage of people who check sports scores is about (3) than that of those who participate in video calls. Overall, (4) is the most common activity for all age categories. The company concluded that all age groups use smart phones for all six activities, but there are more users in the younger groups.

（1） ア. three   イ. four   ウ. five   エ. six

（2） ア. 10-29   イ. 30-49   ウ. 50-69   エ. 70+

（3） ア. 20 percentage points lower   イ. 10 percentage points lower

　　 ウ. 10 percentage points higher   エ. 20 percentage points higher

（4） ア. getting directions   イ. shopping online

　　 ウ. checking sports scores   エ. participating in video calls

7 次の英文を読み，下線部(1)と(2)を日本語に訳しなさい。英文で使われている英単語をそのまま転記しないこと。

The National Eisteddfod of Wales is the largest annual festival of competitive music and poetry in Europe. There may be more than 6,000 competitors in one year, and visitor attendance has been known to hit 150,000. It celebrates literature, music, and performance and dates back to the 7th century or even earlier. The word is derived from the Welsh word "eistedd," meaning "sitting," and the festival features eight days of competitions and performances conducted entirely in the Welsh language. The main focus of the event is a poetry competition. The best two pieces of poetry are awarded with a crown or an ornately decorated wooden chair, both of which are uniquely designed for each year's competition. Winning both the crown and the chair with one piece of poetry in the same year is technically possible, but this has only been achieved on two occasions over the history of the event. There are also contests in musical and literary composition, as well as singing. Due to the spread of Welsh people across the world, particularly in the 19th century, similar festivals can also be found in countries such as the United States, Argentina, and Australia.

8 次の英文を読み，下線部(1)と(2)を英語に訳しなさい。

The term "Bollywood" refers to the films created in Mumbai, the largest city in India. The word is a combination of "Bombay," the old name for Mumbai, and "Hollywood." Typical Bollywood movies feature huge casts, colorful costumes, and extravagant singing and dancing. The music features an eclectic mix of traditional Indian instruments and Western musical influences such as hip-hop. They are also characterized by plots that develop around popular themes like love, jealousy, and revenge. Bollywood is one of the biggest film industries in the world in terms of the number of people employed and the number of films produced, and the largest in the world in terms of ticket sales. However, its films are usually in Hindi. これは世界で4番目に最も多く話されている言語だが，その話者は主にインドの一地域に集中している。 Perhaps, because of this, Bollywood movies are not as widely marketed as their Hollywood counterparts, and many Westerners would struggle to name even the most successful Bollywood actors. Increasingly, however, these movies have gained in popularity across the globe. 2000年代，それらは西洋社会の映画に絶大な影響力を持ち始め，アメリカのミュージカル映画の復活において重要な役割を果たしてきたと言われている。

物 理

問題　2月3日

1. 図1は,「電流力計形計器」とよばれる計測器の原理を表したものである。計器は,直列に接続された一組の固定コイルと可動コイルからなる。計器に電流が流れると,固定コイルが可動コイルの位置に磁場をつくり,可動コイルにも同じ電流が流れるため,固定コイルから偶力を受ける。可動コイルには針とうずまきばねがついており,ばねは可動コイルの回転角に比例した,磁場による偶力とは逆向きの偶力を発生する。磁場による偶力とばねによる偶力のモーメントがつりあったところで可動コイルは静止し,目盛り上の針の位置を読むことで計器に流れる電流を知ることができる。固定コイルは1辺 a [m]の正方形で N 巻き,可動コイルは1辺 b [m]の正方形で N 巻きである。導線は全て同じ材料でできており,単位長さあたりの抵抗値は r [Ω/m]である。

　図2は,図1を回転軸方向から見た図である。可動コイルの角度 θ [rad]は,図のように固定コイルと可動コイルが互いに垂直の状態を0とする。電流が流れていないときの可動コイルの角度は $\theta = -\frac{\pi}{3}$ [rad]で,計測可能な最大電流 I_0 [A]が流れているときの可動コイルの角度は $\theta = \frac{\pi}{3}$ [rad]である。

　このとき,次の各問いに答えなさい。角度表記には弧度法(ラジアン)を用い,$\sin\frac{\pi}{3} = \frac{\sqrt{3}}{2}$, $\cos\frac{\pi}{3} = \frac{1}{2}$ を用いなさい。近似として,固定コイルが可動コイルの位置に作る磁場は一様かつ固定コイルの面に垂直で,巻線密度 $\frac{2N}{L}$ [1/m]の一様なソレノイドコイルと同じとする。ここで L [m]は固定コイル同士の間隔である。真空の透磁率を μ_0 とし,大気の透磁率は真空と同じとする。

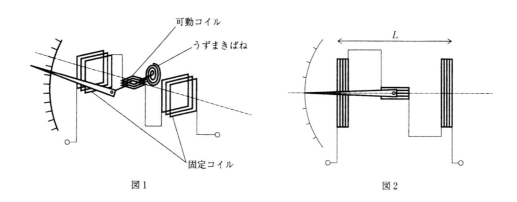

図1　　　　　　　　　　　図2

(1) 図2の状態のときに,可動コイルが磁場から受ける偶力のモーメントの大きさ[N・m]を求めなさい。

(2) 可動コイルの角度が θ $\left(-\frac{\pi}{3} \leqq \theta \leqq \frac{\pi}{3}\right)$ [rad]のときの電流の大きさ[A]を求めなさい。

(3) 電流の目盛り間隔は一定ではないが,θ が0に近いところでは一定と近似できる。このときの I [A]を,θ の一次関数で表しなさい。ここで,以下の近似式を用いなさい。

　　$x \ll 1$ のとき,$\sqrt{1+x} ≒ 1+\frac{x}{2}$,$\theta ≒ 0$ のとき,$\cos\theta ≒ 1$

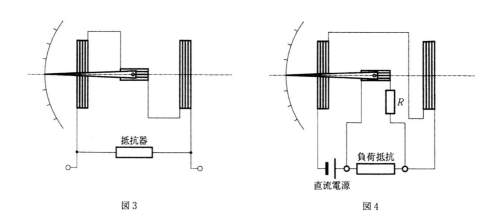

図3　　　　　　　　　　　　図4

(4) 計測可能な最大電流を I_0 の10倍にするため，計器に図3に示すような抵抗器を並列に接続する。抵抗器の抵抗値〔Ω〕を求めなさい。コイルの可動範囲は $-\dfrac{\pi}{3} \leqq \theta \leqq \dfrac{\pi}{3}$ とし，電流力計形計器の，コイル以外の電気抵抗は無視する。

(5) 計器内部の配線を図4のように組み替え，可動コイルと直列に抵抗値 R〔Ω〕の抵抗器を接続し，直流電源と負荷抵抗を図のように接続した。針が角度0で静止したとき，負荷抵抗で消費される電力〔W〕を求めなさい。可動コイルを流れる電流は小さいため，固定コイルに流れる電流は，負荷抵抗に流れる電流と同じとする。また，電流力計形計器の，コイル以外の電気抵抗は無視する。

2 図のように，水平面と角度 θ の傾きをなす粗い斜面に，質量 m で密度が一様な直方体を静かに置いた。直方体の2辺の長さは図のように w, h である。斜面の角度 θ をゆっくり大きくしていくと，$\theta = \theta_1$ に達したとき直方体は倒れることなく滑りだす。直方体は滑り落ちる速さ v に比例した大きさ kv の空気抵抗を受ける。ここで，k（ただし，$k > 0$）は比例定数である。直方体の加速度は斜面に沿って下向きを正とする。重力加速度の大きさを g とし，次の各問いに答えなさい。

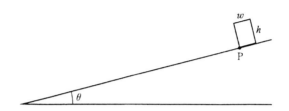

はじめに，斜面の角度は θ_1 で固定されているものとする。直方体を斜面に静かに置くと滑りだし，しばらくした後に，直方体は斜面に沿って速さ v_1 で等速運動をする。

(1) 直方体が滑りはじめる瞬間の加速度を a として，空気抵抗の比例定数 k を a, m, v_1 を用いて表しなさい。

(2) 静止摩擦係数から動摩擦係数を引いた値を θ_1, k, v_1, m, g を用いて表しなさい。

次に，斜面の角度は静止している直方体が倒れず滑りだす最も大きな角度 θ_2 に固定されているものとする。直方体を斜面に静かに置くと滑り出し，しばらくした後に，直方体は斜面に沿って速さ v_2 で等速運動をする。

(3) 動摩擦係数を w, h, k, v_2, m, g を用いて表しなさい。

(4) 空気抵抗の作用点は直方体の重心にあるものとする。このとき，直方体の底面に作用する垂直抗力の作用点は箱の下端の点 P から距離 x の位置にある。斜面の動摩擦係数を μ とし，x を w, h, μ を用いて表しなさい。

斜面の角度を θ_2 より大きな角度 θ_3 ($\theta_3 > \theta_2$) に固定し，直方体をある速さ v_0 より小さな初速度で斜面に沿って下向きに滑らすと直方体は倒れてしまうが，初速度の大きさを v_0 より大きくすると，直方体は倒れず滑りだした。

(5) 速さ v_0 を w, h, k, θ_3, m, g を用いて表しなさい。

3 図1のようなxy直交座標系において,観測者Pが音源からの音波を観測する実験を考える。音波の速さはV[m/s]で,風はないものとする。次の各問いについて,それぞれの解答群の中から最も適切なものを一つ選び,解答欄の記号にマークしなさい。

はじめ,図1のように観測者Pがy軸上$y=L$[m]に静止していて,音源Sが速さv[m/s]でx軸上を正の方向に移動している。観測者Pと音源Sを結ぶ直線PSがy軸となす角度∠OPSがϕになった瞬間に,音源Sが振動数f[Hz]の音波を発し始め,音波のn周期分の時間だけ音を発し続けた。vはVより充分小さいとする。

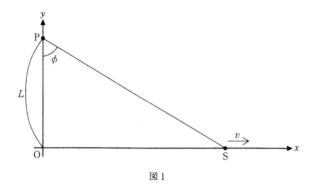

図1

(1) 観測者Pが観測する音源Sからの音の持続時間[s]を求めなさい。

(2) 観測者Pが観測する音源Sからの音波の振動数[Hz]を求めなさい。ただし,$\frac{nv}{f}$は直線PSの長さより充分小さく,$\left(\frac{nv\cos\phi}{fL}\right)^2 \fallingdotseq 0$であるとする。必要があれば$z \ll 1$のとき近似式$\sqrt{1+z} \fallingdotseq 1+\frac{1}{2}z$を使ってもよい。

次に図2のように,観測者Pと音源Sが原点Oから同時に出発する場合を考える。音源Sは振動数f[Hz]の音波を発しながら一定の速さv_1[m/s]でx軸上を正の方向に,観測者Pはある一定の速さでy軸上を正の方向に,それぞれ移動している。音源Sの速さv_1,観測者Pの速さはそれぞれVより充分小さいとする。

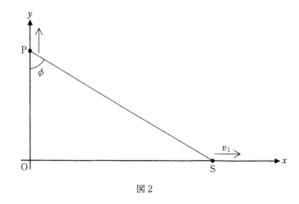

図2

(3) 角度∠OPSが φ のとき観測者Pが観測する音源Sからの音波の振動数〔Hz〕を求めなさい。

次に，音源Sと音源S′が原点Oから同時に出発する場合を考える。音源Sは振動数 f〔Hz〕の音波を発しながら一定の速さ v_1〔m/s〕で x 軸上を正の方向に，音源S′は同じ振動数 f の音波を発しながらある一定の速さで y 軸上を正の方向に，それぞれ移動している。音源S′の速さは V より充分小さいとする。また直線SS′に対して原点Oから引いた垂線と x 軸のなす角度を θ とする。

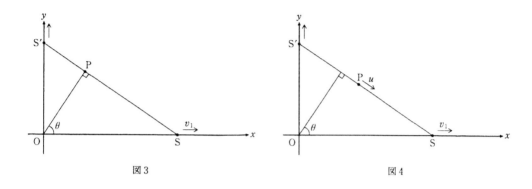

図3   図4

(4) 図3のように，観測者Pが，音源Sと音源S′を結んだ直線SS′に対して原点Oから引いた垂線が交わる点に常にいるとき，観測者Pが観測する音の，1秒間のうなりの回数を求めなさい。

(5) 図4のように，観測者Pが直線SS′上をS′からSに向かって速さ u〔m/s〕で移動すると，観測者Pが観測する音のうなりが消えた。$\theta = \dfrac{\pi}{3}$ rad のとき，速さ u を求めなさい。

〔解答群〕

(1) ア. $\dfrac{n}{f}+\dfrac{1}{V}\sqrt{\dfrac{L^2}{\cos^2\phi}+\dfrac{n^2v^2}{f^2}+\dfrac{2Lnv}{f\tan\phi}}-\dfrac{L}{V\cos\phi}$

イ. $\dfrac{1}{V}\sqrt{\dfrac{L^2}{\cos^2\phi}+\dfrac{n^2v^2}{f^2}+\dfrac{2Lnv}{f}\tan\phi}-\dfrac{L}{V\cos\phi}$

ウ. $\dfrac{n}{f}+\dfrac{1}{V}\sqrt{\dfrac{L^2}{\cos^2\phi}+\dfrac{n^2v^2}{f^2}-\dfrac{2Lnv}{f}\tan\phi}-\dfrac{L}{V\cos\phi}$

エ. $\dfrac{1}{V}\sqrt{\dfrac{L^2}{\cos^2\phi}+\dfrac{n^2v^2}{f^2}-\dfrac{2Lnv}{f\tan\phi}}-\dfrac{L}{V\cos\phi}$

オ. $\dfrac{n}{f}+\dfrac{1}{V}\sqrt{\dfrac{L^2}{\cos^2\phi}+\dfrac{n^2v^2}{f^2}+\dfrac{2Lnv}{f}\tan\phi}-\dfrac{L}{V\cos\phi}$

カ. $\dfrac{1}{V}\sqrt{\dfrac{L^2}{\cos^2\phi}+\dfrac{n^2v^2}{f^2}-\dfrac{2Lnv}{f}\tan\phi}-\dfrac{L}{V\cos\phi}$

(2) ア. $\dfrac{V}{V+v\sin\phi}f$　　イ. $\dfrac{V}{V-v\sin\phi}f$　　ウ. $\dfrac{V}{V+v\cos\phi}f$　　エ. $\dfrac{V}{V-v\cos\phi}f$

オ. $\dfrac{V-v\sin\phi}{V}f$　　カ. $\dfrac{V+v\cos\phi}{V}f$

(3) ア. $\dfrac{V+v_1\sin\phi}{V-v_1\dfrac{\cos^2\phi}{\sin\phi}}f$　　イ. $\dfrac{V-v_1\dfrac{\cos^2\phi}{\sin\phi}}{V+v_1\sin\phi}f$　　ウ. $\dfrac{V-v_1\sin\phi}{V+v_1\sin\phi}f$　　エ. $\dfrac{V+v_1\dfrac{\cos^2\phi}{\sin\phi}}{V-v_1\sin\phi}f$

オ. $\dfrac{V-v_1\sin\phi}{V+v_1\dfrac{\cos^2\phi}{\sin\phi}}f$　　カ. $\dfrac{V-v_1\cos\phi}{V+v_1\cos\phi}f$

(4) ア. $\left|\dfrac{V+v_1\dfrac{\cos^2\theta}{\sin\theta}}{V}-\dfrac{V+v_1\sin\theta}{V}\right|f$　　イ. $\left|\dfrac{V-v_1\dfrac{\cos^2\theta}{\sin\theta}}{V}-\dfrac{V-v_1\sin\theta}{V}\right|f$

ウ. $\left|\dfrac{V}{V+v_1\dfrac{\cos^2\theta}{\sin\theta}}-\dfrac{V}{V+v_1\sin\theta}\right|f$　　エ. $\left|\dfrac{V}{V-v_1\dfrac{\cos^2\theta}{\sin\theta}}-\dfrac{V}{V-v_1\sin\theta}\right|f$

オ. $\left|\dfrac{V}{V-v_1\sin\theta}-\dfrac{V}{V+v_1\sin\theta}\right|f$　　カ. $\left|\dfrac{V}{V-v_1\cos\theta}-\dfrac{V}{V+v_1\cos\theta}\right|f$

(5) ア. $\dfrac{1}{2}v_1$　　イ. $\dfrac{\sqrt{3}}{2}v_1$　　ウ. $\dfrac{1}{2}\dfrac{Vv_1}{\sqrt{3}\,V+v_1}$

エ. $\dfrac{1}{2}\dfrac{Vv_1}{\sqrt{3}\,V-v_1}$　　オ. $\dfrac{2\sqrt{3}\,Vv_1}{6V+\sqrt{3}\,v_1}$　　カ. $\dfrac{2\sqrt{3}\,Vv_1}{6V-\sqrt{3}\,v_1}$

4

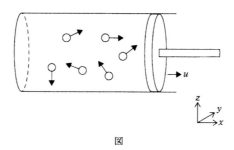

図

質量 m [kg] の単原子分子 N 個からなる理想気体が図のような断面積 S [m²] のシリンダー内に入っている。また、シリンダーの右方には自由に動けるピストンがあり、図のようにピストンの可動方向右向きを x 軸正の向きとし、x 軸と垂直方向に互いに直交する y 軸と z 軸をとる。気体ははじめ平衡状態にあり、その際のシリンダーの底面からピストンまでの x 軸方向の距離は L [m]、また温度は T [K] であった。ここで、ピストンを一定の速さ u [m/s] で右方に引く。ピストンの動きは充分ゆっくりであり、気体は常に平衡状態を保ちながら変化するものとする。次の各問いについて、それぞれの解答群の中から最も適切なものを一つ選び、解答欄の記号にマークしなさい。ただし、ボルツマン定数を k [J/K] とし、重力の影響は無視する。また、シリンダーやピストンは断熱材で出来ており、表面はなめらかで、シリンダー内の気体は常に断熱状態であるとする。

(1) i 番目 ($i = 1, 2, \cdots, N$) の気体分子がピストンに衝突する直前の速さの x 成分を $v_{x,i}$ [m/s] とする。この時、i 番目の気体分子が右方に動いているピストンと弾性衝突するとし、衝突後の i 番目の気体分子の x 方向の速さ [m/s] を求めなさい。

(2) (1)の弾性衝突における、i 番目の気体分子一個の運動エネルギーの変化量 [J] を求めなさい。ただし、気体分子の速さに比べて、ピストンの動きは充分ゆっくりであり、$v_{x,i}^2$, $v_{x,i}u$ ($i = 1, 2, \cdots, N$) に比べて u^2 を無視する近似が成り立つものとする。

(3) 微小時間 Δt [s] の間における気体の内部エネルギーの変化量 [J] を求めなさい。ただし、Δt の間も気体分子の速さに比べてピストンの動きは常に充分ゆっくりであるとする。また、気体分子の熱運動はどの方向にも均等で偏りがないため、気体分子の速度の x, y, z 成分の二乗を全気体分子に対して平均をとったものはそれぞれ等しいとする。さらに、Δt の間にピストンやシリンダー壁面との衝突以外の要因で気体分子の速度が変化することはないものとし、シリンダーの底面からピストンまでの x 軸方向の距離は L のまま変わらないという近似が成り立つものとする。

(4) Δt の間の温度の微小変化量 ΔT [K] と体積の微小変化量 ΔV [m³] の間の関係を求めなさい。

(5) Δt の間の圧力の微小変化量 ΔP 〔kg/(m・s²)〕を求めなさい。ただし，ある量 A, B とその微小変化量をそれぞれ ΔA, ΔB とするとき，近似式

$$(A+\Delta A)(B+\Delta B) \fallingdotseq AB+A\Delta B+B\Delta A$$

が成り立つものとする。

〔解答群〕

(1) ア．$v_{x,i}$　　イ．$v_{x,i}-\dfrac{1}{2}u$　　ウ．$v_{x,i}-u$　　エ．$v_{x,i}-\dfrac{3}{2}u$　　オ．$v_{x,i}-2u$　　カ．$v_{x,i}-\dfrac{5}{2}u$

(2) ア．$-\dfrac{5}{2}mv_{x,i}u$　　イ．$-2mv_{x,i}u$　　ウ．$-\dfrac{3}{2}mv_{x,i}u$　　エ．$-mv_{x,i}u$　　オ．$-\dfrac{1}{2}mv_{x,i}u$

　　カ．0

(3) ア．$-\dfrac{NkTu\Delta t}{L}$　　イ．$-\dfrac{NkTu\Delta t}{3L}$　　ウ．$-\dfrac{NkTu\Delta t}{2L}$　　エ．$-\dfrac{3NkTu\Delta t}{L}$

　　オ．$-\dfrac{2NkTu\Delta t}{L}$　　カ．$-\dfrac{3NkTu\Delta t}{2L}$

(4) ア．$\dfrac{1}{2}\dfrac{\Delta T}{T}+\dfrac{\Delta V}{SL}=0$　　イ．$3\dfrac{\Delta T}{T}+\dfrac{\Delta V}{SL}=0$　　ウ．$\dfrac{3}{2}\dfrac{\Delta T}{T}+\dfrac{\Delta V}{SL}=0$

　　エ．$\dfrac{1}{3}\dfrac{\Delta T}{T}+\dfrac{\Delta V}{SL}=0$　　オ．$\dfrac{2}{3}\dfrac{\Delta T}{T}+\dfrac{\Delta V}{SL}=0$　　カ．$2\dfrac{\Delta T}{T}+\dfrac{\Delta V}{SL}=0$

(5) ア．$-\dfrac{3}{5}\dfrac{NkTu\Delta t}{SL^2}$　　イ．$-\dfrac{2}{3}\dfrac{NkTu\Delta t}{SL^2}$　　ウ．$-\dfrac{1}{2}\dfrac{NkTu\Delta t}{SL^2}$　　エ．$-\dfrac{NkTu\Delta t}{SL^2}$

　　オ．$-\dfrac{3}{2}\dfrac{NkTu\Delta t}{SL^2}$　　カ．$-\dfrac{5}{3}\dfrac{NkTu\Delta t}{SL^2}$

東海大学（医）30年度 (68)

化 学

問題

2月3日

30年度

解答に必要があれば，次の値を用いなさい。

原子量：H = 1.0, C = 12.0, N = 14.0, O = 16.0, Na = 23.0, Si = 28.0, S = 32.0, Cl = 35.5

気体定数：$R = 8.31 \times 10^3$ Pa・L/(K・mol)，アボガドロ定数：$N_A = 6.02 \times 10^{23}$/mol

---

1 元素の同位体に関する以下の各問いに答えなさい。

問1 次の(ア)〜(オ)の記述のうち，正しいものはいくつあるか。A〜Eの中から最も適切なものを一つ選んで，解答欄の記号にマークしなさい。

(ア) 同位体は化学的性質がほぼ同じである。

(イ) 天然に存在する元素はすべて同位体をもつ。

(ウ) 放射性同位体の半減期は，温度や圧力の影響で，わずかながら変化する。

(エ) ある放射性同位体から発生する放射線は，がんの治療に利用されている。

(オ) 放射性同位体が発するアルファ線は透過力が強く，アルミ板を透過する。

　　　A. 1つ　　　B. 2つ　　　C. 3つ　　　D. 4つ　　　E. 5つ

問2 天然の炭素は ^{12}C を存在比として98.93％含み，残りは ^{13}C と微量の ^{14}C から成る。地球で起きているいくつかの過程の結果，生きている植物には放射性同位体である ^{14}C が一定量含まれる。次の(1)〜(3)に答えなさい。

(1) 炭素の原子量はいくらか。次の中から最も近いものを一つ選んで，解答欄の記号にマークしなさい。ただし，^{12}C と ^{13}C の相対質量はそれぞれ，12.000 と 13.000 であるとし，^{14}C の存在比は無視できるものとする。

　　　A. 12.011　　　B. 12.012　　　C. 12.013　　　D. 12.014　　　E. 12.015

(2) 放射性同位体 ^{14}C に関する次の(ア)〜(オ)の記述のうち，正しいものはいくつあるか。A〜Eの中から最も適切なものを一つ選んで，解答欄の記号にマークしなさい。

(ア) ^{14}C は大気中の ^{12}C と宇宙線が衝突して発生する。

(イ) ^{14}C は地球内部で発生し，CO_2 の形で大気に放出される。

(ウ) 大気中の ^{14}C の存在比は，半減期の時間が過ぎると，半分に低下する。

(エ) 植物が ^{14}C を取り込む際は，^{14}C は地中から有機物として取り込まれる。

(オ) 植物は生きている間は，^{14}C を取り込み続ける。

　　　A. 1つ　　　B. 2つ　　　C. 3つ　　　D. 4つ　　　E. 5つ

(3) ある遺跡から出土した木片の $^{14}C/^{12}C$ 比 (^{14}C と ^{12}C の存在率の比) を測定したところ，現代の樹木の $^{14}C/^{12}C$ 比の 16 分の 1 であった。この木片は何年前のものと考えられるか。次の中から最も近いものを一つ選んで，解答欄の記号にマークしなさい。ただし，^{14}C の半減期は 5730 年とする。

    A．1 万 1 千年前   B．1 万 2 千年前   C．1 万 7 千年前

    D．2 万 1 千年前   E．2 万 3 千年前

問 3　次の A〜E には一つだけ放射性同位体がある。安定な原子核は，中性子数の陽子数に対する比が概ね同じ値を示すが，その値が大きくなると不安定になり，別の原子に変化する傾向がある。このことを考慮すると，放射性同位体と考えられるものはどれか。次の中から最も適切なものを一つ選んで，解答欄の記号にマークしなさい。

    A．$^{46}_{20}Ca$ B．$^{68}_{28}Ni$ C．$^{70}_{30}Zn$ D．$^{83}_{36}Kr$ E．$^{102}_{44}Ru$

2 ダイヤモンドは，それぞれの炭素原子が4個の炭素原子と正四面体をつくるように共有結合してできた結晶である。その単位格子は下図に示すような立方体である。単体のケイ素も同様の立体構造をもつ。二酸化ケイ素はいくつかの結晶構造をとるが，そのうちの1つはダイヤモンドのC-C結合をSi-O-Si結合で置き換えた構造になっている。

以下の各問いに答えなさい。

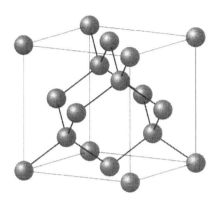

図　ダイヤモンドの結晶の単位格子

問1　ダイヤモンドの結晶の密度はいくらか。次の中から最も近いものを一つ選んで，解答欄の記号にマークしなさい。ただし，ダイヤモンドの結晶の単位格子の1辺の長さを3.56×10^{-8} cmとする。

　　A．1.77 g/cm^3　　B．2.65 g/cm^3　　C．3.13 g/cm^3　　D．3.53 g/cm^3
　　E．4.30 g/cm^3

問2　単体のケイ素のSi-Si結合の距離は何cmか。次の中から最も近いものを一つ選んで，解答欄の記号にマークしなさい。ただし，ケイ素の結晶の単位格子の1辺の長さを5.43×10^{-8} cmとし，$\sqrt{3} = 1.73$を用いなさい。

　　A．1.73×10^{-8} cm　　B．2.03×10^{-8} cm　　C．2.35×10^{-8} cm
　　D．2.71×10^{-8} cm　　E．3.46×10^{-8} cm

問3　ダイヤモンド型の結晶構造をとる二酸化ケイ素の密度はいくらか。次の中から最も近いものを一つ選んで，解答欄の記号にマークしなさい。ただし，ダイヤモンド型の結晶構造をとる二酸化ケイ素の単位格子の1辺の長さを，7.16×10^{-8} cmとする。

　　A．1.74 g/cm^3　　B．2.17 g/cm^3　　C．2.71 g/cm^3　　D．3.48 g/cm^3
　　E．4.34 g/cm^3

問4　共有結合の結晶に関する次の記述の中で正しいものはどれか。最も適切なものを一つ選んで，解答欄の記号に
　　マークしなさい。

　　　　A．共有結合の結晶では，全体が1個の大きな分子と考えられる。

　　　　B．共有結合の結晶は，分子式で表す。

　　　　C．共有結合の結晶の結晶構造は，ダイヤモンド型である。

　　　　D．共有結合の結晶は，電気を通しやすいものが多い。

　　　　E．共有結合の結晶は，融点が低く軟らかい。

問5　ダイヤモンド，ケイ素，二酸化ケイ素に関する次の記述の中で誤っているものはどれか。一つ選んで，解答欄の
　　記号にマークしなさい。

　　　　A．ダイヤモンドは熱伝導率が高い。

　　　　B．ダイヤモンドは高温高圧下で，黒鉛から合成できる。

　　　　C．ケイ素の単体は，天然に多量に存在している。

　　　　D．ケイ素の単体は，非晶質（アモルファス）の状態をとることができる。

　　　　E．二酸化ケイ素は，石英・水晶・ケイ砂などとして天然に存在する。

　　　　F．二酸化ケイ素は，光ファイバーの原料になる。

3 　濃硫酸や希硫酸の性質や反応に関する，以下の各問いに答えなさい。

なお，硫酸は水の中で次のように 2 段階に電離して，電離平衡に達する。

$$H_2SO_4 \longrightarrow H^+ + HSO_4^- \quad \cdots\cdots (i)$$

$$HSO_4^- \rightleftarrows H^+ + SO_4^{2-} \quad \cdots\cdots (ii)$$

式(i)の H_2SO_4 の電離度は 1 であり，式(ii)の HSO_4^- の電離定数は $1.0 \times 10^{-2}\,mol/L$ である。

問1　濃硫酸は吸湿性が強く，乾燥剤に用いられる。次の(ア)～(オ)の反応で発生する気体中の水分を除くのに，濃硫酸を用いるのが不適切なものはどれか。すべて選んで解答欄に(ア)～(オ)の記号を書きなさい。

(ア)　酸化マンガン(IV)に濃塩酸を加えて生じる気体

(イ)　過酸化水素水に酸化マンガン(IV)を加えて生じる気体

(ウ)　塩化アンモニウムと水酸化カルシウムの混合物を加熱して生じる気体

(エ)　銅に濃硝酸を加えて生じる気体

(オ)　硫化鉄(II)に希硫酸を加えて生じる気体

問2　濃硫酸をスクロース（$C_{12}H_{22}O_{11}$）に加えると，濃硫酸の脱水作用によってスクロースが黒変する。この反応の反応式を書きなさい。

問3　濃硫酸 5.00 g を水で薄めて 0.500 L の希硫酸 X をつくった。10.0 mL の希硫酸 X に 0.100 mol/L の水酸化ナトリウム水溶液を滴下して中和滴定したところ，19.8 mL で終点に達した。次の(1)～(3)に答えなさい。

(1)　用いた濃硫酸の質量パーセント濃度は何%か。次の中から最も近いものを一つ選んで，解答欄の記号にマークしなさい。

　　A. 94.0%　　　B. 95.0%　　　C. 96.0%　　　D. 97.0%　　　E. 98.0%

(2)　希硫酸 X では式(ii)の HSO_4^- の電離度は 0.085 である。$[HSO_4^-]/[SO_4^{2-}]$ 比はいくらか。次の中から最も近いものを一つ選んで，解答欄の記号にマークしなさい。

　　A. 3　　　B. 5　　　C. 7　　　D. 9　　　E. 11　　　F. 13

(3)　希硫酸 X をさらに水で薄めると，$[HSO_4^-]/[SO_4^{2-}]$ 比は 2.0 となった。このときの硫酸の濃度は何 mol/L か。次の中から最も近いものを一つ選んで，解答欄の記号にマークしなさい。

　　A. $1.0 \times 10^{-3}\,mol/L$　　　B. $5.0 \times 10^{-3}\,mol/L$　　　C. $1.0 \times 10^{-2}\,mol/L$

　　D. $1.5 \times 10^{-2}\,mol/L$　　　E. $2.0 \times 10^{-2}\,mol/L$

4 分子式が $C_5H_{10}O$ である有機化合物（ ア ）〜（ カ ）がある。化合物（ ア ）は5角形の環状構造、化合物（ イ ）は6角形の環状構造をもつ。化合物（ ウ ）〜（ カ ）はいずれも環状構造をもたず、また炭素鎖に枝分れ構造はない。化合物（ カ ）は還元性をもち、酸化するとカルボン酸（ キ ）を生じる。

いま、化合物（ ア ）〜（ カ ）に金属のナトリウムを反応させたところ、化合物（ ア ）と（ オ ）からは水素が発生した。また、ヨードホルム反応を行ったところ、化合物（ ウ ）と（ オ ）では黄色い沈殿が生じた。一方、触媒を用いて水素を付加させたところ、化合物（ エ ）と（ オ ）には水素が付加し、化合物（ ク ）と化合物（ ケ ）がそれぞれ得られた。化合物（ エ ）と（ オ ）をオゾン分解したところ、炭素原子間の二重結合が切れて、いずれの化合物からも2種類のアルデヒドが生じた。これらの中には、いずれもホルムアルデヒドが含まれていた。

以下の各問いに答えなさい。

問1　化合物（ ア ）〜（ カ ）のうち、エーテル結合をもつものはいくつあるか。次の中から最も適切なものを一つ選んで、解答欄の記号にマークしなさい。

A. 1つ　　　B. 2つ　　　C. 3つ　　　D. 4つ　　　E. 5つ　　　F. 6つ

問2　ある質量の化合物（ ア ）と十分な量のナトリウムとの反応で生じる水素の物質量を x mol とし、同じ質量の化合物（ エ ）に付加することができる水素の物質量を y mol とする。x と y の比はいくらか。次の中から最も近いものを一つ選んで、解答欄の記号にマークしなさい。

A. $x:y=1:1$　　　B. $x:y=1:2$　　　C. $x:y=1:3$　　　D. $x:y=1:4$

E. $x:y=2:1$　　　F. $x:y=3:1$　　　G. $x:y=4:1$

問3　化合物（ ア ）とカルボン酸（ キ ）からできるエステルの構造式を、価標を省略せずに書きなさい。

問4　化合物（ ク ）、（ ケ ）と同じ分子式をもつ構造異性体は、化合物（ ク ）と（ ケ ）を含めて全部でいくつあるか。次の中から最も適切なものを一つ選んで、解答欄の記号にマークしなさい。

A. 6　　　B. 8　　　C. 10　　　D. 12　　　E. 14　　　F. 16

問5　化合物（ オ ）の構造式を、価標を省略せずに書きなさい。

| 5 | 以下の各問いに答えなさい。

問1 自由に動くピストンのついたシリンダー内に，プロパン4.4 gと酸素20 gを入れて，温度を27℃に保った。次の(1)，(2)に答えなさい。ただし，大気圧を 1.0×10^5 Paとする。

　　(1) シリンダー内の混合気体の体積は何Lか。次の中から最も近いものを一つ選んで，解答欄の記号にマークしなさい。
　　　　A. 2.5 L　　　B. 7.5 L　　　C. 15 L　　　D. 18 L　　　E. 25 L

　　(2) シリンダー内の混合気体を完全燃焼させ，温度を27℃に保った。このときのシリンダー内の混合気体の体積は何Lか。次の中から最も近いものを一つ選んで，解答欄の記号にマークしなさい。ただし，27℃の水の蒸気圧を 3.6×10^3 Paとし，生成した液体の体積は無視できるとする。
　　　　A. 3.2 L　　　B. 7.7 L　　　C. 11 L　　　D. 18 L　　　E. 21 L

問2 2種類以上の金属を混合させて作られる合金は，純粋な金属単体では得られない優れた性質をもち，金属素材として広く利用されている。次の金属元素のうち，ジュラルミン，青銅，黄銅，ステンレス鋼のいずれにも主要な成分として含まれない金属元素はどれか。一つ選んで，解答欄の記号にマークしなさい。
　　　　A. マグネシウム　　　B. アルミニウム　　　C. 鉄　　　D. ニッケル
　　　　E. コバルト　　　　　F. 銅　　　　　　　　G. 亜鉛

問3 水100 gに塩化ナトリウムと尿素（$(NH_2)_2CO$）の混合物1.0 gを溶かした水溶液の凝固点を，大気圧 1.013×10^5 Paのもとで測定すると -0.56 ℃であった。この混合物に含まれる尿素は何gか。次の中から最も近いものを一つ選んで，解答欄の記号にマークしなさい。ただし，塩化ナトリウムは完全に電離しているものとし，水のモル凝固点降下を 1.85 K・kg/molとする。
　　　　A. 0.22 g　　　B. 0.26 g　　　C. 0.30 g　　　D. 0.34 g　　　E. 0.38 g

問4　ペニシリンＧは，下図に示す構造式の抗生物質である。

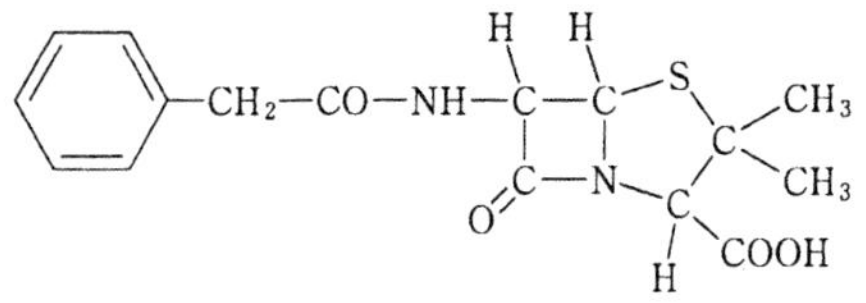

図　ペニシリンＧ

　ペニシリンＧの成分元素の検出に関する次の(ア)～(オ)の記述のうち，正しいものはいくつあるか。Ａ～Ｅの中から最も適切なものを一つ選んで，解答欄の記号にマークしなさい。

(ア)　完全燃焼させて生じる気体を石灰水に通じると白濁する。

(イ)　完全燃焼させて生じる気体を硫酸銅（Ⅱ）無水物に吹きかけると硫酸銅（Ⅱ）が青変する。

(ウ)　ソーダ石灰と共に加熱して生じる気体を濃塩酸に近づけると白煙を生じる。

(エ)　黒く焼いた銅線につけて炎に入れると青緑色の炎色が観察される。

(オ)　ナトリウムと加熱して得られる残渣を水に溶解し，酢酸鉛（Ⅱ）水溶液を加えると黒色沈殿を生じる。

　　　Ａ．1つ　　　Ｂ．2つ　　　Ｃ．3つ　　　Ｄ．4つ　　　Ｅ．5つ

東海大学（医）30年度　（76）

生　物

問題

2月3日

30年度

1 次の問題文 I，II を読み，以下の問に答えなさい。

I．生物の体は様々な有機物からできている。有機物は炭素 (C)，水素 (H)，酸素 (O) を基本とする高分子化合物であり生物の活動によってつくられる。有機物を燃焼させると熱エネルギーが発生する。つまり有機物は元素と化学エネルギーから出来ている。一部の生物は自然界からエネルギーを吸収して CO_2 と H_2O から最初の有機物をつくることができる。この有機物は炭素分子に水分子が均等に取り込まれた構造から［　1　］と呼ばれる。これを出発点として他の有機物がつくられる。逆に有機物を分解すると化学エネルギーを取り出すことができる。生物はこのエネルギーを生命活動の源とする。このような有機物をつくったり分解したりする化学反応は総じて［　2　］と呼ばれる。生命活動は絶え間ない有機物の変換とエネルギーの出し入れにより成り立っている。
<u>A)</u>
<u>B)</u>

問1　空欄［　1　］と［　2　］に入る適切な語句を答えなさい。

問2　下線部A）の反応について自然界のエネルギーに⒜太陽光を用いるものと⒝そうでないものがある。それぞれの生物反応の名称を答えるとともに，それをもつ生物例を下の語群から全て選び，記号で答えなさい。

（語群）　㋐　マメ科植物　　　㋑　根粒菌　　　㋒　亜硝酸菌

　　　　　㋓　紅色イオウ細菌　　㋔　シアノバクテリア

問3　［　2　］の反応の中で下線部A）に対して，下線部B）の反応を何と呼ぶか答えなさい。

II．図1はブドウ糖1分子が分解されていく過程と放出されるエネルギーの概算値を示したものである。有機化合物を分解してエネルギーを取り出す反応には酸素を必要とするものとしないものがあり，①の過程は後者に当たる。この過程は［　あ　］と呼ばれる。図中でブドウ糖は［　い　］にまで分解され，ATP と NADH と H^+ を生じるが，この時生じた NADH と H^+ が［　い　］を還元することで，乳酸等を最終生産物とする。この過程は人間にとって有益なものができる場合は［　う　］と呼ばれ，有機物が分解してアンモニアなどの有害な物質が生成される［　え　］とは区別される。このように酸素を利用しない分解過程のみでは，多くのエネルギーを残した生成物が環境中に蓄積することになる。すでに乳酸は炭素数3，エタノールは炭素数2であるが，ここから炭素数1の CO_2 にまで分解することは，古代の大部分の生物には出来なかった。図1の②の酸素を用いる過程は進化により獲得されたものである。［　い　］は炭素数2の［　お　］となった後，炭素数6のクエン酸に合成され，高分子有機物が回路反応系をつくることで CO_2 を段階的に抜き取り，結果として CO_2 までの分解を可能とし，生じた $NADH+H^+$ 中の水素は，電子伝達系を経て酸素と結合し H_2O となる。これにより生物は，より多くの化学エネルギーを獲得できるようになった。またこのことにより，植物等の行なう炭酸同化とともに炭素の循環が成立した。
<u>C)</u>
<u>D)</u>

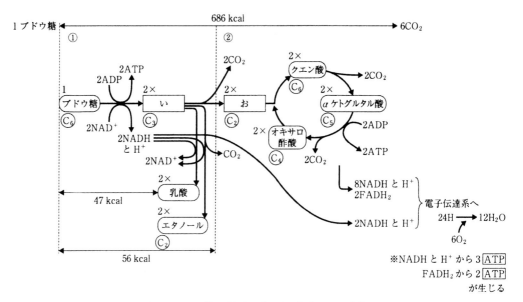

図1　ブドウ糖の分解とエネルギー収支・ATP産生

問4　空欄 あ から お に入る適切な語句を答えなさい。

問5　下線部C)に関し，NADHとH⁺を用いて い に戻さないといけない生物学的理由を，句読点を含めて20字以内で簡単に説明しなさい。

問6　ブドウ糖1分子当たり酸素を必要とする過程(a)と，乳酸を最終生産物とする過程(b)のそれぞれについて，ATPに取り込まれるエネルギーの効率を百分率で求めなさい（小数点第2位を四捨五入して小数点第1位までで答えなさい）。ただし，酸素を必要とする過程で得られるATPは理論上の最大値とし，ATPは1分子当たり8 kcalのエネルギーを持つものとする。

問7　下線部D)で示される進化の結果出現した生物は，一般的に何と呼ばれる生物か答えなさい。

問8　通常，生体においてブドウ糖や①の反応系で生じた産物である乳酸やエタノールは，②の反応系を使わずに直接CO_2にまで分解されることはない。その理由について，これまでの設問より考えられることを句読点を含めて50字以内で説明しなさい。

2 次の文章 I〜IV を読み，以下の問に答えなさい．

I．ヒトを含む動物の発生過程では，配偶子（卵子と精子）が受精することで接合子（受精卵）が形成される．発生初期の受精卵では，卵割と呼ばれる細胞分裂が連続して起こる．多細胞生物の卵では，極体の生じる側を（ a ），赤道面をはさんだ反対側の極を（ b ）と呼ぶ．卵割の過程で細胞数が増えるにしたがって，ウニ・両生類・哺乳類等の胚では中心部に（ c ）という空間を生じる．その後，卵割が進むにつれて比較的均一な小型細胞でできた胞胚になる．この時期には（ c ）は大きくなり胞胚腔と呼ばれる．

胞胚期以降の受精卵では，表面の細胞の一部が胚の内部に陥入し空所を形成する．この時期の胚を（ d ）と呼ぶ．この時期に胚は将来生体を形成する三胚葉（外胚葉・中胚葉・内胚葉）に分けられる．（ d ）期に生じた胚葉は，胚の特定の領域から合成される様々な物質により適切な細胞・器官へと分化する．胚のある領域が別の領域の影響により特定の分化方向へと決定されることを誘導と呼び，誘導作用のある胚の領域を形成体と呼ぶ．

問1　空欄（ a ）〜（ d ）に入る適切な語句を答えなさい．

II．形成体の効果を証明するために，サンショウウオの胞胚期の胚から（ a ）側と（ b ）側の領域を取り出して培養する実験を行った．図1左側のA，B，Cの部分をそれぞれ別々に培養した場合，またAとCを接着させた状態で培養した場合，どのような組織になるか観察した．

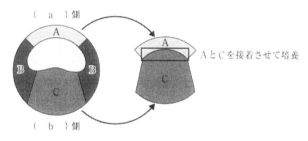

図1　サンショウウオ胚の培養系

問2　図1左側のA，Cの部分をそれぞれ別々に培養した場合，三胚葉のどの胚葉に分化するか．A，Cそれぞれについて答えなさい．

問3　図1の右図の様にAとCの部分を接着させて培養した場合，その接触部位（四角で囲んだ部位）付近のAの組織は問2の答えとは異なる胚葉へと分化する．そのような現象の名称を答えなさい．

Ⅲ. 図2はニワトリ胚を用いた形成体による分化誘導の実験である。様々な時期のニワトリ胚の背中の皮膚の表皮およびあしの皮膚の真皮組織を取り出し，その二つを結合して培養した。表1はその実験結果である。

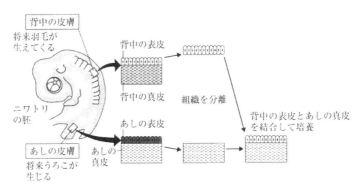

図2　ニワトリ胚を用いた形成体の培養

		結合に用いる背中の表皮の日数	
		5日目胚	8日目胚
結合に用いるあしの真皮の日数	10日目胚	羽毛	羽毛
	13日目胚	うろこ	羽毛
	15日目胚	うろこ	羽毛

表1　ニワトリ胚の組織培養の結果

問4　表1の実験結果から，以下の時期はニワトリの何日目胚～何日目胚の間か答えよ。答えは，1～2のように数字の間に～を入れればよい。
　(1)　背中の表皮が形成体からの分化誘導を受けなくなる時期
　(2)　あしの真皮が形成体としての機能を獲得する時期

Ⅳ. 図3にイモリ胚の眼の形成過程を示した。イモリ胚の眼の形成過程では外胚葉から発生した神経管が脳へと分化した後に，その一部が左右に膨らんで眼胞を形成する。その後，それぞれの組織の連鎖的誘導によって眼を形成する各細胞が分化する。

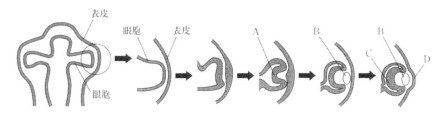

図3　イモリ胚の眼の形成過程

問5　図3のA，B，C，Dにあたる眼の領域の名称をそれぞれ答えなさい。

問6　眼胞および表皮からB，C，Dが形成される過程では形成体が細胞分化を連続的に誘導する"誘導の連鎖"が起こっている。このB，C，Dの形成過程における誘導の連鎖について，句読点を含めて70字以内で説明しなさい（A～Dに関しては，問5で解答した名称に直して記述すること）。

3 ヒトの神経系に関する以下の問に答えなさい。

問1　次の選択肢の項目の中からそれぞれ ① 大脳，② 視床，③ 視床下部，④ 中脳，⑤ 小脳，⑥ 延髄，⑦ 脊髄と関連の深いものを選択し記号で答えなさい。なお，選択肢a～nは，①～⑦のいずれかに必ず当てはまる。

〔選択肢〕

a．多くの感覚神経の中継所	b．眼球運動	c．伸張反射・屈曲反射
d．自律神経の中枢	e．身体の平衡・随意運動の総括的統合	f．呼吸運動・心拍調節
g．記憶・判断・創造	h．血糖・体温・血圧調節	i．脳と末梢神経の連絡
j．運動野・感覚野	k．新皮質	l．瞳孔反射
m．食欲・飲水調節	n．連合野	

問2　図1はある感覚器の一部を示したものである。以下の問について答えなさい。

(1)　図1の感覚器の名称を，解答欄①に答えなさい。

(2)　図中の②～⑥に相当する適切な名称を記入しなさい。

(3)　Bの装置自体を何というかを，解答欄⑦に答えなさい。

(4)　ヒトの図1の感覚器には検出可能な適刺激の範囲がある。その範囲を，解答欄⑧に答えなさい。

図1　ヒト感覚器の構造

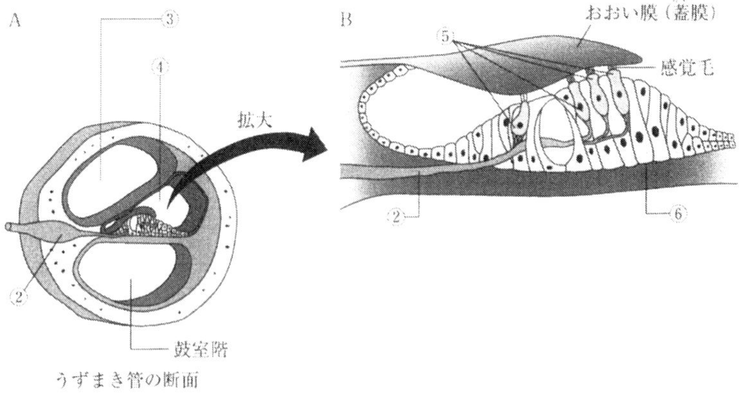

問3 図2はカブトガニの単一視神経にA～C3種類の異なる強度で光刺激を与え，その時の活動電位を記録したものである。以下の各問に答えなさい。

(1) 最も強い刺激であると考えられるものをA～Cから選び，記号で答えなさい。

(2) 上記を選択した理由を，句読点を含めて30字以内で答えなさい。

(3) 領域1に比べ領域2では明らかに活動電位の発生頻度が減少しているが，このデータが証明している現象の名称を答えなさい。

(4) 全体を通して活動電位の高さがほぼ等しいが，このような現象を説明する語句を答えなさい。

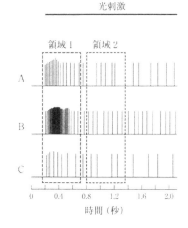

図2 カブトガニ単一視神経における活動電位
（A～Cはそれぞれ異なる強度の光刺激を与えたときのパターンを示している）

東海大学(医) 30年度 (83)

4 ヒトの腹部臓器とその働きについて,以下の問に答えなさい。

問1　以下のA~Hの説明は,それぞれ語群(あ)~(く)の腹部臓器の働きあるいは異常についての説明である。どの臓器の説明かを,下の語群(あ)~(く)から選んで記号で答えなさい。

A. 血糖値が160 mg/dL になるとグルコースからグリコーゲンをつくって貯える。

B. 胃酸の働きにより,すい液の分泌を促すホルモンを分泌する。

C. 血液のろ過とグルコース,イオン,アミノ酸,水分の再吸収をおこなう。

D. 皮質と髄質に分けられ,皮質は体液中のナトリウムイオン濃度やカリウムイオン濃度を調節し,髄質はタンパク質からの糖の生成を促進するホルモンを分泌する。

E. 自己の免疫細胞による細胞破壊が原因で糖尿病を発症する。

F. 貯えられている液体は,脂肪を分解する酵素の働きを助ける物質を含み,小腸での脂肪の消化・吸収を促進する。

G. 腔内は酸性であり,ペプシンが産生されている。

H. 主な働きとして古くなった赤血球を破壊する。

語群

(あ) 肝臓　　(い) ひ臓　　(う) すい臓　　(え) 胃　　(お) 腎臓

(か) 副腎　　(き) 胆のう　　(く) 十二指腸

問2 以下の図1の④～ⓒは，横隔膜直下から下方（足側）に存在する腹部臓器及び血管の横断面である。これらの図はすべて下方（足側）から観察したものである。

①～⑧は問1の語群(あ)～(く)のいずれかの腹部臓器を，a～cは血管を示している。(ただし，同じ番号および同じアルファベットは，同一の臓器，血管を示す。) 右下の矢印は，各横断面について体の方向を示している。

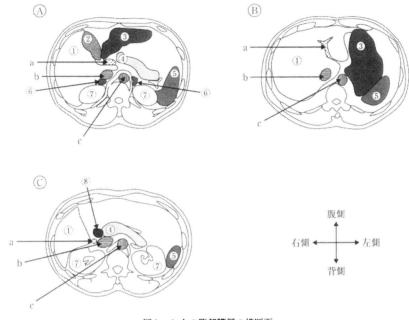

図1 ヒトの腹部臓器の横断面
〔下方（足側）から観察した図〕

(1) aの血管の名称を以下の(ア)～(エ)から選んで答えなさい。
   (ア) 上大静脈　　(イ) 肝門脈　　(ウ) 大動脈　　(エ) 下大静脈

(2) ①～⑧の腹部臓器について，発生学的に由来する胚葉について分類すると以下の表になる。

内胚葉に由来する臓器	①，②，③，④，⑧
中胚葉に由来する臓器	⑤，⑦
中胚葉と外胚葉両方に由来する臓器	⑥

この表を参考にして，①～⑧の臓器の名称を問1の語群(あ)～(く)から選んで答えなさい。

(3) A～Cの横断面を上方（頭側）から下方（足側）に向かってあらわれる順番に左から並べ，記号で答えなさい。

東海大学（医）30 年度　(85)

5　次の文章を読み，以下の問に答えなさい。

免疫制御に関わるリンパ球の性質を調べるために，以下の実験を行った。

実験1．生後12時間以内にマウスの胸腺を摘出すると，数ヶ月以内にほぼ全てが感染症に罹って死亡した。

実験2．実験1で摘出した胸腺を調べると，細胞死を起こしている多数のリンパ球が観察された。

実験3．生後3日目のマウスから胸腺を摘出すると，感染症には罹らないが，卵巣や唾液腺など全身の組織にリンパ球が浸潤し攻撃することによってその組織が萎縮してしまい，マウスが衰弱していく様子が観察された。

実験4．実験3のマウスの脾臓やリンパ節などの末梢組織には，胸腺を摘出していない正常なマウスには存在するFoxp3という分子を発現する（Foxp3陽性）リンパ球が存在しなかった。

実験5．Foxp3陽性リンパ球，卵白アルブミン特異的なリンパ球（Foxp3は陰性），そして樹状細胞の3種類の細胞を試験管内で共存させると，Foxp3陽性リンパ球は樹状細胞と高親和性に接触し，卵白アルブミン特異的なリンパ球が樹状細胞に接触することを阻害した。

実験6．実験5の試験管に卵白アルブミンを添加しても，卵白アルブミン特異的なリンパ球は反応しなかった。

問1　実験1でマウスが感染症に罹りやすくなった原因について，当てはまるものを(a)～(f)の中から全て選び，記号で答えなさい。

　(a)　未熟T細胞がヘルパーT細胞に分化できないから

　(b)　未熟T細胞がキラーT細胞に分化できないから

　(c)　未熟B細胞が抗体産生B細胞に分化できないから

　(d)　単球がマクロファージに分化できないから

　(e)　胸腺は病原菌やウイルスを排除する器官だから

　(f)　胸腺は病原菌やウイルスを隔離する器官だから

問2　実験2で細胞死を起こしているリンパ球は，胸腺で選択的に細胞死が誘導され生体から排除される細胞である。どのような性質の細胞が排除されるか。最も適切なものを(イ)～(ニ)の中から1つ選び，記号で答えなさい。

　(イ)　自己を自己と認識するT細胞

　(ロ)　自己を非自己と認識するT細胞

　(ハ)　自己を自己と認識するB細胞

　(ニ)　自己を非自己と認識するB細胞

問3 実験4から，胸腺においてFoxp3陽性リンパ球とFoxp3陰性リンパ球の分化・成熟に要する時間に違いがあり，実験3のマウスでは生後数日の間に感染源に対する免疫反応を起こすFoxp3陰性リンパ球は末梢組織に供給されたが，Foxp3陽性リンパ球は供給されなかったために実験3のような症状が現れたと推測された。すなわち，実験3のような状況を未然に防ぐために，生体には胸腺だけでなく，末梢組織においても，ある種の免疫反応を制御するいわば二段階のセーフティネットが備わっていると考えられる。前者を中枢性寛容，後者を末梢性寛容と呼ぶ。実験2は中枢性寛容の例である。末梢性寛容におけるFoxp3陽性リンパ球の役割について，「自己反応性」という語句を使用して句読点を含めて20字以内で答えなさい。

問4 末梢性寛容におけるFoxp3陽性リンパ球の役割を証明するために，胸腺を摘出していない正常なマウスの脾臓からFoxp3陽性リンパ球を回収した。この細胞を用いて，どのような実験をし，何が確認されれば良いか。最も適切なものを(1)～(6)の中から1つ選び，記号で答えなさい。
   (1) 実験1のマウスに細胞を投与すると，感染症に罹りにくくなる
   (2) 実験1のマウスに細胞を投与すると，感染症が悪化する
   (3) 実験2の胸腺と細胞を培養液中で共存させると，細胞死が抑制される
   (4) 実験2の胸腺と細胞を培養液中で共存させると，細胞死が増加する
   (5) 実験3のマウスに細胞を投与すると，症状が治まる
   (6) 実験3のマウスに細胞を投与すると，症状が悪化する

問5 実験3のマウスからリンパ球を回収し，胸腺を摘出することなく成長させたマウスに移植した場合，実験3と同様の症状は現われるか否かを予測し，理由とともに句読点を含めて50字以内で答えなさい。

問6 実験5と実験6の結果から，Foxp3陽性リンパ球は，実験3のような反応だけでなく，外来抗原に対する免疫反応をも制御していることがわかる。HTLV-1というウイルスはヒトのFoxp3陽性リンパ球に感染し，そのリンパ球をがん化させる。がん化によって通常はごく少数しか存在しないFoxp3陽性リンパ球が異常に増殖してしまう。その結果，Foxp3陽性リンパ球の存在頻度が高まると，正常リンパ球が存在するにも関わらず患者は感染症に罹りやすくなる。その原因について，句読点を含めて50字以内で答えなさい。なお，リンパ球はがん化によって異常に増殖するが，その他の性質は正常なFoxp3陽性リンパ球と同等であるとする。

問7 ポテリジオはFoxp3陽性リンパ球を特異的に排除する抗体医薬品である。一連の実験結果からこの薬に特徴的な副作用としてどのような病気が想定されるか。その病気の総称を答えなさい。

英　語

解答

30年度

2月2日試験

❶

〔解答〕

問1　イ　　問2　イ　　問3　ウ　　問4　ア

問5　エ　　問6　イ　　問7　イ　　問8　ウ

問9　イ

問10　1. T　　2. F　　3. T　　4. T　　5. F

〔出題者が求めたポイント〕

問1　idiosyncratic「独特な」。typical「典型的な」。unconventional「異例の」。formal「公式の」。regional「地域的な」。

問2　同じ論旨が続くので、「さらに」の意味のFurthermore が正解。

問3　設問訳　第1段落によれば、福島と海渡が結婚に抵抗したのは、彼らが～からだ。

選択肢訳

ア　自分たちの娘の承認を得なかった

イ　各々相手の姓を使うことを欲した

ウ　二人とも自分の名前を変えたくなかった　→　第1段落第2文に一致

エ　もっと子供を養子にしたかった

問4　設問訳　第2段落によれば、～は西洋諸国の姓の慣習に変化をもたらした要因のひとつだった。

ア　平等な扱いに対するキャンペーン　→　第2段落第2文に一致

イ　ドイツで行われた国勢調査

ウ　最近の人口研究

エ　結婚数の低下

問5　設問訳　第2段落によれば、次のどれがアメリカの夫婦にとって選択肢ではないか？

ア　妻の姓のみを取る

イ　妻と夫の両方の姓を保持する

ウ　夫の姓のみを使う

エ　あらゆる姓を用いるのを拒否する　→　第2段落第1文に一致しない

問6　設問訳　第3段落によれば、一部のインドネシア人が姓よりも名前を優先するのは、それ(名前)が～を示すからだ。

ア　家族の世代

イ　地域や文化グループ　→　第3段落第3～5文に一致

ウ　彼らの結婚前の地位

エ　西洋との違い

問7　第4段落によれば、サウジアラビアの伝統では、～。

ア　姓が父親の祖先を示すことは重要でない

イ　女性は結婚に際して、夫の姓へ変えることはない　→　第4段落第5文に一致

ウ　男の名前は父の名前の後に来る

エ　姓はおもに結婚の絆に基づく

問8　第5段落によれば、1996年、～修正案が、日本の法律に求められた。

ア　武士の祖先を持たない人が姓を持つことを許す

イ　結婚と同時に女性が夫の名前を持つことを要求する

ウ　妻が自分の旧姓を保つことを許す　→　第5段落第6文に一致

エ　女性に結婚後も自分の姓を保つことを強制する

問9　この文のタイトルとしてどれが最も良いか？

ア　西洋の姓の歴史

イ　様々な文化、様々な姓

ウ　姓の地理的要素

エ　姓と地域的原則

問10　選択肢訳

1. 日本では、夫婦が法的に結婚していないとき、彼らの子供は、誕生に際して自動的に母の姓を名乗ることになる。→第1段落第2、3文に一致

2. ドイツ人は結婚に際して自分自身の姓を選ぶことを禁じられている。→第2段落最終文に不一致

3. 過去において、一部のインドネシア人は姓を持っていなかった。→第3段落第4文に一致

4. 「Susilo」という名前のインドネシア人は、ジャワ島出身の可能性がある。→第3段落第5文に一致

5. グローバル化と科学技術は、普遍的な名付け方をもたらした。→第6段落第2文に不一致

〔全訳〕

　日本の弁護士で政治家でもある福島瑞穂は、約40年にわたってパートナーの海渡雄一と一緒にいる。彼らは同居していたにもかかわらず、互いの姓を保つことができるように、ともに結婚しない決断をしていた。彼らの娘が生まれたとき、彼らは赤ん坊を母の姓で登録することを求められた。しかし、幼稚園の年齢になったとき、福島と海渡は娘がどちらかの親の姓を選ぶことを許した。彼女が海渡を選んだ後、彼らは彼女の姓が合法的に変更されるよう申請を出した。この事例は、姓の採用と継承に関する国特有、また文化特有の慣行の一例だ。

　西洋の多くの地域では姓は必須である。ただし、婚姻後に姓を変更する慣習は1970年代から一定度の進化を遂げてきたが。この傾向は、大部分が女性解放運動に起因している。例えば米国では、今でも女性は結婚と同時に自分の姓を夫の姓に変えるものと通常は思われている。この仮説は、米国勢調査局によって実施された2007年の研究によって裏付けられた。その研究が明らかにしたのは、特異な姓を名乗っているのは夫婦のわずか6％だけだということだ。実際には、アメリカ人女性が夫の姓を名乗るべきだという法的要求はない。彼女は自分の旧姓を保つことも、夫の名前と自分の名前をハイフンでつなぐことも、まったく新しい名前をつけることもできる。これらの慣行は、ドイツ、スウェーデンなどの国々でも許されている。

東海大学（医）30 年度　（88）

西洋諸国とは対照的に、インドネシアでは、独身者と既婚者のための別の名前の体系があり、この体系は国の中で異なることがある。スマトラのような地域では、女性は一般的に夫の姓を名乗るが、これはまったく普遍的なものではない。他の地域では、妻が自分の旧姓の後ろに夫の名前を追加するのがより一般的だ。伝統的に、多くのインドネシア人は実際に姓を持たず、名前は地理的区域によって決まることがある。例えば、「Suprato」のような名前が「Su」で始まり「o」で終わる人は、インドネシアのジャワ島出身の可能性が高い。さらに、様々な地域は異なる民族集団の故郷であり、そこでは多くの人々が同じ名前を共有している。結果として、インドネシアの電話帳は、姓ではなく名前を記入している。

今一つの姓の伝統は、サウジアラビア、イエメン、エジプトなど、アラビア語が公用語である国で見られる。これらの国のイスラム教徒の間で最も一般的な名づけ方は、最初に男の名前、次に父親の名前、そして姓、というパターンを守っている。したがって、彼は Faud（これは自分の名前）Abdul Aziz（彼の父親の名前）Al-Shammari（姓）というように名付けられる。アラブ人のイスラム教徒の姓は、父の血統にのみ基づいて受け継がれることが多い。こうした理由から、これらの国々では、イスラム教徒の女性の多くにとって、結婚に際して自分の元の姓を維持することが大切なのだ。

日本の命名の伝統は、過去 150 年間にわたって独自のやり方で発展してきた。1870 年になってはじめて、武家以外の市民が姓を持つことを認められた。1875 年には、それが義務付けられた。1876 年に、女性は結婚に際して旧姓を保つよう命じられた。その後 1898 年には、世帯を共有する夫婦が姓も共有することが定められた。1947 年には、夫婦がいずれか一方の姓に決め、それを名乗ることが法律によって許可された。1996 年にはまた、この法律の変更が求められ、夫と妻がそれぞれ自分の姓を使うことが許可された。しかし今日でも、日本の夫婦は、合法的に結婚を登録するには、同じ姓に同意し、これを使用しなければならない。1947 年の法律はどちらの姓を選択すべきかを指定していないが、最近の調査では、96％の夫婦が夫の姓を選択している。日本では、共通の名前は家族の絆を強化する最善の方法だと言う人もいるが、別々の姓は男女平等にとって不可欠な一部だと感じる人もいる。これは、福島と海渡の結婚しない決断の中心をなす信念かも知れない。

地球の大部分において、平等を求める議論が様々な命名法に影響を与えてきたが、血統や地理的位置が第一の要因と見なされうる場所もある。科学技術とグローバル化の急速な進展は、人権と平等を重視する考えの普及をもたらしており、これは、将来的にはより普遍的な命名慣習の採用に至る可能性がある。逆に、グローバル化への否定的な反応もまた、一部の人たちに刺激を与え、伝統的な文化的規範が再検討されている。未来がどのようなものであれ、名前の決定は間違いなく世界中の人々のアイデンティティにおいて、根本的な役割を果たし続けている。

❷
〔解答〕
1. ウ　　2. ア　　3. ア　　4. エ　　5. イ
6. イ　　7. ウ　　8. エ　　9. ア　　10. ウ

〔出題者が求めたポイント〕
1. 仮定法過去完了の文なので、ウが正解。
2. 主語を作る動名詞なので、アが正解。
3. enough to V 構文なので、アが正解。
4. 過去の一時点 when he met ～ までのことなので、過去完了進行形のエが正解。
5. the hotel を修飾する関係副詞 where が正解。
6. That fish was kept ～ を疑問文にしたもの。
7. 倍数表現。three times the length of ～ で「～の長さの 3 倍」。three times as long as ～ と同意。
8. I want it fixed は SVOC の第 5 文型。O と C の関係が受動関係なので、C は Vp.p. になる。
9. neither of which ～「そのどちらも～でない」。
10. SVC の第 2 文型なので、形容詞の necessary が入る。

〔問題文訳〕
1. もし私が 5 分早く Melissa と話すのを止めていたなら、彼女は授業前に彼女の母と話す機会を持つことができただろうに。
2. 人を指さすのは、文化によっては不作法だと見なされる。
3. 残念なことに、Willy のプレゼンは依頼人を喜ばせるほど十分良いものではなかった。
4. 彼は将来の妻になる人と出会ったとき、その国に 3 年間暮らしていた。
5. 私は昨年の夏滞在したホテルに戻りたい。
6. その魚は解凍される前、長時間冷凍庫に保管されていましたか。
7. 私の新しいペットのヘビは、古いものの 3 倍の長さがある。
8. 私は車が金曜日に必要なので、明日までに修理してもらいたい。
9. 私は 2 種類のオリーブオイルを試してみたが、どちらもイタリア製ではない。
10. もし必要なら、私は Julia おばさんに病院まで付き添ってもよいよ。

❸
〔解答〕
1. イ　　2. ア　　3. ウ　　4. エ　　5. ア
6. エ　　7. イ　　8. ア　　9. イ　　10 ウ

〔出題者が求めたポイント〕
問題文訳
1. Catherine は運転していなかったのに、自動車事故を起こしたと責められた。
2. あなたのルームメイトが風邪を引いているので、あなたも 2、3 日以内に罹るかも知れない。
3. 佐々木先生は消化器疾患の診を専門にしている。

東海大学（医）30年度　(89)

4. 私の姪はホラー英語を見たとき恐怖で震えた。
5. Emma は 18 歳の誕生日に母がくれたルビーの指輪を大切にしている。
6. この地域の先住民はかつて、様々な病気の治療に樹液を使った。
7. 私の弟は自立して、小さな会社の経営者として働くことで生計を立てた。
8. この本には、他人の生活改善に貢献した有名人についての逸話が含まれている。
9. 会社の構造は、社長を頂点に階層的である。
10. 私の職場の上司は困難な仕事を避けない。

4

〔解答〕
1. ア　　2. イ　　3. ウ　　4. イ　　5. イ
6. ウ　　7. ア　　8. エ　　9. ア

〔出題者が求めたポイント〕

1. 設問訳　なぜ Rajan と Takashi はお互いを認識できるのか？
選択肢訳
ア　彼らは授業が同じだ。→ Takashi と Rajan の第1発話に一致
イ　彼らはカフェであったことがある。
ウ　Takashi が以前 Rajan を助けたことがある。
エ　Takashi はキャンパス・ツアーのガイドだ。

2. 設問訳　なぜ Rajan は機械を使うのが難しかったのか？
選択肢訳
ア　ボタンが英語だ。
イ　システムが彼にとって新しいものだ。→ Rajan の第1発話に一致
ウ　値段表がない。
エ　彼は何を食べたら良いか決められない。

3. 設問訳　Rajan はどうやって自分の食べ物を得るか？
選択肢訳
ア　Takashi が彼のためにそれを取ってくれる。
イ　誰かがそれを彼のテーブルまで持ってくる。
ウ　彼はチケットと交換でそれを得る。→ Takashi の第3発話に一致
エ　それは機械から出てくる。

4. 設問訳　Rajan がこの会話の後、最もしそうなことは何か？
選択肢訳
ア　ATM からいくらか金を得る
イ　座る場所を探す → Rajan の最終発話に一致
ウ　Ginger 博士の次の個人指導に行く
エ　Takasaki から金を借りる

5. 設問訳　最初 Wyatt はどこに鍵を忘れたと思ったか？
選択肢訳
ア　彼の車の外
イ　レジのカウンター → Wyatt の第2発話に一致

ウ　遺失物係のそば
エ　店のトイレ

6. 設問訳　何時くらいにこの会話は行われているか？
選択肢訳
ア　午後4時
イ　午後5時
ウ　午後6時 → Wyatt が5時少し前に入店し、それから1時間が経っているので
エ　午後7時

7. 設問訳　なぜ Wyatt はすぐに自分の鍵が分からなかったのか？
選択肢訳
ア　キーチェーンから何かが欠けている。→ Wyatt の第9発話に一致
イ　鍵に名前も住所も書かれていない。
ウ　キーチェーンの鍵の数が間違っている。
エ　鍵束のどれも実際に彼のものではない。

8. 最終的に何が、Wyatt の鍵の特定に役立ったか？
ア　おもちゃの動物が付いている。
イ　3つの鍵でセットになっている。
ウ　その中のひとつが小さい。
エ　その中のひとつに特別な印が付いている。
　→ Wyatt の第9発話に一致

9. 設問訳　どこで Wyatt の鍵は見つかったか？
ア　冷凍セクションで → Manager の第5発話と Wyatt の第9発話から
イ　7番レジで
ウ　駐車場で
エ　入口近くで

〔全訳〕
Takashi：ヤア！　キャンパスで見かけたことがあるね。君の名前は Rajan だよね？　僕は Takashi。Ginger 博士の金曜のゼミが一緒だよね。
　Rajan：そうだね。僕もそこで君を見たことあるよ。僕と一緒にやってくれない？　こんな機械を使うのは初めてなんだ。キャンパス・ツアーにも参加しなかったから、ちょっと助けがいるかも知れない。
Takashi：いいよ。何が問題なの？
　Rajan：使い方が分からないんだ。ここが金を入れるスロットだということは分かる。そしてたくさん色付きボタンがある。でも指示書きが何もない。まず何をすればいいの？
Takashi：日本語と値段が書かれた色付きボタンを見えるよね？　そう、各々のボタンが別の料理なんだ。例えば、赤いボタンはライス、緑はビーフカレー、などなど。全部選んだら、合計金額が出てくるから、お金を入れるんだ。そしたら、チケットが出てくるから、角を回ったところのカウンターで提示するんだ。スタッフがチケットを受け取って、君が注文したものを全て出してくれるよ。
　Rajan：そうなんだ！　僕はテーブルで座って待って

るつもりだった。とにかくカレーがいいな。でも僕は、肉は食べないんだよね。他に何かある？　肉以外の他の種類のカレーはある？

Takashi：確認させて。そう、オレンジのボタンが野菜カレーだ。

Rajan：すごい、じゃ、僕はそれとコーラ。

Takashi：それじゃ、オレンジボタンと白のぼたんを押して、スロットにお金を入れて。チケットが出てくるから。カレーが350円でコーラが100円だ。

Rajan：千円札は使える？

Takashi：大丈夫だよ。このスロットに入れて。そうしたら、お釣りがチケットと一緒にここに出てくるよ。

Rajan：助けてくれてありがとう！　腹ペコなんだ。君は何を食べる？

Takashi：すぐに君のところへ行くよ。友だちに有り金全部貸して、まずATMに行かなくちゃならないんだ。

Rajan：オッケー。とっても混んでるね。でも中で場所を見つけて、待ってるよ。そして、一緒に食べようよ。

- -

Wyatt：すみません。ちょっと助けて欲しいのですが。

Manager：はい、本日ご用の向きは？

Wyatt：えーと、鍵を失くしたんですが、今日午後ここに置き忘れたに違いないと思うんです。車に乗ろうと外に出たとき、ポケットに鍵がないことに気づいたんです。車はロックされているので、私は鍵を持って店に入ったに違いない。支払いをするときポケットの中で小銭を探したのは覚えています。だから、私はきっとカウンターに置いたと思うんです。

Manager：それはいつ頃ですか？

Wyatt：えーっと、5時少し前に入って、しばらく買い物をして、そして、支払いをしました。

Manager：分かりました。では、あなたが来てから約1時間ですね。どのレジを使われましたか？

Wyatt：あそこの、新聞の横の9番でした。私は戻って、レジ係に聞いたんですが、彼女はどんな鍵も見なかったと言いました。鍵を探して店中を回ったんです。私はトイレもチェックしました。でも、不運にも、そこにもなかったんです。

Manager：私どもはサービスカウンターで遺失物を取り扱っています。この箱の中に3つの鍵があるようです。あなたの鍵はどんな見た目ですか？

Wyatt：えー、それは車の鍵と3つの他の鍵です。よくある他の鍵に似ていると思います。車の鍵は他のより大きいですが、ちょっとだ

けです。あ、小さなパンダのおもちゃが付いています。いや、待って。それは替えたんだ。今は、「グランドキャニオン」と書かれた小さな銀のチャームが付いています。でもそれは取れているかも知れません。よく取れるんです。

Manager：それぞれのメモによれば、これはレジのひとつに忘れられてたもので、これは入り口近くの床で見つかり、そしてこの最後の鍵は冷凍食品通路で見つかったものです。このうちのどれかがあなたのものですか？

Wyatt：う～ん、どれも私のじゃなさそうです。左のものをもう少し近くで見れますか？

Manager：これは7番レジで誰かが見つけたものです。

Wyatt：これは私のものに似ていますが、3つしか鍵がない。真ん中のもの見れますか？

Manager：はい、どうぞ。ドアの近くで見つかったものです。

Wyatt：全く私のじゃない。これは誰かの名前と住所がこのステッカーに書かれています。そして、2つしか鍵がない。

Manager：そうですね、これが最後のものです。

Wyatt：うーん、グランドキャニオンのチャームはないし、あ、ちょっと待って、これは私のだ！　見て、私の家の鍵はこの青いプラスチックのタブが付いているんだ。忘れてた。でもチャームはまたキーチェーンから外れてしまったみたい。

Manager：発見されて嬉しいです。あなたの身分証明書のコピーが必要です。それと、この書面に署名していただけますか？

Wyatt：もちろん。ありがとう。

5

〔解答〕

問1　ア　　問2　ウ　　問3　エ　　問4　イ

〔出題者が求めたポイント〕

英文の整序問題。

〔全訳〕

問1

1. 伝統的なサーフィンでは、乗り手はボード上に横たわり、立つ前に波が来るまで待つ。
2. スタンドアップ・パドル・ボーディングは、ハワイ発のアウトドア・スポーツだ。
3. このスポーツは世界中で人気を博し、ますます多くの参加者を引き付けている。
4. 一方、スタンドアップ・パドル・ボーダーは、ボード上に立ち続け、海を移動するのにパドルを使用する。

問2

1. 太陽エネルギーを電気に変換することは太陽光発電と呼ばれる。

2. 電力は、建物の居住者によって使用されるか、あるいは余剰は販売される。
3. この自然エネルギーの利用法のひとつは、特別に作られたパネルを屋上に設置することだ。
4. そして太陽エネルギーは、太陽光発電によって電気に変換される。

問3
1. 彼らは、日没時の赤い空が通常、良い天気の接近を意味することを知っていた。
2. 今日我々は、それが晴天をもたらす高気圧を示していることを理解している。
3. 彼らは雲を研究したり、赤い空や虹といった現象を探したものだった。
4. 天気を予測する技術が開発される前、人々は空を見て予測した。

問4
1. 興味深いことに、食べるのに費やす時間はこの国において上昇さえしている。
2. しかし、フランスはかなりユニークだ。この国の人々は食べ物を調理するのに以前と同じ時間をかけている。
3. 最近の研究によると、人々が食べ物を調理し食べる時間は、世界中の多くの国々で減少している。
4. これは、フランス人の半数以上がまだ昼食に3つのコースを食べているという事実のせいかも知れない。

6
〔解答〕
(1) ア (2) イ (3) ウ (4) エ
〔出題者が求めたポイント〕
「グラフ略」
〔全訳〕
　電気製品の小売業者は、使いやすいウェブサイトが、消費者に商品をネットで購入するよう促していることを理解している。上記のグラフは、2016年におけるこうした会社5社のネット売上高を示している。データが示すところでは、5つの企業のうち4社において、同年最もネット売上が低かった四半期は、第1四半期だった。ElectricaとBest Price Storeは、第2、第3、第4四半期とネット売上が連続して増加した2つの企業だった。Techno Depotの第3四半期のネット売上は、第2四半期の売上高の2倍だった。一方、Big Buyの売上高は、初回ネット購入客のためのボーナスキャンペーンが終了した第3四半期に減少した。しかし、次の四半期には再び上昇した。

7
〔解答〕
(1) 習慣的ないびきは、喉と舌の筋肉が弛緩しすぎて、気道の中に落ち込むとき最も頻繁に起こる。
(2) あなたがしつこくいびきをかく人なら、あなた自身の睡眠の質を悪くするだけでなく、近くの人の睡眠パ

ターンも混乱させる。
〔出題者が求めたポイント〕
(1) コンマ + which は前文全体を先行詞とする。ここでは、the muscles of the throat and tongue are too relaxed の部分。cause + O + to V は「Oが〜する状態を引き起こす」。
(2) a persistent snorer「しつこくいびきをかく人」。impair 〜「〜を損なう」。disrupt 〜「〜を乱す」。
〔全訳〕
　いびきはよくある症状だ。女性よりも頻繁に男性に影響を及ぼすが。それはまた、年齢とともに悪化する傾向がある。口と鼻を通る空気の流れが物理的に遮断されると、しばしばいびきが起こる。空気の流れが、アレルギー、副鼻腔感染、脱水などの要因の組み合わせで妨げられることがある。(1)習慣的ないびきは、喉と舌の筋肉が弛緩しすぎて、気道の中に落ち込むとき最も頻繁に起こる。これは、深い睡眠、アルコール摂取、あるいは特定の睡眠薬の使用から生じることがある。通常の老化は、これらの筋肉のさらなる弛緩を引き起こす。たまのいびきは通常それほど深刻ではなく、大抵は人に迷惑なだけだ。しかし、(2)あなたがしつこくいびきをかく人なら、あなた自身の睡眠の質を悪くするだけでなく、近くの人の睡眠パターンも混乱させる。習慣的にいびきをかく人には ─ そして彼らを愛する人にも ─ しばしば医療援助が必要だ。質の良い夜の眠りを得るために。

8
〔解答〕
(1) When their dogs get injured or become sick, they will look for as much treatment as possible to save the dogs.
(2) As a result, dog owners are often forced to pay high medical expenses, which can be a heavy financial burden for them.
〔出題者が求めたポイント〕
(1) 「探し求める」seek なども可。「できるかぎりの治療」every possible remedy, whatever treatment you can give なども可。
(2) 「その結果」Consequently なども可。「高額な医療費」expensive medical bills なども可。

東海大学（医）30 年度 （92）

２月３日試験

1

〔解答〕

問1 エ 問2 イ 問3 ア 問4 エ
問5 エ 問6 イ 問7 エ 問8 イ
問9 ウ
問10 1. F 2. T 3. F 4. F 5. T
　　　 6. F

〔出題者が求めたポイント〕

問1 「シェイクスピアの医学知識はすごい」のに「医療訓練を受けたという証拠はない」という文脈なので、「驚くべきことに」の Surprisingly が正解。

問2 設問訳 第3段落によれば、4つの気質とは～だった。
　選択肢訳
　ア ギリシャ出身の医者
　イ 全ての人の内部にある要素
　ウ 様々なハーブと食べ物
　エ 体の外側の部分

問3 設問訳 第3段落によれば、次のどれがシェイクスピアの時代の通常の医療ではなかったか。
　選択肢訳
　ア 体の各部のバランスを調整すること
　イ 人から血液を取り除くこと
　ウ 体を温めたり冷やしたりすること
　エ 栄養で人を治療すること

問4 設問訳 第4段落の主な目的は～ことだ。
　選択肢訳
　ア 脈拍と心臓の関係を詳述する
　イ 先駆けとなるイタリアの医科大学を記述する
　ウ シェイクスピアの印象的な医療知識を紹介する
　エ シェイクスピア時代の医療の向上を提示する

問5 設問訳 第5段落によれば、シェイクスピアの演劇は、～医療処置を説明している。
　選択肢訳
　ア ある登場人物を怒らせる
　イ 人々の間に病気を広める
　ウ ジュリアス・シーザーによって経験された
　エ 新旧技術を代表する

問6 設問訳 第6段落の主な目的は～ことだ。
　選択肢訳
　ア オーストリアを医療の中心地として強調する
　イ 現代医療におけるシェイクスピアの役割を描写する
　ウ ジークムント・フロイトの作品に疑問を投げかける
　エ 人々による古代の信念の廃棄を批判する

問7 設問訳 第6段落によれば、シェイクスピアの演劇のひとつは、～の重要性に注意を向けている。
　選択肢訳
　ア 伝統的行為を尊重すること
　イ 精神分析を学ぶこと
　ウ その登場人物たちのハッピーエンド

　エ 診断における科学的分析

問8 設問訳 最終段落によれば、シェイクスピアは～と推測される。
　選択肢訳
　ア 健康な人だった
　イ 既婚の娘がいた
　ウ 読書を好まなかった
　エ オックスフォード大学で教えていた

問9 設問訳 この文章の主旨は、ウイリアム・シェイクスピアが～ということだ。
　選択肢訳
　ア 宗教的信念と最新の行為を混同した
　イ 新しい医療技術を実践する息子を持っていた
　ウ 医療の進歩を自分の作品に組み込んだ
　エ 臨床治療について、科学誌に書いた

問10 選択肢訳
　1. シェイクスピアの37の演劇は、彼の存命中に出版された。
　2. 体から血液を取り除くことは人の感情に影響を与えうると考えられた。
　3. パドヴァ大学の発見はすぐに英国で採用された。
　4. シェイクスピアはヨーロッパ中を広く旅したようだ。
　5. ウイリアム・ハーヴェイは17世紀の内科医だった。
　6. ジョン・ホールはシェイクスピアの演劇のひとつの有名な登場人物だった。

〔全訳〕

ウィリアム・シェイクスピアは、その演劇と詩で最もよく知られる。ではなぜ、高く尊敬される米国のイェール大学医学大学院が、彼の作品を特集する展覧会を開催するのか。なぜ先進的な科学誌『New Scientist』が、シェイクスピアは「現代医学のゴッドファーザー」だと宣言したのか。答えは、医療処置と診断に関する、当時の一部の開業医さえしのぐ、驚くべき知識を示す彼の文学作品にある。シェイクスピアの時代の医療は粗雑なものだったが、著しい医学の進歩の時代でもあった。シェイクスピアの作品は、その時代の医療を生き生きと描写するのみならず、現在行われている医療の基礎への独自の洞察を示している。

シェイクスピアが生きたのは1564年から1616年の間であり、1590年から1613年の間に37の演劇を書いたと思われる。ロンドン劇場は1592年にシェイクスピアの最初の演劇を上演したと考えられている。彼の演劇は彼の生涯を通して舞台で上演されたが、そのうち今日知られるに20作品は、1623年まで、一般大衆が自分で読めるような信頼できる書式での出版はなかった。

シェイクスピアが書いていた当時、医学の概念はギリシャの医師ヒポクラテスが最初に示した、古代の信念によって占められていた。その概念とは、人間の体には健康と感情に影響を与える4つの気質がある、という考えだった。これら4つの気質のバランスがとれていれば、人は体も心も健康であるが、アンバランスになると、病気になったり精神が乱れる、というものだった。気質の

バランスを取るために、医師は、患者の血液を瀉血させたり、体の様々な部位に熱や寒さを加えたり、あるいは、特定の気質に関するハーブや食品を処方するといった手段を用いることができた。

これら古代の信念は、シェイクスピアの時代にまだ放棄されていなかったにもかかわらず、重要な医学上の発見がなされつつあった。この時期には、戦場における手術や解剖に関する研究に加えて、現代の見解に酷似する、妊娠と出産に関して英語で書かれた初期の書籍もあった。発達はヨーロッパの他の場所でも起こっていた。例えば、イタリアのパドヴァ大学の医学と解剖学の教授は、頭蓋骨穿孔術および気管切開に関連した新しい外科技術を導入していた。ヨーロッパの学者も、脈拍と心臓の鼓動との関係を初めて記述していた。しかし、これらの医療の進歩は、いくつかの場所において、特に英国において、なかなか広く受け入れられなかった。

今日の多くの学者は、シェイクスピアがその生涯においてイギリスを離れたことがあるという明確な証拠はないが、彼の演劇は、異常なほど広範かつ博識な医療に対する理解を示していると主張する。彼の作品の研究において、研究者たちは、彼の演劇の中には千を超える明確な医療への言及があると指摘している。その一部は、例えば『リチャード2世』中の、登場人物の怒りを和らげるために「血を流す」など、ヒポクラテスの教えを反映している。しかし、彼の演劇における観察は、これら時代遅れの医療技術を超えている。例えば、『恋の骨折り損』で彼は、脳と脊髄の裏地である「軟膜」に言及している。このことは、彼が現代の解剖学を意識していたことを示している。『ヘンリー4世』では、予防接種の原理を説明している。『冬物語』では、病気が無病の人によって拡散されるという、革新的な概念を記述している。1603年に書かれたと思われる『ジュリアス・シーザー』でシェイクスピアは、人体の血液の循環に言及している。これは、ウィリアム・ハーヴェイ医師のものとされる医学上の発見だが、彼はこの主題に関する文書を1628年まで発表していなかった。

これは魅力的な歴史だ。しかし、何が『New Scientist』誌に、シェイクスピアを現代医学のゴッドファーザーと呼ばせたのか。神経科学から高度な手術に至るまで、彼の演劇中の記述は今だに現代医学と共鳴する。『終わりよければ全てよし』は、医師に4気質の信念を放棄するように、また、病状と治療を論じる際には観察と実験による経験的手法を用いるよう促している。手短に言えば、シェイクスピアは、今日「科学的方法」と呼ばれる手法を提案していたのだ。数百年後、オーストリアの心理学者ジークムント・フロイトは、精神分析に関する彼の著作で頻繁にシェイクスピアを引用した。さらに、現代の神経学者や精神科医は彼の著書を使い、診断が必要な行動や性格の詳細な観察を説明している。

シェイクスピアの医学知識は、当時普通の人々が得たかもしれないものを超えているように思える。意外にも、彼が何らかの医療訓練を受けたという証拠はない。だとすれば、彼の理解はどこから来たのか。研究者によって提唱される3つの主な理論がある。ひとつは、シェイクスピア自身が多くの病気に苦しんでいたことだ。それゆえ、広く医者と接触し、会話をしていた。もう一つは彼が熱心な読者であり、ロンドンとオックスフォードの大学や図書館で、最新の医療技術をひたすら学んでいた。三番目の理論は、彼の医学的洞察は、近しい関係にあった有名な医師である義理の息子ジョン・ホールに由来するというものだ。理由が何であれ、シェイクスピアの作品を読むことで、我々は過去の医療を興味深く調べることができるだけでなく、今日我々が知る医療の始まりを垣間見ることができる。

2

〔解答〕

1. ウ　　2. エ　　3. イ　　4. ウ　　5. ア
6. イ　　7. エ　　8. イ　　9. ア　　10. イ

〔出題者が求めたポイント〕

1. Not until A B「AしてはじめてBした」。Aの動詞は過去完了形。Bは否定語が前に出ることで倒置が起きる。
2. with A B「AがBの状態で」。付帯状況のwith。
3. by the time ～は時の副詞節を導く接続詞。時の副詞節の中は、未来のことは現在形で表すので、イが正解。
4. be satisfied with ～「～に満足する」なので、ウが正解。
5. wearing ～ここでは分詞構文。
6. make oneself understood「自分自身を分からせる」。言葉が通じるということ。
7. 倍数表現は、倍数＋as ～ as...。ここでの倍数はtwice。
8. If I had known ～からIfを省略した倒置が起きている。
9. The＋比較級 ～, the＋比較級 ～. の構文。
10. feel protective of ～「～を守らねばならない気がする」。

〔問題文訳〕

1. 家に着いてはじめて、私は財布がロッカーにあることに気づいた。
2. Lindaは非常に集中していたので、ドアを開けて勉強していることに気づかなかった。
3. 激しく雨が降っているが、映画が終わる頃には空は晴れるだろう。
4. 私は、上司が満足している解決策に意見を言うことはできなかった。
5. Cristinaは魅力的な微笑みでJohnを出迎えた。
6. 私は3年間スペイン語を学んだが、エルサルバドルに行ったとき、この言語で自分を分からせることはできなかった。
7. 私の弟は、当初支払った2倍の金額で自分のコンドミニアムを売った。
8. あなたが来ると知っていたら、私はもっと早く事

務所に戻っていたでしょうに。
9. 問題を解決しようと努めれば努めるほど、それはより難しくなる。
10. 私の妹はもう大人だが、私は今でも彼女をとても守らねばならない気持ちがする。

❸
〔解答〕
1. ア　2. ウ　3. ア　4. イ　5. ウ
6. イ　7. ア　8. エ　9. ウ　10. ウ
〔出題者が求めたポイント〕
1. indulge in ～「～にふける」。enjoy ～「～を満喫する」。discuss ～「～を議論する」。quit ～「～を止める」。share ～「～を共有する」。
2. do away with ～「～を廃止する」。recommend ～「～を推薦する」。honor ～「～を称賛する」。abolish ～「～を廃止する」。publicize ～「～を公表する」。
3. intervene in ～「～に介入する」。mediate ～「～を仲介する」。remember ～「～を思い出す」。ignore ～「～を無視する」。hate ～「～を嫌う」。
4. confine A to B「A を B に限定する」。limit A to B「A を B に限定する」。
5. indispensable「不可欠の」。loyal「忠実な」。skillful「熟練した」。essential「不可欠の」。harmful「有害な」。
6. consensus「合意」。milestone「道しるべ」。agreement「合意」。limit「限界」。opinion「意見」。
7. aggressively「積極的に」。forcefully「力強く」。unexpectedly「不意に」。kindly「親切に」。slyly「ずるく」。
8. hang up「電話を切る」。start cooking dinner「夕食の調理を始める」。put clothes in a closet「衣服をクロゼットに入れる」。go out on a date「デートに出かける」。end this call「この電話を終わらせる」
9. be obliged to V「～せざるを得ない」。be forced to V「～せざるを得ない」。
10. come to terms with ～「～を受け入れる」。discuss ～「～を議論する」。legalize ～「～を合法化する」。accept ～「～を受け入れる」。strengthen ～「～を強化する」。
〔問題文訳〕
1. Alex は今、お気に入りの趣味である編み物にふけることができる。なぜなら先月退職したからだ。
2. 委員会は、これらの古い規則を廃止する決定をした。
3. 前首相は様々な政党の論争に介入し続けた。
4. 事務局長は努めて口を閉じたままにし、自分の意見を公式の議題に限定した。
5. 長年の労働者として、Iwao はその小企業にとって必要不可欠だ。
6. 新たな住宅政策に関して、両サイドは合意に達した。
7. その車のセールスマンは積極的に新しい SUV をプッシュしているが、私はそれに何の興味もない。

8. Mike が仕事から今帰ってきたので、もう電話を切らなくては。また明日！
9. Bob は去年より多くの授業を教えねばならない。なぜなら、同僚の Sam が母国へ帰らねばならなかったからだ。
10. 市民の中には、税が上がるという事実と折り合いをつけるのが難しい人もいる。

❹
〔解答〕
1. ア　2. イ　3. イ　4. ウ　5. ウ
6. ア　7. エ　8. ア　9. ウ　10. ア
〔出題者が求めたポイント〕
1. 設問訳　この会話はどこで起こっている可能性が最も高いか？
選択肢訳
ア　Sayaka の職場で
イ　Mia の自宅で
ウ　Romano イタリアンレストランで
エ　年末のパーティで
2. 設問訳　Sayaka が「くつろいでください」と言うとき、彼女が意味しているのは～だ。
選択肢訳
ア　見た目を変えること
イ　リラックスしてありのままでいること
ウ　他人と贈り物を交換すること
エ　仕事の計画について話すこと
3. 設問訳　Mia はパーティに 5,000 円払う必要がない。なぜなら～。
選択肢訳
ア　彼女は小食だから
イ　彼女は新しい従業員だから
ウ　1 年の終わりだから
エ　Romano のおごりだから
4. 設問訳　Sayaka によれば、このパーティの最も重要な側面は何か？
選択肢訳
ア　Mia が仕事の人と初めて会うことができる。
イ　Mia がそこで無料のイタリア料理とドリンクを楽しめる。
ウ　Mia がより気軽な環境で彼女の同僚に会うだろう。
エ　Mia がお気に入りのフォーマル・ウエアを着ることができるだろう。
5. 設問訳　Sayaka と Mia はどうして知り合うようになったのか？
選択肢訳
ア　彼らは同じ部署で働いている。
イ　彼らはともにニューヨーク出身だ。
ウ　彼らは学生だった頃出会った。
エ　彼らは合弁事業に関わっている。
6. 設問訳　この教師によれば、語彙の勉強は人々が～

のを助ける。

選択肢訳

ア　コミュニケーション・ギャップなく人と話をする

イ　前の会話の内容を覚えておく

ウ　自分の文法の正確さを改善する

エ　自分の発音に大きな違いを生む

7.　設問訳　Junko は〜によって自分の問題を解決した。

選択肢訳

ア　誰かに自分の辞書を見せること

イ　自分の音楽教師に助けを求めること

ウ　バスに乗って別の店に行くことに

エ　自分が必要なものを借りること

8.　設問訳　ゲームのゴールは〜ことだ。

選択肢訳

ア　連想する単語のリストを作る

イ　一連の語彙フラッシュ・カードを覚える

ウ　与えられた語彙からテーマを推測する

エ　ある名詞を用いて文を作る

9.　設問訳　Veronica が最も心配しているのは何か？

選択肢訳

ア　彼女は適切なペンを持っていない。

イ　彼女はこのゲームが上手ではない。

ウ　彼女は考える時間がないかも知れない。

エ　彼女は家に自分のグラスを置いてきた。

10.　設問訳　なぜこの教師は Giovanni's の答えのひとつを受け入れないのか？

選択肢訳

ア　それは違う言語だから。

イ　彼のクラスメートがおなじものをくれたから。

ウ　彼は時間内に答えなかったから。

エ　テーマに見合っていないから。

〔全訳〕

Sayaka：おはよう、Mia！　どうして私のオフィスに来たの？　もう日本での一人暮らし慣れた？

Mia：面白い挑戦よ。でも慣れつつあるわ！　家の近くに、海外の物も売ってる素敵なスーパー見つけたし、新しいお隣さんはホントに優しくて、この間なんか果物を置いていってくれたの。

Sayaka：無料の果物？　私もそんなお隣さんが欲しいわ。

Mia：でも、日本語の勉強は思ったよりもずっと難しいわ！　メールボックスにこのメモがあったんだけど、まだ私の読む力は弱くて。あなたが忙しいのは知ってる。でも、もし仕事で問題があれば助けてくれるって言ったこと覚えてる？　そう、ここに問題があるの、このメモ。

Sayaka：オッケー、ちょっと見せて。

Mia：はい、これ。何が書いてある？　重要？

Sayaka：それは「忘年会」の招待状よ。来月あなたの部署が年末のパーティを開くのよ。これはそのパーティの招待状。

Mia：ああ！　それで、誰が来るのかしら？

Sayaka：多分あなたのオフィスで働くほとんどの人が参加するわ。あなたも行くほうがいいと思う。

Mia：どこでやるのかしら？　いくら払う必要があるの？　ここに 5,000 円と書いてあるみたいだけど、それが費用なの？

Sayaka：そうよ。場所は駅前のイタリアンレストラン、ロマノよ。5,000 円はパーティの費用で、飲み物と食べ物を含むわ。でも、実は、ここに書いてあるのは、あなたは払う必要がない、ってこと。なぜなら、あなたはここで働き始めたばかりだから。

Mia：ホント？　無料の飲み物と食べ物？　気前が良いわね！　だから、これは親睦会ってわけね。

Sayaka：そう、でも、それよりは少し重要ね。新しい友達作りができるし、また、オフィスではできないやり方で同僚を知ることができるわ。仕事場というフォーマルな環境で、スーツ姿ではもう全員に会っているけど、「忘年会」では、くつろげるのよ。パーティで人と知り合いになることは、いずれあなたを助けるわ。多分、あなたの上司やプロジェクト・リーダーは、仕事してないと、いつもと違う振る舞いをするかもね。

Mia：ありがとう！　これは私が知らない日本文化の別の一面ね。あなたもパーティに参加するの？

Sayaka：しないわ。私は部署が違うから、私たちのパーティがあるの。でも、私たちも、できたらすぐにでも同窓会を開いて、昔を語り合いましょう。

Mia：それは素敵ね！　私はこの新生活に落ち着くのに忙しすぎて、旧交を温める時間がなかったわ。ニューヨークでの大学時代の話をたっぷりしたいわ。

Sayaka：ええ、私もとってもそうしたい。楽しい時代だったものね、Mia！　海外生活は楽しかったし、あなたは最高のルームメイトだったわ。

Teacher：こんにちは、みなさん。ご存知のように、今週は語彙週間です。なので、今日はもう一度、別のワード・ゲームをやります。でも最初に、みなさんの英語にとって語彙学習が重要だということについて、私が言ったことを誰か覚えていますか？

Junko：会話がより自由に流れる、ですか？

Teacher：それもひとつの理由だね、Junko。言語学習者が抱える最もよくある問題のひとつは、ある単語が思い出せないときに起こる。そのせいで、会話全体が壊れることがある。たとえ

文法と発音が完璧でも、たった1語が不明な
だけで大きな違いが生じるのだよ。

Junko：おっしゃる通りです！　私は昨日、パン焼
きの材料を買いにスーパーへ行ったのです
が、必要な小麦粉が見つけられなかったので
す。私は誰かに助けを求めたのですが、その
時「小麦粉」という単語を忘れてしまったの
で、結局買わずに帰ったのです。家に着いて、
英語辞典を調べたとき、自分を蹴り上げたい
くらいでした。

Teacher：どうやって問題を解決したの？

Junko：結局、隣の人から必要な物を手に入れまし
た。でも、本当に先生の授業はとっても役に
立っています。私が最初この国に到着したと
き、トラブルを起こさずにバスに乗ることさ
え出来なかったのです。

Teacher：それは聞けて良かった。さあ、ゲームを始
めよう。私がテーマを与えるから、そのテー
マに関連する単語を思いつくかぎり書き留め
なさい。

Belinda：ということは、もしテーマが「料理」なら、
小麦粉、バター、あるいは卵などの物を書い
てよいのですね。

Teacher：そう、その通り。でも、20秒しかないよ。
一番単語の多い人がボーナス・ポイントを貰
える。語彙週間の最後で、最高得点をゲット
した人は誰でも、昨日のゲームで使ったフ
ラッシュ・カードを家に持って帰って良い
よ。

Veronica：うーん、私は語彙ゲームが得意で、昨日の
勝利は本当に楽しかった。でも、本当に時間
は20秒で十分ですか？　あまり多く単語は
書けないと思うのですが。

Teacher：まず最善を尽くしなさい。みんな、準備は
良いかな？

Veronica：待ってください！　眼鏡をかけて、ペンを
見つけなくちゃ！　ああ！　答えを急がない
といけないのは本当にいやだ。緊張して全部
忘れた！　でも準備できたと思う。

Teacher：よし。テーマは「楽器」だ！　始め…4…3
…2…1…終了！　さあ、みんな、いくつ単
語が書けたかな？

Chan：ええ、僕は5つ書けました。violin, bassoon,
clarinet, piano, そして guitar。

Teacher：すごいよ、Chan。素晴らしい。誰か5個を
負かす人はいるかな？

Giovanni：あの〜、あまり時間がなかったですが、6
個書けました。piano, drum, trumpet, flute,
violin, そして sassofono。でも、piano と
violin は Chan も書きました。それは大丈夫
ですか？

Teacher：それはとても良いリストだ、Giovanni。でも、
最後の単語もう一度言ってくれる？

Giovanni：sassofono ですか？　ご存じないですか？
ちょっとトランペットに似ていますが、下向
きにカーブしている。ジャズ音楽で人気があ
ります。聞いたことがあると思いますよ。

Teacher：サキソフォーンのことを言っているのかな。
発音と君の説明からすると、sassofono はサ
キソフォーンのイタリア語だと思うよ。残り
の君の単語は素晴らしいが、今回は最後のも
のは受け入れられないと思うな。しかし、心
配するな。5個で、君と Chan はボーナス・
ポイントが貰えるよ！

5

〔解答〕
問1　ウ　問2　イ　問3　ア　問4　エ
〔出題者が求めたポイント〕
英文の整序問題。
〔全訳〕
問1
1. 彼らの進化の一環として、鳥は体重を減らすために
様々な方法で適応してきた。
2. 別の適応では、メスの鳥は軽くなるために通常の2
つではなく、1つの卵巣しか持たない。
3. さらに、現代の鳥は歯を持たず、頭の重さを減らし
ている。
4. 一つには、彼らの骨は一種のハニカム構造を発達さ
せてきた。
問2
1. 一部の専門家は、この食事が体重減少に対して効果
があるだけでなく、心臓病のリスクも低下させるとい
う証拠を見つけた。
2. さらに日本の研究者は、他のものよりもこの食事の
方が人々にとって続けやすいと結論づけた。
3. 「Dr. Mario Diet」の主食はマメ科植物、野菜、魚、
オリーブオイルだ。
4. この利点の理由は、油を摂取することで食欲が満た
されるからだ。
問3
1. 調査結果によると、予想された通り、学生の50%以
上がインターネットで書籍を購入している。
2. 英国の大学の学生が教科書を購入する場所を調べる
ため、2015年に調査が行われました。
3. 200名の学生が無作為に選ばれ、一連の調査質問に
回答するよう求められた。
4. しかし、43%の学生は学生割引を享受できるので、
大学の書店で書籍を購入する。
問4
1. 第19番修正条項により、米国女性が選挙で投票する
ことができるようになったのは、1920年になっては
じめてのことだった。
2. 事実ニュージーランドは、より早く、1893年にこの
権利を女性に与えていた。

3. しかし、米国は、女性にこの権利を保証する法律を最初に通過させた国ではなかった。
4. 米国のように女性参政権のある国では、全女性が総選挙で投票することを許されている。

6

〔解答〕
(1) ア　(2) イ　(3) ウ　(4) ア

〔出題者が求めたポイント〕
「グラフ略」

〔全訳〕
　新しいスマートフォン用アプリを開発し、市場投入するために、ソフトウェア開発会社が予備調査を実施した。4つの年齢層ごとに千人以上のフジヤ市住民が調査を依頼され、経営目的のために、各年齢層からのちょうど1,000の回答が分析用に使用された。回答者は、提供されたリストからスマホで行った活動の種類を選択した。上のグラフは、年齢別のスマホ活動を示している。このデータは、ストリーミングメディアが若者の間で人気が高まっていることを示している。また、映画やテレビ番組をストリーミングする10歳から29歳の人々の数は50から69歳の人の3倍だ。30〜49歳のグループでネットショッピングする人の割合は、他のグループの割合よりも高い。70歳以上のグループでは、スポーツスコアをチェックする人の割合は、ビデオ通話に参加する人のそれより約10%高い。全体的に、道順を教わることは、すべての年齢層で最も一般的な活動だ。同社は、すべての年齢層が6つの活動すべてにスマホを使用していると結論づけているが、若いグループの方が利用者が多い。

7

〔解答〕
(1) 最上位2つの詩には月桂冠か装飾を凝らした木製の椅子が授与される。そのどちらも毎年コンクールのために特にデザインされたものだ。
(2) 特に19世紀に、世界中にウェールズ人が広がったため、同様の祭典が、米国、アルゼンチン、オーストラリアなどの国でも見られるのだ。

〔出題者が求めたポイント〕
(1) be awarded with 〜「〜を授与される」。
(2) due to 〜「〜のせいで」。

〔全訳〕
　ウェールズの National Eisteddfod は、欧州最大の音楽と詩の競技の祭典だ。1年で6,000人以上の競技者が参加し、これを訪れる人は150,000人に達することが知られている。祭典は文学、音楽、演劇を褒め称え、7世紀あるいはそれ以前の時代にまでさかのぼる。この言葉はウェールズ語の「eistedd」に由来し、「座っている」という意味を持つ。そして、この祭典は、全てウェールズ語で行われる8日間のコンクールと公演が呼び物となっている。催し物の中心は詩のコンクールだ。(1)最上位2つの詩には月桂冠か装飾を凝らした木製の椅子が授与される。そのどちらも毎年コンクールのために特にデザインされたものだ。一つの詩で月桂冠と椅子の両方を勝ち取ることは技術的には可能だが、この行事の歴史の中で二度しか達成されたことがない。音楽と文学作品、さらに歌のコンテストもある。(2)特に19世紀に、世界中にウェールズ人が広がったため、同様の祭典が、米国、アルゼンチン、オーストラリアなどの国でも見られるのだ。

8

〔解答〕
(1) This is the fourth most widely-spoken language in the world, but the speakers are concentrated in one region of India.
(2) It is said that in the 2000s they began having a huge influence on the movies in the Western world, and have played an important role in the revival of America musical movies.

〔出題者が求めたポイント〕
(1) the world's fourth most spoken language なども可。we see the concentration of its speakers in one area of India なども可
(2) an enormous impact なども可。in reviving American musical films なども可。

東海大学（医）30 年度 （98）

数　学

解答

30年度

2 月 2 日試験

❶

〔解答〕

ア	イ	ウ	エ	オ
$\dfrac{85}{127}$	$\dfrac{1}{4}(e^4-e^{-4})$	$\dfrac{403}{120}$	$3-2\sqrt{2}$	$3+2\sqrt{2}$

カ	キ
-6	1

〔出題者が求めたポイント〕

(1) 条件付き確率の標準的な問題。

(2) 曲線の長さを求める問題。教科書の例題レベル。

(3) 約数に関する問題。2017 年にも出題されているが，本問は正の約数の逆数の総和なのでやや面倒。

(4) 2 次方程式が重解をもつことが条件なので判別式＝0 を用いる。その後，

$$\log_a b = \frac{\log b}{\log a}\ (底の変換公式)\ により$$

$\log_a b$ の 2 次方程式が導ければ最後まで解けるであろう。

〔解答のプロセス〕

(1) いずれかの店に傘を忘れるという事象を C，店 A に傘を忘れるという事象を A とすると，求める確率は，$P_C(A)=\dfrac{P(C\cap A)}{P(C)}$ である。

$$P(C)=\frac{1}{7}+\frac{6}{7}\times\frac{1}{7}+\frac{6}{7}\times\frac{6}{7}\times\frac{1}{7}=\frac{127}{7^3}$$

$$P(C\cap A)=\frac{1}{7}+\frac{6}{7}\times\frac{6}{7}\times\frac{1}{7}=\frac{85}{7^3}$$

$$\therefore\ P_C(A)=\frac{\dfrac{85}{7^3}}{\dfrac{127}{7^3}}=\boxed{\frac{85}{127}}$$

(2) 曲線 $y=f(x)\ (a\le x\le b)$ の長さ L は

$$L=\int_a^b\sqrt{1+\{f'(x)\}^2}\,dx\ である。$$

$y=\dfrac{e^{2x}+e^{-2x}}{4}=f(x)$ とすると

$f'(x)=\dfrac{1}{4}(2e^{2x}-2e^{-2x})=\dfrac{e^{2x}-e^{-2x}}{2}$ であるので

この曲線の $0\le x\le 2$ の部分の長さ L は，

$$L=\int_0^2\sqrt{1+\left(\frac{e^{2x}-e^{-2x}}{2}\right)^2}\,dx$$

$$=\int_0^2\sqrt{1+\frac{e^{4x}-2+e^{-4x}}{4}}\,dx$$

$$=\int_0^2\sqrt{\frac{e^{4x}+2+e^{-4x}}{4}}\,dx$$

$$=\int_0^2\sqrt{\left(\frac{e^{2x}+e^{-2x}}{2}\right)^2}\,dx$$

$$=\int_0^2\frac{e^{2x}+e^{-2x}}{2}\,dx$$

$$=\frac{1}{2}\left[\frac{1}{2}e^{2x}-\frac{1}{2}e^{-2x}\right]_0^2$$

$$=\frac{1}{4}\{e^4-e^{-4}-(e^0-e^0)\}$$

$$=\boxed{\frac{1}{4}(e^4-e^{-4})}$$

(3) 1800 を素因数分解すると

$1800=2^3\times3^2\times5^2$ である。

1800 の正の約数は

$2^a\times3^b\times5^c\ (a=0,\ 1,\ 2,\ 3\,;\,b=0,\ 1,\ 2\,;\,c=0,\ 1,\ 2)$

と表せるので

1800 の正の約数の逆数は

$$\frac{1}{2^a}\times\frac{1}{3^b}\times\frac{1}{5^c}$$

$(a=0,\ 1,\ 2,\ 3\,;\,b=0,\ 1,\ 2\,;\,c=0,\ 1,\ 2)$

となる。したがって

求める 1800 の正の約数の逆数の総和は，

$$\left(1+\frac{1}{2}+\frac{1}{2^2}+\frac{1}{2^3}\right)\times\left(1+\frac{1}{3}+\frac{1}{3^2}\right)\times\left(1+\frac{1}{5}+\frac{1}{5^2}\right)$$

$$=\frac{8+4+2+1}{8}\times\frac{9+3+1}{9}\times\frac{25+5+1}{25}=\boxed{\frac{403}{120}}$$

(4) 2 次方程式 $x^2-x\log ab+(\log a^2)(\log b)=0$ が重解をもつので

判別式 $D=(\log ab)^2-4(\log a^2)(\log b)=0$ ……①

$a>0,\ b>0$ より

$\log ab=\log a+\log b,\ \log a^2=2\log a$ であるので

①は $(\log a+\log b)^2-8(\log a)(\log b)=0$ となり

整理すると，$(\log a)^2-6(\log a)(\log b)+(\log b)^2=0$

……②

$a\ne1$ より $\log a\ne0$ であるので両辺を $(\log a)^2$ で割ると②は $1-\dfrac{6\log b}{\log a}+\left(\dfrac{\log b}{\log a}\right)^2=0$ となるから

$\dfrac{\log b}{\log a}=t$ とおくと　$1-6t+t^2=0$

$\therefore\ t=3\pm2\sqrt{2}$

$\log_a b=\dfrac{\log b}{\log a}$ なので　$\log_a b=\boxed{3-2\sqrt{2}},\ \boxed{3+2\sqrt{2}}$

また，$\log_b a=\dfrac{1}{\log_a b}=\dfrac{1}{3\pm2\sqrt{2}}=3\mp2\sqrt{2}$ により

$(\log_a b,\ \log_b a)=(3\pm2\sqrt{2},\ 3\mp2\sqrt{2})$（複号同順）

$\begin{cases}\log_a b+\log_b a=6\\\log_a b\times\log_b a=1\end{cases}$　であるので

$\log_a b$ と $\log_b a$ を解にもつ 2 次方程式は

x^2-6x+1 であるから，

$x^2+\boxed{-6}\,x+\boxed{1}=0$

❷

〔解答〕

ア	イ	ウ	エ	オ	カ	キ	ク	ケ
$3n$	4	6	$3n-3$	5	8	34	$3n-4$	144

〔出題者が求めたポイント〕

「ジェンガ」という市販されているゲームからできたと思われる問題で，最上階からは取れない，などのルールは似ている。

問題文中のルール（Ⅰ），（Ⅱ），（Ⅲ），およびタワー T の定義により，$l \neq k-1$ のとき $T(l)=1$ または $T(l)=2$ であり，$T(k-1)=3$。さらに $T(k)=2$ または $T(k-2)=2$ と書いてあるので上から 3 段目までは，上から順に 2，3，1 本，または 1，3，2 本，または 2，3，2 本のいずれしかないことに気づけば，(3)の(i)までは時間内に解けるであろう。

〔解答のプロセス〕

(1) $\displaystyle\sum_{l=1}^{n} T(l) = T(1)+T(2)+T(3)+\cdots+T(k)$
$\qquad\qquad =$ （積み本の総本数）
$\qquad\qquad = \boxed{3n}$

以下，各階の本数を最上階から表わすことにし，例えば図(b)を(1, 3, 2, 1, 2)とする。

(2) $n=3$ のとき総本数は 9 本である。

$\displaystyle\sum_{l=1}^{k} T(l) = 9$ となるときの最小の k は，

$T(l)=2$ の階が最も多い場合なので (2, 3, 2, 2) であり，$k=4$

最大の k は $T(l)=1$ の階が最も多い場合なので

例えば (1, 3, 2, 1, 1, 1) のときの $k=6$ である。

また，$k=5$ となる場合は，(1, 3, 2, 2, 1) が 1 つの例である。

よって，$\boxed{4} \leqq k \leqq \boxed{6}$

一般の n に対して全本数は $3n$ 本だから

k が最大となるのは $T(l)=1$ の階が最も多い場合なので例えば (1, 3, 2, 1, 1, 1, $\cdots$, 1) である。

下線部㋐は，1 を $3n-6$ 個並べたものである。

よって，$M = 3+(3n-6) = \boxed{3n-3}$

(3) (i) $n=3$ のとき

$k=5$ となるのは (1, 3, 2, 1, 2), (1, 3, 2, 2, 1)
$\qquad\qquad$ (2, 3, 1, 1, 2), (2, 3, 1, 2, 1)
$\qquad\qquad$ (2, 3, 2, 1, 1) の 5 通りなので
$\qquad\qquad\qquad\qquad \boxed{5}$ 個

$k=4$ となるのは (2, 3, 2, 2) の 1 通り

$k=6$ となるのは (1, 3, 2, 1, 1, 1)
$\qquad\qquad\qquad$ (2, 3, 1, 1, 1, 1) の 2 通りなので

$J(3) = 5+1+2 = \boxed{8}$ 個

次に，$n=4$ のとき全本数は 12 本

(2)より $M = 3\cdot4-3 = 9$ なので k の最大は 9

k の最小は例えば (2, 3, 2, 2, 2, 1) の $k=6$

$k=9$ となるのは (1, 3, 2, $\underbrace{1, 1, \cdots, 1}_{㋑}$)

または (2, 3, 1, $\underbrace{1, 1, \cdots, 1}_{㋑}$)

下線部㋑は 1 を 6 個並べたものなので各々 1 通りだから，全部で 2 通り。

$k=8$ となるのは (1, 3, 2, $\underbrace{\square, \square, \square, \square, \square}_{㋒}$)

または (2, 3, 1, $\underbrace{\square, \square, \square, \square, \square}_{㋒}$)

または (2, 3, 2, 1, 1, 1, 1, 1)

下線部㋒は 1 を 4 個，2 を 1 個並べたものなので各々 5 通りだから，全部で $5 \times 2+1 = 11$ 通り。

$k=7$ となるのは (1, 3, 2, $\underbrace{\square, \square, \square, \square}_{㋓}$)

または (2, 3, 1, $\underbrace{\square, \square, \square, \square}_{㋓}$)

または (2, 3, 2, $\underbrace{\square, \square, \square}_{㋔}$)

下線部㋓は 2 を 2 個，1 を 2 個並べたものなので

各々 $\dfrac{4!}{2!2!} = 6$ 通り

下線部㋔は 2 を 1 個，1 を 3 個並べたものなので 4 通りだから，全部で $6 \times 2+4 = 16$ 通り。

$k=6$ となるのは (1, 3, 2, 2, 2, 2)
$\qquad\qquad\qquad$ (2, 3, 1, 2, 2, 2)
$\qquad\qquad\qquad$ (2, 3, 2, 1, 2, 2)
$\qquad\qquad\qquad$ (2, 3, 2, 2, 1, 2)
$\qquad\qquad\qquad$ (2, 3, 2, 2, 2, 1)

の全部で 5 通り。

以上より，$J(4) = 2+11+16+5 = \boxed{34}$

(ii) 総本数が $3n$ 本のとき上から 4 段目以下の本数は $3n-6$ または $3n-7$ 本であるから，和が $3n-6$ または $3n-7$ になるような 1 または 2 の並べ方を調べることになる。

いま，1 以上の整数を 1 または 2 の和の形で表す方法が a_n 通りであるとする。但し，$1+2$ と $2+1$ は異なるものとみなす。

1 は 1 通り，2 は $1+1$，2 の 2 通り

3 は $1+1+1$，$1+2$，$2+1$ の 3 通り

4 は $1+1+1+1$，$1+2+1$，$2+1+1$，$1+1+2$，$2+2$ の 5 通りであるから

$a_1=1$，$a_2=2$，$a_3=3$，$a_4=5$ となる。

ここで 4 を表す方法は

$\qquad$ ㋐ 3 を表す各方法の最後に $+1$ をつけ加える

または ㋑ 2 を表す各方法の最後に $+2$ をつけ加える

により得られるので，$a_4 = a_3+a_2$ が成り立つ。

一般に，

$n \geqq 1$ のとき $n+2$ を表す方法は

$\qquad$ ㋐ $n+1$ を表す各方法の最後に $+1$ をつけ加える

または ㋑ n を表す各方法の最後に $+2$ をつけ加える

により得られるので，$a_{n+2} = a_{n+1}+a_n$ $\cdots$（＊）が成り立つ。

これと $a_1=1$，$a_2=2$ を合わせると，

問題文中の数列 $\{F(l)\}$ は上記の数列 $\{a_n\}$ のことである。

$3n$ 本のとき

$\qquad$ (1, 3, 2, $\underbrace{\square, \square, \cdots\square}$)

および (2, 3, 1, $\underbrace{\square, \square, \cdots\square}$) は

下線部が，1と2を並べて，和が $3n-6$ となるようにしたものだから，各々 a_{3n-6} 通り。

また，$(2, 3, 2, \underline{\square}, \underline{\square}, \cdots \underline{\square})$ は
下線部が，1と2を並べて，和が $3n-7$ となるようにしたものであるから a_{3n-7} 通り

よって，$J(n) = a_{3n-6} + a_{3n-6} + a_{3n-7}$
$\quad = a_{3n-6} + a_{3n-5}$
$\qquad (\because (*) により a_{3n-5} = a_{3n-6} + a_{3n-7})$
$\quad = a_{3n-4} (\because (*) により)$
$\quad = F(\boxed{3n-4})$ であり，
$\qquad J(5) = F(11)$ である。

$F(1)=1,\ F(2)=2,\ F(3)=3,\ F(4)=5,\ F(5)=8,$
$F(6)=13,\ F(7)=21,\ F(8)=34,\ F(9)=55,$
$F(10)=89,\ F(11)=144$
$\therefore\ J(5) = \boxed{144}$

❸

〔解答〕

ア	イ	ウ	エ	オ	カ	キ
$8-8i$	$7x^3-35x^2+21x-1$	$\dfrac{\pi}{7}$	$\dfrac{2\pi}{7}$	$\dfrac{3\pi}{7}$	7	$\dfrac{1}{a^2}$

ク	ケ	コ	サ	シ	ス
$\dfrac{1}{b^2}$	$\dfrac{1}{c^2}$	$2n+1$	$-\dfrac{n(2n-1)(2n+1)}{3}$	$\dfrac{n(2n-1)}{3}$	$\dfrac{\pi^2}{6}$

〔出題者が求めたポイント〕

(1) 極形式とド・モアブルの定理を使う。

(2) 2項展開して i の奇数乗の項をまとめると虚部が得られる。

(3) ド・モアブルの定理を使って $a+bi$ の形にし，虚部 $=0$ となる θ を求める。

(4) (3)の θ を用いて(2)の3次多項式 $=0$ の解を表すことができれば因数分解できるので
$(\cos\theta + i\sin\theta)^7$ を変形して $(\sqrt{x}+i)^7$ の形にする。

(5) (2)～(4)と同じことを $(2n+1)$ 乗の場合で行なう。
☑の左辺は n 次多項式 $=0$ の n 個の解の和なので，解と係数の関係を使う。

(6) 問題文中の不等式を利用してはさみうちの原理により極限を求める。

〔解答のプロセス〕

(1) $1+i$ を極形式で表すと
$1+i = \sqrt{2}\left(\dfrac{1}{\sqrt{2}} + \dfrac{1}{\sqrt{2}} i\right)$
$\quad = \sqrt{2}\left(\cos\dfrac{\pi}{4} + i\sin\dfrac{\pi}{4}\right)$ となるので
ド・モアブルの定理により
$(1+i)^7 = \left\{\sqrt{2}\left(\cos\dfrac{\pi}{4} + i\sin\dfrac{\pi}{4}\right)\right\}^7$
$\quad = 8\sqrt{2}\left(\cos\dfrac{7}{4}\pi + i\sin\dfrac{7}{4}\pi\right)$
$\quad = 8\sqrt{2}\left(\dfrac{1}{\sqrt{2}} - \dfrac{1}{\sqrt{2}} i\right)$

$\quad = \boxed{8-8i}$

(2) 2項定理により
$(\sqrt{x}+i)^7 = {}_7C_0(\sqrt{x})^7 + {}_7C_1(\sqrt{x})^6 \cdot i + {}_7C_2(\sqrt{x})^5 i^2$
$\qquad + {}_7C_3(\sqrt{x})^4 \cdot i^3 + {}_7C_4(\sqrt{x})^3 \cdot i^4 + {}_7C_5(\sqrt{x})^2 \cdot i^5$
$\qquad + {}_7C_6\sqrt{x} \cdot i^6 + {}_7C_7 i^7$ となるので
$(\sqrt{x}+i)^7$ の虚部は
${}_7C_1(\sqrt{x})^6 + {}_7C_3(\sqrt{x})^4(-1) + {}_7C_5(\sqrt{x})^2 + {}_7C_7(-1)$
$= \boxed{7x^3-35x^2+21x-1}$

(3) ド・モアブルの定理により
$(\cos\theta + i\sin\theta)^7 = \cos 7\theta + i\sin 7\theta$ であるので
$(\cos\theta + i\sin\theta)^7$ が実数のとき
虚部である $\sin 7\theta = 0$ ……①

$0 < \theta < \dfrac{\pi}{2}$ において $0 < 7\theta < \dfrac{7\pi}{2}$ であるから

①をみたす θ は $7\theta = \pi,\ 2\pi,\ 3\pi$ より
$\theta = \boxed{\dfrac{\pi}{7}},\ \boxed{\dfrac{2\pi}{7}},\ \boxed{\dfrac{3\pi}{7}}$ である。

(4) $\theta = \dfrac{\pi}{7},\ \dfrac{2\pi}{7},\ \dfrac{3\pi}{7}$ のとき $\sin\theta \neq 0$ であるので
このときの θ の値に対して
$(\cos\theta + i\sin\theta)^7 = \left\{\sin\theta\left(\dfrac{\cos\theta}{\sin\theta} + i\right)\right\}^7$
$\qquad\qquad\qquad = \sin^7\theta\left(\dfrac{1}{\tan\theta} + i\right)^7$ ……②

と変形する

$\tan\theta > 0$ であるので
$\dfrac{1}{\tan\theta} = \sqrt{x}$ とおくことができて，
②より $(\cos\theta + i\sin\theta)^7 = \sin^7\theta(\sqrt{x}+i)^7$ と表せる。
$(\cos\theta + i\sin\theta)^7$ が実数で $\sin^7\theta$ も実数であるので
$\sin^7\theta(\sqrt{x}+i)^7$ の虚部
$\quad \sin^7\theta(7x^3-35x^2+21x-1) = 0$
$\sin^7\theta \neq 0$ より $7x^3-35x^2+21x-1 = 0$ ……③

一方，$\sqrt{x} = \dfrac{1}{\tan\theta}$ より $x = \dfrac{1}{\tan^2\theta}$ であり

$\theta = \dfrac{\pi}{7},\ \dfrac{2\pi}{7},\ \dfrac{3\pi}{7}$ のとき $(\cos\theta + i\sin\theta)^7$ の虚部

は0となるので $x = \dfrac{1}{\tan^2\dfrac{\pi}{7}},\ \dfrac{1}{\tan^2\dfrac{2\pi}{7}},\ \dfrac{1}{\tan^2\dfrac{3\pi}{7}}$

は③の異なる3つの解である。

$a = \tan\dfrac{\pi}{7},\ b = \tan\dfrac{2\pi}{7},\ c = \tan\dfrac{3\pi}{7}$ とおくとき

③の左辺は3つの解 $x = \dfrac{1}{a^2},\ \dfrac{1}{b^2},\ \dfrac{1}{c^2}$ を用いて

$7x^3-35x^2+21x^2-1$
$= \boxed{7}\left(x-\boxed{\dfrac{1}{a^2}}\right)\left(x-\boxed{\dfrac{1}{b^2}}\right)\left(x-\boxed{\dfrac{1}{c^2}}\right)$ となる。

(5) 2項定理により
$(\sqrt{x}+i)^{2n+1} = \displaystyle\sum_{k=0}^{2n+1} {}_{2n+1}C_k(\sqrt{x})^{2n+1-k}(i)^k$ となる。

よって，$(\sqrt{x}+i)^{2n+1}$ の虚部は

$k=1,\ 3,\ 5,\ \cdots,\ 2n+1$ のときから得られる。

展開式の x の n 次の項は，$k=1$ のときの

$_{2n+1}C_1(\sqrt{x})^{2n}\cdot i=(2n+1)x^n i$ であるから

虚部の x^n の係数は $\boxed{2n+1}$

また，x の $(n-1)$ 次の項は，$k=3$ のときの

$_{2n+1}C_3(\sqrt{x})^{2n-2}\cdot i^3$

$=\dfrac{(2n+1)\cdot 2n\cdot (2n-1)}{3\cdot 2\cdot 1}\cdot x^{n-1}\cdot (-i)$

$=-\dfrac{n(2n-1)(2n+1)}{3}x^{n-1}i$ であるから

虚部の x^{n-1} の係数は $\boxed{-\dfrac{n(2n-1)(2n+1)}{3}}$

$(\cos\theta+i\sin\theta)^{2n+1}$ が実数となる θ を $0<\theta<\dfrac{\pi}{2}$ で求める。

虚部 $\sin(2n+1)\theta=0$ となる θ は

$0<(2n+1)\theta<\dfrac{(2n+1)\pi}{2}$ より

$(2n+1)\theta=\pi,\ 2\pi,\ 3\pi,\ \cdots,\ n\pi$

$\therefore\quad \theta=\dfrac{\pi}{2n+1},\ \dfrac{2\pi}{2n+1},\ \dfrac{3\pi}{2n+1},\ \cdots,\ \dfrac{n\pi}{2n+1}$

したがって，$(\sqrt{x}+i)^{2n+1}$ の虚部から得られる n 次の多項式 $f(x)$ について，$f(x)=0$ の解は(4)と同様にすると，

$x=\dfrac{1}{\tan^2\dfrac{\pi}{2n+1}},\ \dfrac{1}{\tan^2\dfrac{2\pi}{2n+1}},\ \cdots,\ \dfrac{1}{\tan^2\dfrac{n\pi}{2n+1}}$

であるので

n 次の方程式

$f(x)=(2n+1)x^n-\dfrac{n(2n-1)(2n+1)}{3}x^{n-1}+\cdots=0$

$\qquad\qquad\qquad\qquad\qquad\qquad\cdots\cdots④$

の左辺は

$(2n+1)\left(x-\dfrac{1}{\tan^2\dfrac{\pi}{2n+1}}\right)\left(x-\dfrac{1}{\tan^2\dfrac{2\pi}{2n+1}}\right)\cdots$

$\left(x-\dfrac{1}{\tan^2\dfrac{n\pi}{2n+1}}\right)=0$ と因数分解できる。

これを展開すると

$(2n+1)x^n-(2n+1)\left(\dfrac{1}{\tan^2\dfrac{\pi}{2n+1}}+\dfrac{1}{\tan^2\dfrac{2\pi}{2n+1}}\right.$

$\left.+\cdots+\dfrac{1}{\tan^2\dfrac{n\pi}{2n+1}}\right)x^{n-1}+\cdots=0\quad\cdots\cdots⑤$

となるから

④と⑤の x^{n-1} の係数を比べて

$\dfrac{1}{\tan^2\dfrac{\pi}{2n+1}}+\dfrac{1}{\tan^2\dfrac{2\pi}{2n+1}}+\cdots+\dfrac{1}{\tan^2\dfrac{n\pi}{2n+1}}$

$=\dfrac{\dfrac{n(2n-1)(2n+1)}{3}}{2n+1}=\boxed{\dfrac{n(2n-1)}{3}}$

(6)　$0<\theta<\dfrac{\pi}{2}$ のとき $\dfrac{1}{\tan^2\theta}<\dfrac{1}{\theta^2}<\dfrac{1}{\sin^2\theta}$ であるが，

$\sin^2\theta+\cos^2\theta=1$ の両辺を $\sin^2\theta\ (\neq 0)$ で割ると

$1+\dfrac{1}{\tan^2\theta}=\dfrac{1}{\sin^2\theta}$

$\therefore\quad \dfrac{1}{\tan^2\theta}<\dfrac{1}{\theta^2}<1+\dfrac{1}{\tan^2\theta}$

いま，$\theta_k=\dfrac{k\pi}{2n+1}(k=1,\ 2,\ 3,\ \cdots,\ n)$ とおくと

$\pi<k\pi<n\pi$ より

$0<\dfrac{\pi}{2n+1}<\dfrac{k\pi}{2n+1}<\dfrac{n\pi}{2n+1}<\dfrac{\pi}{2}$ であるので

$\dfrac{1}{\tan^2\theta_k}<\dfrac{1}{\theta_k{}^2}<1+\dfrac{1}{\tan^2\theta_k}$

$k=1,\ 2,\ 3,\ \cdots,\ n$ として和をとると

$\displaystyle\sum_{k=1}^{n}\dfrac{1}{\tan^2\theta_k}<\sum_{k=1}^{n}\dfrac{1}{\theta_k{}^2}<\sum_{k=1}^{n}\left(1+\dfrac{1}{\tan^2\theta_k}\right)\cdots *$

*の左2項より

$\dfrac{1}{\tan^2\dfrac{\pi}{2n+1}}+\dfrac{1}{\tan^2\dfrac{2\pi}{2n+1}}+\cdots+\dfrac{1}{\tan^2\dfrac{n\pi}{2n+1}}$

$<\dfrac{1}{\left(\dfrac{\pi}{2n+1}\right)^2}+\dfrac{1}{\left(\dfrac{2\pi}{2n+1}\right)^2}+\cdots+\dfrac{1}{\left(\dfrac{n\pi}{2n+1}\right)^2}$

(5)の $\boxed{シ}$ より

$\dfrac{n(2n-1)}{3}<\dfrac{1}{\pi^2}\left\{(2n+1)^2+\left(\dfrac{2n+1}{2}\right)^2+\cdots\right.$

$\left.+\left(\dfrac{2n+1}{n}\right)^2\right\}=\dfrac{(2n+1)^2}{\pi^2}\sum_{k=1}^{n}\dfrac{1}{k^2}$

$\dfrac{\pi^2}{(2n+1)^2}>0$ をかけて

$\dfrac{n(2n-1)\pi^2}{3(2n+1)^2}<\displaystyle\sum_{k=1}^{n}\dfrac{1}{k^2}\quad\cdots\cdots⑦$

$n\to\infty$ のとき　$\dfrac{n(2n-1)\pi^2}{3(2n+1)^2}=\dfrac{1\left(2-\dfrac{1}{n}\right)\pi^2}{3\left(2+\dfrac{1}{n}\right)^2}\longrightarrow\dfrac{\pi^2}{6}$

$\qquad\qquad\qquad\qquad\qquad\qquad\cdots\cdots④$

*の右の2項より

$\dfrac{1}{\left(\dfrac{\pi}{2n+1}\right)^2}+\dfrac{1}{\left(\dfrac{2\pi}{2n+1}\right)^2}+\cdots+\dfrac{1}{\left(\dfrac{n\pi}{2n+1}\right)^2}$

$<\left(1+\dfrac{1}{\tan^2\dfrac{\pi}{2n+1}}\right)+\left(1+\dfrac{1}{\tan^2\dfrac{2\pi}{2n+1}}\right)$

$\qquad\qquad\qquad\cdots+\left(1+\dfrac{1}{\tan^2\dfrac{n\pi}{2n+1}}\right)$

(5)の $\boxed{シ}$ より

$$\frac{1}{\pi^2}\left\{(2n+1)^2+\left(\frac{2n+1}{2}\right)^2+\cdots+\left(\frac{2n+1}{n}\right)^2\right\}$$
$$< n+\frac{n(2n-1)}{3}$$

よって $\dfrac{(2n+1)^2}{\pi^2}\displaystyle\sum_{k=1}^{n}\dfrac{1}{k^2}<\dfrac{2n(n+1)}{3}$

$\dfrac{\pi^2}{(2n+1)^2}$ をかけて $\displaystyle\sum_{k=1}^{n}\dfrac{1}{k^2}<\dfrac{2n(n+1)\pi^2}{3(2n+1)^2}$ $\quad\cdots\cdots$ ⓒ

$n\to\infty$ のとき $\quad\dfrac{2n(n+1)\pi^2}{3(2n+1)^2}=\dfrac{2\left(1+\dfrac{1}{n}\right)\pi^2}{3\left(2+\dfrac{1}{n}\right)^2}\to\dfrac{\pi^2}{6}$

$$\cdots\cdots \text{ⓔ}$$

したがって ⓐ, ⓒ より

$\dfrac{n(2n-1)\pi^2}{3(2n+1)^2}<\displaystyle\sum_{k=1}^{n}\dfrac{1}{k^2}<\dfrac{2n(n+1)\pi^2}{3(2n+1)^2}$ であり,

ⓑ, ⓔ によりはさみうちの原理から

$$\lim_{n\to\infty}\sum_{k=1}^{n}\frac{1}{k^2}=\boxed{\dfrac{\pi^2}{6}}$$

物 理

解 答   30年度

2月2日試験

1

〔解答〕
(1) $\sqrt{3}\times 10^{-2}$ [H]　(2) 10 [Ω]　(3) 0.50 [W]
(4) $\dfrac{500}{\pi}$ [Hz]　(5) $\dfrac{1000}{3\pi}$ [Hz]

〔出題者が求めたポイント〕
交流回路，グラフから位相のずれなどの読みとり

〔解答のプロセス〕
(1)(2) 図2，図3から最大電圧，最大電流を読んで
$$R=\dfrac{2\sqrt{3}}{\dfrac{\sqrt{3}}{10}}=20\,[\Omega]$$

交流の角周波数は $\omega=\dfrac{2\pi}{T}=2\pi\times\dfrac{500}{\pi}=1000$ [rad/s]

図4から電流の位相は電源電圧の位相より $\dfrac{\pi}{600}$ [s]，

つまり $\dfrac{\pi}{6}$ [rad]だけ遅れているから

$$\tan\dfrac{\pi}{6}=\dfrac{\omega L}{20+r}\quad\cdots\cdots①$$

インピーダンス Z は $Z=\sqrt{(20+r)^2+(\omega L)^2}$ であり
$$Z=\dfrac{2\sqrt{3}}{\dfrac{1}{10}}=20\sqrt{3}\quad\cdots\cdots②$$

①，②より $L=\sqrt{3}\times 10^{-2}$ [H], $r=10$ [Ω]

(3) コイルの平均消費電力は0であるから抵抗だけ考えて，
$$P=\dfrac{1}{2}rI_0^2=5.0\times 10^{-2}\,[W]$$

(4) 電源電圧と電流の位相差を θ_0, ab 間電圧と電流の位相差を θ_1 とすれば, ab 間電圧と電源電圧の位相差 θ は, $\theta_1-\theta_0$ である。(左図参照)また, $\tan\theta_0=\dfrac{\omega L}{30}$

①より, $\tan\theta_1=\dfrac{\omega L}{10}$ ($\because r=10$) なので,

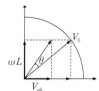

$\therefore\ \tan\theta=\tan(\theta_1-\theta_0)$
$=\dfrac{\tan\theta_1-\tan\theta_0}{1+\tan\theta_1\cdot\tan\theta_0}$
$=\dfrac{20}{\dfrac{300}{\omega L}+\omega L}$

分母が最小の時，θ 最大となる。相加・相乗平均より
$$\dfrac{300}{\omega L}+\omega L\geq 2\sqrt{\dfrac{300}{\omega L}\times\omega L}\geq 20\sqrt{3}$$

ωL を x とすると, 分母 $=\dfrac{300}{x}+x=20\sqrt{3}$

$x^2-20\sqrt{3}\,x+300=0$　解の公式より　$x=10\sqrt{3}$

$\omega L=2\pi fL=10\sqrt{3}$
$\therefore\ f=\dfrac{10\sqrt{3}}{2\pi L}=\dfrac{500}{\pi}$ [Hz]

(5) $\tan\dfrac{\pi}{6}=\dfrac{2\pi fL}{20}$ $\therefore\ f=\dfrac{1000}{3\pi}$ [Hz]

2

〔解答〕
(1) $m_B\sqrt{\dfrac{G}{a(m_A+m_B)}}$　(2) $\dfrac{T}{2\pi G}(v_A+v_B)^3$

(3) $\dfrac{2}{3}\pi$　(4) $\dfrac{c^3T}{2\pi G}\cdot\dfrac{\lambda_B(\lambda_A+\lambda_B)^2}{\lambda_0^3}$　(5) $\dfrac{F^3\lambda_0^3 T}{2\pi G}$

〔出題者が求めたポイント〕
連星の運動方程式は万有引力は連星間の距離を，円運動は重心から星までの距離を用いる

〔解答のプロセス〕
(1) $OA=a_A$ として A の運動方程式は
$$m_A\cdot\dfrac{v_A^2}{a_A}=G\dfrac{m_A\cdot m_B}{a^2}\quad\cdots\cdots①$$
$$m_B\dfrac{v_B^2}{r_B}=G\cdot\dfrac{m_A\cdot m_B}{a^2}$$

O は重心だから $r_A=\dfrac{m_B}{m_A+m_B}a\quad\cdots\cdots②$

$r_B=\dfrac{m_A}{m_A+m_B}a$

①，②より $v_A=m_B\sqrt{\dfrac{G}{(m_A+m_B)a}}$

$v_B=m_A\sqrt{\dfrac{G}{(m_A+m_B)}}$

(2) A, B は同一周期 T をもつから
$$T=\dfrac{2\pi a_A}{v_A}=\dfrac{2\pi a_B}{v_B}$$

これより $a=a_A+a_B=\dfrac{v_A}{2\pi}T+\dfrac{v_B}{2\pi}T=\dfrac{T}{2\pi}(v_A+v_B)$
　　　　　　　　　　　　　　　　　　$\cdots\cdots③$

A, B の運動方程式は
$$m_A a_A\left(\dfrac{2\pi}{T}\right)^2=G\dfrac{m_A\cdot m_B}{a^2}\quad\cdots\cdots④$$
$$m_B a_B\left(\dfrac{2\pi}{T}\right)^2=G\dfrac{m_A\cdot m_B}{a^2}\quad\cdots\cdots⑤$$

辺々足して整理すれば $m_A+m_B=\dfrac{a^3}{G}\left(\dfrac{2\pi}{T}\right)^2\quad\cdots\cdots⑥$

①，②より a を消去して $m_A+m_B=\dfrac{T}{2\pi G}(v_A+v_B)^3$

(3) AD 方向の速度成分が最も大きいとき，波長が最も短くなる。それは，D から A の軌道に引いた接線の接点に A が来たとき，図参照，$\angle DAO=\dfrac{\pi}{2}$。

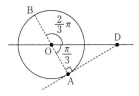

OD：OA＝2：1 より ∠DAO＝$-\dfrac{\pi}{3}$ だから

$$\theta = \angle\text{DAO} + \pi = \dfrac{2}{3}\pi$$

(4) ドップラー効果の公式より

$$f' = \dfrac{c}{c-v_A}f, \quad f'' = \dfrac{c}{c-v_B}f$$

$c = f'\lambda'_A,\ c = f''\lambda'_B$ より

$$\lambda'_A = \dfrac{c-v_A}{f},\quad \lambda'_B = \dfrac{c-v_B}{f}$$

$$\lambda_A = \lambda_0 - \lambda'_A = \dfrac{v_A}{f} = \dfrac{v_A}{c}\lambda_0$$

同様に

$$\lambda_B = \lambda_0 - \lambda'_B = \dfrac{v_B}{f} = \dfrac{v_B}{c}\lambda_0$$

これより，$v_A = \dfrac{c\lambda_A}{\lambda_0},\ v_B = \dfrac{c\lambda_B}{\lambda_0}$

AとBは，角速度が等しいので，

$$\dfrac{2\pi a_A}{v_A} = \dfrac{2\pi a_B}{v_B}$$

これを整理すると

$$-v_B a_A + v_A a_B = 0 \quad \cdots\cdots\text{⑦}$$

(2)の③式より

$$v_B a_A + v_B a_B = \dfrac{v_B T}{2\pi}(v_A + v_B) \quad \cdots\cdots\text{⑧}$$

⑦＋⑧より

$$v_B = \dfrac{v_B T}{2\pi}$$

これを⑤式に入れて整理すると

$$\dfrac{v_B T}{2\pi}\left(\dfrac{2\pi}{T}\right)^2 = G\dfrac{m_A}{a^2}$$

$$m_A = \dfrac{v_B T}{2\pi G}\left(\dfrac{2\pi}{T}\right)^2 a^2$$

③を代入し

$$m_A = \dfrac{v_B T}{2\pi G}\left(\dfrac{2\pi}{T}\right)^2 \left\{\dfrac{T}{2\pi}(v_A + v_B)\right\}^2$$

$$m_A = \dfrac{c^3 T}{2\pi G}\cdot\dfrac{\lambda_B(\lambda_A + \lambda_B)^2}{\lambda_0^3}$$

(5) Aの振動数が最大になるとき

$$f'_A = \dfrac{c}{c-v_A}f_0 = \left(1-\dfrac{v_A}{c}\right)^{-1}f_0 \fallingdotseq \left(1+\dfrac{v_A}{c}\right)f_0 = \dfrac{c+v_A}{\lambda_0}$$

このときBの振動数は最小になるので

$$f'_B = \dfrac{c-v_B}{\lambda_0}$$

よって最大のうなりは $F = f'_A - f'_B = \dfrac{v_A + v_B}{\lambda_0}$

(2)の結果を用いて $m_A + m_B = \dfrac{(F\lambda_0)^3 T}{2\pi G}$

3

〔解答〕
(1) エ　(2) カ　(3) ア　(4) オ　(5) ウ

〔出題者が求めたポイント〕
平面の方程式を扱う数学知識

〔解答のプロセス〕
(1) エネルギー保存則より　$eV = \dfrac{1}{2}m_e v^2$

$$\therefore v = \sqrt{\dfrac{2eV}{m_e}}$$

$$\therefore \lambda = \dfrac{h}{mv} = \dfrac{h}{\sqrt{2m_e eV}}$$

(2) 原点と(l_a, m_a)を通る直線の式は

$$y = \dfrac{m_a}{l_a}\times x \quad \therefore mx - ly = 0$$

(l, m)の場合，平行な格子面のx方向，y方向の間隔は，それぞれ

$$x\text{方向} = \dfrac{a}{m}\quad y\text{方向} = \dfrac{a}{l}$$

となるので，①に隣り合う格子面の式は

$$y = \dfrac{m}{l}x + \dfrac{a}{l}\quad \therefore mx - ly + a = 0$$

①②は平行なので，①を通る(l_a, m_a)と②のキョリを求めればよい。点と直線のキョリの公式より

$$d = \dfrac{|m(l_a) - l(m_a) + a|}{\sqrt{m^2 + l^2}} = \dfrac{a}{\sqrt{m^2 + l^2}}$$

(3) 干渉により強めあう条件は $2d\sin\theta = n\lambda$
格子面と入射電子線のなす角をθとすると

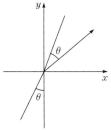

$$\tan\theta = \left|\dfrac{l}{m}\right| \text{より} \sin\theta = \dfrac{|l|}{\sqrt{l^2 + m^2}}$$

$$\therefore \dfrac{2|l|a}{l^2 + m^2} = n\lambda$$

(4) 格子面への入射角＝反射角だから$|l| \geqq |m|$の電子線は感光面に届かないので，$|l| < |m|$に限られる。
格子面とy軸のなす角をθ'とすると，$\tan\theta' = \dfrac{|l|}{|m|}$

$$\therefore \theta = \theta'$$

これより，y軸と反射電子線のなす角は2θ。

$$\tan\theta = \left|\dfrac{l}{m}\right| \text{より} x = R\tan 2\theta = R\cdot\dfrac{2\tan\theta}{1-\tan^2\theta}$$

$$= R \cdot \frac{2\left|\dfrac{l}{m}\right|}{1 - \left|\dfrac{l}{m}\right|^2} = \frac{2R|lm|}{m^2 - l^2}$$

(5) 題意を満たす (l, m) の値を探す。位置 $(0, R)$ から一番近いことから $n = 1$, $\lambda = \dfrac{1}{5}a$ を(3)の結果に用いると，$\dfrac{2|l|a}{l^2 + m^2} = \dfrac{1}{5}a$ より $10|l| - l^2 = m^2$

これを満たす互いに素な正の整数 l, m は $(1, 3)$ となるから(4)の結果を用いれば $x = \dfrac{2R|1 \times 3|}{3^2 - 1^2} = \dfrac{3}{4}R$

4

〔解答〕

(1) イ　(2) オ　(3) ウ　(4) ア　(5) エ

〔出題者が求めたポイント〕

平面波の屈折，干渉

〔解答のプロセス〕

(1) $\lambda = \dfrac{L}{N}$ である。屈折の法則より $\dfrac{\sin\theta}{\sin\alpha} = \dfrac{f \times \dfrac{L}{N}}{v_2}$

　$(\because\ v_2 = f\lambda$ より$)$

　　$\therefore\quad v_2 = \dfrac{fL\sin\alpha}{N\sin\theta}$

(2) 求める深さを d として，$v_1 : v_2 = \sqrt{D} : \sqrt{d}$ より

　　$\dfrac{v_1}{v_2} = \dfrac{\sqrt{D}}{\sqrt{d}}\qquad \dfrac{\sin\theta}{\sin\alpha} = \dfrac{\sqrt{D}}{\sqrt{d}}$

　　$\therefore\quad d = \left(\dfrac{\sin\alpha}{\sin\theta}\right)^2 D$

(3) 領域 2 から 3 への入射角は $(\theta - \alpha)$ であるから

　　$\dfrac{\sin(\theta - \alpha)}{\sin\beta} = \dfrac{v_2}{v_3}\qquad \therefore\quad \sin\beta = \sin(\theta - \alpha)\dfrac{v_3}{v_2}$

$\dfrac{\sin\theta}{\sin\alpha} = \dfrac{v_1}{v_2}$, $v_3 = \dfrac{1}{2}$ と加法定理を用いて

　　$\sin\beta = (\sin\theta\cos\alpha - \cos\theta\sin\alpha)\dfrac{\sin\theta}{2\sin\alpha}$

　　　　$= \dfrac{1}{2}\left(\dfrac{\sin^2\theta}{\tan\alpha} - \dfrac{1}{2}\sin 2\theta\right)$

(4) x 軸に平行な斜交平面波の波長は作図により $\dfrac{\lambda_3}{\cos\beta}$

　　$\dfrac{v_1}{v_2} = \dfrac{\lambda_1}{\lambda_3}$

　　$\dfrac{v_1}{\dfrac{1}{2}v_2} = \dfrac{\pi}{\lambda_3}$

　　$\lambda_3 = \dfrac{L}{2N}$

これを代入すると $\dfrac{\lambda_3}{\cos\beta} = \dfrac{L}{2N\cos\beta}$

弱めあう点の間隔は $\dfrac{1}{2}$ 波長だから $\dfrac{L}{4N\cos\beta}$

(5) 反射壁に平行な斜交平面波の波長は作図により

　　$\dfrac{\lambda_3}{\sin\beta} = \dfrac{L}{2N\sin\beta}$

　　$\therefore\quad v = f\lambda_3 = \dfrac{fL}{2N\sin\beta}$

2月3日試験

1

〔解答〕

(1) $\dfrac{\mu_0 N^2 I_0^2 b^2}{2L}$ [N・m]　　(2) $I_0\sqrt{\dfrac{3\theta+\pi}{4\pi\cos\theta}}$ [A]

(3) $\dfrac{1}{2}\left(1+\dfrac{3\theta}{2\pi}\right)I_0$ [A]　　(4) $\dfrac{4}{9}N(2a+b)r$ [Ω]

(5) $NbrI_0^2$ [W]

〔出題者が求めたポイント〕

うずまきばねによる偶力のモーメントの大きさの表し方

〔解答のプロセス〕

(1) 固定コイルが作る磁束密度Bは $\theta=\dfrac{\pi}{3}$, $I=I_0$ のとき

$$B=\mu_0 H=\mu_0 n I_0=\mu_0\cdot\dfrac{2N}{L}\cdot I_0$$

可動コイルで目盛りに垂直方向の一辺に働く力Fは

$F=N\cdot I_0 Bb=\dfrac{2\mu_0 N^2 I_0^2 b}{L}$ だから

目盛りの軸を回転の中心として偶力のモーメント

$$M=F\times\dfrac{b}{2}\cos\dfrac{\pi}{3}+F\times\dfrac{b}{2}\cos\dfrac{\pi}{3}$$

$$=F\times b\cos\dfrac{\pi}{3}$$

$$=\dfrac{\mu_0 N^2 I_0^2 b^2}{L}\ \text{である}。$$

ばねはコイルの回転角に比例した偶力とつりあう偶力を発生するので, I_0 のとき $k\left(\dfrac{\pi}{3}+\dfrac{\pi}{3}\right)=k\cdot\dfrac{2\pi}{3}$ と表せる。

$\theta=0$ のときは $k\left(0+\dfrac{\pi}{3}\right)=k\cdot\dfrac{\pi}{3}$ となるから, I_0 のときのモーメントの $\dfrac{1}{2}$ である。

よって $\dfrac{\mu_0 N^2 I_0^2 b^2}{2L}$ [N・m]

(2) $\theta=\theta$ のとき $I=I$ として, 偶力のモーメントのつりあいより

$$k\left(\theta+\dfrac{\pi}{3}\right)=\dfrac{2\mu_0 N^2 I^2 b}{L}\times b\cos\theta\ \text{である}。$$

$k\cdot\dfrac{2\pi}{3}=\dfrac{\mu_0 N^2 I_0^2 b^2}{L}$ と辺々割り算して

$$I=I_0\sqrt{\dfrac{3\theta+\pi}{4\pi\cos\theta}}\ \text{[A]}$$

(3) $I\fallingdotseq I_0\sqrt{\dfrac{3\theta+\pi}{4\pi}}=\dfrac{I_0}{2}\sqrt{1+\dfrac{3\theta}{\pi}}$

$\fallingdotseq\dfrac{I_0}{2}\left(1+\dfrac{3\theta}{2\pi}\right)$ [A]

(4) 分流器の考え方を用いて計器の全抵抗は $4N(2a+b)r$ だから, 抵抗器には $9I_0$ が流れるようにすればよいから

$$\dfrac{1}{9}\times 4N(2a+b)r\ \text{[Ω]}$$

(5) 固定コイルと可動コイルに流れる電流をそれぞれ I_1, I_2 とすると偶力のモーメントは $NI_2\times\dfrac{2\mu_0 NI_1}{L}b^2$ である。

これが(1)のモーメントと等しいから

$$\dfrac{2\mu_0 N^2 I_1 I_2}{L}b^2=\dfrac{\mu_0 N^2 I_0^2}{2L}b^2\quad\therefore\ I_1 I_2=\dfrac{I_0^2}{4}$$

負荷抵抗に流れる電流は, 固定コイルと同じなので I_1 また負荷抵抗の電圧は, 可動コイルにかかる電圧と等しいので, $I_2\times 4Nbr$

よって, $P=I_1\times I_2\times 4Nbr$

$\qquad=NbrI_0^2$

2

〔解答〕

(1) $\dfrac{ma}{v_1}$　　(2) $\dfrac{kv_1}{mg\cos\theta_1}$

(3) $\dfrac{w}{h}-\dfrac{kv_2}{mg}\sqrt{1+\dfrac{w^2}{h^2}}$

(4) $\dfrac{w-\mu h}{2}$　　(5) $\dfrac{mg}{k}\left(\sin\theta_3-\dfrac{w}{h}\cos\theta_3\right)$

〔出題者が求めたポイント〕

摩擦角, 転倒角, 力のモーメントのつりあい

〔解答のプロセス〕

(1) 滑りはじめる瞬間の運動方程式 ……①

$$ma=mg\sin\theta_1-\mu mg\cos\theta_1$$

等速度で滑っているときの運動方程式(つりあいの式)

$$0=mg\sin\theta_1-\mu mg\cos\theta_1-kv_1\ \text{……②}$$

両式から μ を消去して $k=\dfrac{ma}{v_1}$

(2) 滑り始める θ_1 の時, 力のつりあいの式より

$$mg\sin\theta_1=\mu_0 mg\cos\theta_1$$

$$\therefore\ \mu_0=\tan\theta_1$$

②式より μ を求めて

$$\mu_0-\mu=\tan\theta_1-\dfrac{mg\sin\theta_1-kv_1}{mg\cos\theta_1}=\dfrac{kv_1}{mg\cos\theta_1}$$

(3)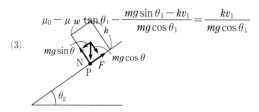

転倒角 θ_2 では点Pのまわりの力のモーメントの式は

$$\frac{h}{2} mg \sin\theta_2 = \frac{w}{2} mg \cos\theta_2$$

$$\therefore \quad \tan\theta_2 = \frac{w}{h}$$

速度 v_2 で滑っているときの運動方程式は

$$0 = mg \sin\theta_2 - \mu mg \cos\theta_2 - kv_2$$

$$\therefore \quad \mu = \tan\theta_2 - \frac{kv_2}{mg \cos\theta_2}$$

$$= \frac{w}{h} - \frac{kv_2}{mg} \sqrt{1 + \frac{w^2}{h^2}}$$

(4)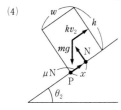

重力の作用線は点Pを通るので、モーメントは0である。

点Pのまわりの力のモーメントのつりあいは

$$kv_2 \cdot \frac{h}{2} - Nx = 0$$

$N = mg \cos\theta_2$ および(3)の式を用いて kv_2 を消去すれば

$$x = \frac{mg \sin\theta_2 - \mu mg \cos\theta_2}{mg \cos\theta_2} \times \frac{h}{2} = \frac{w - \mu h}{2}$$

(5)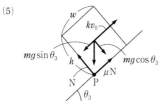

斜面からの垂直抗力の作用点は点Pにあるから、点Pのまわりの力のモーメントのつりあいは

$$mg\cos\theta_3 \times \frac{w}{2} + kv_0 \times \frac{h}{2} - mg\sin\theta_3 \times \frac{h}{2} = 0$$

$$\therefore \quad v_0 = \frac{mg}{k}\left(\sin\theta_3 - \frac{w}{h}\cos\theta_3\right)$$

3
〔解答〕
(1) オ (2) ア (3) イ (4) ウ (5) ウ

〔出題者が求めたポイント〕
ドップラー効果

〔解答のプロセス〕

(1) $PS = \dfrac{L}{\cos\phi}$ で、音を発した時間 t は

$$t = nT = \frac{n}{f} \text{ (s)}。$$

音を発し終えたときのSの位置をS′とすれば

$$PS' = \sqrt{L^2 + \left(L\tan\phi + v\frac{n}{f}\right)^2}$$

よって音の持続時間 Δt は

$$\Delta t = \frac{n}{f} + \frac{PS'}{V} - \frac{PS}{V} \text{ となり「オ」を得る。}$$

(2) $\Delta t = \dfrac{n}{f} + \dfrac{L}{V\cos\phi}$

$$\times \sqrt{1 + \left(\frac{nv\cos\phi}{fL}\right)^2 + \frac{2nv}{fL}\sin\phi\cos\phi} - \frac{L}{V\cos\phi}$$

$$\fallingdotseq \frac{n}{f} + \frac{L}{V\cos\phi}\sqrt{1 + \frac{2nv}{fL}\sin\phi\cos\phi} - \frac{L}{V\cos\phi}$$

$$\fallingdotseq \frac{n}{f} + \frac{L}{V\cos\phi}\left(1 + \frac{nv}{fL}\sin\phi\cos\phi\right) - \frac{L}{V\cos\phi}$$

$$= \frac{n}{f}\left(1 + \frac{v}{V}\sin\phi\right)$$

よって $f = \dfrac{n}{\Delta t} = \dfrac{V}{V + v\sin\phi} f \text{ [Hz]}$

(3) 観測者の速さは $\dfrac{v_1}{\tan\phi}$ だから

$$f = \frac{V - \dfrac{v_1}{\tan\phi} \cdot \cos\phi}{V + v_1 \sin\phi} f$$

$$= \frac{V - v_1 \dfrac{\cos^2\phi}{\sin\phi}}{V + v_1 \sin\phi} f \text{ [Hz]}$$

(4) Sから観測される振動数 $f_s = \dfrac{V}{V + v_1 \sin\theta} f$

S′の y 軸方向の速さを v_2 とすると、

$$\tan\theta = \frac{v_1}{v_2}$$

$$\therefore \quad v_2 = \frac{v_1}{\tan\theta}$$

S′から観測される振動数 $f_s' = \dfrac{V}{V + \dfrac{v_1}{\tan\theta} \cdot \cos\theta} f$

よってうなりの振動数は $|f_s' - f_s|$ より「ウ」を得る

(5) (4)と同様に考えて

$$\left| \frac{V-u}{\dfrac{\cos^2 \dfrac{\pi}{3}}{\sin \dfrac{\pi}{3}}} - \frac{V+u}{V+v_1 \sin \dfrac{\pi}{3}} \right| f = 0$$

$$\therefore \quad u = \frac{1}{2} \cdot \frac{V v_1}{\sqrt{3}\, V + v_1} \,(\mathrm{m/s})$$

❹

〔解答〕

(1) オ (2) イ (3) ア (4) ウ (5) カ

〔出題者が求めたポイント〕

気体分子運動論。断熱変化における T と V，P と V の
関係を問われる

〔解答のプロセス〕

(1) 求める速度を $v'_{x,\,i}$ とすると弾性衝突より

$$-(v_{x,\,i}-u) = v'_{x,\,i}-u$$

$$\therefore \quad |v'_{x,\,i}| = v_{x,\,i}-2u \,(\mathrm{m/s})$$

(2) $$\Delta k = \frac{1}{2} m(v_{x,\,i}-2u)^2 - \frac{1}{2} m v^2_{x,\,i}$$

$$= -2m v_{x,\,i}\,u + 2m u^2$$

$$\fallingdotseq -2m v_{x,\,i}\cdot u \,[\mathrm{J}]$$

(3) Δt において衝突回数は $\dfrac{v_{x,\,i}\Delta t}{2L}$ [回]，

$\overline{v_x^2} = \overline{v_y^2} = \overline{v_z^2}$，$\overline{v_x^2} + \overline{v_y^2} + \overline{v_z^2} = \overline{v^2}$ が成り立つから

$$\Delta U = \sum_{i=1}^{N} \Delta K_i \cdot \frac{v_{x,\,i}\cdot \Delta t}{2L}$$

$$= -\frac{mu\Delta t}{L} \sum_{i=1}^{N} v^2_{x,\,i}$$

$$= -\frac{mu\Delta t}{L} N\overline{v_x^2} = -\frac{Nm\overline{v^2}u\Delta t}{3L}$$

$$\left(\because\ \overline{v_x^2} = \frac{1}{3}\overline{v^2} \right)$$

ここで $\dfrac{1}{2} m\overline{v^2} = \dfrac{3}{2} kT$ を用いて

$$\Delta U = -\frac{NkTu\Delta t}{L} \,[\mathrm{J}]$$

(4) $\Delta U = \dfrac{3}{2} Nk\Delta T$ および $\Delta V = Su\Delta t$ を(3)に用いて

$$\frac{3}{2} Nk\Delta T = -\frac{NkTu}{L}\cdot \frac{\Delta V}{Su}$$

$$\therefore \quad \frac{3}{2}\cdot \frac{\Delta T}{T} + \frac{\Delta V}{SL} = 0$$

(5) 内部エネルギーの式より

$$PV = NkT \quad \cdots\cdots ① \quad \left(k = \frac{R}{N_A} \right)$$

また，$\Delta t\,[s]$ 後の内部エネルギーは，

$$(P+\Delta P)(V+\Delta V) = Nk(T+\Delta T)$$

近似式より

$$PV + P\Delta V + V\Delta P = NkT + Nk\Delta T \quad \cdots\cdots ②$$

②−①より

$$P\Delta V + V\Delta P = Nk\Delta T$$

$$V\Delta P = Nk\Delta T - P\Delta V$$

$$V = SL, \quad P = \frac{NkT}{V}$$

$$\frac{3}{2}\cdot \frac{\Delta T}{T} + \frac{\Delta V}{SL} = 0$$ を使い整理すると

$$\Delta P = \frac{5Nk\Delta T}{2SL} \quad \cdots\cdots ③$$

ここで $\dfrac{3}{2} Nk\Delta T = -\dfrac{NkTu\Delta t}{L}$ より

$$Nk\Delta T = -\frac{2NkTu\Delta t}{3L}$$

これを③に代入して

$$\Delta P = \frac{5}{2SL} \times -\frac{2NkTu\Delta t}{3L}$$

$$= -\frac{5NkTu\Delta t}{3SL^2} \quad \cdots\cdots (カ)$$

化 学

解 答　30年度

2月2日試験

1

〔解答〕
問1　B
問2　C
問3

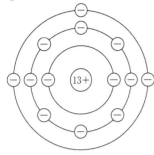

問4　C
問5　A

〔出題者が求めたポイント〕
基本性質

〔解答のプロセス〕
問1　最もわかりやすいのが第一イオン化エネルギー。s軌道が満たされているMgよりも，p軌道に電子を1つもつAlの方が小さくなるので，全体的にでこぼこしたグラフになる。よって，イは第一イオン化エネルギー。
電子陰性度はハロゲンで最大で右上がりになるはずなので，合致するのはB。
問2　単体が非金属なのはSi，P，S，Clの4つ。
問3　両性元素はこの中ではAlが該当する。
問4　(ア)　Mgはアルカリ土類ではない。
　　　(イ)　正しい。
　　　(ウ)　Mgは常温の水とは反応しない。
　　　(エ)　$MgCl_2$には潮解性がある。

2

〔解答〕
問1　C
問2　B
問3　(ウ)，(ク)
問4　A
問5　$a=1$，$b=\dfrac{3}{2}$，$c=1$，$D=66$ (kJ)

〔出題者が求めたポイント〕
ヘスの法則
オストワルト法の3つの反応式と，その組み合わせ方はよく出題されるので覚えておきたい。

〔解答のプロセス〕
問2
$$-\frac{1}{2}N_2(気)-\frac{3}{2}H_2(気)=-NH_3(気)-46\,kJ$$
$$\frac{1}{2}N_2(気)+\frac{1}{2}O_2(気)=NO(気)-90\,kJ$$
$$+)\ \frac{3}{2}H_2(気)+\frac{3}{4}O_2(気)=\frac{3}{2}H_2O(気)+242\times\frac{3}{2}\,kJ$$
$$\overline{NH_3(気)+\frac{5}{4}O_2(気)=NO(気)+\frac{3}{2}H_2O(気)+227\,kJ}$$

問3　正方向の反応における気体分子総数を比べると $\dfrac{3}{2}\longrightarrow 1$ に減少している。
また，
$$-\frac{1}{2}N_2(気)-\frac{1}{2}O_2(気)=-NO(気)+90\,kJ$$
$$+)\ \frac{1}{2}N_2(気)+O_2(気)=NO_2(気)-33\,kJ$$
$$\overline{NO(気)+\frac{1}{2}O_2(気)=NO_2(気)+57\,kJ}$$

となるから，この正反応は発熱反応である。以上からウ。
気体分子の少なくなる反応なので圧力を上げればよく，発熱反応なので冷却すればよい。

問4
$$-\frac{3}{4}N_2(気)-\frac{3}{2}O_2(気)=-\frac{3}{2}NO_2(気)+33\times\frac{3}{2}\,kJ$$
$$-\frac{1}{2}H_2(気)-\frac{1}{4}O_2(気)=-\frac{1}{2}H_2O(液)-286\times\frac{1}{2}\,kJ$$
$$\frac{1}{2}H_2(気)+\frac{1}{2}N_2(気)+\frac{3}{2}O_2(気)$$
$$\qquad\qquad =HNO_3(液)+174\,kJ$$
$$HNO_3(液)+aq=HNO_3 aq+33\,kJ$$
$$+)\ \frac{1}{4}N_2(気)+\frac{1}{4}O_2(気)=\frac{1}{2}NO(気)-90\times\frac{1}{2}\,kJ$$
$$\overline{\frac{3}{2}NO_2(気)+\frac{1}{2}H_2O(液)+aq}$$
$$\qquad\qquad =HNO_3 aq+\frac{1}{2}NO(気)+68.5\,kJ$$

問5
$$NH_3(気) + \frac{5}{4}O_2(気) = NO(気) + \frac{3}{2}H_2O(気) + 227 \text{ kJ}$$
$$\frac{3}{2}NO(気) + \frac{3}{4}O_2(気) = \frac{3}{2}NO_2(気) + 57 \times \frac{3}{2}\text{ kJ}$$
$$\frac{3}{2}NO_2(気) + \frac{1}{2}H_2O(液) + aq = HNO_3 aq + \frac{1}{2}NO(気) + 68.5\text{ kJ}$$
$$+)\ \frac{3}{2}H_2O(気) = \frac{3}{2}H_2O(液) + 44 \times \frac{3}{2}\text{ kJ}$$
―――――――――――――――――――――
$$NH_3(気) + 2O_2(気) + aq = HNO_3 aq + H_2O(液) + Q_全\text{ kJ}$$

∴ $a = 1$, $b = \frac{3}{2}$, $c = 1$, $D = 44 \times \frac{3}{2} = 66\text{ kJ}$

3
〔解答〕
問1 メスフラスコ
問2 C
問3 $2MnO_4^- + 5(COOH)_2 + 6H^+ \longrightarrow 2Mn^{2+} + 10CO_2 + 8H_2O$
問4 E
問5 D

〔出題者が求めたポイント〕
酸化還元滴定(COD)

〔解答のプロセス〕
問2 $[Ag^+] = \dfrac{1.2 \times \frac{5.0}{1000}}{\frac{50+5+5}{1000}} = 0.1 \text{ mol/L}$

∴ $[Cl^-] = \dfrac{2.0 \times 10^{-10}}{[Ag^+]} = 2.0 \times 10^{-9}$ (mol/L)

問3 $MnO_4^- + 8H^+ + 5e^- \longrightarrow Mn^{2+} + 4H_2O$
$(COOH)_2 \longrightarrow 2CO_2 + 2H^+ + 2e^-$

の2つの半反応式を組み合わせる。問題文が「過マンガン酸イオンと」とあるので、イオン反応式でよい。

問4 求める電子を x mol とすると、それぞれの物質から与えられる電子や受けとる電子は次の図のようになる。

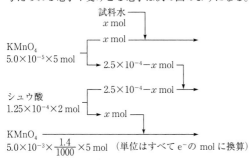

∴ $x = 5.0 \times 10^{-3} \times \dfrac{1.4}{1000} \times 5 = 3.5 \times 10^{-5}$ (mol)

問5 問4から1.0 L中の酸化されやすい物質から与えられる電子は
$$\frac{3.5 \times 10^{-5}}{0.05} \times 1.0 = 0.7 \times 10^{-3} \text{ (mol)}$$

$(O_2 の量) = 0.7 \times 10^{-3} \times \dfrac{1}{4} \times 32 = 5.6 \times 10^{-3}$ (g)

4
〔解答〕
問1 B
問2 C
問3 (1) D
(2)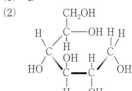

問4 C

〔出題者が求めたポイント〕
有機高分子化合物

〔解答のプロセス〕
まず、4つの二糖はそれぞれ、
ア．スクロース（グルコース＋フルクトース）
イ．ラクトース（ガラクトース＋グルコース）
ウ．マルトース（グルコース＋グルコース）
エ．セロビオース（グルコース＋グルコース）
である。

問1 (i) 誤り。スクロースには還元性がない。
(ii) 誤り。グルコース側のヘミアセタール構造が残っている。
(iii) 正しい。
(iv) 誤り。ヘミアセタール構造が残っている。
(v) 誤り。マルトースがセロビオースになったり逆になったりすることはない。

問2 得られる単糖は、グルコース、フルクトース、ガラクトースの3つ

問3 (1) マルトースの分子量は342なので100 gのマルトースから作られるグルコースは
$$\frac{100}{342} \times 2 = \frac{100}{171} \text{ mol}$$

一方、グルコースの酵母による発酵は
$C_6H_{12}O_6 \longrightarrow 2C_2H_5OH + 2CO_2$
であるから、得られるエタノールと二酸化炭素はいずれも $\dfrac{200}{171}$ mol である。これを質量と体積に換算して54 gと26 Lとなる。

(2)

鎖状構造

還元

$C_4H_2O_3$ $C_4H_6O_4$（分子量118）

問4　セルロースを原料としているのは，アセテートと
　　レーヨン2つの計3つ

5

〔解答〕

問1　(1)　B　　(2)　B

問2　D

問3　D

問4　F

〔出題者が求めたポイント〕

小問集合

〔解答のプロセス〕

問1　(1)　体心立方格子なので，$4r = \sqrt{3}\,a$

$$\therefore \quad r = \frac{\sqrt{3}}{4}a$$

(2)　$p = \dfrac{\dfrac{4}{3}\pi\left(\dfrac{\sqrt{3}}{4}a\right)^3 \times 2}{a^3} = \dfrac{\sqrt{3}}{8}\pi$

問2　理想気体の状態方程式 $PV = nRT$ を変形して考え
　　るとよい。

$V = \dfrac{nRT}{P}$ より　(ア)，(イ)，(ウ)は正しい。

　　理想気体の分子は体積のない質点として扱われ，分子
　　間力がはたらかない。よって(エ)は正しく(オ)が誤り。

問3　どちらにも溶けるのは Zn

問4　C：$26.4\,\text{mg} \times \dfrac{12}{44} = 7.2\,\text{mg}$

　　　H：$2.7\,\text{mg} \times \dfrac{2}{18} = 0.3\,\text{mg}$

　　　O：$14.7 - 7.2 - 0.3 = 7.2\,\text{mg}$

よって，C：H：O $= \dfrac{7.2}{12} : \dfrac{0.3}{1} : \dfrac{7.2}{16} = 4 : 2 : 3$

　　よってアの組成式は $C_4H_2O_3$ で，分子量は $98n$ になる
　　が，水素付加で 118 となることから $n = 1$ と予想でき
　　る。これに合致するのは選択肢の中では無水マレイン
　　酸のみ。

東海大学（医）30 年度　（112）

2月3日試験

1

〔解答〕

問1　B

問2　(1)　A　　(2)　A　　(3)　E

問3　B

〔出題者が求めたポイント〕

原子の構造，原子量など

〔解答のプロセス〕

問1　(イ)誤　同位体を複数持たない元素もある(Al, Na, F など)

　(ウ)誤　外部作用によって核反応は影響されないため，半減期は変わらない

　(オ)誤　アルファ線は ^{4}He 原子核の電離放射線なので，透過力は弱い。

問2　(1)　$12.000 \times \dfrac{98.93}{100} + 13.00 \times \dfrac{1.07}{100} = 12.0107$

　　　　$\therefore$　$\underline{12.011}$

　(2)　大気上層で ^{14}C は ^{14}N に中性子が衝突することによって生成する。この反応は宇宙線によって起こる。

　　　大気中の ^{14}C 同位体比はほぼ一定で，植物が生きている間は光合成により，大気中の CO_2 をとりこんでいるので大気中の同位体比とほぼ同じになるが，これが遺骸となると CO_2 が取り込まれなくなり，^{14}C は崩壊して減少していく一方となる。これが放射年代測定のおおまかな原理である。

　(3)　$\left(\dfrac{1}{16}\right) = \left(\dfrac{1}{2}\right)^4$ なので，半減期の4倍，すなわち 22920 年となる。

問3　(中性子数)/(陽子数)をそれぞれ求めていくと，A：1.3，B：1.428，C：1.33$\cdots$，D：1.30$\cdots$，E：1.31$\cdots$ となり，Bだけ有意に中性子が多い。

2

〔解答〕

問1　D

問2　C

問3　B

問4　A

問5　C

〔出題者が求めたポイント〕

結晶

〔解答のプロセス〕

問1　図から，単位格子中のC原子は，面心立方格子

　　$+4$つと考えれば　$\dfrac{1}{2} \times 6 + \dfrac{1}{8} \times 8 + 4 = 8$

　これを用いて

　　$\dfrac{\dfrac{12}{6.02 \times 10^{23}} \times 8}{(3.56 \times 10^{-8})^3} = 3.534\cdots$

問2　図の単位格子を8分割した，一辺の長さが半分の立方体を考えれば，結合距離はその小立方体の対角線の半分の長さとなる。

　　よって，$\sqrt{3} \cdot \left(\dfrac{5.43 \times 10^{-8}}{20}\right) = 2.348\cdots$

問3　図には結合が16本描かれているので，Si 8 コ，O 16 コを考えればよい。

　　$\dfrac{\dfrac{28}{6.02 \times 10^{23}} \times 8 + \dfrac{16}{6.02 \times 10^{23}} \times 16}{(7.16 \times 10^{-8})^3} = 2.172\cdots$

3

〔解答〕

問1　ウ，オ

問2　$C_{12}H_{22}O_{11} \longrightarrow 12C + 11H_2O$

問3　D

問4　E

問5　D

〔出題者が求めたポイント〕

無機化学

〔解答のプロセス〕

問1　濃硫酸は当然ながら，塩基性を示す気体に用いることはできない。選択肢の中で該当するのはウ，また，還元作用の強い H_2S は，濃硫酸と酸化還元反応を起こすため用いることはできない。

問3　(1)　希硫酸 X の濃度を C (mol/L) とすれば，

　　$C \times \dfrac{10}{1000} \times 2 = 0.1 \times \dfrac{19.8}{1000} \times 1$

　　　　　　$C = 0.099$ mol/L

　　$\therefore$　$0.099 \times 98 \times 0.5 = 5.00 \times x$

　　$x = 0.9702$　　$\therefore$　$\underline{97.0\%}$

　(2)　(i)式は完全電離で，$[H^+] = C$ と見なしてよい。

　　(ii)式の電離度を α とすると

	HSO_4^-	$\rightleftharpoons$	H^+	$+$	SO_4^{2-}
電離前	C		C		O
変化量	$-C\alpha$		$+C\alpha$		$+C\alpha$
電離平衡	$C(1-\alpha)$		$C(1+\alpha)$		$C\alpha$

　　$\therefore$　$\dfrac{[HSO_4]}{[SO_4^{2-}]} = \dfrac{C(1-\alpha)}{C\alpha} = \dfrac{1-\alpha}{\alpha}$　$\cdots$Ⓐ

　　$\alpha = 0.085$

　　$\therefore$　$\dfrac{1-0.085}{0.085} = 10.76\cdots \fallingdotseq 11$

　(3)　HSO_4^- の電離度を α とすると，

　(2)のⒶ式より，

　　$\dfrac{1-\alpha}{\alpha} = 2.0$

　　$\alpha = \dfrac{1}{3}$

　質量作用の法則より希硫酸の濃度を C (mol/L)，HSO_4^- の電離定数を K_a とすると

　　$K_a = \dfrac{[H^+][SO_4^{2-}]}{[HSO_4]}$

$$= \frac{C(1+\alpha) \cdot C\alpha}{C(1-\alpha)}$$
$$= \frac{(1+\alpha)\alpha}{1-\alpha}C$$
$$= \frac{\frac{4}{3} \times \frac{1}{3}}{\frac{2}{3}}C$$
$$= \frac{2}{3}C$$
$$= 1.0 \times 10^{-2} \text{mol/L}$$
$$\therefore C = 1.5 \times 10^{-2} \text{mol/L}$$

4
〔解答〕
問1　B
問2　B
問3

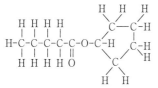

問4　E
問5

H₂C=CH-C-C-C-H (with substituents H, OH, H)

〔出題者が求めたポイント〕
有機化学
〔解答のプロセス〕
アは五角形とあり，アルコールなので

の構造と定まる
イは六角形なので

（六角形構造）

の構造のみである。
ウ～カの構造に枝分かれはなく，ヨードホルム反応をするのは

CH₂=CH-CH₂-CH-CH₃   CH₃-CH=CH-CH-CH₃
              | |
              OH   OH

CH₃CH₂CH₂-C-CH₃
         ‖
         O

の3種のみ。オはアルコールで，オゾン分解によりホルムアルデヒドが含まれることから

CH₂=CH-CH₂-CH-CH₃
              |
              OH

とわかる。またウはアルコールではないので

CH₃CH₂CH₂C-CH₃
         ‖
         O

と定まる。
カは還元性をもつことからアルデヒドと予想でき，

CH₃CH₂CH₂CH₂C-H
             ‖
             O

と決まる。エはエーテル結合の位置が定まらないが
H₂C=CH-CH₂-O-CH₂CH₃
H₂C=CH-CH₂-CH₂-O-CH₃
のいずれかである。

問2　(ア)とナトリウムとの反応で発生する水素，また付加できる水素は $1 : \frac{1}{2} : 1$，すなわち $2 : 1 : 2$ である。

問3　キはカから作られるアルコールなので，
CH₃CH₂CH₂CH₂COOH
となる。

問4　ク，ケは水素を付加した後なので，ヒドロキシ基やエーテル結合がどこに作られるかを考えればよい。アルコールで8種，エーテルで6種異性体があることがわかる。

5
〔解答〕
問1　(1) D　(2) C
問2　E
問3　A
問4　D

〔出題者が求めたポイント〕
総合問題
〔解答のプロセス〕
問1　(1) プロパン（分子量44）4.4 g（⇒ 0.1 mol）
　酸素（分子量32）20 g（⇒ 0.625 mol）
　気体の総 mol は 0.725 mol なので，
$$V = \frac{0.725 \times 8.31 \times 10^3 \times 300}{1.0 \times 10^5} = 18.07 \cdots \text{(L)}$$

(2) シリンダー内の圧力は外圧と同じ（ピストンが自由に動くから）である。

	C_3H_8	$+ 5O_2$	$\longrightarrow$	$3CO_2$	$+ 4H_2O$	
反応前	0.1	0.625		0	0	(mol)
反応量	-0.1	-0.5		$+0.3$	$+0.4$	
反応後	0	0.125		0.3	0.4	

生じた H_2O がすべて気体だったとすると，その分圧は飽和蒸気圧をはるかに超えているから，H_2O のほとんどは水として存在する。
残った 0.125 mol の O_2 と 0.3 mol の CO_2 が占める体積を考えると，
$$V = \frac{0.425 \times 8.31 \times 10^3 \times 300}{1.0 \times 10^5} = 10.595 \cdots$$
計算の簡略化のために $P = 1.0 \times 10^5$ としたが実際には $P = 1.0 \times 10^5 - 3.6 \times 10^3$ であるから，実際にはこれより少し多い。

よって，C の 11 L

問 2　ジュラルミンは Al，Zn，Mg，Cu からなる。
　　青銅は Cu と Sn，黄銅は Cu と Zn
　　ステンレス鋼は Fe，Cr，Ni など。
　　使われていないのは E のコバルト

問 3　水溶液の総質量モル濃度を m とすれば，
　　　$0.56 = 1.85 \times m$　　∴　$m = 0.3027\cdots(\text{mol/kg})$
　　混合物中の尿素を x g とすると，塩化ナトリウムの質量は $(1-x)$ g

$$\frac{x}{60} + \frac{1-x}{58.5} \times 2 = 0.0303$$
$$∴\quad x = 0.222$$

問 4　それぞれ(ア) C，(イ) H，(ウ) N，(エ) Cl，(オ) S の検出に用いる。ペニシリン G に含まれない元素は Cl なので，それ以外の 4 つが正しい。

東海大学（医）30年度　（115）

生　物

解答　　30年度

2月2日試験

1

〔解答〕

問1　(あ). (d)　(い). (a)　(う). (g)　(え). (c)
　　　(お). (f)　(か). (e)　(き). (b)　(く). (h)

問2　洞房結節(ペースメーカー)

問3　a. (あ)　　b. (い)　　c. (え)　　d. (う)

問4　①, ③

問5　1回の拍動で左心室が拍出する血液量。(18字)

問6　A

問7　安静時：3.8 mL
　　　運動直後：8.7 mL

問8　4.4倍

〔出題者が求めたポイント〕

心臓，血液循環

問3　圧－容量曲線を知らなくても，図と文章から推測できる。

問4　心音は房室弁が閉じたとき①と，大動脈弁が閉じたとき③に生じる。

問5　左心室の容量変化なので，心臓が1回拍動するときに左心室から大動脈へ送られる血液量であり，左心房から左心室に流入する血液量でもある。よって，これが1回の拍出量となる。

問6　運動によって安静時より多くの血液が心臓から送り出されることになる。安静時よりも左心室容量の差が大きくなると共に，左心室内圧力差も大きくなると考えられる。

問7　(安静時) 96 (%) － 75 (%) = 21 (%)
　　　13.5 (g/dL) × 1.34 (mL/g) × 0.21 ≒ 3.79 (mL/dL)
　　　(運動直後) 98 (%) － 50 (%) = 48 (%)
　　　13.5 (g/dL) × 1.34 (mL/g) × 0.48 ≒ 8.68 (mL/dL)

問8　(安静時の1分間あたりの酸素消費量)
　　　(120 (mL) － 40 (mL)) × 70 (回/分) = 5600 (mL/分)
　　　5600 (mL/分) ／ 100 (mL/dL) × 3.8 (mL/dL)
　　　　　　　　　　　　　　　　= 212.8 (mL/分)
　　　(運動直後の1分間あたりの酸素消費量)
　　　(120 (mL) － 30 (mL)) × 120 (回/分) = 10800 (mL/分)
　　　10800 (mL/分) ／ 100 (mL/dL) × 8.7 (mL/dL)
　　　　　　　　　　　　　　　　= 939.6 (mL/分)
　　　(運動直後と安静時の比)
　　　939.6 ／ 212.8 ≒ 4.41

2

〔解答〕

I

問1　(1) ア，ケ　(2) イ，ケ　(3) ケ
　　　(4) イ，カ，キ，ケ　(5) ア　(6) エ

II

問2　1. 細胞分画法　　2. 核1個分

問3　分解酵素の活性を低下させる。(14字)
　　　(タンパク質の変性を防ぐ。(12字)も可)

問4　① A　　② C

問5　B

問6　ATP合成によって，電子伝達系におけるO_2の消費が増大した。(29字)

問7　加えたADPが全て消費された。(15字)

問8　4分子

問9　(ア)

〔出題者が求めたポイント〕

細胞構造，細胞分画法，呼吸

問1　(1) クの液胞は植物細胞で発達するが，動物細胞中にも存在する。　(4) カの核小体にはリボソーム遺伝子(rDNA)の存在する領域が局在する。

問2　試験管の内径とすり棒の隙間を核1個分より大きくすることで，核を破砕することなく取り出せる。細胞内の構造体は密度がほぼ等しいため，細胞分画法では，遠心分離器を用いて細胞内の構造体を体積の違いによって分離する。体積の大きいものほど低い回転数で沈殿する。沈殿Aには核，沈殿Bにはミトコンドリア，沈殿Cにはリボソームや小胞体などが含まれる。

問3　細胞を破砕するときにリソソームも壊され，分解酵素が破砕液に漏れ出す。この分解酵素によって細胞内構造が分解されることを防ぐため低温にする。また，ホモジェナイザー使用の際の発熱で温度が上昇するため，タンパク質の変性を防ぐ目的もある。

問4　dCTPはデオキシシチジン三リン酸と呼ばれ，ヌクレオシド三リン酸の一種で，DNA合成に用いられる。UTPはウリジン三リン酸と呼ばれ，転写時のRNA合成の基質である。

問6　③の時点でADPを加えた後にグラフの傾きが大きくなっている。酸素消費速度が速くなったのは電子伝達系におけるATP合成速度が速くなったからである。

問7　④の時点でグラフの傾きがADPを加える前と同じになるのは，③の時点で加えたADPが全てATPになってしまったからと考えられる。

問8　②～③の5分間を見ると，ADPを加えなくても50 nmolの酸素が消費されている。③～④の5分間では，200 nmolの酸素が消費されているが，③時点で加えたADP600 nmolを全てATPにするために必要な酸素は，50 nmolを差し引いた150 nmolとわかる。酸素150 nmolで合成されるATPは600 nmolなので，消費される酸素と合成されるATPは1：4となる。

問9　ADPを加えなくても酸素が消費されていることから電子伝達系は行われている。実験の条件からは，ミトコンドリア懸濁液の中にADPの存在は否定できない。

3

〔解答〕

I

問1 (a) 無性生殖　(b) 栄養生殖　(c) 有性生殖
　　(d) 始原生殖細胞　(e) 極体　(f) 4
　　(g) 先体　(h) 表層

問2　出芽

問3　クローン

問4　動物：多精受精　　植物：自家受精

II

問5　(i) 割球　(j) 等黄卵　(k) 植物極側
　　(l) 表割

問6　(ア) S　(イ) G₁　(ウ) G₂

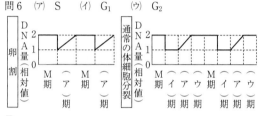

III

問7　子の遺伝的多様性が増し，環境変化に適応できる可能性が増える。(30字)

〔出題者が求めたポイント〕

生殖，発生

問1　先体は多くの動物精子の頭部先端に存在する細胞小器官である。精子が卵の細胞表面に達すると，先体が急速に変化する先体反応が起きる。精子の接触を卵の細胞膜が検知すると，細胞内のCa²⁺濃度が上昇し，表層粒のエキソサイトーシスが起こる。これによって，卵の細胞膜と卵黄膜の間に表層粒の内容物が放出され，卵黄膜が細胞膜から分離して受精膜となる。受精膜は海洋生物で作られることが多い。

問4　ウニでは卵細胞膜による電位変化(早い反応)と受精膜の形成(遅い反応)で複数の精子が卵に侵入することを防いでいる。被子植物では，同じ個体の花粉が柱頭に受粉しても，受精が行われなかったり，受精しても発生が正常に進行しないような性質が見られ，自家不和合性と呼ばれる。

問6　卵割はG₁期とG₂期を欠くことがあり，細胞周期が速い。初期の卵割は分裂が同調し，割球が成長しないで分裂を繰り返すので，割球の大きさは次第に小さくなる。M期における染色体量の変化は，細胞1個あたり，核1個あたりで異なるが，細胞1個あたりとした。

問7　配偶子を形成し受精を行えば，様々な遺伝子の組合せを生むことができる。遺伝的多様性が増せば，集団として，環境変化への適応度も大きくなる。

4

〔解答〕

問1　① 相同染色体　② 配偶子

問2　d

問3　A：ZW型　　B：XO型

問4　胚発生時に精巣形成のマスター遺伝子としてはたらく。(25字)

問5　2つの遺伝子は独立の関係で別々の染色体に存在する。(25字)

問6　①　F₁　AA：Aa：aa＝1：2：1
　　　　　F₂　AA：Aa：aa＝3：2：3
　　　　　F₃　AA：Aa：aa＝7：2：7
　　②　[AB]：[ab]＝3：1
　　③　[AB]：[Ab]：[aB]：[ab]＝14：1：1：4

問7　309

〔出題者が求めたポイント〕

染色体，遺伝

問2　d．減数分裂の第二分裂前期には染色体が凝集する。減数分裂では，一般に第一分裂と第二分裂の間に間期が見られず，染色体の分散や核小体の形成が起こらないこともある。

問3　A．雌ヘテロ型のZW型である。性染色体は，雌はZW，雄はZZとなる。B．雄ヘテロ型のXO型である。性染色体は，雌はXX，雄はXとなる。

問4　SRY遺伝子がはたらくことで生殖腺は精巣に分化する。

問5　2つの遺伝子が，お互いに関係せず，独立して各配偶子に分配されるということは，2つの遺伝子は別々の染色体に遺伝子座をもつということである。

問6　② AABBとaabbから得られるF₁はAaBbである。AとB，aとbが連鎖していることから，F₁から生じる配偶子は，AB：ab＝1：1となり，F₂はAABB：AaBb：aabb＝1：2：1である。

③ F₁雌ではAB間の組換え価が20%，生じる配偶子がAB：Ab：aB：ab＝4：1：1：4であるのに対し，F₁雄から生じる配偶子は，AB：ab＝1：1である。よって，交配結果は次のようになる。

♂＼♀	4AB	Ab	aB	4ab
AB	4[AB]	[AB]	[AB]	4[AB]
ab	4[AB]	[Ab]	[aB]	4[ab]

問7　問題文の冒頭の条件では，集団X内のDDの遺伝子型の個体数は明記されていないが，「集団X内でハーディ・ワインベルグの法則が成り立つ」とあるので，世代間で遺伝子頻度が変化しないためには，DDの遺伝子型も存在すると考えてよい。集団X内の遺伝子Dの頻度をp，遺伝子dの頻度をq(p+q=1)とすると，集団X内での各遺伝子型の頻度は，DD：Dd：dd＝p²：2pq：q²となる。よって，遺伝子型ddが400個体，遺伝子型Ddが1000個体なので，2pq：q²＝1000：400となり，q>0からq=0.8pが導ける。これをp+q=1に代入すると，p=5/9となる。集団Xに存在する遺伝子型DDの個体の頻度は，p²なので，全個体数が1000個体となる時点におけるDD遺伝子型の個体数は，

$$1000 \times (5/9)^2 \fallingdotseq 308.6$$

東海大学（医）30年度　（117）

5

〔解答〕

Ⅰ

問1　(ア). (3)　　(イ). (4)　　(ウ). (9)

Ⅱ

問2　(エ)　血小板　　(オ)　プロトロンビン

　　　(カ)　フィブリノーゲン

Ⅲ

問3　(4)

問4　第Ⅷ因子が欠乏しているため，注射された血液凝
　　　固因子を非自己とみなして免疫機構がはたらくから。
　　　(46字)

問5　(1), (2)

問6　(ii)

問7　(3), (5)

問8　補充された血液凝固因子に対する抗体が産生され
　　　てもトロンビン量の減少が抑制される。(40字)

〔出題者が求めたポイント〕

遺伝子発現の調節，血液凝固

問1　人口的に合成した二本鎖RNA(siRNA)を生体や
　　　細胞に加えることで，RNA干渉と同じ現象を起こし，
　　　標的遺伝子の翻訳を妨げることをノックダウンとい
　　　う。ノックアウトは機能を損失した遺伝子を導入し，
　　　標的遺伝子のはたらきを失わすこと。

問3　キ．血液凝固因子が欠乏すると血液が凝固しにく
　　　くなるので出血性疾患である。ク．第二の変異は，第
　　　Ⅷ因子欠乏の影響を打ち消すことから，血栓の形成を
　　　促進する。

問5　グラフ1から，siRNAを投与するとタンパク質
　　　A量は減少しているので(1)は正しい。グラフ1から，
　　　siRNAの投与量が0.25 mg/kgより，0.50 mg/kgのほ
　　　うがタンパク質A量が少なくなっているので(2)は正し
　　　い。siRNA投与後，抑制効果がピークになるのは，投与
　　　量が0.25 mg/kgでは約35日，投与量が0.50 mg/kg
　　　で葯20日なので(3)は適切ではない。グラフ2から，タ
　　　ンパク質Aの減少率が大きいほどトロンビン量が多く
　　　なっているので(4)は適切ではない。問題文に，siRNA
　　　はタンパク質Aの発現を抑制しているとあるので(5)
　　　は適切ではない。

問6　タンパク質Aが減少すると，トロンビン量が増
　　　加していることから，タンパク質Aはトロンビン形
　　　成を抑制していると考えられる。

問7　グラフ3から，第Ⅷ因子に対する抗体投与4時間
　　　後に第Ⅷ因子量がほぼなくなることから(1)は適切では
　　　ない。グラフ3から，siRNA投与の有無で，第Ⅷ因子
　　　に対する抗体投与後の第Ⅷ因子量に差がないことから
　　　(2)は適切ではない。グラフ3と4から，第Ⅷ因子の減
　　　少とトロンビン量の減少は相関があるので(3)は正し
　　　い。グラフ4から，siRNAを投与した個体と，PBSを
　　　投与した個体でトロンビン量に差があることから(4)は
　　　適切ではない。グラフ4から，siRNA投与量が多い個
　　　体のほうがトロンビン量も多いことから(5)は正しい。

2月3日試験

1

〔解答〕

Ⅰ

問1　1. 炭水化物　　2. 代謝

問2　(a)　生物反応の名称：光合成
　　　　　生物例：(ア), (エ), (オ)

　　　(b)　生物反応の名称：化学合成
　　　　　生物例：(ウ)

問3　異化

Ⅱ

問4　あ．解糖系　　い．ピルビン酸
　　　う．発酵　　え．腐敗
　　　お．アセチルCoA

問5　NAD^+を再生し，反応を持続させるため。(19字)

問6　(a) 44.3%　　(b) 34.0%

問7　好気性細菌

問8　ブドウ糖などをCO_2にまで分解する際に生じる
　　　多量のNADHをNAD$^+$に戻す際には酸素が必要と
　　　なるから。(49字)
　　　　ATP合成にはNADHをNAD$^+$に戻す必要があり，
　　　その際に酸素を用いると多量のATPが合成できるか
　　　ら。(50字)
　　　　②の反応系を経ることにより，より多くの化学エネ
　　　ルギーをNADHへと段階的に取り出すことができる
　　　から。(50字)など

〔出題者が求めたポイント〕

代謝，異化

問2　(a)太陽光を用いて有機物合成を行うことを光合成
　　　という。(ア)マメ科植物や，(オ)シアノバクテリアは光合
　　　成色素としてクロロフィルをもつが，(エ)紅色硫黄細菌
　　　はバクテリオクロロフィルをもつ。(ウ)亜硝酸菌はアン
　　　モニアの酸化で生じたエネルギーを用いて有機物合成
　　　を行う，化学合成細菌である。(イ)根粒菌は窒素固定を
　　　行うが，有機物合成は行わず，共生植物から有機物を
　　　得る。

問5　脱水素酵素が作用するには，H^+と電子の受容体
　　　が必要である。そのため，NADHがNAD$^+$へと再生
　　　されないと，脱水素反応が止まり，①の反応全体が停
　　　止することになる。

問6　ブドウ糖1分子(1モル)から発生するエネルギー
　　　は，図1より，(a)では686 kcal, (b)では47 kcalであり，
　　　ブドウ糖1分子から，(a)では最大38ATP, (b)では2
　　　ATPが合成される。ATPに取り込まれるエネルギー
　　　効率は，
　　　(a)38×8/686×100≒44.3%
　　　(b)2×8/47×100≒34.0%　となる。

問7　進化の結果出現した，酸素を用いて呼吸を行う生
　　　物なので，好気性細菌がふさわしい。

東海大学（医）30年度　（118）

❷
〔解答〕
Ⅰ
問1　(a)　動物極　　(b)　植物極
　　　(c)　卵割腔　　(d)　原腸胚
Ⅱ
問2　A. 外胚葉　　C. 内胚葉
問3　中胚葉誘導
Ⅲ
問4　(1)　5〜8　　(2)　10〜13
Ⅳ
問5　A. 眼杯　B. 水晶体　C. 網膜　D. 角膜
問6　眼胞はその先端がくぼみ眼杯となる。眼杯は接する表皮から水晶体を誘導する。水晶体は接する表皮から角膜を誘導し，眼杯は網膜に分化する。(65字)

〔出題者が求めたポイント〕
発生，中胚葉誘導，分化，誘導
問4　(1)背中の表皮からは本来なら羽毛が生じるが，あしの真皮からの分化誘導を受けると，うろこが生じる。実験からは，用いた背中の表皮の日数が5日目胚ではうろこを生じる結果があることから，あしの真皮からの誘導を受けているが，8日目胚ではうろこが生じる結果がないことから誘導を受けていないことがわかる。したがって，誘導を受けなくなる時期は，実験後の5日目胚から実験前の8日目胚の間と考えられる。
(2)あしの真皮が形成体としてはたらけば，背中の表皮からうろこが生じる。実験では，10日目胚の足の真皮では羽毛が生じることから形成体としての機能をもたないことがわかり，13日目胚になるとうろこを生じることから形成体としての機能を獲得したことがわかる。したがって，あしの真皮が形成体としての機能を獲得するのは，実験後の10日目胚から実験前の13日目胚の間と考えられる。

❸
〔解答〕
問1　①　g, j, k, n　　②　a　　③　d, h, m
　　　④　b, l　　⑤　e　　⑥　f　　⑦　c, i
問2　(1)　①　耳(うずまき管)
　　　(2)　②　聴神経　　③　前庭階
　　　　　 ④　うずまき細管　　⑤　聴細胞
　　　　　 ⑥　基底膜
　　　(3)　⑦　コルチ器
　　　(4)　⑧　20〜20000 Hz
問3　(1)　B
　　　(2)　神経細胞の活動電位は刺激が強くなると発生頻度が高くなるから。(30字)
　　　(3)　(明)順応
　　　(4)　全か無かの法則

〔出題者が求めたポイント〕
中枢神経，聴覚器，活動電位
問2　(1)感覚器の名称としてはうずまき管も考えられる

が，図1に「うずまき管の断面」とあるので「耳」とした。
問3　(3)活動電位の発生頻度が減少するのは，一定の刺激を続けることで閾値が上昇するためである。(4)単一の神経細胞に生じる活動電位の大きさは，閾値以上の刺激によって同じ大きさとなる。

❹
〔解答〕
問1　A. (あ)　B. (く)　C. (お)　D. (か)
　　　E. (う)　F. (き)　G. (え)　H. (い)
問2　(1)　(イ)
　　　(2)　①　(あ)　②　(き)　③　(え)　④　(う)
　　　　　 ⑤　(い)　⑥　(か)　⑦　(お)　⑧　(く)
　　　(3)　BAC

〔出題者が求めたポイント〕
ヒトの腹部臓器
問2　図1が下方(足側)から観察した横断面であることに注意する。資料集などでは上方(頭側)からの図を示すことが多いので，左右を逆に考えるとよい。副腎皮質は中胚葉由来，副腎髄質は外胚葉由来である。

❺
〔解答〕
問1　(a), (b), (c)
問2　(ロ)
問3　自己反応性のある細胞の働きを抑制する。(19字)
問4　(5)
問5　末梢にFoxp3陽性リンパ球が存在するため，移植したリンパ球が抑制され，実験3と同じ症状は現れない。(50字)
問6　Foxp3陽性リンパ球は樹状細胞に対する正常リンパ球の接触を阻害し，獲得免疫が機能しなくなるから。(49字)
問7　自己免疫疾患

〔出題者が求めたポイント〕
免疫
問1　胸腺はT細胞を成熟させる。生後12時間以内に胸腺を摘出すると感染症に罹患しやすくなるのは，T細胞の分化が起きていないためと考えられる。ヘルパーT細胞が分化していないので，未熟B細胞が抗体産生B細胞(抗体産生細胞，形質細胞)へ分化することもない。
問2　胸腺の細胞は自己抗原を提示し，これに反応するT細胞はアポトーシスによって除去される。獲得免疫が自己の成分に対して反応しない状況を免疫寛容という。
問3　Foxp3陽性リンパ球は，制御性T細胞と呼ばれ，樹状細胞への接触を妨げることで，自己反応性のある細胞などを制御している。
問4　条件にはないが，一連の実験に用いられたマウスは同系統のマウスと考えた。
問5　胸腺を摘出していないマウスの末梢組織には，

Foxp3 陽性リンパ球が存在し，末梢性寛容が生じる。

問6　Foxp3 陽性リンパ球の存在頻度が高まると，免疫反応が抑制されすぎるため，感染症に罹患しやすくなる。

問7　Foxp3 陽性リンパ球が特異的に排除されれば，実験3と同様に，自己の細胞(成分)が免疫によって排除されることになる。

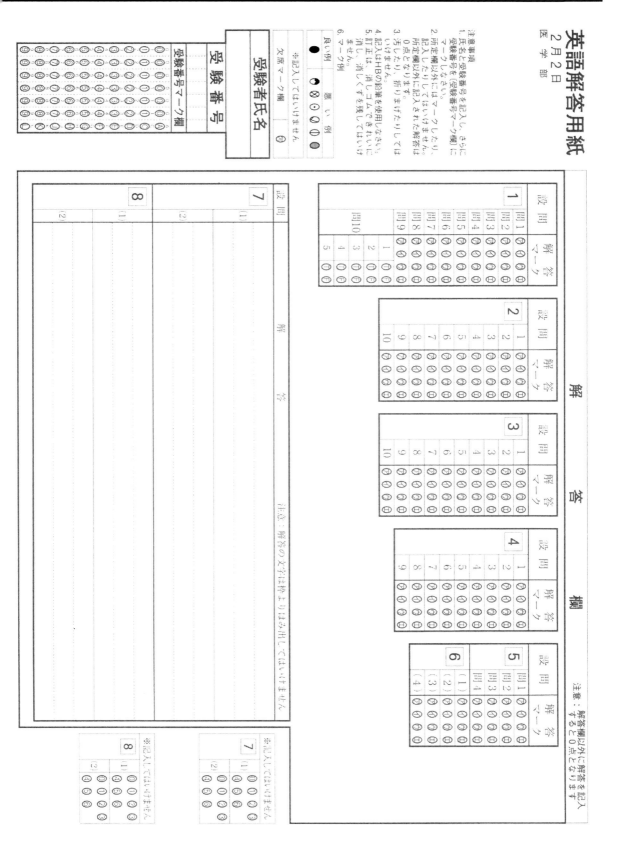

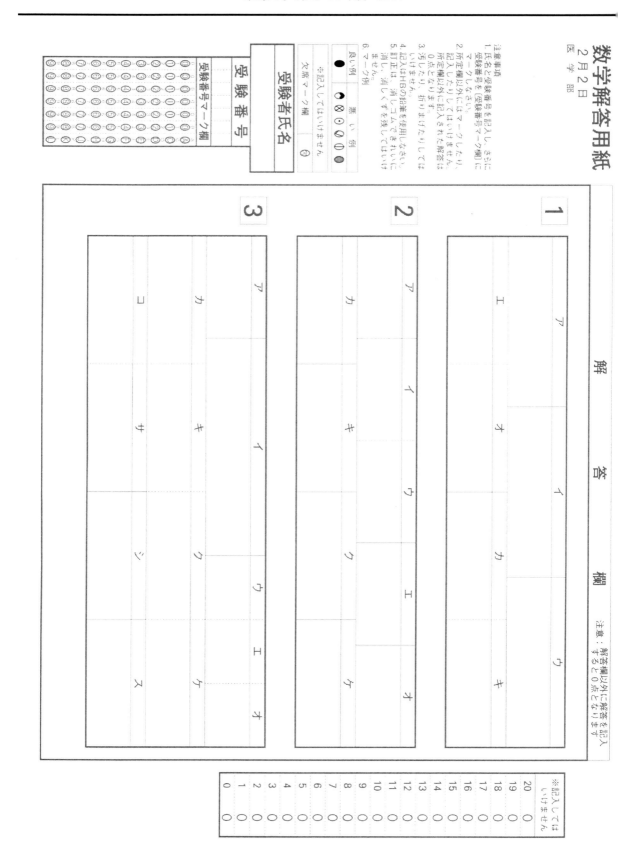

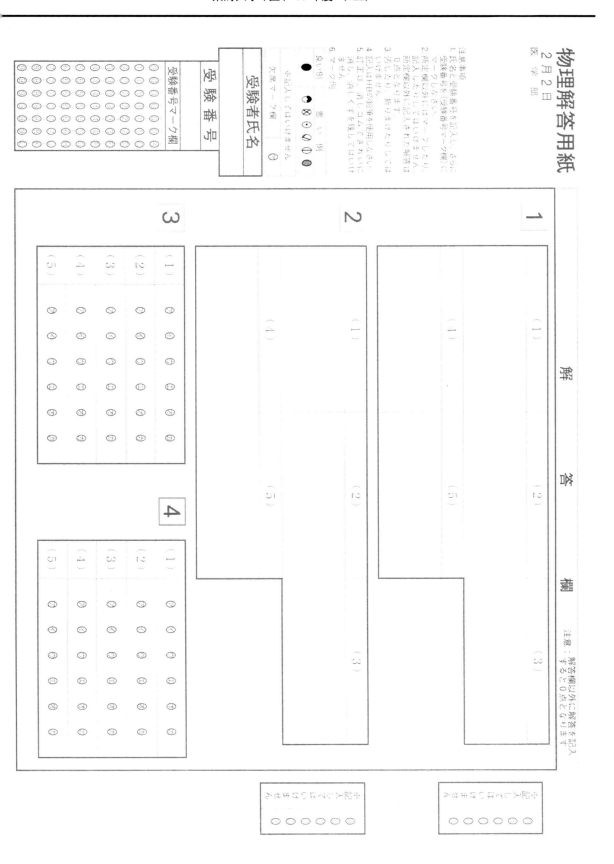

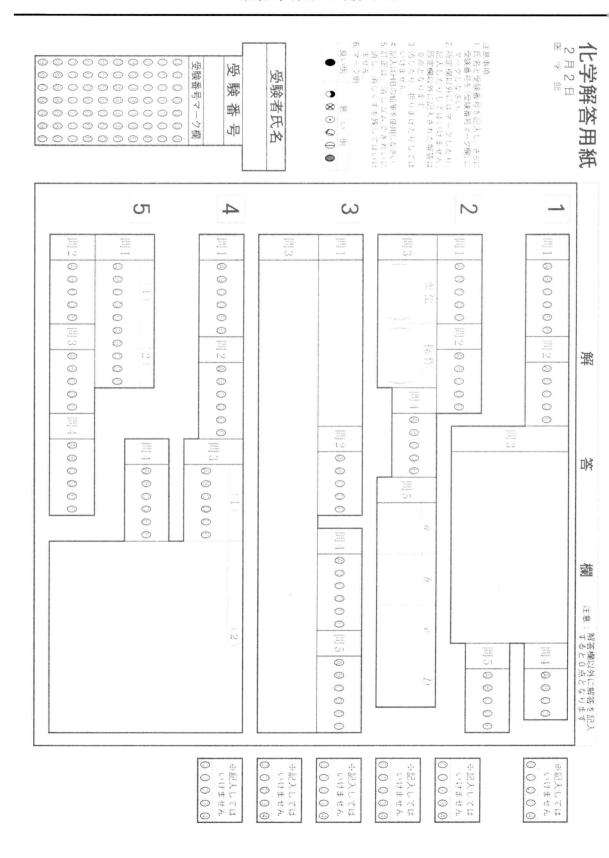

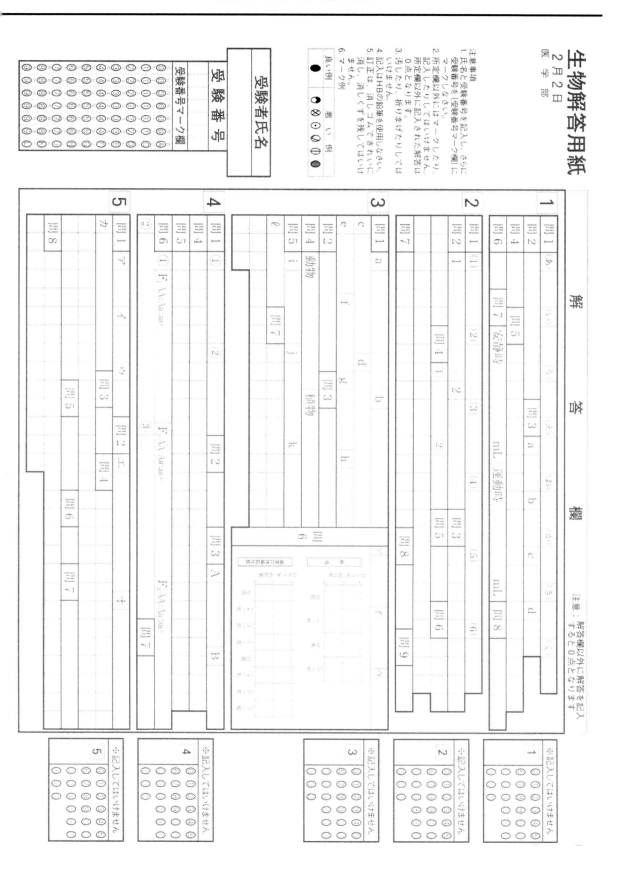

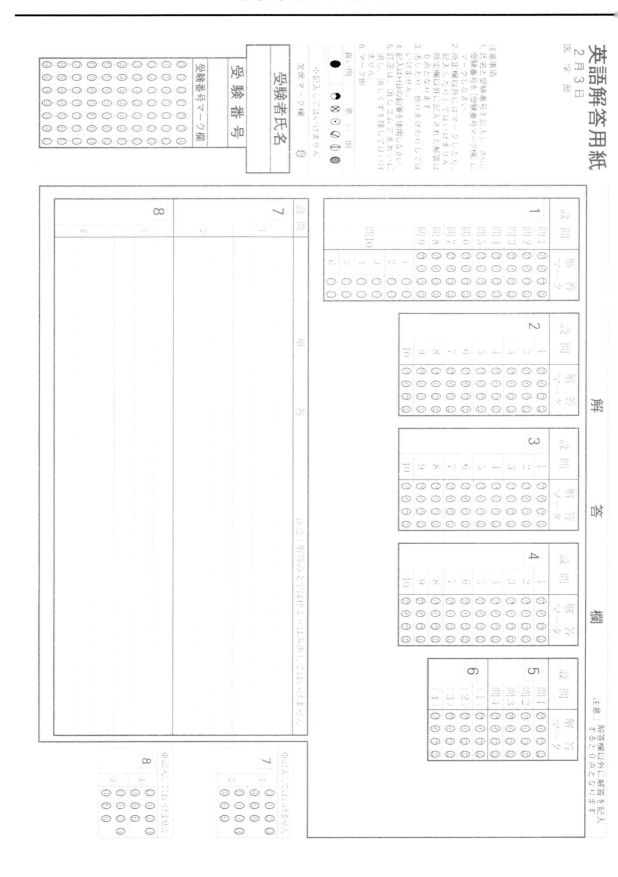

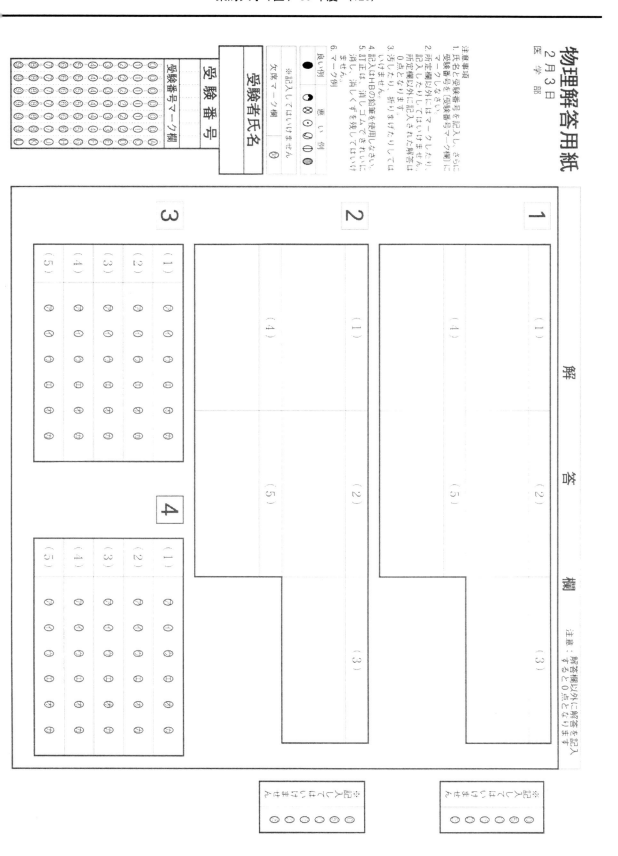

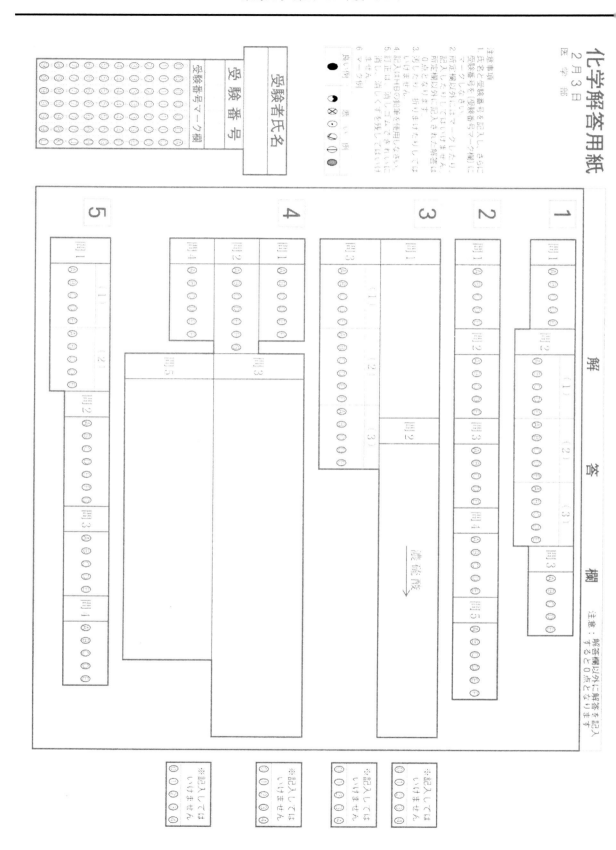

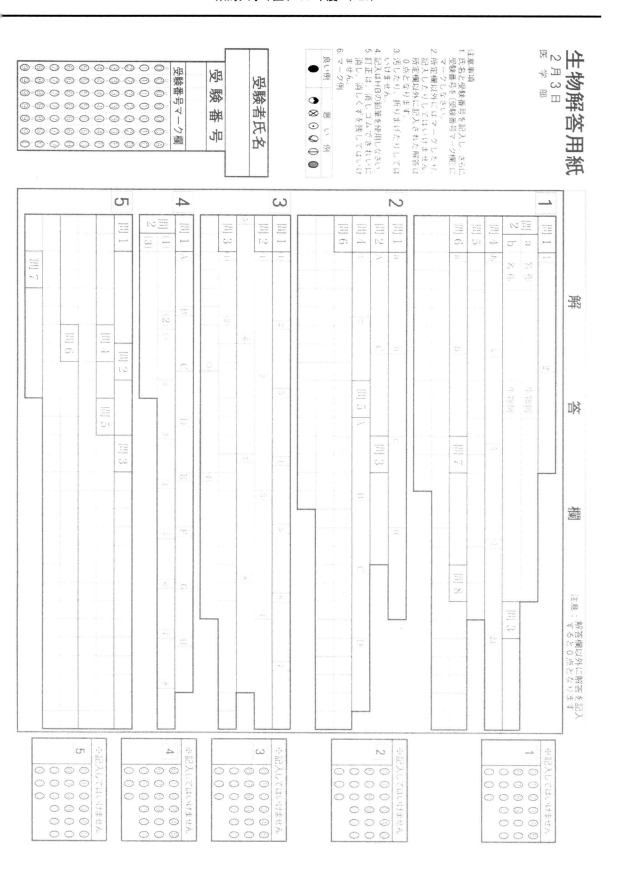

平成29年度

問 題 と 解 答

平成29年度

英 語

問題

2月2日

29年度

東海大学（医）29年度　（1）

1 次の英文を読み，問1，問2，問4，問6，問7，問9は問いに答え，問3，問5，問8は文を完成させなさい。答えは最も適切なものを，それぞれア～エの中から一つ選びなさい。問10は指示に従ってTかFを選びなさい。

When most people imagine the process of cooking, they usually think of preparing ingredients and applying high levels of heat to food. However, since the middle of the 20th century, traditional methods of cooking have been challenged in some very thought-provoking and scientific ways. One of these ways is "sous vide," a revolutionary cooking technique that has been gaining respect in the culinary world.

Sous vide, French for "under vacuum," means that the food is heated in a special plastic bag after the air is taken out. The method is widely employed by restaurant chefs around the world who use a temperature-regulated water bath to cook the food at a non-boiling temperature for hours. The vacuum-sealed plastic bag ensures that the food stays moist and juicy in the middle and does not burn or become overcooked on the outside. In traditional cooking techniques that use direct heat, it is very possible for ingredients to be overcooked, resulting in dried-out or burned food. Sous vide differs from other methods of cooking because it does not apply direct heat to food; the plastic covering even insulates food from the water bath. Many portions of the same meal, each in their separate bags, can be prepared all at once and kept in a refrigerator or frozen for later use.

Sous vide depends on properly and evenly heating the food so that the cell walls of the food's molecules do not burst. Since certain food cooked at low temperature has the potential to cause food poisoning, it is very important that the person operating a sous vide machine observes good food safety practices. As with traditional cooking
(A)
techniques, this method sterilizes the food, destroying any harmful bacteria that may exist and cause illness. However, if a stable temperature is not maintained, it is very possible that food-borne illnesses may result from bacteria and germs that exist naturally. Food must be cooked at a minimum of 47 degrees Celsius for a set length of time to properly sterilize and kill harmful bacteria. Sous vide cooking time is dependent on a variety of factors such as the type of food, its size, and density. [1], cooking a steak using this method can take from two to 72 hours, whereas vegetables can take from 10 minutes to several hours to cook, depending on their thickness and size.

Sous vide is receiving attention as a standard method in large-scale restaurant operations. One particular large American restaurant chain used to advertise that all its food was cooked on site. In 2015, however, the chain had an issue with ingredients that were improperly cooked, and several customers got food poisoning. [2] the public outcry, the company changed the way they prepare food by cooking all meats sous vide in an off-site kitchen and then simply reheating them in the restaurant. In the past, having food shipped in from industrial kitchens was often seen as negative. Thanks to the sous vide method, both food quality and safety have been enhanced.

Sous vide has been growing in popularity in the home, as well. Home-use machines were first introduced in America in the 1970s but did not sell well, since they retailed for thousands of dollars. As costs have dropped, consumers have increasingly been using sous vide machines in their own kitchens to achieve restaurant-like results. In fact, the machines are now available for less than $200. These kitchen appliances allow smaller batches of food to be cooked at home for more reasonable prices.

Head chefs of restaurant chains across the globe are choosing sous vide because they trust the science behind the cooking. They have spent years perfecting recipes and can serve pre-cooked sous vide packets that only need to be reheated and garnished. Now, top restaurants, fast food chains, and even regular cooks at home can use sous vide techniques to create dishes in an efficient, easy, and consistent manner. This method has been one of the leading innovations in modern cooking and continues to gain in popularity.

問1　Which of the following best replaces [　1　] in the third paragraph?

　　ア．On the contrary　　　イ．In addition　　　ウ．At first　　　エ．For example

問2　Which of the following best replaces [　2　] in the fourth paragraph?

　　ア．Due to　　　イ．In place of　　　ウ．Not to mention　　　エ．At the cost of

問3　In the third paragraph, practices is closest in meaning to _____.
　　　　　　　　　　　　　　　　　　(A)

　　ア．exercises　　　イ．procedures　　　ウ．notices　　　エ．warnings

問4　According to the first paragraph, in what ways have traditional methods of cooking been challenged?

　　ア．Chefs are adopting newer ways of cooking.

　　イ．Chefs are cooking a wider range of ingredients.

　　ウ．Chefs are applying higher cooking temperatures.

　　エ．Chefs are cooking for shorter periods of time.

問5　According to the second paragraph, in the process of sous vide cooking, food is _____.

　　ア．stored in a special type of plastic bag to heat the air inside

　　イ．put into a special type of plastic bag after it is heated inside

　　ウ．removed from a special type of plastic bag and heated with air

　　エ．heated in a special type of plastic bag after the air is removed

問6　According to the third paragraph, which of the following is NOT true?

　　ア．Sous vide cooking time depends on the type of food.

　　イ．Sous vide cooking must be done at or above 47 degrees Celsius.

　　ウ．Sous vide cooking has a tendency to cause illnesses.

　　エ．Sous vide cooking kills harmful bacteria in foods.

問7　According to the fourth paragraph, which of the following is true about the American restaurant chain?

　　ア．It maintained a negative image of the food industry.

　　イ．It returned to traditional routines in order to guarantee food safety.

　　ウ．It gave up the "cooked on site" method and started using an off-site kitchen.

　　エ．It improperly reheated sous vide food at an off-site kitchen.

問 8　According to the fifth paragraph, home sous vide cooking devices were not widely used in the 1970s because

＿＿＿＿＿＿＿＿＿＿.

ア．they were not available at affordable prices

イ．they were too dangerous for home kitchens

ウ．they took too long to prepare food

エ．they made food less moist than restaurant food

問 9　Which would be the best title for the passage?

ア．The Modern History of Cooking Techniques

イ．Popular Ingredients in American Food

ウ．An Alternative Cooking Technique

エ．Choosing Equipment for Home Cooking

問10　According to the passage, mark "T" if the statement is true, and mark "F" if the statement is false.

1．Only a small number of sous vide portions can be prepared simultaneously.

2．Nowadays, sous vide food is prepared exclusively in factory kitchens.

3．If food is overcooked, the cell walls of the food molecules are likely to burst.

4．All foods prepared with the sous vide method are packed on site at restaurants.

5．Sous vide is likely to be used in more kitchens in the future.

2 次の 1 ～ 10 の英文の空所に入る最も適切な語(句)を，それぞれア～エの中から一つ選びなさい。

1. Many people say that there is no chance (　　　) any contests, but my mother won a brand new car today!
　　ア．from winning　　イ．of winning　　ウ．to be won　　エ．for being won

2. If I were the king of this country, I (　　　) every Monday a national holiday.
　　ア．am declaring　　イ．will declare　　ウ．have declared　　エ．would declare

3. That guest speaker doesn't like (　　　) interrupted during her talk.
　　ア．be　　イ．being　　ウ．been　　エ．to being

4. When she saw celebrities sitting next to her in a café, she couldn't help (　　　) at them.
　　ア．staring　　イ．stared　　ウ．having staring　　エ．had stared

5. By the end of this century, scientists may (　　　) discovered a cure for the common cold.
　　ア．been　　イ．be　　ウ．have　　エ．have been

6. I haven't been to Okinawa. (　　　) my brother.
　　ア．Neither has　　イ．Either has　　ウ．Has neither　　エ．Has either

7. If I had left earlier, I (　　　) the rain.
　　ア．had avoided　　イ．could have avoided　　ウ．can avoid　　エ．will avoid

8. Meredith decided to interview Dr. Townsend, (　　　) she had read in many magazines.
　　ア．with who　　イ．to whom　　ウ．at who　　エ．about whom

9. Colin noticed a (　　　) between taking a day off after a race and running the next day.
　　ア．differ　　イ．different　　ウ．difference　　エ．differently

10. At the laundromat, Jared opened the washing machine and realized he (　　　) washed his shoes by mistake.
　　ア．has　　イ．was　　ウ．is　　エ．had

3 次の 1 ～ 10 の英文を読み，下線部の意味に最も近い語を，それぞれア～エの中から一つ選びなさい。

1. The professor put her research subjects through many <u>trials</u> before reaching a conclusion.

ア．courts　　イ．tests　　ウ．hearings　　エ．hypotheses

2. The political <u>transition</u> destabilized the economy of the country.

ア．strength　　イ．party　　ウ．change　　エ．climate

3. The old car is still <u>precious</u> to him because it brings back a lot of memories.

ア．valuable　　イ．expensive　　ウ．miserable　　エ．memorable

4. Many critics praised the actor for his <u>magnificent</u> performance in the film.

ア．superb　　イ．mysterious　　ウ．complimentary　　エ．angry

5. The computer store has a clear refund policy for <u>defective</u> goods.

ア．faulty　　イ．private　　ウ．used　　エ．electronic

6. The council was <u>broadly</u> supportive of the new agenda for statewide education.

ア．increasingly　　イ．generally　　ウ．wisely　　エ．bluntly

7. This distinctive style of music <u>has been traced back to</u> the fifteenth century.

ア．originated in　　イ．predated　　ウ．exemplified　　エ．thrived in

8. She was in charge of <u>supervising</u> the entire procedure of the company acquisition.

ア．funding　　イ．designing　　ウ．underlining　　エ．overseeing

9. He <u>shoved</u> the books away and opened his laptop computer.

ア．gave　　イ．threw　　ウ．pushed　　エ．hid

10. Immediately after the team assembled, it started to <u>iron out</u> some of the major problems.

ア．resolve　　イ．cause　　ウ．ignore　　エ．justify

東海大学（医）29年度　(6)

4 次の2つの会話文を読み，6はその意味・内容に合うように文を完成させ，1〜5，7，8は問いに答えなさい。答えは最も適切なものを，それぞれア〜エの中から一つ選びなさい。

Carl: Hey, Bob, do you have a moment?

Bob: Sure. What's up?

Carl: I couldn't help but notice that you've been practicing the guitar. I hear it sometimes through the wall.

Bob: Oh, sorry about that. Is it too loud?

Carl: No, it's no problem at all. You don't play late at night and, to be honest, you sound pretty good! It's so much better than the construction noise I always hear near our building. How long have you been playing?

Bob: Thanks a lot! I've actually been playing for about 10 years. It keeps me calm if I've had a rough day or I just need to <u>let off some steam</u>. Actually, I listen to a lot of music, too. Sometimes I try to play along with a CD.

Carl: I envy you. I've always wanted to play a musical instrument, and I even bought a guitar. As a matter of fact, would you be interested in a new student?

Bob: Sure! I've actually taught guitar to a few people before. Let me know your schedule, and I can come next door.

Carl: Sounds great! Thanks!

1. How can Carl hear Bob's guitar?

　ア. Bob is playing his music CD.

　イ. Carl's apartment is near Bob's.

　ウ. Carl hears lots of construction.

　エ. Bob's students are usually noisy.

2. Why is Carl envious of Bob?

　ア. Bob can play the guitar loudly.

　イ. Bob is a good guitar teacher.

　ウ. Bob can play a musical instrument.

　エ. Bob doesn't work at night.

3. What does Bob mean by <u>let off some steam</u>?

　ア. relieve stress　　　イ. become angry　　　ウ. get some sleep　　　エ. lower the temperature

4. What will most likely happen in the near future?

　ア. Bob will teach Carl how to play the guitar.

　イ. Carl will do some sound proofing on the building.

　ウ. Carl will move to the apartment next door.

　エ. Bob will listen to Carl through the wall.

Marc: Hi, Gabriela. You look like you're deep in thought. What are you up to?

Gabriela: Hi, Marc. I'm trying to decide where to go on vacation during our break. I've narrowed it down to the U.S., but it's such a big country. You're American. Any suggestions?

Marc: Well, of course, we have to start teaching again in a month. How long do you want to travel for?

Gabriela: Eight days at the most, not including the arrival and departure days. I love nature, and I know America has a lot of beautiful scenery. I hope to get in some hiking while I'm there. I went to Boston once for an academic conference but almost never left the hotel it was held in.

Marc: With only eight days, you'll need to narrow your focus. You might consider California, where I'm from. I've seen a lot of the state; it has incredibly beautiful mountains, beaches, forests, and deserts. You can easily fill up eight days just staying in California.

Gabriela: Yeah, actually I've been leaning toward California. It's pretty high on my list. It's so big, though. Where would I start?

Marc: You could fly directly into San Francisco. It's a big city, but also close to many natural areas. For example, Yosemite National Park is only a few hours' drive, and Muir Woods is just across the Golden Gate Bridge. You can also drive down Highway 1 to Los Angeles. The views of the Pacific Ocean are breathtaking.

Gabriela: Sounds nice, but I'll have to dust off my driver's license if I do that! <u>I haven't been behind the wheel in a while</u>.

Marc: You won't regret it if you do. California is an amazing place. Well, I have to head upstairs now. My history class starts in two minutes.

Gabriela: Okay, thanks a lot for the tips!

5. What does Gabriela most likely mean when she says, <u>I haven't been behind the wheel in a while</u>?
   ア. She hasn't learned how to drive.　　イ. She hasn't gotten permission to drive.
   ウ. She hasn't ridden in a car for some time.　　エ. She hasn't driven a car recently.

6. Before talking with Marc, Gabriela had already _____.
   ア. booked a hotel in San Francisco　　イ. driven down Highway 1
   ウ. decided not to hike in Yosemite　　エ. thought of going to California

7. Where is this conversation most likely taking place?
   ア. at a business office　　イ. at a conference　　ウ. at a school　　エ. at a national park

8. According to the conversation, which of the following statements is probably true?
   ア. Gabriela has taken a vacation in California.
   イ. Gabriela isn't fond of spending time outdoors.
   ウ. Marc has traveled around California before.
   エ. Marc is planning to go on a trip with Gabriela.

東海大学（医）29年度　(8)

5 次の問1〜4の英文を読み，話の流れに沿って意味が通るように並べ替えた場合，最も適切なものはどれか。それぞれア〜エの中から一つ選びなさい。

問1　1．Once it starts moving, the wheels rotate together.

2．The rider maintains this forward motion by pedaling.

3．A bicycle relies chiefly on creating momentum.

4．Handlebars are then used to steer around obstacles.

ア．2 → 3 → 1 → 4　　イ．3 → 1 → 2 → 4

ウ．2 → 4 → 1 → 3　　エ．3 → 2 → 4 → 1

問2　1．Learning this prompted Sasha to teach her dog some tricks during her lunch breaks.

2．Most dog trainers think that border collies are an incredibly intelligent breed of dog.

3．Soon, Spot may bring her the newspaper every morning.

4．They can learn new commands very quickly and obey on the first command more than 95% of the time.

ア．2 → 1 → 3 → 4　　イ．4 → 2 → 3 → 1

ウ．2 → 4 → 1 → 3　　エ．4 → 3 → 2 → 1

問3　1．Iris recognition is another. This technology is already being introduced at immigration counters in some airports.

2．The biological information collected is kept in computers and used to check people's identities.

3．Biometrics is a technology used to read biological characteristics of people.

4．One example is fingerprint authentication for ATMs, personal computers, and smart phones.

ア．2 → 3 → 1 → 4　　イ．3 → 1 → 2 → 4

ウ．2 → 4 → 3 → 1　　エ．3 → 2 → 4 → 1

問4　1．As we all know, Americans migrated in a westward direction as America expanded.

2．Many of them settled on the way, rather than moving even further west.

3．These settlers eventually became known as Midwesterners.

4．The reason why a large region of the central United States is called the Midwest is quite simple.

ア．1 → 2 → 3 → 4　　イ．4 → 1 → 2 → 3

ウ．1 → 2 → 4 → 3　　エ．4 → 2 → 1 → 3

6 次のグラフを見て，英文の空所（ 1 ）〜（ 4 ）に入る最も適切なものを，それぞれア〜エの中から一つ選びなさい。

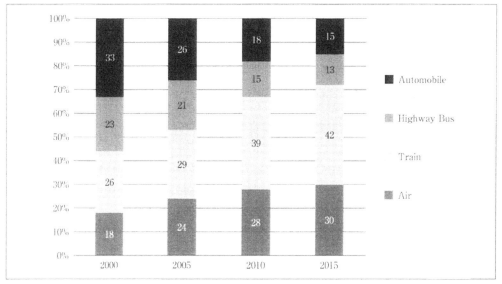

―― 上記のグラフは架空のものです ――

In order to observe trends in transportation usage, data was gathered every five years from 2000 to 2015 on how a study group of 5,000 commuters traveled between City A and City B. The above graph shows how, based on the numbers of trips, percentage shares of only the top four modes of transportation were calculated. Both (1) saw declines in their relative shares during the period studied. Following the completion of a government-funded project, travel by (2) saw the largest change in its relative share from 2005 to 2010. Although air travel increased during the 15-year period studied, it ranked (3) highest in the final year. The greatest change in percentage from the beginning of the period to the end was in the relative share of the automobile, which experienced a drop of exactly (4) percentage points.

（1） ア．automobile and highway bus　　イ．train and air
　　　ウ．highway bus and air　　　　　　エ．automobile and train
（2） ア．air　　イ．train　　ウ．highway bus　　エ．automobile
（3） ア．first　　イ．second　　ウ．third　　エ．fourth
（4） ア．twelve　　イ．fourteen　　ウ．sixteen　　エ．eighteen

7 次の英文を読み，下線部(1)と(2)を日本語に訳しなさい。

In the face of today's changing global economy, cryptocurrencies are seen as a new way to make financial transactions. Cryptocurrencies are funds that can be accessed and traded electronically. Traditional, physical currencies such as the U.S. dollar, Japanese yen, or British pound can be printed by their respective countries. These countries' governments can alter the value of their currency, a situation which can have a negative effect on citizens. For example, the prices of goods and services could potentially be higher or lower, depending on the current state of the economy. Additionally, banks charge fees to access or send money. On the other hand, cryptocurrencies such as Bitcoin bypass banks and financial institutions allow their users to avoid banking fees. Users of alternative currencies hope for one global electronic currency that can be used in the same way as cash.

8 次の下線部(1)と(2)を英語に訳しなさい。

Timber is a natural resource that provides people around the world with homes, furniture, and other wood-based products, including paper. Unfortunately, unsustainable logging in some parts of the world is reducing the size and health of forests. While there are many ways to combat deforestation, encouraging more efficient use of paper by businesses and private citizens is one easy way to do so. 例えば，印刷やコピーを両面にすることは簡単な習慣だが，それで毎年何万もの木が切り倒されることを防ぐことができるかもしれない。 Single-use, disposable coffee cups also contribute to paper waste. In order to reduce the amount of waste from this source, small discounts are already being offered by some cafés to consumers who bring and use their own coffee cups. 少額の割引を提供することはよい考えだが，紙コップの無駄を減らすにはもっと努力が必要だ。 For example, coffee shop customers could be required to pay a higher price if they wish to receive their coffee in a paper cup.

数　学

問題

2月2日

29年度

次の空欄を埋めなさい.

解答は，分数の場合には既約分数の形で，自然数の根号を含む場合には根号の中が最小の自然数となる形で書きなさい.

1 (1) $\dfrac{12}{\sqrt{13}+1}$ の小数部分を b とする. $\dfrac{1}{b}$ の値を, 分母を有理化して求めると $\dfrac{1}{b} = $ ［　ア　］ である.

(2) k を正の定数で, $k \neq 1$ とする. 関数 $f(x) = kx^2 - 2x - 3k^2 + 2k + 5$ の最小値が 3 であるとき, 定数 k の値は

$k = $ ［　イ　］ である.

(3) 1680 のすべての正の約数の和は ［　ウ　］ である.

(4) 次の定積分を求めると, $\displaystyle\int_0^1 x^3(1-x^2)^8 dx = \dfrac{1}{\boxed{\text{エ}}}$ である. ただし, ［　エ　］ は整数である.

(5) 3つの空間ベクトル $\vec{a}$, $\vec{b}$, $\vec{c}$ において, $|\vec{a}| = 1$, $|\vec{b}| = 4$, $|\vec{c}| = \sqrt{2}$ とする.

$\vec{a}$ と $\vec{b}$ のなす角が $60°$, $\vec{a}$ と $\vec{c}$ のなす角が $45°$, $\vec{b}$ と $\vec{c}$ のなす角が $90°$ であるとき

$$|\vec{a} + \vec{b} + \vec{c}| = \boxed{\text{オ}}$$

である.

(6) 原点 O を中心とする半径 4 の円を C とする. 円 C の外部の点 P を通る直線が円 C と異なる 2 点 A, B で交わるとする. PA $= 8$, AB $= 6$ であるとき, OP $= $ ［　カ　］ または OP $= $ ［　キ　］ である. ただし, ［　カ　］ $<$ ［　キ　］ とする.

(7) n を自然数とする. 次の和を求めると

$$_nC_0 + {}_nC_1 + {}_nC_2 + \cdots\cdots + {}_nC_n = \boxed{\text{ク}}$$

である. 次の和を求めると

$$\dfrac{1}{1!(2n)!} + \dfrac{1}{2!(2n-1)!} + \dfrac{1}{3!(2n-2)!} + \cdots\cdots + \dfrac{1}{n!(n+1)!} = \boxed{\text{ケ}}$$

である.

(8) 2次方程式 $3x^2 + 13x + 5 = 0$ の 2 つの解を α, β とする. p を正の実数とする. 放物線 $y = \alpha x^2 + px + \beta$ の準線と放物線 $y = \beta x^2 + px + \alpha$ の準線が一致するとき, $p = $ ［　コ　］ である.

東海大学（医）29 年度 （12）

---

2 (1) 2種類の種 A，B がある．種 A の発芽率は 75%，種 B の発芽率は 60% である．

  (i) 種 A を 1 粒，種 B を 2 粒花壇に植えたとき，少なくとも 1 粒が発芽する確率は ┌─── **ア** ───┐ である．

  (ii) 種 A と種 B を 1 粒ずつ花壇 X，花壇 Y，花壇 Z に植えたとき，すべての花壇で少なくとも 1 粒発芽する確率は ┌─── **イ** ───┐ である．

(2) 2 個のさいころを同時に投げて，出た目の和が n であるとき

$$a = \sin \frac{n\pi}{2}, \quad b = \sin \frac{n\pi}{3}, \quad c = \sin \frac{n\pi}{4}, \quad d = \sin \frac{n\pi}{6}$$

とする．

  (i) $a = 1$ となる確率は ┌─── **ウ** ───┐ であり，$b = -\dfrac{\sqrt{3}}{2}$ となる確率は ┌─── **エ** ───┐ である．
また，$c = \dfrac{\sqrt{2}}{2}$ となる確率は ┌─── **オ** ───┐ であり，$d = \dfrac{1}{2}$ となる確率は ┌─── **カ** ───┐ である．

  (ii) $a，b，c，d$ のうち，少なくとも 1 つが 0 である確率は ┌─── **キ** ───┐ である．

  (iii) $a，b，c，d$ のうち，少なくとも 1 つが負である確率は ┌─── **ク** ───┐ である．

---

3 △OAB において OA $= 4$，OB $= 3$，AB $= 2$ とする．点 A を通り，∠OBA の二等分線と平行な直線を ℓ とする．直線 ℓ と直線 OB の交点を P とする．

(1) ∠AOB $= \theta$ とおくと，$\cos\theta =$ ┌─── **ア** ───┐ である．

(2) 線分 OP の長さは OP $=$ ┌─── **イ** ───┐ であり，線分 AP の長さは AP $=$ ┌─── **ウ** ───┐ である．

(3) ∠OBA の二等分線と線分 OA の交点を A_1 とする．線分 OA_1，A_1A の長さは $OA_1 =$ ┌─── **エ** ───┐，$A_1A =$ ┌─── **オ** ───┐ である．

(4) △ABA_1 の面積は ┌─── **カ** ───┐ である．

(5) 線分 OA 上に点 A_2，A_3，……，A_n，…… が限りなく並んでいて，
線分 OB 上に点 B_1，B_2，B_3，……，B_n，…… が限りなく並んでいて，

$$OA > OA_1 > OA_2 > OA_3 > \cdots\cdots > OA_n > \cdots\cdots$$
$$OB > OB_1 > OB_2 > OB_3 > \cdots\cdots > OB_n > \cdots\cdots$$
$$\angle ABA_1 = \angle BA_1B_1$$
$$\angle ABA_1 = \angle A_nB_nA_{n+1} \quad (n = 1, 2, 3, \cdots\cdots)$$
$$\angle ABA_1 = \angle B_nA_{n+1}B_{n+1} \quad (n = 1, 2, 3, \cdots\cdots)$$

であるとする．

  (i) 線分 A_1A_2，A_3A_4，A_5A_6，……，$A_{2n+1}A_{2n+2}$，…… の長さの総和は ┌─── **キ** ───┐ である．

  (ii) 線分 AB，BA_1，A_1B_1，B_1A_2，A_2B_2，B_2A_3，A_3B_3，……，A_nB_n，B_nA_{n+1}，…… の長さの総和は ┌─── **ク** ───┐ である．

  (iii) △ABA_1，△$A_1B_1A_2$，△$A_2B_2A_3$，△$A_3B_3A_4$，……，△$A_nB_nA_{n+1}$，…… の面積の総和は ┌─── **ケ** ───┐ である．

物理

問題

2月2日

29年度

1 図のように，滑らかで水平な床の上に底面が滑らかで質量がMの台Aを置く。台Aの上面は水平で滑らかであり，両端には垂直な壁が間隔dで設置されている。自然長がℓ_0($\ell_0 < d$)でばね定数がkの軽いばねの一端を左側の壁に固定し，他端を質量がmの小物体Bにつないである。はじめ，ばね長をℓ_1まで縮め，小物体Bを台Aに固定する。このとき台Aは静止している。次に，小物体Bの固定を解除したところ台Aおよび小物体Bは動き始め，小物体Bは右側の壁に衝突した。ばねの伸び縮みは台Aの上面に沿い，小物体Bと壁との衝突は弾性衝突であり，運動はすべて紙面の中で行われるとして，次の各問いに答えなさい。

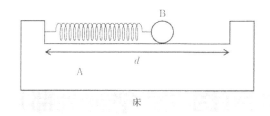

(1) 小物体Bが台Aの右側の壁に衝突する直前の台Aの速さを求めなさい。

(2) (1)と同じ瞬間での小物体Bの速さを求めなさい。

(3) (1)の衝突直後の台Aの速さを求めなさい。

(4) この衝突直後の小物体Bの速さを求めなさい。

(5) この衝突後に小物体Bはばねを縮める。このときのばねの最小の長さを求めなさい。

2. 極板間の間隔が d [m] で，極板の面積が S [m²] の平行板コンデンサー C_1 と C_2 を準備した。コンデンサー C_2 の極板 A'-B' 間には，厚さが $\frac{d}{2}$ [m] で，面積が $\frac{S}{2}$ [m²] の金属導体板を，極板と平行かつ極板 A' および B' からの距離が等しくなるように挿入してある。なお，すべての極板は極板間距離に比べて充分に大きく，極板間は真空とみなし，どのコンデンサーにも初めは電荷が蓄えられていないものとする。また，電場は極板 A-B 間，および極板 A'-B' 間にのみ発生し，電気力線の向きは常に極板と垂直であるものとする。図のようにコンデンサー C_1 と C_2 を使って回路を組み，はじめはすべてのスイッチ Sw1, Sw2, Sw3, Sw4 を開いておく。ここで，直流電源の起電力は V [V]，抵抗の抵抗値は R [Ω]，コイルの自己インダクタンスは L [H]，交流電源で加える交流電圧は正弦波で表わされ，その角周波数は ω [rad/s] である。それぞれの電源の内部抵抗及びコイルの抵抗は無視できるとする。真空の誘電率を ε_0 [F/m] とし，次の各問いに答えなさい。なお各問いは，それぞれのスイッチ操作を行ってから充分に時間が経過した後の状態について考えるものとする。

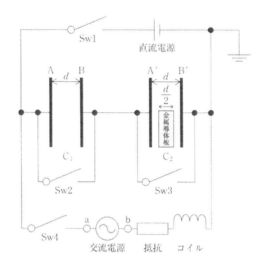

(1) スイッチ Sw1 と Sw3 だけを閉じたとき，コンデンサー C_1 の極板 A-B 間の電場の強さ [N/C] を求めなさい。

(2) 次に，一旦 Sw1 と Sw3 を開いてから Sw2 を閉じ，再び Sw1 を閉じたとき，コンデンサー C_2 に蓄えられる静電エネルギー [J] を求めなさい。

(3) 次に，スイッチ Sw2 は閉じたままでスイッチ Sw1 を開き，その後スイッチ Sw4 を閉じたとき，抵抗に流れる電流の実効値が I_e [A] であった。交流電源をはさむ端子 a-b 間の電圧の実効値 [V] を求めなさい。

(4) (3)の状態で交流電圧の周波数を変化させると，ある特定の周波数で大きな電流が流れる共振現象がおこる。このときの交流の周波数（共振周波数）[Hz] を求めなさい。

(5) (3)の状態を保ったままスイッチ Sw2 を開き，交流電圧の周波数を変化させると，(4)の場合とは異なる周波数で共振現象がおこる。このときの共振周波数は(4)のときの何倍になるかを求めなさい。

3 図に示すように，単原子分子理想気体を，状態A，状態B，状態Cを頂点とする三角形の各辺に沿ってゆっくり変化させる。状態Aの圧力は P_0 [Pa]，体積は V_0 [m³] である。次の各問いについて，それぞれの解答群の中から最も適切なものを一つ選び，解答欄の記号にマークしなさい。

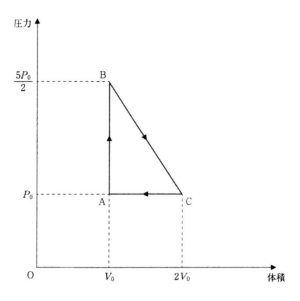

(1) 過程A→Bで気体が吸収する熱量を求めなさい。

(2) 過程A→B→C→Aで気体がする仕事を求めなさい。

(3) 過程A→B→C→Aの間に気体がとる最高温度は，状態Aの温度の何倍になるかを求めなさい。

(4) 過程B→Cの途中に状態Xがある。気体は過程B→Xでは熱を吸収して，過程X→Cでは熱を放出する。状態Xでの気体の体積を求めなさい。

(5) 過程A→B→C→Aのサイクルを熱機関とみなしたときの熱効率を求めなさい。

東海大学（医） 29 年度 （16）

〔解答群〕

(1) ア. $\dfrac{9}{4}P_0V_0$ 　　イ. $\dfrac{15}{4}P_0V_0$ 　　ウ. $\dfrac{5}{2}P_0V_0$ 　　エ. $\dfrac{3}{2}P_0V_0$ 　　オ. $\dfrac{9}{2}P_0V_0$ 　　カ. $\dfrac{7}{4}P_0V_0$

(2) ア. $\dfrac{3}{2}P_0V_0$ 　　イ. $\dfrac{1}{2}P_0V_0$ 　　ウ. $\dfrac{7}{4}P_0V_0$ 　　エ. $\dfrac{2}{3}P_0V_0$ 　　オ. $\dfrac{3}{4}P_0V_0$ 　　カ. $\dfrac{4}{3}P_0V_0$

(3) ア. $\dfrac{5}{2}$ 　　イ. $\dfrac{21}{8}$ 　　ウ. $\dfrac{8}{3}$ 　　エ. 3 　　オ. $\dfrac{13}{4}$ 　　カ. 2

(4) ア. $\dfrac{4}{3}V_0$ 　　イ. $2V_0$ 　　ウ. V_0 　　エ. $\dfrac{7}{4}V_0$ 　　オ. $\dfrac{3}{2}V_0$ 　　カ. $\dfrac{5}{3}V_0$

(5) ア. $\dfrac{3}{13}$ 　　イ. $\dfrac{7}{13}$ 　　ウ. $\dfrac{9}{43}$ 　　エ. $\dfrac{1}{3}$ 　　オ. $\dfrac{11}{32}$ 　　カ. $\dfrac{21}{43}$

4 ほぼ真空のガラス管内に封入した陽極と陰極からなる光電管を図のような回路に接続した。陰極に特定の波長の光を当てると陰極から光電子が飛び出す。光電子が陽極に到達すると回路に光電流が流れる。この回路には直流電源が組み込まれており，陽極と陰極の間の電位差を変化させることができる。陽極と陰極の間の電位差を変化させることで光電流の大きさが変化する。電子の質量を m [kg]，電子の持つ電気量を $-e$ [C]（$e > 0$），光の速さを c [m/s] とする。次の各問いについて，それぞれの解答群の中から最も適切なものを一つ選び，解答欄の記号にマークしなさい。

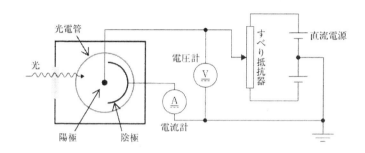

光電管の陰極に波長 λ_1 [m] の光を当てると光電流が流れた。波長 λ_1 の光を陰極に当てながら陰極を基準にした陽極の電位を負にし，徐々に陽極の電位を低くすると，あるところで光電流が 0 となった。このときの陰極を基準にした陽極の電位は $-V_1$ [V]（$V_1 > 0$）であった。同様にこの陰極に波長 λ_2 [m]（$\lambda_1 < \lambda_2$）の光を当てると光電流が流れた。波長 λ_2 の光を陰極に当てながら陰極を基準にした陽極の電位を負にし，徐々に陽極の電位を低くすると，あるところで光電流が 0 となった。このときの陰極を基準にした陽極の電位は $-V_2$ [V]（$V_2 > 0$）であった。

(1) プランク定数を求めなさい。

(2) 陰極の金属の仕事関数を求めなさい。

(3) 陰極の金属の限界振動数を求めなさい。

光電管の陰極に波長 λ_3 [m]（$\lambda_1 < \lambda_3 < \lambda_2$）の光を当てると光電流が流れた。陽極と陰極の間の電位差を変化させると，ある電位差のとき光電流が流れなくなった。

(4) このときの陰極を基準にした陽極の電位を求めなさい。

(5) このとき陰極から飛び出した光電子の最大の速さを求めなさい。

〔解答群〕

(1) ア．$\dfrac{e(V_1-V_2)\lambda_1\lambda_2}{c(\lambda_1-\lambda_2)}$　　イ．$\dfrac{e(V_1-V_2)\lambda_1\lambda_2}{c(\lambda_2-\lambda_1)}$　　ウ．$\dfrac{ec(V_1-V_2)}{\lambda_2-\lambda_1}$　　エ．$\dfrac{ec(V_1-V_2)}{\lambda_1-\lambda_2}$

　　オ．$\dfrac{e(V_1-V_2)}{c(\lambda_2-\lambda_1)}$　　カ．$\dfrac{e(V_1-V_2)}{c(\lambda_1-\lambda_2)}$

(2) ア．$\dfrac{e(V_2-V_1)\lambda_1\lambda_2}{\lambda_1-\lambda_2}$　　イ．$\dfrac{e(V_1\lambda_1-V_2\lambda_1)}{\lambda_2-\lambda_1}$　　ウ．$\dfrac{e(V_2\lambda_2-V_1\lambda_1)}{\lambda_1-\lambda_2}$　　エ．$\dfrac{e(V_2\lambda_2-V_1\lambda_1)}{\lambda_2-\lambda_1}$

　　オ．$\dfrac{e(V_2\lambda_2-V_1\lambda_1)}{c(\lambda_1-\lambda_2)}$　　カ．$\dfrac{e(V_1\lambda_1+V_2\lambda_2)}{\lambda_1-\lambda_2}$

(3) ア．$\dfrac{c(V_1\lambda_1-V_2\lambda_2)}{(V_1-V_2)\lambda_1\lambda_2}$　　イ．$\dfrac{c(V_1\lambda_2-V_2\lambda_1)}{(V_1-V_2)\lambda_1\lambda_2}$　　ウ．$\dfrac{c(V_1\lambda_1-V_2\lambda_2)}{(V_2-V_1)\lambda_1\lambda_2}$　　エ．$\dfrac{c(V_1\lambda_2-V_2\lambda_1)}{(V_2-V_1)\lambda_1\lambda_2}$

　　オ．$\dfrac{c(V_1\lambda_1-V_2\lambda_2)}{V_1-V_2}$　　カ．$\dfrac{c(V_1\lambda_1-V_2\lambda_2)}{V_2-V_1}$

(4) ア．$\dfrac{V_1\lambda_1(\lambda_2-\lambda_3)-V_2\lambda_2(\lambda_1-\lambda_3)}{(\lambda_2-\lambda_1)\lambda_3}$　　イ．$\dfrac{V_1\lambda_1(\lambda_2-\lambda_3)-V_2\lambda_2(\lambda_1-\lambda_3)}{(\lambda_1-\lambda_2)\lambda_3}$

　　ウ．$\dfrac{V_1\lambda_2(\lambda_2-\lambda_3)-V_2\lambda_1(\lambda_1-\lambda_3)}{(\lambda_2-\lambda_1)\lambda_3}$　　エ．$\dfrac{V_1\lambda_1(\lambda_2-\lambda_3)+V_2\lambda_2(\lambda_1-\lambda_3)}{(\lambda_1-\lambda_2)\lambda_3}$

　　オ．$\dfrac{V_2\lambda_1(\lambda_2-\lambda_3)-V_1\lambda_2(\lambda_1-\lambda_3)}{(\lambda_2-\lambda_1)\lambda_3}$　　カ．$\dfrac{V_1\lambda_2(\lambda_2-\lambda_3)-V_2\lambda_1(\lambda_1-\lambda_3)}{(\lambda_2-\lambda_1)\lambda_2}$

(5) ア．$\sqrt{\dfrac{2e}{m}\dfrac{V_1\lambda_2(\lambda_2-\lambda_3)-V_2\lambda_1(\lambda_1-\lambda_3)}{(\lambda_2-\lambda_1)\lambda_3}}$　　イ．$\sqrt{\dfrac{2e}{m}\dfrac{V_1\lambda_1(\lambda_2-\lambda_3)-V_2\lambda_2(\lambda_1-\lambda_3)}{(\lambda_1-\lambda_2)\lambda_3}}$

　　ウ．$\sqrt{\dfrac{2e}{m}\dfrac{V_1\lambda_2(\lambda_2-\lambda_3)-V_2\lambda_1(\lambda_1-\lambda_3)}{(\lambda_2-\lambda_1)\lambda_2}}$　　エ．$\sqrt{\dfrac{2e}{m}\dfrac{V_1\lambda_2(\lambda_2-\lambda_3)-V_2\lambda_1(\lambda_1-\lambda_3)}{(\lambda_1-\lambda_2)\lambda_3}}$

　　オ．$\sqrt{\dfrac{2e}{m}\dfrac{V_1\lambda_1(\lambda_2-\lambda_1)-V_2\lambda_2(\lambda_1-\lambda_3)}{(\lambda_2-\lambda_1)\lambda_3}}$　　カ．$\sqrt{\dfrac{2e}{m}\dfrac{V_1\lambda_1(\lambda_2-\lambda_3)+V_2\lambda_2(\lambda_3-\lambda_1)}{(\lambda_2-\lambda_1)\lambda_3}}$

化 学

問題

2月2日

29年度

解答に必要があれば，次の値を用いなさい。

原子量：H = 1.0，C = 12.0，N = 14.0，O = 16.0，S = 32.0，Ni = 59.0，Cu = 63.5，Zn = 65.0，Ba = 137

気体定数：$R = 8.31 \times 10^3 \, \text{Pa} \cdot \text{L/(K} \cdot \text{mol)}$，アボガドロ定数：$N_A = 6.02 \times 10^{23}/\text{mol}$

1 　銅は，天然に単体として存在することもあるが，多くは主成分が化合物（　ア　）である黄銅鉱などの鉱石として産出する。黄銅鉱を溶鉱炉で空気とともに加熱して鉄や硫黄分を除くと化合物（　イ　）が得られ，さらに高温で加熱すると粗銅が得られる。粗銅を陽極，純銅板を陰極として，硫酸銅（Ⅱ）水溶液に入れ電気分解すると，陰極に純銅が得られる。銅を空気中で1000℃以上に加熱すると化合物（　イ　）が生成する。以下の各問いに答えなさい。

問1　化合物（　ア　）は，銅と鉄と硫黄のみからなる。化合物（　ア　）を空気中で加熱すると，硫化銅（Ⅰ），酸化鉄（Ⅲ），二酸化硫黄が，物質量の比として1：1：3の割合で生じる。化合物（　ア　）の組成式を，解答欄に書きなさい。

問2　化合物（　イ　）の名称とその色の正しい組合せはどれか。次の中から最も適切なものを一つ選んで，解答欄の記号にマークしなさい。

	名称	色
A	酸化銅（Ⅰ）	赤色
B	酸化銅（Ⅰ）	黒色
C	酸化銅（Ⅰ）	緑色
D	酸化銅（Ⅱ）	赤色
E	酸化銅（Ⅱ）	黒色
F	酸化銅（Ⅱ）	緑色

問3 不純物としてニッケル，亜鉛，銀のみを含む銅板を陽極に，純銅板を陰極に用いて硫酸銅（Ⅱ）水溶液を電圧
0.3 V で電気分解すると，陽極が 201.3 g 減少し，陰極が 200.0 g 増加した。このとき，溶液中の銅イオンは
0.400 mol 減少し，陽極の下には沈殿が 2.5 g 生じた。次の(1)～(3)に答えなさい。

(1) 陽極の下に生じた沈殿に含まれる金属の単体に関する記述の中で，正しいものはどれか。次の中から最も
適切なものを一つ選んで，解答欄の記号にマークしなさい。

A．熱水と反応して水素を発生する。

B．塩酸とは反応しないが，空気中では表面が徐々に酸化され酸化物の被膜が生じる。

C．水酸化ナトリウム水溶液と反応して溶ける。

D．希硝酸と反応して一酸化窒素を発生する。

E．濃硝酸に浸すと表面にち密な酸化物の被膜が生じる。

(2) 陽極から溶けだした銅は何 g か。次の中から最も適切なものを一つ選んで，解答欄の記号にマークしな
さい。

A．149.2 g　　B．174.6 g　　C．187.3 g　　D．198.8 g　　E．200.0 g

(3) 陽極から溶けだしたニッケルは何 g か。次の中から最も適切なものを一つ選んで，解答欄の記号にマー
クしなさい。

A．5.9 g　　B．8.9 g　　C．11.8 g　　D．17.7 g　　E．23.6 g

2 酸と塩基とが中和反応して水1molが生成するときの反応熱を一般に中和熱という。強酸の希薄水溶液を強塩基の希薄水溶液で中和して塩の希薄水溶液が得られる場合，その中和熱は酸と塩基の種類によらず一定の値56.5 kJ/molとなる。一方，弱酸や弱塩基が関わる中和反応の中和熱はこの値からずれる。この値と，表1および表2に示した物質の生成熱と溶解熱の値を用いて，以下の各問いに答えなさい。ただし，溶液はすべて希薄水溶液とし，表2のアンモニアの水への溶解熱は，アンモニアが電離していないときのものである。

表1　いくつかの物質の生成熱

物質	生成熱〔kJ/mol〕
HCl（気）	92.3
NaOH（固）	425.6
NaCl（固）	411.1
H_2O（液）	285.8
NH_3（気）	45.9
NH_4Cl（固）	313.4

表2　いくつかの物質の水への溶解熱

物質	溶解熱〔kJ/mol〕
HCl（気）	74.9
NaCl（固）	−3.9
NH_3（気）	34.2
NH_4Cl（固）	−14.8

問1　下線部(a)で述べた強酸の希薄水溶液と強塩基の希薄水溶液の中和反応に共通な熱化学方程式を，解答欄に書きなさい。

問2　固体の水酸化ナトリウム1molを希塩酸で直接中和すると，その反応熱は何kJの発熱あるいは吸熱となるか。次の中から最も近いものを一つ選んで，解答欄の記号にマークしなさい。

　　　A．25 kJの発熱　　　B．50 kJの発熱　　　C．75 kJの発熱　　　D．100 kJの発熱
　　　E．25 kJの吸熱　　　F．50 kJの吸熱　　　G．75 kJの吸熱　　　H．100 kJの吸熱

問3　固体の水酸化ナトリウム1molを大量の水に溶かすと，その反応熱は何kJの発熱あるいは吸熱となるか。次の中から最も近いものを一つ選んで，解答欄の記号にマークしなさい。

　　　A．5 kJの発熱　　　B．20 kJの発熱　　　C．30 kJの発熱　　　D．45 kJの発熱
　　　E．5 kJの吸熱　　　F．20 kJの吸熱　　　G．30 kJの吸熱　　　H．45 kJの吸熱

問4　アンモニア1molを溶かしたアンモニア水を希塩酸で中和すると，その反応熱は何kJの発熱あるいは吸熱となるか。次の中から最も近いものを一つ選んで，解答欄の記号にマークしなさい。ただし，アンモニア水中のアンモニアは電離していないものとする。

   A．25 kJの発熱　　　B．50 kJの発熱　　　C．75 kJの発熱　　　D．100 kJの発熱

   E．25 kJの吸熱　　　F．50 kJの吸熱　　　G．75 kJの吸熱　　　H．100 kJの吸熱

問5　水溶液中でアンモニア1molが，水分子と反応してアンモニウムイオンと水酸化物イオンとに電離したとすると，その反応熱は何kJの発熱あるいは吸熱となるか。次の中から最も近いものを一つ選んで，解答欄の記号にマークしなさい。

   A．5 kJの発熱　　　B．20 kJの発熱　　　C．30 kJの発熱　　　D．45 kJの発熱

   E．5 kJの吸熱　　　F．20 kJの吸熱　　　G．30 kJの吸熱　　　H．45 kJの吸熱

3 化合物（ ア ）〜（ オ ）は，いずれも無機物質である。（ ア ）と（ イ ）は加熱すると，ともに二酸化炭素を発生する。（ ア ）を加熱して二酸化炭素が発生した後に生成する固体（ ウ ）は生石灰ともいわれる。（ ウ ）は，水と反応して（ エ ）となる。（ エ ）の水溶液に二酸化炭素を通じると，（ ア ）の沈殿が生成する。一方，（ イ ）は重曹ともいわれ，加熱して二酸化炭素が発生した後に生成する塩（ オ ）は水に溶ける。以下の各問いに答えなさい。

問1　化合物（ ア ），（ ウ ），（ エ ）の性質に関する記述の中で，誤っているものはどれか。次の中から一つ選んで，解答欄の記号にマークしなさい。

　　　　A.（ ア ）は，石灰石や大理石の主成分である。
　　　　B.（ ア ）は，強酸と反応して二酸化炭素を生成する。
　　　　C.（ ウ ）は，乾燥剤として用いられる。
　　　　D.（ ウ ）は，セメントに含まれる。
　　　　E.（ エ ）は，水に溶けると弱塩基性を示す。
　　　　F.（ エ ）は，さらし粉の製造に用いられる。

問2　化合物（ ア ）は二酸化炭素を含む水に溶ける。この反応は，可逆反応である。この反応の化学反応式を，解答欄に書きなさい。

東海大学（医）29 年度　(24)

問3　ある量の化合物（　イ　）を加熱したところ，一部が反応して（　オ　）が生成した。このとき発生した二酸化炭素のみを27℃のもとで，水1.0 L を含む容積5.0 L の容器に集めたところ，内部の気体の圧力が 1.0×10^5 Pa となった。その後，容器内の液体を取り出して塩化バリウム水溶液を加えたところ，難溶性の白色沈殿が7.9 g 生じた。次の(1)～(3)に答えなさい。ただし，水の蒸気圧は無視してよい。

(1)　発生した二酸化炭素の物質量は何 mol か。次の中から最も近いものを一つ選んで，解答欄の記号にマークしなさい。ただし，気体はすべて理想気体とする。

　　　A．0.10 mol　　　B．0.20 mol　　　C．0.30 mol　　　D．0.40 mol　　　E．0.50 mol

(2)　化合物（　オ　）の性質に関する記述の中で正しいものはどれか。次の中から最も適切なものを一つ選んで，解答欄の記号にマークしなさい。

　　　A．強酸の水溶液を加えると，一酸化炭素を発生する。
　　　B．水に溶けると，弱酸性を示す。
　　　C．空気中で放置すると，水分を吸収して溶ける。
　　　D．オストワルト法で製造される。
　　　E．ガラスや洗剤の原料として利用される。

(3)　二酸化炭素が発生した後に残った固体をすべて水に溶かし，200 mL の水溶液とした。そのうち5 mL をとり，0.50 mol/L の希塩酸を用いてメチルオレンジを指示薬として滴定したところ，終点まで25 mL を要した。加熱前に存在した（　イ　）は何 mol か。次の中から最も近いものを一つ選んで，解答欄の記号にマークしなさい。

　　　A．0.10 mol　　　B．0.20 mol　　　C．0.30 mol　　　D．0.40 mol　　　E．0.50 mol

4 表に示した化合物（ ア ）〜（ カ ）は，いずれもベンゼン環に1つ，または2つの原子団が水素原子と置換して結合した化合物であり，特有の薬理作用を示す芳香族化合物である。化合物（ オ ）はアニリンをアセチル化して得られる化合物である。以下の各問いに答えなさい。

化合物	分子式	含まれる原子団	原子団の位置	薬理作用
（ ア ）	$C_9H_8O_4$	aとb	o-位	解熱鎮痛作用
（ イ ）	$C_8H_8O_3$	cとd	o-位	消炎鎮痛作用
（ ウ ）	C_7H_8O	dとe	o-位，m-位，p-位	i
（ エ ）	$C_6H_8N_2O_2S$	fとg	p-位	病原菌の活動を阻害する作用
（ オ ）	C_8H_9NO	h	—	j
（ カ ）	$C_8H_9NO_2$	dとh	p-位	j

問1 化合物（ ア ）〜（ カ ）の元素分析を行ったところ，ある化合物の炭素の質量百分率は41.9%，水素の質量百分率は4.7%であった。この化合物はどれか。次の中から一つ選んで，解答欄の記号にマークしなさい。

 A．ア B．イ C．ウ D．エ E．オ F．カ

問2 化合物（ ア ）と（ イ ）は，いずれもある有機化合物（ キ ）から1段階の反応で得られる。化合物（ キ ）の合成法に関する記述の中で正しいものはどれか。次の中から最も適切なものを一つ選んで，解答欄の記号にマークしなさい。

 A．o-キシレンを過マンガンカリウム水溶液で酸化すると得られる。

 B．クロロベンゼンを水酸化ナトリウム水溶液と混合し，高温・高圧で反応させる。得られた有機化合物Xの水溶液に塩酸を加えると得られる。

 C．化合物Xの水溶液に二酸化炭素を通じると得られる。

 D．ニトロベンゼンを濃塩酸と鉄で還元したのち，その溶液に水酸化ナトリウム水溶液を加える。得られた有機化合物Yに無水酢酸を反応させると得られる。

 E．化合物Yと亜硝酸ナトリウムを氷冷した塩酸中で反応させる。得られた有機化合物Zの水溶液に，化合物Xの水溶液を加えると得られる。

 F．化合物Zの水溶液を室温に加熱して得られる有機化合物と水酸化ナトリウムとから生じる塩に，二酸化炭素を高温・高圧で反応させ，その後希硫酸を加えると得られる。

問3　化合物（　ウ　）の3つの異性体のうち m-異性体の構造式を，解答欄に書きなさい。

問4　化合物（　ア　）～（　カ　）のうち，次の性質①と②にあてはまるものはそれぞれいくつあるか。A～Iの中から最も適切な組合せを一つ選んで，解答欄の記号にマークしなさい。

性質①　水に溶けると，弱い塩基性を示す。
性質②　水に溶けると，弱い酸性を示す。

	性質①	性質②
A	1	1
B	1	3
C	1	4
D	3	1
E	3	3
F	3	4
G	4	1
H	4	3
I	4	4

問5　薬理作用 i と j はそれぞれ何か。次の中から最も適切な組合せを一つ選んで，解答欄の記号にマークしなさい。

	薬理作用 i	薬理作用 j
A	麻酔作用	解熱作用
B	麻酔作用	消炎作用
C	麻酔作用	制酸作用
D	血管拡張作用	解熱作用
E	血管拡張作用	消炎作用
F	血管拡張作用	制酸作用
G	殺菌・消毒作用	解熱作用
H	殺菌・消毒作用	消炎作用
I	殺菌・消毒作用	制酸作用

5 以下の各問いに答えなさい。

問1 フッ化カルシウムは蛍石（ほたるいし）の主成分であり，イオン結晶を形成する。次の(1)～(3)に答えなさい。

(1) フッ化カルシウムの結晶の単位格子として，最も適切なものはどれか。次の中から一つ選んで，解答欄の記号にマークしなさい。ただし，下図の結晶の単位格子はいずれも立方体である。

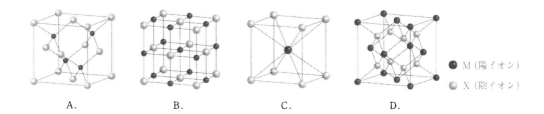

A.　　　　　B.　　　　　C.　　　　　D.

(2) フッ化カルシウムの式量は78.1であり，結晶の単位格子の1辺の長さは5.44×10^{-8} cmである。フッ化カルシウムの密度はいくらか。次の中から最も近いものを一つ選んで，解答欄の記号にマークしなさい。

A. 1.6 g/cm³　　B. 2.4 g/cm³　　C. 3.2 g/cm³　　D. 4.8 g/cm³　　E. 6.4 g/cm³

(3) フッ化カルシウムに濃硫酸を加えて加熱すると，分子性化合物が生成する。この分子性化合物に関する記述として，誤っているものはどれか。次の中から一つ選んで，解答欄の記号にマークしなさい。

A. 水と激しく反応し，酸素を発生する。
B. 水に溶けると，弱酸性を示す。
C. 水溶液は，二酸化ケイ素を溶かす。
D. 沸点は，常温付近（20℃）である。
E. 液体状態において，水素結合している。

問2 ポリ酢酸ビニルを加水分解して得られたポリマー（ ア ）1.0 gを水に溶かし，全量を100 mLとした。この水溶液の浸透圧を27℃で測定したところ，3.0×10^3 Paであった。次の(1)，(2)に答えなさい。

(1) ポリマー（ ア ）の構造式を，解答欄に書きなさい。

(2) ポリ酢酸ビニルの平均分子量はいくらか。次の中から最も近いものを一つ選んで，解答欄の記号にマークしなさい。

A. 4.0×10^3　　B. 8.0×10^3　　C. 1.2×10^4　　D. 1.6×10^4　　E. 2.0×10^4
F. 2.4×10^4　　G. 2.8×10^4

生　物

問題　29年度
2月2日

1　次の文章 I、II を読み、以下の各問いに答えなさい。

I．酵母は真核細胞であり、原核細胞と異なり細胞内に2重の膜を伴う構造体である（　1　）とミトコンドリアを持つ。酵母は（　2　）を用いた呼吸でエネルギーを得ることができるが、一方で古くからワインやビールの醸造に利用されており、この場合は（　2　）を用いずにグルコースからエタノールと（　3　）を産生してエネルギーを得る。この過程を（　4　）と呼んでいる。呼吸を行う酵母にはミトコンドリアが発達しているが、（　2　）の無い条件で培養すると（　4　）だけを行うようになり、ミトコンドリアの数や大きさが減少する。このように酵母は環境に応じて細胞内構成物を調整し、代謝を変化させることがわかっている。
(A)

II．酵母が環境に応じて代謝を変化させる機構について、特にグルコース濃度に注目して実験を行った。
　2％濃度のグルコースを含む培養液（必要最小限の各種アミノ酸等も含んでいる）に一定数の酵母を移し、26℃で容器を振とうさせながら培養した。この時、薬剤Aを加えた条件、加えない条件で培養時間と細胞数の関係を示したものが図1aである。薬剤Aはミトコンドリアの（　5　）に存在するシトクロムc酸化酵素を特異的に阻害する作用を持つ。Aを加えずに培養した結果が実線で、Aを加えた場合の結果が点線で示してある。この時（　2　）の消費率を、Aの有無で比較したものが図1bである。

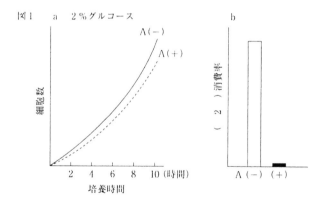

　A非添加（A(−)）、および添加（A(+)）の2％グルコース含有培養液で12時間培養した酵母を、それぞれ0.08％グルコース濃度を含む培養液（図2aおよび図2b）に移してA非添加（A(−)）、A添加（A(+)）の条件で培養した。培養時間と細胞数の関係を図1と同様に示す。

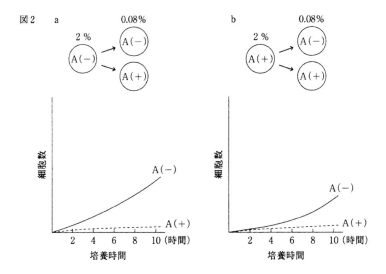

問1　文中の（　1　）～（　5　）に当てはまる最も適切な語句を答えなさい。

問2　エネルギーの観点から見た場合，下線部(A)はどのように言い換えることができるか。エネルギーとして用いる分子の名前を含めた15字以内の文章（句読点を含む）で答えなさい。

問3　下線部(B)において薬剤Aが阻害する反応系①を何と呼ぶか。また，その反応系の阻害は，結果としてもう一つの反応系②の働きも阻害する。もう一つの反応系②の名称と，これが阻害される理由を，句読点を含めて50字以内で説明しなさい。

問4　図2は，きわめて低いグルコース濃度の場合，酵母菌は（　2　）を用いた呼吸によって生育できるが，（　4　）では生育できないことを示している。これは2種類の代謝系のどのような違いによるものか，句読点を含めて25字以内で説明しなさい。

問5　図2bで，図2aと比べて実線の立ち上がりに時間を要した理由を推測し，句読点を含めて40字以内で説明しなさい。

2　次の文章Ⅰ，Ⅱを読み，以下の各問いに答えなさい。

Ⅰ．酵素は，生命活動の根幹である無数の化学反応を進めている。大部分の酵素は　1　でつくられている。酵素が作用する物質は　2　と呼ばれる。酵素自体は反応の前後で変化することなしに，化学反応を促進する。つまり　3　としてはたらいている。酵素による化学反応の大きな特徴は決まった　2　としか作用しないことであり，これを　4　という。このために酵素は生物の化学反応の数に応じた種類が存在し，それぞれ決まった化学反応のみを進めることが出来る。これらの酵素のはたらきは調節が可能である。例えば，ある酵素の反応生成物が　5　としてはたらき，その反応系が進み過ぎないように抑制するしくみは，よく見られる調節形式である。

問1　文中の　1　～　5　に当てはまる最も適切な語句を答えなさい。

問2　酵素による化学反応は様々な外的環境条件により影響をうける。代表的な外的環境条件を2つ挙げなさい。

問3　図1の実線は酵素の反応速度と基質濃度の関係を示すグラフである。図2は酵素の化学反応の模式図である。下述の(1)，(2)の条件にした場合，グラフはどのように変化するか。(1)，(2)それぞれについて，図1中の破線で示されている記号A～Eのうち最も適切なものを1つ選びなさい。ただし，酵素が反応する物質は十分に存在し，枯渇により，酵素反応速度に影響することは考えないとする。

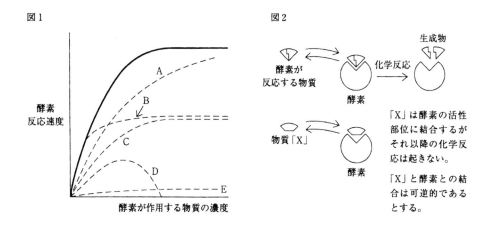

(1) 酵素濃度を半分にした場合。
(2) Xを反応液に加えた場合。

Ⅱ. 脚気は長らく日本人の国民病のような病であった。この病気は心不全と末梢神経障害をきたす疾患であり，今日で
はビタミン B_1 の欠乏による栄養失調の一種であることがわかっている。3大栄養素と違い，ビタミンは微量である
が必須の栄養素として定義され，体内で合成することが出来ない，または合成量が乏しいため食事から摂取しなけれ
ばならないものである。これらが欠乏すると特徴的な症状を持つ欠乏症が生じる。ビタミン類は酵素のはたらきに不
可欠な低分子物質であるため，微量でも重要な役割を持つのである。図3にビタミン B_1 とその他幾つかのビタミン
分子の部分構造とその反応例を示す。

図3

① ビタミン B_1

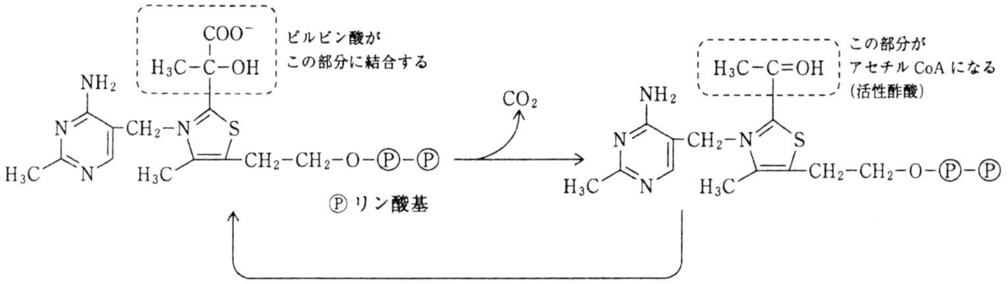

② ビタミン B_2

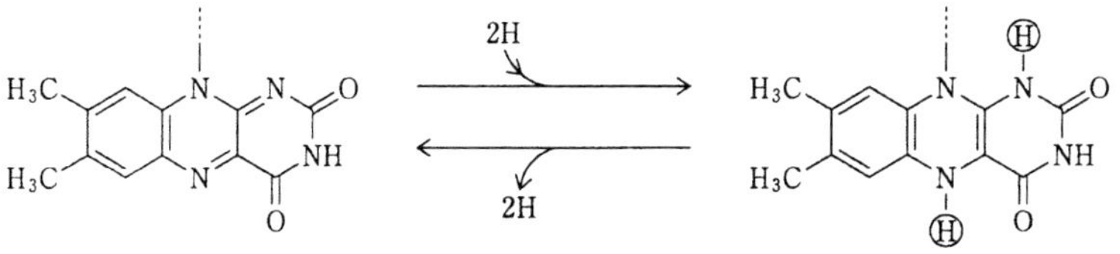

③ ビタミン A

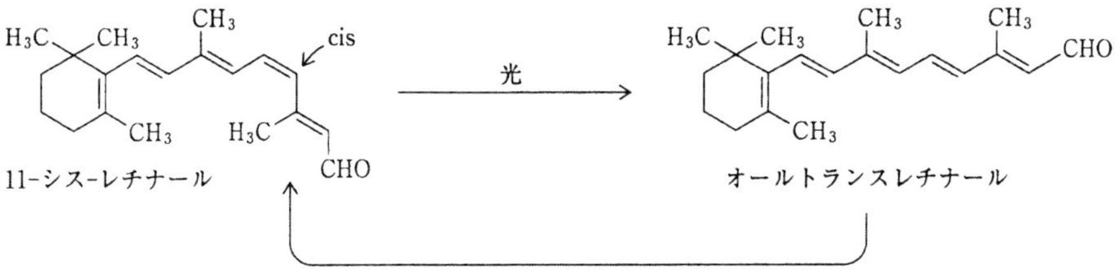

問4　下線部(a)の3大栄養素のうち前述の問1 ｜ 1 ｜ の解答になっているもの以外の2つを答えなさい。

問5　下線部(b)の低分子物質は何と呼ばれるかを答えなさい。

問6　図3の①はビタミンB$_1$が関わる代表的な反応例を図示したものである。この反応の説明文として最も適切なものを1つ選び，記号で答えなさい。

　　ア　脱水素酵素の反応過程でありクエン酸回路に入る反応である。

　　イ　脱炭酸酵素の反応過程でありクエン酸回路に入る反応である。

　　ウ　脱水素酵素の反応過程であり解糖系の反応である。

　　エ　脱炭酸酵素の反応過程であり炭酸同化の反応である。

　　オ　脱炭酸酵素の反応過程であり電子伝達系の反応である。

問7　図3の②に示されたビタミンB$_2$を必要とする酵素を1つ選び，記号で答えなさい。

　　ア　加水分解酵素　　　イ　アミノ基転位酵素　　　ウ　脱水素酵素　　　エ　脱炭酸酵素　　　オ　合成酵素

問8　図3の③に示されているように，ビタミンAは光を受けて構造が変化する。このビタミンAを必要とするタンパク質としてロドプシンがある。このことからビタミンAの欠乏によりどのような障害が生じると考えられるか，句読点を含めて20字以内で答えなさい。

問9　脚気とビタミンB$_1$との関係と同様に有名なビタミン欠乏症の事例に壊血病とビタミンCの関係がある。中世の船上においては保存食しか食べることが出来ず，壊血病はビタミンCの欠乏が避けられない船乗りには恐れられていた疾患であった。例えば大豆は一般的な保存食でありビタミンCは殆ど含まれていない。しかしこれを発芽させ，モヤシにして食べれば壊血病を防ぐことが出来た。その理由について，句読点を含めて40字以内で説明しなさい。

3 胃液分泌調節についての次の文章Ⅰ，Ⅱを読み，以下の各問いに答えなさい。

Ⅰ

　　食べ物の臭いを嗅いだり，実際に口にしたり，あるいは見ただけでも胃液の分泌が促進される。これは主に　あ　の刺激によるものと考えられる。また，食べ物が胃に入ると，それを消化するために，胃粘膜からは，タンパク質を分解する消化酵素の　い　と胃酸が分泌される。また，胃粘膜からガストリンが分泌され胃酸の分泌を促進する。この胃酸によって胃の中は酸性に保たれている。胃の中が強い酸性であるため，胃に送りこまれた食物は消化物として溶けて柔らかくなる。それが十二指腸に入ると，十二指腸粘膜からセクレチンが分泌され，すい臓に作用して消化酵素を含むすい液の分泌を促進する。

　　胃酸や　い　は，通常，自分の胃壁を傷つけることはない。これは，胃壁の表面にある胃粘膜が，防御因子の粘液や粘膜を保護する物質を出し，胃を守っていることによる。ところが，　う　の感染，ストレス，食べ物，さらには，胃粘膜以外に発生した，異所的にガストリンを異常に分泌する病変などにより胃粘膜の防御機構が弱くなると胃酸や消化酵素により胃や十二指腸粘膜自身が溶かされることがあり，このような原因により胃潰瘍や十二指腸潰瘍が起こり，「みぞおち」の痛みとして自覚される。

問1　　あ　に当てはまる適切な自律神経の名称を答えなさい。

問2　下線部(A)のような現象の名称を答えなさい。

問3　　い　の名称を答えなさい。

問4　　う　に入る細菌として最も適切なものを以下の中から1つ選び，記号で答えなさい。
　　　a）黄色ブドウ球菌　　　b）緑膿菌　　　　c）ヘリコバクターピロリ
　　　d）大腸菌　　　　　　　e）シアノバクテリア

問5　②のガストリンおよび③のセクレチンは，①の消化酵素とは異なる分泌様式により分泌される。その分泌様式の名称を答えなさい。

問6　以下の項目a）〜e）の中から，問5の解答と同様の分泌様式を示すものを3つ選んで，a）〜e）の記号で答えなさい。また，それぞれの分泌される物質の名称を答えなさい。
　　　a）膵臓のB細胞から分泌され血糖を低下させる。
　　　b）膵液分泌細胞から分泌されタンパク質を分解する。
　　　c）副腎皮質から分泌され主に無機塩類量を調節する。
　　　d）副腎髄質から分泌され心拍数を増加させる。
　　　e）皮膚から分泌され体温を調節する。

Ⅱ
30歳の患者（男性）が，「みぞおち」の痛みを訴えて病院を受診した。入院して内視鏡検査を行った結果，十二指腸潰瘍であることがわかった。そこで次の検査1，2を行った。

（検査1）　入院翌日の早朝空腹時に採血し，血中ガストリンの濃度を測定した。さらに，胃チューブ（胃に届くチューブ）を患者の鼻から挿入し，胃酸の量（基礎酸分泌量）を測定した。測定結果を表に示す。値は健常者早朝空腹時の平均値を1とした場合の，この患者の相対値を示す。

表

	健常者の平均	患者
胃酸分泌量	1	2.5
ガストリン濃度	1	10

（検査2）　入院2日目の早朝空腹時にセクレチンを静脈内に1時間かけて点滴し，その間の15分ごとに採血して，ガストリンの血液中の濃度を測定した。測定結果をグラフに示す。縦軸は，ガストリンの基礎濃度（0分の時点での濃度）に対する各時点の相対値を示す。

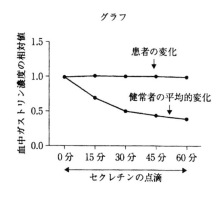

問7　健常者の検査2の結果から，ガストリン及び胃酸の分泌に対するセクレチンの作用を句読点を含めて40字以内で説明しなさい。

問8　健常者で示されたセクレチン投与後の血液中のガストリン濃度の変化は，食後の生体内においても起こっている。この調節機構を一般的に何というか，名称を答えなさい。

問9　検査1および検査2の結果から，この患者の病態をⅠの下線部④の病変と考えた場合，十二指腸潰瘍を起こした機序を，以下の語句をすべて用いて句読点を含めて65字以内で説明しなさい。
　　（語句）　ガストリン，胃酸，セクレチン

問10 この患者の病態を考えた場合，適切な処置として考えられるものを以下の項目から2つ選び，記号で答えなさい。

a）ガストリンを点滴する。

b）胃酸分泌を抑制する内服薬を服用する。

c）セクレチンを点滴する。

d）十二指腸全部を取り除く手術をする。

e）異所性にガストリンを異常に分泌する病変部位を取り除く手術をする。

東海大学（医）29 年度　（36）

4　動物の学習行動に関する次の文章Ⅰ，Ⅱを読み，以下の各問いに答えなさい。

Ⅰ．生物は，外界から様々な刺激を感覚入力として受け取り，生体内でのプロセスを経て行動を起こす。感覚入力を受け取る器官を　①　，それに対して反応・作動する器官を　②　という。

　　生物に生まれつき備わっている能力に基づいた行動を　③　と呼ぶのに対し，生物がそれまでと異なる状況に置かれたときに，状況に応じて徐々に行動を変化させる，あるいは新たな行動を示すことを学習という。学習はいくつかのタイプに分類され，多くの学習は中枢神経系による制御を受けている。異なるタイプの学習には中枢神経系の異なる部位が重要な役割を果たすことが知られている。

問1　空欄①〜③に当てはまる最も適切な語句を答えなさい。

問2　次のうち，学習の例ではないものを一つ選び，記号で答えなさい。
　　ア．雄のアユは自分のなわばりに別の雄が侵入すると攻撃する。
　　イ．カナリアを生後すぐに親から離し，別の鳥の鳴き声を聞かせながら育てると，親と一緒に成長した個体とは異なる声でさえずるようになる。
　　ウ．マウスの飼育ケージの特定の場所で電気ショックを与えることを繰り返すと，マウスはその場所に近づかなくなる。
　　エ．自転車に乗る練習をするうちに，乗れるようになる。

Ⅱ．ある学習行動について，以下のような実験を行なった。

　　押すと餌が出てくるレバーを2つ壁に設置した実験装置を用いた（図1）。2つのレバーの間には電球が設置してある。
　1．左右どちらのレバーを押しても通常の餌が出るようにした実験装置にラットを入れ，装置に慣れさせた。（電球は，点灯させない）
　2．このラットに24時間水のみを与え餌を与えずに飼育した。
　3．実験装置にラットを入れ30−60秒のインターバルで電球を1秒間，計10回点灯させた。このとき，最初の9回の電球点灯中に右のレバーを押したときには塩化ナトリウムを含む通常の餌，左のレバーを押したときには塩化ナトリウムの代わりにラットが内臓不快感を感じる塩化リチウムを含んだ餌が出てくるようにした（共に味には違いがないものとする）。最後の1回の電球点灯中はレバーを押しても餌が出てこないようにし，この10回目の電球点灯中に左右どちらのレバーを何回押すかを計測した（図2）。電球点灯時以外にレバーを押しても餌は出てこない。
　4．この実験をラット5匹を用いて10日間連続で行い，各日10回目の電球点灯中にそれぞれのラットが左右のレバーを押した回数を計測し，平均回数を比較した（図3）。

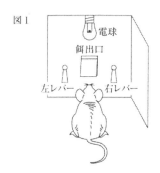

図1

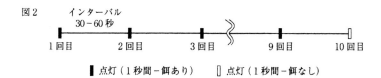

図2

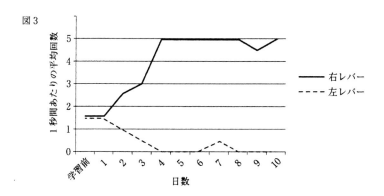

図3

問3　波線部のうち，(a)レバーを押す反応を何と呼ぶか。また，(b)この反応を引き起こす刺激（ここでは電球点灯）を何と呼ぶか，答えなさい。

問4　この実験で，文章Ⅰの ① に該当する器官はどこか，答えなさい。

問5　このように，空腹時に餌が提示されるという刺激と，本来無関係な光や音などの刺激を組み合わせることで，レバーを押す反応に変化が生じるような学習を何と呼ぶか，答えなさい。

問6　毎日実験開始前に，神経伝達物質であるグルタミン酸の受容体の阻害剤を投与すると，左右のレバーを押す回数が学習前後で変化しなくなった。一方，毎日9回目の電球点灯後に同じ阻害剤を投与した場合，上の図と同じ結果が得られた。その理由を，「シナプス」「伝達効率」という言葉を用いて句読点を含めて80字以内で説明しなさい。

5 マウスの遺伝に関する次の文章Ⅰ，Ⅱ，Ⅲを読み，以下の各問いに答えなさい。

Ⅰ. 野生型の実験用マウス（純系の系統 A）を飼育していると，ある日，その中に目の水晶体が白く濁っている白内障の表現型を生じたマウスがいることを発見した。その白内障のマウスを，系統 A の別のマウス（遺伝子に異常がない個体であると仮定）と交配したところ，得られた子孫のマウス（雑種第一代：F_1）では白内障の表現型は全く見出されなかったものの，F_1 マウスどうしを交配して得られたマウス（雑種第二代：F_2）において，性別に関係なく約 4 匹に 1 匹の割合で白内障の表現型が見られた。また，F_1 マウスを上述の白内障の表現型を示すマウスと交配すると，約半数の個体が白内障の表現型を示した。

　交配実験の結果から，白内障は系統 A のマウスに自然に生じた遺伝子変異によるものであり，その遺伝様式は（　　　　　　　　）であると考え，その原因遺伝子を突き止めるために以下の実験を行った。

実験①　系統 A のマウスとは別の純系の系統 B のマウス（野生型）を，上述の白内障のマウス（系統 A 由来）と交配して F_1 個体を得た。

実験②　次に F_1 個体を白内障のマウス（系統 A 由来）と交配して 10 個体の子孫を得て，それらが白内障の表現型を示すか否かを調べた。

実験③　これらの 10 個体からそれぞれゲノム DNA を抽出し，系統 A と系統 B とで<u>DNA 塩基配列が異なる部分</u>（以下マーカーと呼ぶ）に関して，F_1 個体から受け継いだ染色体について系統 A と系統 B のどちらの系統に由来する塩基配列を有しているかを調べた。

問1　上記（　　　　）に当てはまる最も適切な遺伝様式を，以下のア～オから一つ選んで記号で答えなさい。

　　ア　常染色体優性遺伝

　　イ　常染色体劣性遺伝

　　ウ　伴性優性遺伝

　　エ　伴性劣性遺伝

　　オ　不完全優性遺伝

問2　下線部(1)の「DNA 塩基配列が異なる部分」について，1 塩基単位で塩基配列が異なる場合，これを何と呼ぶかを答えなさい。

問3 白内障の原因遺伝子は，4番染色体上に存在する可能性が高いので，4番染色体における実験②と実験③の結果を考察した（表1）。表1のマーカー（a〜f）の4番染色体上の位置は図1に示す。表1の「○」と「×」は，どちらが系統B由来であると考えられるか。適切な方を選んで「○」または「×」の記号を解答欄に記入しなさい。ただし，減数分裂時に染色体の二重乗換えは起こらないと仮定する。

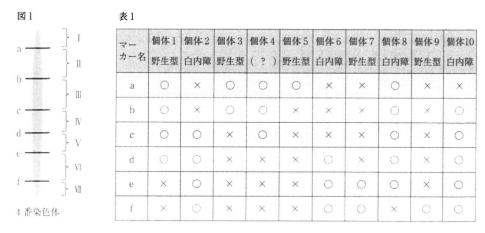

表1中の「○」と「×」は，実験③のF_1個体から受け継いだ染色体について，各マーカーが系統Aと系統Bのいずれの系統に由来するかを示したものである。

問4 図1の4番染色体上の領域Ⅰ〜Ⅶのうち，どこに白内障の原因遺伝子が存在する可能性が高いか。最も適切なものを選びⅠ〜Ⅶの記号で答えなさい。

問5 表1の個体4の表現型はどうなるか。「野生型」または「白内障」のいずれかを解答欄に記入しなさい。

Ⅱ．上述した遺伝学的な方法を用いて，突然変異体の原因遺伝子が存在する染色体上のおおよその位置を絞り込むことができる。次に，白内障のマウスにおける絞り込んだゲノム領域の塩基配列を決定した結果，F遺伝子内部に野生型とは異なる塩基配列が存在することを見つけた。図2Aに野生型のF遺伝子のDNA塩基配列の一部と，白内障のマウスにおける同じ領域の塩基配列を示す。最初のATGの配列がタンパク質合成の開始点を指定する開始コドンである。

図2
A

野生型　ATG GAT GCG CAA GTC GCT TTC TCG GGC TTC
白内障　ATG GAT GCG TAA GTC GCT TTC TCG GGC TTC

B

ア　ATA GAT GCG CAA GTC GCT TTC TCG GGC TTC
イ　ATG GAT GCG CAA GTC GCT TTT TCG GGC TTC
ウ　ATG GAT GCG CAA AGT CGC TTT CTC GGG CTT C
エ　ATG GAT GCG CAA GTC GTT TCT CGG GCT TC
オ　ATG GAT GCG CAA GTC TCT TTC TCG GGC TTC

問6　図2Aに示された塩基配列から読み取れる，野生型のF　　　コドン表
　　遺伝子がコードするアミノ酸配列について，例にならって
　　記しなさい。なお，個々のアミノ酸については，コドン表
　　を参考にして一文字で表記すること。

　　　例：M H Q R R G E A V T

	T		C		A		G	
T	TTT Phe F	TCT Ser S	TAT Tyr Y	TGT Cys C
	TTC Phe F	TCC Ser S	TAC Tyr Y	TGC Cys C
	TTA Leu L	TCA Ser S	TAA stop *	TGA stop *
	TTG Leu L	TCG Ser S	TAG stop *	TGG Trp W
C	CTT Leu L	CCT Pro P	CAT His H	CGT Arg R
	CTC Leu L	CCC Pro P	CAC His H	CGC Arg R
	CTA Leu L	CCA Pro P	CAA Gln Q	CGA Arg R
	CTG Leu L	CCG Pro P	CAG Gln Q	CGG Arg R
A	ATT Ile I	ACT Thr T	AAT Asn N	AGT Ser S
	ATC Ile I	ACC Thr T	AAC Asn N	AGC Ser S
	ATA Ile I	ACA Thr T	AAA Lys K	AGA Arg R
	ATG Met M	ACG Thr T	AAG Lys K	AGG Arg R
G	GTT Val V	GCT Ala A	GAT Asp D	GGT Gly G
	GTC Val V	GCC Ala A	GAC Asp D	GGC Gly G
	GTA Val V	GCA Ala A	GAA Glu E	GGA Gly G
	GTG Val V	GCG Ala A	GAG Glu E	GGG Gly G

問7　図2Aの白内障のマウスにおける塩基配列変異によって，翻訳時にどのような影響が生じるか。句読点を含めて
　　30字以内で答えなさい。

問8　図2BにあげたF遺伝子配列の変異の例（ア～オ）の中で，表現型への影響が最も少ない（あるいは影響がない）
　　と考えられるものはどれか。最も適切なものを選んでア～オの記号で答えなさい。

問9　問8の答えを選んだ理由を，句読点を含めて25字以内で答えなさい。

Ⅲ．F遺伝子の変異が本当に白内障の原因遺伝子であることを証明するためには，白内障のマウスに野生型のF遺伝
　　子を補充して白内障の表現型が回復することを調べる必要がある。そこで，野生型マウスからF遺伝子のmRNAを
　　抽出し，そのmRNAをもとにcDNAを合成した。そのcDNAをベクターに組み込み大腸菌内で増幅したものを，
　　　　　　(2)
　　白内障のマウスの受精卵に導入した。その結果得られたF遺伝子のcDNAが導入されたマウスを用いて，白内障の
　　　　　　　　　　　　　　　　　　　　　　　　　　　(3)
　　表現型が現れるか否かを解析した。F遺伝子のcDNAの塩基配列（開始コドンから停止コドンまでの領域を含む）の
　　みを導入したマウスでは，白内障の表現型を示した。しかし，RNAポリメラーゼが結合する配列を含むDNA領域
　　　　　　　　　　　　　　　　　　　　　　　　　　　　　　(4)
　　をcDNA配列の直前につなげたものを導入したマウスは，白内障の表現型を示すことはなかった。

問10　下線部(2)に関して，mRNAからcDNAを合成するために必要な酵素の名称を答えなさい。

問11　下線部(3)のような外来遺伝子が導入された動物を何と呼ぶかを答えなさい。

問12　下線部(4)で付加した配列は何と呼ばれる配列であるか，答えなさい。

問13　また，下線の配列をつなげることで，白内障の表現型が現れなくなった理由はなぜか。句読点を含めて60字以
　　内で説明しなさい。

英　語

問題

2月3日

29年度

1 次の英文を読み，問1，問9は問いに答え，問2～問8は文を完成させなさい。答えは最も適切なものを，それぞれ
ア～エの中から一つ選びなさい。問10は指示に従ってTかFを選びなさい。

Before the Internet, if an individual or a business had a product or service to offer, it was necessary to advertise through traditional means such as newspapers or television. Nowadays, the Internet connects billions of people through social networking sites, blogs, and virtual marketplaces. An interesting phenomenon has emerged from this combination of commerce and online social interaction: the "sharing economy." This aspect of the tech revolution has been valued highly by both buyers and sellers of goods and services for its ability to bring better prices and increased availability of transportation, lodging, and even second-hand products to consumers. [1], the sharing economy is not without critics, who cite various issues with this new way of doing business.

One of the major players in the sharing economy is the American ride service company, Uber. Founded in 2009 by Travis Kalanick and Garrett Camp, Uber connects drivers wanting to earn money with people who need rides. Uber and similar services have become increasingly popular; as of 2016, Uber operates in over 400 cities worldwide. While taxi companies and their drivers are typically bound by law to maintain prices at set levels, Uber drivers are considered independent contractors, and prices may vary. For example, Uber engages in a controversial practice called "surge pricing," wherein passengers pay higher fares in times of high demand. Uber's business model has also been viewed as creating an unequal playing field because its drivers are not required to adhere to certain rules and regulations, such as the need to complete a taxi training program or to obtain a special driver's license. Such disagreements have prompted demonstrations by taxi drivers who claim that their livelihoods are being threatened by what they perceive to be unfair competition.

Lodging is another important sector of the sharing economy. With the advent of online marketplaces such as San Francisco-based Airbnb, travelers can be connected with people who have extra rooms or an entire house or apartment <u>they</u> are willing to rent out for short-term periods. The company makes money by facilitating the
(A)
exchange and charging a percentage of the rental fees. This type of service has allowed millions of users to find and save money on lodging. All that is needed is an Internet connection, a credit card, and a profile of the user. Airbnb and similar services, however, are also not without controversy. When an apartment is rented out by someone who does not own it, that person may sometimes be in violation of their apartment lease terms and/or local ordinances. For example, the legality of a tenant renting out a room or an entire apartment without landlord or city consent has been called into question in places such as New York and Berlin. Moreover, conflicts have arisen over whether or not Airbnb users should be subject to fees such as hotel taxes.

A third area of the sharing economy is comprised of e-commerce and auction sites such as eBay, which bring together buyers and sellers of goods including laptops, sofas, and even baseball cards. Sites like these allow people to exchange goods at lower prices than they would pay at the retail level by "<u>cutting out</u> the middleman." As with
(B)
other areas of the sharing economy, this type of site has raised some concerns. Specifically, users of such sites have reported instances of fraud, counterfeit goods, and violations of intellectual property rights. These issues are held in check through mechanisms such as rating systems that help buyers connect with reliable and honest sellers. Additionally, companies engaged in the sharing economy continue to update their methods of protecting both

buyers and sellers.

In summary, though there are some issues to be dealt with regarding fair competition, adherence to the law, and ways to ensure honest transactions, the sharing economy has been a dream come true for many buyers and sellers in the age of the Internet and smart phones. Better prices, a greater number of options for transportation and lodging, and a huge range of merchandise and services are available at consumers' fingertips. Clearly, the sharing economy has become an important part of how people do business.

問1　Which word best replaces [　1　] in the passage?

ア．Secondly　　イ．Similarly　　ウ．However　　エ．Moreover

問2　In the third paragraph, they refers to _____.
(A)

ア．websites for lodging　　　　イ．marketplaces for travelers

ウ．people with extra rooms　　エ．apartments for extra people

問3　In the fourth paragraph, cutting out means _____.
(B)

ア．slicing　　イ．replacing　　ウ．stopping　　エ．eliminating

問4　According to the first paragraph, the sharing economy is _____.

ア．viewed positively by the television industry

イ．viewed positively as a means of advertising

ウ．popular with people who offer goods and services

エ．popular with people who read newspapers

問5　The second paragraph discusses all of the following **EXCEPT** _____.

ア．Uber drivers' status

イ．Uber's pricing practices

ウ．protests by taxi drivers

エ．protests by independent contractors

問6　According to the third paragraph, lodging sharing services such as Airbnb _____.

ア．offer hotel rooms at below-market prices

イ．must pay hotel taxes when renting out rooms

ウ．allow apartment owners to avoid lawsuits

エ．may cause concern over housing laws

問 7　The main purpose of the fourth paragraph is to _____ e-commerce sites.

　　ア．explain how buyers and sellers can avoid fraud on

　　イ．explain differences between retail and discounted prices on

　　ウ．discuss positive and negative aspects of

　　エ．discuss the wide variety of goods available on

問 8　The final paragraph summarizes _____ the sharing economy.

　　ア．the tax issues debated in

　　イ．the technological challenges of

　　ウ．the role of merchandise in

　　エ．the principal advantages of

問 9　Which would be the best title for the passage?

　　ア．How the Sharing Economy Is Taking Over

　　イ．Economic Conflicts: Searching for Resolutions

　　ウ．Why Isn't the Sharing Economy Breaking Records?

　　エ．Analysis of the Social Impact of the Hotel Industry

問10　According to the passage, mark "T" if the statement is true, and mark "F" if the statement is false.

　　1．With "surge pricing," Uber drivers can set their fares according to gasoline prices.

　　2．Airbnb earns revenue by collecting a portion of the money one user pays another.

　　3．Rating systems make e-commerce/auction websites less vulnerable to fraud.

　　4．The legal issues related to the sharing economy have already been resolved.

　　5．Sharing economy-based businesses are likely to depend on traditional forms of advertising.

2　次の 1 ～ 10 の英文の空所に入る最も適切な語(句)を，それぞれア～エの中から一つ選びなさい。

1. John approached someone waiting in front of a coffee shop (　　　) it wasn't his friend.

ア. to that find only　　イ. only to find that　　ウ. that find to only　　エ. to only that find

2. I think your review of her new book is very harsh, but I (　　　) more.

ア. couldn't agree　　イ. could be agree　　ウ. couldn't be agreed　　エ. could agreeing

3. I saw a boy (　　　) toward his mother after a tiger roared in the zoo.

ア. running　　イ. will have run　　ウ. is running　　エ. will run

4. I forgot my house key, so I will have to arrive home after 5:00 p.m. Someone (　　　) home by then.

ア. will have getting　　イ. will have gotten　　ウ. would have been getting　　エ. would be gotten

5. Samantha was someone on (　　　) everyone could rely.

ア. what　　イ. whom　　ウ. which　　エ. that

6. Nowhere (　　　) such bad customer service at a luxury hotel.

ア. have I ever had　　イ. had I have ever　　ウ. had I ever have　　エ. ever I have had

7. Lydia gave me a pile of books. (　　　) I wanted to read.

ア. nothing of which　　イ. of nothing which　　ウ. none of which　　エ. which of none

8. Before I decided on a career as a comedian, I was an awkward and (　　　) kid with not much to say.

ア. being bored　　イ. be bored　　ウ. boredom　　エ. boring

9. Twenty years after writing the first chapter, Tom has (　　　) his book.

ア. to finish yet　　イ. yet to finish　　ウ. yet finish to　　エ. finish to yet

10. The company CEO realized her employees had been working too hard, so she (　　　) to give them a day off.

ア. decided　　イ. deciding　　ウ. will be decided　　エ. has been decided

3 次の 1 ~ 10 の英文を読み，下線部の意味に最も近い語を，それぞれア～エの中から一つ選びなさい。

1．The state of the public library improved during the mayor's term.

 ア．nation イ．condition ウ．opinion エ．government

2．There is little prospect of fine weather for the weekend.

 ア．possibility イ．vision ウ．disadvantage エ．cause

3．The fundamental objective of the project is to eradicate infectious diseases in the country.

 ア．familiar イ．basic ウ．established エ．intelligent

4．Many of the executives are keen on exploring new areas in the biomedical field.

 ア．critical of イ．enthusiastic about ウ．slow in エ．perfect for

5．The boy's knowledge of Eastern religions is profound.

 ア．insignificant イ．outdated ウ．specific エ．deep

6．When he changes trains in a busy station, he invariably gets confused.

 ア．quickly イ．always ウ．gradually エ．seldom

7．The anthropologist moved to the country and dwelled among the local villagers.

 ア．disappeared イ．toiled ウ．studied エ．lived

8．The detective managed to procure important evidence that led to solving the case.

 ア．obtain イ．fabricate ウ．file エ．disseminate

9．After his victory in the tennis tournament, the boy beamed proudly at his mother.

 ア．shouted イ．pointed ウ．smiled エ．looked

10．The sushi in this restaurant is on a par with that of the best restaurants in Tokyo.

 ア．developed from イ．cheaper than ウ．dissimilar to エ．comparable to

東海大学（医）29 年度 （46）

4 次の2つの会話文を読み，2，5，6はその意味・内容に合うように文を完成させ，1，3，4，7，8は問いに答えなさい。答えは最も適切なものを，それぞれア〜エの中から一つ選びなさい。

Franklin: Did you get my text message yesterday?

Steve: No, sorry, my phone died. What's up?

Franklin: Really? Oh, that's too bad. I wanted to make plans with you to go to a baseball game tonight. I think it's sold out, though.

Steve: Which game did you want to go to?

Franklin: It's the Purple Sox versus the Ocean Stars, but since it's Saturday night, it'll be packed. I bet we can't get tickets at this point.

Steve: Actually, my sister is in the Purple Sox Fan Club. Maybe I can call and see if she can get extra tickets!

Franklin: Really? That would be awesome! There's just one problem, though.

Steve: What's that?

Franklin: I'm wearing my Ocean Stars jersey today! If I'm in the Purple Sox section, everyone will be rooting for them, and I'll look really out of place!

Steve: Hmm, can you wear your shirt inside out?

1. What problem do Steve and Franklin have with the game tonight?

　ア. It will be a boring baseball game.

　イ. Franklin is an Ocean Stars Fan Club member.

　ウ. The tickets are probably sold out.

　エ. Steve didn't get a uniform for the game.

2. Steve most likely suggests that Franklin wear his shirt inside out because he wants Franklin to

_____.

　ア. sit in the Ocean Stars section　　　イ. get more excited about the game

　ウ. show that he is a Purple Sox fan　　エ. avoid showing anyone the team logo

3. What does Franklin mean when he says everyone will be rooting for them?

　ア. Many people will be cheering them on.　　イ. Steve and his sister will be there.

　ウ. The Purple Sox are wearing uniforms.　　エ. The building will be full of people.

4. How might Franklin and Steve have a chance to go to the game now?

　ア. Steve is a Purple Sox Fan Club member.

　イ. Franklin has bought an Ocean Stars jersey.

　ウ. Steve's sister may be able to get tickets.

　エ. Franklin's coworkers are going together.

Dan: Hi, Tina. I didn't know you were working today. What time did you start?

Tina: Pretty early... 6:00 a.m. You know, those morning people want their coffee as early as possible.

Dan: That's for sure. By the way, I heard you're finally going to the Mountain Pass Festival up north next month. That's one of the best — and you know how picky I am about music festivals.

Tina: That's right, I'm finally going. It'll be my first time. The lineup this year is incredible. Some of my favorite artists are playing: Cindy Syntax, the Suprasegmentals, and Parallel Structure.

Dan: Yeah, I heard the same thing, although I have to skip it this year because of work. So will you stay all three days?

Tina: Well, I'm not sure yet. A ticket to stay the whole time is quite expensive. On the other hand, going for only two days is nearly the same price as going for three, so I'll probably end up staying for the duration.

Dan: Yeah, that's what I usually do, since it's a long trip to get there. What about accommodations?

Tina: Well, from what I understand, the options are either camping or staying at a nearby hotel. When I checked online, the hotels were nearly fully booked already, though, so I might have to hunt through my garage to find my tent.

Dan: Yeah, whatever hotels are left probably aren't cheap. You'll just have to hope the weather is good. Every group goes on at its scheduled time, rain or shine!

Tina: Well, I'll still go, and if I'm really into the show, I probably won't even notice!

5. Before talking with Dan, Tina had already _____.

ア．bought a three-day concert pass　　イ．reserved a nearby campsite

ウ．found out about hotel rooms　　エ．searched her garage

6. When Tina says the lineup this year is incredible, she means _____.

ア．the bands are going to be amazingly good

イ．the schedule might change before the festival

ウ．many people will wait in line at the festival

エ．she will go online for festival information

7. According to the conversation, which of the following statements is probably true?

ア．Dan will be working at the festival again.

イ．Dan has previously attended this festival.

ウ．Tina has been to this event a number of times.

エ．Tina is unlikely to attend for all three days.

8. According to the conversation, which of the following statements is probably **NOT** true?

ア．Dan enjoys going to music festivals.　　イ．Dan has high standards for music festivals.

ウ．Tina will skip the festival if it rains.　　エ．Tina already owns a tent for camping.

5 次の問1～4の英文を読み，話の流れに沿って意味が通るように並べ替えた場合，最も適切なものはどれか。それぞれア～エの中から一つ選びなさい。

問1　1．Gravity then forces the raindrops towards earth.

2．Raindrops form in the atmosphere as a result of condensation.

3．This process begins with water vapor condensing onto tiny dust particles.

4．As they collect moisture, they become heavier than air.

ア．2 → 1 → 4 → 3　　イ．3 → 2 → 1 → 4

ウ．2 → 3 → 4 → 1　　エ．3 → 4 → 2 → 1

問2　1．Particles of a fermented drink made from grapes, honey, and rice were discovered in it.

2．For years, wine from grapes was thought to have originated in Western Europe.

3．However, archeologists recently found scientific evidence that suggests otherwise.

4．In China, a 9,000-year old wine jar was unearthed.

ア．2 → 1 → 3 → 4　　イ．4 → 2 → 1 → 3

ウ．2 → 3 → 4 → 1　　エ．4 → 3 → 2 → 1

問3　1．Electronic books are publications in digital form that are readable on computers and other electronic devices.

2．You can purchase a book easily through the Internet and store thousands of books on a single device.

3．These advantages outweigh concerns about copyright issues and piracy problems.

4．Recently, they have been adopted by many readers and hundreds of thousands books are available in this form.

ア．1 → 3 → 4 → 2　　イ．4 → 1 → 3 → 2

ウ．1 → 4 → 2 → 3　　エ．4 → 2 → 1 → 3

問4　1．If they do not do so, it can be difficult to measure the effectiveness of the lessons.

2．In addition, they should regularly assess students' progress in a given course.

3．Teaching involves many factors and requires a number of skills.

4．For example, teachers must know how to create effective lesson plans.

ア．2 → 3 → 1 → 4　　イ．3 → 2 → 1 → 4

ウ．2 → 4 → 3 → 1　　エ．3 → 4 → 2 → 1

6 次のグラフを見て，英文の空所（ 1 ）〜（ 4 ）に入る最も適切なものを，それぞれア〜エの中から一つ選びなさい。

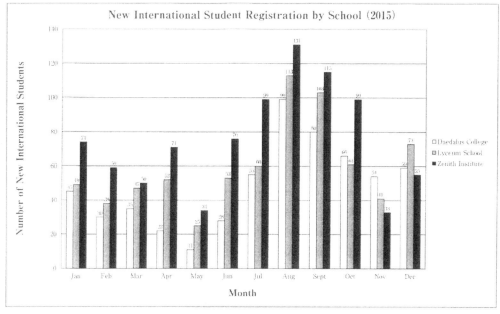

―――― 上記のグラフは架空のものです ――――

　The above graph shows the number of new international students registered at three language schools in every month of 2015. The data shows that the total number of new student registrations in （ 1 ） was the highest for all three schools. The ranking of each school, based on new international student registrations, remained unchanged from January through （ 2 ）. Due to an advertising campaign, new registrations at Daedalus College were nine times higher in （ 3 ）. In （ 4 ） different months of 2015, all three schools had fewer than 60 new student registrations.

（1） ア．January　　　イ．May　　　ウ．August　　　エ．September
（2） ア．September　　イ．October　　ウ．November　　エ．December
（3） ア．August than in May　　　　イ．April than in September
　　 ウ．October than in February　　エ．January than in March
（4） ア．two　　　　イ．three　　　ウ．four　　　　エ．five

東海大学（医）29 年度　（50）

7 ．次の英文を読み，下線部(1)と(2)を日本語に訳しなさい。

A new technological development in food coating may be the solution for reducing food waste in the near future. According to the United Nations, during the process of transportation from farm to consumer, the world loses half of all fruit and vegetable crops as waste. Fortunately, in 2016, biomedical engineers at a U.S. university reported findings that may help improve this situation. (1)<u>According to this research, a type of protein found in silk can prolong the shelf lives of fruits and vegetables by more than a week without refrigeration.</u>

The scientists used this substance to create a 1% water-based solution to coat strawberries and bananas, some of the most difficult fruits to keep fresh. (2)<u>Although the coating was thinner than a human hair and almost invisible, it still managed to slow down the decomposition process.</u> The non-toxic, odorless, edible, and water-soluble substance has also been used to ripen fruits and to age cheese without it spoiling.

8 次の下線部(1)と(2)を英語に訳しなさい。

Long-term memory (LTM) is thought to be divided into two types: explicit memory and implicit memory. Explicit memory is primarily involved with the intentional act of remembering information such as your daily schedule or a past experience. Sometimes the process of remembering requires conscious and sustained efforts. (1)<u>その意味で，買い物リストの項目を憶えることは，この種類の記憶に分類されるであるだろう。</u> Implicit memory, on the other hand, is more unconscious. You may not even notice that your implicit memory is at work. This aspect of memory may be clearly demonstrated in riding a bicycle. (2)<u>もしあなたが幼少の頃に自転車の乗り方を学んだら，あなたはおそらく何年も乗らなかった後でさえ，それに苦労せずに乗ることができるであろう。</u> In this case, you are unconsciously using the old information about how to ride a bicycle as implicit memory.

数 学

問題

2月3日

29年度

次の空欄を埋めなさい.

解答は，分数の場合には既約分数の形で，自然数の根号を含む場合には根号の中が最小の自然数となる形で書きなさい.

---

1 (1) $\lim_{x \to -\infty}(\sqrt{9x^2+7x+5}+3x) = \boxed{}$

(2) 0, 1, 2, 3, 4, 5 の6個の数字から異なる3個の数字を選んで，3桁の整数をつくるとき，433 より小さな偶数は $\boxed{}$ 個である.

(3) $\tan\alpha = \sqrt{2}+\sqrt{3}$, $\tan\beta = 3\sqrt{2}+\sqrt{3}$ であるとき

$$\tan(\alpha+\beta) = \boxed{}\sqrt{2} + \boxed{}\sqrt{3}$$

である．ただし，$\boxed{}$, $\boxed{}$ は有理数とする.

(4) 5311 と 7379 の最大公約数は $\boxed{}$ である.

(5) 不等式 $|2(x-1)|+|y-2| \leqq 4$ を満たす整数 x, y の組の個数は $\boxed{}$ 個である.

(6) 関数 $F(x) = \displaystyle\int_0^x (x^2+t)\sin 5t\, dt$ のとき，$F''\left(\dfrac{\pi}{2}\right) = \boxed{}$ である.

(7) 複素数 $\alpha = \dfrac{2+\sqrt{5}\,i}{3}$ において，$27\left(1+\dfrac{1}{\alpha}+\dfrac{1}{\alpha^2}+\dfrac{1}{\alpha^3}\right) = a+bi$ とするとき

$$a = \boxed{}, \quad b = \boxed{}$$

である．ただし，a, b は実数，i は虚数単位とする.

---

2 $\triangle$OAB において，OA $= 4$，OB $= 5$，AB $= 7$ とする．$\overrightarrow{\text{OA}} = \vec{a}$，$\overrightarrow{\text{OB}} = \vec{b}$ とする.

(1) ベクトル $\vec{a}$ と $\vec{b}$ の内積は $\vec{a}\cdot\vec{b} = \boxed{}$ である.

(2) $\triangle$OAB の外心を P とし，$\overrightarrow{\text{OP}} = s\vec{a}+t\vec{b}$ とする．ただし，s, t は実数である.

$|\overrightarrow{\text{OP}}-\vec{a}| = |\overrightarrow{\text{OP}}|$ であるから，$\boxed{}s + \boxed{}t + \boxed{} = 0$ が成り立つ.

ただし，$\boxed{}$ は正の整数で，$\boxed{}$, $\boxed{}$ は整数である.

$|\overrightarrow{\text{OP}}-\vec{b}| = |\overrightarrow{\text{OP}}|$ であるから，$\boxed{}s + \boxed{}t + \boxed{} = 0$ が成り立つ.

ただし，$\boxed{}$ は正の整数で，$\boxed{}$, $\boxed{}$ は整数である．よって，

$$s = \boxed{}, \quad t = \boxed{}$$

である.

東海大学（医）29 年度 (52)

(3) △OAB の垂心を Q とする．$\overrightarrow{OQ}-\vec{a}$ と $\vec{b}$ が垂直であり，$\overrightarrow{OQ}-\vec{b}$ と $\vec{a}$ が垂直であるから

$$\overrightarrow{OQ} = \boxed{\text{コ}}\,\vec{a} + \boxed{\text{サ}}\,\vec{b}$$

である．

(4) △OAB の内心を R とする．∠AOB の二等分線と辺 AB の交点を C とし，∠ABO の二等分線と辺 OA の交点を D とする．このとき

$$\overrightarrow{OC} = \boxed{\text{シ}}\,\vec{a} + \boxed{\text{ス}}\,\vec{b}$$
$$\overrightarrow{OD} = \boxed{\text{セ}}\,\vec{a}$$

である．内心 R は，線分 OC と線分 BD の交点であるから

$$\overrightarrow{OR} = \boxed{\text{ソ}}\,\vec{a} + \boxed{\text{タ}}\,\vec{b}$$

である．

---

3 $f(x) = x^3 - 6x^2 + 8x + 16$ とする．曲線 $C_1 : y = f(x)$ と放物線 $C_2 : y = x^2$ を考える．

(1) 曲線 C_1 と放物線 C_2 の共有点の x 座標は 4 と $\boxed{\text{ア}}$ である．

(2) 曲線 C_1 と放物線 C_2 で囲まれた図形の面積は $\boxed{\text{イ}}$ である．

(3) 曲線 C_1 上の点 $(t, f(t))$ における接線の方程式は

$$y = (\boxed{\text{ウ}})x + (\boxed{\text{エ}})$$

である．ただし，$\boxed{\text{ウ}}$，$\boxed{\text{エ}}$ は t についての整式である．

この接線と放物線 C_2 の共有点の x 座標は方程式

$$x^2 - (\boxed{\text{ウ}})x - (\boxed{\text{エ}}) = 0$$

の解である．この 2 次方程式の判別式を $D(t)$ とする．

(4) $D(t)$ は $t = \boxed{\text{オ}}$，$\boxed{\text{カ}}$，$\boxed{\text{キ}}$ で極値をとる．ただし，$\boxed{\text{オ}} < \boxed{\text{カ}} < \boxed{\text{キ}}$ とする．

(5) $\boxed{\text{ア}} < t < 4$ とする．曲線 C_1 上の点 $(t, f(t))$ における接線と放物線 C_2 で囲まれた図形の面積を $S(t)$ とする．$(6 \times S(t))^{\frac{2}{3}}$ の極大値は $\boxed{\text{ク}}$，極小値は $\dfrac{\boxed{\text{ケ}}}{27}$ である．ただし，$\boxed{\text{ク}}$，$\boxed{\text{ケ}}$ は整数である．

物理

問題　2月3日　29年度

1　図1に示すように，半径が a で水平に置かれた円盤に，円盤の中心Oを通るまっすぐな細長い貫通した穴を水平にくり抜いた。この穴の断面は正方形であり，穴の側面は鉛直である。この穴の開口部をそれぞれCおよびDとする。質量が m の小球をこの穴のOとDの間でOから距離 b の位置Eに固定してある。小球は穴の各内面と接触したまま滑らかに移動でき，穴の断面の大きさ，小球の大きさ，および空気抵抗は無視できるとして，次の各問いに答えなさい。

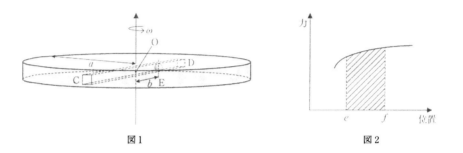

図1　　　　　　　　　　図2

円盤を，Oを通る鉛直線のまわりに上から見て反時計方向へ一定の角速度 ω で回転させる。その状態で小球の固定を外したところ，小球は運動しはじめ，穴から円盤外部へ飛び出した。

(1) 円盤とともに回転する座標系から小球の運動を観測すると，小球には回転に伴う遠心力がはたらいて見え，小球はDに向かって移動する。このとき小球の移動に伴って遠心力が小球に対して仕事をしたと考えることができる。図2のグラフは一般的に物体が一定の方向へ力を受けて，その力の方向へ移動する場合の物体の位置と力の関係を描いたものである。この図において，物体が位置 e から位置 f まで移動するとき，物体に対して力がする仕事は斜線部の面積で与えられる。この考えに基づき，小球が位置Eから位置Dまで移動し，穴から飛び出すまでに遠心力がした仕事を求めなさい。

(2) 小球が穴から飛び出す瞬間における小球のOD方向の速度の大きさを求めなさい。

(3) 円盤外部の静止座標系で小球の運動を観測すると，小球はOからDへ向かう直線方向に対して θ の角度で飛び出す。図1で円盤を上方から見て反時計回りの角度を正とし，$\tan\theta$ を求めなさい。

(4) 静止座標系で小球の運動を観測すると，小球はOを中心として回転する穴に沿って運動し，そのとき穴の側面から抗力を受ける。小球が飛び出すまでに，この抗力がした仕事を求めなさい。

次に，円盤を同じ角速度 ω で回転させながら穴の開口部Cに小球を固定し，CからOへ向けて小球を発射した。

(5) 円盤とともに回転する座標系で観測するとき，この小球がOまで到達するために必要な最小の発射速度の大きさを求めなさい。

2 温度0℃において，抵抗率 ρ_0〔Ωm〕，長さ l〔m〕，幅 w〔m〕，厚さ d〔m〕の直方体の金属導体がある。図のように，x, y, z 軸はこの金属導体の各辺に沿ってとり，y 軸に垂直な金属導体の側面を a, a′，x 軸に垂直な金属導体の側面を b, b′ とする。金属導体の中には，x 軸の正の方向に温度によらず常に一様に一定の直流電流 I〔A〕が流れているものとする。金属導体の中の自由電子の数密度を n〔個/m^3〕，自由電子1つの電気量を $-e$〔C〕($e>0$) として，次の各問いに答えなさい。

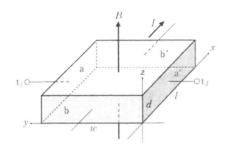

(1) すべての自由電子は常に x 軸と平行に速さ v〔m/s〕で等速運動しているものとする。この金属導体の中を流れる電流の大きさ I〔A〕を数密度 n を含む式で書きなさい。

(2) この金属導体に対して，z 軸の正の向きに磁束密度の大きさが B〔T〕の一様な磁場をかけると，自由電子は磁場からローレンツ力を受ける。その結果，自由電子は金属導体の側面 a′ に移動して側面 a は正に，側面 a′ は負に帯電するので，金属導体の内部には y 軸に平行な電場が発生する。充分長い時間が経過すると，自由電子にはたらくこの電場からの電気力とローレンツ力とがつりあい，側面の帯電はそれ以上進まなくなる。この電場の強さ E〔V/m〕を数密度 n を含む式で書きなさい。

(3) (2)の状態において，金属導体の側面 a-a′ 間の電位差は V_H〔V〕であった。自由電子の数密度 n〔個/m^3〕を，V_H と，I, B, w, d, e の中から必要なものを用いて式で書きなさい。

(4) 次に，(2)の状態のままで，端子 t_1 と端子 t_2 の間に電気容量が C〔F〕のコンデンサーを接続し，充分長い時間が経過したとき，コンデンサーに蓄えられた電気量〔C〕を数密度 n を含む式で書きなさい。

(5) 温度 t〔℃〕($t>0$) のとき，磁場の影響がない状態で金属導体の側面 b-b′ 間の電位差は V〔V〕であった。抵抗率の温度係数〔1/K〕を数密度 n を含む式で書きなさい。

3 熱機関における気体の状態変化を利用して物体を持ち上げることを考える。図1のように大気中に鉛直に立てられた内側の断面積 S [m²] のシリンダーに滑らかに動く質量 m [kg] のピストンがついている。中の気体は単原子分子理想気体である。シリンダーとピストンは熱を通さない。気体の温度は場所によらず一定の値とする。大気の圧力を P_0 [Pa], 重力加速度の大きさを g [m/s²] とする。シリンダーの底面には大きさの無視できる温度調節器がある。ピストンの移動はストッパーによって制限され、シリンダーの底面からの高さ h_0 [m] から h_0+h [m] までの間を移動できる。気体のはじめの状態(状態A)は温度 T_0 [K], 圧力 P_0 でありピストンの高さが h_0 である。ピストンはストッパーによって支えられている。このピストンの上に質量 M [kg] の物体を乗せて、温度調節器から熱を与えるとしばらくはピストンは静止したままであったが、その後ピストンが動きはじめた。このときを状態Bとする。温度調節器から熱を与え続けるとピストンはゆっくり上昇し、高さが h_0+h になった。このときを状態Cとする。状態Cの直後、物体をピストンから取り去ると同時に温度調節器から気体に熱を与えるのを止め、次に温度調節器で熱を吸収しはじめた。ピストンは高さ h_0+h の位置でしばらくは静止したままであったが、その後ピストンがゆっくりと下降しはじめた。このときを状態Dとする。ピストンの高さが h_0 になり、その後、さらに時間がたつと気体の温度が T_0 になった。このとき温度調節器の熱の吸収を止めた。過程 A→B→C→D→A は熱機関のサイクルである。

次の各問について、それぞれの解答群の中から最も適切なものを一つ選び、解答欄の記号にマークしなさい。

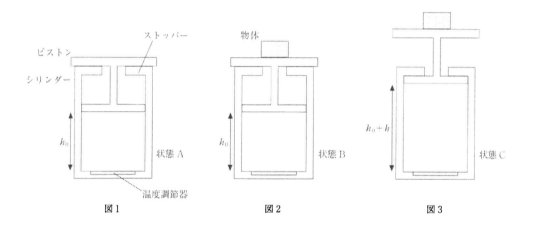

図1　　　　　　　　　図2　　　　　　　　　図3

(1) 状態Bの気体の温度を求めなさい。

(2) 過程 A→B で気体が吸収した熱量を求めなさい。

(3) 状態Cの気体の温度を求めなさい。

(4) 1サイクルの間で気体が外にした仕事を求めなさい。

(5) この1サイクルの熱効率を求めなさい。

東海大学（医）29 年度 （56）

〔解答群〕

(1) ア. $\left(1+\dfrac{mg}{P_0 S}\right)T_0$ 　　　イ. $\left\{1+\dfrac{mMg}{(M+m)P_0 S}\right\}T_0$ 　　　ウ. $\left\{1+\dfrac{(M+m)g}{P_0 S}\right\}T_0$

　　 エ. $\dfrac{(M+m)g}{P_0 S}T_0$ 　　　オ. $\left\{\dfrac{(M+m)g}{P_0 S}-1\right\}T_0$ 　　　カ. $\left(\dfrac{Mg}{P_0 S}+1\right)T_0$

(2) ア. $\dfrac{5}{2}(M+m)gh$ 　　　イ. $\dfrac{3}{2}(M+m)gh_0$ 　　　ウ. $\dfrac{2}{3}(M+m)gh$ 　　　エ. $\dfrac{5}{2}(M+m)gh_0$

　　 オ. $\dfrac{3}{2}(M+m)g(h+h_0)$ 　　　カ. $(M+m)g(h-h_0)$

(3) ア. $\left\{1+\dfrac{(M+m)g}{P_0 S}\right\}\dfrac{h_0+h}{h_0}T_0$ 　　　イ. $\left\{1+\dfrac{Mg}{P_0 S}\right\}\dfrac{h}{h_0}T_0$ 　　　ウ. $\left\{1+\dfrac{(M+m)g}{P_0 S}\right\}\dfrac{h}{h_0}T_0$

　　 エ. $\left\{1+\dfrac{mMg}{(M+m)P_0 S}\right\}\dfrac{h}{h_0+h}T_0$ 　　　オ. $\dfrac{(M+m)g}{P_0 S}\dfrac{h_0+h}{h}T_0$ 　　　カ. $\left\{\dfrac{(M+m)g}{P_0 S}-1\right\}\dfrac{h}{h_0+h}T_0$

(4) ア. $Mg(h-h_0)$ 　　　イ. $(M+m)gh$ 　　　ウ. mgh 　　　エ. $(M+m)g(h+h_0)$ 　　　オ. Mgh

　　 カ. $Mg(h_0+h)$

(5) ア. $\dfrac{2Mgh}{5P_0 Sh+(M+m)g(5h+3h_0)}$ 　　　　　　イ. $\dfrac{2Mg(h-h_0)}{5P_0 S(h-h_0)+(M+m)g(5h-2h_0)}$

　　 ウ. $\dfrac{2Mgh_0}{5P_0 S(h-h_0)+Mg(3h-h_0)}$ 　　　　　　エ. $\dfrac{5P_0 S(h-h_0)+Mg(h-h_0)}{P_0 S(h-h_0)+(M+m)g(h-h_0)}$

　　 オ. $\dfrac{Mgh}{3P_0 S(h-h_0)+(M+m)g(5h-3h_0)}$ 　　　　　　カ. $\dfrac{5Mgh}{3P_0 S(h+h_0)+(M+m)g(5h+h_0)}$

4 図1は水槽の水面を上から見た図である。水槽の水面にある2つの波源aとbから周期T[s]で同じ振幅,同じ位相の球面波の正弦波が発生し,速さv[m/s]で水面を伝搬する。波源aとbの間隔はd[m]である。波源a,bを結ぶ直線に対し垂直で,波源aを通る直線上にx軸をとる。波源aからx軸に沿ってL[m]離れた位置に,波源a,bを結ぶ線分と平行にy軸をとり,y軸とx軸との交点をy軸の原点Oとする。以下y軸上で波源a,bから出た波を観測する。原点Oから図のy軸に沿って正の方向に波を観測していくと,まず点P_0で波が強め合い,次に点P_1で波が強め合った。波源aと点P_0の距離と波源bと点P_0の距離は等しい。Lはdに比べ充分に大きいものとする。円周率をπとする。必要であれば,mとnを数値として,$|m|$が1に対して充分小さいときになりたつ近似式$(1+m)^n \fallingdotseq 1+nm$を用いなさい。次の各問いについて,それぞれの解答群の中から最も適切なものを一つ選び,解答欄の記号にマークしなさい。

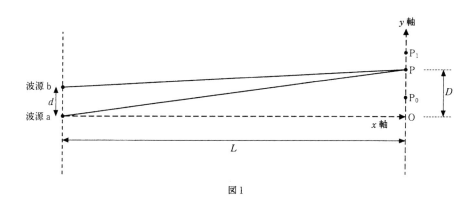

図1

まず,原点OからD[m]離れたy軸上のある点Pで波を観測する場合を考える。ただし,DはLに比べて充分小さいものとする。

(1) 波源aから点Pまでの距離と波源bから点Pまでの距離の差を求めなさい。

(2) 点Pにおいて波源bと波源aから出た波の位相差は何ラジアンか求めなさい。

次に,波が強め合って観測されるy軸上の点P_1で波を観測する場合を考える。

(3) 原点Oと点P_1の間の距離を求めなさい。

図2に波源aの近くのx軸上における時刻0sの波の変位を表した。時刻0sでは波源a,bにおける波の変位は0mである。

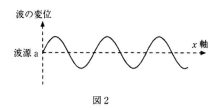

図 2

(4) 波源 a で発生した波の点 P_1 における振幅を A 〔m〕として，波源 a で発生した波の点 P_1 における変位を表す式を時刻 t 〔s〕の関数として求めなさい。

(5) y 軸上では波源 a と波源 b で発生した 2 つの波が重なり合って観測される。点 P_1 において重なり合った波の変位を表す式を時刻 t 〔s〕の関数として求めなさい。ただし，波源 b で発生した波の点 P_1 における振幅も A であるとする。

〔解答群〕

(1) ア．$\dfrac{2dD-d^2}{L}$ イ．$\dfrac{2dD+d^2}{L}$ ウ．$\dfrac{dD-d^2}{L}$ エ．$\dfrac{dD+d^2}{L}$ オ．$\dfrac{2dD-d^2}{2L}$

カ．$\dfrac{2dD+d^2}{2L}$

(2) ア．$\dfrac{\pi(2dD-d^2)}{LTv}$ イ．$\dfrac{\pi(2dD+d^2)}{LTv}$ ウ．$\dfrac{2\pi(2dD-d^2)}{LTv}$ エ．$\dfrac{2\pi(2dD+d^2)}{LTv}$

オ．$\dfrac{\pi(2dD-d^2)}{2LTv}$ カ．$\dfrac{\pi(2dD+d^2)}{2LTv}$

(3) ア．$-\dfrac{d}{2}+\dfrac{LTv}{d}$ イ．$\dfrac{d}{2}+\dfrac{LTv}{2d}$ ウ．$\dfrac{d}{2}+\dfrac{LTv}{d}$ エ．$\dfrac{LTv}{d}+\dfrac{1}{2}$ オ．$d+\dfrac{LTv}{d}$

カ．$\dfrac{d}{2}+dLTv$

(4) ア．$A\sin\left\{\dfrac{2\pi}{T}\left(t-\dfrac{L}{v}+\dfrac{d^2}{8Lv}-\dfrac{LT^2v}{2d^2}+\dfrac{T}{2}\right)\right\}$ イ．$A\sin\left\{\dfrac{2\pi}{T}\left(-t+\dfrac{L}{v}+\dfrac{d^2}{8Lv}+\dfrac{LT^2v}{2d^2}+\dfrac{T}{2}\right)\right\}$

ウ．$A\sin\left\{\dfrac{2\pi}{T}\left(-t+\dfrac{L}{v}-\dfrac{d^2}{8Lv}+\dfrac{LT^2v}{2d^2}+\dfrac{T}{2}\right)\right\}$ エ．$A\sin\left\{\dfrac{2\pi}{T}\left(t+\dfrac{d^2}{8Lv}-\dfrac{LT^2v}{2d^2}+\dfrac{T}{2}\right)\right\}$

オ．$A\sin\left\{\dfrac{2\pi}{T}\left(t-\dfrac{L}{v}-\dfrac{d^2}{8Lv}-\dfrac{LT^2v}{2d}+\dfrac{T}{2}\right)\right\}$ カ．$A\sin\left\{\dfrac{2\pi}{T}\left(-t+\dfrac{L}{v}+\dfrac{d^2}{8Lv}+\dfrac{LT^2v}{2d}-\dfrac{T}{2}\right)\right\}$

(5) ア．$2A\sin\left\{\dfrac{2\pi}{T}\left(-t+\dfrac{L}{v}+\dfrac{d^2}{8Lv}+\dfrac{LT^2v}{2d^2}\right)\right\}\cos\left\{\dfrac{\pi(d^2-LTv)}{LTv}\right\}$

イ．$2A\sin\left\{\dfrac{2\pi}{T}\left(t-\dfrac{L}{v}-\dfrac{d^2}{8Lv}-\dfrac{LT^2v}{4d^2}\right)\right\}\cos\left\{\dfrac{\pi(d^2+LTv)}{LTv}\right\}$

ウ．$2A\sin\left\{\dfrac{2\pi}{T}\left(-t+\dfrac{L}{v}+\dfrac{d^2}{8Lv}+\dfrac{LT^2v}{4d^2}\right)\right\}$ エ．$2A\sin\left\{\dfrac{2\pi}{T}\left(-t+\dfrac{L}{v}+\dfrac{d^2}{8Lv}+\dfrac{LT^2v}{2d^2}\right)\right\}$

オ．$2A\sin\left\{\dfrac{2\pi}{T}\left(t-\dfrac{L}{v}-\dfrac{d^2}{8Lv}-\dfrac{LT^2v}{4d^2}\right)\right\}$ カ．$2A\sin\left\{\dfrac{2\pi}{T}\left(t-\dfrac{L}{v}-\dfrac{d^2}{8Lv}-\dfrac{LT^2v}{2d^2}\right)\right\}$

東海大学（医）29 年度 （59）

化 学

問題

2月3日

29年度

解答に必要があれば，次の値を用いなさい。

原子量：H ＝ 1.0，C ＝ 12.0

気体定数：$R = 8.31 \times 10^3 \, \text{Pa} \cdot \text{L}/(\text{K} \cdot \text{mol})$

---

1 アルミニウム，鉄，亜鉛，金，鉛の単体の粉末試料ア〜オを用いて，次の【実験1】〜【実験3】を行った。

【実験1】 試料ア〜オを試験管にそれぞれ入れ濃硝酸を加えたところ，試料イ，オはすべて溶けたが，試料ア，ウ，エは溶けなかった。

【実験2】 試料ア〜オを試験管にそれぞれ入れ希硫酸を加えたところ，試料ウ，エ，オはすべて溶けたが，試料ア，イは溶けなかった。

【実験3】 試料ア〜オを試験管にそれぞれ入れ水酸化ナトリウム水溶液を加えたところ，試料イ，ウ，オはすべて溶けたが，試料ア，エは溶けなかった。

以下の各問いに答えなさい。

問1 試料アに関する次の(1)〜(5)の記述のうち，誤っているものはいくつあるか。A〜Eの中から最も適切なものを一つ選んで，解答欄の記号にマークしなさい。

(1) 高温の水蒸気と反応する。
(2) 硝酸銀水溶液に溶ける。
(3) 熱濃硫酸に溶ける。
(4) 濃塩酸3体積と濃硝酸1体積の混合溶液に溶ける。
(5) 空気中で容易に酸化される。

　　　　A．1つ　　　B．2つ　　　C．3つ　　　D．4つ　　　E．5つ

問2　試料イの金属に関する次の(1)～(5)の記述のうち，正しいものはいくつあるか。A～Eの中から最も適切なもの
　　を一つ選んで，解答欄の記号にマークしなさい。

　　　　(1)　この金属の酢酸塩は水に溶けにくい。
　　　　(2)　この金属のクロム酸塩は水に溶けにくい。
　　　　(3)　この金属の塩化物は水によく溶ける。
　　　　(4)　この金属の硫酸塩は水によく溶ける。
　　　　(5)　この金属の水酸化物はアンモニア水によく溶ける。

　　　　　　A．1つ　　　　B．2つ　　　　C．3つ　　　　D．4つ　　　　E．5つ

問3　【実験2】の後，試料ウが溶けた溶液にアンモニア水を加えると沈殿が生じた。この沈殿の化学式を解答欄に書
　　きなさい。

問4　【実験2】の後，試料エが溶けた溶液に硝酸を加え，続いて水酸化ナトリウム水溶液を加えると沈殿が生じた。
　　生じた沈殿の色は何色か。次の中から最も適切なものを一つ選んで，解答欄の記号にマークしなさい。
　　　　A．白色　　　　B．黄色　　　　C．青白色　　　　D．黒色　　　　E．赤褐色

問5　【実験3】における試料オの反応の反応式を解答欄に書きなさい。

$\boxed{2}$　燃焼によって液体状態の水が生じるとき，メタンとプロパンの燃焼熱はそれぞれ 890 kJ/mol と 2220 kJ/mol である。これらの値を用いて以下の各問いに答えなさい。

問1　温度25℃，圧力 1.0×10^5 Pa に保たれた容器にメタンとプロパンと酸素の混合気体が入れてある。この混合気体に点火したところ，炭化水素は完全に燃焼して 155 kJ の熱量が発生し，燃焼後の気体の体積は燃焼前より 6.2 L 減少した。次の(1)と(2)に答えなさい。ただし，燃焼によって生じた水の体積は無視できるとする。

(1)　混合気体中のメタンとプロパンの物質量をそれぞれ x〔mol〕と y〔mol〕とする。燃焼前の気体の物質量から燃焼後の気体の物質量を引いた差 Δn〔mol〕を x と y を用いた式で表し，解答欄に書きなさい。

(2)　メタンとプロパンは合計で何 g あったか。次の中から最も近いものを一つ選んで，解答欄の記号にマークしなさい。
　　　A．1.0 g　　　B．2.0 g　　　C．3.0 g　　　D．4.0 g　　　E．5.0 g　　　F．6.0 g

問2　次の熱化学方程式を用いて，以下の(1)〜(3)に答えなさい。

$$C（黒鉛）＋ O_2（気）＝ CO_2（気）＋ 394 \, kJ$$
$$H_2（気）＋ \frac{1}{2} O_2（気）＝ H_2O（液）＋ 286 \, kJ$$
$$C（黒鉛）＝ C（気）－ 718 \, kJ$$
$$H_2（気）＝ 2H（気）－ 436 \, kJ$$

(1)　メタンの生成熱は何 kJ/mol か。次の中から最も近いものを一つ選んで，解答欄の記号にマークしなさい。
　　　A．65 kJ/mol　　　B．70 kJ/mol　　　C．75 kJ/mol　　　D．80 kJ/mol　　　E．85 kJ/mol
　　　F．90 kJ/mol

(2)　メタン分子の C－H 結合エネルギーは何 kJ/mol か。次の中から最も近いものを一つ選んで，解答欄の記号にマークしなさい。
　　　A．385 kJ/mol　　　B．415 kJ/mol　　　C．445 kJ/mol　　　D．485 kJ/mol
　　　E．515 kJ/mol　　　F．545 kJ/mol

(3)　プロパン分子の C－C 結合エネルギーは何 kJ/mol か。次の中から最も近いものを一つ選んで，解答欄の記号にマークしなさい。ただし，プロパン分子とメタン分子の C－H 結合エネルギーは同じ値であるとする。
　　　A．300 kJ/mol　　　B．320 kJ/mol　　　C．340 kJ/mol　　　D．360 kJ/mol
　　　E．380 kJ/mol　　　F．400 kJ/mol

3 アンモニアは，工業的には触媒を用いて，式(i)の平衡反応を利用して製造される。

$$N_2 + 3H_2 \rightleftarrows 2NH_3 \cdots\cdots (i)$$

いま，体積可変の反応容器に 2.0 mol の窒素と 6.0 mol の水素を封入し，全圧を 1.0×10^7 Pa，温度を 277℃ に保って放置すると，体積が 2.3 L になって平衡状態 I に達した。以下の各問いに答えなさい。

問1　式(i)の反応の圧平衡定数 K_p と濃度平衡定数 K_c の関係を表す式はどれか。次の中から最も適切なものを一つ選んで，解答欄の記号にマークしなさい。ただし，T は絶対温度，R は気体定数である。

A．$K_p = K_c \times (RT)^{-2}$　　B．$K_p = K_c \times (RT)^{-1}$　　C．$K_p = K_c$

D．$K_p = K_c \times (RT)$　　E．$K_p = K_c \times (RT)^2$

問2　平衡状態 I におけるアンモニアの物質量は何 mol か。次の中から最も近いものを一つ選んで，解答欄の記号にマークしなさい。

A．1.0 mol　　B．2.0 mol　　C．3.0 mol　　D．4.0 mol　　E．5.0 mol

問3　式(i)の平衡状態について記述した(ア)〜(オ)のうち，正しいものはいくつあるか。ただし，式(i)の正反応は発熱反応である。A〜Eの中から最も適切なものを一つ選んで，解答欄の記号にマークしなさい。

(ア)　温度を一定にして全圧を高くすると，アンモニアの生成量は増加する。

(イ)　温度を一定にして全圧を低くすると，アンモニアの生成量は減少する。

(ウ)　全圧を一定にして温度を高くすると，アンモニアの生成量は増加する。

(エ)　全圧を一定にして温度を低くすると，アンモニアの生成量は減少する。

(オ)　温度と全圧を一定にして触媒を増やすと，アンモニアの生成量は増加する。

A．1つ　　B．2つ　　C．3つ　　D．4つ　　E．5つ

問4　平衡状態 I から，全圧を 3.0×10^7 Pa，温度を 427℃ に保って放置すると，体積が 1.1 L になって平衡状態 II に達した。次の(1)，(2)に答えなさい。

(1)　平衡状態 II での反応容器中の気体の物質量は何 mol か。次の中から最も近いものを一つ選んで，解答欄の記号にマークしなさい。

A．1.8 mol　　B．3.1 mol　　C．4.4 mol　　D．5.7 mol　　E．7.0 mol

(2)　平衡状態 II でのアンモニアの物質量は何 mol か。次の中から最も近いものを一つ選んで，解答欄の記号にマークしなさい。

A．0.9 mol　　B．1.7 mol　　C．2.3 mol　　D．2.8 mol　　E．3.4 mol

4 以下の各問いに答えなさい。

問1 濃度のわからない酢酸水溶液 10.0 mL をホールピペットでビーカーに量り取り，そこに水 10.0 mL と指示薬を加えた。これに，0.100 mol/L の水酸化ナトリウム水溶液 20.0 mL を滴下したところ終点に達した。次の (1) と (2) に答えなさい。

(1) 水酸化ナトリウム水溶液を 5.0 mL 滴下したときの溶液の pH はいくらか。次の中から最も近いものを一つ選んで，解答欄の記号にマークしなさい。ただし，酢酸の電離定数 $K_a = 2.7 \times 10^{-5}$ mol/L，$\log_{10} 2.7 = 0.43$，$\log_{10} 3.0 = 0.47$ を用いなさい。

    A. 3.1   B. 3.6   C. 4.1   D. 4.6   E. 5.1   F. 5.6

(2) この滴定に用いる指示薬に関する記述の中で正しいものはどれか。次の中から最も適切なものを一つ選んで，解答欄の記号にマークしなさい。ただし，メチルオレンジ，フェノールフタレインの変色域の pH は，それぞれ 3.1 〜 4.4，8.0 〜 9.8 である。

    A. 中和点の pH は酸性側に偏り，中和点付近の pH の変化の幅はやや狭いため，酸性側に変色域のあるメチルオレンジを用いる必要がある。

    B. 中和点の pH は酸性側に偏っているが，中和点付近の pH の変化の幅は広いため，塩基性側に変色域のあるフェノールフタレインを用いてもよい。

    C. 中和点の pH は 7 であり，その前後で pH は急激に変化するため，変色域がこの範囲にあるフェノールフタレインとメチルオレンジのどちらも用いることができる。

    D. 中和点の pH は塩基性側に偏り，中和点付近の pH の変化の幅はやや狭いため，塩基性側に変色域のあるフェノールフタレインを用いる必要がある。

    E. 中和点の pH は塩基性側に偏っているが，中和点付近の pH の変化の幅は広いため，酸性側に変色域のあるメチルオレンジを用いてもよい。

問2 メタンに関する次の (ア) 〜 (オ) の記述のうち，誤っているものはいくつあるか。A〜E の中から最も適切なものを一つ選んで，解答欄の記号にマークしなさい。

(ア) メタン分子の中心にある炭素原子の電子配置はネオン原子の電子配置と同じである。

(イ) メタン分子の C−H 結合には極性があるが，分子全体としては無極性である。

(ウ) 液体状態のメタンでは，アンモニアや水と同じように分子間に水素結合が生じる。

(エ) メタン分子の水素原子 2 個を塩素原子 2 個で置き換えると，異性体が 2 種類生じる。

(オ) メタンは水によく溶け，弱酸性を示す。

    A. 1つ   B. 2つ   C. 3つ   D. 4つ   E. 5つ

問3　希ガスに関する次の(ア)～(オ)の記述のうち，誤っているものはいくつあるか。A～Eの中から最も適切なものを一つ選んで，解答欄の記号にマークしなさい。

(ア)　希ガス元素の単体は，単原子分子気体として空気中にわずかに存在する。

(イ)　希ガス元素の単体は，原子番号の増加とともに沸点が低くなる。

(ウ)　希ガス元素の原子は，原子番号の増加とともにその半径が大きくなる。

(エ)　希ガス元素の原子は，ヘリウム原子を除き最外殻に8個の電子を収容している。

(オ)　希ガス元素の原子は，価電子をもたない。

　　　A. 1つ　　　B. 2つ　　　C. 3つ　　　D. 4つ　　　E. 5つ

問4　次の(ア)～(オ)の操作によって起こる反応のうち，下線を付けた物質が酸化剤として働く反応はいくつあるか。A～Eの中から最も適切なものを一つ選んで，解答欄の記号にマークしなさい。

(ア)　酸化マンガン(Ⅳ)を濃塩酸に加えて加熱する。

(イ)　銅線を熱して塩素中に入れる。

(ウ)　酸化鉄(Ⅲ)にアルミニウム粉末を混合して点火する。

(エ)　過酸化水素水に硫酸酸性の過マンガン酸カリウム水溶液を加える。

(オ)　ナトリウムを水に加える。

　　　A. 1つ　　　B. 2つ　　　C. 3つ　　　D. 4つ　　　E. 5つ

東海大学（医）29年度　(65)

5　炭素と水素のみからなる化合物（　ア　）と（　イ　）がある。化合物（　ア　）と（　イ　）の分子量の差は4である。これらをそれぞれ200 mgずつ量り取り，水素を完全に付加させたところ，化合物（　ア　）には標準状態で54.6 mLの水素が反応し，化合物（　イ　）には標準状態で172 mLの水素が反応し，いずれの化合物からも同じ化合物（　ウ　）が生成した。化合物（　ウ　）と塩素を，光照射して反応させたところ，化合物（　ウ　）の1個の水素原子が塩素原子で置換した生成物（　エ　）は，ひとつの構造式で表わされる1種類のみが得られた。一方，化合物（　ア　）と（　イ　）をそれぞれ150 mgずつ量り取り完全燃焼させたところ，化合物（　ア　）からは二酸化炭素 x mgと水 y mgが生じ，化合物（　イ　）からは二酸化炭素 x' mgと水 y' mgが生じた。以下の各問いに答えなさい。

問1　化合物（　ア　）の1分子には，何個の炭素原子が含まれるか。次の中から最も適切なものを一つ選んで，解答欄の記号にマークしなさい。

A. 4　　B. 5　　C. 6　　D. 7　　E. 8　　F. 9　　G. 10

H. 11　　I. 12

問2　化合物（　エ　）の構造式を，価標を省略せずに解答欄に書きなさい。

問3　化合物（　ア　）～（　エ　）に関する記述の中で，誤っているものはどれか。次の中から一つ選んで，解答欄の記号にマークしなさい。

A. 化合物（　ア　）～（　エ　）はいずれも脂環式化合物である。

B. 化合物（　ア　）～（　エ　）はいずれも不斉炭素原子を含まない。

C. 化合物（　ア　）に塩化水素を付加させると，化合物（　エ　）が得られる。

D. 化合物（　イ　）は有毒であり，発がん性が指摘されている。

E. 化合物（　ウ　）の2個の水素原子を塩素原子で置換した化合物には，4種類の構造異性体が考えられる。

問4　x と x'，y と y' の大小関係を正しく表したものはどれか。次の中から最も適切なものを一つ選んで，解答欄の記号にマークしなさい。

A. $x > x'$　$y > y'$　　B. $x > x'$　$y = y'$　　C. $x > x'$　$y < y'$

D. $x = x'$　$y > y'$　　E. $x = x'$　$y = y'$　　F. $x = x'$　$y < y'$

G. $x < x'$　$y > y'$　　H. $x < x'$　$y = y'$　　I. $x < x'$　$y < y'$

問5　化合物（　ア　）と化合物（　イ　）の混合物3.16 gに臭素水を加えたところ，0.0100 molの臭素が付加して，反応が終了した。混合物中の化合物（　ア　）のモル分率はいくらだったか。次の中から最も近いものを一つ選んで，解答欄の記号にマークしなさい。

A. 0.20　　B. 0.21　　C. 0.22　　D. 0.23　　E. 0.24　　F. 0.25

G. 0.26　　H. 0.27　　I. 0.28　　J. 0.29　　K. 0.30

生　物

問題

2月3日

29年度

---

1 エネルギー代謝の調節に関する次の文章を読み，以下の各問いに答えなさい。

エネルギー代謝の調節には，血液中の（　a　）濃度を一定の範囲内で維持する自律神経系とホルモンの働きが主に関与している。いずれも間脳の（　b　）と呼ばれる領域によって支配されている。自律神経系は，中枢神経系からの情報を末梢組織器官に伝える神経であり，交感神経と副交感神経の2種類が存在する。これらは同じ器官に分布していることが多く，一方が器官の働きを促進すれば，他方は抑制するというように，互いに反対の作用を発揮する。それぞれ，(I) 交感神経は（　c　）から，副交感神経は（　c　）・延髄・（　d　）の末端から出て内臓諸器官の働きを調節している。活動・緊張状態では交感神経の働きが優位になり，リラックスした状態では主に副交感神経の働きが優位になる。

一方，ホルモンはアミノ酸や脂質で構成されている物質で，（　e　）から血液中に放出され，特定の器官に作用する。それぞれの器官には，特定のホルモンの作用を受ける標的細胞が存在している。アミノ酸が鎖状に連なってできた(II) ホルモンはその大きさに応じて（　f　）や（　g　）に分類される。ホルモンの作用は，自律神経系に比べ，標的器官で反応が起こるまでに時間が掛かるが，持続的に働く。

激しい運動などによって血液中の（　a　）が消費されると，間脳の（　b　）がこれを感知し，これにより興奮した交感神経系を介して（　h　）から（　i　）が，膵臓のα細胞からグルカゴンが分泌される。これらは，肝臓や筋肉の細胞に作用して，貯蔵されている（　j　）の分解を主に促進し，血液中の（　a　）を増加させる。さらに，間脳の（　b　）は，脳下垂体前葉を刺激して副腎皮質刺激ホルモンの分泌を促す。その結果，副腎皮質から糖質コルチコイドが分泌され，肝臓や筋肉において（　g　）の分解を促進する。(III)

問1　文章中の空欄（　a　）～（　j　）に当てはまる最も適切な語句を答えなさい。

問2　下線部(I)のような作用を何というか，答えなさい。

問3　下線部(II)のように標的細胞が作用を受ける際に，特定のホルモンが結合するタンパク質の総称を何というか，答えなさい。

問4　分泌されたホルモンの作用を受け，標的細胞での効果や最終産物がふたたびそのホルモンの分泌量を正負に調節する機構を何というか，答えなさい。

問5　下線部(III)のように大きい分子を小さな分子へと分解し，エネルギーを得る過程の代謝を何というか，漢字2文字で答えなさい。

問6　下線部(III)の代謝が起こる際，副産物として生成される有毒な物質名①とこれを解毒する代謝系路名②をそれぞれ答えなさい。

問7　間脳の（　b　）が，副交感神経の働きを介して膵臓に働きかけた場合，どの細胞①から何というホルモン②が分泌されるか答えなさい。

問8　問7にある分泌されたホルモン②の構造を，句読点を含め30字以内で答えなさい。

2　次の文章を読み，以下の各問いに答えなさい。

I．DNAは2本の塩基配列の鎖が相補的に結合して2重らせん構造をとっている。従って，一方の鎖の塩基配列が決まれば，もう一方の鎖の塩基配列も決まる。この特質を活かして，DNAは2本鎖の結合を一時的に切り，ほどけたそれぞれの鎖の塩基配列に対応する新生鎖を合成する。そして最終的に2組のDNA鎖が産生され，体細胞分裂により娘細胞に分配される。

　　DNAの2重らせん構造では両方のDNA鎖が逆方向になっている。一方，DNAの複製の方向は一方向である。従って，DNAの複製過程では，DNAの2重らせんを開裂しているときに，開裂していく方向と複製の方向が同じで連続した新生DNA鎖となる（　a　）鎖と，開裂していく方向と複製する方向が逆になり，開裂がすすむたびに断片化したDNA鎖が新生される（　b　）鎖が存在する。

問1　あるDNA2本鎖断片の塩基の割合を調べると，グアニンのモル比は26％であった。このとき，①アデニン，②チミン，③シトシンのモル比はそれぞれ何％か，答えなさい。

問2　DNA2本鎖の一方はDNAを合成するための鋳型であり，他方はその鋳型を基に新たに合成された新生DNA鎖である。このようなDNA複製方法を何と呼ぶか，答えなさい。

問3　新生DNA鎖の合成について，文章中の空欄a，bに当てはまる最も適切な語句を答えなさい。

問4　下図はDNA複製過程にある複製フォークを模式化したものである。白抜き矢印（⇦）は全体の複製進行方向を示す。問3で示した（　a　）鎖と（　b　）鎖を下図に記載して（a鎖，b鎖と示せばよい），この複製フォークでのDNA合成過程を完成させなさい。ただし新生DNA鎖は矢印（→または←）として記載し，DNA合成方向は矢印方向としなさい。

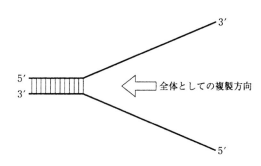

Ⅱ．遺伝情報を維持するためには，正確な DNA 複製が必須である。DNA 複製過程で起こる塩基配列の間違いは 10^9 塩基に 1 つにまで抑えられている。ヒト細胞の核内には約（　c　）塩基の DNA が存在するから，1 回の DNA 複製では（　d　）個の間違ったヌクレオチドしか新生 DNA 鎖に取り込まれないことになる。<u>これは DNA ポリメラーゼに備わっている校正機能が，相補結合できなかった塩基をもつヌクレオチドの取り込みを防止するメカニズムの 1 つだからである。</u>①

問5　上記の文章の空欄 c，d に最も適切な数値を答えなさい。

問6　下線部 ① について，ヒトでは数種類の DNA ポリメラーゼが存在するが，その全てに校正機能が備わっているわけではない。ここでひとつの実験を行った。10,000 塩基以上合成できる DNA ポリメラーゼに校正機能を人工的に欠失または付加させた DNA ポリメラーゼを作製し，様々な長さの鋳型 DNA を用いて合成された DNA 鎖の間違い箇所を検討し，以下の表に示した。

表．校正機能の有無による DNA 合成の間違い箇所の一例

DNA ポリメラーゼの種類	合成された DNA の長さ		
	100 塩基	1,000 塩基	10,000 塩基
校正機能をもつ DNA ポリメラーゼ	0 箇所	0 箇所	1 箇所
校正機能をもたない DNA ポリメラーゼ	0 箇所	2 箇所	18 箇所

上記の数値を踏まえて，以下のヒト細胞に存在する DNA ポリメラーゼのうち，校正機能をもつ必要がある DNA ポリメラーゼと考えられるものを選んで，その番号を答えなさい。

1．1 ヌクレオチドを合成する酵素

2．10 ～ 30 ヌクレオチドを合成する酵素

3．100 ヌクレオチド程度を合成する酵素

4．3,000 ヌクレオチド以上を合成する酵素

5．プライマーを合成する酵素

東海大学（医）29年度　（69）

3　抗体に関する次のⅠ．Ⅱの文章を読み，以下の各問いに答えなさい。

Ⅰ．抗体は2対のサブユニットからなるタンパク質である。内側の長い1対のサブユニットは H 鎖であり，全長のほぼまん中の位置の前後で4つのジスルフィド結合 (S-S 結合) によりそれぞれ L 鎖，H 鎖と結合している。H 鎖同士の結合は近接した2つの S-S 結合によっている。このため抗体は中央のヒンジ部 (ちょうつがいの意味) と呼ばれる位置で折れまがることができる。H 鎖と L 鎖は可変部領域と定常領域にわけられる。

問1　文章中の二重下線を付した部分が明確になるようにして抗体の構造の模式図を図示しなさい。

問2　パパインとペプシンは H 鎖の下線部 ① の部位をはさむきわめて近接した部位を切断する酵素である。パパインはヒンジ部側の H 鎖を，ペプシンは反対側の H 鎖を切断する。抗体の分子量を15万とした場合，(a) パパイン，(b) ペプシンで処理後に生じた産物のうち，可変部領域を含むものの分子量はそれぞれおよそいくらになるか答えなさい。

問3　分子量15万の抗体が結合する抗原の分子量を2.5万とした場合，抗体 0.3 mg に結合できる抗原の最大量は何 mg か求めなさい。なお，抗原分子1つあたり1カ所の抗体結合部位を持つとする。

問4　H 鎖と L 鎖の可変部には，抗体間でアミノ酸配列が大きく異なる超可変領域と呼ばれる領域がそれぞれ3つずつある。この領域の役割を10字以内で答えなさい。

問5　L 鎖と H 鎖の可変部は別々の遺伝子によって規定され，L 鎖は V と J，H 鎖は V と D と J という遺伝子のそれぞれ1つずつを組み合わせて再編成してつくられる。L 鎖の V 遺伝子は300種類，J 遺伝子は5種類存在し，H 鎖の V 遺伝子は300種類，D 遺伝子は20種類，J 遺伝子は6種類存在していると仮定すると，理論上何通りの抗体をつくることができるかを求め，例にならって上位3桁を四捨五入し，有効数字2桁の指数で答えなさい。
例：$12345 \rightarrow 1.2 \times 10^4$

問6　DNA 上の様々な変化により，実際には問5で求めた値よりも多くの種類の抗体ができる。その原因となる現象の総称を答えなさい。

Ⅱ．ウサギの赤血球を接種したモルモットから血清（免疫血清）を得た。さらに，その免疫血清から抗ウサギ赤血球抗体とそれ以外の血清成分（以下，補体とよぶ）を分離したものを用意した。それぞれを実験1〜5のような様々な処理と組み合わせでウサギ赤血球浮遊液に加え，その後のウサギ赤血球の状態を観察した。

実験1．免疫血清を加えると，ウサギ赤血球が破壊された（溶血した）。

実験2．55℃で短時間加熱した免疫血清を加えても溶血しなかった。

実験3．55℃で短時間加熱した免疫血清に，抗ウサギ赤血球抗体を加えても溶血しなかった。

実験4．55℃で短時間加熱した免疫血清に補体を加えると溶血した。

実験5．ペプシンで処理した抗ウサギ赤血球抗体に補体を加えると，溶血せずに凝集した。

問7　以下の(ア)〜(エ)は，実験結果から溶血に必要な条件を記述したものである。最も適切なものを一つ選び，記号で答えなさい。

　　(ア)　耐熱性の抗体と耐熱性の補体

　　(イ)　耐熱性の抗体と非耐熱性の補体

　　(ウ)　非耐熱性の抗体と耐熱性の補体

　　(エ)　非耐熱性の抗体と非耐熱性の補体

問8　補体により溶血がひき起こされるためには，抗体が赤血球に結合することが必要であることを証明したい。どのような実験を行い，何を確認すればよいかを句読点を含め40字以内で答えなさい。

問9　ウサギに抗ウサギ赤血球抗体を投与すると，全身で溶血をひき起こす。この際に溶血に働いたものの組み合わせとして最も適切なものを，以下の(オ)〜(ク)から一つ選び，記号で答えなさい。

　　(オ)　ウサギの抗体とウサギの補体

　　(カ)　ウサギの抗体とモルモットの補体

　　(キ)　モルモットの抗体とウサギの補体

　　(ク)　モルモットの抗体とモルモットの補体

問10　実験5で溶血せずに凝集のみが起こった理由を考察し，句読点を含め100字以内で答えなさい。

4 イモリの発生を調べるために行った実験に関する次の文章を読み、以下の各問いに答えなさい。

フォークトはイモリの胞胚の胚表部域を生体染色用の無害の色素で局所的に染色して、染色部域が将来どのような器官や組織に分化するのかを調べた。この方法を（ ア ）染色法といい、胚の予定運命を示したものを（ イ ）という。それでは、胞胚で示された予定域の発生運命が決定される時期はいつだろうか。シュペーマンは、その時期を明らかにするために、卵の色が違う2種類のイモリ（イモリAとイモリB）で交換移植実験を行った。
(1)

実験1
初期原腸胚期に、イモリAの予定表皮域を切り取ってイモリBの予定神経域に移植した。また、イモリBから切り取った予定神経域をイモリAの予定表皮域に移植した。その結果、予定神経域に移植された予定表皮域は神経に発生し、予定表皮域に移植された予定神経域は表皮に発生した。

実験2
同様の交換移植実験を初期神経胚期に行った。すると、神経板に移植された予定表皮域は表皮に分化し、予定表皮域に移植された神経板は神経に分化した。

さらにシュペーマンは、マンゴルドとともに以下の実験を行った。

実験3
卵の色の異なる2種類のイモリを用いて、初期原腸胚の原口の動物局側（原口背唇部）をもう一方の初期原腸胚の腹側赤道部に移植した。その結果、移植片は正常発生と同じように陥入を始め、宿主胚の腹側に新たな神経板が形成され、さらに前後軸と背腹軸を備えたもう1つの胚（二次胚）が生じた。二次胚を構成する各組織が、2種類のイモリのどちらの細胞に由来するかを調べたところ、主に移植された原口背唇部に由来する組織と、主に宿主胚の細胞に由来する組織に分けることができた。二次胚が誘導された個体の断面図を図1に示す。
(2)

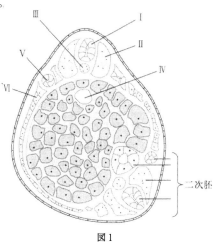

図1

予定外胚葉域から神経を誘導し、胚の軸構造を誘導する働きを持つ領域（原口背唇部）を形成体と呼び、シュペーマンによる発見以降、その誘導現象の分子機構の解明は発生学における主要な課題とされてきた。原口背唇部で発現する遺伝子としてグースコイド、ノギン、コーディンなどが知られているが、それぞれの分子の関係と機能を明らかにするための一連の実験（実験4 – 8）を行い、以下の結果を得た。

実験4
転写因子であるグースコイドのmRNAを4細胞期胚のすべての割球に注入したところ、コーディンmRNAが異所的に発現したが、ノギンmRNAの異所的な発現は確認できなかった。

実験5

コーディン mRNA を 8 細胞期胚の腹側の割球に注入したところ，二次胚が形成された。

実験6

コーディン分子の発現を特異的に阻害する薬剤を 2 細胞期胚に注入し，原腸胚まで発生させた後に，原口背唇部を切り出してタンパク質を抽出し，コーディンタンパク質の量を調べたところ，薬剤を注入した胚ではコーディンタンパク質量が減少していた。しかし，ノギンタンパク質の量は薬剤を注入していない胚と同じであった。なお，薬剤の効果は胚発生過程の間，継続して効くものと仮定する。

実験7

コーディン分子の発現を特異的に阻害する薬剤を 2 細胞期胚に注入し，初期原腸胚まで発生させてコーディン mRNA とノギンの mRNA 発現を調べたところ，ともに発現部位と発現量に変化はなかった。しかし，神経外胚葉で特異的に発現する遺伝子の発現領域が縮小しており，一方で，腹側で発現する遺伝子の発現領域が拡大していた。

実験8

コーディン分子の発現を特異的に阻害する薬剤を注入した胚，または注入しない胚をそれぞれ初期原腸胚まで発生させ，それらの原口背唇部を切り出して宿主胚（正常胚）の腹側領域（原口の反対側）に移植した。その結果，薬剤注入していない胚由来の原口背唇部を移植した個体は二次胚を形成したが，薬剤注入胚由来の原口背唇部を移植した個体では二次胚の形成が抑制され，移植片から神経系が誘導されなかった。

コーディンは形成体の領域で発現する分泌タンパク質であり，同じく分泌タンパク質であるが表皮分化を引き起こす分子である BMP に結合し，BMP と受容体との結合を妨げることにより，表皮分化を阻害して神経分化を引き起こすように作用している。節足動物であるショウジョウバエにも，コーディンの相同遺伝子である sog と BMP の相同遺伝子である dpp が存在し，それらの分子が拮抗して背腹の軸が決まること，また sog は神経化因子として働くことが分かっている。しかしながら，sog は腹側で，dpp は背側で発現する。これらの遺伝子発現に関する知見により，節足動物と脊椎動物では背腹が逆転しているという 19 世紀以来の有名な論争に決着がついた。

問1　（ ア ），（ イ ）に当てはまる最も適切な語句を答えなさい。

問2　下線部(1)で，卵の色の異なるイモリを用いた理由はなぜか。句読点を含めて 30 字以内で答えなさい。

問3　実験1，2 の結果から推測できることについて，正しいと思われるものを以下のア）〜カ）の選択肢から全て選び，記号で答えなさい。

ア）初期原腸胚では，予定表皮域や予定神経域の発生運命は決定されている。

イ）初期神経胚では，予定表皮域や神経板の発生運命は決定されている。

ウ）初期原腸胚，初期神経胚ともに予定表皮域や予定神経域（あるいは神経板）の発生運命は決定されていない。

エ）移植片の予定運命は，初期原腸胚では変更できないが，初期神経胚では変更可能である。

オ）イモリ胚の予定表皮域と予定神経域の発生運命は，初期原腸胚から初期神経胚へ移行する過程で決定される。

カ）イモリ胚の中胚葉の発生運命は，後期原腸胚で決定される。

問4　図中の引き出し線Ⅰ～Ⅵに当てはまる部位の名称を答えなさい。

問5　下線部(2)について，移植した原口背唇部に由来する組織はどこか。解答欄の図中の該当する組織を黒で塗りつぶしなさい。

問6　実験3の結果から推測できることについて，正しいと思われるものを以下のア）～オ）の選択肢から全て選び，記号で答えなさい。
　　ア）2種類のイモリに由来する細胞から構成される胚は，常に2つの体軸ができる。
　　イ）原口背唇部の領域の発生運命は，初期原腸胚の段階で既に決定されている。
　　ウ）宿主胚の腹側に生じた神経板は，移植した原口背唇部からの誘導によって作られた。
　　エ）移植した原口背唇部に由来する組織は，宿主胚からの誘導によって作られた。
　　オ）神経管の発生運命は，初期原腸胚の段階で既に決定されている。

問7　実験4～8の結果から推測できることについて，正しいと思われるものを以下のア）～ク）の選択肢から全て選び，記号で答えなさい。
　　ア）ノギン分子はグースコイド分子により発現が誘導される。
　　イ）使用した薬剤は，コーディンmRNAの転写を阻害する。
　　ウ）コーディン分子はノギンmRNAの転写制御に関与する。
　　エ）コーディン分子はコーディンmRNAの転写制御に関与しない。
　　オ）コーディン分子は神経を誘導し，胚の軸構造を誘導する働きを持つ。
　　カ）ノギン分子は神経を誘導し，胚の軸構造を誘導する働きを持つ。
　　キ）形成体が正常に神経を誘導し，胚の軸構造を誘導する上で，原口背唇部でコーディン分子が発現することは必要である。
　　ク）形成体が正常に神経を誘導し，胚の軸構造を誘導する上で，原口背唇部以外でもコーディン分子が発現する必要がある。

問8　下線部(3)の文章から，節足動物において中枢神経と消化管の配置はどのようになっていると考えられるか。句読点を含めて35字以内で答えなさい。

5 生物の進化に関する文章（Ⅰ）とハーディー・ワインベルグの法則に関する文章（Ⅱ）を読み，以下の各問いに答えなさい。

Ⅰ．下表は，A〜Eの5つの生物種のヘモグロビンα鎖（141個のアミノ酸からなる分子）のアミノ酸配列を2つの生物種間で比較し，異なるアミノ酸の数を示したものである。分子時計が成り立つ条件のもとで以下の各問いに答えなさい。なお，生物種Aと生物種Bがその共通祖先から分岐した年代を9000万年前とする。

表．2生物種間で異なるヘモグロビンα鎖のアミノ酸の数

	A	B	C	D	E
A		23	27	37	62
B			33	42	65
C				49	67
D					71
E					

問1 表の情報に基づいて作成される分子系統樹で最も近いものを以下の語群①〜⑥から一つ選び，番号で答えなさい。

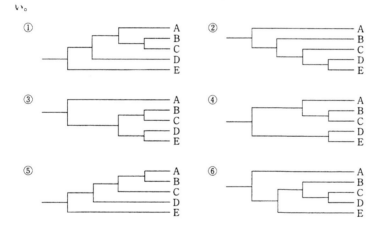

問2 生物種Aと生物種Bにて異なるアミノ酸の数は23個であることから，それらの共通祖先から生物種Aと生物種Bに起きたアミノ酸置換数は，それぞれ平均11.5個と推測される。このことに留意して，生物種Aと生物種Bの分岐年代から推定されるヘモグロビンα鎖のアミノ酸座位1個に起きる1年あたりのアミノ酸置換率で最も近いものを以下の語群①〜⑥から一つ選び，番号で答えなさい。

① 1×10^{-9}　② 4×10^{-9}　③ 8×10^{-9}　④ 1×10^{-10}　⑤ 5×10^{-10}　⑥ 9×10^{-10}

問3　生物種Cと生物種Dがそれぞれの共通祖先から分岐した時期と最も近いものを以下の語群 ① ～ ⑥ から一つず
　　つ選び，番号で答えなさい。なお，生物種Aと生物種Cおよび生物種Bと生物種Cのように異なるアミノ酸の数
　　にばらつきがある場合は，それらの平均値を用いなさい。

　　　① 　1億年前　　　　　② 　1億2000万年前　　　③ 　1億4000万年前

　　　④ 　1億7000万年前　　⑤ 　2億年前　　　　　　⑥ 　2億3000万年前

問4　生物種Cと生物種Dともに哺乳類に属するが真獣類ではない。生物種Cと生物種Dの組み合わせで正しいもの
　　を以下の語群から一つ選び，番号で答えなさい。

　　　① 　生物種C：カモノハシ，生物種D：カンガルー

　　　② 　生物種C：カンガルー，生物種D：カモノハシ

　　　③ 　生物種C：コウモリ，生物種D：カンガルー

　　　④ 　生物種C：コウモリ，生物種D：カモノハシ

　　　⑤ 　生物種C：カモノハシ，生物種D：コウモリ

　　　⑥ 　生物種C：コウモリ，生物種D：コウモリ

Ⅱ．ハーディー・ワインベルクの法則が成立するためには，次の5つの条件を満たしていることが必要である。

　　1．自由な交配で（　ア　）生殖をする。
　　2．集団の大きさが十分に大きく，（　イ　）の影響を無視できる。
　　3．DNAの塩基配列の変化である（　ウ　）が起こらない。
　　4．注目する形質の間で（　エ　）が働いていない。
　　5．（　　　　　　　　　　オ　　　　　　　　　　）。

問5　文章中の（　ア　）～（　エ　）に当てはまる最も適切な語句を漢字で答えなさい。

問6　（　オ　）に適する条件を，句読点を含めて40字以内で答えなさい。

問7　ハーディー・ワインベルクの法則が成り立つ二倍体生物において対立遺伝子Aとaを含み，かつAの遺伝子頻
　　度がp，aの遺伝子頻度がqとする（$p+q=1$）。ある集団について200個体の遺伝子頻度を調べた結果，8個体の
　　遺伝子型がaaであった。この時の対立遺伝子Aの遺伝子頻度を答えなさい。

問8　問7の集団から遺伝子型AAが除かれた場合，次の世代における対立遺伝子Aの遺伝子頻度を答えなさい。な
　　お，小数第二位以下を四捨五入して答えなさい。

英　語

解答　29年度

〔2月2日試験〕

1

〔解答〕
問1　エ　　問2　ア　　問3　イ　　問4　ア
問5　エ　　問6　ウ　　問7　ウ　　問8　ア
問9　ウ
問10　1．F　　2．F　　3．T　　4．F　　5．T

〔出題者が求めたポイント〕
長文中の空所補充、内容真偽を問う英問英答

〔質問文と選択肢の意味〕
問1　第3段落の〔1〕に入れる最も適切な語は次のどれか。
　　ア．それどころか　　　　イ．加えて
　　ウ．最初は　　　　　　　エ．例えば
問2　第4段落の〔2〕に入れる最も適切な語は次のどれか。
　　ア．〜によって　　　　　イ．〜の代わりに
　　ウ．〜は言うまでもなく　エ．〜を犠牲にして
問3　第3段落のpracticeに意味が最も近いのは＿＿＿。
　　ア．練習　　　　　　　　イ．手順
　　ウ．通知　　　　　　　　エ．警告
問4　第1段落によれば、どの点で伝統的調理法は挑戦を受けているか。
　　ア．シェフたちが、より新しい調理法を採用しつつある。
　　イ．シェフたちが、より幅広い材料を調理しつつある。
　　ウ．シェフたちが、より高温で調理をしつつある。
　　エ．シェフたちが、より短時間で調理しつつある。
問5　第2段落によれば、真空調理の過程において、食物は＿＿＿。
　　ア．内部の空気を加熱するために特殊なタイプのビニール袋に保管される
　　イ．内部を加熱した後、特殊なタイプのビニール袋に入れられる。
　　ウ．特殊なタイプのビニール袋から出し、空気で加熱される
　　エ．空気を取り除いた後、特殊なタイプのビニール袋の中で加熱される
問6　第3段落によれば、次のどれが真でないか。
　　ア．真空調理の時間は、食物の種類による。
　　イ．真空調理は、47℃以上でなされねばならない。
　　ウ．真空調理は、病気を引き起こす傾向がある。
　　エ．真空調理は、食物中の有害なバクテリアを殺す。
問7　第4段落によれば、アメリカのレストランチェーンに関して、次のどれが真か。
　　ア．それは、食品産業に関して否定的なイメージを維持している。
　　イ．それは、食品の安全を保証するために伝統的なやり方に回帰した。
　　ウ．それは、「現場調理」法をやめ、遠隔厨房を使い始めた。
　　エ．それは、遠隔厨房で真空調理食品を不適切に再加熱した。
問8　第5段落によれば、家庭用真空調理機は1970年代には広く使用されなかった。なぜなら、＿＿＿。
　　ア．それは手頃な値段で入手できなかったから
　　イ．それは家庭のキッチンには危険すぎたから
　　ウ．それは調理に時間がかかり過ぎたから
　　エ．それはレストランの食品よりも湿気が少なかったから
問9　英文の最も適切なタイトルはどれか。
　　ア．調理技術の現代史
　　イ．アメリカン・フードの人気素材
　　ウ．代替調理技術
　　エ．家庭調理用の設備を選ぶ
問10　英文に基づいて、記述が正しければT、間違っていればFを書きなさい。（下線部が間違っているところ）
　　1．真空調理のごく少数の部分だけが同時に調理できる。
　　2．今日、真空調理食品はもっぱら工場厨房だけで調理される。
　　3．もし食物が調理され過ぎると、食物分子の細胞壁は破裂する可能性がある。
　　4．真空調理法で調理された全ての食品は、レストランの現場で袋詰めされる。
　　5．真空調理は将来より多くのキッチンで使用される可能性がある。

〔全訳〕
　ほとんどの人は料理の過程を心に描くとき、普通は材料を準備し、食物に高温を用いることを考える。しかし、20世紀半ば以降、伝統的な調理法は、あるとても刺激的で科学的な調理法からの挑戦を受けている。そのひとつが、「スーヴィード（真空調理）」と呼ばれる、料理界で敬意を獲得しつつある革命的調理法だ。
　スーヴィードとは、「真空状態で」という意味のフランス語だが、空気を抜いた特殊な袋の中で食物を加熱することを意味する。この調理法は、沸騰しない温度で何時間も食物を調理するべく、温度調整された水槽を使用するもので、世界中のレストラン・シェフによって広く用いられている。真空のビニール袋によって、確実に食物は湿気を保ち、中はジューシー、外は焦げたり煮過ぎになることはない。直火を使う伝統的な調理法では、材料を調理し過ぎて、水分が抜けてカラカラになったり、焼け焦げを作ったりすることがある。真空調理は他の調理法と異なる。なぜならそれは、食物に直火を用いないからだ。ビニールカバーは食物を水槽からも隔離する。同じ料理の多様な部分をそれぞれ個別の袋に入れて、全部同時に調理することができ、後で使用するために、冷蔵庫の中で保管または冷凍することができる。

東海大学（医）29年度　(77)

真空調理は、食物分子の細胞壁が破裂しないように、適切かつ均等に加熱することが重要である。低温で調理されたある種の食物は、食物中毒を引き起こす可能性があるので、真空調理機を操作する人は、適切な食品安全管理のための手順を守ることが大切だ。伝統的な調理法と同様この調理法も、食物を殺菌し、存在が病気を引き起こすかもしれない、あらゆる有害なバクテリアを破壊する。しかし、一定の温度が保たれないと、自然に存在するバクテリアや細菌による、食物由来の病気が生じるかもしれない。適切に殺菌し有害バクテリアを殺すためには、食物は一定時間、最低でも47℃で調理されねばならない。真空調理の調理時間は、食物の種類、大きさ、密度など、様々な要素による。[1]例えば、この調理法でステーキを作るには、2から72時間かかるが、一方、野菜の調理は厚さと大きさによって、10分ないし数時間かかる。

真空調理は、大規模レストランの運営における標準的調理法として注目を集めつつある。アメリカのある大型レストランチェーンはかつて、すべての料理を現場で調理していると宣伝していた。しかし2015年、このチェーンは材料の不適切な調理で、数人の顧客が食中毒になるという問題を起こした。大衆の抗議[2]によって、この会社は全ての肉を遠隔厨房で真空調理し、レストラン内でそれを単に再加熱するだけへと調理法を変えた。過去においては、食物を業務厨房から輸送させることは、しばしば良くないものと見なされた。真空調理法の導入のおかげで、食物の品質も安全性も向上したのだ。

家庭での真空調理も人気が出てきている。家庭用機械はアメリカで最初、1970年代に導入されたが、小売価格が数千ドルだったため、あまりよく売れなかった。コストが下がるにつれ、レストラン並みの結果を得るべく消費者は、徐々に自分のキッチンで真空調理機を使うようになった。現に、この機械は今では200ドル以下で手に入る。これらの台所用品のおかげで、少量の食物でも家庭において手頃な値段で調理ができる。

全世界のレストランチェーンの料理長たちは、真空調理を選択しつつある。なぜなら、この調理の背後にある科学を信頼しているからだ。彼らはレシピを完成させるのに何年も費やしており、再加熱し盛り付けるだけの、調理済みの真空調理パックを供給することができる。今や、トップレストランも、ファーストフードチェーンも、家庭での料理でさえも、効率的かつ容易に、また一貫したやり方で、料理を作るために、真空調理技術を使うことができる。この手法は現代調理の主要な技術革新のひとつであり、人気は増大し続けている。

2
〔解答〕

| 1. イ | 2. エ | 3. イ | 4. ア | 5. ウ |
| 6. ア | 7. イ | 8. エ | 9. ウ | 10. エ |

〔出題者が求めたポイント〕
文法の知識を問う選択式の空所補充問題

〔英文の意味と解法のヒント〕

1. 「多くの人はどんなコンテストでも勝つ可能性はないと言う。しかし母は今日、新車を獲得した。」chance of Ving で「～する可能性」

2. 「もし私がこの国の王様なら、すべての月曜を祝日にするだろうに。」仮定法過去の文なので、助動詞の過去形、ここでは would が入る

3. 「そのゲストスピーカーは、話の途中で邪魔されるのを好まない。」like の後ろには不定詞も動名詞も来れる。ここでは動名詞の being が正解

4. 「カフェで隣にセレブたちが座っているのを見たとき、彼女は彼らをじっと見つめずにはいられなかった。」cannot help Ving で「～せずにはいられない」

5. 「この世紀の終わりまでに、科学者たちは普通の風邪の治療法を発見していたかもしれない。」may have Vp.p. で「～だったかもしれない」

6. 「私は沖縄に行ったことがない。私の弟も行ったことがない。」Neither の後ろは疑問文の語順になる

7. 「もしもっと早く出発していたならば、私は雨を避けることができただろうに。」仮定法過去完了の文なので、助動詞過去形 + have + Vp.p. になる。ここでは could have avoided が正解

8. 「Meredith は Townsend 博士にインタビューすることを決意した。彼について、彼女は多くの雑誌で読んでいたのだ。」about whom は about him と同じ。ここでは、about Dr. Townsend の意味になる

9. 「Colin は、レース後 1 日休みを取ることと、翌日走ることの違いに気づいた。」a の後ろで名詞が入るので、difference が正解

10. 「Jared は、コインランドリーで洗濯機を開けると、誤って自分の靴を洗ったことに気づいた。」realized 以前のことなので、過去完了形を用いる

3
〔解答〕

| 1. イ | 2. ウ | 3. ア | 4. ア | 5. ア |
| 6. イ | 7. ア | 8. エ | 9. ウ | 10. ア |

〔出題者が求めたポイント〕
類義語選択

〔英文の意味〕

1. その教授は、結論に到達する前に、研究の被験者たちに数多くの検査を受けさせた。

2. 政権移行はその国の経済を不安定にした。

3. その古い車は彼にとってはまだ貴重だ。なぜなら多くの記憶を呼び戻してくれるからだ。

4. 多くの批評家は、その映画における堂々たる演技でその俳優を称賛した。

5. そのコンピューターストアは、欠陥商品には明確な代金返還方針を持っている。

6. 地方議会は、州全体の教育の新たなスケジュールをおおむね支持した。

7. この音楽の独特のスタイルは 15 世紀にさかのぼる。

8. 彼女は企業買収の全手続きの監督を担当していた。

東海大学（医）29 年度 （78）

9. 彼は本を押しのけて、自分のノートパソコンを開いた。

10. 集合後すぐ、チームは大きな問題のいくつかを解決し始めた。

4

〔解答〕

1. イ　2. ウ　3. ア　4. ア
5. エ　6. エ　7. ウ　8. ウ

〔出題者が求めたポイント〕
会話文の内容把握（英問英答式）

〔質問と選択肢の意味〕

1. どうしてカールはボブのギターが聞こえたのか。
　ア．ボブが自分のミュージック CD をかけていた。
　イ．カールのアパートがボブのアパートに近い。
　ウ．カールが多くの建設を聞いた。
　エ．ボブの生徒はいつもやかましい。

2. なぜカールはボブがうらやましいのか。
　ア．ボブがギターを騒々しく演奏できるから。
　イ．ボブが良いギターの先生だから。
　ウ．ボブが楽器を演奏できるから。
　エ．ボブが夜働いていないから。

3. let off some steam でボブは何を言いたいのか。
　ア．ストレスを和らげる
　イ．怒る
　ウ．少し眠る
　エ．温度を下げる

4. 近い将来何が最も起きそうか。
　ア．ボブはカールにギターの弾き方を教えるだろう。
　イ．カールは建物に防音を施すだろう。
　ウ．カールはとなりのアパートに引っ越すだろう。
　エ．ボブは壁越しにカールを聞くだろう。

5. ガブリエラが I haven't been behind the wheel in a while と言うとき、最も何を意味していそうか。
　ア．彼女は運転の仕方を習ったことがない。
　イ．彼女は運転許可を持っていない。
　ウ．彼女はしばらくの間、自動車に乗ったことがない。
　エ．彼女は最近運転したことがない。

6. マークと話す前、ガブリエラはすでに＿＿＿。
　ア．サンフランシスコのホテルを予約していた
　イ．ハイウエイ１号線を運転していた
　ウ．ヨセミテでハイキングしない決意をしていた
　エ．カリフォルニアに行くことを考えていた

7. この会話はどこで最も行われている可能性が高いか。
　ア．事務所で
　イ．会議で
　ウ．学校で
　エ．国立公園で

8. この会話によれば、次のどの記述がおそらく正しいか。
　ア．ガブリエラはカリフォルニアで休暇を取った。
　イ．ガブリエラは取外で時を過ごすのが好きでない。
　ウ．マークは以前、カリフォルニアをあちこち旅行したことがある。
　エ．マークはガブリエラと旅行する計画をしている。

〔全訳〕

カール：ヘイ、ボブ、時間ある？
　ボブ：もちろん、どうしたの？
カール：君のギター練習、どうしても気になるんだよね。ときどき壁越しに聞こえてくるんだ。
　ボブ：あ〜！　それごめんね。うるさすぎた？
カール：いや、全然問題じゃないよ。夜遅くやってないし、正直言って、かなり上手に聞こえるよ！隣りのビルからいつも聞こえる建築騒音よりずっと良いよ。どれくらいの期間やってるの？
　ボブ：ありがとう！　実際、ほぼ 10 年やってるんだ。大変な一日の後や、ストレスを発散する必要があっても、平静を保てるんだ。
カール：うらやましいよ。いつも楽器を演奏したいと思ってたし、ギターも買ったんだ。実際のところ、新しい生徒に興味ある？
　ボブ：もちろん！　以前何人かの人に、実際にギター教えたことがあるんだ。君の予定を教えてよ。そうすれば、隣から来るよ。
カール：すごい！　ありがとう！

　マーク：ハイ、ガブリエラ。物思いにふけっているみたいだね。何を考えているの？
ガブリエラ：ハイ、マーク。休み中のバケーションにどこへ行こうか決めようと思ってるの。アメリカまで絞ったんだけどね、とても大きな国だから。あなたはアメリカ人。何か提案はある？
　マーク：そうだね、もちろん我々は１ヶ月後には教えることを再開しなければならないよね。どれくらいの期間旅行したいの？
ガブリエラ：最大 8 日。出発日と到着日を除いて。私は自然が好き。で、アメリカには多くの美しい風景があることは知ってるわ。向こうにいる間に、少しハイキングもしたいの。学術会議で一度ボストンに行ったことがあるんだけど、会議が開催されたホテルからほとんど外に出なかったわ。
　マーク：たった 8 日では、焦点を絞らざるを得ないだろうね。ボクの出身地のカリフォルニアは考えてもいいかもね。アメリカは色んな所を見たけど、カリフォルニアには信じられないほど美しい山があるよ。カリフォルニアにいるだけで 8 日はすぐに使っちゃうよ。
ガブリエラ：そうね。実際カリフォルニアに傾きつつあったの。リストの中のとても上位。でも、とても広いのよね。どこからスタートすればよいのかしら？
　マーク：まっすぐサンフランシスコへ飛んでいくといいよ。大きな街だけど、多くの自然地域

にも近いんだ。例えば、ヨセミテ国立公園はほんの数時間のドライブだよ。また、ミューアウッズ国定公園はゴールデン・ゲート・ブリッジを超えたすぐの所だよ。ハイウエイ１号線でロサンジェルスに行くこともできるよ。太平洋の眺めは息をのむほどだよ。

ガブリエラ：素敵そうね。でも、そうするには免許証を探し出してこなくちゃね。しばらく運転していないから。

マーク：そうしても、決して後悔しないよ。カリフォルニアはすごい所だから。さあ、ボクは上に行かなくちゃ。歴史の授業が２分後に始まるんだ。

ガブリエラ：オッケー、たくさんのアドバイスありがとう。

5
〔解答〕
問１ イ　　問２ ウ　　問３ エ　　問４ イ
〔出題者が求めたポイント〕
英文の整序問題
〔全訳〕
問１　1. いったん動き始めると、車輪は一緒に回転する。
　　　2. 乗り手はペダルを踏むことで、この前方への動きを維持する。
　　　3. 自転車は主に弾み作りを当てにしている。
　　　4. そしてハンドルは、障害物を避けて通るために使われる。
問２　1. このことを知ってサーシャは、昼休みに自分の犬にいくつかの芸を教えるようになった。
　　　2. 犬の調教師は、ボーダーコリーは非常に知的な品種の犬だと考えている。
　　　3. すぐにスポットは、毎朝彼女に新聞を持ってくるかもしれない。
　　　4. 彼らは新しい命令をすぐに覚え、最初の命令を 95% 以上の時間守ることができる。
問３　1. 虹彩認識は今ひとつの例だ。この技術はすでにいくつかの空港の入国カウンターで導入されつつある。
　　　2. 集められた生物的情報はコンピューターに保管され、人の身元を確認するために使われる。
　　　3. バイオメトリクス(生体認証)は、人の生物的特徴を読み取るために使用される技術だ。
　　　4. ひとつの例は、ATM やパソコンやスマホ用の指紋認証だ。
問４　1. よく知られるように、アメリカ人はアメリカが拡大するにつれて、西の方向へ移住した。
　　　2. 彼らの多くは、さらに西へと移動するのではなく、途中で定住した。
　　　3. これら定住者たちは結局、ミッドウエスターナーとして知られるようになった。

　　　4. アメリカ中部の広大な地域がミッドウエストと呼ばれる理由はきわめて単純だ。

6
〔解答〕
(1) ア　　(2) イ　　(3) イ　　(4) エ
〔出題者が求めたポイント〕
グラフの読み取り
〔全訳〕
　交通機関の利用傾向を観察するために、A 市と B 市の間を、研究対象となる通勤者 5000 人がどのように移動したかに関するデータが、2000 年から 2015 年にかけて５年ごとに収集された。上のグラフには、通勤数を元に、交通機関の上位４つのみで占有率を算出したものが示されている。自動車と高速バスの両方の相対的占有率は研究期間を通して減少した。政府出資による事業が完成した後、2005 年から 2010 年にかけて列車の相対的占有率は大きく変化した。飛行機による移動は 15 年間の研究期間中増加したが、最後の年には第２位の順位だった。最初の時期から最後にいたる占有率の最大の変化は、自動車の相対的占有率であり、それはきっちり 18 パーセントの下落だった。

7
〔解答〕
(1) これら国家の政府は、通貨の価値を変えることができるが、その状況は国民に良くない影響を与えうる。
(2) 代替通貨の利用者たちは、現金と同じように使用できる単一の国際的な電子通貨を望んでいる。
〔出題者が求めたポイント〕
英文和訳
〔全訳〕
　現在の変化する地球経済に直面して、暗号通貨が新たな金融取引の手段と見なされている。暗号通貨とは、電子的に入手し取引できる資金である。アメリカドルとか日本円あるいは英国ポンドといった、伝統的、物理的通貨は、それぞれの国家が刷ることができる。(1)これら国家の政府は、通貨の価値を変えることができるが、その状況は国民に良くない影響を与えうる。例えば、商品とサービスの価格が、経済の現況によって上がったり下がったりする。さらに、銀行は出金や送金に手数料を課す。一方、ビットコインのような暗号通貨は銀行を回避し、金融機関は利用者が銀行手数料を回避することを許可する。(2)代替通貨の利用者たちは、現金と同じように使用できる単一の国際的な電子通貨を望んでいる。

8
〔解答例〕
(1) For example, it is an easy practice to print or copy on the both sides of the paper, which may prevent tens of thousands of trees from being cut down every year.
(2) Offering small discounts is a good idea, but we

have to make more efforts in order to reduce the wasteful use of paper cups.

〔出題者が求めたポイント〕

和文英訳

〔全訳〕

　木材は世界中の人々に家屋、家具、そして紙を含む、他の木に基づく製品を供給する天然資源である。残念なことに、世界のいくつかの場所における持続不可能な伐採が、森林の規模と健全性を減少させている。森林伐採と闘う方法は数多くあるが、企業と民間人によるより効率的な紙の使用を促すことが、ひとつの容易な手段である。(1)例えば、印刷やコピーを両面にすることは簡単な習慣だが、それで毎年何万もの木が切り倒されることを防ぐことができるかもしれない。使い捨てのコーヒーカップもまた、紙ゴミを助長している。これが原因のゴミの量を減らすために、すでにいくつかのカフェでは、自分のコーヒーカップを持参して使用する消費者には若干の割引が提供されている。(2)少額の割引を提供することはよい考えだが、紙コップの無駄を減らすにはもっと努力が必要だ。例えば、コーヒーショップの客は、紙コップでコーヒーを受け取りたいのであれば、もっと高い価格を支払う必要があるだろう。

[2月3日試験]

1

〔解答〕

問1　ウ　　問2　ウ　　問3　エ　　問4　ウ

問5　エ　　問6　エ　　問7　ウ　　問8　エ

問9　ア

問10　1. F　　2. T　　3. T　　4. F　　5. F

〔出題者が求めたポイント〕

長文中の空欄補充、内容理解を問う英問英答

〔質問文と選択肢の意味〕

問1　文中の[1]に入れる最も適切な語はどれか。

　ア．第二に　　　　　　　イ．同様に

　ウ．しかし　　　　　　　エ．さらに

問2　第3段落の they が指すのは＿＿。

　ア．宿泊用のウエブサイト

　イ．旅行者用の市場

　ウ．余った部屋を持つ人

　エ．余った人用のアパート

問3　第4段落の cutting out は＿＿を意味する。

　ア．薄く切ること　　　　イ．取り換えること

　ウ．止めること　　　　　エ．取り除くこと

問4　第1段落によれば、シェアリング・エコノミーは＿＿。

　ア．テレビ業界からは前向きに見られている

　イ．宣伝手段として前向きに見られている

　ウ．商品やサービスを提供する人々に人気がある

　エ．新聞を読む人々に人気がある

問5　第2段落は＿＿を除いて次の全てを論じている。

　ア．ウーバーのドライバーの地位

　イ．ウーバーの価格設定の慣行

　ウ．タクシー運転手による抗議

　エ．独立請負人による抗議

問6　第3段落によれば、エアービーアンドビーのような宿泊施設共有サービスは＿＿。

　ア．市場価格以下でホテルの部屋を提供する

　イ．部屋を貸し出す際にホテル税を払わねばならない

　ウ．アパートの大家に訴訟を避けることを許可する

　エ．住宅法についての懸念を引き起こすかもしれない

問7　第4段落の主な目的は、e コマースサイト＿＿ことだ。

　ア．において買い手と売り手がいかに詐欺を避け得るかを説明する

　イ．における小売価格と値引き価格の間の違いを説明する

　ウ．の良い面と悪い面を論じる

　エ．において入手可能な様々な商品を論じる

問8　最終段落は、シェアリング・エコノミー＿＿を要約する。

　ア．において議論される税金問題

　イ．の技術的課題

　ウ．における商品の役割

　エ．の主要な利点

問9　英文の最も適切なタイトルはどれか。

ア．シェアリング・エコノミーはどのように取って代わるか

イ．経済対立：解決を求めて

ウ：なぜシェアリング・エコノミーは記録を塗り替えないか

エ：ホテル業界の社会的影響の分析

問10　英文に基づいて、記述が正しければT、間違っていればFを書きなさい。（下線部が間違っているところ）

1. 「サージ・プライシング(特需型値上げ)」で、ウーバーのドライバーは、ガソリン価格に応じて自分の運賃を決めることができる。

2. エアービーアンドビーは、ひとりの利用者が別の利用者に払う金の一部を集めることで収入を得ている。

3. 格付け制度によって、eコマースとオークションのウエブサイトは、詐欺に対する脆弱性が減っている。

4. シェアリング・エコノミーに関連する法律問題はすでに解決された。

5. シェアリング・エコノミーに基づくビジネスは、伝統的な宣伝形態に依存しそうだ。

〔全訳〕

　インターネット以前、もしも個人または企業に提供すべき製品やサービスがある場合、新聞やテレビといった伝統的な手段で宣伝することが必要だった。今日、インターネットがSNSやブログや仮想市場を通して、何十億もの人々を結びつけている。このような、商行為とネットにおける社会的相互作用の結合から、興味深い現象「シェアリング・エコノミー（共有経済）」が現れてきた。技術革命のこの側面は、より良い価格、交通手段や宿泊施設、さらには中古品の入手しやすさを、消費者にもたらすその能力ゆえに、商品やサービスの買い手と売り手の両方から高く評価されている。[1]しかし、シェアリング・エコノミーには批判者がないわけではない。彼らは、この新たなビジネス手法に関する様々な問題に言及する。

　シェアリング・エコノミーにおける主要なプレーヤーのひとつは、アメリカの配車サービス会社である、ウーバー社である。2009年にTravis KalanickとGarrett Campによって設立されたウーバー社は、金を稼ぎたいドライバーと車に乗る必要がある人を結びつける。2016年時点で、ウーバー社や同様のサービスの人気は徐々に高まっている。ウーバー社は世界400以上の都市で操業している。タクシー会社とその運転手は、設定された水準に運賃を維持するため、一般的には法律によって拘束されるのに対し、ウーバーのドライバーは独立請負人と見なされ、料金は様々である。例えば、ウーバー社には「サージ・プライシング(特需型値上げ)」と呼ばれる物議を醸している慣行がある。これは、需要が多いときに利用者がより高い運賃を払うというものだ。ウーバー社のビジネスモデルはまた、不公平な競争の場を生んでいると見なされる。なぜならそのドライバーは、タクシー

訓練プログラムを終える必要や、特別ドライバー免許を取得する必要といった、ある種の規則や規制に従うことを求められていないからだ。こうした相違は、不正競争と認識されるもので、これによって自分たちの生活が脅かされると主張するタクシー運転手はデモを行った。

　宿泊施設もまた、シェアリング・エコノミーの重要なひとつの分野だ。サンフランシスコに本拠があるエアービーアンドビーのようなオンライン市場の出現によって、旅行者は、短期貸しをしたい余分な部屋あるいは家やアパートを持つ人と結びつくことができる。この会社は、取引を促したり使用料に課金したりすることで金を稼いでいる。この種のサービスのおかげで、何百万人もの利用者は宿を見つけ、宿泊に関して節約できる。必要なことは、ネット接続とクレジットカード、そして利用者のプロフィールだけだ。しかし、エアービーアンドビーや同様のサービスもまた、議論がないわけではない。所有者でない人によってアパートが賃貸されるとき、アパートの賃貸条件と地方条例の両方もしくは一方に、違反する時があるかもしれない。例えば、居住者が家主または市の承諾なしに部屋やアパートを賃貸することの合法性に対して、ニューヨークやベルリンでは疑問が投げかけられている。さらに、エアービーアンドビーの利用者がホテル税のような料金を支払うべきかどうかについて論争が生じている。

　シェアリング・エコノミーの第3の分野は、イーベイのようなeコマースやオークションサイトからなる。これは、ノートパソコンやソファー、ベースボールカードでさえ、買い手と売り手を結びつける。こうしたサイトのおかげで、人々は中間業者を省くことができ、小売り段階で支払うよりも低い価格で商品を交換できる。シェアリング・エコノミーの他の分野同様、この種のサイトも懸念を生んでいる。具体的に言うと、このようなサイトの利用者は、詐欺、偽造品、そして知的財産権の侵害の実例を報告している。これらの問題は、買い手が信頼できる正直な売り手と結びつけるようにする、格付け制度などの仕組みを通して抑制される。加えて、シェアリング・エコノミーに携わる会社は、買い手と売り手の両方を保護する手段をアップデートし続けている。

　要するに、公平な競争、法律の順守、そして正直な取引の確保に関して、処理されるべき問題はあるが、シェアリング・エコノミーは、多くの買い手と売り手にとって、インターネットとスマートホンの時代における夢の実現となっているのだ。より良い価格、交通と宿泊のより多くの選択肢、膨大な範囲の商品やサービスが、消費者の指先で利用可能なのだ。明らかに、シェアリング・エコノミーはビジネスのやり方の重要な一部になっている。

2

〔解答〕

1. イ　　2. ア　　3. ア　　4. イ　　5. イ

6. ア　　7. ウ　　8. エ　　9. イ　　10. ア

東海大学（医）29 年度 （82）

〔出題者が求めたポイント〕
文法の知識を問う選択式の空所補充問題
〔英文の意味と解法のヒント〕
1.「ジョンは喫茶店の前で待っている人に近づいたが、結局その人は自分の友人でないことが分かった。」only to V で「結局〜することになる」。結果を表す不定詞の副詞用法
2.「彼女の新刊本についてのあなたの書評はとても厳しいと思うが、私も全く同感だ。」I couldn't agree more. は「全く同感だ」の意味の慣用表現
3.「動物園でトラがうなるのを聞いた後、ひとりの男の子が母親に向かって走って行くのを私は見た。」I saw a boy running 〜 は第 5 文型
4.「私は家の鍵を忘れたので、午後 5 時以降に帰宅せねばならない。その頃には誰か帰っているだろう。」by then は「その頃までには」。未来の一時点までのことを述べるので、未来完了形の will have gotten が適切
5.「サマンサは誰もが頼れる人だった。」rely は後ろに on が来るので、on whom が適切
6.「高級ホテルで、これまでにこんなひどい顧客サービスを受けたところはひとつもない。」否定語である Nowhere が文頭にあるので、現在完了の文章が疑問文の語順になっている
7.「リディアは私に本の山をくれたが、私は 1 冊も読みたくなかった。」none of the books の books が関係代名詞の which になったもの
8.「職業をコメディアンに決める以前、私はあまりしゃべらない、不器用で退屈な子供だった。」boring kid で「退屈な子供」
9.「第 1 章を書いて 20 年、トムはまだ本を書き終えていない。」have yet to V は「まだ〜していない」という意味の慣用表現
10.「その会社の CEO（最高経営責任者）は、従業員が働きすぎだったことに気づき、彼らに 1 日休みを与える決定をした。」文全体が過去の内容なので過去形が適切

❸
〔解答〕
1. イ　　2. ア　　3. イ　　4. イ　　5. エ
6. イ　　7. エ　　8. ア　　9. ウ　　10. エ
〔出題者が求めたポイント〕
類義語選択
〔英文の意味〕
1. 公共図書館の状態は、市長の任期中に改善した。
2. 週末は快晴の見込みがほとんどない。
3. この計画の基本的な目的は、この国から感染病を撲滅することだ。
4. 役員の多くは、生物医学分野の新領域開拓に熱心である。
5. その少年の東洋宗教についての知識は深い。
6. 利用客の多い駅で列車を乗り換えるとき、彼は必ず

混乱する。
7. その人類学者はその国へ転居し、地元の村人の中に居住した。
8. その刑事は、どうにか事件解決につながる重要な証拠を入手することができた。
9. テニストーナメントにおける勝利の後、その少年は母親に向かって誇らしげに微笑んだ。
10. このレストランの寿司は、東京で最高のレストランの寿司に匹敵する。

❹
〔解答〕
1. ウ　　2. エ　　3. ア　　4. ウ
5. ウ　　6. ア　　7. イ　　8. ウ
〔出題者が求めたポイント〕
会話文の内容把握（英問英答式）
〔解説〕
1. スティーブとフランクリンは、今夜の試合についてどんな問題を持っているか。
　ア. それは退屈な試合になるだろう。
　イ. フランクリンはオーシャン・スターズのファンクラブ会員だ。
　ウ. チケットがたぶん売り切れている。
　エ. スティーブが試合用のユニフォームを持っていなかった。
2. スティーブは、フランクリンにシャツを裏表に着ることを提案しそうだ。なぜなら、彼はフランクリンに＿＿＿欲しいからだ。
　ア. オーシャン・スターズ側に座って
　イ. 試合にもっと興奮して
　ウ. 彼がパープル・ソックスのファンであることを示して
　エ. チームのロゴを人に見せるのを避けるため
4. なぜ今、フランクリンとスティーブは試合に行く機会が持てたのか。
　ア. スティーブはパープル・ソックスのファンクラブ会員だ。
　イ. フランクリンはオーシャン・スターズのジャージを買った。
　ウ. スティーブの妹がチケットを入手できるかもしれない。
　エ. フランクリンの同僚が一緒に行くだろう。
5. ダンと話す前に、ティナはすでに＿＿＿いた。
　ア. 3 日間のコンサートパスを買って
　イ. 近くのキャンプ場を予約して
　ウ. ホテルの部屋について調べて
　エ. 自分のガレージを探して
6. ティナが the lineup this year is incredible と言ったとき、彼女が意味したのは＿＿＿ということ。
　ア. バンドは驚くほど素晴らしいだろう
　イ. スケジュールはフェスティバルの前に変わるかもしれない
　ウ. 多くの人がフェスティバルで列になって待ってい

るだろう

　　エ．彼女はフェスティバル情報を求めてネットを使うだろう

7．この会話によれば、次のどの記述がおそらく正しいか。
　　ア．ダンはフェスティバルで再び働くだろう。
　　イ．ダンは以前このフェスティバルに参加したことがある。
　　ウ．ティナは何度もこのイベントに来たことがある。
　　エ．ティナは全3日間参加しそうもない。

8．この会話によれば、次のどの記述がおそらく正しくないか。
　　ア．ダンは音楽フェスティバルに行くことを楽しんでいる。
　　イ．ダンは音楽フェスティバルに対して高い基準を持っている。
　　ウ．ティナは雨が降ればこのフェスティバルに行かないだろう。
　　エ．ティナはすでにキャンプ用のテントを持っている。

〔全訳〕
フランクリン：昨日のボクのメール見た？
　　スティーブ：いや、ごめん、携帯が壊れたんだ。何かあったの？
フランクリン：ホント？　オー、それはお気の毒。今晩野球の試合に君と行きたかったんだよ。でも、もう売り切れだと思うよ。
　　スティーブ：どの試合に行きたかったの？
フランクリン：パープル・ソックス対オーシャン・スターズなんだけど、土曜の夜だから満員だろう。きっと現時点ではチケットは手に入らないよ。
　　スティーブ：実は、妹がパープル・ソックスのファンクラブに入っているんだ。ちょっと電話して、余分なチケット手に入るかどうか、聞いてみるよ。
フランクリン：ホント？　それはすごい！　でも、ひとつ問題が。
　　スティーブ：何？
フランクリン：今日ボクはオーシャン・スターズのジャージを着ているんだ！　パープル・ソックス側にいると、みんな彼らの応援をするから、ボクは全く場違いに見えるよね。
　　スティーブ：う〜ん、シャツを裏表に着ることはできない？

　　　　ダン：ハイ、ティナ。今日君が仕事しているとは知らなかったよ。いつ始めたの？
　　ティナ：かなり早く…6時かな。あのね、近頃、みんな朝とても早くにコーヒーを欲しがるのよ。
　　　　ダン：確かに。ところで、聞いたんだけど、来月ついに北方のマウンテン・パス・フェスティバルに

行くんだってね。あれは最高のひとつだよ。こう見えてミュージックフェスティバルについてはうるさいんだ。
　　ティナ：そう、ついに行くのよ。はじめてなの。今年の顔ぶれはすごいのよ。お気に入りのアーティストの何人かが出るの。Cyndy Syntaz とか The Suprasegmetals とか Parallel Structure とか。
　　　　ダン：そうだね。ボクも同じことを聞いたよ。今年は仕事で行けないけどね。で、3日間通しで滞在するの？
　　ティナ：そうね、まだ確かじゃないの。全日程滞在のチケットはとても高いから。でも、2日間だけ行くのも、3日とほとんど同じ値段だし。だから、たぶん全日程滞在することになると思うわ。
　　　　ダン：まあ、ボクもたいていそうしているよ。だって、たどり着くのは長旅だもの。宿泊はどうするの？
　　ティナ：まあ、私の知っていることからすると、選択肢はキャンプか近くのホテルのどちらかかね。でもネットで調べたら、ホテルはすでにほとんど全部予約満杯なの。だから、テントを見つけるのにガレージをくまなく探さなければならないかも。
　　　　ダン：そう、残っているホテルはどれも安くないだろうね。天気が良いことを期待しないといけないよ。雨でも晴れてもどのグループも時間割通りに登場するからね。
　　ティナ：うん、それでも私は行く。それで、ショーが始まったら、たぶん雨なんか気づきさえしないでしょう！

5
〔解答〕
問1　ウ　　問2　ウ　　問3　ウ　　問4　エ
〔出題者が求めたポイント〕
英文の整序問題
〔全訳〕
問1　1．そして重力が雨滴を地上へと引き付ける。
　　　2．雨滴は凝縮の結果として大気の中で形成される。
　　　3．この過程は小さな粒子上に水蒸気が凝縮することで始まる。
　　　4．それ（粒子）が湿気を集めるにつれて、空気よりも重くなる。
問2　1．その中に、ブドウ、はちみつ、米で作られた発酵飲料の粒子が発見されたのだ。
　　　2．長年にわたって、ブドウ由来のワインは西ヨーロッパが起源だと思われていた。
　　　3．しかし、考古学者が最近、そうでないことを示唆する科学的証拠を発見した。
　　　4．中国で、9000年前のワインの瓶が発掘された。
問3　1．電子書籍は、コンピューターや他の電子デバイスで読める、デジタル形式の出版物だ。

2. インターネットで簡単に購入でき、ひとつの
デバイスに何千もの本を保管できる。
3. こうした利点は、著作権問題や海賊版の問題
に関する懸念を上回る。
4. 最近、これは多くの読者に採用され、何十万
もの書籍がこの形式で利用できる。

問4 1. もしそうしなければ、授業の効果を測定する
ことは困難だろう。
2. さらに、彼らは特定コースにおける、生徒の
進歩を定期的に査定すべきである。
3. 教えることは、多くの要素を含み、数多くの
技能を必要とする。
4. 例えば、教師は効果的な授業計画の作り方を
知らねばならない。

6

〔解答〕
⑴ ウ　⑵ ア　⑶ ア　⑷ ウ

〔出題者が求めたポイント〕
グラフの読み取り

〔全訳〕
　上のグラフは、2015 年の月ごとに、3 つの語学学校
で登録した新たな留学生の数を示す。このデータは、新
たな学生の登録数は、3 つの学校全てにおいて 8 月が最
高だったことを示す。新規留学生登録に基づくそれぞれ
の学校の順位は、1 月から 9 月にかけて不変だった。広
告キャンペーンのおかげで、8 月の Daedalus College
の登録は、5 月の 9 倍だった。2015 年の異なる 4 つの
月に、3 つの学校全てで、新規登録学生は 60 以下だった。

7

〔解答〕
⑴ この研究によれば、絹の中に見られるある種のタン
　パク質は、冷凍することなく、1 週間以上果物と野菜
　の保管期間を延ばすことができる。
⑵ この皮膜は人の髪よりも薄く、ほとんど目に見えな
　いが、それでも、腐敗の過程を遅らせることができた。

〔出題者が求めたポイント〕
英文和訳

〔全訳〕
　食品コーティングの新たな技術的進歩は、近い将来、
食品廃棄物を減らす解決策になるかもしれない。国連に
よれば、農場から消費者への輸送過程の間、世界中で全
果物、野菜の半分がゴミとして失われる。幸いなことに、
2016 年、アメリカの大学の生物医学エンジニアたちが、
この状況を改善する手助けをするかもしれない発見を報
告した。⑴この研究によれば、絹の中に見られるある種
のタンパク質は、冷凍することなく、1 週間以上果物と
野菜の保管期間を延ばすことができる。
　科学者たちはこの物質を用いて、新鮮に保つのが最も
難しい、イチゴとバナナの表面に塗布するための 1 ％水
溶液を作った。⑵この皮膜は人の髪よりも薄く、ほとん
ど目に見えないが、それでも、腐敗の過程を遅らせるこ

とができた。無毒、無臭、食べることができ、水に溶け
るこの物質また、腐敗することなく果物を熟れさせるの
に、また、チーズを熟成させるのに使用されている。

8

〔解答例〕
⑴　In this sense, memorizing the items on your
　shopping list may be classified as this kind of
　memory.
⑵　If you learned how to ride a bicycle in your
　childhood, you can perhaps ride one without
　difficulty, even after you haven't for many years.

〔出題者が求めたポイント〕
和文英訳

〔全訳〕
　長期記憶は、顕在記憶と潜在記憶の 2 つの種類に分か
れると考えられる。顕在記憶は主に、日常のスケジュー
ルや過去の経験などの情報を記憶する意図的な行為に関
わる。時に、記憶の過程は意識的で持続的な努力を必要
とする。⑴その意味で、買い物リストの項目を憶えるこ
とは、この種類の記憶に分類されるであるだろう。一方
潜在記憶は、より無意識的だ。あなたは潜在記憶が機能
していることさえ、気づかないかもしれない。この側面
の記憶は、自転車に乗ることに明瞭に示されるだろう。
⑵もしあなたが幼少の頃に自転車の乗り方を学んだら、
あなたはおそらく何年も乗らなかった後でさえ、それに
苦労せずに乗ることができるであろう。この場合、あな
たは自転車の乗り方に関する古い情報を、顕在記憶とし
て無意識に使用しているのだ。

東海大学（医）29 年度 （85）

数　学

解答　29年度

2月2日試験

1

〔解答〕

ア	イ	ウ	エ	オ
$\dfrac{\sqrt{13}+3}{4}$	$\dfrac{-1+\sqrt{13}}{6}$	5952	180	5

カ	キ	ク	ケ	コ
$4\sqrt{2}$	$8\sqrt{2}$	2^n	$\dfrac{2^{2n}-1}{(2n+1)!}$	$\dfrac{\sqrt{51}}{3}$

〔出題者が求めたポイント〕

(1) $\sqrt{13}$ を正確に評価できれば問題ありません。

(2) 2次関数の最小値の条件から係数を決定する問題です。

(3) 約数関連の典型問題です。

(4) やや煩雑な積分計算ですが，丁寧に計算しましょう。

(5) ベクトルの大きさを内積を用いて計算する問題です。

(6) 円の割線の長さを求める問題なので，方べきの定理を利用しましょう。

(7) $_nC_k$ の和を求める問題なので，二項定理を利用します。後半は前半で求めた結果を利用しましょう。

(8) 平行移動した放物線の準線の条件から係数を決定します。

〔解答のプロセス〕

(1) $\dfrac{12}{\sqrt{13}+1}=\dfrac{12(\sqrt{13}-1)}{(\sqrt{13}+1)(\sqrt{13}-1)}=\sqrt{13}-1,$

$3<\sqrt{13}<4$ であることから，

$$2<\frac{12}{\sqrt{13}+1}<3$$

である。

したがって，$\dfrac{12}{\sqrt{13}+1}$ の整数部分は 2 であるから，

小数部分は $b=\sqrt{13}-1-2=\sqrt{13}-3$

これより，

$$\frac{1}{b}=\frac{1}{\sqrt{13}-3}=\frac{\sqrt{13}+3}{4}$$

(2) $k>0$ より，$f(x)$ は下に凸の放物線である。

$$f(x)=k\left(x-\frac{1}{k}\right)^2-3k^2+2k-\frac{1}{k}+5$$

と変形できるから，最小値が 3 となるとき，

$$-3k^2+2k-\frac{1}{k}-5=3$$

分母を払い整理すると，

$$(k-1)(3k^2+k-1)=0$$

$k\neq1$，$k>0$ に注意すると，$k=\dfrac{-1+\sqrt{13}}{6}$

(3) 1680 を素因数分解すると，

$$1680=2^4\times3\times5\times7$$

であるから，1680 の正の約数の和は

$$(1+2+2^2+2^3+2^4)(1+3)(1+5)(1+7)=5952$$

(4) $1-x^2=t$ とおくと，

$$\frac{dt}{dx}=-2x \quad \therefore\quad dx=\frac{1}{-2x}\,dt,$$

x	$0 \longrightarrow 1$
t	$1 \longrightarrow 0$

であるから，

$$\int_0^1 x^3(1-x^2)^8dx=\int_1^0 x^3t^8\frac{1}{-2x}\,dt$$

$$=\frac{1}{2}\int_0^1(t^8-t^9)dt$$

$$=\frac{1}{2}\left[\frac{1}{9}t^9-\frac{1}{10}t^{10}\right]_0^1=\frac{1}{180}$$

(5) 与えられた条件より，

$$\vec{a}\cdot\vec{b}=2,\quad \vec{b}\cdot\vec{c}=0,\quad \vec{c}\cdot\vec{a}=1$$

である。

これを用いて，$|\vec{a}+\vec{b}+\vec{c}|^2$ を計算すると，

$$|\vec{a}+\vec{b}+\vec{c}|^2$$
$$=|\vec{a}|^2+|\vec{b}|^2+|\vec{c}|^2+2\vec{a}\cdot\vec{b}+2\vec{b}\cdot\vec{c}+2\vec{c}\cdot\vec{a}$$
$$=25$$
$$\therefore\quad |\vec{a}+\vec{b}+\vec{c}|=5$$

(6) $OP=x$ とおくと，方べきの定理より，

$$PA\cdot PB=(x-4)(x+4)$$

が成り立つ。

ここで，P，B，A の順に並んでいるとき，

$PB=8-6=2$ であるから，

$$8\cdot2=(x-4)(x+4)$$
$$x^2=32 \quad \therefore\quad x=4\sqrt{2}$$

また，P，A，B の順に並んでいるとき，

$PB=8+6=14$ であるから，

$$8\times14=(x-4)(x+4)$$
$$x^2=128 \quad \therefore\quad x=8\sqrt{2}$$

(7) 二項定理より，

$$(1+x)^n={}_nC_0+{}_nC_1x+{}_nC_2x^2+\cdots+{}_nC_nx^n$$

これに $x=1$ を代入して，

$${}_nC_0+{}_nC_1+{}_nC_2+\cdots+{}_nC_n=2^n$$

同様に，

$${}_{2n+1}C_0+{}_{2n+1}C_1+\cdots+{}_{2n+1}C_n+{}_{2n+1}C_{n+1}+$$
$$\cdots+{}_{2n+1}C_{2n-1}+{}_{2n+1}C_{2n+1}=2^{2n+1}$$
$${}_{2n+1}C_1+\cdots+{}_{2n+1}C_n+{}_{2n+1}C_{n+1}+\cdots+{}_{2n+1}C_{2n-1}$$
$$=2^{2n+1}-2$$

である。さらに，

$${}_nC_k={}_nC_{n-k}$$

であるから，

$$2^{2n+1}-2=2({}_{2n+1}C_1+\cdots+{}_{2n+1}C_n)$$

また，${}_nC_k=\dfrac{n!}{k!(n-k)!}$ であるから，

$$2^{2n+1}-2=2(2n+1)!\left(\frac{1}{1!(2n)!}+\frac{1}{2!(2n-1)!}+\cdots\right.$$
$$\left.+\frac{1}{n!(n+1)!}\right)$$

東海大学〔医〕29 年度　(86)

$$\therefore \quad \frac{1}{1!(2n)!} + \frac{1}{2!(2n-1)!} + \cdots + \frac{1}{n!(n+1)!}$$

$$= \frac{2^{2n}-1}{(2n+1)!}$$

(8) $C_1 : y = \alpha x^2 + px + \beta$, $C_2 : \beta x^2 + px + \alpha$ とおく。

$$C_1 : \frac{1}{\alpha}\left(y - \frac{4\alpha\beta - p^2}{4\alpha}\right) = \left(x + \frac{\beta}{2\alpha}\right)^2$$

$$C_2 : \frac{1}{\beta}\left(y - \frac{4\alpha\beta - p^2}{4\beta}\right) = \left(x + \frac{\alpha}{2\beta}\right)^2$$

と変形できるから，C_1, C_2 の準線はそれぞれ，

$$-\frac{1}{4\alpha} + \frac{4\alpha\beta - p^2}{4\alpha}, \quad -\frac{1}{4\beta} + \frac{4\alpha\beta - p^2}{4}\beta$$

となる。

これが一致するとき，

$$-\frac{1}{4\alpha} + \frac{4\alpha\beta - p^2}{4\alpha} = -\frac{1}{4\beta} + \frac{4\alpha\beta - p^2}{4}\beta$$

分母を払い整理すると，

$$(\alpha - \beta)(p^2 - 4\alpha\beta + 1) = 0$$

ここで，α, β は $3x^2 + 13x + 5 = 0$ の 2 解である

から，$\alpha \neq \beta$, $\alpha\beta = -\dfrac{5}{3}$

であるので，

$$p^2 = 4\alpha\beta - 1 = \frac{17}{3} \quad p > 0 \text{ より，} p = \frac{\sqrt{51}}{3}$$

2
〔解答〕

ア	イ	ウ	エ	オ	カ	キ	ク
$\dfrac{24}{25}$	$\dfrac{729}{1000}$	$\dfrac{2}{9}$	$\dfrac{1}{3}$	$\dfrac{2}{9}$	$\dfrac{1}{9}$	$\dfrac{2}{3}$	$\dfrac{17}{18}$

〔出題者が求めたポイント〕

(1) そのまま数え上げると大変なので，余事象を利用しましょう。

(2) 表などを書いて抜けもれのないように数え上げましょう。

〔解答のプロセス〕

(1) (i) A が発芽する確率が $\dfrac{3}{4}$，B が発芽する確率

が $\dfrac{3}{5}$ であることから，A 1 粒と B 2 粒のうち少なくとも 1 つが発芽する確率は

$$1 - \frac{1}{4} \times \frac{2}{5} \times \frac{2}{5} = \frac{24}{25}$$

(ii) また，A 1 粒，B 1 粒植えた花壇 X で少なくとも 1 粒発芽する確率は

$$1 - \frac{1}{4} \times \frac{2}{5} = \frac{9}{10} \text{ である。}$$

花壇 Y，花壇 Z でも同様であるから，すべての花壇で少なくとも 1 粒発芽する確率は

$$\left(\frac{9}{10}\right)^3 = \frac{729}{1000}$$

(2) 2 個のさいころの出た目の和を表にすると，

	1	2	3	4	5	6
1	2	3	4	5	6	7
2	3	4	5	6	7	8
3	4	5	6	7	8	9
4	5	6	7	8	9	10
5	6	7	8	9	10	11
6	7	8	9	10	11	12

(i) $a = 1$ となるとき，$n = 5$, 9 であるから，

$$\frac{8}{36} = \frac{2}{9}$$

$b = -\dfrac{\sqrt{3}}{2}$ となるとき，$n = 4$, 5, 10, 11 である

から，

$$\frac{3+4+3+2}{36} = \frac{1}{3}$$

$c = \dfrac{\sqrt{2}}{2}$ となるとき，$n = 3$, 9, 11 であるから，

$$\frac{2+4+2}{36} = \frac{2}{9}$$

$d = \dfrac{1}{2}$ となるとき，$n = 5$ のときであるから，

$$\frac{4}{36} = \frac{1}{9}$$

(ii) $a = 0$ となるとき，$n = 2$, 4, 6, 8, 10, 12

$b = 0$ となるとき，$n = 3$, 6, 9, 12

$c = 0$ となるとき，$n = 4$, 8, 12

$d = 0$ となるとき，$n = 6$, 12

以上より，少なくとも 1 つが 0 となる確率は

$n = 2$, 3, 4, 6, 8, 9, 10, 12

のときで，求める確率は

$$\frac{1+2+3+5+5+4+3+1}{36} = \frac{2}{3}$$

(iii) $a < 0$ となるとき，$n = 3$, 7, 11

$b < 0$ となるとき，$n = 4$, 5, 10, 11

$c < 0$ となるとき，$n = 5$, 6, 7

$d < 0$ となるとき，$n = 7$, 8, 9, 10, 11

以上より，少なくとも 1 つが負となるのは

$n = 3$, 4, 5, 6, 7, 8, 9, 10, 11

のときで，求める確率は

$$\frac{2+3+4+5+6+5+4+3+2}{36} = \frac{17}{18}$$

3
〔解答〕

ア	イ	ウ	エ	オ	カ	キ	ク	ケ
$\dfrac{7}{8}$	5	$\sqrt{6}$	$\dfrac{12}{5}$	$\dfrac{8}{5}$	$\dfrac{3\sqrt{15}}{10}$	$\dfrac{3}{2}$	$\dfrac{10+3\sqrt{6}}{2}$	$\dfrac{15\sqrt{15}}{32}$

〔出題者が求めたポイント〕

図形の計量に関する問題で，関連する定理を適切に利用しましょう。後半は無限等比級数の和を求める問題となります。相似などを用いて，公比を決定します。

〔解答のプロセス〕

(1) 三角形 OAB において，余弦定理より，
$$\cos\theta = \frac{4^2+3^2-2^2}{2\cdot4\cdot3} = \frac{7}{8}$$

(2) BA_1 は $\angle OBA$ の二等分線であるので，
$$OA_1 : A_1A = BO : BA = 3 : 2$$
である。

A_1B と l が平行であることから，
$$OA_1 : OA = OB : OP$$
$$3 : 5 = 3 : OP \quad \therefore \quad OP = 5$$

また，三角形 OAP において，余弦定理より，
$$AP^2 = 4^2+5^2-2\cdot4\cdot5\cos\theta = 6 \quad \therefore \quad AP = \sqrt{6}$$

(3) $OA = 4$，$OA_1 : A_1A = 3 : 2$ であるから，
$$OA_1 = \frac{12}{5}, \quad A_1A = \frac{8}{5}$$

(4) $\cos\theta = \dfrac{7}{8}$ より，$\sin\theta = \dfrac{\sqrt{15}}{8}$ より，三角形 OAB の面積は
$$\frac{1}{2}\times4\times3\times\frac{\sqrt{15}}{8} = \frac{3\sqrt{15}}{4}$$

これより，三角形 ABA_1 の面積は
$$\frac{3\sqrt{15}}{4}\times\frac{2}{5} = \frac{3\sqrt{15}}{10}$$

(5) 隣り合う三角形はすべて相似で，その相似比が $5:3$ になっていることに注意すると，

(i) $A_1A_2 + A_2A_3 + \cdots + A_{2n+1}A_{2n+2}\cdots$ は初項 $\dfrac{24}{25}$，

公比 $\dfrac{9}{25}$ の無限等比級数の和であるから，
$$\frac{\dfrac{24}{25}}{1-\dfrac{9}{25}} = \frac{3}{2}$$

(ii) $(AB + BA_1) + (A_1B_1 + B_1A_2) + \cdots + (A_nB_n +$

$B_nA_{n+1}) + \cdots$ は初項 $2+\dfrac{3\sqrt{6}}{5}$，公比 $\dfrac{3}{5}$ の無限等

比級数の和であるから，
$$\frac{2+\dfrac{3\sqrt{6}}{5}}{1-\dfrac{3}{5}} = \frac{10+3\sqrt{6}}{2}$$

(iii) 三角形 $A_nB_nA_{n+1}$ の面積を S_n（三角形 ABA_1 を S_0）とすると，

$S_0 + S_1 + \cdots + S_n + \cdots$ は初項 $\dfrac{3\sqrt{15}}{10}$，公比 $\dfrac{9}{25}$ の無

限等比級数であるから，
$$\frac{\dfrac{3\sqrt{15}}{10}}{1-\dfrac{9}{25}} = \frac{15\sqrt{15}}{32}$$

2月3日試験

1

〔解答〕

ア	イ	ウ	エ	オカ	キ	ク	ケ
$-\dfrac{7}{6}$	38	$\dfrac{1}{4}$	$-\dfrac{1}{2}$	47	21	$2\pi + \dfrac{7}{5}$	20	$-28\sqrt{5}$

〔出題者が求めたポイント〕

(1) 極限値を求める典型問題です。$x = -t$ と置換しましょう。

(2) 辞書引き順列の問題で，教科書の例題レベルの問題です。

(3) 加法定理を適用するだけです。

(4) ユークリッドの互除法を用いて，計算ミスなく求めましょう。

(5) 図示して，ヌケモレなく数えましょう。

(6) 区間が変数の定積分を微分する問題です。少し計算が大変かもしれません。

(7) そのまま計算するのは大変なので次数下げしながら計算しましょう。

〔解答のプロセス〕

(1) $x = -t$ とおくと，
$$\lim_{x \to -\infty}(\sqrt{9x^2+7x+5}+3x) = \lim_{t \to \infty}(\sqrt{9t^2-7t+5}-3t)$$
$$= \lim_{t \to \infty}\dfrac{-7t+5}{\sqrt{9t^2-7t+5}+3t}$$
$$= -\dfrac{7}{6}$$

(2) 0, 1, 2, 3, 4, 5 の 6 個の数字から異なる 3 個の数字を選んで，3 桁の整数をつくるとき，百の位が 1, 3 である 3 桁の偶数は
$$4 \times 3 = 12(通り)$$
ずつあり，百の位が 2 である偶数は
$$4 \times 2 = 8(通り)$$
ある。
また，百の位が 4 であり，十の位 0, 2 であるものは 1 通りずつあり，百の位が 4, 十の位が 1, 3 であるものは 2 通りずつあるから，433 より小さい偶数は
$$12 \times 2 + 8 + 1 \times 2 + 2 \times 2 = 38(通り)$$

(3) $\tan\alpha = \sqrt{2}+\sqrt{3}$, $\tan\beta = 3\sqrt{2}+\sqrt{3}$ であることから，
$$\tan(\alpha+\beta) = \dfrac{\tan\alpha+\tan\beta}{1-\tan\alpha\tan\beta}$$
$$= \dfrac{\sqrt{2}+\sqrt{3}+3\sqrt{2}+\sqrt{3}}{1-(\sqrt{2}+\sqrt{3})(3\sqrt{2}+\sqrt{3})}$$
$$= -\dfrac{1}{2} \cdot \dfrac{2\sqrt{2}+\sqrt{3}}{\sqrt{6}+2}$$
$$= -\dfrac{1}{2} \cdot \dfrac{(2\sqrt{2}+\sqrt{3})(\sqrt{6}-2)}{4}$$
$$= \dfrac{1}{4}\sqrt{2}-\dfrac{1}{2}\sqrt{3}$$

(4) $7379 = 5311 \times 1 + 2068$
$5311 = 2068 \times 2 + 1175$
$2068 = 1175 \times 1 + 893$
$1175 = 893 \times 1 + 282$
$893 = 282 \times 3 + 47$
$282 = 47 \times 6$
より，最大公約数は 47

(5) 不等式 $|2(x-1)|+|y-2| \leq 4$ ・・・(*) は
$|2x|+|y| \leq 4$ を平行移動したものなので，図示すると以下のようになる。

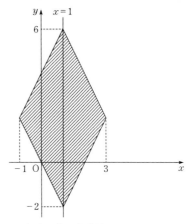

上図より，(*) を満たす整数 x は
$$-1, 0, 1, 2, 3$$
であることがわかる。
また，この図形は $x = 1$ において対称であるから，$x = -1, 0, 1$ についてのみ調べればよい。
$x = -1$ のとき，(*) は
$|y-2| \leq 0$ したがって，$y = 2$ のみ
$x = 0$ のとき，(*) は
$|y-2| \leq 2$ ∴ $0 \leq y \leq 4$
これをみたす y は 5 個
$x = 1$ のとき，(*) は
$|y-2| \leq 4$ ∴ $-2 \leq y \leq 6$
これをみたす y は 9 個
以上より，(*) をみたす整数 x, y の組数は
$$1 \times 2 + 5 \times 2 + 9 = 21(個)$$

(6) $F(x) = \displaystyle\int_0^x (x^2+t)\sin 5t\, dt$
$$= x^2 \int_0^x \sin 5t\, dt + \int_0^x t\sin 5t\, dt \text{ より，}$$
$$F'(x) = 2x\int_0^x \sin 5t\, dt + x^2\sin 5x + x\sin 5x$$
$$F''(x) = 2\int_0^x \sin 5t\, dt + 2x\sin 5x + 2x\sin 5x$$
$$\qquad + 5x^2\cos 5x + \sin 5x + 5x\cos 5x$$

東海大学（医）29 年度　（89）

$$= 2\int_0^x \sin 5t\,dt + (4x+1)\sin 5x$$
$$+ 5x(x+1)\cos 5x$$

であるから,

$$F''\left(\frac{\pi}{2}\right) = 2\int_0^{\frac{\pi}{2}} \sin 5t\,dt + (2\pi + 1)$$
$$= 2\left[-\frac{1}{5}\cos 5t\right]_0^{\frac{\pi}{2}} + 2\pi + 1 = 2\pi + \frac{7}{5}$$

(7)　$\alpha = \dfrac{2+\sqrt{5}\,i}{3}$ より, $\dfrac{1}{\alpha} = \dfrac{3}{2+\sqrt{5}\,i} = \dfrac{2-\sqrt{5}\,i}{3}$

であるから, $\dfrac{1}{\alpha} = \bar{\alpha}$ である。

$\bar{\alpha} = \beta$ とおくと,

$$27\left(1 + \frac{1}{\alpha} + \frac{1}{\alpha^2} + \frac{1}{\alpha^3}\right) = 27(1 + \beta + \beta^2 + \beta^3)$$

である。

また, $\beta = \dfrac{2-\sqrt{5}\,i}{3}$　∴ $3\beta - 2 = -\sqrt{5}\,i$ であるか

ら, 2 乗して整理すると,

$$3\beta^2 - 4\beta + 3 = 0$$

をえる。

これを用いると,

$$27(1 + \beta + \beta^2 + \beta^3)$$
$$= (3\beta^2 - 4\beta + 3)(9\beta + 21) + 84\beta - 36$$
$$= 84 \cdot \frac{2-\sqrt{5}\,i}{3} - 36$$
$$= 20 - 28\sqrt{5}\,i$$

②
〔解答〕

ア	イ	ウ	エ	オ	カ	キ	ク	ケ	コ
-4	4	-1	-2	8	-50	25	$\dfrac{125}{192}$	$\dfrac{29}{48}$	$-\dfrac{29}{96}$

サ	シ	ス	セ	ソ	タ
$-\dfrac{5}{24}$	$\dfrac{5}{9}$	$\dfrac{4}{9}$	$\dfrac{5}{12}$	$\dfrac{5}{16}$	$\dfrac{1}{4}$

〔出題者が求めたポイント〕

外心, 垂心, 内心の位置ベクトルを求める問題です。
それぞれの特徴を活かして, それぞれ計算していきます。
誘導がわかりやすくついていますので, 丁寧に計算して
いきましょう。

〔解答のプロセス〕

(1)　$\overrightarrow{AB} = \overrightarrow{OB} - \overrightarrow{OA}$, $|\overrightarrow{AB}| = 7$ より,
$$|\overrightarrow{AB}|^2 = |\overrightarrow{OB}|^2 - 2\overrightarrow{OB}\cdot\overrightarrow{OA} + |\overrightarrow{OA}|^2$$
$$49 = 25 - 2\vec{a}\cdot\vec{b} + 16 \quad\therefore\quad \vec{a}\cdot\vec{b} = -4$$

(2)　$\overrightarrow{OP} = s\vec{a} + t\vec{b}$ とおくと,
$$|\overrightarrow{OP} - \vec{a}|^2 = |\overrightarrow{OP}|^2$$
$$|\overrightarrow{OP}|^2 - 2\overrightarrow{OP}\cdot\vec{a} + |\vec{a}|^2 = |\overrightarrow{OP}|^2$$
$$-2(s\vec{a} + t\vec{b})\cdot\vec{a} + 16 = 0$$
$$4s - t - 2 = 0 \quad\cdots\cdots①$$
$$|\overrightarrow{OP} - \vec{b}|^2 = |\overrightarrow{OP}|^2$$
$$|\overrightarrow{OP}|^2 - 2\overrightarrow{OP}\cdot\vec{b} + |\vec{b}|^2 = |\overrightarrow{OP}|^2$$

$$-2(s\vec{a} + t\vec{b})\cdot\vec{b} + 25 = 0$$
$$8s - 50t + 25 = 0 \quad\cdots\cdots②$$

①, ② より, $s = \dfrac{125}{192}$, $t = \dfrac{29}{48}$

(3)　$\overrightarrow{OQ} = k\vec{a} + l\vec{b}$ とおくと,
$$(\overrightarrow{OQ} - \vec{a})\cdot\vec{b} = 0$$
$$\{(k-1)\vec{a} + l\vec{b}\}\cdot\vec{b} = 0$$
$$(k-1)\vec{a}\cdot\vec{b} + l|\vec{b}|^2 = 0$$
$$4k - 25l - 4 = 0 \quad\cdots\cdots①$$

同様に,
$$(\overrightarrow{OQ} - \vec{b})\cdot\vec{a} = 0$$
$$\{k\vec{a} + (l-1)\vec{b}\}\cdot\vec{a} = 0$$
$$k|\vec{a}|^2 + (l-1)\vec{a}\cdot\vec{b} = 0$$
$$4k - l + 1 = 0 \quad\cdots\cdots②$$

①, ② より, $k = -\dfrac{29}{96}$, $l = -\dfrac{5}{24}$

(4)　角の二等分線の性質から,
$$AC : CB = 4 : 5, \quad OD : DA = 5 : 7$$

であるから,
$$\overrightarrow{OC} = \frac{5}{9}\vec{a} + \frac{4}{9}\vec{b}, \quad \overrightarrow{OD} = \frac{5}{12}\vec{a}$$

また, メネラウスの定理より,
$$\frac{9}{5} \times \frac{5}{4} \times \frac{RC}{OR} = 1 \quad\therefore\quad \frac{RC}{OR} = \frac{7}{9}$$

であるから,
$$\overrightarrow{OR} = \frac{9}{16}\overrightarrow{OC} = \frac{5}{16}\vec{a} + \frac{1}{4}\vec{b}$$

③
〔解答〕

ア	イ	ウ	エ	オ
-1	$\dfrac{625}{12}$	$3t^2 - 12t + 8$	$-2t^3 + 6t^2 + 16$	$\dfrac{2}{3}$

カ	キ	ク	ケ
2	4	112	2000

〔出題者が求めたポイント〕

前半は 3 次関数と放物線で囲まれる部分の面積を求める
問題です。後半は 3 次関数の接線と放物線で囲まれる部
分の面積に関する問題です。$\dfrac{1}{6}$ 公式をうまく適用する

ことで, スムーズに計算できます。

〔解答のプロセス〕

(1)　$y = f(x)$ と $y = x^2$ から y を消去すると,
$$x^3 - 6x^2 + 8x + 16 = x^2$$
$$x^3 - 7x^2 + 8x + 16 = 0$$
$$(x-4)^2(x+1) = 0 \quad\therefore\quad x = 4,\ -1$$

(2)　C_1 と C_2 で囲まれた部分の面積は
$$\int_{-1}^4 (x^3 - 6x^2 + 8x + 16 - x^2)\,dx$$
$$= \int_{-1}^4 (x-4)^2(x+1)\,dx$$

$$= \int_{-1}^{4} \{(x-4)^3 - 5(x-4)^2\}dx$$

$$= \left[\frac{1}{4}(x-1)^4 - \frac{5}{3}(x-2)^3\right]_{-1}^{4}$$

$$= \frac{625}{12}$$

(3) $C_1 : y = f(x)$ 上の点 $(t, f(t))$ における接線 l_t は
$f'(t) = 3t^2 - 12t + 8$ より,
$$y - (t^3 - 6t^2 + 8t + 16) = (3t^2 - 12t + 8)(x - t)$$
$$l_t : y = (3t^2 - 12t + 8)x - 2t^3 + 6t^2 + 16$$
この接線と $C_2 : y = x^2$ との共有点の x 座標は
$$x^2 - (3t^2 - 12t + 8)x - (-2t^3 + 6t^2 + 16) = 0$$
$$\cdots(*)$$

の解である。
この 2 次方程式の判別式を $D(t)$ とすると,
$$D(t) = (3t^2 - 12t + 8)^2 - 4(2t^3 - 6t^2 - 16)$$
である。

(4) (3)より,
$$D'(t) = 2(3t^2 - 12t + 8)(6t - 12) - 4(6t^2 - 12t)$$
$$= 12(3t^2 - 12t + 8)(t - 2) - 24t(t - 2)$$
$$= 12(t - 2)(3t^2 - 14t + 8)$$
$$= 12(t - 2)(3t - 2)(t - 4)$$

であるから, 増減表は

t	$\cdots$	$\frac{2}{3}$	$\cdots$	2	$\cdots$	4	$\cdots$
$D'(t)$	$-$	0	$+$	0	$-$	0	$+$
$D(t)$	$\nearrow$		$\searrow$		$\nearrow$		$\searrow$

となることから, $D(t)$ は $t = \frac{2}{3}$, 2, 4 で極値をとる。

(5) $(*)$ の 2 解を α, β とおくと, l_t と C_2 で囲まれた部分の面積 $S(t)$ は
$$S_t = \int_{\alpha}^{\beta} -\{x^2 - (3t^2 - 12t + 8)x -$$
$$(-2t^3 + 6t^2 + 16)\}dx$$
$$= \frac{1}{6}(\beta - \alpha)^3$$

また, $\beta - \alpha = \sqrt{D(t)}$ であるから,
$$(6 \times S(t))^{\frac{2}{3}} = D(t)$$
である。
(4)の増減表から, $-1 < t < 4$ における

極大値は 112 $(t = 2)$, 極小値は $\frac{2000}{27}\left(t = \frac{2}{3}\right)$

物　理

解答　29年度

2月2日試験

1

〔解答〕

(1) $\sqrt{\dfrac{km}{M(M+m)}(d-\ell_1)(2\ell_0-\ell_1-d)}$

(2) $\sqrt{\dfrac{kM}{m(M+m)}(d-\ell_1)(2\ell_0-\ell_1-d)}$

(3) $\sqrt{\dfrac{km}{M(M+m)}(d-\ell_1)(2\ell_0-\ell_1-d)}$

(4) $\sqrt{\dfrac{kM}{m(M+m)}(d-\ell_1)(2\ell_0-\ell_1-d)}$

(5) ℓ_1

〔出題者が求めたポイント〕

台上の物体の運動, 衝突

〔解答のプロセス〕

(1) 壁に衝突する直前の台 A と小物体 B の速度を, 右向きを正として V, v とおくと, 運動量保存則より

$$0 = MV + mv \quad \cdots\cdots ①$$

力学的エネルギー保存則より

$$\frac{1}{2}k(\ell_0-\ell_1)^2 = \frac{1}{2}k(d-\ell_0)^2 + \frac{1}{2}MV^2 + \frac{1}{2}mv^2 \quad \cdots\cdots②$$

①式より

$$v = -\frac{M}{m}V \quad \cdots\cdots③$$

②式に代入して整理すると

$$\frac{1}{2}MV^2\left(1+\frac{M}{m}\right) = \frac{1}{2}k\{(\ell_0-\ell_1)^2 - (d-\ell_0)^2\}$$

$$\therefore \quad V^2 = \frac{km}{M(M+m)}(d-\ell_1)(2\ell_0-\ell_1-d)$$

よって, 衝突直前の台 A の速さは

$$|V| = \sqrt{\frac{km}{M(M+m)}(d-\ell_1)(2\ell_0-\ell_1-d)} \quad \cdots(答)$$

(2) ③式より

$$|v| = \frac{M}{m}|V|$$

$$= \sqrt{\frac{kM}{m(M+m)}(d-\ell_1)(2\ell_0-\ell_1-d)} \quad \cdots(答)$$

(3) 衝突した直後の台 A と小物体 B の速度を, 右向きを正として V', v' とおくと, 運動量保存則より

$$0 = MV' + mv' \quad \cdots\cdots④$$

はねかえり係数の式より

$$1 = -\frac{V'-v'}{V-v} \quad \cdots\cdots⑤$$

④式より $\quad v' = -\dfrac{M}{m}V' \quad \cdots\cdots⑥$

⑤式より $\quad V-v = -(V'-v')$

③, ⑥式を用いて

$$\left(1+\frac{M}{m}\right)V = -\left(1+\frac{M}{m}\right)V'$$

$$\therefore \quad V' = -V$$

よって, 速さは

$$|V'| = |V|$$

$$= \sqrt{\frac{km}{M(M+m)}(d-\ell_1)(2\ell_0-\ell_1-d)} \quad \cdots(答)$$

(4) ⑥式より

$$|v'| = \frac{M}{m}|V'|$$

$$= \sqrt{\frac{kM}{m(M+m)}(d-\ell_1)(2\ell_0-\ell_1-d)} \quad \cdots(答)$$

(5) ばねが最も縮んだ瞬間, A と B の速度は等しい。このとき運動量保存則から A, B の速度はともに 0。力学的エネルギー保存則も成り立っているから, ばねの長さははじめの状態と同じで ℓ_1 となる。$\cdots$(答)

2

〔解答〕

(1) $\dfrac{V}{d}$ [N/C]　(2) $\dfrac{3\varepsilon_0 SV^2}{4d}$ [J]

(3) $\sqrt{R^2 + \left(\omega L - \dfrac{2d}{3\omega\varepsilon_0 S}\right)^2}\, I_e$ [V]

(4) $\dfrac{1}{2\pi}\sqrt{\dfrac{2d}{3\varepsilon_0 SL}}$ [Hz]　(5) $\sqrt{\dfrac{5}{2}}$ 倍

〔出題者が求めたポイント〕

交流回路

〔解答のプロセス〕

(1) コンデンサー C_1 に電源電圧 V がかかるから, 電場の強さ E [N/C]は

$$E = \frac{V}{d} \quad \cdots(答)$$

(2) 今度はコンデンサー C_2 に電源電圧 V がかかる。C_2 の電気容量を C_2[F]とおくと

$$C_2 = \frac{\varepsilon_0 \cdot S/2}{d} + \frac{\varepsilon_0 \cdot S/2}{d/2} = \frac{3\varepsilon_0 S}{2d}$$

よって, C_2 に蓄えられる静電エネルギー U[J]は

$$U = \frac{1}{2}C_2 V^2 = \frac{3\varepsilon_0 SV^2}{4d} \quad \cdots(答)$$

(3) 回路に流れる電流の瞬時値を $i = I_0\sin\omega t$[A]とおくと, 抵抗, コイル, コンデンサー C_2 の両端の電圧 v_R[V], v_L [V], v_C [V]はそれぞれ

$$v_R = RI_0\sin\omega t$$

$$v_L = \omega L I_0 \sin\left(\omega t + \frac{\pi}{2}\right) = \omega L I_0\cos\omega t$$

$$v_C = \frac{1}{\omega C_2}I_0\sin\left(\omega t - \frac{\pi}{2}\right) = -\frac{1}{\omega C_2}I_0\cos\omega t$$

よって, 電源の電圧 v[V]は

$$v = v_R + v_L + v_C$$

東海大学（医）29 年度 （92）

$$= RI_0\sin\omega t + \left(\omega L - \frac{1}{\omega C_2}\right)I_0\cos\omega t$$

$$= \sqrt{R^2 + \left(\omega L - \frac{1}{\omega C_2}\right)^2}\,I_0\sin(\omega t + \alpha)$$

（α は電流に対する電圧の位相）

したがって，電源電圧の実効値 V_e[V] は

$$V_e = \sqrt{R^2 + \left(\omega L - \frac{2d}{3\omega\varepsilon_0 S}\right)^2}\,I_e \quad \cdots（答）$$

(4) 電流が最大となるとき

$$\omega L - \frac{1}{\omega C_2} = 0 \quad \therefore\ \omega = \frac{1}{\sqrt{LC_2}}$$

よって，共振周波数 f[Hz] は

$$f = \frac{\omega}{2\pi} = \frac{1}{2\pi}\sqrt{\frac{2d}{3\varepsilon_0 SL}} \quad \cdots（答）$$

(5) コンデンサー C_1 の電気容量は $C_1 = \dfrac{\varepsilon_0 S}{d}$[F] だから，

C_1, C_2 の合成容量を C[F] とおくと

$$\frac{1}{C} = \frac{1}{C_1} + \frac{1}{C_2} = \frac{5}{3}\cdot\frac{d}{\varepsilon_0 S}$$

$$\therefore\ C = \frac{3\varepsilon_0 S}{5d}$$

このときの共振周波数 f'[Hz] は

$$f' = \frac{1}{2\pi\sqrt{LC}}$$

$$\therefore\ \frac{f'}{f} = \sqrt{\frac{C_2}{C}} = \sqrt{\frac{5}{2}}\,[倍] \quad \cdots（答）$$

❸
〔解答〕

(1) ア　(2) オ　(3) ウ　(4) カ　(5) ウ

〔出題者が求めたポイント〕

気体の状態変化，熱効率

〔解答のプロセス〕

(1) 状態 A，状態 B，状態 C での温度をそれぞれ T_A[K]，T_B[K]，T_C[K]，気体のモル数を n[mol] とすると状態方程式は

A：$P_0 V_0 = nRT_A$

B：$\dfrac{5}{2}P_0 V_0 = nRT_B$

C：$P_0\cdot 2V_0 = nRT_C$

過程 A ⟶ B で気体が吸収する熱量 Q_{AB}[J] は

$$Q_{AB} = \frac{3}{2}nR(T_B - T_A) = \frac{9}{4}P_0 V_0 \quad \cdots（答）$$

(2) P–V グラフでは面積が仕事を表すから，1 サイクルで気体がする仕事 W[J] は，三角形 ABC の面積に等しい。よって

$$W = \frac{1}{2}\left(\frac{5}{2}P_0 - P_0\right)(2V_0 - V_0) = \frac{3}{4}P_0 V_0 \quad \cdots（答）$$

(3) 直線 BC の式は

$$P = -\frac{3P_0}{2V_0}V + 4P_0 \quad \cdots\cdots①$$

とかける。ここで，BC 上の点 $(P,\ V)$ での温度を T[K] とおくとボイル・シャルルの法則より

$$\frac{P_0 V_0}{T_A} = \frac{PV}{T}$$

$$\therefore\ \frac{T}{T_A} = \frac{PV}{P_0 V_0} = \frac{1}{V_0}\left(-\frac{3}{2V_0}V^2 + 4V\right)$$

$$= -\frac{3}{2V_0^2}\left(V - \frac{4}{3}V_0\right)^2 + \frac{8}{3}$$

よって，温度は BC 間で体積 $V = \dfrac{4}{3}V_0$ のとき最高となり，このとき

$$\frac{T}{T_A} = \frac{8}{3}\ [倍] \quad \cdots（答）$$

(4) BC 上の状態 X の点 $(P,\ V)$ において，BX 間で気体がする仕事 W_{BX}[J] および内部エネルギー変化 ΔU_{BX}[J] はそれぞれ

$$W_{BX} = \frac{1}{2}\left(P + \frac{5}{2}P_0\right)(V - V_0)$$

$$\Delta U_{BX} = \frac{3}{2}\left(PV - \frac{5}{2}P_0 V_0\right)$$

したがって，BX 間で気体が吸収する熱量 Q_{BX}[J] は，①の関係を用いて整理すると

$$Q_{BX} = \Delta U_{BX} + W_{BX}$$

$$= -\frac{3P_0}{V_0}V^2 + 10P_0 V - 7P_0 V_0$$

$$= -\frac{3P_0}{V_0}\left(V - \frac{5}{3}V_0\right)^2 + \frac{4}{3}P_0 V_0$$

よって，Q_{BX} は $V = \dfrac{5}{3}V_0$ で増加から減少に転じ，それまでに吸収した熱量は $\dfrac{4}{3}P_0 V_0$ となる。以上より，吸熱から放熱に変わる状態 X での体積は

$$V = \frac{5}{3}V_0 \quad \cdots（答）$$

(5) 1 サイクルで外部から吸収する熱量 Q_{in}[J] は

$$Q_{in} = Q_{AB} + Q_{BX} = \left(\frac{9}{4} + \frac{4}{3}\right)P_0 V_0 = \frac{43}{12}P_0 V_0$$

よって，熱効率 e は

$$e = \frac{W}{Q_{in}} = \frac{9}{43} \quad \cdots（答）$$

❹
〔解答〕

(1) イ　(2) ウ　(3) ア　(4) イ　(5) カ

〔出題者が求めたポイント〕

光電効果

〔解答のプロセス〕

(1) プランク定数を h[J・s]，仕事関数を W[J] とする。波長 λ_1 の光を当てたとき陰極から飛び出してくる光電子の最大運動エネルギーは eV_1 であるから

$$eV_1 = \frac{hc}{\lambda_1} - W \quad \cdots\cdots①$$

波長 λ_2 の光を当てたときについても同様に

$$eV_2 = \frac{hc}{\lambda_2} - W \quad \cdots\cdots②$$

①−②より
$$e(V_1-V_2)=hc\left(\frac{1}{\lambda_1}-\frac{1}{\lambda_2}\right)$$
$$\therefore\ h=\frac{e(V_1-V_2)\lambda_1\lambda_2}{c(\lambda_2-\lambda_1)}\quad\cdots(答)$$

(2) ①より
$$W=\frac{hc}{\lambda_1}-eV_1=\frac{e(V_1-V_2)\lambda_2}{\lambda_2-\lambda_1}-eV_1$$
$$=\frac{e(V_2\lambda_2-V_1\lambda_1)}{\lambda_1-\lambda_2}\quad\cdots(答)$$

(3) 出てくる光電子の運動エネルギーが0になるときの振動数ν_0[Hz]が限界振動数だから
$$0=h\nu_0-W$$
$$\therefore\ \nu_0=\frac{W}{h}=\frac{c(V_1\lambda_1-V_2\lambda_2)}{(V_1-V_2)\lambda_1\lambda_2}\quad\cdots(答)$$

(4) 光電流が流れなくなったときの陰極を基準とした陽極の電位を$-V_3$[V]($V_3>0$)とすると
$$eV_3=\frac{hc}{\lambda_3}-W$$
$$\therefore\ V_3=\frac{(V_1-V_2)\lambda_1\lambda_2}{(\lambda_2-\lambda_1)\lambda_3}-\frac{V_2\lambda_2-V_1\lambda_1}{\lambda_1-\lambda_2}$$
$$=\frac{V_1\lambda_1(\lambda_2-\lambda_3)-V_2\lambda_2(\lambda_1-\lambda_3)}{(\lambda_2-\lambda_1)\lambda_3}$$

よって，求める電位は
$$-V_3=\frac{V_1\lambda_1(\lambda_2-\lambda_3)-V_2\lambda_2(\lambda_1-\lambda_3)}{(\lambda_1-\lambda_2)\lambda_3}\quad\cdots(答)$$

(5) 光電子の最大の速さをv[m/s]とすると
$$\frac{1}{2}mv^2=eV_3$$
$$\therefore\ v=\sqrt{\frac{2eV_3}{m}}$$
$$=\sqrt{\frac{2e}{m}\frac{V_1\lambda_1(\lambda_2-\lambda_3)+V_2\lambda_2(\lambda_3-\lambda_1)}{(\lambda_2-\lambda_1)\lambda_3}}$$
$$\cdots(答)$$

2月3日試験

1

〔解答〕

(1) $\dfrac{1}{2}m(a^2-b^2)\omega^2$ (2) $\omega\sqrt{a^2-b^2}$

(3) $\dfrac{a}{\sqrt{a^2-b^2}}$ (4) $m(a^2-b^2)\omega^2$ (5) $a\omega$

〔出題者が求めたポイント〕
回転する円盤内の物体の運動

〔解答のプロセス〕

(1) 小球が位置rにあるときに働く遠心力を$F(r)$とすると
$$F(r)=mr\omega^2$$
遠心力がした仕事Wは図の斜線部の面積で与えられるから

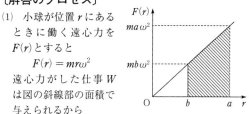

$$W=\frac{1}{2}(ma\omega^2+mb\omega^2)(a-b)$$
$$=\frac{1}{2}m(a^2-b^2)\omega^2\quad\cdots(答)$$

(2) 仕事Wの分だけ小球のOD方向の運動エネルギーが増加するから，OD方向の速さをvとおくと
$$\frac{1}{2}mv^2=\frac{1}{2}m(a^2-b^2)\omega^2$$
$$\therefore\ v=\omega\sqrt{a^2-b^2}\quad\cdots(答)$$

(3) Dにおける接線方向の速度成分をuとすると
$$u=a\omega$$
よって
$$\tan\theta=\frac{u}{v}=\frac{a}{\sqrt{a^2-b^2}}\quad\cdots(答)$$

(4) 静止座標系で，小球がEの位置にあるときの速度の大きさは$b\omega$，Dでの速度の大きさVは
$$V=\sqrt{u^2+v^2}=\omega\sqrt{2a^2-b^2}$$
とかける。この間に小球が受ける力は抗力のみであるから，運動エネルギーの変化分が抗力による仕事W_Nに等しい。
$$\therefore\ W_N=\frac{1}{2}mV^2-\frac{1}{2}m(b\omega)^2=m(a^2-b^2)\omega^2$$
$$\cdots(答)$$

(5) 小球がCを出発してからOに到達するまでに遠心力がする仕事W'は，(1)と同様にして
$$W'=-\frac{1}{2}a\cdot ma\omega^2$$
したがって，小球をv_0の速さで発射させたとき，Oに到達する条件は，仕事とエネルギーの関係より
$$\frac{1}{2}mv_0^2-\frac{1}{2}ma^2\omega^2\geqq 0$$
$$\therefore\ v_0\geqq a\omega\quad\cdots(答)$$

東海大学（医）29年度　(94)

❷

〔解答〕

(1) $endwv$ [A]　　(2) $\dfrac{IB}{endw}$ [V/m]

(3) $\dfrac{IB}{edV_H}$ [個/s]　　(4) $\dfrac{CIB}{end}$ [C]

(5) $\dfrac{1}{t}\left(\dfrac{V}{\rho_0 lenv}-1\right)$ [1/K]

〔出題者が求めたポイント〕

ホール効果

〔解答のプロセス〕

(1) 導体の断面積 S [m^2] は dw であるから
$$I = enSv = endwv \quad \cdots(答)$$

(2) a–a′ 間の電場による力 eE とローレンツ力 evB のつりあいより
$$eE = evB$$
また，導体中を移動する自由電子の速さ v は(1)より
$$v = \frac{I}{endw}$$
よって
$$E = vB = \frac{IB}{endw} \quad \cdots(答)$$

(3) a–a′ 間の電位差は Ew とかけるから
$$V_H = \frac{IB}{end} \quad \therefore \quad n = \frac{IB}{edV_H} \quad \cdots(答)$$

(4) 蓄えられる電気量 Q [C] は
$$Q = CV_H = \frac{CIB}{end} \quad \cdots(答)$$

(5) 抵抗率の温度係数を α [1/K] とすると，温度 t [℃] における抵抗率 ρ [Ω m] は
$$\rho = \rho_0(1+\alpha t)$$
とかける。このとき導体の抵抗 R [Ω] は
$$R = \rho\frac{l}{dw} = \frac{\rho_0(1+\alpha t)l}{dw}$$
一方，$R = \dfrac{V}{I}$ より
$$\frac{\rho_0(1+\alpha t)l}{dw} = \frac{V}{endwv}$$
$$\therefore \quad \alpha = \frac{1}{t}\left(\frac{V}{\rho_0 lenv}-1\right) \quad \cdots(答)$$

❸

〔解答〕

(1) ウ　(2) イ　(3) ア　(4) オ　(5) ア

〔出題者が求めたポイント〕

気体の状態変化，熱機関，熱効率

〔解答のプロセス〕

(1) 状態 B での圧力を P_B [Pa]，温度を T_B [K] とする。状態 B においてピストンにかかる力のつりあいより
$$P_B S = P_0 S + (M+m)g$$
一方，ボイル・シャルルの法則より

$$\frac{P_0 S h_0}{T_0} = \frac{P_B S h_0}{T_B}$$
$$\therefore \quad T_B = \frac{P_B S}{P_0 S}T_0 = \frac{P_0 S + (M+m)g}{P_0 S}T_0$$
$$= \left\{1 + \frac{(M+m)g}{P_0 S}\right\}T_0 \quad \cdots(答)$$

(2) 気体のモル数を n [mol]，気体定数を R [J/mol・K] とおく。状態 A $\longrightarrow$ 状態 B は定積過程であるから，気体が吸収した熱量 Q_{AB} [J] は，定積モル比熱を用いて
$$Q_{AB} = \frac{3}{2}nR(T_B - T_0)$$
$$= \frac{3}{2}(P_B - P_0)S h_0$$
$$= \frac{3}{2}(M+m)gh_0 \quad \cdots(答)$$

(3) 状態 B $\longrightarrow$ 状態 C では圧力が P_B で一定であるから，状態 C での温度を T_C とするとシャルルの法則より
$$\frac{S h_0}{T_B} = \frac{S(h_0 + h)}{T_C}$$
$$\therefore \quad T_C = \frac{h_0 + h}{h_0}T_B = \left\{1 + \frac{(M+m)g}{P_0 S}\right\}\frac{h_0 + h}{h_0}T_0$$
$$\cdots(答)$$

(4) 1サイクルの間に気体が外部にした仕事 W [J] は質量 M の物体を h の高さだけ持ち上げるのにした仕事に等しいから
$$W = Mgh \quad \cdots(答)$$

(5) 状態 B $\longrightarrow$ 状態 C の間で気体が吸収した熱量 Q_{BC} [J] は，定圧モル比熱を用いて
$$Q_{BC} = \frac{5}{2}nR(T_C - T_B)$$
$$= \frac{5}{2}P_B\{S(h_0 + h) - S h_0\}$$
$$= \frac{5}{2}\{P_0 S + (M+m)g\}h$$
よって，熱効率 e は
$$e = \frac{W}{Q_{AB} + Q_{BC}}$$
$$= \frac{2Mgh}{3(M+m)gh_0 + 5\{P_0 S + (M+m)g\}h}$$
$$= \frac{2Mgh}{5P_0 S h + (M+m)g(5h + 3h_0)} \quad \cdots(答)$$

❹

〔解答〕

(1) オ　(2) ア　(3) ウ　(4) イ　(5) カ

〔出題者が求めたポイント〕

水の波の干渉

〔解答のプロセス〕

(1) 波源 a から点 P までの距離 l_1 [m] は
$$l_1 = \sqrt{L^2 + D^2} = L\left(1 + \frac{D^2}{L^2}\right)^{\frac{1}{2}} \fallingdotseq L\left(1 + \frac{1}{2}\cdot\frac{D^2}{L^2}\right)$$
$$= L + \frac{D^2}{2L}$$

同様にして波源 b から点 P までの距離 l_2[m]は

$$l_2 = \sqrt{L^2 + (D-d)^2} \fallingdotseq L + \frac{(D-d)^2}{2L}$$

よって，距離の差 $\Delta l = l_1 - l_2$[m]は

$$\Delta l = \frac{D^2 - (D-d)^2}{2L} = \frac{2dD - d^2}{2L} \qquad \cdots(\text{答})$$

(2) 波長 λ[m]は $\lambda = vT$ とかける。よって，波源 b と
波源 a から出た波の位相差 θ[rad]は

$$\theta = 2\pi \times \frac{\Delta l}{\lambda} = \frac{\pi(2dD - d^2)}{LTv} \qquad \cdots(\text{答})$$

(3) P_1 は(2)の位相差が 2π となる点であるから

$$\frac{\pi(2dD - d^2)}{LTv} = 2\pi$$

$$\therefore \quad D = \frac{d}{2} + \frac{LTv}{d} \qquad \cdots(\text{答})$$

(4) 波源 a における波の時間変化の式は

$$y = -A\sin\left(\frac{2\pi}{T}t\right)$$

と表される。
また，a と P_1 の間の距離は

$$l_1 = L + \frac{D^2}{2L} = L + \frac{1}{2L}\left(\frac{d}{2} + \frac{LTv}{d}\right)^2$$

$$= L + \frac{d^2}{8L} + \frac{Tv}{2} + \frac{LT^2v^2}{2d^2}$$

よって，点 P_1 での時刻 t における変位の式は

$$y = -A\sin\left\{\frac{2\pi}{T}\left(t - \frac{l_1}{v}\right)\right\}$$

$$= -A\sin\left\{\frac{2\pi}{T}\left(t - \frac{L}{v} - \frac{d^2}{8Lv} - \frac{T}{2} - \frac{LT^2v}{2d^2}\right)\right\}$$

$$= A\sin\left\{\frac{2\pi}{T}\left(-t + \frac{L}{v} + \frac{d^2}{8Lv} + \frac{LT^2v}{2d^2} + \frac{T}{2}\right)\right\}$$

$$\cdots(\text{答})$$

(5) P_1 の点では波源 b からの波の位相は波源 a からの
波に対して 2π 進んでいるから重なり合った波の変位
Y の式は

$$Y = 2y$$

$$= -2A\sin\left\{\frac{2\pi}{T}\left(t - \frac{L}{v} - \frac{d^2}{8Lv} - \frac{LT^2v}{2d^2}\right) - \pi\right\}$$

$$= 2A\sin\left\{\frac{2\pi}{T}\left(t - \frac{L}{v} - \frac{d^2}{8Lv} - \frac{LT^2v}{2d^2}\right)\right\} \qquad \cdots(\text{答})$$

化　学

解答　29年度

2月2日試験

1

問1　$CuFeS_2$
問2　A
問3　(1) D　(2) B　(3) D

〔出題者が求めたポイント〕

銅の電解精錬

問3　(2), (3) 陽極，陰極の主反応は
　　（陽極）$Cu \longrightarrow Cu^{2+} + 2e^-$
　　（陰極）$Cu^{2+} + 2e^- \longrightarrow Cu$
であるが，実際には陽極から溶け出す分には，Cu 以外の金属が含まれている。溶液中の Cu^{2+} イオンの減少量から，201.3 g のうち銅がどのぐらい占めていたのか分かれば早い

〔解答へのプロセス〕

問1　$Cu_2S : Fe_2O_3 : SO_2 = 1 : 1 : 3$ であるから，$CuFeS_2$。硫化銅（I）に含まれる S もカウントする。

問2　金属を高温に加熱すると，酸化数の小さい酸化物が得られる。銅の場合は 1000℃ 以上では酸化銅（I）が得られる。

問3　(1) Ni，Zn は Cu よりもイオン化傾向が大きいので，陽極の下に生じた沈殿は Ag である。Ag の性質に合致するのは D。

(2)

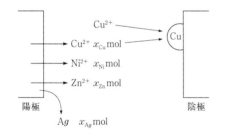

析出した銅は，陽極から溶け出した Cu^{2+} と元々硫酸銅（II）水溶液中にいた Cu^{2+} が混ざっている。
水溶液中にいた Cu^{2+} は 0.400 mol = 25.4 g
陽極から溶け出した分は 200.0 − 25.4 = 174.6 g

(3)　溶け出した Ni^{2+} と Zn^{2+} の物質量をそれぞれ x_{Ni}，x_{Zn} mol とすると，Ni と Zn の溶解で生成する電子と水溶液中の Cu^{2+} が検出する際の電子の物質量が等しくなるので
$$\begin{cases} 2x_{Ni} + 2x_{Zn} = 0.400 \times 2 \\ 59x_{Zn} + 65x_{Zn} = 201.3 - (174.6 + 2.5) \end{cases}$$
これを解くと $x_{Ni} = 0.3$ (mol)
　　$0.3 \times 59 = 17.7$ (g)

2

〔解答〕

問1　H^+ aq + OH^- aq = H_2O(液) + 56.5 kJ
問2　D
問3　D
問4　B
問5　E

〔出題者が求めたポイント〕

熱化学方程式

強酸・強塩基や塩は完全電離として考えることができ，陽イオンと陰イオンに分かれた状態で考えることができる（例：HClaq は H^+ aq + Cl^- aq で置き換えられる）が，弱酸弱塩基の場合はそれができない。水もまた同様である。以上のことをふまえて熱化学方程式を組み上げていく。

〔解答へのプロセス〕

問1　強酸と強塩基の物質が指定されていないので H^+ と OH^- についてのみ書けばよい。

問2　NaOH(固) + HClaq = NaClaq + H_2O(液) + Q kJ をつくる。

$-Na(固) - \frac{1}{2}O_2(気) - \frac{1}{2}H_2(気)$
$\qquad = -NaOH(固) - 425.6$ kJ
$-\frac{1}{2}H_2(気) - \frac{1}{2}Cl_2(気) = -HCl(気) - 92.3$ kJ
$Na(固) + \frac{1}{2}Cl_2(気) = NaCl(固) + 411.1$ kJ
$H_2(気) + \frac{1}{2}O_2(気) = H_2O(液) + 285.8$ kJ
$-HCl(気) - aq = -HClaq - 74.9$ kJ
$+)\underline{\quad NaCl(固) + aq = NaClaq - 3.9 \text{ kJ} \quad}$
$\quad NaOH(固) + HClaq = NaClaq + H_2O(液) + 100.2$ kJ

問3　NaOHaq + HClaq = NaClaq + H_2O(液) + 56.5 kJ
であるから
　　$100.2 - 56.5 = 43.7$ kJ/mol

問4　NH_3aq + HClaq = NH_4Claq + QkJ をつくる

$-\frac{1}{2}N_2(気) - \frac{3}{2}H_2(気) = -NH_3(気) - 45.9$ kJ
$\qquad -NH_3(気) - aq = -NH_3aq - 34.2$ kJ
$-\frac{1}{2}H_2(気) - \frac{1}{2}Cl_2(気) = -HCl(気) - 92.3$ kJ
$\qquad -HCl(気) - aq = HClaq - 74.9$ kJ
$\frac{1}{2}N_2(気) + 2H_2(気) + \frac{1}{2}Cl_2(気)$
$\qquad = NH_4Cl(固) + 313.4$ kJ
$+)\underline{\quad NH_4Cl(固) + aq = NH_4aq - 14.8 \text{ kJ} \quad}$
$\quad NH_3aq + HClaq = NH_4Claq + 51.3$ kJ

問5　$NH_3aq + H_2O = NH_4^+aq + OH^-aq + QkJ$
を作る。$HClaq$ を $H^+aq + Cl^-aq$, NH_4Claq を
$NH_4^+aq + Cl^-aq$ として見れば，

$$NH_3aq + H^+aq = NH_4^+aq + 51.3\ kJ$$
$$+\ \underline{\left.\right)\ -H^+aq - OH^-aq = -H_2O(液) - 56.5\ kJ}$$
$$NH_3aq + H_2O(液) = NH_4^+aq + OH^-aq - 5.2\ kJ$$

3

〔解答〕

問1　E
問2　$CaCO_3 + CO_2 + H_2O \rightleftarrows Ca(HCO_3)_2$
問3　(1)　B　　(2)　(プロセスにて解説)
　　　(3)　E

〔出題者が求めたポイント〕

無機化学(カルシウム)

性質の選択肢がやや迷うが，全体としては解きやすい部類

〔解答のプロセス〕

問1　(ア)〜(オ)はそれぞれ
　　(ア) $CaCO_3$　(イ) $NaHCO_3$　(ウ) CaO　(エ) $Ca(OH)_2$
　　(オ) Na_2CO_3 となるので誤りはEである。$Ca(OH)_2$ は
　　水に溶けると強塩基性を示す
問2　石灰水に CO_2 を吹き込むと白色沈殿が生成する
　　が，さらに吹き込み続けると沈殿が溶けて透明な溶液
　　になる。出題の反応はこの反応である。
問3　(1)容器内の気体部分に含まれる CO_2 は状態方程
　　　　式から
　　　　$1.0 \times 10^5 \times 4.0 = n \times 8.3 \times 10^3 \times 300$
　　　　$n = 0.1606\cdots$(mol)
　　　塩化バリウムとの反応で $BaCO_3$(式量 197)1 mol 生
　　　成するごとに CO_2 は 1 mol 消費されるので，
$$\frac{7.9}{197} = 0.0401\cdots mol$$
　　　よって発生した CO_2 は $0.160 + 0.040 = 0.200$(mol)
　　(2)　Na_2CO_3 はナトリウムを使った工業製品の原料
　　　として用いられる潮解性の白色固体である。選択肢
　　　では C と E があてはまる。ただし，潮解性は無水
　　　塩の性質なので，E と書いていくのが無難である。
　　　問題文には「化合物の性質」とあるので，無水塩の性
　　　質を無視する根拠はない。
　　(3)　加熱により CO_2 が 0.20 mol 発生していたので，
　　　元々あった $NaHCO_3$ を x mol とすれば加熱後の組
　　　成は
$$\begin{cases} NaHCO_3 & x-0.40\ mol \\ Na_2CO_3 & 0.20\ mol \end{cases}$$
　　　となる。ここから中和に必要な HCl を求めると
$$\{(x-0.40) \times 1 + 0.20 \times 2\} \times \frac{5}{200} = 0.50 \times \frac{25}{1000}$$
$$x = 0.50\ mol$$

4

〔解答〕

問1　D
問2　F
問3

問4　C
問5　G

〔出題者が求めたポイント〕

有機化学

よく知られた化合物で反応は知っていても薬理作用は埋まりにくい。芳香族化合物は用途なども合わせて覚えておくとよい

〔解答のプロセス〕

問1　$C : H = \dfrac{41.9}{12} : \dfrac{4.7}{1} \fallingdotseq 6 : 8$　よって，エ

　　実際にエの $C_6H_8N_2O_2S$ の分子量は 172 で
$$\frac{12 \times 6}{172} = 0.4186\cdots, \quad \frac{8}{172} = 0.0465\cdots$$
　　となる
問2　(ア)と(イ)の薬理作用からそれぞれアセチルサリチル
　　酸とサリチル酸メチルと推測でき，化学式も合致する
　　ゆえに(キ)とはサリチル酸とわかる
　　文章中の化合物 X, Y, Z とはそれぞれナトリウムフェ
　　ノキシド，アニリン，塩化ベンゼンジアゾニウムであ
　　るから，サリチル酸ができるのは F である。
　　サリチル酸の合成ではナトリウムフェノキシドに「高
　　温・高圧」で CO_2 を反応させるので，この単語に注目
　　するとよい。
問3　ベンゼン環をもつ2置換体なのでクレゾールとわ
　　かる。
問4 ア〜カのうち弱い塩基性を示すのはエのスルファニ
　　ルアミド。弱い酸性を示すのはア，イ，ウ，カの4つ。
　　そもそも水に溶けないのではないか？というのは考え
　　なくてもよいと思われる
問5　クレゾールには殺菌作用があり，消毒液として使
　　われていた。アセトアニリドも解熱作用があり，似た
　　構造のカも同様である。

5

〔解答〕

問1　(1)　D　　(2)　C　　(3)　A
問2　(1)

　　(2)　D

〔出題者が求めたポイント〕

物質の構造・高分子

東海大学（医）29年度　（98）

〔解答までのプロセス〕

問1　(1)　中に入っている各イオンの個数の比は A，B，C は 1：1 だが D だけ 1：2 である。フッ化カルシウムの組成式は CaF_2 なので D があてはまる

(2)　D の単位格子には陽イオンが 4 つ入っていることを考えれば，

$$\frac{\dfrac{78.1}{6.02 \times 10^{23}} \times 4}{(5.44 \times 10^{-8})^3} = 3.223 \cdots g/cm^3$$

(3)　フッ化カルシウムに濃硫酸を加えると，揮発性の HF が発生する。HF は水素結合を作るので電離度が低く，沸点も高い。

また，HF の水溶液であるフッ化水素酸はガラスを溶かすのでプラスチック容器に保存する。

誤った文章は A で A は F_2 を指す文章。

問2　(2)　ポリビニルアルコールの分子量を M とするとファントホッフの式から

$$3.0 \times 10^3 = \frac{\dfrac{1.0}{M}}{0.100} \times 8.31 \times 10^3 \times 300$$

$$M = 8.31 \times 10^3$$

ポリビニルアルコールと原料のポリ酢酸ビニルの重合度が変わらないとすれば，

$$8.31 \times 10^3 \times \frac{86}{44} = 1.62 \cdots \times 10^4$$

2月3日試験

①

〔解答〕

問1　D　　問2　A　　問3　$Al(OH)_3$
問4　E
問5　$Zn + 2NaOH + 2H_2O \longrightarrow Na_2[Zn(OH)_4] + H_2$

〔出題者が求めたポイント〕

無機化学
文章から情報を整理しながら解けば解きやすいだろう。

〔解答までのプロセス〕

【実験1】で濃硝酸に溶けないのは，金，白金と不動態をつくる金属である。

【実験2】で濃硫酸に溶けないのは，H_2 よりもイオン化傾向が小さい金属と難溶性の塩をつくる鉛である。

【実験3】水酸化ナトリウムに溶けるのは両性金属である。

以上からア：Au　イ：Pb　ウ：Al　エ：Fe　オ：Zn
とわかる

問1　正しいのは(4)のみ

問2　$PbCl_2$ は水に溶けにくく（熱水には溶ける），Pb^{2+} の検出にも用いられる。$PbCrO_4$ は黄色の化合物で水に溶けない正しい文章は(2)のみ。

問4　硝酸によって酸化されるので，水酸化ナトリウムを加える前の Fe は Fe^{3+} として存在している。よって沈殿の $Fe(OH)_3$ は赤褐色。

問5　Zn^{2+} を含む溶液に NaOH を加えると沈殿が生じるが，さらに加えると錯体をつくってとける。この反応が起こったと考えればよい。

②

〔解答〕

問1　(1)　$2x + 3y \, (mol)$　　(2)　C
問2　(1)　C　　(2)　B　　(3)　C

〔出題者が求めたポイント〕

熱化学方程式
計算が多いが難しいものではない

〔解答へのプロセス〕

問1　(1)　$CH_4 + 2O_2 \longrightarrow CO_2 + 2H_2O$
$C_3H_8 + 5O_2 \longrightarrow 3CO_2 + 4H_2O$
それぞれの反応で 1 mol の炭化水素が完全燃焼すると，それぞれ気体成分が 2 mol，3 mol 減少する。

(2)　$890x + 2220y = 155$　……①
25℃，1.0×10^5 Pa における 6.2L の気体は，
$1.0 \times 10^5 \times 6.2 = n \times 8.31 \times 10^3 \times 298$
$n = 0.2503 \cdots (mol)$
となるので　$2x + 3y = 0.25$　……②
①②から $x = 0.0508 \cdots$，$y = 0.0494 \cdots$
合計の重さは，$16x + 44y \fallingdotseq 3.0 \, (g)$

問2　(1)　C(黒鉛)＋$2H_2$(気)＝CH_4(気)＋Q kJ をつくる。

$$C(黒鉛) + 2H_2(気) = CO_2(気) + 394\,kJ$$
$$2H_2(気) + O_2(気体) = 2H_2O(液) + 286×2\,kJ$$
$$-CH_4(気) - 2O_2(気)$$
$$\underline{ = -CO_2(気) - 2H_2O(液) - 890\,kJ}$$
$$C(黒鉛) + 2H_2(気) = CH_4(気) + 76\,kJ$$

(2)　$CH_4(気) = C(気) + 4H(気) - 4q\,kJ$ をつくる
$$-C(黒鉛) - 2H_2(気) = -CH_4(気) - 76\,kJ$$
$$C(黒鉛) = C(気) - 718\,kJ$$
$$\underline{ 2H_2(気) = 4H(気) - 436×2\,kJ}$$
$$CH_4(気) = C(気) + 4H(気) - 1666\,kJ$$
$$∴\quad q = 416.5\,kJ$$

(3)　$C_3H_8(気) = 3C(気) + 8H(気) - (8q+2q')\,kJ$
（q：C－Hの結合エネルギー，q'：C－Cの結合エネルギー）をつくる。

$$C_3H_8(気) + 5O_2(気) = 3CO_2(気) + 4H_2O(液) + 2220\,kJ$$
$$-3C(黒鉛) - 3O_2(気) = -3CO_2(気) - 394×3\,kJ$$
$$3C(黒鉛) = 3C(気) - 718×3\,kJ$$
$$-4H_2(気) - 2O_2(気) = -4H_2O(液) - 286×4\,kJ$$
$$\underline{ 4H_2(気) - 2O_2(気) = -4H_2O(気) - 286×4\,kJ}$$
$$C_3H_8(気) = 3C(気) + 8H(気) - 4004\,kJ$$
$$8×416.5 + 2×q' = 4004$$
$$∴\quad q' = 336\,(kJ/mol)$$

3

〔解答〕

問1　A　　問2　C　　問3　B
問4　(1)　D　　(2)　C

〔出題者が求めたポイント〕

化学平衡

〔解答へのプロセス〕

問1　分圧 P_x と濃度 $\dfrac{n_x}{V}$ について理想気体の状態方程式から

$$P_x = \frac{n_x}{V}RT$$

が成立するので

$$K_P = \frac{P_{NH_3}^2}{P_{N_2}·P_{H_2}^2} = \frac{[NH_3]^2(RT)^2}{[N_2][H_2]^3(RT)^4}$$
$$= \frac{K_C}{(RT)^2}$$

問2　平衡状態における総 mol を求めると

$$1.0×10^7 × 2.3 = n×8.31×10^3×550$$
$$n = 5.032···(mol)$$
$$N_2 + 3H_2 \rightleftarrows 2NH_3$$

	N_2	H_2	NH_3	
反応前	2.0	6.0	0	(mol)
反応	$-x$	$-3x$	$+2x$	
	$2.0-x$	$6.0-3x$	$2x$	計 $8.0-2x$

$$∴\quad 8.0-2x = 5.0\qquad x = 1.5\,mol$$

よって　アンモニアは　おおよそ　3.0 mol

問3　ルシャトリエの原理から
・全圧を高くすると気体分子の数が減少する正反応の

方向へ平衡は移動する。
・発熱反応なので，温度を低くすれば正反応（アンモニアの生成）がすすむ
・触媒は平衡に影響しない
以上に注意すれば正しいのは(ア)と(イ)

問4　(1)　求める物質量を n mol として
$$3.0×10^7×1.1 = n×8.31×10^3×700$$
$$n = 5.673···(mol)$$
(2)　問2と同様に $8.0-2x = 5.67$，$2x = 2.33(mol)$

4

〔解答〕

問1　(1)　C　(2)　D　　問2　C
問3　A　　問4　C

〔出題者が求めたポイント〕

中和滴定，緩衝溶液，原子の性質，酸化還元

問1　強酸・強塩基の中和ではなく弱酸と強塩基なので中和点の前では緩衝溶液となることに注意

〔解答へのプロセス〕

問1　(1)　もとの濃度は

$$c × \frac{10.0}{1000} × 1 - 0.100 × \frac{20.0}{1000} × 1$$
$$c = 0.200(mol/L)$$

よって水酸化ナトリウム 5.0 mL を滴下すると，

$$\begin{cases} 酢酸ナトリウム：0.100 × \dfrac{5.0}{1000} × \dfrac{1}{25×10^{-3}} \\[2mm] \qquad\qquad = 0.02\,mol/L \\[2mm] 酢酸：\left(0.2 × \dfrac{10.0}{1000} - 0.100 × \dfrac{1.0}{1000}\right) × \dfrac{1}{25×10^{-3}} \\[2mm] \qquad\qquad = 0.06\,mol/L \end{cases}$$

の緩衝溶液となる。

$$K_a = \frac{[CH_3COO^-][H^+]}{[CH_3COOH]}$$
$$⇕$$
$$[H^+] = \frac{[CH_3COOH]}{[CH_3COO^-]}K_a$$

より

$$pH = -\log\left(\frac{0.06}{0.02}×2.7×10^{-5}\right)$$
$$= 6-4\log3 = 4.12$$

(2)　中和してできる塩は CH_3COONa なので，フェノールフタレインが最適

問2　誤りは以下の3つ
(ウ)　メタンは水素結合をつくらない
(エ)　メタンの水素原子は互いに対称なので2置換体に異性体はない
(オ)　無極性分子であるメタンは水にとけない

問3　(イ)　希ガス元素は分子間に結合をつくらないので分子間によって沸点が決まる。そのため原子番号の増加（＝質量数の増加）にともない分子間力は増大していき，沸点も高くなる。万有引力をイメージすると理解しやすい。

東海大学（医）29 年度　（100）

問4　自身が還元されているものをえらぶ
(ア) $MnO_2 \longrightarrow Mn^{2+}$
(イ) $Cl_2 \longrightarrow Cl^-$
(ウ) $Fe_2O_3 \longrightarrow Fe$
(エ) $H_2O_2 \longrightarrow O_2$
(オ) $Na \longrightarrow Na^+$
よって(ア)，(イ)，(ウ)の3つ

5

〔解答〕
問1　C
問2

問3　A　　問4　G　　問5　F

〔出題者が求めたポイント〕

「二重結合がある」というと「アルケンだ」と思い込みがちであるが，シクロアルケンの可能性は排除できない。
分子量を $14n$ として求めたときにきれいな値になっていないことに気づくのがポイントである。
対して(イ)では他の可能性を排除してベンゼンと気付けるかがポイントとなる。

〔解答へのプロセス〕

問1　$\dfrac{54.6 \times 10^{-3}}{22.4} = 2.437\cdots \times 10^{-3}$,

$\dfrac{172 \times 10^{-3}}{22.4} = 7.678\cdots \times 10^{-3}$

であるから，(イ)には(ア)のおよそ3倍の水素が付加していることがわかる，分子量が4であることも合わせると(ア)は二重結合のアルケンもしくはシクロアルケンで，分子式は $14n$ もしくは $14n-2$ である。仮に $14n$ として計算すると

$\dfrac{200 \times 10^{-3}}{14n} = \dfrac{54.6 \times 10^{-3}}{22.4}$　　$n = 5.77\cdots \fallingdotseq 6$

炭素数6のシクロアルケンとすると

$\dfrac{200 \times 10^{-3}}{14 \times 6 - 2} = 2.439\cdots \times 10^{-3}$

となるので，分子式は C_6H_{10} と予想される

問2　水素を付加した C_6H_{12} のシクロアルカンは

が考えられるが，置換で化合物一種なのはシクロヘキサンのみ
(エ)はシクロヘキサンのH原子を1つClに置換したものである。

問3　問2までの結果から(イ)は C_6H_6 と考えられるが，これがベンゼンという根拠はない。しかし仮にベンゼンでないとすれば，D「発ガン性があるか否か」は調べてみないとわからない（さらに言えば考えられる構造が一種類ではない）ので，(イ)はベンゼンだったと考えるのが妥当である。よって，誤っているのが A

問4　シクロヘキセンとベンゼンの完全燃焼の反応式は

$$C_6H_{10} + \frac{17}{12}O_2 \longrightarrow 6CO_2 + 5H_2O$$

$$C_6H_6 + \frac{15}{2}O_2 \longrightarrow 6CO_2 + 3H_2O$$

ベンゼンの方が分子量が若干小さいので，$x < x'$，$y > y'$ となる。

問5　臭素が「付加」するのは(ア)だけなので，(ア)が 0.0100 mol あったことになる。(イ)の mol を求めると

$$\frac{3.16 - 0.0100 \times 82}{78} = 0.0300 \,(\text{mol})$$

よって $\dfrac{0.0100}{0.0100 + 0.0300} = 0.25$

生 物

解答 　29年度

2月2日試験

1

〔解答〕

問1　(1)　核　　(2)　酸素　　(3)　二酸化炭素
　　　(4)　アルコール発酵　　(5)　内膜
問2　ATP の生産効率を変化させる。[15字]
問3　反応系①：電子伝達系
　　　反応系②：クエン酸回路
　　　理由：還元型の補酵素が，電子伝達系で酸化され
　　　　　　ず，クエン酸回路に必要な酸化型補酵素が
　　　　　　枯渇するため。[45字]
問4　アルコール発酵は呼吸に比べ ATP の生産効率が
　　　悪い。[25字]
問5　減少していたミトコンドリアの数や大きさが，増
　　　加するのに時間を要したため。[36字]

〔出題者が求めたポイント〕

出題分野：呼吸・アルコール発酵
問1　基本的な穴埋め問題である。原核生物と真核生物
　　の細胞の違いは，核膜に包まれた核の有無と発達した
　　細胞小器官の有無である。細胞小器官であるミトコン
　　ドリアでは酸素を用いて有機物を水と二酸化炭素にま
　　で分解することで ATP を生産している。ミトコンド
　　リア内部のマトリックスではクエン酸回路が，内膜で
　　は電子伝達系が連続して起こることで，効率よく ATP
　　を生産している。また，真核生物である酵母菌はグル
　　コースをエタノールと二酸化炭素に分解することで，
　　ATP を生産するアルコール発酵を行う。
問2　酵母菌は有酸素条件下では，ミトコンドリアによ
　　る呼吸を行い，無酸素条件下ではアルコール発酵を行
　　う。呼吸では，グルコース1分子あたり，最終的に
　　38分子の ATP を生産するのに対して，アルコール発
　　酵では2分子の ATP しか生産できない。
問3　シトクロムによる電子の受け渡しを行うのは，ミ
　　トコンドリア内膜で行われている電子伝達系である。
　　電子伝達系では，還元力の異なる電子受容体によって
　　クエン酸回路等で生じた NADH や FADH$_2$ を酸化す
　　る。酸化されたこれらの補酵素は再びクエン酸回路で
　　還元される。すなわち，電子伝達系が停止してしまう
　　と，クエン酸回路に必要な酸化型補酵素が補給されな
　　くなってしまい，回路が停止してしまう。
問4　グルコースが十分に存在する条件下では，ATP
　　の生産効率が悪いアルコール発酵だけでも生育に必要
　　な ATP を生産することが可能であるが，低グルコー
　　ス濃度条件下ではアルコール発酵だけでは十分な AT
　　P が生産されないため，図2ab 共に A(＋)は細胞数
　　の増加が著しく低い結果になったと考えられる。アル
　　コール発酵・好気呼吸それぞれのグルコース1分子あ
　　たりの ATP 生産量は問2の解説参照。

問5　問題文にあるように，酵母菌はアルコール発酵の
　　みを行う環境下ではミトコンドリアの数や大きさが減
　　少するとある。したがって，薬剤 A を加えた条件下
　　で培養した酵母菌のミトコンドリアの数や大きさも減
　　少していると考えられる。

2

〔解答〕

問1　1　タンパク質　　2　基質　　3　触媒
　　　4　基質特異性　　5　阻害物質
問2　温度　pH
問3　(1)　C　　(2)　A
問4　脂質　炭水化物(糖質)
問5　補酵素(補因子・補助因子)
問6　イ
問7　ウ
問8　桿体細胞機能が低下し弱光下で視力低下する
　　　　　　　　　　　　　　　　　　　　[20字]
問9　大豆が発芽し，モヤシになることで，細胞内にお
　　　いてビタミンCが合成されたため。[37字]

〔出題者が求めたポイント〕

出題分野：酵素の性質
問1　問2
　　　酵素はタンパク質でできた触媒である。タンパク質
　　は熱や pH の変化によって，その立体構造が変わって
　　しまう(変性)。これによって，酵素の立体構造が変化
　　してしまうと酵素はその働きを失ってしまう(失活)。
　　酵素は働きかける相手である基質と活性部位と呼ばれ
　　る部位で結合する。活性部位の形状は酵素の種類に
　　よって異なるため，活性部位の形状の違いが基質特異
　　性という性質をもたらしている。
問3　(1)酵素濃度が半分になれば，反応速度も実線の半
　　分になっているグラフとなる。
　　　(2)物質 X は可逆的に酵素の活性部位と結合すると
　　あるため，全体的な反応速度は実線よりも低下するが，
　　最終的な反応速度は実線に近付くグラフとなる。
問4　三大栄養素は，炭水化物(糖質)・脂質・タンパク
　　質である。
問5　酵素には，補因子(補助因子)と呼ばれる非タンパ
　　ク質がなければ活性を持たないものがある。この補因
　　子のうち，酵素本体と弱く結合するものを補酵素とい
　　い，強く結合するものを補欠分子族という。ビタミン
　　は補酵素である。ただし，その多くは補酵素の前駆体
　　である場合が多い。
問6　図3①にあるように，脱炭酸されているため，脱
　　炭酸酵素であり，ピルビン酸からアセチル CoA にな
　　ることから，クエン酸回路に入る反応であることがわ
　　かる。
問7　図3②より，反応の前後で水素の出入りが起こっ

東海大学（医）29年度　（102）

ていることから，脱水素酵素であることがわかる。
問8　ロドプシンは桿体細胞の視物質である。ビタミンAが欠乏すると，ロドプシンが合成されず，結果として桿体細胞の働きが低下する。桿体細胞は，弱光下でも働き，明暗の識別に関与している。
問9　問題文から読み取れることは以下である。
　　　・壊血病はビタミンCの欠乏により起こる。
　　　・大豆にはほとんどビタミンCが含まれない。
　　　・大豆を発芽させモヤシにすると壊血病を防ぐことができる。
　　以上のことより，大豆が発芽しモヤシになることで，モヤシの体内でビタミンCが合成されるようになり，その合成されたビタミンCを摂取することで，壊血病を防ぐことができたと考えることができる。

3
〔解答〕
問1　副交感神経
問2　条件反応
問3　ペプシン
問4　c
問5　内分泌
問6　a）　インスリン　　c）　鉱質コルチコイド
　　　d）　アドレナリン
問7　セクレチンの作用は，ガストリンの分泌を抑制することで胃酸の分泌を抑制させる。[38字]
問8　フィードバック調節
問9　セクレチンのガストリン分泌抑制が機能しないことで，ガストリンの分泌量が増加し，胃酸が過剰に分泌されたことで十二指腸潰瘍を起こした。[65字]
問10　b）　e）
〔出題者が求めたポイント〕
出題分野：自律神経系　ホルモン
問1　胃液の分泌を促進させる自律神経は副交感神経である。交感神経は抑制する。
問2　条件づけによって起こる反応を条件反応という。条件づけとは，動物の反応をある刺激と結びつけるまでの過程をいう。この場合の刺激を条件刺激という。
問3　胃液に含まれる消化酵素はペプシンである。ペプシンはタンパク質をポリペプチドに分解する。
問4　ヘリコバクターピロリは，ウレアーゼという酵素を産生することで胃に感染し，胃炎の原因の一つとなる細菌である。黄色ブドウ球菌や大腸菌（病原性）は食中毒の原因となる毒素を作る。緑膿菌は健常者には通常病原性を示さない弱毒細菌であるが，免疫力が低下した人への日和見感染の原因菌の一つである。シアノバクテリアは植物と同様の酸素発生型の光合成を行う細菌である。
問5　消化酵素は，排出管を通って消化管（体外）に分泌される。これを外分泌腺といい，汗腺や消化腺，だ腺などがこれに当たる。一方，ガストリンやセクレチンといったホルモンは体液中に放出される。これを内分

泌腺という。
問6　b）は消化腺，e）は汗腺である。
問7　グラフより，セクレチンの点滴によって，血中ガストリン濃度が低下していることがわかる。これはセクレチンがガストリンの分泌を抑制したと考えるのが妥当である。
問8　結果が原因に遡って調節することをフィードバック調節という。
問9　ガストリンは胃酸の分泌を促進させる消化管ホルモンである。
　　　また，検査1からわかることは以下である。
　　　・患者は胃酸分泌量が多い
　　　・患者はガストリン濃度が高い
　　これらのことより，患者は，ガストリン濃度が高いため，胃酸の分泌量が多いと考えることができる。
　　　検査2からわかることは以下である。
　　　・患者はセクレチンを点滴してもガストリン濃度が下がらない。
　　以上より，この患者は，セクレチンの機能低下により，ガストリンの分泌が抑制されず，胃酸の分泌量が多くなっていると考えることができる。
問10　胃酸の分泌を下げることができる選択肢を選べば良い。
　　　a）　c）　d）　の選択肢は胃酸の分泌を下げることにはならない。

4
〔解答〕
問1　①　受容器　　②　効果器　　③　生得的行動
問2　ア
問3　(a)　条件反応　　(b)　条件刺激
問4　眼
問5　古典的条件づけ
問6　グルタミン酸を伝達物質として利用しているシナプスの伝達効率の上昇が，学習の成立を引き起こすが，学習成立後は，グルタミン酸による伝達は行動に関与しない。[75字]
〔出題者が求めたポイント〕
出題分野：生得的行動・習得的行動
問1　基本的な知識事項である。
問2　縄張りを守る行動はうまれながらに備わっている生得的行動である。
問3　動物の反応を，ある刺激（これを条件刺激という）と結びつける手法を条件付けといい，条件付けによっておこる反応を条件反応という。
問4　光刺激の受容器は眼である。
問5　引き起こされる反応とは本来無関係なものが条件刺激となる場合を古典的条件付けという。
問6　問題文から，学習の成立前にグルタミン酸受容体を阻害すると，学習の成立が見られなかったとあることから，学習の成立はグルタミン酸を神経伝達物質として利用している神経によるものだとわかる。しかし，

東海大学（医）29 年度 （103）

9回目の点灯後，すなわち，学習の成立後に同阻害剤で阻害すると学習行動が見られたとあるので，学習行動そのものは，グルタミン酸を神経伝達物質として利用している神経によるものではないことがわかる。

5

〔解答〕

問1　イ
問2　一塩基多型(SNP　スニップ)
問3　×
問4　Ⅴ
問5　野生型
問6　MDAQVAFSGF
問7　終止コドンが生じたことで，野生型よりもペプチド鎖が短くなる。[30字]
問8　イ
問9　置換前後で，翻訳されるアミノ酸に変化がないため。[24字]
問10　逆転写酵素
問11　トランスジェニック動物
問12　プロモーター
問13　プロモーターをつなげたことで，F遺伝子が発現可能となる。それによって正常なタンパク質が合成されるようになったため。[57字]

〔出題者が求めたポイント〕

出題分野：遺伝の法則　DNA

問1　F1 は全て健常個体であったことから，白内障は劣勢遺伝をするとわかる。また，F2 は性別に関係なく，一定の割合で白内障の表現型が見られたとあるので，常染色体上の遺伝子によることがわかる。

問3　問4
　白内障の表現型を示す個体2・6・8・10 の全てに共通して見られるのは，マーカーd・e が○になっていることである。すなわち，○は系統A由来，×が系統B由来だと考えることができる。また，マーカーd・e は染色体の領域Ⅴにあたるので，ここに白内障の原因遺伝子がある可能性が高いと考えられる。

問5　個体4のマーカーd・e は共に×となっているため，野生型であると考えられる。

問6　コドン表を使って，アミノ酸を記号で書いていけばよい。基本的な問題である。

問7　白内障のマウスは，左から 10 番目の塩基がCからAに置換している。これによって，左から4つ目のアミノ酸が，終始コドンに変異してしまっている。これによって，野生型のマウスに比べ，翻訳されるアミノ酸から作られるペプチド鎖が短くなると考えられる。

問8　問9
各選択肢の塩基配列の変異は以下の通りである。
　ア　左から3番目のGがAに置換されている。
　イ　左から 21 番目のCがTに置換されている。
　ウ　左から 12 番目と 13 番目の間にAが挿入されている。

　エ　左から 17 番目のCが欠失している。
　オ　左から 16 番目のGがTに置換されている。
　このうち，イの塩基配列から翻訳されるアミノ酸は，野生型と同じであるため影響がないと考えられる。

問10　スプライシングによってイントロンが除去されたmRNAをもとに合成されたDNAをcDNAという。RNA から DNA を合成するためには，逆転写酵素が必要である。

問11　遺伝子導入技術によって，全身が人為的に導入した外来の遺伝子を持つ細胞からなる動物をトランスジェニック動物という。

問12　RNA ポリメラーゼは DNA の塩基配列と相補的な RNA を合成する酵素である。転写が開始されるためには，RNA ポリメラーゼと基本転写因子が，遺伝子の転写開始部位の近くに存在する DNA 上の領域に結合する必要があり，この結合する領域をプロモーターという。

問13　プロモーターを cDNA につなげたことで，転写可能となり，cDNA が発現できるようになった。これによって，cDNA から正常なタンパク質を合成することが可能となり，白内障の表現型が現れなくなったと考えられる。

東海大学（医）29 年度 （104）

2月3日試験

1

〔解答〕

問1 (a) グルコース　　(b) 視床下部　　(c) 脊髄
　　 (d) 中脳　　(e) 内分泌腺
　　 (f) ポリペプチド(ペプチド)　　(g) タンパク質
　　 (h) 副腎髄質　　(i) アドレナリン
　　 (j) グリコーゲン
問2　拮抗作用
問3　受容体
問4　フィードバック機構(調節)
問5　異化
問6　①　アンモニア
　　　②　オルニチン回路(尿素回路)
問7　①　β細胞(B細胞)　②　インスリン
問8　A・B 二本のポリペプチドが 2 カ所の S–S 結合で
　　結合した構造。[30 字]

〔出題者が求めたポイント〕

出題分野：体内環境の維持　ホルモン
問1　問2　問3
　　基本的な知識問題である。
　自律神経やホルモンの中枢は間脳の視床下部である。
自律神経のうち，交感神経は脊髄(胸髄・腰髄)から，
副交感神経は中脳・延髄・脊髄(仙髄)から出る。交感
神経は緊張時や興奮時に体を活動的方向に，副交感神
経は安静時に疲労回復的方向に働くなど，働く方向が
逆に作用する。このような作用を拮抗作用という。
　　ホルモンはタンパク質やポリペプチド，アミノ酸か
らなるものと，ステロイドからなるものがある。いず
れのホルモンも内分泌腺で生成されたのち，体液中に
放出され，血流にのって全身に運ばれ標的細胞の受容
体により受容される。ホルモンの種類によって標的細
胞の受容体の存在場所は異なり，タンパク質やポリペ
プチドからなるホルモンは細胞膜を透過できないため，
細胞膜上の受容体によって受容されるが，ステロイド
からなるホルモンは細胞膜を透過できるため，細胞内
に受容体が存在することも併せておさえておきたい。
　　血糖量を上昇させる機構は複数あるが，いずれも間
脳視床下部が中枢となることは共通している。副腎髄
質から分泌されるアドレナリンや膵臓の α 細胞(A 細
胞)から分泌されるグルカゴンは，体内に貯蔵されて
いるグリコーゲンの分解を促進させることで，血糖量
を増加させる。また副腎皮質から分泌される糖質コル
チコイドはタンパク質の分解を促進することで，血糖
量を増加させる。
問4　結果が原因にさかのぼって調節する仕組みを
フィードバックという。問題文では機構名をきいてい
るので，フィードバック機構とした方が無難であろう。
問5　代謝のうち，複雑な物質を簡単な物質に分解する

ことでエネルギーを得る過程を異化といい，エネル
ギーを消費して簡単な物質から複雑な物質を合成する
過程を同化という。
問6　タンパク質はアミノ酸が多数つながることで構成
されている。アミノ酸は，一つの炭素原子にアミノ基・
カルボキシ基・側鎖が結合したものである。したがっ
て，タンパク質を分解するとアンモニアが生じること
になる。
問7　副交感神経を介して膵臓に働きかけるということ
は，すなわち血糖量を下げる仕組みであるということ
である。
問8　インスリンは，51 個のアミノ酸からできている。
このうち，21 個のアミノ酸がつながってできた A 鎖
と，30 個のアミノ酸がつながってできた B 鎖が S–S
結合によってつながり構成されている。

2

〔解答〕

問1　①　24%　　②　24%　　③　26%
問2　半保存的複製
問3　a　リーディング　　b　ラギング
問4

問5　c　1.2×10^{10}　　d　12
問6　4

〔出題者が求めたポイント〕

出題分野：DNA の複製　酵素の性質
問1　二本鎖 DNA は相補的構造をとるため，グアニン
とアデニン，チミンとシトシンのモル比は同じになる。
これをシャルガフの法則という。
　　問題文より，グアニンのモル比が 26% とあるので，
アデニンのモル比も 26% である。チミンとシトシン
の合計のモル比は，$100 - 26 \times 2 = 48$% である。した
がって，チミン・シトシンそれぞれのモル比は 24% と
なる。
問2　複製された DNA は，元の DNA から一本のヌク
レオチド鎖を鋳型として受け継いでいる。このような
複製を半保存的複製という。
問3　問4
　　DNA ポリメラーゼは鋳型となるヌクレオチド鎖の
3′末端に新たなヌクレオチドを重合させ，5′から 3′

の方向にのみ，新たなヌクレオチド鎖を伸長させる酵素である。リーディング鎖側は開裂していく方向と同じ方向に連続した新たなヌクレオチド鎖が合成されていくが，ラギング鎖側は，岡崎フラグメントと呼ばれる短いDNA断片が合成され，それぞれのDNA断片はDNAリガーゼによって連結されていく。

問5　ヒトのゲノムは$3.0×10^9$塩基対である。またヒトの核相は$2n$であるため，細胞1つに含まれる塩基対は$3.0×10^9×2=6.0×10^9$塩基対である。したがって，ヒトの細胞一つに含まれる塩基数は$6.0×10^9×2=1.2×10^{10}$塩基となる。問題文より，塩基配列の間違いは，10^9塩基に一つとあるので，一回のDNA複製の際におこりうる塩基配列の間違いは，$1.2×10^{10}÷10^9=12$となる。

問6　表より，100塩基までは，校正機能を持たないDNAポリメラーゼであっても間違い箇所はみられないが，1000塩基になると間違い箇所が現れている。したがって，100ヌクレオチド程度を合成するDNAポリメラーゼには校正機能は必要ないが，それ以上になるようであれば，校正機能が必要になると考えられる。

3
〔解答〕
問1

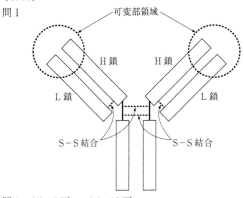

問2　(a)　5万　　(b)　10万
問3　0.1 mg
問4　抗体の多様性を生む［9字］
問5　$5.4×10^7$
問6　突然変異
問7　イ
問8　赤血球に結合しない抗体と補体を血液に加え，溶血が起こらないことを確認する。［37字］
問9　(キ)
問10　二つの可変部を含む断片は，それぞれ赤血球と結合することで，赤血球どうしを架橋し，凝集させるが，この断片には補体が結合する部位であるH鎖の定常部の一部がないため，溶血までにはいたらなかった。［94字］

〔出題者が求めたポイント〕
出題分野：免疫
問1　IgG抗体の模式図を書けばよい。
問2　問題文より，パパインはヒンジ部側のH鎖で抗

体を切断するため，可変部を含む断片は，2つでき，それぞれの大きさは全体の$\frac{1}{3}$となる。一方ペプシンは，ヒンジ部と反対側のH鎖で抗体を切断する。つまり，二つの可変部を含む断片と，定常部のみからなる断片の2つに抗体を切断することになる。

問3　抗原は抗体にある2か所の可変部に結合するので，分子量が15万の抗体に結合する抗原は$2.5×2=5$万となる。したがって，抗体0.3 mgに結合できる抗体の最大量をXとして，比で考えると，$15:5=0.3:X$となり，$X=0.1$ mgとなる。

問4　超可変領域が存在することで，抗原と結合する可変部の多様性が増加することになる。すなわち抗体の多様性を生むことになる。

問5　$3.0×10^2×5.0×3.0×10^2×2.0×10×6=5.4×10^7$

問6　遺伝子の再編成時には塩基の欠失や置換などの突然変異が起こりやすい。

問7　実験3より，加熱補体＋非加熱抗体 → 溶血しない
　　　実験4より，加熱抗体＋非加熱補体 → 溶血する
となっているので，抗体は耐熱性，補体は非耐熱性であることがわかる。

問10　ペプシンを加えたことで抗体は二つの可変部を含む断片と，定常部のみからなる断片に切断されている。二つの可変部を含む断片は，それぞれ赤血球と抗原抗体反応によって結合することで，赤血球どうしを架橋し，凝集させることになる。しかし，この断片には補体が結合する部位であるH鎖の定常部の一部がないため，補体は作用することなく，溶血にはいたらなかったと考えられる。

4
〔解答〕
問1　(ア)　局所生体　　(イ)　原基分布図
問2　分化した組織が移植片か宿主胚のどちら由来か判別するため［27字］
問3　イ　オ
問4　Ⅰ　神経管　　Ⅱ　体節　　Ⅲ　脊索
　　　Ⅳ　腸管　　Ⅴ　腎節　　Ⅵ　側板
問5

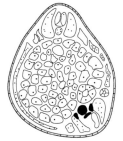

問6　イ　ウ
問7　エ　オ　キ
問8　脊椎動物とは逆に，中枢神経は腹側に，消化管は背側に配置されている。［33字］

東海大学（医）29年度　（106）

〔出題者が求めたポイント〕

出題分野：発生のしくみ

問1　フォークトはナイルブルーやニュートラルレッドなど，生体に無害な色素で染め分けし，両生類の胞胚の各領域が将来どのような原基を形成するかを明らかにした。

問2　色の異なる組織を移植することで，その後の発生によって生じた組織や器官が移植片の細胞由来なのか，宿主胚の細胞由来なのかを容易に判別することが可能となる。

問3　実験1より，初期原腸胚の移植片は移植先において，正常に分化したことから，初期原腸胚はまだ発生運命が決定していないとわかる。一方実験2より，初期神経胚ではすでに発生運命が決定しているため，移植片は自身の発生運命にしたがって分化しているとわかる。したがって，初期原腸胚から初期神経胚に至る間に発生運命が決定したと考えることができる。

問4　基本的な知識事項である。

問5　二次胚の脊索・神経管の腹側・体節の一部は移植片である背側部由来である。

問6　実験3より，移植した初期原腸胚の原口背唇部は自らの発生運命にしたがっているため，この頃の原口背唇部の発生運命は決まっているとわかる。また，二次胚において，宿主胚の細胞由来の組織の分化がみられることから，移植した原口背唇部が形成体となり，宿主胚の細胞を分化させたとわかる。

問7　ア）実験4より，グースコイド分子は，コーディンmRNAの発現を誘導していると考えられる。よって誤り。

　　イ）実験6・7より，この薬品は，コーディンmRNAの転写ではなく，翻訳を阻害すると考えられる。よって誤り。

　　ウ）実験6・7より，コーディン分子の発現を阻害しても，ノギンmRNAの発現量に変化はなかったとある。よって誤り。

　　カ）ク）実験4～8の結果からはわからない。

問8　問題文より，コーディンの相同遺伝子であるsogは，神経化因子として働き，腹側で発現する。また，BMPの相同遺伝子であるdppは背側で発現するとある。したがって，節足動物の中枢神経と消化管は脊椎動物とは背・腹が逆転して配置されていると考えられる。

5

〔解答〕

問1　⑤

問2　⑥

問3　生物種C：②
　　　生物種D：④

問4　②

問5　ア　有性　　イ　遺伝的浮動　　ウ　突然変異
　　　エ　自然選択

問6　他の集団とは隔離されているために，個体の移入や移出が起こらないこと。[34字]

問7　0.8

問8　0.4

〔出題者が求めたポイント〕

出題分野：進化のしくみ　分子系統樹

問1　分子系統樹は，各枝の長さが分岐に要した時間の長さを表す。すなわち，異なるアミノ酸数が少ない二種間の枝長は短く，異なるアミノ酸数が多い二種間の枝長は長くなる。

問2　9千万年間で，141個のアミノ酸中の11.5個が置換したので，一年あたりにおこるアミノ酸の置換率は以下となる。

$$11.5 \div 141 \div (9 \times 10^7) \fallingdotseq 9 \times 10^{-10}$$ となる。

問3　生物種Aと生物種Cに起きたアミノ酸の置換数は，生物種AとB，生物種BとCの平均であると考えると，$(27+33) \div 2 = 30$ となる。

　　したがって，生物種Aと生物種Cに起きたアミノ酸の置換数はそれぞれ平均15となる。これから分岐した年代を計算すると，

$$9 \times 10^7 \div 11.5 \times 15 \fallingdotseq 1.2 \times 10^8$$ となる。

　　同様に，生物種Aと生物種Dに起きたアミノ酸の置換数は，生物種AとD，生物種BとD，生物種CとDの平均であると考えると，$(37+42+49) \div 3 = 42.66\cdots$ となる。したがって，生物種Aと生物種Dに起きたアミノ酸の置換数はそれぞれ平均21.3となる。これから分岐した年代を計算すると，

$$9 \times 10^7 \div 11.5 \times 21.3 \fallingdotseq 1.7 \times 10^8$$ となる。

問4　コウモリは真獣類である。真獣類に属さない哺乳類は，カンガルー等の有袋類と，カモノハシ等の単孔類である。このうち有袋類の方が真獣類に近い。

問5　問6
　　ハーディー・ワインベルグの法則に関する基本的な知識問題である。

問7　問題文より，200個体中8個体の遺伝子型がaaとあるので，

$$q^2 = 8 \div 200 = 0.04$$

　　　$q = 0.2$　となるので，$p = 0.8$ であるとわかる。

問8　この集団の遺伝子頻度はA：a＝0.8：0.2＝4：1である。したがって，

　　　AA：Aa：aa＝16：4：1となる。このうちAAを除くと，Aa：aa＝4：1の集団となる。

　　　この集団が作る配偶子は，A：a＝4：5となる。したがってAの遺伝子頻度は

$$4 \div 9 \fallingdotseq 0.44\cdots$$ となる。

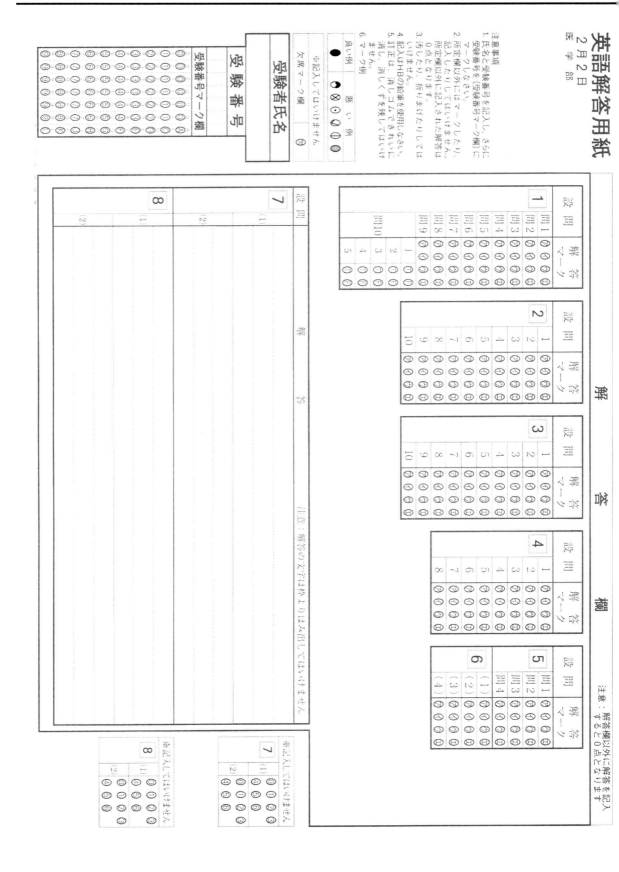

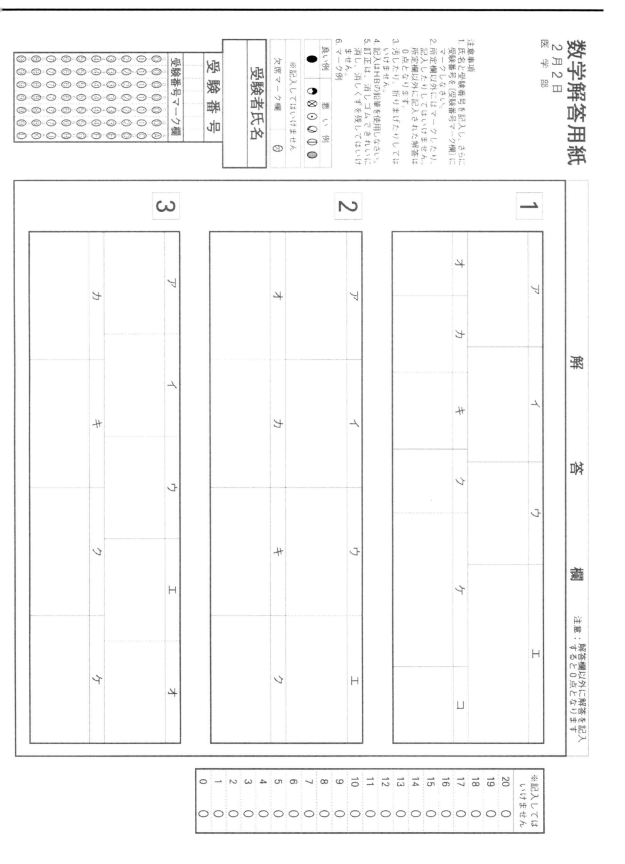

東海大学（医）29年度 （109）

物理解答用紙

2月2日
医学部

受験者氏名

受験番号

受験番号マーク欄

注意事項
1. 氏名と受験番号を記入し、さらに受験番号をマーク（受験番号マーク欄）にマークしなさい。
2. 所定欄以外にはマークしたり、記入したりしてはいけません。所定欄以外に記入された解答は0点となります。
3. 汚したり、折り曲げたりしてはいけません。
4. 記入はHBの鉛筆を使用しなさい。
5. 訂正は、消しゴムできれいに消し、消しくずを残してはいけません。
6. マーク例

良い例 ●
悪い例

1	解	答	欄
	（1）	（2）	（3）

注意：解答欄以外に解答を記入すると0点となります

2	解	答	欄
	（1）	（2）	（3）
	（4）	（5）	

3

（1）						
（2）						
（3）						
（4）						
（5）						

4

（1）						
（2）						
（3）						
（4）						
（5）						

この解答用紙は124%に拡大すると、ほぼ実物大になります

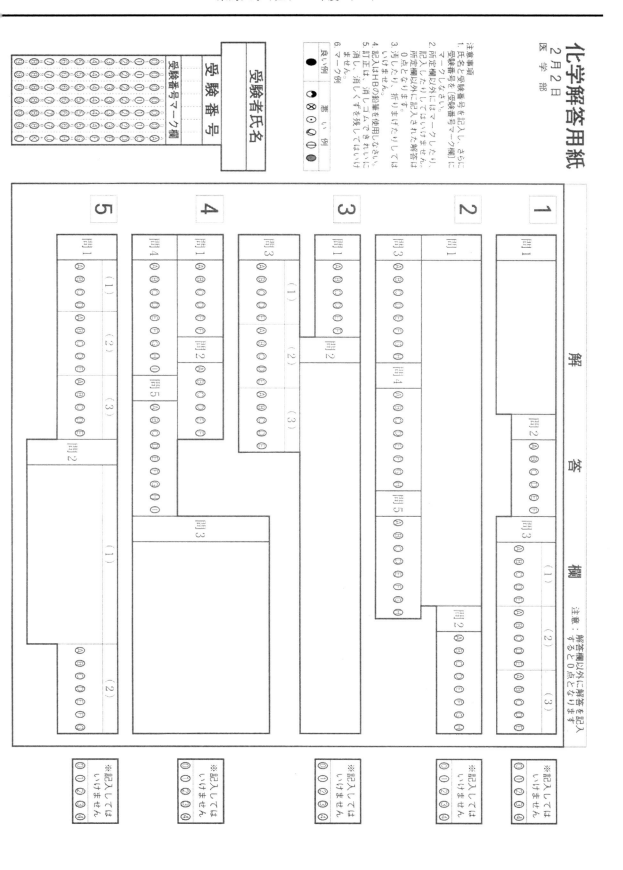

東海大学（医）29年度（111）

生物解答用紙

2月2日
医学部

注意事項
1. 氏名と受験番号を記入し、さらに受験番号を（受験番号マーク欄）にマークしなさい。
2. 所定欄以外にはマークしたり、記入したりしてはいけません。所定欄以外に記入された解答は0点となります。
3. 汚したり、折り曲げたりしてはいけません。
4. 記入はHBの鉛筆を使用しなさい。
5. 訂正は、消しゴムできれいに消し、消しくずを残してはいけません。
6. マーク例

良い例　●
悪い例　◑ ⊗ ◉ ○ ◒

受験者氏名

受験番号

受験番号マーク欄

解答欄

注意：解答欄以外に解答を記入すると0点となります

1
問1　1　2　3　4　5
問2　（2）　問5　問3　（1）

2
問1　1　2　3　4　5
問2　理由
問5　問6　問7　問3　（1）　（2）　問8　問4

3
問1　名称　問5　問2　問6　問3　問4　問5
記号　問8　問9　問7　名称　問10

4
問1　（1）（a）（b）　（2）　（3）
問6　問2　問7　問3　問8　問4　問9　問5

5
問1　問2　問11　問12　問13
問6　問7　問3　問8　問4　問9　問10　問5

※記入してはいけません。
1
※記入してはいけません。
2
※記入してはいけません。
3
※記入してはいけません。
4
※記入してはいけません。
5

この解答用紙は124%に拡大すると、ほぼ実物大になります

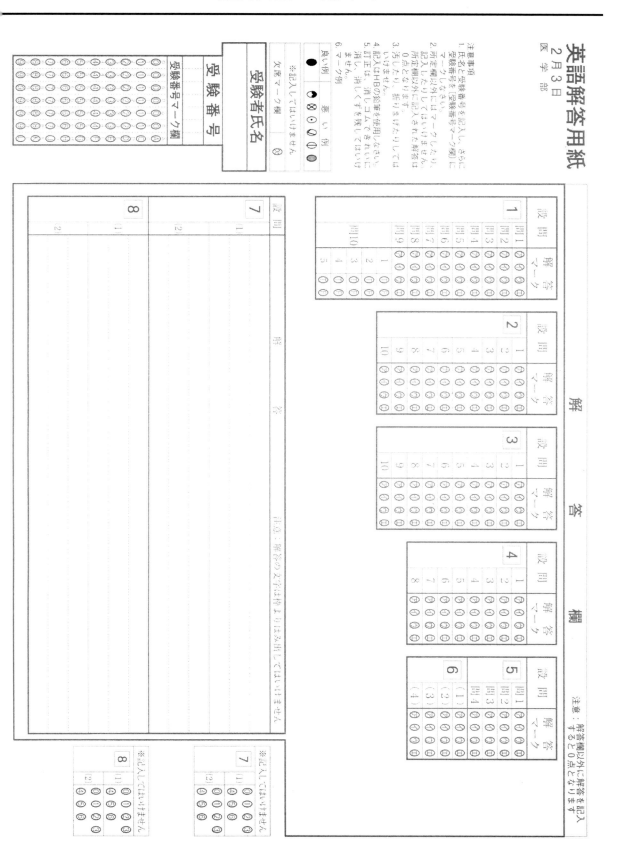

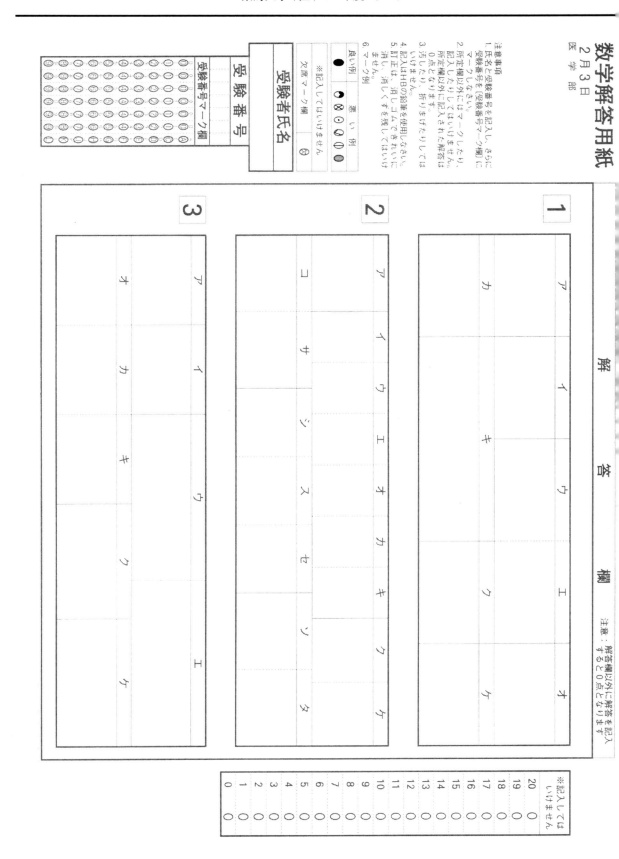

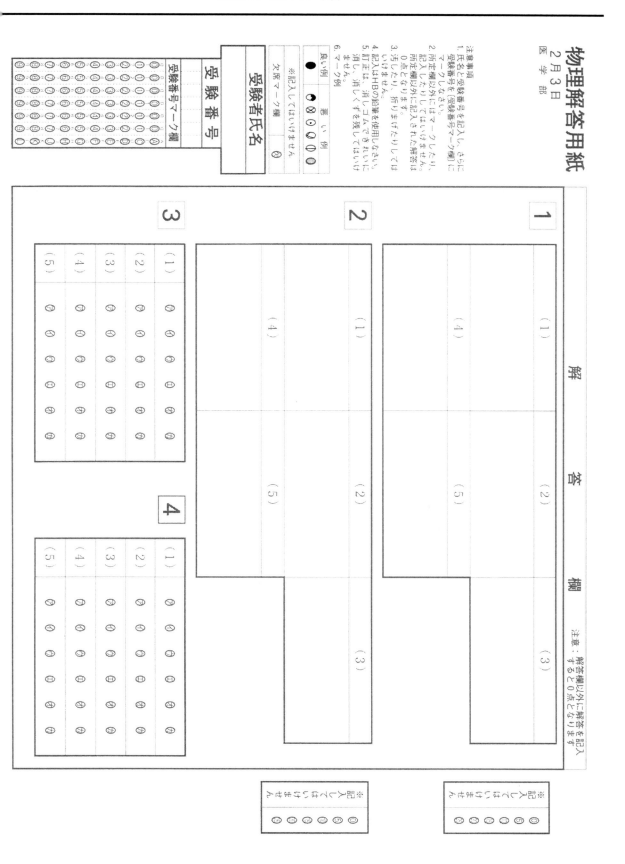

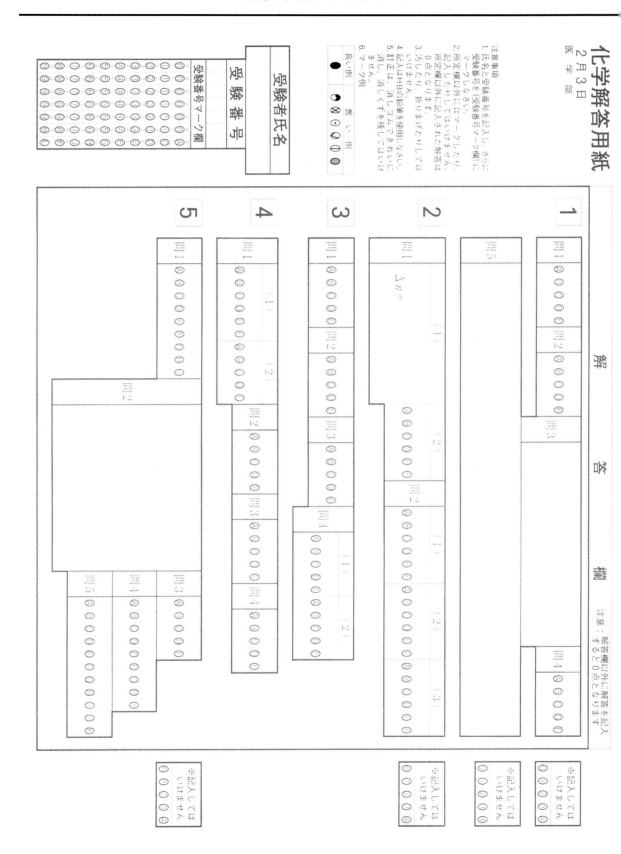

東海大学（医）29 年度 （116）

生物解答用紙

2月3日
医学部

注意事項
1. 氏名と受験番号を記入し、さらに受験番号を（受験番号マーク欄）にマークしなさい。
2. 所定欄以外にはマークしたり、記入したりしてはいけません。所定欄以外に記入された解答は0点となります。
3. 汚したり、折りまげたりしてはいけません。
4. 記入はHBの鉛筆を使用しなさい。
5. 訂正は、消しゴムできれいに消し、消しくずを残してはいけません。
6. マーク例

良い例 ●　悪い例 ◐ ◑ ◓ ◒

受験者氏名

受験番号

受験番号マーク欄

注意：解答欄以外に解答を記入すると0点となります

この解答用紙は124%に拡大すると、ほぼ実物大になります。

平成28年度

問 題 と 解 答

平成28年度

東海大学（医）28 年度 （1）

英　語

問題

2月2日

28年度

[1]　次の英文を読み，問1，問2，問9は問いに答え，問3〜問8は文を完成させなさい。答えは最も適切なものを，それぞれア〜エの中から一つ選びなさい。問10は指示に従ってTかFを選びなさい。

Dictionaries define the word "bilingual" as the ability to speak two languages fluently.　For much of the twentieth century, researchers, educators, and policy makers thought that being able to speak a second language hindered a child's academic and intellectual development.　Modern research, [　1　], has shown that being bilingual may be more of a benefit than an obstacle.　Recent reforms in government policies have begun to reflect this change in attitudes.

It was previously thought that speaking two languages created a conflict in the brain.　This claim is not completely incorrect.　When a person speaks two languages, one language can interfere with the other.　Words from both languages can compete when the bilingual is speaking, which can sometimes cause words in the wrong language to be used.　This interference is not entirely negative; in fact, numerous examples of recent research have shown that it provides the brain with a workout and increases mental capability.

In 2012, researchers from Northwestern University in the United States, writing in the *Proceedings of the National Academy of Sciences*, claimed to have biological evidence that bilingualism boosts brainpower.　In their study, the team of researchers monitored the brain activity of 48 healthy volunteers, 23 of whom were bilinguals.　With the use of electrodes* attached to the volunteers' heads to analyze brain waves, they found that the bilinguals were better at listening for specific details and understanding meaning in specially designed audio tests than those who spoke only one language.　The tests were undertaken in extremely noisy environments, but the bilingual volunteers were far more accurate in their answers.　One of the researchers in the study pointed out that people often use crosswords and other types of puzzles to keep their minds healthy as they get older, but that being bilingual helps produce this advantage automatically.

[　2　] providing a mental workout, research has shown other benefits, such as improved multi-tasking skills, that extend beyond the use of language.　Researchers at Pennsylvania State University found that having two languages competing in the brain translates into other multi-tasking abilities.　In their study, bilingual participants who used a driving simulator while doing other activities at the same time made fewer errors in driving than monolingual volunteers.　Other research claims to show improvements in areas such as memory, perception skills, and decision-making.

There are, of course, practical advantages to being bilingual.　Speaking two languages, rather than just one, has significant benefits in our increasingly globalized world.　Being bilingual allows individuals to converse with a wider range of people and gain valuable insight into other cultures.　Consequently, with the growing awareness and acceptance of new research into bilingualism, employers are also seeking new graduates with these skills.　Indeed, some government policy makers argue that young people who can only speak one language are at a considerable disadvantage when competing against bilinguals in the job market.　Academics agree, claiming that schools should do more to ensure successful language programs, forcing governments to change their educational policies.

Whereas bilingualism was once frowned upon by researchers and policy makers alike, we now see a growing shift in attitudes.　Modern research has shown cognitive advantages to being bilingual, from enhancing brainpower and mental health to boosting multi-tasking and memorization skills.　This shift in thinking, born of scientific study, has also brought practical economic benefits to bilinguals, giving them an advantage over their monolingual rivals in an increasingly competitive global marketplace.

＊ electrode　電極

東海大学（医）28 年度 （2）

問1　Which word best replaces [　1　] in the passage?

　　ア．moreover　　イ．therefore　　ウ．however　　エ．accordingly

問2　Which of the following best replaces [　2　] in the passage?

　　ア．In addition to　　イ．In preference to　　ウ．In spite of　　エ．In place of

問3　In the fourth line of the third paragraph, "they" refers to _____.

　　ア．bilinguals　　イ．researchers　　ウ．volunteers　　エ．educators

問4　According to the second paragraph, being bilingual _____.

　　ア．confuses individuals and hinders cognitive development

　　イ．assists the brain by increasing mental function

　　ウ．prevents people from exercising appropriately

　　エ．prepares society for times of conflict

問5　According to the third paragraph, researchers at Northwestern University asked volunteers to _____.

　　ア．speak in two different languages

　　イ．listen for particular information

　　ウ．do assorted physical activities

　　エ．translate documents into other languages

問6　According to the fourth paragraph, researchers claimed bilingual people are better at _____.

　　ア．decreasing their levels of anxiety when driving

　　イ．determining how safely a car is being driven

　　ウ．driving cars at high speeds without accidents

　　エ．driving while doing additional activities

問7　According to the fifth paragraph, some government policy makers assert that bilingual people _____.

　　ア．have more insight into their own cultures

　　イ．can make better language policies for governments

　　ウ．are able to plan their vacations more easily

　　エ．have a greater chance of finding employment

問8　The main purpose of the final paragraph is to summarize _____.

　　ア．what types of participants were selected for the research on bilingualism

　　イ．what twentieth-century scientists thought about bilingualism

　　ウ．what has resulted from a change in thinking towards bilingualism

　　エ．what the term bilingualism means and when it is used

問9　Which would be the best title for the passage?

　　ア．New Insights into Bilingualism

　　イ．The Pros and Cons of Being Bilingual

　　ウ．Controversial Bilingual Education Policies

　　エ．Science as Key to Achieving Bilingualism

問10　Based on the passage, mark "T" if the statement is true, and mark "F" if the statement is false.

　　1．Somebody who has studied another language for a long period of time is described as being bilingual.

　　2．Bilingual people have no trouble staying in one language or the other.

　　3．Doing crossword puzzles is believed to help promote mental health.

　　4．Some scholars are concerned that schools are not doing enough to promote students' language skills.

　　5．Research into bilingualism has yet to influence government policy on language education.

2 次の 1 ～ 10 の英文の空所に入る最も適切な語(句)を，それぞれア～エの中から一つ選びなさい。

1．Would you mind（　　　）me to the station tomorrow morning?

　　ア．driving　　　イ．drove　　　ウ．drive　　　エ．being driven

2．Never again（　　　）to lend him money.

　　ア．will offer I　　　イ．offer I will　　　ウ．will I offer　　　エ．offer will I

3．If（　　　）an account with us, you can skip this process.

　　ア．have already you　　　イ．have you already　　　ウ．you already have　　　エ．already have you

4．In this country,（　　　）your nose in public is impolite.

　　ア．blew　　　イ．blow　　　ウ．blown　　　エ．blowing

5．Althea would always help someone who really（　　　）assistance.

　　ア．needed　　　イ．needing　　　ウ．will need　　　エ．is needed

6．Remember（　　　）your plastic bottles back to the supermarket for recycling.

　　ア．takes　　　イ．to take　　　ウ．took　　　エ．to be taken

7．Getting my license depends on（　　　）I get enough points on the test.

　　ア．whether　　　イ．which　　　ウ．whoever　　　エ．whom

8．According to the weather forecast, there will be high winds（　　　）the early hours tomorrow morning.

　　ア．on　　　イ．as　　　ウ．between　　　エ．during

9．My sister（　　　）abroad twice before she was eighteen.

　　ア．will be　　　イ．has been　　　ウ．was being　　　エ．had been

10.（　　　）his classes for the afternoon, Professor Thomas left school immediately to catch his flight.

　　ア．Having canceled　　　イ．Are canceled　　　ウ．Have canceled　　　エ．Being canceled

3

次の 1～10 の英文を読み，下線部の意味に最も近い語(句)を，それぞれア～エの中から一つ選びなさい。

1. Jeremy set out to build a career as an Olympic coach.

 ア．planned イ．petitioned ウ．pretended エ．performed

2. My boss's speech at the farewell party was touching.

 ア．demanding イ．challenged ウ．inspired エ．moving

3. He was a legendary guitarist with 35 top ten hits in the 1970s and 1980s.

 ア．humble イ．renowned ウ．handsome エ．rude

4. There is little profit in doing business that way.

 ア．benefit イ．expense ウ．loss エ．salary

5. He always hesitates before he answers a question.

 ア．sighs イ．pauses ウ．rehearses エ．sweats

6. Car makers are expected to manufacture more environmentally-friendly vehicles.

 ア．lease イ．operate ウ．produce エ．drive

7. Don't get so annoyed when things go wrong.

 ア．tired イ．irritated ウ．scared エ．depressed

8. These gems I bought for my mother are authentic.

 ア．real イ．expensive ウ．simple エ．gigantic

9. The participants assembled for the start of the conference.

 ア．listened イ．gathered ウ．announced エ．negotiated

10. It goes without saying that we'll lose the game.

 ア．is odd イ．is unfortunate ウ．is obvious エ．is unexpected

東海大学（医）28 年度 （6）

4 次の２つの会話文を読み，１～８の問いに答えなさい。答えは最も適切なものを，それぞれア～エの中から一つ選び
なさい。

Harley: Mike, where are you going?　Don't you have the afternoon shift today?

Mike:　I need to leave early.　Last week I asked Glenn, our new shift manager, if I could take off early today, and he gave me the OK.

Harley: Is everything all right?

Mike:　Yeah, I'm good.　But I have a lot of things I need to take care of.　First, I'm going to go and vote.　The election looks close, so my vote may make a difference.　After that, I need to pick up some clothes at the dry cleaner's. Then I have to run over to that party planner's on Piccolo Street to make some arrangements...

Harley: Wait, why do you need a party planner?　Are you having a party or something?

Mike:　Yes, I told you about it already.　It's for Annie's 16th birthday party next month.　You said you and Megan were coming.

Harley: Sorry, Mike.　It slipped my mind.　I have a lot going on next month.　But don't worry.　Megan and I will be there.

Mike:　Good.　After stopping at the party planner's, I need to get some groceries for dinner tonight.　I hope I have enough time.

　１．Why does Mike want to vote in the election?

　　　ア．He may have free time.　　　　イ．He enjoys politics.

　　　ウ．His vote may be important.　　　エ．His manager suggested it.

　２．What do we know about Mike from this conversation?

　　　ア．He is arranging a birthday party for his wife Megan.

　　　イ．He is hiring someone to help at Annie's birthday party.

　　　ウ．He will have Harley deliver the food and drinks to the party.

　　　エ．He will buy groceries and have them delivered to Annie's party.

　３．What does Harley mean when he says, "It slipped my mind?"

　　　ア．He hasn't bought a gift yet for Annie's party.

　　　イ．He is too busy to help Mike with the party.

　　　ウ．He doesn't mind asking Megan to the party.

　　　エ．He had forgotten about the birthday party.

　４．Where is this conversation most likely taking place?

　　　ア．at a company　　　　イ．at a voting center

　　　ウ．at a dry cleaner's　　　エ．at a birthday party

Dolores: Cindy, you're getting much better grades this semester. What's changed from last semester?

Cindy: To be honest, my classes are less challenging this term.

Dolores: That can't be all. You seem more energetic and studious.

Cindy: That, too. I decided to make sleep a priority. I always make sure I get eight hours every night. I also spend more time reviewing my notes after class and ask my classmates or teachers for help if I don't understand something mentioned in class.

Dolores: You know Cindy, play your cards right, and you could actually get accepted for the study abroad program in Germany next semester.

Cindy: I would love that! It's a dream of mine to live and study there. But the program is really competitive. I still don't have the grades, and I would need to get at least 80 percent on the German speaking test. I would also need to get my advisor to write a letter of recommendation.

Dolores: You can do it. I know that there are some evening classes throughout the year. They are offered in February, June, and September. The classes are taught in the Communication Center in Butler Hall, the building across from the library. I took a great class last year, so I can recommend a good teacher if you like.

Cindy: That would be great! Thanks for the help.

5. What is one reason Cindy is getting better grades?

　　ア. She is helping her classmates after class.

　　イ. She is getting up early in the morning.

　　ウ. She is taking less demanding classes.

　　エ. She is spending more time abroad.

6. What does Dolores mean when she says, "play your cards right?"

　　ア. take risks while playing card games 　　イ. go right to the office and apply

　　ウ. use flashcards for new vocabulary 　　エ. make all the correct choices

7. What is **NOT** mentioned about the study abroad program in Germany?

　　ア. Language skills are needed. 　　イ. You must sign up for volunteer work.

　　ウ. Good grades are a requirement. 　　エ. You must get a letter of recommendation.

8. According to the conversation, what is true about the evening German classes?

　　ア. They are offered three times a year.

　　イ. They are offered before noon.

　　ウ. They are taught in a room located in the library.

　　エ. They are taught by a teacher that Cindy knows.

東海大学（医）28年度 （8）

5　次の問1～4の英文を読み，話の流れに沿って意味が通るように並べ替えた場合，最も適切なものはどれか。それぞれア～エの中から一つ選びなさい。

問1　1．Many of us think that young people waste too much time on their smart phones.

　　　2．For example, educational apps help students to complete tasks or access useful information on the Internet.

　　　3．With these viewpoints in mind, recent research has been looking at the educational benefits of smart phones.

　　　4．Some have even suggested that they should be banned completely from places like schools.

　　　　ア．3 → 1 → 4 → 2　　　　イ．1 → 4 → 3 → 2
　　　　ウ．3 → 2 → 1 → 4　　　　エ．1 → 2 → 3 → 4

問2　1．For instance, people are installing things like heat pumps and solar energy systems.

　　　2．This can be seen in the price of electricity, which has nearly doubled.

　　　3．Energy costs have been soaring, especially over the past thirty years.

　　　4．These price increases have led to energy-saving efforts by homeowners.

　　　　ア．2 → 3 → 4 → 1　　　　イ．3 → 1 → 2 → 4
　　　　ウ．2 → 1 → 3 → 4　　　　エ．3 → 2 → 4 → 1

問3　1．This drop is due to shortened hospital stays and reduced nursing staff.

　　　2．In the last year, however, patient numbers have seen an increase.

　　　3．Two major outbreaks of influenza are one reason for the rise.

　　　4．Over the last decade, hospital services have declined markedly as a percentage of national health care costs.

　　　　ア．4 → 1 → 2 → 3　　　　イ．2 → 4 → 3 → 1
　　　　ウ．4 → 3 → 1 → 2　　　　エ．2 → 3 → 1 → 4

問4　1．It is their oil glands located at the base of the tail, which are used for conditioning their feathers.

　　　2．The oil not only serves as insulation, but also helps penguins glide more smoothly in the water.

　　　3．They help the penguins to maintain skin that is both warm and dry.

　　　4．As many of you know from our trip to the aquarium, penguins have a special feature.

　　　　ア．1 → 4 → 3 → 2　　　　イ．4 → 1 → 3 → 2
　　　　ウ．1 → 2 → 4 → 3　　　　エ．4 → 2 → 1 → 3

6 次のグラフを見て，英文の空所（ 1 ）〜（ 4 ）に入る最も適切なものを，それぞれア〜エの中から一つ選びなさい。

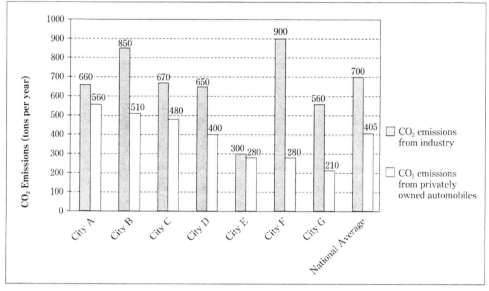

—— 上記のグラフは架空のものです ——

The above graph shows the carbon dioxide (CO_2) emissions of seven cities in Country X. The gray bars indicate total CO_2 emissions from industry, while the white bars indicate those from privately owned automobiles (POAs). Note that the national average for POA emissions is (1) tons of CO_2 per year, and that (2) cities have POAs below the national average. CO_2 emissions from industry for cities (3) are no more than 300 tons higher than their POA emissions. Although City E's CO_2 emissions from industry are (4) of those of City F, the two cities' POA emissions are exactly the same.

(1) ア．405　　　　　イ．510　　　　　ウ．560　　　　　エ．700
(2) ア．two　　　　　イ．three　　　　　ウ．four　　　　　エ．five
(3) ア．A, B, F, and G　イ．A, C, D, and E　ウ．B, C, E, and F　エ．B, D, E, and G
(4) ア．an eighth　　　イ．a sixth　　　　ウ．a fourth　　　　エ．a third

7 次の英文を読み，下線部(1)と(2)を日本語に訳しなさい。

Many countries in the developed world are facing problems associated with aging populations and declining birthrates. One of the most complicated of these problems is the funding of pensions for the growing number of retired people. Throughout the last century, improved sanitation and advances in medical care have led to more people living to advanced ages. Coupled with a declining birthrate, this means that there are fewer people paying taxes, but more money is being spent on pensions. This situation worsened further in the final decades of the twentieth century, when people began to retire at much earlier ages. Introduction of early retirement was intended to provide more jobs for young people, but it has also increased spending on pensions.

8 次の文の下線部(1)と(2)を英語に訳しなさい。

The Academy Awards is an annual American awards ceremony honoring achievements in the film industry. Among the several types of awards presented by the Academy, the best known one is probably the Academy Award of Merit, which is also known as the "Oscar." An announcement about the Oscar nominees is made in late January, followed by the Academy Awards ceremony held either on the last Sunday of February or the first Sunday of March. The ceremony takes place in Los Angeles, California and is now broadcast live in more than 200 countries. 世界中のエンターテインメント業界や映画ファンはこの名誉ある行事に彼らの関心を寄せる。 The Oscar statuettes presented at the ceremony have the power to change the recipients' careers and lives. However, certain rules must be followed. 原則的に，受賞者がこれらを所有するが，市場に売り出さないことになっている。

東海大学（医）28年度 (11)

数　学

問題

2月2日

28年度

次の空欄を埋めなさい.

解答は，分数の場合には既約分数の形で，自然数の根号を含む場合には根号の中が最小の自然数となる形で書きなさい.

1 (1) 方程式 $\log_3 x + \log_3(3x-8) = 1$ の解は $x = \boxed{\text{ア}}$ である.

(2) 複素数 z が $|z| = 3$ かつ $|z+4| = 4$ を満たすとする．このとき，$z\bar{z} = \boxed{\text{イ}}$，$z + \bar{z} = \boxed{\text{ウ}}$ である．ただし，$\bar{z}$ は z の共役複素数を表す.

(3) $x > 0$ とする．このとき，$\left(x + \dfrac{1}{x}\right)\left(x + \dfrac{9}{x}\right)$ は $x = \boxed{\text{エ}}$ のとき，最小値 $\boxed{\text{オ}}$ をとる.

(4) $(x^2 - x + 1)^{20}$ を展開したとき，x の係数は $\boxed{\text{カ}}$，x^2 の係数は $\boxed{\text{キ}}$ である.

(5) 数列 $\{a_n\}$ がすべての自然数 n に対して $a_1 + a_2 + a_3 + \cdots + a_n = n^3$ を満たすとき，$a_3 + a_6 + a_9 + \cdots + a_{3n} = \boxed{\text{ク}}$ となる.

2 (1) $\dfrac{1}{1 + \tan^2 t}$ を $\cos t$ を用いて表すと $\boxed{\text{ア}}$ である.

(2) $\displaystyle\int_0^1 \dfrac{1}{1 + x^2}\, dx$ について，$x = \tan t$ とおいて置換積分法を用いると $\displaystyle\int_0^1 \dfrac{1}{1 + x^2}\, dx = \boxed{\text{イ}}$ である.

(3) $\displaystyle\int_0^1 \dfrac{1}{1 + x^2}\, dx = \int_0^1 \dfrac{(x)'}{1 + x^2}\, dx$ と考え，部分積分法を用いると $\displaystyle\int_0^1 \dfrac{x^2}{(1 + x^2)^2}\, dx = \boxed{\text{ウ}}$ である.

これより $\displaystyle\int_0^1 \dfrac{1}{(1 + x^2)^2}\, dx = \boxed{\text{エ}}$ が得られる.

(4) 等式 $x(x+1)^2 = (ax+b)(x^2+1) + cx + d$ が x についての恒等式となるとき，定数 a, b, c, d の値は $a = \boxed{\text{オ}}$，$b = \boxed{\text{カ}}$，$c = \boxed{\text{キ}}$，$d = \boxed{\text{ク}}$ である．よって，

$$\int_0^1 \frac{x(1+x)^2}{(1+x^2)^2}\, dx = \int_0^1 \left\{ \frac{ax+b}{1+x^2} + \frac{cx+d}{(1+x^2)^2} \right\} dx = \boxed{\text{ケ}}$$

である.

3 円周上に 7 つの点 A_0, A_1, A_2, $\cdots$, A_6 がこの順番で時計回りに並んでいる．さいころを投げて出た目によって動点 P を動かすゲームをし，終了条件が満たされればゲームを終了する．ゲームが終了するまでにさいころを投げた回数をゲーム終了までの回数とする．最初，動点 P は A_0 にあり，さいころを投げて出た目の数だけ時計回りに隣の点に移動する．例えば，さいころの目が 5，3，6 と出たら P は $A_0 \to A_5 \to A_1 \to A_0$ と移動する．

(1) 終了条件を動点 P が再び A_0 で止まるか，またはすでに止まったことがある点に再び止まった場合とする．ゲーム終了までの回数がちょうど 2 回である確率は ア ，ちょうど 3 回である確率は イ ，ちょうど 6 回である確率は ウ である．

(2) 終了条件を動点 P が再び A_0 で止まった場合とする．

 (i) ゲーム終了までの回数がちょうど 3 回である確率は エ であり，3 回以下である確率は オ ，ゲーム終了までの回数がちょうど n 回である確率は カ である．ただし $n \geqq 2$ とする．

 (ii) ゲーム終了までの回数が 4 回であり，動点 P が円周をちょうど 2 周回って終了するような移動の仕方は キ 通りである．

英 語

問題

2月3日

28年度

1 次の英文を読み，問1，問2，問7〜問9は問いに答え，問3〜問6は文を完成させなさい。答えは最も適切なものを，それぞれア〜エの中から一つ選びなさい。問10は指示に従ってTかFを選びなさい。

Over the last thirty years, the hair-loss treatment industry has become big business. According to a 2014 global market research report, it is a four-billion-dollar market in the US alone, which accounts for almost 40 percent of the total global revenue in this industry. Companies in the business of hair-loss treatment develop and sell various commercial products that may prevent or reverse hair loss, including shampoos, lotions, vitamins, and products like laser-equipped hairbrushes. [1], there are approximately 250 such companies operating in the US. However, no single company has more than five percent of the market share. Medical and surgical treatments are also available, but none has provided a permanent solution.

In a 2015 article, a research team at the University of Southern California (USC) revealed that they might have discovered a treatment for human hair loss through experiments on laboratory animals. As strange as it sounds, they found that pulling hairs out could actually stimulate new hair growth. The USC scientists based the claims on their investigation of a microbiological phenomenon known as "quorum sensing." Quorum sensing is not a new discovery. Four decades ago, this phenomenon was seen by a group of Harvard scientists in colonies of bacteria. It was observed that when bacteria are under attack, they send signals to one another in order to maintain healthy population densities. The USC scientists then developed a research question: could quorum sensing influence hair density in the same way it influences the density of bacteria populations?

When applied to hair follicles*, the researchers found that damage caused by hair plucking triggered the sending of "distress signals" to immune cells, calling them to the injury site. These immune cells encourage both damaged and undamaged hair follicles to grow new hair. In their experiment, the team plucked 200 hairs from the back of a mouse, one by one, in a number of different patterns. They succeeded in regenerating up to 1,300 new hairs. At first, they found that plucking hairs from a region greater than 6 mm in diameter did not generate any new hairs. [2], plucking hairs from an area 3 to 5 mm in diameter led to new hair growth, even outside of the plucked area.

It might be premature to conclude that the research team has found a way to regenerate new and healthy hair, as this procedure has not yet been tested on people. Some have also pointed out that it might be challenging to regrow hair over an entire head from areas as small as 3 mm. Nevertheless, many scientists are hopeful that the results of this research can be applied to finding cures for treating baldness and hair follicle injuries. Many companies around the world have invested money in the industry, and the researchers in this field are collaborating with them to come up with a method of reversing hair loss. Effective products may be available in the near future.

* follicle 毛包

問1 Which word best replaces [1] in the passage?

　　ア．Conversely　　イ．Eventually　　ウ．In fact　　エ．To conclude

問2 Which word best replaces [2] in the passage?

　　ア．Accordingly　　イ．Unfortunately　　ウ．Therefore　　エ．However

問3 In the second line of the second paragraph, "it" refers to _____.

　　ア．using laboratory animals　　イ．growing hairs by pulling out hairs

　　ウ．sensing some follicles　　エ．controlling populations of bacteria

問4 According to the first paragraph, _____.

　　ア．existing hair-loss treatments are not effective in the long term

　　イ．the hair-loss treatment business has expanded by 40 percent in US

　　ウ．five percent of all hair-loss-treatment manufacturers are based in the US

　　エ．commercial products provide better results than other treatments

問5 The main purpose of the second paragraph is to _____ the science behind the USC experiment.

　　ア．offer an opinion regarding　　イ．present a concern about

　　ウ．provide the background to　　エ．make the case against

問6 According to the second paragraph, quorum sensing was _____.

　　ア．used to prevent bacteria from sending signals

　　イ．applied to research into hair regeneration

　　ウ．introduced to scientists for the first time in 2015

　　エ．discovered by a university research team in USC

問7 Which of the following details was explained in the third paragraph?

　　ア．how 200 hairs were systematically plucked from a mouse

　　イ．how hairs were randomly plucked from a volunteer

　　ウ．how the collection of healthy hair samples was a challenge

　　エ．how the study was built upon previous hair pulling experiments

問8 What is the main purpose of the last paragraph?

　　ア．to give some personal observations about the research at hand

　　イ．to restate the thesis and explain the risks of hair plucking to readers

　　ウ．to conclude the passage by challenging the findings of the study

　　エ．to summarize the passage's main points and state their implications

問 9　Which would be the best title for the passage?

　　ア．Achieving Hair Gain through Hair Loss

　　イ．The Dark Side of the Hair Product Industry

　　ウ．Communicating with Follicles through Bacteria

　　エ．The Ethics of Using Animals as Research Subjects

問10.　Based on the passage, mark "T" if the statement is true, and mark "F" if the statement is false.

　　1．The hair-loss treatment industry has grown significantly since the 1980s.

　　2．Research was conducted on humans to test if plucking hair stimulates hair growth.

　　3．Scientists had greater success when plucking hair from a smaller area.

　　4．The hair plucking method is now being used to treat hair follicle injuries.

　　5．Companies are working independently to create new hair-loss treatments.

2 次の 1 ～ 10 の英文の空所に入る最も適切な語(句)を，それぞれア～エの中から一つ選びなさい。

1 . (　　　) anything to happen to my sister, please contact me at this number.
ア．Were　　イ．Did　　ウ．Shall　　エ．Will

2 . Under no circumstances （　　　） the PIN number for your credit card.
ア．anyone should be given　　イ．be given anyone should
ウ．should anyone be given　　エ．given anyone should be

3 . He's not used to （　　　） here at night.
ア．worked　　イ．working　　ウ．have worked　　エ．be working

4 . By the time Natalie finished her recital, we （　　　） outside for three hours.
ア．will wait　　イ．would wait　　ウ．have been waiting　　エ．had been waiting

5 . I am going to work in Paris for the next two years.　Now I wish I （　　　） French in university.
ア．study　　イ．had studied　　ウ．had been studied　　エ．am studying

6 . We may go skiing this weekend, （　　　） on the weather forecast.
ア．depend　　イ．depending　　ウ．dependable　　エ．dependance

7 . The concert was （　　　） than I had expected.
ア．excited　　イ．exciting　　ウ．more excited　　エ．more exciting

8 . Sitting under the cherry tree with her legs （　　　）, Sally ate her sandwich.
ア．have crossed　　イ．crosses　　ウ．crossed　　エ．are crossing

9 . My father collects old tea cups, many of （　　　） have survived since the Meiji Era.
ア．what　　イ．which　　ウ．who　　エ．whom

10. If I had known that the band had broken up, I （　　　） asked about them.
ア．hadn't have　　イ．didn't　　ウ．wouldn't have　　エ．wasn't

東海大学（医）28年度 （17）

3 次の 1 ～ 10 の英文を読み，下線部の意味に最も近い語を，それぞれア～エの中から一つ選びなさい。

1. The queen in that fairy tale was so cruel to Snow White.

　　ア．useless　　　イ．careless　　　ウ．heartless　　　エ．hopeless

2. It appears that my prediction about this year's economy was right after all.

　　ア．amazes　　　イ．seems　　　ウ．states　　　エ．explains

3. Susan's spirits were lifted when her dog was found in the park.

　　ア．signaled　　　イ．raised　　　ウ．greeted　　　エ．chased

4. This film is based on the story of a courageous man.

　　ア．brave　　　イ．wealthy　　　ウ．sensible　　　エ．clever

5. The government will abolish restrictions on freedom of speech.

　　ア．impose　　　イ．investigate　　　ウ．ease　　　エ．eradicate

6. I was easily taken in by her story about her cat Marla.

　　ア．fooled　　　イ．encouraged　　　ウ．relieved　　　エ．shocked

7. My little brother is very timid around people he doesn't know.

　　ア．cheerful　　　イ．shy　　　ウ．mean　　　エ．active

8. His attitude made me suspicious about his motives.

　　ア．skeptical　　　イ．angry　　　ウ．worried　　　エ．optimistic

9. My father keeps up with international issues by watching the news.

　　ア．discusses　　　イ．introduces　　　ウ．solves　　　エ．follows

10. Running a hotel can be very tiring. We sometimes have to deal with impossible customers.

　　ア．distant　　　イ．different　　　ウ．distinct　　　エ．difficult

4 次の２つの会話文を読み，１～８の問いに答えなさい。答えは最も適切なものを，それぞれア～エの中から一つ選びなさい。

Katy: Marie! Wait! Can I join you for lunch? I haven't seen you much since I got transferred to the Economics Department at the other campus.

Marie: Sure, Katy. I miss our lunches together. Let's eat over there on one of those benches in front of the Student Affairs Office.

Katy: Great. What are you having today?

Marie: A tuna sandwich with a Greek salad.

Katy: Sounds delicious. I'm still full from breakfast, so I'm just having this apple. Do you ever hear from Evelyn, our old boss?

Marie: Yeah, we talk about once a month. You heard that after she left, she started a web design business, right? That was about four years ago.

Katy: Yes. But I remember that she had problems getting the new business off the ground.

Marie: Right. She struggled for a while and eventually sold her business. Luckily for her, one of her clients gave her a job selling computers. She actually makes more money than before, has more time off, and gets to travel to Europe pretty often. You know, traveling was always Evelyn's true passion.

Katy: Wow. Talk about landing on her feet! She deserves it. So, how about you? Is anything different in the office?

Marie: Quite a lot since you left. Who do you want to know about?

1. What is the most likely relationship between Marie and Katy?
   ア．former business partners
   イ．former co-workers
   ウ．former classmates
   エ．former relatives

2. Why is Katy just going to eat an apple?
   ア．She's not very hungry.
   イ．She wants to eat alone.
   ウ．She forgot her lunch.
   エ．She will eat something later.

3. According to the conversation, which of the following is true about Evelyn?
   ア．She started a company that sells computers.
   イ．She was Marie's boss, but not Katy's.
   ウ．She had a higher paying job at first.
   エ．She worked in the web design business.

4．What does Katy mean when she says "landing on her feet"?

ア．traveling or walking to a new location

イ．having success after being in a difficult position

ウ．learning new skills and getting experience

エ．finding a job that requires standing for long hours

Man: Hi, I'm looking for something special for my wife.   On Saturday, we'll have been married for 30 years.

Woman: That's wonderful!   What are you looking for?   A necklace?   Some earrings?   We have a pair that just came in. They're in the display case over there.   They're pearl and quite expensive but very elegant.

Man: Well, they look a bit old-fashioned.   I think she'd be more interested in something more colorful, like the ones here.

Woman: What about this pair?   These are very popular with our customers.   In fact, I'm wearing the same ones right now, as you can see.

Man: Oh, they do look nice, and your hair is similar to hers.   I think they'd be perfect.

Woman: Would you like me to gift wrap those for you?   It's $5.99 for wrapping.

Man: That's okay.   I'll just put them in my jacket and do it myself later.   Here's my credit card.

Woman: Here you go.   I hope she likes them!

Man: Thanks.   Now, all I need are some roses.

5．Where does this conversation most likely take place?

ア．a hair salon   イ．a flower shop

ウ．a post office   エ．a jewelry shop

6．What is special about the man's weekend?

ア．It's his wedding anniversary.   イ．It's his wife's birthday.

ウ．He's retiring from work.   エ．He's getting married.

7．What convinces the man to decide on his final purchase?

ア．The earrings look quite old-fashioned.

イ．The colorful earrings are currently on sale.

ウ．The earrings look nice on the woman.

エ．The pearl earrings are popular with young people.

8．What is the man most likely to do next?

ア．ask the woman to wear them   イ．put them in a bag

ウ．get them gift-wrapped   エ．stop at a flower shop

5 次の問1～4の英文を読み，話の流れに沿って意味が通るように並べ替えた場合，最も適切なものはどれか。それぞれア～エの中から一つ選びなさい。

問1　1．Ever since that birthday, I have been playing them every day.

2．It started when my mother bought me a game console for my 12th birthday.

3．Next week I'm starting a new job, so I will not have time to play as much.

4．I've been fascinated with video games since I was a boy.

ア．4 → 2 → 1 → 3　　イ．2 → 4 → 3 → 1
ウ．4 → 3 → 1 → 2　　エ．2 → 1 → 3 → 4

問2　1．Employers use this form to ensure that they have correct information for all candidates.

2．Failure to do so will certainly result in an employer's deciding not to hire a candidate.

3．The job application process usually includes an employment form.

4．After completing it, candidates must sign it, indicating that their information is accurate.

ア．2 → 4 → 3 → 1　　イ．3 → 2 → 1 → 4
ウ．2 → 1 → 4 → 3　　エ．3 → 1 → 4 → 2

問3　1．Baxter slowly paced the room and then scratched at the door.

2．After all, he had also acted anxiously when we changed apartments four year ago.

3．It was obvious that he was anxious about being in his new home.

4．This anxiety came as no surprise to me.

ア．3 → 1 → 2 → 4　　イ．1 → 3 → 4 → 2
ウ．3 → 4 → 2 → 1　　エ．1 → 2 → 3 → 4

問4　1．Most people are aware of the importance of plants and trees in creating oxygen.

2．In fact, they generate far more oxygen than plants and trees, producing 70 to 80 percent of the oxygen that we breathe.

3．However, not many people realize the importance of plankton.

4．These tiny organisms are, therefore, essential to life on our planet.

ア．1 → 3 → 2 → 4　　イ．4 → 1 → 3 → 2
ウ．1 → 2 → 3 → 4　　エ．4 → 3 → 1 → 2

6　次のグラフを見て，英文の空所（　1　）〜（　4　）に入る最も適切なものを，それぞれア〜エの中から一つ選びなさい。

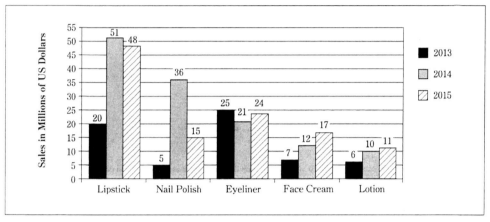

―― 上記のグラフは架空のものです ――

　　The above graph presents the sales of five products offered by Glick Cosmetics from 2013 to 2015. The data shows that sales for each product were lowest in 2013, with the exception of (　1　). While lipstick sales were not the highest in 2013, sales grew, and in 2014 and 2015, lipsticks became the leading product. In fact, the ratio of lipstick sales to eye liner sales in 2015 was (　2　). In 2013, nail polish had the lowest sales among all products. However, nail polish sales in 2014 grew approximately (　3　) times, making it the second best-selling product that year. While face cream and lotion sales were not top sellers in 2013, sales for each did increase in the two subsequent years. Face cream sales increased by (　4　) million dollars from 2013 to 2014.

（1）　ア．lipstick　　　　イ．nail polish　　　ウ．eyeliner　　　　エ．lotion
（2）　ア．seven-to-two　　イ．three-to-one　　ウ．five-to-two　　　エ．two-to-one
（3）　ア．two　　　　　　イ．three　　　　　ウ．five　　　　　　エ．seven
（4）　ア．2　　　　　　　イ．3　　　　　　　ウ．5　　　　　　　エ．7

7 次の英文を読み，下線部(1)と(2)を日本語に訳しなさい。(2)は It が示すものを明らかにしなさい。

Have you ever had trouble communicating with your friends? Intentions are not always clear to the ones we are speaking to. <u>Misinterpretations can occur when people who are interacting with each other do not share the same values.</u>
(1)
To overcome this problem, people engage in communication to reach a clear understanding of the message. This is called "negotiating meaning." <u>It requires effort and conversational strategies such as reading between the lines.</u> Many
(2)
linguists believe that negotiating meaning lies at the heart of every conversation, from a simple greeting to a request for more time to submit homework. People need to read the signals and respond accordingly for the conversation to naturally progress or end. Learning and participating in this process is fundamental in understanding what constitutes successful communication.

8 次の文の下線部(1)と(2)を英語に訳しなさい。

Long-distance migrants in the animal kingdom have fascinated scientists and non-scientists for hundreds of years. And for good reason; <u>ある種の動物たちはもっとも驚くべき忍耐強さの行動をいくつか見せる。</u> For many people, the
(1)
image of animal migration is seen in the seasonal movement of a flock of birds between their breeding and non-breeding sites. However, there are many other forms of animal movement: between east and west; complex round-trips involving land and ocean; altitudinal trips up and down mountains; and vertical passages through water. <u>これらの旅は数多くの学
者や研究プロジェクトを引きつけ，それがこの生物学的現象に対する私たちの理解を深める。</u>
(2)

数　学

問題

2月3日

28年度

次の空欄を埋めなさい.

解答は, 分数の場合には既約分数の形で, 自然数の根号を含む場合には根号の中が最小の自然数となる形で書きなさい.

---

1 (1) 方程式 $2^{2x+2}-33\cdot2^x+8=0$ の解は $x=\boxed{\text{ア}}$, $\boxed{\text{イ}}$ である. ただし, $\boxed{\text{ア}}<\boxed{\text{イ}}$ とする.

(2) 2つのベクトル $\vec{a}$, $\vec{b}$ において, $|\vec{a}|=2$, $|\vec{b}|=3$ で $\vec{a}-\vec{b}$ と $2\vec{a}+\vec{b}$ が垂直であるとする. $\vec{a}$ と $\vec{b}$ のなす角を θ とするとき, $\cos\theta=\boxed{\text{ウ}}$ であり, $|\vec{a}+2\vec{b}|=\boxed{\text{エ}}$ である.

(3) 袋の中に赤玉が7個, 白玉が3個入っている. 袋の中から1個の玉を取り出し, その玉の色を確認してから袋の中に戻すものとする. この試行を3回繰り返したとき, 3回とも同じ色の玉である確率は $\boxed{\text{オ}}$ であり, 赤玉が2回, 白玉が1回である確率は $\boxed{\text{カ}}$ である.

(4) 4で割ると1余り, 7で割ると2余る3桁の自然数は $\boxed{\text{キ}}$ 個ある.

2　xy 平面において原点 O を中心とする半径1の円を C とする. 点 $(\cos\theta,\ \sin\theta)$ $(0\leqq\theta\leqq\pi)$ における C の接線を ℓ とし, ℓ に関して点 A $(1,\ 0)$ と対称な点を P $(x,\ y)$ とする. ただし, $\theta=0$ のとき, 点 P は点 A とする.

(1) $\theta=\dfrac{\pi}{4}$ のとき, 点 P の座標は ($\boxed{\text{ア}}$, $\boxed{\text{イ}}$) である.

(2) 点 A と接線 ℓ の距離を θ を用いて表すと $\boxed{\text{ウ}}$ である.

(3) x, y をそれぞれ θ を用いて表すと, $x=\boxed{\text{エ}}$, $y=\boxed{\text{オ}}$ である. x は $\theta=\boxed{\text{カ}}$ のとき, 最大値 $\boxed{\text{キ}}$ をとり, y は $\theta=\boxed{\text{ク}}$ のとき, 最大値 $\boxed{\text{ケ}}$ をとる.

(4) 点 P が描く曲線の長さは $\boxed{\text{コ}}$ である.

3 整式 $f(x)$ は，次数が n であり

$$f(0)=1^{n+1}, \ f(1)=2^{n+1}, \ \cdots, \ f(n)=(n+1)^{n+1}$$

を満たしている．例えば，$n=1$ のとき $f(x)$ は 1 次式で $f(0)=1^2$ かつ $f(1)=2^2$ であるから，$f(x)=3x+1$ である．

(1) $n=2$ のとき $f(x)=\boxed{}$ であり，3 次式 $(x+1)^3-f(x)$ を因数分解すると $\boxed{}$ である．

(2) $n=3$ のとき 4 次式 $(x+1)^4-f(x)$ を因数分解すると $\boxed{}$ である．よって，$f(4)=\boxed{}$ であり，$f(x)$ の x^3 の係数は $\boxed{}$ である．

(3) n を用いて表すと $f(-1)=\boxed{}$ である．

(4) $a_n=\displaystyle\lim_{x\to\infty}\frac{f(x)}{(x+1)^n}$ と定める．この数列の初項は $a_1=\displaystyle\lim_{x\to\infty}\frac{3x+1}{x+1}=3$ であり，一般項は $a_n=\boxed{}$ である．

物理

問題

2月3日

28年度

1 次の各問いについて，それぞれの解答群の中から最も適切なものを一つ選び，解答欄の記号にマークしなさい。

図1のように，真空中に物体および焦点距離が f [m]（$f>0$）の充分に薄い凸レンズ L_1 があり，光軸となる x 軸に対して垂直に置かれている。凸レンズ L_1 の中心は $x = 0$ m の位置に，物体は $x = -a$ [m]（$a>f$）の位置にある。

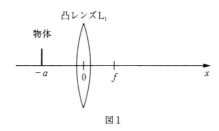

図1

(1) x 軸に垂直なスクリーンを凸レンズ L_1 の近くから x 軸の正方向に動かしたところ，位置 $x = b$ [m] でスクリーン上に物体の鮮明な像ができる。この位置 b [m] を a, f を用いて表しなさい。

次に，図2のように，焦点距離が $2f$ [m] の充分に薄い凸レンズ L_2 を $x = c$ [m]（$b<c<b+2f$）の位置に置いた。

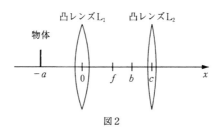

図2

(2) x の正の方向から凸レンズ L_2 を覗いたとき，物体の像が見える位置を b, c, f を用いて表しなさい。

(3) そのときの像の倍率を a, b, c, f を用いて表しなさい。

物体の位置はそのままで，凸レンズ L_1 と凸レンズ L_2 を密着させ，2つのレンズの中心が $x = 0$ m の位置になるよう x 軸に垂直に置いた。

(4) x 軸に垂直なスクリーンを，密着したレンズの近くから x 軸の正方向に動かすと，ある位置でスクリーン上に物体の鮮明な像ができる。この位置を a, f を用いて表しなさい。

次に，図3のように，物体を取り除き，x軸の負の方向からx軸に平行な単色光を密着した2つの凸レンズL_1, L_2に当てる。2つのレンズの中心は$x = 0$ mの位置にある。x軸の正の方向で，密着した2つの凸レンズL_1, L_2を1枚のレンズと考えたときの焦点距離の半分の位置にx軸に垂直に遮光板を置いた。この遮光板にはx軸を中心として，内径r [m]，外径$2r$ [m]のリング状のスリットが入っており，屈折率がn ($n > 1$) の充分厚いガラスをx軸の正の方向から遮光板に密着させて置いた。レンズを透過した光の一部が遮光板のリング状スリットを通過する。レンズの半径に対し，リング状スリットの外径$2r$は小さいとし，遮光板の厚み，光の回折および反射は無視できる。

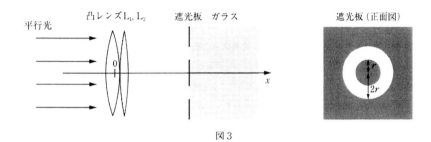

図3

(5) リング状スリットを通過した光線がx軸を横切る最大の位置をn, r, fを用いて表しなさい。

〔解答群〕

(1) ア．$\dfrac{af}{a+f}$　イ．$\dfrac{f}{f-a}$　ウ．$\dfrac{af}{a-f}$　エ．$\dfrac{a(a+f)}{f-a}$　オ．$\dfrac{a-f}{a+f}$

(2) ア．$\dfrac{bf^2+bc-c^2}{f+b-c}$　イ．$\dfrac{2bf+bc-c^2}{2f+b-c}$　ウ．$\dfrac{2bf-bc+c^2}{f+b+c}$　エ．$\dfrac{2bf-bc+c^2}{2f+b+c}$

オ．$\dfrac{bf^2+bc+c^2}{2f+b-c}$

(3) ア．$\dfrac{2af}{b(2f+b-c)}$　イ．$\dfrac{bf}{a(f+b+c)}$　ウ．$\dfrac{2bf^2}{a(2f+b+c)}$　エ．$\dfrac{2af}{b(f+b-c)}$

オ．$\dfrac{2bf}{a(2f+b-c)}$

(4) ア．$\dfrac{2af}{3a-2f}$　イ．$\dfrac{2af}{a-2f}$　ウ．$\dfrac{f}{5a-2f}$　エ．$\dfrac{2f}{3a+2f}$　オ．$\dfrac{a-2f}{3a-2f}$

(5) ア．$\sqrt{\left(\dfrac{f}{3n}\right)^2 + \left(\dfrac{1}{n^2}-1\right)r^2}$　イ．$\sqrt{\left(\dfrac{nf}{3}\right)^2 + 4(n^2-1)r^2}$　ウ．$\sqrt{\left(\dfrac{f}{2n}\right)^2 + (n^2-1)r^2}$

エ．$\sqrt{\left(\dfrac{f}{3n}\right)^2 + \left(\dfrac{2r}{n-1}\right)^2}$　オ．$\sqrt{f^2 + 4\left(\dfrac{1}{n^2}-1\right)r^2}$

東海大学（医）28年度（27）

2 ボーアの水素原子モデルでは，原子中の電子は，原子の中心からクーロンの法則に従う電気力を受け，その力を向心力とする等速円運動を行うと考える。このボーアの理論は，電子が単なる粒子ではなく波でもある，という物質波の仮説を取り入れると理解しやすくなる。さらに，この仮説をフックの法則に従う力を向心力とする等速円運動に適用すると，半導体中に閉じ込められた電子の動きを考察できる。次の文中の空欄 (1) ～ (5) について，それぞれの解答群の中から最も適切なものを一つ選び，解答欄の記号にマークしなさい。円周率を π とする。

プランク定数を h〔J・s〕，電子の運動量を p〔kg・m/s〕，電子の質量を m〔kg〕とすると，この粒子の物質波としての波長は (1) 〔m〕である。ボーアの水素原子モデルに従い座標原点に置かれた電気量 e〔C〕（$e > 0$）の原子核を中心とする半径 r〔m〕の円軌道上を，電気量 $-e$ の電子が速さ v〔m/s〕で運動しているとする。原子核の質量は電子の質量 m に較べて無限に大きいとみなす。物質波の仮説によると，定常状態の電子の円軌道は，自然数 n（量子数 n という）を用いた量子条件を満たすので，r と v の関係として表すと，$r =$ (2) 〔m〕である。真空中のクーロンの法則の比例定数を k_0〔N・m²/C²〕とし，電気力による位置エネルギーを無限遠方でゼロとすると，n 番目の定常状態の電子のエネルギー（運動エネルギーと位置エネルギーの和）E_n〔J〕は，(3) 〔J〕である。

自然界には，電子と同じ電気量を持ち電子の約 200 倍の質量を持つミュー粒子（ミューオン）が存在し，水素原子中の電子をこのミュー粒子に置き換えた水素原子（ミュオニック水素原子）を生成することができる。このミュオニック水素原子に，ボーアの水素原子モデルを用いると，n 番目の定常状態のミュー粒子のエネルギーを計算することができる。量子数 2 の励起状態のミュー粒子は，きわめて短い時間で量子数 1 の基底状態に移り，このとき $E_2 - E_1$ のエネルギーの光子が放出される。その波長は，水素原子中の電子から放出される光子の波長から推定できる。特に，バルマー系列の光子の波長は可視光線の領域にあるので，量子数 2 の励起状態のミュー粒子から放出される光子の波長は (4) nm 程度である。

次に，半導体中に閉じ込められた電子の動きを考察するために，電子がフックの法則に従い半径に比例する向心力（比例係数を k〔N/m〕とする）を受けて等速円運動を行う場合を考える。ボーアの水素原子モデルで用いた量子条件を電子の円軌道に課す。その結果，n 番目の定常状態の電子のエネルギー（運動エネルギーと半径に比例する向心力による位置エネルギーの和）E_n が，$\omega = \sqrt{\dfrac{k}{m}}$〔rad/s〕を用いて (5) 〔J〕と求まる。

〔解答群〕

(1) ア. $\dfrac{h}{2\pi p}$　　イ. $\dfrac{h}{\pi p}$　　ウ. $\dfrac{h}{p}$　　エ. $\dfrac{\pi h}{p}$　　オ. $\dfrac{2\pi h}{p}$

(2) ア. $\dfrac{nh}{2\pi mv}$　　イ. $\dfrac{nh}{\pi mv}$　　ウ. $\dfrac{nh}{mv}$　　エ. $\dfrac{\pi nh}{mv}$　　オ. $\dfrac{2\pi nh}{mv}$

(3) ア. $-\dfrac{2\pi^2 mk_0^2 e^4}{n^2 h^2}$　　イ. $-\dfrac{2\pi^2 mk_0^2 e^4}{nh^2}$　　ウ. $-\dfrac{2\pi^2 mk_0^2 e^4}{n^2 h}$　　エ. $-\dfrac{2\pi^2 mk_0^2 e^4}{nh}$

　　オ. $-\dfrac{2\pi^2 mk_0^2 e^4 n}{h}$

(4) ア. 10^{-4}　　イ. 10^{-2}　　ウ. 1　　エ. 10^2　　オ. 10^4

(5) ア. $\dfrac{h\omega}{2\pi n}$　　イ. $\dfrac{h\omega}{n}$　　ウ. $h\omega$　　エ. $h\omega n$　　オ. $\dfrac{h\omega n}{2\pi}$

3 図は半径が R で質量が $2m$ の短い円筒を滑らかな水平面上に置き，円筒の中心 O を x, y 座標系の原点にセットした状況を上方から見たものである。ここで，質量 m の小球を円筒内部の側面と x 軸が交差する点 A へむけて入射角 α ($\alpha > 0$) および速さ v で衝突させた。円筒内面と小球の衝突は弾性衝突であり，小球と円筒内面との間の摩擦はない。小球および円筒の運動は水平面上で行われ，円筒は変形しないものとして，この衝突現象について次の各問いに答えなさい。

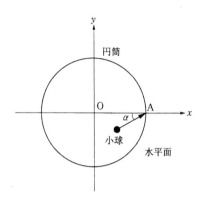

(1) 小球の衝突直後の速さを求めなさい。

(2) 円筒中心 O の衝突直後の速さを求めなさい。

小球の入射角 α を選ぶことで，2回目の衝突において小球は円筒内面と垂直に衝突した。

(3) このときの α を求めなさい。

(4) 2回目の衝突直後の小球の速さを求めなさい。

(5) 2回目の衝突直後の円筒中心 O の速さを求めなさい。

4 2個以上の点電荷が配置されているときの静電エネルギーについて考える。図1のように，電気量q_1〔C〕の点電荷と電気量q_2〔C〕の点電荷（以下ではそれぞれ電荷q_1，q_2のように呼ぶ）がr_{12}〔m〕離れて置かれているときの静電エネルギー〔J〕は，「無限に離れたq_1とq_2をr_{12}までゆっくり近づけるために外力がする仕事」と定義される。次の各問いに答えなさい。クーロンの法則の比例定数をk〔N・m^2/C^2〕とする。

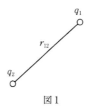

図1

(1) 図1の系の静電エネルギー〔J〕を求めなさい。

(2) ここに，図2のように，電荷q_3を置く。q_1，q_2との距離はそれぞれr_{13}〔m〕，r_{23}〔m〕とする。このとき系の静電エネルギーは，(1)で求めたエネルギーに「q_3を無限遠からゆっくり近づけ，所定の位置に置くまでに外力がする仕事」を加えたものである。系の静電エネルギー〔J〕を求めなさい。

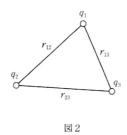

図2

(3) 一方，3個の点電荷があるとき，電位の基準を無限遠方にとったときのq_i（$i=1, 2, 3$）の位置の電位V_i〔V〕は，q_iの位置に他の点電荷が作る電位を全て重ねあわせたものになる。(2)で求められた系の静電エネルギー〔J〕をq_1，q_2，q_3とV_1，V_2，V_3を用いて表しなさい。

(4) (3)の結果から，更に第4，第5と次々に点電荷を置いていったときの静電エネルギーを推測できる。N個の点電荷が同じ電気量q〔C〕を持ち，それらが全て電位V〔V〕にあるとき，系の静電エネルギー〔J〕を求めなさい。

(5) (4)の結果を利用して，半径a〔m〕の球状導体に電気量Q〔C〕を与えたとき，系が持つ静電エネルギー〔J〕を求めなさい。

東海大学（医）28年度　（30）

化 学

問題

2月3日

28年度

解答に必要があれば，次の値を用いなさい。

原子量：H = 1.0，C = 12.0，N = 14.0，O = 16.0，Na = 23.0，Cl = 35.5，I = 127，Cs = 133

気体定数：$R = 8.31 \times 10^3 \, \text{Pa} \cdot \text{L/(K} \cdot \text{mol)}$，アボガドロ定数：$N_A = 6.02 \times 10^{23} \, \text{/mol}$

1　アルコールは分子中のヒドロキシ基の数によって，1価アルコール，2価アルコール，3価アルコールに分類される。これらのアルコールは価数に応じて異なる用途に用いられる。下図の（ ア ），（ イ ），（ ウ ）は代表的な1価アルコール，2価アルコール，3価アルコールの構造式を示している。

$$
\begin{array}{ccc}
\underset{\displaystyle(\ ア\ )}{\text{H}-\overset{\overset{\text{H}}{|}}{\underset{\underset{\text{H}}{|}}{\text{C}}}-\overset{\overset{\text{H}}{|}}{\underset{\underset{\text{H}}{|}}{\text{C}}}-\text{OH}} & \underset{\displaystyle(\ イ\ )}{\text{HO}-\overset{\overset{\text{H}}{|}}{\underset{\underset{\text{H}}{|}}{\text{C}}}-\overset{\overset{\text{H}}{|}}{\underset{\underset{\text{H}}{|}}{\text{C}}}-\text{OH}} & \underset{\displaystyle(\ ウ\ )}{\text{H}-\overset{\overset{\text{H}}{|}}{\underset{\underset{\text{OH}}{|}}{\text{C}}}-\overset{\overset{\text{H}}{|}}{\underset{\underset{\text{OH}}{|}}{\text{C}}}-\overset{\overset{\text{H}}{|}}{\underset{\underset{\text{OH}}{|}}{\text{C}}}-\text{H}}
\end{array}
$$

以下の各問いに答えなさい。

問1　アルコールにナトリウムを加えると，水素を発生して，ナトリウムアルコキシドが生じる。アルコール（ ア ）を100 gはかり取り，これにナトリウム5.0 gを加えて完全に反応させるとき，発生する水素は標準状態（0℃，1.013×10^5 Pa）で何Lか。次の中から最も近いものを一つ選んで，解答欄の記号にマークしなさい。

A．1.2 L　　　B．2.4 L　　　C．4.9 L　　　D．9.7 L　　　E．19 L

問2　アルコールは分子間で脱水してエーテルを与える。一般式 $C_nH_{2n+1}OH$ で表されるアルコール100 gをすべて反応させたところ，エーテルが91.2 g得られた。得られたエーテルの分子式はどれか。次の中から一つ選んで，解答欄の記号にマークしなさい。

A．$C_4H_{10}O$　　　B．$C_6H_{14}O$　　　C．$C_8H_{18}O$　　　D．$C_{10}H_{22}O$

E．$C_{12}H_{26}O$　　　F．$C_{14}H_{30}O$

問3　アルコールはさまざまな酸と縮合してエステルを与える。アルコール（ ア ），（ イ ），（ ウ ）から生じるエステルについて誤っている記述はどれか。次の中から一つ選んで，解答欄の記号にマークしなさい。

A．アルコール（ ア ）と酢酸から生じるエステルは，芳香をもち，水に溶けにくく有機溶媒に溶けやすい。

B．アルコール（ ア ）と硫酸から生じるエステルを水酸化ナトリウムで中和したものは，中性洗剤として利用される。

C．アルコール（ イ ）とテレフタル酸から生じるエステルは，熱可塑性樹脂として利用される。

D．アルコール（ ウ ）と無水フタル酸から生じるエステルは，熱硬化性樹脂として利用される。

E．アルコール（ ウ ）と硝酸から生じるエステルは，心臓病の薬として用いられる。

問4 アルコール（ ウ ）と高級脂肪酸のエステルは油脂と呼ばれ，動物の体内や植物の種子などに広く分布する。アルコール（ ウ ）にパルミチン酸（$C_{15}H_{31}COOH$），オレイン酸（$C_{17}H_{33}COOH$），リノール酸（$C_{17}H_{31}COOH$）が1つずつエステル結合した油脂には，いくつの構造異性体が考えられるか。次の中から最も適切なものを一つ選んで，解答欄の記号にマークしなさい。ただし，立体異性体については考えなくてよい。

　　　A．2　　　B．3　　　C．4　　　D．5　　　E．6

問5 問4の油脂0.1 molに付加することができるヨウ素は最大何gか。次の中から最も近いものを一つ選んで，解答欄の記号にマークしなさい。

　　　A．25 g　　B．38 g　　C．51 g　　D．76 g　　E．100 g

2　塩化セシウムの結晶では，セシウムイオンと塩化物イオンが交互に規則的に配列し，下図のような単位格子をつくっている。セシウムイオンは立方体の中心に，塩化物イオンは立方体の各頂点に位置しており，最近接のイオンは互いに接する球とする。

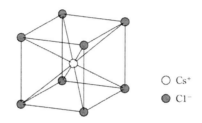

図　塩化セシウムの結晶の単位格子

以下の各問いに答えなさい。

問1 塩化セシウムの結晶中で塩化物イオンに配位しているセシウムイオンは何個あるか。次の中から最も適切なものを一つ選んで，解答欄の記号にマークしなさい。

　　　A．1個　　B．2個　　C．4個　　D．6個　　E．8個　　F．12個

問2 セシウムイオンの半径は1.82×10^{-8} cm，塩化物イオンの半径は1.64×10^{-8} cmである。塩化セシウムの密度は何g/cm^3か。次の中から最も近いものを一つ選んで，解答欄の記号にマークしなさい。ただし，$\sqrt{3} = 1.73$とする。

　　　A．3.3 g/cm^3　　B．3.6 g/cm^3　　C．4.4 g/cm^3　　D．4.9 g/cm^3　　E．5.4 g/cm^3

問3 イオン結晶 1 mol を，気体状態のばらばらのイオンにするのに必要なエネルギーを格子エネルギーという。塩化セシウムの格子エネルギー Q は熱化学方程式 ① で表され，熱化学方程式 ② ～ ⑥ を用いて求めることができる。

$$\text{CsCl（固）} = \text{Cs}^+\text{（気）} + \text{Cl}^-\text{（気）} - Q\text{〔kJ〕} \quad \cdots\cdots①$$

$$\text{Cl（気）} + e^- = \text{Cl}^-\text{（気）} + 354\,\text{kJ} \quad\quad \cdots\cdots②$$

$$\text{Cs（気）} = \text{Cs}^+\text{（気）} + e^- - 375\,\text{kJ} \quad\quad \cdots\cdots③$$

$$\text{Cl}_2\text{（気）} = 2\text{Cl（気）} - 244\,\text{kJ} \quad\quad\quad \cdots\cdots④$$

$$\text{Cs（固）} = \text{Cs（気）} - 77\,\text{kJ} \quad\quad\quad\quad \cdots\cdots⑤$$

$$\text{Cs（固）} + \frac{1}{2}\text{Cl}_2\text{（気）} = \text{CsCl（固）} + 456\,\text{kJ} \quad \cdots\cdots⑥$$

次の (1)，(2) に答えなさい。

(1) Cs（気）と Cl（気）から 1 mol の CsCl（固）を得るとき，反応熱は何 kJ/mol か。次の中から最も適切なものを一つ選んで，解答欄の記号にマークしなさい。

    A．257 kJ/mol の発熱　　　B．655 kJ/mol の発熱　　　C．777 kJ/mol の発熱

    D．257 kJ/mol の吸熱　　　E．655 kJ/mol の吸熱　　　F．777 kJ/mol の吸熱

(2) 塩化セシウムの格子エネルギーは何 kJ/mol か。次の中から最も適切なものを一つ選んで，解答欄の記号にマークしなさい。

    A．278 kJ/mol　　　B．634 kJ/mol　　　C．676 kJ/mol　　　D．756 kJ/mol

    E．798 kJ/mol

3　図に示す器具は実験室で気体を得るときに使用される。以下の各問いに答えなさい。

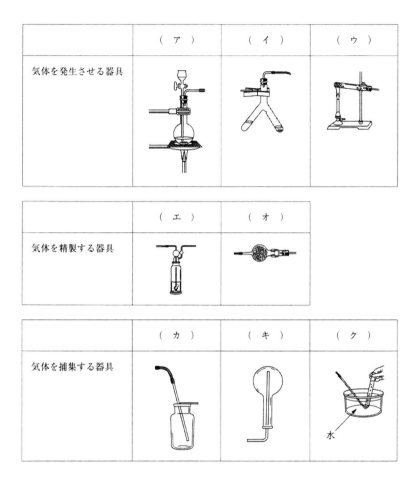

問1　水酸化カルシウムと塩化アンモニウムを反応させ、発生する気体を捕集する。

(1) 気体を発生させる器具，気体を精製する器具，気体を捕集する器具として，図中の（ ア ）～（ ク ）の中のそれぞれどれを用いればよいか。最も適切な器具を（ ア ）～（ ク ）の記号で解答欄に書きなさい。

(2) (1)で選んだ「気体を精製する器具」の中に入れる試薬として，最も適切なものはどれか。次の中から一つ選んで，解答欄の記号にマークしなさい。
　　A．希硫酸　　B．濃硫酸　　C．ソーダ石灰　　D．P_4O_{10}　　E．$CaCl_2$
　　F．$CaCO_3$

問2 器具（　イ　）を用いて銅と希硝酸を反応させ，発生する気体を捕集する。

(1) この反応の反応式を解答欄に書きなさい。

(2) 発生する気体を捕集するために適切な器具と，気体の色の正しい組合せはどれか。次の中から一つ選んで，解答欄の記号にマークしなさい。

	気体を捕集する器具	気体の色
A	（　カ　）	無色
B	（　カ　）	黄緑色
C	（　カ　）	褐色
D	（　キ　）	無色
E	（　キ　）	黄緑色
F	（　キ　）	褐色
G	（　ク　）	無色
H	（　ク　）	黄緑色
I	（　ク　）	褐色

(3) 大気中の成分が，地球の表面（地表）から放出される赤外線を吸収・放射することで地表を暖める働きを温室効果という。これらの成分が増加すると地球温暖化が進む。大気中には温室効果を示す気体が含まれている。実験操作ハ～ヘのうち，発生する気体が温室効果をもつものはどれとどれか。次の中から正しい組合せを一つ選んで，解答欄の記号にマークしなさい。

（実験操作）
ハ．塩素酸カリウムと酸化マンガン（Ⅳ）（触媒）の混合物を加熱する。
ヒ．石灰石を加熱して熱分解する。
フ．酢酸ナトリウムの無水物を水酸化ナトリウムとともに加熱する。
ヘ．アニリンから得られる塩化ベンゼンジアゾニウムを加水分解する。

A．ハとヒ　　B．ハとフ　　C．ハとヘ　　D．ヒとフ　　E．ヒとヘ　　F．フとヘ

4 空の密閉容器に水素と気体状態のヨウ素を入れ，温度を一定に保つと，水素とヨウ素は分解してヨウ化水素が生成する。この反応は可逆反応であり，次の反応式で表される。

$$H_2（気） + I_2（気） \rightleftharpoons 2HI（気） \cdots\cdots①$$

この反応の正反応速度（ヨウ化水素の生成速度）は $v_1 = k_1[H_2][I_2]$，逆反応速度（ヨウ化水素の分解速度）は $v_2 = k_2[HI]^2$ で表される。k_1 と k_2 は比例定数であり，反応速度定数と呼ばれる。以下の各問いに答えなさい。

問1　反応①の反応速度に関する記述の中で誤っているものはどれか。次の中から一つ選んで，解答欄の記号にマークしなさい。

　　　A．水素の分解する速度とヨウ素の分解する速度は等しい。

　　　B．ヨウ化水素が生成する速度は，水素の分解する速度に等しい。

　　　C．反応開始後，v_1 は時間の経過とともに減少し一定値に近づいていく。

　　　D．温度を高くすると，v_1 と v_2 はいずれも大きくなる。

　　　E．容器の容積を大きくすると，v_1 と v_2 はいずれも小さくなる。

問2　この反応は十分に時間が経過すると，見かけ上，ヨウ化水素のモル濃度が変化しない平衡状態となる。このとき，反応①の平衡定数 K を，k_1 と k_2 を用いて表した式はどれか。次の中から最も適切なものを一つ選んで，解答欄の記号にマークしなさい。

　　　A．$K = \dfrac{k_1}{k_2}$　　　B．$K = \dfrac{2k_1}{k_2}$　　　C．$K = \sqrt{\dfrac{k_1}{k_2}}$　　　D．$K = \dfrac{k_2}{k_1}$　　　E．$K = \dfrac{2k_2}{k_1}$

　　　F．$K = \sqrt{\dfrac{k_2}{k_1}}$

問3　反応①の正反応の活性化エネルギーは逆反応の活性化エネルギーより小さい。反応①の平衡状態の平衡移動に関する記述の中で，正しいものはどれか。次の中から一つ選んで，解答欄の記号にマークしなさい。

　　　A．反応①の正反応は発熱反応なので，温度を上げると平衡は右に移動する。

　　　B．反応①の正反応は発熱反応なので，温度を上げると平衡は左に移動する。

　　　C．反応①の正反応は吸熱反応なので，温度を上げると平衡は右に移動する。

　　　D．反応①の正反応は吸熱反応なので，温度を上げると平衡は左に移動する。

　　　E．反応①の正反応は発熱反応でも吸熱反応でもないので，温度を上げても平衡は移動しない。

問4 容積 3.0 L の空の容器に水素 0.30 mol とヨウ素 0.30 mol を入れて密閉し，ある温度に保ったところ，ヨウ化水素 0.48 mol が生じて平衡状態になった。次の(1)，(2)に答えなさい。

(1) この温度における反応 ① の平衡定数 K はいくらか。次の中から最も適切なものを一つ選んで，解答欄の記号にマークしなさい。

    A. 4   B. 25   C. 49   D. 64   E. 100

(2) 平衡状態にある容器内にヨウ化水素を 1.0 mol 添加し，再び密閉して同じ温度に保ったところ，新たな平衡状態に達した。このとき，容器内に存在するヨウ化水素の物質量は何 mol か。次の中から最も近いものを一つ選んで，解答欄の記号にマークしなさい。

    A. 0.9 mol   B. 1.1 mol   C. 1.3 mol   D. 1.5 mol   E. 1.7 mol

東海大学（医）28年度 （37）

5　以下の各問いに答えなさい。

問1　ある α-アミノ酸は不斉炭素原子をもたず，分子量が75，等電点は6である。次の(1)，(2)に答えなさい。

(1)　pH6の水溶液中において，このアミノ酸の状態として最も割合の多いものの化学式を，構造式または示性式で書きなさい。

(2)　このアミノ酸に無水酢酸を反応させて得られる化合物の窒素含有率は，質量百分率で何％か。次の中から最も近いものを一つ選んで，解答欄の記号にマークしなさい。
　　　A. 8％　　　B. 10％　　　C. 12％　　　D. 14％　　　E. 16％

問2　圧力が 1.013×10^5 Pa のとき，20℃の水1Lに溶ける窒素および酸素の体積は，標準状態（0℃，1.013×10^5 Pa）に換算した値で，それぞれ15mLと31mLである。次の(1)，(2)に答えなさい。

(1)　20℃で 1.2×10^5 Pa の窒素が水1Lに接しているとき，この水に溶けている窒素は何mgか。次の中から最も近いものを一つ選んで，解答欄の記号にマークしなさい。
　　　A. 20mg　　　B. 23mg　　　C. 26mg　　　D. 30mg　　　E. 40mg

(2)　20℃で 1.013×10^5 Pa の空気が水1Lに接しているとき，この水に溶けている窒素と酸素の質量比はいくらか。次の中から最も近いものを一つ選んで，解答欄の記号にマークしなさい。ただし，空気は窒素と酸素の混合気体であり，その体積比は4：1とする。
　　　A. 5：2　　　B. 5：3　　　C. 5：4　　　D. 5：5　　　E. 5：6

問3　硫化水素 H_2S は水溶液中で以下のように2段階で電離する。

$$H_2S \;\rightleftharpoons\; H^+ + HS^- \qquad \cdots\cdots ①$$

$$HS^- \;\rightleftharpoons\; H^+ + S^{2-} \qquad \cdots\cdots ②$$

　　式①と②のそれぞれの平衡定数 K_1，K_2 は，$K_1 = 1.0 \times 10^{-7}$ mol/L，$K_2 = 1.0 \times 10^{-14}$ mol/L である。次の(1)，(2)に答えなさい。

(1)　水溶液中の硫化物イオン S^{2-} のモル濃度を表す式はどれか。次の中から最も適切なものを一つ選んで，解答欄の記号にマークしなさい。

A. $[S^{2-}] = K_1 K_2 \dfrac{[H_2S]^2}{[H^+]^2}$　　　B. $[S^{2-}] = K_1 K_2 \dfrac{[H_2S]}{[H^+]^2}$　　　C. $[S^{2-}] = K_1 K_2 \dfrac{[H_2S]^2}{[H^+]}$

D. $[S^{2-}] = K_1 K_2 \dfrac{[H^+]^2}{[H_2S]^2}$　　　E. $[S^{2-}] = K_1 K_2 \dfrac{[H^+]}{[H_2S]^2}$　　　F. $[S^{2-}] = K_1 K_2 \dfrac{[H^+]^2}{[H_2S]}$

(2) 濃度 2.0×10^{-4} mol/L のカドミウムイオンを含む水溶液に硫化水素を通じるとき，硫化カドミウムが沈殿する pH 範囲はどれか。次の中から最も適切なものを一つ選んで，解答欄の記号にマークしなさい。ただし，溶液中の硫化水素の濃度は 0.1 mol/L，硫化カドミウムの溶解度積 $K_{sp} = [Cd^{2+}][S^{2-}]$ は 2.0×10^{-20} $(mol/L)^2$ とする。

A.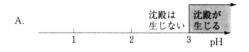
B.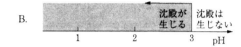
C.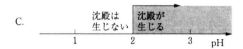
D.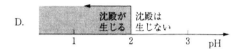
E.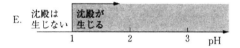
F.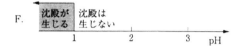

生　物

問題

2月3日

28年度

1　ヒトゲノムと個人差に関する文章Ⅰ，Ⅱを読み，以下の各問いに答えなさい。

Ⅰ．生物が自らを形成・維持するのに必要最小限の（　A　）の1セットをゲノムと呼び，ヒトの場合，（　B　）細胞1個に含まれる（　A　）に相当する。2003 年に終了したヒトゲノムプロジェクトによる結果から，ヒトゲノムは約（　C　）塩基対から構成されていること，その内，遺伝子のアミノ酸配列をコードしている部分は約（　D　）％を
(a)
占めることが明らかにされた。その後，同性の別の人のゲノムと比較すると，ゲノムの約（　E　）％に違いがあることも明らかにされた。この違いの多くは，1個の塩基配列のみが異なっているものであり，これらの中には特定の
(b)
病気と関連して遺伝するものがあると考えられている。

問1　文中の空欄（　A　）と（　B　）に入る最も適切な名称をそれぞれ答えなさい。また，空欄（　C　）〜（　E　）に入る最も適切な数字を，以下の語群の中からそれぞれ1つ選び，番号で答えなさい。

〔語群〕

(1)　0.1　　　(2)　0.5　　　(3)　2　　　(4)　5　　　(5)　10　　　(6)　50　　　(7)　80

(8)　99　　　(9)　1億　　(10)　3億　　(11)　10億　　(12)　30億　　(13)　100億　　(14)　300億

問2　1個の（　B　）細胞に含まれる常染色体の数を答えなさい。

問3　ヒトゲノムに存在する遺伝子の数について，推定値に最も近いものを以下の語群の中から1つ選び，番号で答えなさい。

〔語群〕

(1)　5,000　　　(2)　10,000　　　(3)　20,000　　　(4)　50,000　　　(5)　100,000

問4　下線部(a)と異なり，ヒトゲノム中で遺伝子として働かない部分に含まれる最も多い配列の総称を答えなさい。

問5　下線部(b)を表す最も適切な語句をアルファベット3文字で答えなさい。

Ⅱ. 2006年，耳あかの性状を決定する遺伝子がヒトの16番染色体上の ABCC11 遺伝子であることが報告された。表現形質（表現型）の耳あか型には，〔乾型〕と〔湿型〕の2種類があり，日本人の多くは〔乾型〕を示す。また，この遺伝子の特定のエキソン内の塩基配列において，1個の塩基が個体により A（アデニン）か G（グアニン）のどちらかになっている箇所（多型部位）があり，それら塩基の組み合わせから，AA型〔乾型〕，GA型〔湿型〕および GG型〔湿型〕の3種類に分けることができる。そこで，両親と1人の子供からなる1家族から得た DNA 試料を用いて，この遺伝子の DNA 鑑定を行うことを試みた。具体的には，まず，目的の遺伝子領域を短時間で増幅する方法にて，(c) 多型部位を含む326塩基対を増幅した。次に，得られた増幅産物を特定の塩基配列を認識して切断する酵素（酵素A）を用いて切断した。さらに，アガロースゲル電気泳動により切断産物を分子量ごとに分けた後，切断パターンを比較した。
(d)

問6　下線部(c)の方法の名称を答えなさい。

問7　下線部(d)の酵素の総称を答えなさい。

問8　図1は，両親（1列目と2列目）と子供（3列目）から得られた切断産物のアガロースゲル電気泳動の結果を示す。両親に215塩基対，146塩基対，111塩基対，69塩基対の位置にバンドが観察され，子供に146塩基対，111塩基対，69塩基対の位置にバンドが観察された。子供の表現型は〔乾型〕であった。この時，GG型の増幅領域326塩基対を酵素Aにより切断した場合の地図はどのようになるか。図2の例にならって解答欄に作成しなさい。

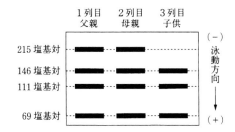

図1　切断産物のアガロースゲルDNA電気泳動像

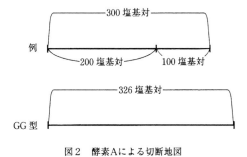

図2　酵素Aによる切断地図

問9 AA型は〔乾型〕対立遺伝子のホモ接合体，GG型は〔湿型〕対立遺伝子のホモ接合体である。この場合，69塩基対と111塩基対のバンドは〔乾型〕と〔湿型〕のどちらの対立遺伝子に由来するか。以下の語群の中から正しい組み合わせを1つ選び，番号で答えなさい。

〔語群〕

(1) 69塩基対のバンド：〔乾型〕，111塩基対のバンド：〔乾型〕

(2) 69塩基対のバンド：〔乾型〕，111塩基対のバンド：〔湿型〕

(3) 69塩基対のバンド：〔乾型〕，111塩基対のバンド：〔乾型〕と〔湿型〕の両方

(4) 69塩基対のバンド：〔湿型〕，111塩基対のバンド：〔乾型〕

(5) 69塩基対のバンド：〔湿型〕，111塩基対のバンド：〔湿型〕

(6) 69塩基対のバンド：〔湿型〕，111塩基対のバンド：〔乾型〕と〔湿型〕の両方

2　筋収縮に関する次の文章を読み，以下の各問いに答えなさい。

　ウシガエルから坐骨神経（脊髄から下肢筋組織に分布する神経）－腓腹筋（ふくらはぎの筋肉）標本を作製し，坐骨神経に電気刺激を加えて腓腹筋の収縮をキモグラフに記録する実験系を組んだ（図1を参照）。この実験系で得られた筋収縮の波形を図2に示した。電気刺激の頻度は，刺激と同時に刺激装置から出力される電気信号から計算した（図1の刺激時の記録を参照）。

　図2に示した筋収縮の波形は，刺激の頻度が1Hzのとき刺激のたびに（　イ　）が起こった。さらに刺激を10Hz，20Hzに増加させると，収縮の加重により（　ロ　）が認められた。また刺激間隔を（　ハ　）すると，筋収縮に時間的な収縮加算がおこり，筋収縮の強さが（　ニ　）ことも認められた。
　　　　　　　　　　　　　　　　　　　　　　　　　　　　　　　　a

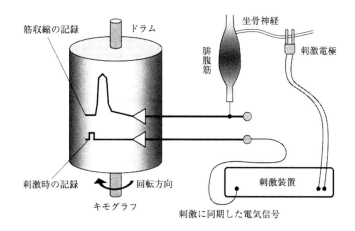

図1　坐骨神経－腓腹筋標本を用いた筋収縮実験の概略図

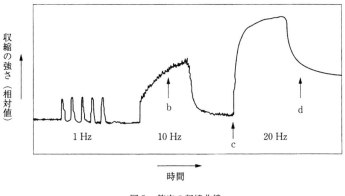

図2　筋肉の収縮曲線

問1　文中の空欄（　イ　）～（　ニ　）に当てはまる最も適切な語句を答えなさい。

問2　文中の下線 a にある『時間的な収縮加算』以外にも，筋収縮には『空間的な収縮加算』という現象がある。この『空間的な収縮加算』の説明として，以下の 1 ～ 5 の中から最も適切なものを 1 つ選び，番号で答えなさい。

　　1．筋細胞に特異的に起こる収縮現象の 1 つである

　　2．1 つの筋細胞に数多くの神経筋接合部が分布しているため生じる

　　3．坐骨神経に様々な興奮閾値をもったニューロンが存在するために生じる

　　4．筋細胞への刺激頻度を高くしたときに生じる

　　5．後肢全体でみられる現象であり，腓腹筋などの個々の筋肉では生じない

問3　図 2 の矢印 b のとき，筋小胞体に貯蔵されていた Ca^{2+} はどのような状態になっているか。句読点を含めて 30 字以内で答えなさい。ただし，必要であれば，Ca や Ca^{2+} は 1 文字として記載しなさい。

問4　図 2 の矢印 c でみられる素早い筋収縮現象と，矢印 d でみられるゆっくりとした筋弛緩現象はなぜ起こるのか。その理由として，以下の（　　　　）に入る適切な文章を考え，句読点を含めて 20 字以内で答えなさい。

　　　アクチンフィラメントとミオシンフィラメントの滑り運動は，（　　　　　　　　　）

問5　生体では，図 2 の矢印 d で示したような，ゆっくりとした筋弛緩現象は認められない。その理由として，以下の 1 ～ 5 の中から最も適切なものを 1 つ選び，番号で答えなさい。

　　1．生体では筋収縮を解除させるメカニズムが別に存在する

　　2．生体では血液循環により常に酸素が供給される

　　3．生体では代謝産物が速やかに血流で廃棄されて残らない

　　4．生体では腓腹筋と拮抗的に働く筋が存在する

　　5．生体では速やかに神経筋伝達物質が分解される

問6　アクチンフィラメントとミオシンフィラメントの滑り運動が関わる現象には筋収縮以外にどのようなものがあるか。その名称を答えなさい。またその名称の内容について，句読点を含めて 20 字以内で説明しなさい。

3 肝臓に関する次の文章を読み，以下の各問いに答えなさい。

　肝臓は生体内最大の臓器であり，小腸などの消化管で吸収された物質が流入している。肝臓は，それらの物質を化学反応によって作りかえて体内の状態を一定に保つために，以下に挙げる(1)～(5)の機能を果たしている。

(1) 養分の貯蔵と物質代謝：血液中のグルコースを（　a　）として蓄える。（　a　）は必要に応じてグルコースに再分解されて，血糖として供給される。グルコースは体内の様々な細胞がATPを生成する際にエネルギー源として消費される。
　　①
(2) 血液成分合成と血球の代謝：血液中には血しょう成分として，ホルモン等のさまざまな物質の運搬に関わるアルブミンやグロブリンなどの多くのタンパク質が含まれている。また，古くなった赤血球がひ臓等で分解される過程で，
　　　　　　　　　　　　　　②
赤血球の主要な機能を担うタンパク質である（　b　）はアミノ酸にまで分解され，それとともにビリルビンが生じる。ビリルビンは肝臓に運ばれたのちに処理・排出される。
(3) 解毒作用：食物や細菌由来の有害な物質を酸化・還元・分解することで，無毒化・排出する。
(4) 窒素代謝：血液中のアミノ酸は，体内の様々な細胞でタンパク質や核酸の材料として利用される。不要なアミノ酸が呼吸によって消費された際に，有害物質である（　c　）が生じる。ヒトなどの哺乳類では，（　c　）は肝臓内の（　d　）回路によって代謝され体外へ排出される。
(5) 胆汁の生成：肝細胞で合成される胆汁は，胆細管・胆管を通じて（　e　）に蓄えられ，十二指腸へと放出される。
　　　　　　　③

問1　文中の空欄（　a　）～（　e　）に当てはまる最も適切な語句を答えなさい。

問2　肝臓は肝小葉と呼ばれる直径1mm程度の構造が集まってできている。肝小葉の構造を図に示した。矢印は血液の流れる方向を表わしている。A～Cに当てはまる最も適切な名称を答えなさい。

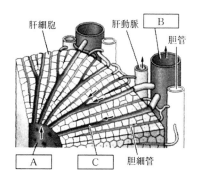

問3　下線部①：細胞内でグルコースなどの有機物を酸素を利用して分解し，ATPをエネルギーとして取り出す過程を呼吸という。呼吸は，細胞内基質で行われる（　ア　）と，ミトコンドリア内で行われる（　イ　），（　ウ　）の3段階からなる。空欄（　ア　）～（　ウ　）に当てはまる最も適切な語句を答えなさい。

問4　下線部②：肝臓で合成されるグロブリンと異なり，γグロブリンは別の組織細胞で合成される。その細胞の名称を答えなさい。

問5　下線部③：肝臓における胆汁の放出は，ビリルビンを放出し最終的に便として体外に排出する機能ともう1つ別の機能を持っている。その機能について句読点を含めて25字以内で説明しなさい。

東海大学（医）28年度（45）

4 次の文章を読み，以下の各問いに答えなさい。

1902 年にフランスのリシェは，イソギンチャクの毒に対する抗毒素を得るために，イソギンチャクの毒素を抽出し
イヌに接種した。その結果，半数以上のイヌが死亡した。数週間後，生き残ったイヌにもう一度抽出液を接種した。と
ころが，初回の 20 分の 1 の用量の抽出液しか接種していないにもかかわらず，すぐに全身の血管の拡張，心拍数の減
少，血糖値の低下などが起こり，急激な血圧低下や意識低下を起こして死亡した。この過敏で急激な全身状態の悪化は，
ヒトをはじめとする様々な動物でも観察され，「無防備」というギリシャ語から「アナフィラキシー」と名づけられた。
さらに，イソギンチャクの毒素はタンパク質であるが，本来まったく毒性のない卵白のようなタンパク質でもアナフィ
ラキシーがひき起こされる場合があることが判明した。このことから，体外から取り込んだタンパク質はアナフィラキ
シーをひき起こすきっかけに過ぎず，体内にもともと存在する物質がアナフィラキシーの直接的な原因ではないかと考
えられた。そこで，アナフィラキシーがひき起こされる仕組みを調べるために，以下の実験を行った。

実験 1：アナフィラキシーを起こしているイヌから血液を採取し，別の未処置のイヌに注射すると，そのイヌもアナフ
ィラキシーを起こした。

実験 2：毒素を 1 回だけ接種したイヌの血液から血清を回収し，その血清と 20 分の 1 の用量の毒素を混合した溶液を
別の未処置のイヌに注射すると，そのイヌはアナフィラキシーを起こした。

実験 3：アナフィラキシーを起こしたイヌの血液には，ある化学物質 X が大量に含まれていた。そこで，精製した化
学物質 X を未処置のイヌに大量に注射すると，そのイヌはアナフィラキシーを起こした。

以上の結果から，毒素を接種したイヌの血液中にそれ自体は無害だが，毒素と混合して接種するとアナフィラキシー
をひき起こす原因物質である化学物質 X の産生を誘導するタンパク質 Y があることが判明した。すなわち，毒素がも
つ毒性とは別に，生体に備わっている本来は（　A　）ための仕組みが逆に生体に致死的な反応を起こす場合があるこ
とが明らかとなった。この成果が認められ，1913 年にリシェはノーベル生理学・医学賞を受賞した。

問 1　(1)　下線部 ① について述べた文章として最も適切なものを，次の (ア)〜(エ) の中から 1 つ選び，記号で答えなさ
い。

　　　　(ア)　抗毒素は産生されたが，毒素を中和する活性はなかったので死亡した。

　　　　(イ)　生死にかかわらず毒素を中和する活性のある抗毒素が産生された。

　　　　(ウ)　抗毒素は産生されず，毒素を中和できなかったので死亡した。

　　　　(エ)　抗毒素は産生されなかったが，別の機序で毒素を中和したので生存した。

　　(2)　下線部 ② において，どのようなことを期待して 2 度目の接種を行ったのかについて，句読点を含めて 40 字
以内で答えなさい。

　　(3)　文中の空欄（　A　）に入る適切な文章を，句読点を含めて 20 字以内で答えなさい。

問2 (1) 下線部③の症状に着目すると，その症状を緩和するにはあるホルモン剤の投与が有効である。そのホルモンの名称を答えなさい。

(2) 実験動物からある臓器を切除するとアナフィラキシーを起こしやすくなる。その臓器の名称を答えなさい。

問3 (1) 下線部④の結論を導くためには，実験2においてどのような対照実験を行い，どのような結果が得られることを確認すればよいか。句読点を含めて60字以内で答えなさい。

(2) 化学物質Xとタンパク質Yのそれぞれの名称を答えなさい。

(3) 実験2において，イヌからある血液細胞Zを除去すれば，毒素とタンパク質Yが存在するにもかかわらず，化学物質Xが分泌されなくなることが予想される。この血液細胞Zの名称を答えなさい。

(4) 次の図a～dを用いて，毒素，タンパク質Y，血液細胞Zの組み合わせによって化学物質Xが分泌されている様子がわかる模式図を解答欄に記入しなさい。

東海大学（医）28年度　(47)

5　生物と生物，あるいは生物と環境の関わりに関する以下の各問いに答えなさい。

問1　次の文章a〜eの空欄（　①　）〜（　⑤　）に当てはまる最も適切な語句を答えなさい。

　　a．生物群集において，ある種が生活空間，食物連鎖，活動時間の中で占める位置を（　①　）という。コウベ
　　　モグラとアズマモグラは，いずれも土中にすみ，昆虫やミミズなどを食物とし，フクロウやタカなどの食物と
　　　なるので（　①　）が近い。この2種のモグラの分布が明確に分かれているのは，同じ場所に共存できないか
　　　らと考えられている。

　　b．動物のなかには，1個体や1家族が空間を占有し，ほかの個体がその空間に侵入してくると追い払う行動を
　　　示すものがある。このような防衛された空間を（　②　）という。シオカラトンボの雄は，池や川などの産卵
　　　に適した場所に（　②　）をつくり，そこに飛来した雌と交尾して産卵させる。

　　c．広がる田畑の中に集落があり，小川が流れ，その向こうに人が木を刈りに行く雑木林があるといったような
　　　日本人にとって身近な自然である（　③　）では，様々な生態系が入り組んで存在するため，多様な生物が観
　　　察される。

　　d．雌雄の体格差の大きいゾウアザラシは，一匹の優位な雄と数十匹の雌から構成されるハレムを作る。ハレム
　　　をもつ雄は侵入しようとする他の雄を激しく攻撃し，結果的に，ハレムをもつ雄が大部分の子を残し，ハレム
　　　に入れない雄が残す子はわずかである。こうしたつがい関係を（　④　）という。

　　e．動物が，捕食者から逃れるために，周りの景色と同じような色や模様をもつこと，あるいは毒をもつ種とそ
　　　っくりの形態をとることを，（　⑤　）と呼んでいる。

問2　次の文章f〜jの空欄（　⑥　）〜（　⑩　）に当てはまる最も適切な語句を下の語群の中からそれぞれ1つ選び，
　　記号で答えなさい。

　　f．伝染病で個体数が著しく減少したタンザニアのライオンの個体群では，近親交配の結果，奇形の精子の割合
　　　が急増し，産子数も減少した。近親交配が続き，産子数や生まれてくる子供の生存率が低下する現象を
　　　（　⑥　）という。

　　g．アフリカのサバンナにすむハダカデバネズミは，哺乳類でありながら，生殖に専念する個体と，食物の確保
　　　や巣の防衛などを行う不妊の個体が存在し，分業体制を敷いている。こうした分業を（　⑦　）と呼んでいる。

h．天然記念物に指定されている下北半島のニホンザルと，近くで飼育されていて野生化したタイワンザルとが交雑した結果，雑種が産まれていることがわかった。このように，その地域に生息する生物の集団と，本来自然状態では交雑しえない地域に生息する集団が，人為的な要因によって出会い交雑することによって，もともとその地域に生息していた生物集団の固有の遺伝的純系が失われる現象を（　⑧　）という。

i．沿岸にすむラッコは，食物であるウニを好んで食べるので，ウニの食物であるコンブは豊かに生育することができる。こうしたラッコとコンブのような直接的には食う食われるの関係がない生物の間でみられる影響のことを（　⑨　）という。

j．ダテハゼは，ニシキテッポウエビが作る巣穴を利用させてもらう代わりに，ほとんど目の見えないテッポウエビの見張り役となり，敵が来るのを教える。このように，異なる種類の生物が密接なつながりをもって生活し，互いが利益を得ることを（　⑩　）という。

〔語群〕

ア．順位制	イ．種内競争	ウ．間接効果	エ．共同繁殖	オ．遺伝的攪乱
カ．競争的排除	キ．片利共生	ク．遺伝的浮動	ケ．カースト制	コ．密度効果
サ．生殖的隔離	シ．相変異	ス．近交弱勢	セ．適応戦略	ソ．寄生
タ．相利共生	チ．地理的隔離	ツ．適応放散	テ．種間競争	ト．競争回避

東海大学（医）28年度 (49)

英 語

解答　　　　　　　　28年度

2月2日入試

1

〔解答〕
問1. ウ　問2. ア　問3. イ　問4. イ
問5. イ　問6. エ　問7. エ　問8. ウ
問9. ア
問10. (1) F　(2) T　(3) T　(4) T　(5) F

〔出題者が求めたポイント〕
長文中の空所補充、内容理解を問う英問英答

〔質問文と選択肢の意味〕
問1. 本文中の[1]に入れる最も適切な語はどれか。
　ア. さらに　イ. よって　ウ. しかし
　エ. したがって
問2. 本分中の[2]に入れる最も適切な語はどれか。
　ア. 〜に加えて　イ. 〜より好まれて
　ウ. 〜にもかかわらず　エ. 〜の代わりに
問3. 第3段落4行目の they は何を指すのか。
　ア. バイリンガル　イ. 研究者
　ウ. 被験者　　　　エ. 教育者
問4. 第2段落によると、バイリンガルであることは
　ア. その人を混乱させ認知能力の発達を妨げる。
　イ. 頭の機能を高めることによって脳を助ける。
　ウ. 人々が適度に運動することを妨げる。
　エ. 争いの時代に対して社会を備えさせる。
問5. 第3段落によると、ノースウェスタン大学の研究者たちは被験者たちに＿＿を頼んだ。
　ア. 2つの異なる言語で話すこと
　イ. 特定の情報を聞き取ること
　ウ. 組み合わされた身体活動をすること
　エ. 文書を別の言語に翻訳すること
問6. 第4段落によると、研究者たちはバイリンガルの人たちは＿＿に長けていると主張した。
　ア. 運転中不安のレベルを下げること
　イ. 車がどれくらい安全に運転されているかを決めること
　ウ. 速いスピードで事故なく運転すること
　エ. さらに別の活動をしながら運転すること
問7. 第5段落によると、バイリンガルの人たちは＿＿と主張する政策立案者もいる。
　ア. 自分の文化をもっと理解する
　イ. 国のためにもっと良い言語政策を作ることができる
　ウ. 自分の休暇をもっと簡単に計画することができる
　エ. 就職先をみつけるチャンスがもっとある
問8. 第6段落の主旨は＿＿を要約することである。
　ア. バイリンガリズムの研究のためにどんなタイプの被験者が選ばれたのか
　イ. 20世紀の科学者たちはバイリンガリズムについてどう考えていたのか
　ウ. バイリンガリズムに対する考え方の変化からなにが生まれたのか
　エ. バイリンガリズムという用語は何を意味し、どこで使われているのか
問9. 英文の最も適切なタイトルはどれか。
　ア. バイリンガリズムに対する新しい考え方
　イ. バイリンガルであることの賛否
　ウ. 議論をまきおこすバイリンガル教育政策
　エ. バイリンガリズム獲得のかぎとしての科学
問10. 英文に基づいて、記述が正しければT、まちがっていればFを書きなさい。（下線部がまちがっているところ）
　1. 他の言語を長い期間勉強している人はバイリンガルであると評される。（第1段落参照）
　2. バイリンガルの人々は言語を切り替えるのに困難を感じない。（第2段落参照）
　3. クロスワードパズルをすることは、脳の健康を増進する助けになると思われている。（第3段落参照）
　4. 学校は生徒たちの言語技術を高めることを十分にやっていないと懸念している学者もいる。（第5段落参照）
　5. バイリンガルについての研究は、言語教育において国の政策に影響を与えるまでには至っていない。（第5段落参照）

〔全訳〕
1. 辞書は「バイリンガル」を、2つの言語を流暢に話すことのできる能力と定義している。20世紀のうちの長い期間、学者や教育者や政策立案者は、第二の言語を話せることは子どもの学問的知的発達を妨げると考えていた。[1]しかし、現代の研究は、バイリンガルであることは障害よりもむしろ恩恵をもたらすだろうとしている。国の政策の最近の改革は、このような考え方の変化を反映するようになってきた。

2. 2つの言語を話すことは脳内に混乱を生むと以前は思われていた。この主張は完全に間違っているというわけではない。2つの言語を話すと、ひとつの言語はもうひとつの言語に干渉することがある。バイリンガルの人が話すとき、両方の言語の単語が競争になることがあり、このせいで時に、違う方の単語が使われてしまうことも起こり得る。このような干渉は完全に良くないものとは言えない。実は最近の研究のたくさんの例が、干渉は脳にトレーニングを与え、知能を高めることを明らかにしている。

3. 2012年にアメリカにあるノースウェスタン大学の研究者たちは、米国科学アカデミー会報に論文を書いて、バイリンガルであることが知能を高めるという、生物学的な証拠があると主張した。研究の中で研究者チームは、48人の健康な志願の被験者の脳活動を調べた。うち23人はバイリンガルであった。研究チームは、脳波を分析するために被験者の頭にとりつけられた電極を使って、バイリンガルの人たちはひとつの言語しか話さ

ない人たちよりも、特別に作られた音声テストにおいて特定の詳細情報を聞き取り意味を理解することに長けているということを発見した。テストは極めて騒音の多い環境の中で行われたが、バイリンガルの被験者たちのほうがかなり正確な答えだった。研究者たちのひとりは、人々は年取るにつれて脳の健康を保つためにクロスワードなどのパズルをよくやるが、バイリンガルであることはこの恩恵を自動的に作り出すのに役立っていると指摘した。

4. 頭のトレーニングを与えてくれることに[2]加え、マルチタスキング能力が向上するなど、言語の使用を超えて広がる別のメリットがあることも研究が明らかにしている。ペンシルバニア州立大学の研究者たちは、脳内で張り合っている2つの言語を持つことが、別のマルチタスキング能力に置き換えられることを発見した。彼らの研究では、他の活動を同時にしながらシミュレーション運転装置を使ったバイリンガルの被験者は、モノリンガルの被験者よりもエラーが少なかった。他の研究も、記憶、認知能力、意志決定などの分野での向上があると主張している。

5. もちろん、バイリンガルであることには実用的な恩恵がある。2つの言語を話すことは、1つの言語を話すよりも、このしだいにグローバル化されていく世界では非常におきな利点となる。人はバイリンガルであることによって、さまざまな種類の人々と交流し、他の文化に対する貴重な見識を持つことができるようになる。その結果、新しいバイリンガリズム研究が発見し受け入れることが多くなっていくにつれて、企業主もまた、この能力をもった新卒者を求めるようになっている。実際、国の政策立案者たちは、1つの言語しかしゃべれない若者は就活市場でバイリンガルの若者と争うときに、かなりの不利を被ると言う。研究者たちもこれ認め、学校は言語教育プログラムが成果をあげるようにもっと努力すべきであるとし、国に教育政策を変えさせようとしている。

6. かつて、バイリンガルであることは、研究者たちにとって、また政策立案者たちにとっても、まゆをひそめるようなものであったが、今や私たちの見方はしだいに変わりつつある。バイリンガルであることは、知力と精神力の強化からマルチタスキングと記憶の技術の向上にいたるまで、認知力の面で優位であることを、最近の研究が明らかにしている。この考え方の変化は科学的研究から生まれたのだが、しだいに競争が激しくなっているグローバルな市場においてバイリンガルの人たちをモノリンガルのライバルたちよりも優位に立たせ、彼らに実生活上の経済的利益をもたらしてもいる。

❷
〔解答〕
(1) ア (2) ウ (3) ウ (4) エ (5) ア
(6) イ (7) ア (8) エ (9) エ ⑽ ア
〔出題者が求めたポイント〕

文法の知識を問う選択式の空所補充問題
〔英文の意味と解法のヒント〕
1. 「明日の朝駅まで車で送って行ってくれませんか？」
mind の後は動名詞
2. 「二度と再び彼にお金を貸そうとは言い出しません。」
Never という否定語が前にきているので、後は倒置形になる。
3. 「もしすでにここの口座をお持ちであれば、この手順は省くことができます。」
副詞 already は一般動詞の前に置く。
4. 「この国では人前で涙をかむのは不作法だ。」
主語になる名詞節を構成しているので動名詞が適切。
5. 「アルシアはいつも、本当に助けを必要とする人を助けていた。」
過去の習慣を表す would があるので過去形の needed
6. 「リサイクルのため忘れないようにペットボトルを店に返してください。」
「～することを覚えておく」は remember to do
7. 「私がライセンスを取るのは、そのテストで十分な天を取るかどうかにかかっている。」
後ろが完全文なので関係詞ではなく接続詞 whether が適切。
8. 「天気予報によれば、明日の朝早い時間帯に強い風があるだろう。」
「～（一定時間）の間」は during
9. 「姉は18歳までに2回外国に行ったことがある。」
過去のある時点以前のことなので過去完了形
10. 「トーマス教授は午後の授業を休講にして、フライトに間に合うようにすぐに学校を出た。」
（完了形の）分詞構文

❸
〔解答〕
(1) ア (2) エ (3) イ (4) ア (5) イ
(6) ウ (7) イ (8) ア (9) イ ⑽ ウ
〔出題者が求めたポイント〕
類義語選択
〔英文の意味〕
1. ジェレミーはオリンピックのコーチとしてキャリアを築こうとした。
2. 送別会での私の上司のスピーチは感動的だった。
3. 彼は70年代と80年代にトップテンのヒット曲が35ある伝説的なギタリストだった。
4. ビジネスをそんなやり方でやるとほとんど利益がない。
5. 彼は質問に答える前はいつもためらう。
6. 自動車メーカーはもっと環境にやさしい車を作ることが期待されている。
7. 物事がうまく行かない時そんなにいらいらしてはいけない。
8. 私が母に買ってあげた宝石は本物だ。
9. 参加者たちは会議を始めるために集まった。

10. <u>言うまでもなく</u>、われわれは試合に負けるだろう。

4
〔解答〕
(1) ウ　(2) イ　(3) エ　(4) ア
(5) ウ　(6) エ　(7) イ　(8) ア
〔出題者が求めたポイント〕
会話文の内容把握（英問英答式）
〔質問と選択肢の意味〕
1. マイクはどうして選挙で投票したいと思っているのか。
　　ア．時間があるから　　イ．政治が好きだから。
　　ウ．彼の投票が重要だから。
　　エ．彼のマネージャーが勧めたから。
2. この会話からマイクについて何がわかるか。
　　ア．彼は妻のミーガンのために誕生パーティーを準備している。
　　イ．彼はアニーの誕生パーティーでだれか手伝いの人を雇おうとしている。
　　ウ．彼はハーリーに、食べ物と飲み物をパーティーに配達してもらうつもりだ。
　　エ．彼は食料品を買って、それをアニーのパーティーに配達してもらうつもりだ。
3. ハーリーはどういう意味で「それは頭から抜け落ちていた」と言っているのか。
　　ア．彼はアニーのパーティーの贈り物をまだ買っていない。
　　イ．彼は忙しくて、パーティーのことでマイクを手伝うことができない。
　　ウ．彼はミーガンにパーティーに来るよう頼んでもいい。
　　エ．彼は誕生パーティーのことを忘れていた。
4. この会話はどこでされているのだろうか。
　　ア．会社で　　イ．投票所で
　　ウ．ドライクリーニング店で　　エ．誕生パーティーで
5. シンディーの成績が上がりそうなひとつの理由は何か。
　　ア．彼女は授業の後でクラスメートを助けている。
　　イ．彼女は朝早く起きている。
　　ウ．彼女は難しくない授業を取っている。
　　エ．彼女はより多くの時間を外国で過ごしている。
6. ドローリスはどういう意味で「カードは正しく使いなさい」と言っているのか。
　　ア．カードゲームをするときにはリスクを冒しなさい。
　　イ．オフィスにまっすぐ行って応募しなさい。
　　ウ．新しいボキャブラリーにはフラッシュカードを使いなさい。
　　エ．すべて正しい選択をしなさい。
7. ドイツの留学プログラムについて言われて<u>いない</u>のはどれか。
　　ア．語学が必要とされる。
　　イ．ボランティアワークに登録しなければならない。
　　ウ．成績の良いことが要件である。
　　エ．推薦状をもらわなければならない。
8. 会話によると、夜間ドイツ語クラスにあてはまるのはどれか。
　　ア．年に3回開かれる。
　　イ．お昼前に開かれる。
　　ウ．図書館内にある部屋で教えられる。
　　エ．シンディーの知っている先生によって教えられる。

〔全訳〕
ハーリー：マイク、どこに行くの？　今日午後のシフトはないの？
マイク：早く出なくちゃいけないんだ。先週シフトマネージャーのグレンに、今日早く抜けられるかどうか訊いたら、オッケーをくれた。
ハーリー：大丈夫なの？
マイク：ああ、大丈夫だよ。でも、やらなくちゃいけないことがたくさんある。まず投票に行かなくちゃ。選挙が接戦のようだから、僕の票が重要なんだ。その後でクリーニング屋で服を取ってこなくちゃ行けない。それから打ち合わせのために、ピッカロ通りのあのパーティープランナーに走って行かなくちゃ。
ハーリー：待って、どうしてパーティープランナーが必要なの？　なんかパーティーみたいなことをするつもりなの？
マイク：うん、君にはもう言ったよ。来月のアニーの16歳の誕生日のためなんだ。君とミーガンは来ると言ったけど。
ハーリー：ごめん、マイク。頭から抜け落ちてたよ。来月はいろいろあるけど、心配しないで。ミーガンも僕も行くよ。
マイク：良かった。パーティープランナーのところに寄った後、今晩の食事のための食料を買わなくちゃいけない。時間がなくならないといいけど。

ドローレス：シンディー、今学期はすごく良い成績が取れそうね。何が前の学期と違ったの？
シンディー：正直言うと、今学期は私のとった授業は難しくなかったの。
ドローレス：でもそれだけじゃないでしょ。エネルギッシュで勉強家になったみたいよ。
シンディー：それもあるわ。私、睡眠を優先することに決めたの。毎晩8時間は必ず睡眠をとることにしている。それに、授業の後でノートを見直す時間を増やして、授業の中で言われたことでわからないことがあると、クラスメートや先生に教えてもらうの。
ドローレス：いい？シンディー、<u>カードを正しく使いなさい</u>、そうすれば、来学期のドツ留学プログラムに実際受かるかでしょうね。

東海大学（医）28 年度　（52）

シンディー：そうなりたいわ！　ドイツに住んで勉強す
るのは私の夢なの。でも、そのプログラム
はほんと倍率高いの。私はまだ成績が足り
ないし、ドイツ語スピーチテストで少なく
とも 80 パーセント取らなくちゃいけない
の。それに、アドバイザーに推薦状を書い
てもらうのも必要なの。

ドローレス：やれるわよ。一年を通じていくつか夜間クラ
スがあるの。2 月と 6 月と 9 月に開かれ
るわ。クラスはバトラーホールのコミュニ
ケーションセンターでやるの。図書館の向
かいにあるビルよ。私は去年素晴らしいク
ラスをとったから、もしよければいい先生
を薦められるわよ。

シンディー：すばらしい！　いろいろありがとう。

5
〔解答〕
問 1. イ　　問 2. エ　　問 3. ア　　問 4. イ
〔出題者が求めたポイント〕
英文の整序問題
〔解法のヒント〕
for example や however などのつなぎの言葉、this な
どの指示語、they などの代名詞がある文は第 1 文にな
らないことを考えると、おのずと第 1 文が決まる。
〔全訳〕
問 1.　1.　私たちの多くは、若い人たちがスマートフォ
ンで時間を無駄にしすぎていると思ってい
る。
　　　2.　たとえば、教育アプリは生徒たちが課題をこ
なしたり、インターネットで有益な情報にア
クセスするのを助ける。
　　　3.　このような見方をしつつも、最近の研究はス
マートフォンの教育的有益性に目を向けてい
る。
　　　4.　中には、スマートフォンは学校のような場所
では完全に禁止したほうがいいとさえ言って
いる人たちもいる。
問 2.　1.　たとえば、人々はヒートポンプや太陽エネル
ギーシステムのようなものを取りつけてい
る。
　　　2.　これは電気代の中に見受けられ、電気代はほ
ぼ 2 倍になっている。
　　　3.　エネルギーコストは、特にここ 30 年間にわ
たって上がり続けてきた。
　　　4.　このような価格上昇によって、家を持ってい
る人たちはエネルギー節約の努力をするよう
になった。
問 3.　1.　この減少は病院滞在の時間が短くなったこと
と看護スタッフが削減されたせいである。
　　　2.　しかし昨年は、患者数が上昇をみた。
　　　3.　2 つの大きなインフルエンザの発生がこの上
昇の一つの理由である。

　　　4.　ここ 10 年にわたって医療サービスは国の健康
管理コストの割合としては著しく減少した。
問 4.　1.　それは尾のつけ根にある尾脂腺で、羽毛を調
整するのに使われている。
　　　2.　脂は絶縁材として役立つだけでなく、ペンギ
ンが水中ですいすい泳ぎまわるのを助けてい
る。
　　　3.　それらはペンギンが暖かくて乾いた皮膚を維
持するのに役立っている。
　　　4.　多くの人が水族館を訪れてみるとわかるよう
に、ペンギンには特別な特徴がある。

6
〔解答〕
(1)　ア　　(2)　ウ　　(3)　イ　　(4)　エ
〔出題者が求めたポイント〕
図表の読み取り
〔全訳〕
・グラフのタイトル：X 国の 7 つの都市における CO_2
排出量
・産業からの CO_2 排出量
・自家用車からの CO_2 排出量
　　上のグラフは X 国の 7 つの都市の CO_2 排出量を表
している。灰色の棒は産業からの全 CO_2 排出量を示
し、白い棒は自家用車（POAs）からの CO_2 排出量を示
している。POA 排出量の全国平均は年間（　1　）ト
ンで、（　2　）の都市は POA が全国平均よりも低い。
（　3　）の都市の産業からの CO_2 排出量は POA の排
出量よりも高いが、差は 300 トン以下である。E 市の
産業からの CO_2 排出量は F 市のそれの（　4　）だが、
この 2 市の POA 排出量はちょうど同じである。

7
〔解答〕
(1)　「公衆衛生の改善と医療の進歩によって高齢まで生
きる人の数が増えた。」
(2)　「早期退職の導入は若い人たちにもっと多くの仕事
を与えようという意図でなされたのだが、これが年金
への出費を増やすことにもなっている。」
〔出題者が求めたポイント〕
英文和訳
〔全訳〕
　先進圏の多くの国々は人口の高齢化と出生率の低下に
関連する問題に直面している。これらの内の最も複雑な
問題は、増加する退職者の年金のための原資をどうする
かである。先の世紀で、(1)公衆衛生の改善と医療の進歩
によって高齢まで生きる人の数が増えた。このことは出
生率の低下と相まって、税金を払う人の数が減るのに年
金の支払いに使われるお金が増えることを意味してい
る。この状況は 20 世紀の終わりの数十年、人々がかな
り早期に退職し始めたときにさらに悪化した。(2)早期退
職の導入は若い人たちにもっと多くの仕事を与えようと

いう意図でなされたのだが、これが年金への出費を増やすことにもなっている。

8

〔解答例〕

(1) Entertainment industries and movie fans around the world take interest in this honorable ceremony.

(2) In principle, the recipients own the statuettes but are not allowed to put them on the market.

〔出題者が求めたポイント〕

和文英訳

〔全訳〕

　アカデミー賞は映画界における業績を顕彰する一年に一回のアメリカの表彰式である。アカデミーによって贈られるいくつかのタイプの賞のうち、もっともよく知られているのがおそらく、「オスカー賞」としても知られるアカデミー賞だろう。オスカー賞候補の発表は1月終わりにあり、続いて2月最後の日曜日か3月最初の日曜日に授賞式が行われる。式はカリフォルニア州のロスアンゼルスでとりおこなわれ、今や200国以上で実況中継される。(1)世界中のエンターテインメント業界や映画ファンはこの名誉ある行事に彼らの関心を寄せる。表彰式で授与されたオスカー像は受賞者のキャリアと人生を変える力を持っている。しかし、一定のルールが守られなければならない。(2)原則的に、受賞者がこれらを所有するが、市場に売り出さないことになっている。

東海大学（医）28年度 （54）

2月3日入試

1

〔解答〕

問1. ウ　　問2. エ　　問3. イ　　問4. ア
問5. ウ　　問6. イ　　問7. エ　　問8. エ
問9. ア
問10. (1) T　　(2) F　　(3) T　　(4) F
　　　(5) F

〔出題者が求めたポイント〕

長文中の空所補充、内容理解を問う英問英答

〔質問文と選択肢の意味〕

問1. 本文中の[1]に入れる最も適切な語はどれか。
　ア．逆に　　イ．結局　　ウ．実は
　エ．終わりに言うと
問2. 本文中の[2]に入れる最も適切な語はどれか。
　ア．それゆえ　　イ．あいにく　　ウ．だから
　エ．しかし
問3. 第2段落2行目のitは何を指すのか。
　ア．実験用動物を使うこと
　イ．髪を引き抜くことによって髪を生やさせること
　ウ．いくつかの毛包を感知すること
　エ．バクテリアの密集度を制御すること
問4. 第1段落によると、
　ア．今あるヘアロスの治療法は長期間有効ではない。
　イ．ヘアロス治療産業はアメリカで40パーセント拡大した。
　ウ．ヘアロス治療のすべての会社の5パーセントはアメリカに本拠を置いている。
　エ．市販の商品は他の治療よりも良い結果をもたらしている。
問5. 第2段落の主眼は、USCの実験の裏にある科学＿＿ことである。
　ア．に関してある意見を提示する
　イ．に対する懸念を述べる
　ウ．に対する背景を提供する
　エ．に反対する主張を述べる
問6. 第2段落によると、quorum sensingは
　ア．バクテリアが信号を送るのを妨げるために使われた。
　イ．毛の再生の研究に応用された。
　ウ．2015年に初めて研究者たちに紹介された。
　エ．USCの大学研究チームによって発見された。
問7. 第3段落では次のどの詳細が説明されたか。
　ア．どのようにして200本の毛が系統だってマウスから引き抜かれたか。
　イ．どのようにして毛が無作為に被験者から引き抜かれたか。
　ウ．健康な毛のサンプル集めはどのように難問なのか。

エ．どのようにしてその研究が、以前の毛を抜く実験の上に構築されたのか。
問8. 最後の段落の主眼は何か。
　ア．研究についての個人的な観察をすぐ使えるようにすること。
　イ．論題を再度述べて、読者に毛を引き抜くことのリスクを説明すること。
　ウ．研究結果に異議を唱えることによって、本文を終えること
　エ．本文の主要ポイントを要約し、それに含まれる意味を述べること。
問9. 英文の最も適切なタイトルはどれか
　ア．ヘアロスによってヘアを獲得する
　イ．ヘア商品産業のダークな面
　ウ．バクテリアを通じて毛包と伝え合う
　エ．研究テーマとして動物を使うことの倫理
問10. 英文から判断して、正しい記述にT、まちがっている記述にFを書きなさい。（下線部がまちがっているところ）
　1. ヘアロス治療産業は1980年代以降著しく成長している。（第1段落参照）
　2. 毛を引き抜くことが毛の成長を刺激するのかどうかをテストするために、研究は人間に対して行われた。（第4段落参照）
　3. 研究者たちは狭い範囲から毛を引き抜いたときに、より大きな成功をみた。（第3段落参照）
　4. 毛を引き抜くという方法は今、毛の毛包損傷の治療に使われている。（第4段落参照）
　5. 会社は新しいヘアロス治療をあみだすために、それぞれ独立して活動している。（言及なし）

〔全訳〕

1. ここ30年にわたって、ヘアロス治療の産業は大きなビジネスになっている。2014年のグローバルマーケットリサーチレポートによると、これはアメリカだけで40億ドルの市場であり、この産業における全世界の歳入高のほとんど40％を占めている。ヘアロス治療産業の会社は成長し、ヘアロスを防ぐあるいは回復させる、シャンプー、ローション、ビタミン剤、レーザー装備のヘアブラシなど、さまざまな商品を売っている。[1]実は、このような会社は250社ほどアメリカで営業している。だが、どの1社をとっても、マーケットシェアの5パーセント以上を持っている会社はない。医薬的治療、外科的治療もまた施されているが、どれも永久的な解決法を提供してはいない。

2. 2015年の記事によると、南カリフォルニア大学（USC）の研究チームが、実験用動物での実験を通じて人間のヘアロスの治療法を発見したかも知れないことを明らかにした。奇妙に聞こえるかも知れないが、彼らは、髪を引き抜くことが実は新しい髪の成長の刺激となるのかも知れないことを発見したのだ。USCの研究者たち

はこの主張の根拠を、「クオラムセンシング quorum sensing」として知られている細菌学的現象の研究結果に置いている。クオラムセンシングは新しい発見ではない。この現象は 40 年前にハーバードの研究者たちによって、バクテリアのコロニーの中で発見された。バクテリアは攻撃されたとき、健全な密集数を維持するために互いに信号を送り合うことが観察された。USC の研究者たちはそこから、次のような研究上の疑問を発展させた。クオラムセンシングはバクテリア数の密度に影響するのと同じように、髪の毛の密度に影響することがあるのだろうか？

3. 髪の毛包に応用してみて、髪の毛をむしることによって引き起こされた損傷は「危機信号」を免疫細胞に送る引き金になって損傷箇所に細胞を呼び集めるということを、研究者たちは発見した。この免疫細胞は損傷した毛包にも損傷していない毛包にも働きかけて、新しい髪が生えるのを助ける。実験でチームはマウスの背中から 200 本の毛を、1 本 1 本、パターンをさまざまに変えて引き抜いた。彼らは 1300 本まで新しく髪を再生させるのに成功した。最初、直径 6mm 以上の広さから毛を抜くと、新しい毛は生えなかった。[2]だが、直径 3mm から 5mm の広さから引き抜くと、引き抜いた場所の外であっても、毛が新たに生えてきた。

4. 研究チームが新しく健康な毛を再生する方法を発見したと結論づけるのは時期尚早かもしれない。この方法がまだ人間で試されていないからである。また、3mm という小さい面積から頭全体に毛を再生するのは難問だろうと指摘する人たちもいる。それにもかかわらず、多くの研究者は、この研究の結果はハゲや毛包損傷の治療法の発見に応用できるかもしれないとの希望を持っている。世界中の多くの会社がこの産業に投資してきた。そして、この分野の研究者たちは会社と協力して、ヘアロスを回復させる方法を見つけ出そうとしている。近い将来、効果のある商品が出てくるかもしれない。

❷

〔解答〕

(1) ア (2) ウ (3) イ (4) エ (5) イ
(6) イ (7) エ (8) ウ (9) イ (10) ウ

〔出題者が求めたポイント〕

文法の知識を問う選択式の空所補充問題

〔英文の意味と解法のヒント〕

1. 「万一妹に何かあったら、この番号で私に連絡ください。」
Were (S) to do で未来を表わす仮定法
2. 「いかなる場合も、あなたのクレジットカードの識別番号を人に教えてはいけない。」
no という否定語が前にあるので後ろは倒置形
3. 「彼は夜間ここで働くのに慣れていない。」
「～に慣れている」は be used to ～ ing
4. 「私たちはナタリーがリサイタルを終える時まで 3 時間外で待っていた。」

過去のある時点まで継続していたので、過去完了進行形 had been ～ ing
5. 「私はこれから 2 年間パリで働くつもりだ。大学でフランス語を勉強していたらよかった。」
過去の願望を表わす I wish I had + p.p.
6. 「私たちは天気予報によっては今週末スキーに行くかもしれない。」
分詞構文
7. 「そのコンサートは思っていたより面白かった。」
「～(事物)がおもしろい」は exciting。 後ろに than があるので比較級にする。
8. 「サリーは桜の木の下に脚を組んで座って、サンドイッチを食べた。」
with one's ～ crossed「～を組んで」
9. 「父は古いティーカップを集めていて、その多くが明治時代から残っているものだ。」
継続用法で、many などの数量を表わす語 + of which[whom]
先行詞が物なので whom は不適
10. 「そのバンドが解散したのを知っていたら、彼らのことを尋ねたりしなかったのに。」
仮定法過去完了

❸

〔解答〕

(1) ウ (2) イ (3) イ (4) ア (5) エ
(6) ア (7) イ (8) ア (9) エ (10) エ

〔出題者が求めたポイント〕

類義語選択

〔英文の意味〕

1. あのおとぎ話の女王は白雪姫に残酷だった。
2. 今年の経済についての私の予測は結局のところ正しかったようだ。
3. 犬が公園で見つかったとき、スーザンの気持ちは高ぶった。
4. この映画は勇気ある男の物語に基づいている。
5. 政府は言論の自由に対する制限を撤廃するだろう。
6. 私は彼女のネコ、マーラについての彼女の話に簡単に騙された。
7. 私の小さな弟は、知らない人のいるところではとても臆病だ。
8. 彼の態度は動機についての疑念を私に抱かせた。
9. 父はニュースを見ることで国際問題についていけるようにしている。
10. ホテルを経営するのは本当に厄介なことがある。時にはありえないお客に対処しなければならない。

❹

〔解答〕

(1) イ (2) ア (3) エ (4) イ
(5) エ (6) ア (7) ウ (8) エ

東海大学（医）28年度　（56）

〔出題者が求めたポイント〕
会話文の内容把握(英問英答式)
〔質問と選択肢の意味〕
1. マリーとケイティーの関係はどんなものと思われるか。
　ア．以前の仕事パートナー
　イ．以前の同僚
　ウ．以前のクラスメート
　エ．以前の親戚
2. ケイティーはなぜ、ちょうどリンゴを食べようとしているのか。
　ア．あまりお腹が空いていない。
　イ．ひとりで食べたがっている。
　ウ．お昼ご飯を忘れた。
　エ．後で何か食べようと思っている。
3. 会話によると、イヴリンについてあてはまるのは次のどれか。
　ア．彼女はコンピューターを売る会社を始めた。
　イ．彼女はマリーのボスであり、ケイティーのボスではなかった。
　ウ．彼女は最初はもっと給料の高い仕事についていた。
　エ．彼女はウェブデザインビジネスで働いていた。
4. ケイティーはどういう意味で landing on her feet と言うのか。
　ア．旅行して新しい場所に行くこと
　イ．困難な地点にいたのに成功を収めること。
　ウ．新しい技術を学んで経験を積むこと。
　エ．長時間立っていなければならない仕事を見つけること。
5. この会話はどこでされているのだろうか。
　ア．ヘアサロン
　イ．花屋
　ウ．郵便局
　エ．宝石店
6. この男性の週末は何が特別なのか。
　ア．彼の結婚記念日である。
　イ．彼の妻の誕生日である。
　ウ．彼は退職しようとしている。
　エ．彼は結婚しようとしている
7. 彼が最終的に買うものを決めるのに何が決め手なのか。
　ア．そのイヤリングはとても古風に見える。
　イ．カラフルなイヤリングが今セール中である。
　ウ．そのイヤリングは女性がつけていると素敵に見える。
　エ．パールのイヤリングは若い人たちに人気である。
8. 男性が次にしそうなことは何か。
　ア．イヤリングをつけてくれるように女性に頼む。
　イ．イヤリングをバッグに入れる。
　ウ．イヤリングをギフト用にラップしてもらう。
　エ．花屋に立ち寄る。

〔全訳〕
ケイティー：マリー！　待って！　お昼一緒に食べない？　私が別のキャンパスの経済学部に移ってからずっと、会ってないわね。
　マリー：そうね、ケイティー。お昼一緒にできなくてさびしかったわ。あそこにある学生課の前のベンチで食べましょう。
ケイティー：いいわね。今日は何を食べるの？
　マリー：ギリシャサラダつきのツナサンドイッチよ。
ケイティー：おいしそうね。私、朝ごはん食べてからまだお腹空いてないから、このリンゴを食べるだけよ。私たちの昔のボスのイヴリンから連絡はある？
　マリー：ええ、月に一回はおしゃべりしてる。彼女がここをやめてからウェブデザインビジネスを始めたこと聞いた？　4年くらい前のことよ。
ケイティー：ええ、でも新しいビジネスを始めるのに問題があったのを覚えているわ。
　マリー：そう。しばらくは頑張ったけど、とうとうビジネスを売ってしまったの。運のいいことに、彼女のクライアントのひとりがコンピューターを売る仕事をくれたのよ。彼女は実際以前よりたくさんのお金を稼ぎ、オフの時間が増え、かなりしばしばヨーロッパに旅行するようになっているわ。旅行がいつもイヴリンの本当にやりたいことなの。
ケイティー：わあ。landing on her feet(うまく乗り切る)とはこのことね！　彼女にはふさわしいわ。それであなたはどうなの？会社で何か変わったことある？
　マリー：あなたが出てからたくさん変わったわ。だれのことが知りたい？

男性：こんにちは。妻に贈るなにか特別な物を探しているのですが。土曜日で結婚30年になるんです。
女性：すばらしいですね。何をお探しですか？　ネックレス？　イヤリングならちょうど入荷したばかりなのがございます。あちらのディスプレイのケースに入っております。パールでとても値が張るのですが、とってもエレガントですよ。
男性：そうですね。少し古風な感じですね。妻はここにあるような、もっとカラフルなものに興味があるような気がします。
女性：これはどうですか？　お客さま方にはとても人気の高いものです。実は私も今同じものをつけているのですよ。ご覧になってわかりますか？
男性：ああ、素敵ですね。それにあなたの髪は妻の髪と似ています。完璧ですね。
女性：ラッピングしましょうか？　ラッピングは5ドル99セントです。

男性：結構です。ジャケットに入れて帰って、後で自分
　　　でラッピングします。はい、クレジットカードで
　　　す。
女性：はい、どうぞ。奥様のお気に召されますように。
男性：ありがとう。さあ、あとはバラの花だけだ。

5

〔解答〕
問1. ア　　問2. エ　　問3. イ　　問4. ア
〔出題者が求めたポイント〕
英文の整序問題
〔解法のヒント〕
however などのつなぎの言葉、this などの指示語、
they などの代名詞がある文は第1文にならないことを
考えると、おのずと第1文が決まる。
〔全訳〕
問1. 1. その誕生日以降ずっと、私は毎日ゲームをし
　　　　ている。
　　2. それは12歳の誕生に母がゲームのコンソール
　　　　を買ってくれた時に始まった。
　　3. 来週私は新しい仕事を始めるので、そんなに
　　　　たくさんゲームをする時間がなくなるだろう。
　　4. 私は子どもの時からテレビゲームに魅了され
　　　　てきた。
問2. 1. 雇用主はすべての志願者の正しい情報を確実
　　　　に持つためにこの用紙を使う。
　　2. それができなければ、結果として雇用主は、
　　　　志願者を雇わないと決めることになるだろう。
　　3. 就職の応募方法にはたいてい就職申込用紙が
　　　　含まれている。
　　4. これを完成した後、志願者は署名をして、書
　　　　かれた情報が正確であることを示さなければ
　　　　ならない。
問3. 1. バクスターは部屋をそろそろ歩いて、ドアの
　　　　ところでがりがり引っ掻いた。
　　2. 結局のところ、私たちが4年前にアパートを
　　　　変えたときも、彼の行動は不安だったのだ。
　　3. 彼が新しい家にいることに不安であるのは明
　　　　らかだった。
　　4. このような不安は私には驚きでもなんでも
　　　　なかった。
問4. 1. ほとんどの人は、酸素を作り出すにあたって
　　　　植物や樹木が重要であることに気づいている。
　　2. 実はそれらは植物や樹木よりはるかに多くの
　　　　酸素を生成し、私たちが呼吸している酸素の
　　　　70 ～ 80 パーセントを作り出している。
　　3. しかし、プランクトンの重要性に気づいてい
　　　　る人は多くない。
　　4. よって、この微細な有機物は地球上の生命に
　　　　とって欠くことのできないものである。

6

〔解答〕
(1) ウ　　(2) エ　　(3) エ　　(4) ウ
〔出題者が求めたポイント〕
図表の読み取り
〔全訳〕
グラフのタイトル：
グリック化粧品の 2013 年から 2015 年の 5 種類の商品の
売り上げ
　上記のグラフは 2013 年から 2015 年にグリック化粧品
から出された 5 種類の商品の売上高である。データはそ
れぞれの商品の売り上げが 2013 年に最低であることを
示しているが、（　1　）は例外である。リップスティッ
クの売り上げ高は 2013 年は最高ではないが、売り上げ
が伸び、2014 年と 2015 年にはリップスティックがトッ
プの商品になった。実際、2015 年のリップスティック
売り上げのアイライナー売り上げに対する割合は
（　2　）だった。2013 年にはネイルポリッシュの売り上
げはすべての商品の中で最低だった。しかし 2014 年の
ネイルポリッシュの売り上げはおよそ（　3　）倍に増
え、その年の売り上げ第 2 位の商品となった。フェイス
クリームとローションは 2013 年には最高売り上げでは
なかったが、それぞれは次の 2 年で非常に伸びた。フェ
イスクリームの売り上げは 2013 年から 2014 年で
（　4　）百万ドル増えた。

7

〔解答〕
(1)「誤解は、話し合っている者同士が同じ価値観を共
　　有していないときに起こるのかもしれない。」
(2)「意味の交渉には努力、そして行間を読むというよう
　　な会話術が必要となる。」
〔出題者が求めたポイント〕
英文和訳
〔全訳〕
　友だちとコミュニケーションするのに困難を感じたこ
とがあるだろうか。こちらの意図が、自分の話している
相手にとっていつも明白なわけではない。(1) 誤解は、
話し合っている者同士が同じ価値観を共有していないと
きに起こるのかもしれない。この問題を克服するため
に、人々は、メッセージの明確な理解に達するようなコ
ミュニケーションに取り組む。これが「意味の交渉」と
呼ばれる。(2)意味の交渉には努力、そして行間を読むと
いうような会話術が必要となる。言語学者は、意味の交
渉は、単なる挨拶から課題提出の時間をもっとください
ということにいたるまで、すべての会話の真髄にあると
考えている。人々は、会話が自然に進んだり終わったり
するためには、信号を読み取り、それに合わせて応答す
る必要がある。この過程を学びこれに参加することが、
成功するコミュニケーションを構成しているのが何なの
かを理解する上での基本である。

8

〔解答例〕

(1) Some kinds of animals show some of the most astonishingly patient behavior.

(2) These trips attract a lot of scientists and research projects, which leads to our further understanding about this biological phenomenon.

〔出題者が求めたポイント〕

和文英訳

〔全訳〕

　動物王国における長距離の移動は数百年もの間、科学者そして一般の人々を魅了してきた。それにはもっともな理由がある。(1)ある種の動物たちはもっとも驚くべき忍耐強さの行動をいくつか見せる。多くの人々にとって動物の移動のイメージというと、鳥の群れの繁殖地と非繁殖地の間の季節ごとの移動を思うだろう。だが、動物の移動には他にも多くの形態がある。西と東の間、陸地や海洋を含む複雑な回遊、山の上と下の高度的な移動、そして水による水平の移動などである。(2)これらの旅は数多くの学者や研究プロジェクトを引きつけ、それがこの生物学的現象に対する私たちの理解を深める。

数　学

解答

28年度

2月2日試験

1

〔解答〕

ア．3　　イ．9　　ウ．$-\dfrac{9}{4}$　　エ．$\sqrt{3}$

オ．16　　カ．-20　　キ．210　　ク．$n(9n^2+9n+1)$

〔出題者が求めたポイント〕

(1)　対数関数

$$\log_c M + \log_c N = \log_c MN$$
$$\log_c M = r \Longleftrightarrow M = c^r$$

より x の2次方程式にする。真数正に留意し答える。

(2)　複素数

$$z = a + bi \text{ のとき，} |z| = \sqrt{a^2+b^2}$$
$$\bar{z} = a - bi$$

連立方程式から，$a,\ b$ を求める。

(3)　式と証明

$$a > 0,\ b > 0 \text{ のとき，} a + b \geqq 2\sqrt{ab}$$

等号が成り立つのは，$a = b$

(4)　二項定理・多項定理

$(x^2-x+1)^{20}$ で (x^2) が a 個，$(-x)$ が b 個，1 が c 個
$(a+b+c=20)$ 必要なとき，その項は，
$${}_{20}C_a \cdot {}_{20-a}C_b \cdot (x^2)^a \cdot (-x)^b \cdot (1)^c$$

(5)　数列

$$a_{3n} = \sum_{k=1}^{3n} a_k - \sum_{k=1}^{3n-1} a_k$$
$$\sum_{k=1}^{n} k^2 = \frac{1}{6}n(n+1)(2n+1),\ \sum_{k=1}^{n} k = \frac{1}{2}n(n+1)$$

〔解答のプロセス〕

(1)　$\log_3 x(3x-8) = 1$ より　$x(3x-8) = 3^1$
　　$3x^2 - 8x - 3 = 0$ より　$(3x+1)(x-3) = 0$

　　真数正より　$x > \dfrac{8}{3}$　　従って，$x = 3$

(2)　$z = a + bi$ とする。$z + 4 = (a+4) + bi$
　　$|z|^2 = 9$ より　$a^2 + b^2 = 9$ ……①
　　$|z+4|^2 = 16$ より　$(a+4)^2 + b^2 = 16$
　　よって，$a^2 + 8a + 16 + b^2 = 16$ ……②

　　①，②より　$8a + 9 = 0$　　よって，$a = -\dfrac{9}{8}$

　　$b^2 = 9 - \dfrac{81}{64} = \dfrac{495}{64}$

　　$z\bar{z} = (a+bi)(a-bi) = a^2 + b^2 = 9$

　　$z + \bar{z} = a + bi + a - bi = 2a = -\dfrac{9}{4}$

(2)　別解

　　$z\bar{z} = |z|^2 = 9$
　　$|z+4|^2 = (z+4)(\bar{z}+4)$ より
　　$z\bar{z} + 4(z+\bar{z}) + 16 = 16$

よって，$z + \bar{z} = -\dfrac{9}{4}$

(3)　$x^2 > 0,\ \dfrac{9}{x^2} > 0$ なので，

$$\left(x + \frac{1}{x}\right)\left(x + \frac{9}{x}\right) = 10 + x^2 + \frac{9}{x^2}$$
$$\geqq 10 + 2\sqrt{x^2\frac{9}{x^2}} = 16$$

$x^2 = \dfrac{9}{x^2}$ のとき，$x^2 = 3$ で $x > 0$ より　$x = \sqrt{3}$

(4)　x となるのは，$(-x)$ が1項と(1)が19項だから
　　${}_{20}C_1 \cdot (-x)^1 (1)^{19} = -20x$　　係数は，-20
　　x^2 となるのは，

　(i)　x^2 が1項と他は1の項，${}_{20}C_1 \cdot (x^2)^1 = 20x^2$

　(ii)　$(-x)$ が2項と他は1の項
　　${}_{20}C_2 \cdot (-x)^2 = 190x^2$

　　従って，係数は，$20 + 190 = 210$

(5)　$a_{3n} = \displaystyle\sum_{k=1}^{3n} a_k - \sum_{k=1}^{3n-1} a_k$

　　　$= (3n)^3 - (3n-1)^3$

　　　$= 27n^3 - (27n^3 - 27n^2 + 9n - 1)$

　　　$= 27n^2 - 9n + 1$

　　$\displaystyle\sum_{k=1}^{n} a_{3k} = \sum_{k=1}^{n} (27k^2 - 9k + 1)$

　　　$= \dfrac{27}{6}n(n+1)(2n+1) - \dfrac{9}{2}n(n+1) + n$

　　　$= \dfrac{1}{2}n(18n^2 + 18n + 2) = n(9n^2 + 9n + 1)$

2

〔解答〕

ア．$\cos^2 t$　　イ．$\dfrac{\pi}{4}$　　ウ．$\dfrac{\pi-2}{8}$　　エ．$\dfrac{\pi+2}{8}$

オ．1　　カ．2　　キ．0　　ク．-2

ケ．$\dfrac{1}{4}(2\log 2 + \pi - 2)$

〔出題者が求めたポイント〕　積分法

(1)　$1 + \tan^2\theta = \dfrac{1}{\cos^2\theta}$ を逆数にする。

(2)　問題に書いてある通り $x = \tan t$ とする。

(3)　問題に書いてある通り部分積分法を用いる。

$$\int_0^1 \frac{1}{1+x^2}\,dx = \left[x\frac{1}{1+x^2}\right]_0^1 - \int_0^1 x\left(\frac{1}{1+x^2}\right)'dx$$

(4)　等式の両辺とも展開し，未定係数法より求める。

$$\int_0^1 \frac{1}{1+x^2}\,dx \text{ は } t = 1+x^2 \text{ と置いて値を求める。}$$

他は，(3)で求めた値が使える。

〔解答のプロセス〕

(1) $\dfrac{1}{1+\tan^2 t}=\cos^2 t$

(2) $\dfrac{dx}{dt}=\dfrac{1}{\cos^2 t}$ より $dx=\dfrac{dt}{\cos^2 t}$

$x=0\to1$ のとき, $t=0\to\dfrac{\pi}{4}$

$\displaystyle\int_0^1\dfrac{1}{1+x^2}\,dx=\int_0^{\frac{\pi}{4}}\cos^2 t\,\dfrac{dt}{\cos^2 t}=\int_0^{\frac{\pi}{4}}dt$

$\qquad\qquad\qquad=\Big[\,t\,\Big]_0^{\frac{\pi}{4}}=\dfrac{\pi}{4}$

(3) $\left(\dfrac{1}{1+x^2}\right)'=-\dfrac{2x}{(1+x^2)^2}$ より

$\displaystyle\int_0^1\dfrac{1}{1+x^2}\,dx$

$\displaystyle=\Big[\,x\,\dfrac{1}{1+x^2}\,\Big]_0^1-\int_0^1 x\Big\{-\dfrac{2x}{(1+x^2)^2}\Big\}dx$

よって, $\dfrac{\pi}{4}=\dfrac{1}{2}+2\displaystyle\int_0^1\dfrac{x^2}{(1+x^2)^2}\,dx$

従って, $\displaystyle\int_0^1\dfrac{x^2}{(1+x^2)^2}\,dx=\dfrac{\pi-2}{8}$

また, $\displaystyle\int_0^1\dfrac{1}{(1+x^2)^2}\,dx+\int_0^1\dfrac{x^2}{(1+x^2)^2}\,dx$

$\qquad\displaystyle=\int_0^1\dfrac{1}{1+x^2}\,dx$

よって, $\displaystyle\int_0^1\dfrac{1}{(1+x^2)^2}\,dx+\dfrac{\pi-2}{8}=\dfrac{\pi}{4}$

従って, $\displaystyle\int_0^1\dfrac{1}{(1+x^2)^2}\,dx=\dfrac{\pi+2}{8}$

(4) $x(x+1)^2=(ax+b)(x^2+1)+cx+d$

$\quad x^3+2x^2+x=ax^3+bx^2+(a+c)x+b+d$

よって, $a=1$, $b=2$, $a+c=1$, $b+d=0$

より, $c=0$, $d=-2$

$\displaystyle\int_0^1\dfrac{x}{1+x^2}\,dx$ は, $1+x^2=t$ とおく。$\dfrac{dt}{dx}=2x$

$dx=\dfrac{1}{2x}dt$ で, $x:0\to1$ のとき $t:1\to2$

$\displaystyle\int_0^1\dfrac{x}{1+x^2}\,dx=\int_1^2\dfrac{x}{t}\,\dfrac{1}{2x}\,dt=\dfrac{1}{2}\int_1^2\dfrac{1}{t}\,dt$

$\qquad\qquad\qquad=\dfrac{1}{2}\Big[\,\log t\,\Big]_1^2=\dfrac{1}{2}\log 2$

$\displaystyle\int_0^1\dfrac{x}{1+x^2}\,dx+2\int_0^1\dfrac{1}{1+x^2}\,dx$

$\qquad\qquad\qquad-2\displaystyle\int_0^1\dfrac{1}{(1+x^2)^2}\,dx$

$\displaystyle=\dfrac{1}{2}\log 2+2\,\dfrac{\pi}{4}-2\,\dfrac{\pi+2}{8}=\dfrac{1}{4}(2\log 2+\pi-2)$

3

〔解答〕

ア. $\dfrac{1}{6}$　　イ. $\dfrac{5}{18}$　　ウ. $\dfrac{25}{324}$　　エ. $\dfrac{5}{36}$

オ. $\dfrac{11}{36}$　　カ. $\dfrac{1}{6}\left(\dfrac{5}{6}\right)^{n-2}$　　キ. 110

〔出題者が求めたポイント〕 確率

(1) n 回 $(3\leqq n\leqq7)$ で終了するとき

$\dfrac{6}{6}\left(\dfrac{6-1}{6}\right)\cdots\left(\dfrac{6-(n-2)}{6}\right)\cdot\dfrac{n-1}{6}$

2 回は, $\dfrac{6}{6}\cdot\dfrac{1}{6}$

(2) n 回で終了するとき, $\dfrac{6}{6}\left(\dfrac{5}{6}\right)^{n-2}\dfrac{1}{6}$

2 回周って終了するのは, 目の和が 14 のとき。

1 ～ 6 を 4 つ使って 14 になる組を書き出し, 2 回で 7,
同じ数字の場合に考慮して数え上げる。

〔解答のプロセス〕

(1) 2 回。$\dfrac{6}{6}\,\dfrac{1}{6}=\dfrac{1}{6}$

3 回。$\dfrac{6}{6}\,\dfrac{5}{6}\,\dfrac{2}{6}=\dfrac{5}{18}$

6 回。$\dfrac{6}{6}\,\dfrac{5}{6}\,\dfrac{4}{6}\,\dfrac{3}{6}\,\dfrac{2}{6}\,\dfrac{5}{6}=\dfrac{25}{324}$

(2)(i) 2 回。$\dfrac{6}{6}\,\dfrac{1}{6}=\dfrac{1}{6}$

3 回。$\dfrac{6}{6}\,\dfrac{5}{6}\,\dfrac{1}{6}=\dfrac{5}{36}$

3 回以下。$\dfrac{1}{6}+\dfrac{5}{36}=\dfrac{11}{36}$

n 回。$\dfrac{6}{6}\left(\dfrac{5}{6}\right)^{n-2}\dfrac{1}{6}=\dfrac{1}{6}\left(\dfrac{5}{6}\right)^{n-2}$ 又は $\dfrac{1}{5}\left(\dfrac{5}{6}\right)^{n-1}$

(ii) 4 回の和が 14 になる数を小さい順に並べる。
1166◎, 1256○, 1346○, 1355△
1445△, 2246△, 2255◎, 2336△
2345○, 2444▽, 3335▽, 3344◎
◎は 2 回の和が 7 となる場合があり, 同じ数字が 2
個ずつあるので, 2 通り
○は 2 回の和が 7 となる場合がある。
$4\times2\times2\times1=16$ 通り
△は 2 個同じ数字がある。${}_4C_2\cdot2!=12$ 通り
▽は 3 個同じ数字がある。${}_4C_1=4$ 通り
従って, $2\times3+16\times3+12\times4+4\times2=110$

東海大学（医）28年度　（61）

$$\frac{99}{28}(=3.5\cdots)<n<\frac{1000}{28}(=35.7\cdots)$$

よって，$4\leqq n\leqq 35$

従って，$35-4+1=32$

2月3日試験

❶

〔解答〕

ア．-2　　イ．3　　ウ．$-\dfrac{1}{6}$　　エ．6

オ．$\dfrac{37}{100}$　　カ．$\dfrac{441}{1000}$　　キ．32

〔出題者が求めたポイント〕

(1)　指数関数

$$a^{n+m}=a^n a^m,\ a^{nm}=(a^n)^m$$

$2^x=t$ とおいて，2次方程式を解く。

(2)　ベクトル

$\vec{a}$ と $\vec{b}$ のなす角を θ とすると，$\cos\theta=\dfrac{\vec{a}\cdot\vec{b}}{|\vec{a}||\vec{b}|}$

$\vec{a}\perp\vec{b}\Longleftrightarrow\vec{a}\cdot\vec{b}=0$

$(\vec{a}-\vec{b})\cdot(2\vec{a}+\vec{b})$ を展開し，$\vec{a}\cdot\vec{b}$ を求める。

(3)　確率

3回とも同じ色の確率は，3回とも赤の確率と3回とも白の確率との和

確率 p の事象が a 回，確率 q の事象が b 回でる確率は，

$_{a+b}\mathrm{C}_a\cdot p^a\cdot q^b$

(4)　実数，1次方程式

$k,\ l,\ m$ が自然数で，$kl=m$ のとき，m は k の倍数である。

求める数 x を，n が整数で $x=an+b$ の形に表す。

〔解答のプロセス〕

(1)　$2^2\cdot 2^{2x}-33\cdot 2^x+8=0,\ 2^x=t$ とおく。

$4t^2-33t+8=0$ より　$(4t-1)(t-8)=0$

$$t=2^x=\frac{1}{4}=2^{-2},\ t=2^x=8=2^3$$

従って，$x=-2,\ 3$

(2)　$(\vec{a}-\vec{b})\cdot(2\vec{a}+\vec{b})=2|\vec{a}|^2-\vec{a}\cdot\vec{b}-|\vec{b}|^2$

$8-\vec{a}\cdot\vec{b}-9=0$ より　$\vec{a}\cdot\vec{b}=-1$

$$\cos\theta=\frac{-1}{2\cdot 3}=-\frac{1}{6}$$

$|\vec{a}+2\vec{b}|^2=|\vec{a}|^2+4\vec{a}\cdot\vec{b}+4|\vec{b}|^2$

$\qquad\qquad=4-4+36=36(=6^2)$

従って，$|\vec{a}+2\vec{b}|=6$

(3)　3回とも赤玉，3回とも白玉の場合がある。

$$\left(\frac{7}{10}\right)^3+\left(\frac{3}{10}\right)^3=\frac{343+27}{1000}=\frac{37}{100}$$

赤玉2回，白玉1回の確率

$$_3\mathrm{C}_2\left(\frac{7}{10}\right)^2\left(\frac{3}{10}\right)=\frac{441}{1000}$$

(4)　$x=4k+1=7l+2$ とおく。

$4(k-l)=3l+1$ より　$3l+1$ は 4 の倍数

$3l+1=4m$ とおく。

$3(l-m)=m-1$ より　$m-1$ は 3 の倍数。

$m-1=3n$ とおく。$m=3n+1$

$3l+1=12n+4$ より　$l=4n+1$

$\qquad x=28n+7+2=28n+9$

❷

〔解答〕

ア．$\sqrt{2}$　　イ．$\sqrt{2}-1$　　ウ．$1-\cos\theta$

エ．$-\cos 2\theta+2\cos\theta$　　オ．$-\sin 2\theta+2\sin\theta$

カ．$\dfrac{\pi}{3}$　　キ．$\dfrac{3}{2}$　　ク．$\dfrac{2}{3}\pi$　　ケ．$\dfrac{3\sqrt{3}}{2}$

コ．8

〔出題者が求めたポイント〕

平面図形，微分法，積分法

(1)　$x^2+y^2=r^2$ の上の点 $(x_0,\ y_0)$ に接線の方程式は

$\qquad x_0 x+y_0 y=r^2$

点 $(x_0,\ y_0)$ と点 $(x_1,\ y_1)$ が直線 $ax+by+c=0$

$\left(y=-\dfrac{a}{b}x-\dfrac{c}{b}\right)$ に関して対称なとき，

$$\frac{y_1-y_0}{x_1-x_0}=\frac{b}{a},\ a\frac{x_0+x_1}{2}+b\frac{y_0+y_1}{2}+c=0$$

(2)　点 $(x_1,\ y_1)$ と直線 $ax+by+c=0$ との距離は，

$$\frac{|ax_1+by_1+c|}{\sqrt{a^2+b^2}}$$

(3)　(1)を使って $x,\ y$ を求める。

x は $\cos\theta$ について平方完成する。y は $\cos\theta=x$ とおき，x について微分して増減表をつくる。

(4)　曲線 $x=f(\theta),\ y=g(\theta)\ (\alpha\leqq\theta\leqq\beta)$ の長さは，

$$\int_\alpha^\beta\sqrt{\left(\frac{dx}{d\theta}\right)^2+\left(\frac{dy}{d\theta}\right)^2}\,d\theta$$

〔解答のプロセス〕

(1)　接線は，$x\cos\dfrac{\pi}{4}+y\sin\dfrac{\pi}{4}=1$ より

$\qquad x+y-\sqrt{2}=0$　（又は，$y=-x+\sqrt{2}$）

P$(x,\ y)$ とすると，

$$\frac{y-0}{x-1}=1,\ \frac{x+1}{2}+\frac{y+0}{2}-\sqrt{2}=0$$

$y=x-1$ より　$x-\sqrt{2}=0$　∴　$x=\sqrt{2}$

$y=\sqrt{2}-1$　従って，P$(\sqrt{2},\ \sqrt{2}-1)$

(2)　接線は，$x\cos\theta+y\sin\theta-1=0$

距離は，$\dfrac{|1\cos\theta+0\sin\theta-1|}{\sqrt{\cos^2\theta+\sin^2\theta}}=1-\cos\theta$

(3)　接線の傾きは，$-\dfrac{\cos\theta}{\sin\theta}$，P$(x,\ y)$ とする。

$$\frac{y-0}{x-1}=\frac{\sin\theta}{\cos\theta},\ \frac{x+1}{2}\cos\theta+\frac{y+0}{2}\sin\theta-1=0$$

$y=\dfrac{\sin\theta}{\cos\theta}(x-1)$ より

$$\left(\frac{\cos\theta}{2}+\frac{\sin^2\theta}{2\cos\theta}\right)x+\frac{1}{2}\cos\theta-\frac{1}{2}\frac{\sin^2\theta}{\cos\theta}-1=0$$

$x+\cos^2\theta-\sin^2\theta-2\cos\theta=0$

$x=-(\cos^2\theta-\sin^2\theta)+2\cos\theta$

$= -\cos 2\theta + 2\cos\theta$

$x = 1 - 2\cos^2\theta + 2\cos\theta$

$y = \dfrac{\sin\theta}{\cos\theta}(-2\cos^2\theta + 2\cos\theta)$

$\quad = -2\sin\theta\cos\theta + 2\sin\theta$

$\quad = -\sin 2\theta + 2\sin\theta$

$x = -2\cos^2\theta + 2\cos\theta + 1$

$\quad = -2\left(\cos\theta - \dfrac{1}{2}\right)^2 + \dfrac{3}{2}$

$\cos\theta = \dfrac{1}{2}$のとき，$\theta = \dfrac{\pi}{3}$で$x$は最大値$\dfrac{3}{2}$

$y = -2\sin\theta\cos\theta + 2\sin\theta$，$\cos\theta = t$とおく。

$\quad y = -2\sqrt{1-t^2}\cdot t + 2\sqrt{1-t^2} = 2(1-t)\sqrt{1-t^2}$

$\quad \dfrac{dy}{dt} = -2\sqrt{1-t^2} + \dfrac{2(1-t)(-2t)}{2\sqrt{1-t^2}}$

$\qquad = \dfrac{4t^2 - 2t - 2}{\sqrt{1-t^2}} = \dfrac{2(2t+1)(t-1)}{\sqrt{1-t^2}}$

t	-1		$-\dfrac{1}{2}$		1
y'		$+$	0	$-$	0
y		↗		↘	

$\cos\theta = t = -\dfrac{1}{2}$のとき，$\theta = \dfrac{2\pi}{3}$で$y$は最大値で，

$\quad y = 2\left(1 + \dfrac{1}{2}\right)\sqrt{1 - \left(-\dfrac{1}{2}\right)^2} = \dfrac{3\sqrt{3}}{2}$

(4) $x = -\cos 2\theta + 2\cos\theta$，$y = -\sin 2\theta + 2\sin\theta$

$\quad \dfrac{dx}{d\theta} = 2\sin 2\theta - 2\sin\theta$，$\dfrac{dy}{d\theta} = -2\cos 2\theta + 2\cos\theta$

$\quad \left(\dfrac{dx}{d\theta}\right)^2 + \left(\dfrac{dy}{d\theta}\right)^2$

$= (2\sin 2\theta - 2\sin\theta)^2 + (-2\cos 2\theta + 2\cos\theta)^2$

$= 4 - 8(\sin 2\theta\sin\theta + \cos 2\theta\cos\theta) + 4$

$= 8 - 8\cos\theta = 8 - 8\left(1 - 2\sin^2\dfrac{\theta}{2}\right) = 16\sin^2\dfrac{\theta}{2}$

よって，点Pの長さは，

$\quad \displaystyle\int_0^\pi 4\sin\dfrac{\theta}{2}\,d\theta = 4\left[-2\cos\dfrac{\theta}{2}\right]_0^\pi$

$\qquad\qquad = 4\{-2\cdot 0 - (-2\cdot 1)\} = 8$

3

[解答]

ア．$6x^2 + x + 1$　　イ．$x(x-1)(x-2)$

ウ．$x(x-1)(x-2)(x-3)$　　エ．601　　オ．10

カ．$(-1)^n\cdot(n+1)!$　　キ．$\dfrac{(n+1)(n+2)}{2}$

[出題者が求めたポイント]　高次方程式

(1) $f(x) = ax^2 + bx + c$として，$x = 0, 1, 2$を代入して，a, b, cを求める。

$(x+1)^3 - f(x)$を因数分解する。

(2) (1)と同様に，$f(x) = ax^3 + bx^2 + cx + d$として，係数を求め，$(x+1)^4 - f(x)$を因数分解する。

(3) 例，(1)，(2)より　$(x+1)^{n+1} - f(x)$の因数分解した

式を想定し，$x = -1$を代入する。

(4) (3)で想定した式から，x^nの係数を想定する。

[解答のプロセス]

$(x+1)^2 - f(x) = x^2 + 2x + 1 - 3x - 1 = x(x-1)$　…(a)

(1) $f(x) = ax^2 + bx + c$とする。

$\quad (f(0) =)c = 1$

$\quad (f(1) =)a + b + c = 8$

$\quad (f(2) =)4a + 2b + c = 27$

より　$a = 6, b = 1, c = 1$

$\quad f(x) = 6x^2 + x + 1$

$(x+1)^3 - f(x) = x^3 - 3x^2 + 2x = x(x-1)(x-2)$ …(b)

(2) $f(x) = ax^3 + bx^2 + cx + d$とする。

$\quad (f(0) =)d = 1$

$\quad (f(1) =)a + b + c + d = 16$　……①

$\quad (f(2) =)8a + 4b + 2c + d = 81$　……②

$\quad (f(3) =)27a + 9b + 3c + d = 256$　……③

①，②より　$b = -3a + 25, c = 2a - 10$

③に代入　$27a - 27a + 225 + 6a - 30 + 1 = 256$

$6a = 60$　　従って，$a = 10, b = -5, c = 10$

$\quad f(x) = 10x^3 - 5x^2 + 10x + 1$

$\quad (x+1)^4 - f(x) = x^4 - 6x^3 + 11x^2 - 6x$

$\qquad\qquad = x(x-1)(x-2)(x-3)$　…(c)

$\quad f(4) = 640 - 80 + 40 + 1 = 601$

$f(x)$のx^3の係数は，10

(3) (a)，(b)，(c)より

$\quad (x+1)^{n+1} - f(x) = x(x-1)(x-2)\cdots\cdots(x-n)$

$x = -1$を代入

$\quad 0^{n+1} - f(-1) = (-1)(-2)(-3)\cdots\cdots(-n-1)$

$f(-1) = (-1)^{n+2}(n+1)!$，$(-1)^n = (-1)^{n+2}$より

従って，$f(-1) = (-1)^n(n+1)!$

(4) $f(x)$のx^nの係数をaとすると，

$\quad a_n = \lim_{n\to\infty}\dfrac{\dfrac{f(x)}{x^n}}{\left(\dfrac{x+1}{x}\right)^n} = \dfrac{a}{1} = a$　　∴　$a_n = a$

$\quad (x+1)^{n+1} - f(x) = x(x-1)(x-2)\cdots\cdots(x-n)$

$(x+1)^{n+1}$のx^nの係数は，$n+1$

$f(x)$のx^nの係数は，a_n

$x(x-1)(x-2)\cdots\cdots(x-n)$の$x^n$の係数は，

$\quad -\displaystyle\sum_{k=1}^n k = -\dfrac{n(n+1)}{2}$

よって，$n+1 - a_n = -\dfrac{n(n+1)}{2}$

$\quad a_n = n+1 + \dfrac{n(n+1)}{2} = \dfrac{(n+1)(n+2)}{2}$

物　理

解答　28年度

1

〔解答〕

(1) ウ　(2) イ　(3) オ　(4) ア　(5) イ

〔出題者が求めたポイント〕

レンズの式，組み合わせレンズによる像

〔解答のプロセス〕

(1) レンズの式より

$$\frac{1}{a} + \frac{1}{b} = \frac{1}{f} \quad \therefore \ b = \frac{af}{a-f} \quad \cdots(答)$$

(2) 物体の虚像が $x = x_1$ の位置に見えるとすると，レンズの式より

$$\frac{1}{c-b} - \frac{1}{c-x_1} = \frac{1}{2f}$$

$$\therefore \ \frac{1}{c-x_1} = \frac{1}{c-b} - \frac{1}{2f} = \frac{2f-(c-b)}{2f(c-b)}$$

$$\therefore \ x_1 = c - \frac{2f(c-b)}{2f+b-c} = \frac{2bf+bc-c^2}{2f+b-c} \quad \cdots(答)$$

(3) L_1，L_2 のそれぞれの倍率を m_1，m_2 とすると

$$m_1 = \frac{b}{a}, \quad m_2 = \frac{c-x_1}{c-b} = \frac{2f}{2f+b-c}$$

よって，総合倍率 m は

$$m = m_1 \times m_2 = \frac{2bf}{a(2f+b-c)} \quad \cdots(答)$$

(4) レンズ L_2 のみに着目すると，L_2 が無ければ $x=b$ の位置に像を結ぶ光線が，L_2 があることにより $x=x_2$ の位置に像を結ぶとき，L_2 に対しレンズの式より

$$-\frac{1}{b} + \frac{1}{x_2} = \frac{1}{2f}$$

$$\frac{1}{x_2} = \frac{1}{b} + \frac{1}{2f} = \frac{a-f}{af} + \frac{1}{2f} = \frac{3a-2f}{2af}$$

$$\therefore \ x_2 = \frac{2af}{3a-2f} \quad \cdots(答)$$

(5) L_1，L_2 を合成したレンズの焦点距離を f' とすると，$x=a$ の位置の物体の像が $x=x_2$ の位置にできるから，レンズの式より

$$\frac{1}{a} + \frac{1}{x_2} = \frac{1}{f'} \quad \therefore \ f' = \frac{2}{3}f$$

よって，$x = \dfrac{f}{3}$ の位置にリング状スリットを置いたとき，スリットの最も外側を通過した光線が x 軸を横切る点が求める位置である。求める点の遮光板から

の距離を d として，図のようにガラスへの入射角を θ_1，屈折角を θ_2 とすると

$$\sin\theta_1 = \frac{2r}{\sqrt{\left(\dfrac{f}{3}\right)^2 + (2r)^2}}, \quad \sin\theta_2 = \frac{2r}{\sqrt{d^2 + (2r)^2}}$$

また，屈折の法則より $\sin\theta_1 = n\sin\theta_2$ であるから

$$\frac{2r}{\sqrt{\left(\dfrac{f}{3}\right)^2 + (2r)^2}} = n\frac{2r}{\sqrt{d^2 + (2r)^2}}$$

$$d^2 + (2r)^2 = \left(\frac{nf}{3}\right)^2 + n^2(2r)^2$$

$$\therefore \ d = \sqrt{\left(\frac{nf}{3}\right)^2 + 4(n^2-1)r^2} \quad \cdots(答)$$

2

〔解答〕

(1) ウ　(2) ア　(3) ア　(4) ウ　(5) オ

〔出題者が求めたポイント〕

水素原子模型，ボーアの量子条件

〔解答のプロセス〕

(1) $\lambda = \dfrac{h}{p} \quad \cdots(答)$

(2) $2\pi r = n\lambda$ より

$$r = \frac{n\lambda}{2\pi} = \frac{nh}{2\pi mv} \quad \cdots(答)$$

(2) 電子の円運動の方程式は

$$m\frac{v^2}{r} = k_0 \frac{e^2}{r^2}$$

$$\therefore \ (mv)^2 = \frac{mk_0 e^2}{r}$$

一方，量子条件の式より $mv = \dfrac{nh}{2\pi r}$ であるから

$$\frac{n^2 h^2}{4\pi^2 r^2} = \frac{mk_0 e^2}{r} \quad \therefore \ r = \frac{n^2 h^2}{4\pi^2 mk_0 e^2}$$

また，エネルギーの式は

$$E = \frac{1}{2}mv^2 - \frac{k_0 e^2}{r} = -\frac{k_0 e^2}{2r}$$

よって，n 番目の定常状態の電子のエネルギー E_n は，半径 r を代入して

$$E_n = -\frac{2\pi^2 mk_0{}^2 e^4}{n^2 h^2} \quad \cdots(答)$$

(4) ミュー粒子の質量が電子の質量の約200倍であることから，軌道上のミュー粒子のエネルギーは同じ量子数の電子のエネルギーの約200倍となる。一方，$E = \dfrac{hc}{\lambda}$ より，波長はエネルギーに反比例する。可視光の波長は 10^{-7} [m] $= 10^2$ [nm] 程度であることから，ミュー粒子から発せられる光子の波長は 1 [nm] 程度と推定される。

東海大学（医）28年度　（64）

(5) 円運動の向心力が $F=kr$ と表されるとき，円運動の方程式は

$$m\frac{v^2}{r} = kr$$

$$\therefore \quad mv^2 = kr^2, \quad (mv)^2 = mkr^2$$

ここで，量子条件の式 $mv = \dfrac{nh}{2\pi r}$ より

$$\frac{n^2 h^2}{4\pi^2 r^2} = mkr^2 \quad \therefore \quad r^2 = \frac{nh}{2\pi\sqrt{mk}}$$

したがって，n 番目の定常状態のエネルギー E_n は，

$$E_n = \frac{1}{2}mv^2 + \frac{1}{2}kr^2 = kr^2 = \frac{nh}{2\pi}\sqrt{\frac{k}{m}}$$

$$\therefore \quad E_n = \frac{h\omega n}{2\pi} \quad \cdots(答)$$

3

〔解答〕

(1) $v\sqrt{\dfrac{\cos^2\alpha}{9} + \sin^2\alpha}$　(2) $\dfrac{2}{3}v\cos\alpha$

(3) $30°$　(4) $\dfrac{1}{\sqrt{3}}v$　(5) $\dfrac{1}{\sqrt{3}}v$

〔出題者が求めたポイント〕

円筒内で運動する小球と円筒内面の衝突

〔解答のプロセス〕

(1) 点 A における円筒内面は x 軸に垂直であるから，小球の y 方向の速度成分は衝突により不変である。衝突直後の小球および円筒の x 方向の速度成分を v_x，V_x とおくと，運動量保存則より

$$mv\cos\alpha = mv_x + 2mV_x \quad \cdots\cdots①$$

はねかえり係数の式より

$$1 = -\frac{v_x - V_x}{v\cos\alpha - 0}$$

$$\therefore \quad v\cos\alpha = -v_x + V_x \quad \cdots\cdots②$$

①，②より

$$v_x = -\frac{1}{3}v\cos\alpha, \quad V_x = \frac{2}{3}v\cos\alpha$$

一方，小球の速度の y 成分は $v_y = v\sin\alpha$ で不変だから，衝突直後の小球の速さ v_1 は

$$v_1 = \sqrt{v_x^2 + v_y^2} = v\sqrt{\frac{\cos^2\alpha}{9} + \sin^2\alpha} \quad \cdots(答)$$

(2) 衝突直後の円筒の速度の y 成分は 0 であるから，円筒の速さ V_1 は

$$V_1 = V_x = \frac{2}{3}v\cos\alpha\cdots(答)$$

(3) 2 回目の衝突で小球が円筒内面と垂直に衝突するには，衝突直前の小球の運動方向が円筒の半径方向であればよい。そのためには，衝突の瞬間に円筒中心 O がちょうど 1 回目の衝突地点 A に来ればよい。このとき，小球と円筒は同じ時間にともに R の距離を進むから，

$$v_1 = V_1$$

$$\left(\frac{\cos^2\alpha}{9} + \sin^2\alpha\right)v^2 = \frac{4}{9}v^2\cos^2\alpha$$

$$\therefore \quad \tan\alpha = \frac{1}{\sqrt{3}} \quad \therefore \quad \alpha = 30° \quad \cdots(答)$$

(4) 2 回目に衝突する点を B とする。このとき，AB 方向，すなわち円筒内面に垂直な方向の衝突直前の小球および円筒の速度成分はそれぞれ v_1，$-V_1\cos60°$ となる。一方，衝突直後の小球および円筒の AB 方向の速度成分を v_1'，V_1' とおくと，運動量保存則より

$$mv_1 - 2mV_1\cos60° = mv_1' + 2mV_1'$$

$$\therefore \quad v_1 - V_1 = v_1' + 2V_1'$$

さらに，$v_1 = V_1$ であるから　$0 = v_1' + 2V_1' \quad \cdots\cdots③$

また，はねかえり係数の式より

$$1 = -\frac{v_1' - V_1'}{v_1 - (-V_1\cos60°)}$$

$$\therefore \quad \frac{3}{2}v_1 = -v_1' + V_1' \quad \cdots\cdots④$$

③，④より

$$v_1' = -v_1, \quad V_1' = \frac{1}{2}v_1$$

ここで，(1)で $\alpha = 30°$ のとき $v_1 = \dfrac{1}{\sqrt{3}}v$ より

$$v_1' = -\frac{1}{\sqrt{3}}v, \quad V_1' = \frac{1}{2\sqrt{3}}v$$

小球の AB に垂直方向の速度成分はないから，2 回目の衝突直後の速さ v_2 は

$$v_2 = |v_1'| = \frac{1}{\sqrt{3}}v \quad \cdots(答)$$

(5) 円筒の AB に垂直方向の速度成分は $V_1\sin60°$ で不変だから，2 回目の衝突直後の円筒の速さ V_2 は

$$V_2 = \sqrt{V_1'^2 + (V_1\sin60°)^2} = \frac{1}{\sqrt{3}}v \quad \cdots(答)$$

4

〔解答〕

(1) $\dfrac{kq_1 q_2}{r_{12}}$〔J〕　(2) $k\left(\dfrac{q_1 q_2}{r_{12}} + \dfrac{q_1 q_3}{r_{13}} + \dfrac{q_2 q_3}{r_{23}}\right)$〔J〕

(3) $\dfrac{1}{2}(q_1 V_1 + q_2 V_2 + q_3 V_3)$〔J〕　(4) $\dfrac{NqV}{2}$〔J〕

(5) $\dfrac{kQ^2}{2a}$〔J〕

〔出題者が求めたポイント〕

複数の点電荷による静電エネルギー

〔解答のプロセス〕

(1) 電荷 q_1 から r_{12} 離れた点での電位 V〔V〕は

$$V = \frac{kq_1}{r_{12}}$$

電荷 q_2 を無限遠から電位 V の点に運ぶのに外力がする仕事 U_2〔J〕が静電エネルギーであるから

$$U_2 = q_2 V = \frac{kq_1 q_2}{r_{12}}\text{〔J〕} \quad \cdots(答)$$

(2) 電荷 q_1 から r_{13}，電荷 q_2 から r_{23} 離れた点での電位

V_3〔V〕は

$$V_3 = \frac{kq_1}{r_{13}} + \frac{kq_2}{r_{23}}$$

系の静電エネルギー U_3〔J〕は，電荷 q_3 を無限遠から電位 V_3 の点に運ぶのに外力がする仕事を(1)の U_2 に加えたものだから

$$U_3 = \frac{kq_1q_2}{r_{12}} + q_3V_3 \quad \cdots\cdots①$$

$$= k\left(\frac{q_1q_2}{r_{12}} + \frac{q_1q_3}{r_{13}} + \frac{q_2q_3}{r_{23}}\right)〔J〕 \quad \cdots(答)$$

(3) (1)，(2)と同様にして，電荷 q_2 から r_{12}，電荷 q_3 から r_{13} 離れた点に電荷 q_1 を運ぶとして系の静電エネルギーを求めると

$$U_3 = \frac{kq_2q_3}{r_{23}} + q_1V_1 \quad \cdots\cdots②$$

電荷 q_1 から r_{12}，電荷 q_3 から r_{23} 離れた点に電荷 q_2 を運ぶとして系の静電エネルギーを求めると

$$U_3 = \frac{kq_1q_3}{r_{13}} + q_2V_2 \quad \cdots\cdots③$$

①＋②＋③より

$$3U_3 = U_3 + (q_1V_1 + q_2V_2 + q_3V_3)$$

$$\therefore \quad U_3 = \frac{1}{2}(q_1V_1 + q_2V_2 + q_3V_3)〔J〕 \quad \cdots(答)$$

(4) (3)の結果から，N 個の電荷が同じ q の電気量を持ち，それらがすべて電位 V にあるとき，系の静電エネルギー U_N〔J〕は

$$U_N = \frac{1}{2}\underbrace{(qV + qV + \cdots + qV)}_{N個}$$

$$\therefore \quad U_N = \frac{NqV}{2}〔J〕 \quad \cdots(答)$$

(5) 半径 a の球面上の電位 V は

$$V = \frac{kQ}{a}$$

であるから，(4)の結果を用いて，系の静電エネルギー U〔J〕は

$$U = \frac{QV}{2} = \frac{kQ^2}{2a}〔J〕 \quad \cdots(答)$$

東海大学（医）28年度（66）

化　学

解答

28年度

1

〔解答〕

問1 B　問2 E　問3 B　問4 B　問5 D

〔出題者が求めたポイント〕

アルコールの性質，油脂に関する基本的な問題

〔解答のプロセス〕

問1　(ア)　エタノール　　(イ)　エチレングリコール
　　　(ウ)　グリセリン

$$C_2H_5OH + Na \longrightarrow C_2H_5ONa + \frac{1}{2}H_2$$

C_2H_5OH（分子量46）100 g では，$\frac{100}{46} = 2.17$(mol)

Na（原子量23）5.0 g では $\frac{5.0}{23} = 0.217$(mol)

反応式から，C_2H_5OH と Na は物質量比1:1で反応するので，この場合，Na がすべて反応し，C_2H_5OH が余る。発生する H_2 は

$$0.217 \times \frac{1}{2} \times 22.4 = 2.43 = 2.4(L)\cdots\cdots 答 B$$

（別解）

気体の状態方程式を用いても良い。

$$(1.013 \times 10^5) \times V$$
$$= (0.217) \times (1/2) \times (8.31 \times 10^3) \times 273$$

問2　$C_nH_{2n+1}OH$（100 g：式量 $= 14n + 18$）$\longrightarrow$（脱水）

$$\longrightarrow \frac{1}{2}C_nH_{2n+1}-O-C_nH_{2n+1}(91.2\,g)$$
$$+ \frac{1}{2}H_2O(8.8\,g)$$

$$1:\frac{1}{2} = \frac{100}{14n+18}:\frac{8.8}{18}$$

$$n = 6.02 = 6$$

アルコールは $C_6H_{13}OH$

エーテルは $C_6H_{13}OC_6H_{13}$ なので，分子式は $C_{12}H_{26}O$ となり，答 E

（別解）エーテルから計算しても良い。

$$1:\frac{1}{2} = \frac{100}{14n+18}:\frac{91.2}{(14n+1)\times2+16}$$

$$n \fallingdotseq 6$$

問3　A：：正：$C_2H_5OH + CH_3COOH$

　　　　　　$\longrightarrow CH_3COOC_2H_5$（酢酸エチル）$+ H_2O$

　　　B：：誤：(答)洗剤として使用されるのは，高級アルコールの硫酸エステルのナトリウム塩。エタノールの硫酸塩では，炭化水素基が短すぎて界面活性剤として働かない。

　　　C：正：PET（ポリエチレンテレフタラート）

　　　　　$\cdots-O-CH_2-CH_2-O-CO-C_6H_4-CO-\cdots$

　　　D：正：グリセリン＋無水フタル酸

　　　　　　$\longrightarrow$ グリプタル樹脂（熱硬化性）

　　　グリセリンには無水フタル酸と反応するヒドロキシ基

が3つあるために，3次元網目構造をつくる熱硬化性樹脂となる。

　　　E：正：ニトログリセリンは，グリセリンの硝酸エステルで，血管拡張剤。

$$C_3H_5(OH)_3 + 3HONO_2$$
$$\longrightarrow C_3H_5(ONO_2)_3 + 3H_2O$$

問4　脂肪酸を R_1COOH，R_2COOH，R_3COOH とすると，次の3種の構造異性体が存在する。

```
CH2OCOR1        CH2OCOR2        CH2OCOR1
|               |               |
CHOCOR2         CHOCOR1         CHOCOR3
|               |               |
CH2OCOR3        CH2OCOR3        CH2OCOR2
```

問5　$C_nH_{2n+1}COOH$ は飽和脂肪酸（パルミチン酸など）

　　　$C:H = n:(2n+1)$ のときは，飽和脂肪酸だが，これより H が2個少ない $C_nH_{2n-1}COOH$ は二重結合を1つ持つ不飽和脂肪酸。（オレイン酸 $C_{17}H_{33}COOH$）

　　　さらに H が2個少ない $C_nH_{2n-3}COOH$ では，二重結合を2つ持つ。（リノール酸 $C_{17}H_{31}COOH$）

　　　二重結合には I_2 が付加する。

```
-CH=CH- + I2    →    -CH-CH-
                       |   |
                       I   I
```

　　　3種の脂肪酸からなる油脂1 mol は3 mol の二重結合をもつので，油脂0.1 mol には0.3 mol の I_2 が付加する。

$$0.3 \times (127 \times 2) = 76.2 = 76(g)\cdots\cdots 答 D$$

2

〔解答〕

問1 E

問2 C

問3 (1) B　(2) C

〔出題者が求めたポイント〕

結晶構造，熱化学方程式に関する問題

〔解答のプロセス〕

問1　Cs^+ に最も近接する Cl^- は8個。これは Cl^- に近接する Cs^+ が8個であることを意味する。化学式より $Cs^+:Cl^- = 1:1$ であり，結晶内の Cs^+ の配位数の総和と Cl^- の配位数の総和は等しいはずなので，Cs^+ が8配位なら Cl^- も8配位。

問2　単位格子の1辺を a とすると，単位格子の対角線は $a\sqrt{3}$。一方，Cs^+ と Cl^- の半径を r_1，r_2 とすると，この対角線の長さは，$2(r_1 + r_2)$ でもある。

$$a\sqrt{3} = 2(r_1 + r_2)$$

この単位格子には1個の Cs^+ と1個の Cl^- が含まれている。（Cs^+ と Cl^- は同じ数。なお，Cl^- は立方体の頂点にあり，8個の単位格子に共有されているので，

$$\frac{1}{8} \times 8 = 1）。$$

単位格子の質量：$\dfrac{133 + 35.5}{6.02 \times 10^{23}}$ (g)

体積：a^3

$$= \frac{[2(1.82 \times 10^{-8} + 1.64 \times 10^{-8})]^3}{(\sqrt{3})^3} \ (\mathrm{cm}^3)$$

$$\mathrm{CsCl \ の密度} = \frac{(単位格子の質量)}{(単位格子の体積)}$$

$$= 4.37 = 4.4 (\mathrm{g/cm}^3) \cdots\cdots 答 \ C$$

問3　(1)　$\frac{1}{2}\mathrm{Cl_2}(気) = \mathrm{Cl}(気) - \frac{1}{2} \times 244 \ \mathrm{kJ}$　$\cdots\cdots$④′

$\mathrm{Cs}(固) = \mathrm{Cs}(気) - 77 \ \mathrm{kJ}$　　　$\cdots\cdots$⑤

$\mathrm{Cs}(固) + \frac{1}{2}\mathrm{Cl_2}(気) = \mathrm{CsCl}(固) + 456 \ \mathrm{kJ}$　$\cdots\cdots$⑥

⑥－④′－⑤を計算し移項する。

$\mathrm{Cs}(気) + \mathrm{Cl}(気) = \mathrm{CsCl}(固) + 655 \ \mathrm{kJ}$　$\cdots\cdots$⑦

$\cdots\cdots$答 B

(2)　前問の解答を利用

$\mathrm{Cl}(気) + \mathrm{e}^- = \mathrm{Cl}^-(気) + 354 \ \mathrm{kJ}$　$\cdots\cdots$②

$\mathrm{Cs}(気) = \mathrm{Cs}^+(気) + \mathrm{e}^- - 375 \ \mathrm{kJ}$　$\cdots\cdots$③

②＋③－⑦を計算し移項する。

$\mathrm{CsCl}(固) = \mathrm{Cs}^+(気) + \mathrm{Cl}^-(気) - 676 \ \mathrm{kJ}$

$Q = 676 \ \mathrm{kJ} \cdots\cdots$答 C

❸
〔解答〕
問1　(1)　(ウ)　(オ)　(キ)　(2)　C
問2　(1)　$3\mathrm{Cu} + 8\mathrm{HNO_3} \longrightarrow 3\mathrm{Cu(NO_3)_2} + 4\mathrm{H_2O} + 2\mathrm{NO}$
　　(2)　G　(3)　D

〔出題者が求めたポイント〕
気体の発生や捕集に関する基礎的な問題

〔解答のプロセス〕
問1　(1)　アンモニアは固体の塩化アンモニウムと固
　　体の水酸化カルシウムを試験管で加熱し，設問の(ウ)
　　装置で発生させる。

$2\mathrm{NH_4Cl} + \mathrm{Ca(OH)_2} \longrightarrow \mathrm{CaCl_2} + 2\mathrm{H_2O} + 2\mathrm{NH_3}$

　　アンモニアは(オ)の装置にソーダ石灰を入れて，乾燥
　　させる。空気(平均分子量29)より軽い(NH₃の分子量
　　17)ので，上方置換(キ)で捕集する。アンモニアは水
　　によく溶けるので，水上置換は使えない。
　　(2)　アンモニアは塩基性なので，酸性の乾燥剤(濃硫
　　酸，$\mathrm{P_4O_{10}}$ など)は使えない。$\mathrm{CaCl_2}$ も $\mathrm{NH_3}$ と反応す
　　る($\mathrm{CaCl_2 \cdot 8NH_3}$ を生成する)。塩基性のソーダ石灰
　　($\mathrm{CaO + NaOH}$)を用いる。
問2　(1)　解答参照
　　(2)　発生する NO は無色。水に溶けないので，水上
　　置換(ク)で捕集する。
　　(3)　温暖化ガスは $\mathrm{CO_2}$ や $\mathrm{CH_4}$(メタン)がある。
　　ハ，$2\mathrm{KClO_3} \longrightarrow 2\mathrm{KCl} + 3\mathrm{O_2}$　($\mathrm{MnO_2}$ は触媒)
　　ヒ，$\mathrm{CaCO_3} \longrightarrow \mathrm{CaO} + \mathrm{CO_2}$　(熱分解)
　　フ，$\mathrm{CH_3COONa} + \mathrm{NaOH} \longrightarrow \mathrm{Na_2CO_3} + \mathrm{CH_4}$
　　ヘ，$\mathrm{C_6H_5N_2Cl} + \mathrm{H_2O} \longrightarrow \mathrm{C_6H_5OH} + \mathrm{HCl} + \mathrm{N_2}$
　　答は，ヒとフで D

❹
〔解答〕
問1 B　問2 A　問3 B
問4 (1) D　(2) C

〔出題者が求めたポイント〕
反応速度，平衡状態，平衡の移動，平衡定数に関する基
本的な問題

〔解答のプロセス〕
問1　A：正：水素とヨウ素は，係数より同じ物質量ず
　　つ反応する。反応速度は一定の体積下では，時間あた
　　りに反応する物質量で表される。
　　B：誤：(答)ヨウ化水素の係数は水素の係数の2倍で
　　あるので，ヨウ化水素の生成速度は2倍速い
　　C：正：　D：正：
　　E：正：反応速度は濃度に依存する。
問2　$v_1 = k_1[\mathrm{H_2}][\mathrm{I_2}]$　　　$v_2 = k_2[\mathrm{HI}]^2$
　　平衡状態では $v_1 = v_2$

$$\frac{[\mathrm{HI}]^2}{[\mathrm{H_2}][\mathrm{I_2}]} = \frac{k_1}{k_2} = K = 平衡定数 \cdots\cdots 答 \ A$$

問3　「正反応の活性化エネルギーが逆反応の活性化エ
　　ネルギーより小さい」ので，正反応は発熱反応である。

$\mathrm{H_2 + I_2 \rightleftarrows 2HI + 発熱}$

　　A：誤：
　　B：正：(答)
　　C：誤：　D：誤：　E：誤：

問4　(1)　反応式から，$\mathrm{H_2}$，$\mathrm{I_2}$ は生成した HI の $\frac{1}{2}$ 倍
　　使われたこととなる。平衡時，

$\mathrm{H_2} : 0.30 - \frac{1}{2} \times 0.48 = 0.06 \ (\mathrm{mol})$

$\mathrm{I_2} : 0.30 - \frac{1}{2} \times 0.48 = 0.06 \ (\mathrm{mol})$

$\mathrm{HI} : 0.48 \ (\mathrm{mol})$　　　また，全体の体積：3.0 L

$$K = \frac{[\mathrm{HI}]^2}{[\mathrm{H_2}][\mathrm{I_2}]} = \frac{\left(\dfrac{0.48}{3.0}\right)^2}{\left(\dfrac{0.06}{3.0}\right)\left(\dfrac{0.06}{3.0}\right)}$$

$$= 64 \qquad \cdots\cdots 答 \ D$$

　　(2)　HI 1.0 mol 加えた直後は，1.48 mol だが，そのう
　　ち $2x(\mathrm{mol})$ が $\mathrm{H_2}$ と $\mathrm{I_2}$ に分解したとする。平衡時には
　　$\mathrm{H_2} : 0.06 + x$　(mol)　　$\mathrm{I_2} : 0.06 + x$　(mol)
　　$\mathrm{HI} : 1.48 - 2x$　(mol)

$$K = 64 = \frac{\left(\dfrac{1.48 - 2x}{3.0}\right)^2}{\left(\dfrac{0.06 + x}{3.0}\right)\left(\dfrac{0.06 + x}{3.0}\right)}$$

　　$x = 0.1 \ (\mathrm{mol})$

$\mathrm{HI} : 1.48 - 2 \times 0.1 = 1.28 = 1.3 (\mathrm{mol}) \cdots\cdots 答 \ C$

東海大学（医） 28 年度 （68）

5

〔解答〕

問1 (1) CH_2-COO^-
$\qquad$ |
$\qquad$ NH_3^+

(2) C

問2 (1) B (2) B

問3 (1) B (2) A

〔出題者が求めたポイント〕

平衡を中心にした，アミノ酸，気体の溶解，溶解度積に関する問題

〔解答のプロセス〕

問1 (1) 不斉炭素原子を持たないアミノ酸はグリシン。等電点では双性イオンとなる。

$CH_2(NH_3^+)COO^-$

(2) 無水酢酸との反応

$CH_2(NH_2)COOH + (CH_3CO)_2O$

$\longrightarrow CH_2(NHCOCH_3)COOH$（分子量 117）$+ CH_3COOH$

$(14/117) \times 100 = 12.0 = 12(\%)$……答 C

問2 (1) 溶ける量は圧力に比例する。

$$\frac{1.2 \times 10^5}{1.013 \times 10^5} \times \frac{15}{22.4 \times 10^3} \times 28 \times 10^3 = 22.2$$

$= 22(mg) \longrightarrow 23\,mg$ の B を選択……答

注，1.013 を 1.0 で計算すると 22.5 mg となり，23 mg の B を選択できる。

(2) 溶ける量は分圧に比例する。

$$N_2 : \frac{0.8 \times 15}{22.4 \times 10^3} \times 28$$

$$O_2 : \frac{0.2 \times 31}{22.4 \times 10^3} \times 32$$

$N_2 : O_2 = 336 : 198.4 = 5 : x$ （選択肢を参照する）

$x = 2.95 = 3$ $5 : 3$ ……答 B

問3 (1)

$$K_1 = \frac{[H^+][HS^-]}{[H_2S]} \qquad K_2 = \frac{[H^+][S^{2-}]}{[HS^-]}$$

$K_1 \times K_2$ で $[HS^-]$ を消して，$[S^{2-}]$ について解く。

$$[S^{2-}] = K_1 K_2 \frac{[H_2S]}{[H^+]^2} \quad ……答 B$$

(2) $[Cd^{2+}][S^{2-}] > K_{sp}$ が沈澱する条件。

$$[Cd^{2+}] \frac{K_1 K_2 [H_2S]}{[H^+]^2} > K_{sp}$$

$$[H^+]^2 < \frac{[Cd^{2+}] K_1 K_2 [H_2S]}{K_{sp}}$$

数値を代入する。数値の単位は省略。

$[Cd^{2+}] = 2.0 \times 10^{-4}$ $K_1 = 1.0 \times 10^{-7}$

$K_2 = 1.0 \times 10^{-14}$ $[H_2S] = 0.1$

$K_{sp} = 2.0 \times 10^{-20}$

$[H^+]^2 < 1.0 \times 10^{-6}$

$[H^+] < 1.0 \times 10^{-3}$

$pH = -\log[H^+] > -\log 1.0 \times 10^{-3} = 3$

pH が 3 より大きいと沈澱する。……答 A

生 物

解 答　28年度

2月3日試験

1

〔解答〕

問1　(A)遺伝子　(B)生殖　(C)(12)　(D)(3)
　　　(E)(1)

問2　22本

問3　(3)

問4　反復配列

問5　SNP

問6　PCR法

問7　制限酵素

問8

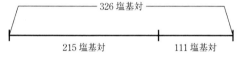

問9　(3)

〔出題者が求めたポイント〕

ヒトのゲノム，遺伝子に関する問題である。

問1　ゲノムは生殖細胞に含まれる染色体，あるいは遺伝子の1セットのことを言う。ヒトの生殖細胞に含まれる23本の染色体には，30億塩基対からなるDNAを含む。30億塩基の配列のうち遺伝子のエキソン配列は，2％程度にすぎない。

問2　生殖細胞に含まれる染色体数は，性染色体1本と常染色体22本の計23本である。

問4　真核細胞の遺伝子の構造は，アミノ酸をコードする配列であるエキソンと非コード配列のイントロンからなる。この問は，mRNAだけでなく機能をもつRNAのコード領域以外の配列について聞いているので，イントロンは答えとはならない。この非コード領域のかなりの部分が反復配列である。

問8　子供がAA型であることから，父親と母親の215塩基対のバンドは，湿型の多型遺伝子(G)由来であることが分かる。この遺伝子は326塩基対からなることより，制限酵素Aにより，215塩基対と111塩基対(326－215＝111)の2つの断片を生じる。

問9　乾型遺伝子(A)は，制限酵素Aにより2か所で切断される。そのうちの1つは，湿型遺伝子(G)と同じ場所で切断され，215塩基対と111塩基対の断片を生じる。もう1か所の切断部は，215塩基対の断片側にあり，この部分で切断されることで146塩基対と69塩基対の断片が生じる。つまり，乾型遺伝子(A)からは，111塩基対，146塩基対，69塩基対の3つの断片が生じ，そのうちの111塩基対の断片は，湿型から生じるものと共通である。

2

〔解答〕

問1　(イ)単収縮(れん縮)　(ロ)強縮　(ハ)短く
　　　(ニ)増大する

問2　3

問3　筋小胞体から放出され，トロポニンに結合している。(24字)

問4　Ca^{2+}濃度に依存したATPの分解によるため。(20字)

問5　4

問6　名称：細胞質分裂　内容：収縮環の収縮により細胞質が二分される。(19字)

〔出題者が求めたポイント〕

筋収縮のしくみに関する問題である。

問2　空間的収縮加算とは，加える刺激の大きさにより，収縮する筋繊維の本数が変わることを意味する。筋肉は複数の筋繊維からなり，その1本は1本の運動ニューロンによって支配される。
　　　坐骨神経は異なる閾値の運動ニューロンからなるので，加える単一の刺激が大きいほど閾値に達する運動ニューロンが増え，収縮する筋繊維の数が増えることになる。

問3　筋小胞体から放出されたカルシウムイオンは，アクチンのミオシン結合部位を隠すトロポミオシンに結合するトロポニンに結合する。これにより，トロポミオシンがずれて，アクチンのミオシン結合部位が表れる。

問4　カルシウムイオンがトロポニンに結合すると，トロポミオシンによって隠れていたアクチンのミオシン結合部位が表出し，ミオシン頭部がアクチンと結合しATPを分解する。このとき得られるエネルギーを使い，ミオシン頭部がアクチンフィラメントをたぐり寄せる。カルシウムイオンが筋小胞体に再吸収され，トロポミオシンによって再びアクチンのミオシン結合部位が隠されるまで，この一連の反応は繰り返され強縮が起こる。カルシウムイオン濃度に依存したATPの分解が筋収縮を引き起こすので，カルシウムイオンの放出と再吸収に要する時間差が，収縮速度と弛緩速度の違いを生む。

問5　伸筋と屈筋の組合せで関節の動きが制御される。一方の筋肉が収縮すると，もう一方の筋肉が弛緩している。

問6　アクチンフィラメントとミオシンの相互作用による現象として，原形質流動も知られる。原形質流動は，細胞骨格の1つであるアクチンフィラメントに沿って，ミオシンが細胞小器官などを運ぶことで細胞質基質が流動するように見える現象である。

3
〔解答〕
問1　(a)グリコーゲン　(b)ヘモグロビン
　　　(c)アンモニア　(d)オルニチン　(e)胆のう
問2　A 中心静脈　B 肝門脈　C 類洞(毛細血管)
問3　(ア)解糖系
　　　(イ)(ウ)クエン酸回路, 電子伝達系(順不同)
問4　抗体産生細胞(B細胞)
問5　脂肪を乳化し, リパーゼによる脂肪の分解を助ける。(24字)

〔出題者が求めたポイント〕
肝臓の構造とはたらきに関する頻出問題である。
問4　γグロブリンは抗体を構成するタンパク質である。
問5　胆汁は胆汁酸と胆汁色素であるビリルビンをおもな成分とする。胆汁酸は脂肪を乳化するため, リパーゼが脂肪を分解できるようになる。

4
〔解答〕
問1　(1)(イ)　※(ウ)は間違いとは言い切れない。
　　　(2)1回目の接種で作られた記憶細胞が二次応答により多量の抗毒素を得ること。(35字)
　　　(3)生体に侵入した異物を排除する(14字)
問2　(1)アドレナリン　(2)副腎
問3　(1)毒素を1回注射した犬の血清だけを別の未処理のイヌに注射し, アナフィラキシーを起こさないことを確認する。
　　　(2)化学物質X：ヒスタミン
　　　　タンパク質Y：IgE
　　　(3)肥満細胞

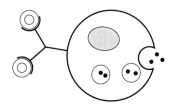

〔出題者が求めたポイント〕
アナフィラキシーを題材としたアレルギーに関する問題である。
問1　(1)毒素に対する一次応答は, 基本的にどの犬でも起こる。この一次応答は, 抗体産生までの時間がかかる上に, 産生量が少ない。死んだ犬においては, 抗毒素が形成される前に死に至った個体と, 抗毒素が作られたがその量が少ないために死んだ個体とが考えられる。
　　　(2)二次応答では, 一次応答より短時間に, 大量に効果の高い抗体が産生される。
問2　(1)アナフィラキシーの症状は, 体が急激にかつ過度に休息状態に向かうものである。このため, 体を活性化した状態にするホルモン剤(アドレナリン)の投与が症状の緩和に有効になる。
　　　(2)アドレナリンは副腎髄質ホルモンであるので, 副腎の切除はアナフィラキシーを起こしやすくする。
問3　(1)アナフィラキシーの直接の原因物質は, 肥満細胞に結合した抗体に抗原である毒素が結合することにより放出される。実験2の対照実験としては, 一次応答による抗体を含む血清だけを注射すればよい。
　　　(2)アナフィラキシーの直接の原因物質Xは, 肥満細胞から放出されるヒスタミンである。タンパク質Yはγグロブリンであるが, ここで求めているタンパク質の名称は, IgEであると考えられる。
　　　(4)感作状態にある肥満細胞に抗原である毒素が結合することにより, ヒスタミンがエキソサイトーシスにより放出される。この様子を図示すればよい。

5
〔解答〕
問1　①生態的地位(ニッチ)　②縄張り　③里山
　　　④一夫多妻制　⑤擬態
問2　⑥ス　⑦ケ　⑧オ　⑨ウ　⑩タ

〔出題者が求めたポイント〕
生態系の用語を問う基本的な問題である。
問1　a. 栄養段階と間違えないようにすること。
　　　c. 里山には, ヒトによる適度な働きかけ(人為攪乱)によって多様な環境が維持され, 多様な生物が存在する。
問2　f. 集団の個体数が減少し, 近交弱勢の影響が強まると, 個体群の絶滅につながる。
　　　i. ラッコの住む生態系において, ラッコはキーストーン種であり, ラッコの個体数の増減は捕食・被食の関係にないコンブの個体数に影響を与える。この影響を間接効果という。

平成27年度

問 題 と 解 答

平成27年度

東海大学（医）27 年度 （1）

英　語

問題

2月2日

27年度

1　次の英文を読み，問1～6は文を完成させ，問7～9は問いに答えなさい。答えは最も適切なものを，それぞれア～エの中から一つ選びなさい。問10は指示に従ってTかFを選びなさい。

It is interesting to see how people are credited with discoveries.　Indeed, what is even considered a new discovery?　What makes something new?　The way the Western world developed its knowledge of how blood circulates throughout our bodies is a good example.

In Roman times, one of the greatest physicians was Galen of Pergamon, who lived in the second century A.D.　Galen studied monkeys and pigs to learn how blood circulates in humans.　Galen noted the importance of the heart in blood circulation.　He also believed that blood was created in the liver when we ate food and that veins and arteries carried dark and light blood around the body.　He thought that the body used up the blood for energy, so people had to keep eating to maintain their blood supply.　He was not particularly correct; [　1　], he did recognize that there are two different kinds of blood and that blood passes through the heart.　For this reason, Galen was credited with discovering blood flow.

Although Galen's ideas had a strong hold in Europe for over a thousand years, scientists continued to study the human body and found differences from what Galen believed.　In the mid-1500s, about 1400 years after Galen, Michael Servetus, a Spaniard, was studying religion, philosophy, and medicine.　He found that blood is refreshed in the lungs.　It does not originate in the liver.　Most of his writings, though, were about the nature of God.　These writings were unorthodox and brought him trouble from a powerful religious leader, John Calvin.　Servetus was arrested, and all his books were burned or banned across Europe.　His writings on medicine were virtually lost, and his medical achievements went unrecognized.

Living in the early 1600s, William Harvey was a physician to King James I of England.　His studies in medicine led him to write a book on blood circulation.　He discovered that the left side of the heart sends fresh blood around the body and that the right side of the heart sends old blood to the lungs, where it is refreshed and then sent back to the left side of the heart.　He also theorized about the existence of capillaries,*1 [　2　] he could not see them.　Their existence was confirmed a few years after Harvey's death.　Harvey's ideas were not immediately accepted because Galen's ideas had been around for close to 1,500 years, and many physicians were not yet ready to stop believing them.　The Age of Enlightenment*2 that was starting, however, allowed people the freedom to look at the world in a fresh way.　Harvey's ideas on blood circulation eventually became accepted and still are to this day.

Harvey is rightly credited with being the first in the West to correctly explain blood circulation.　He built his ideas on observation and experiment.　However, his work was also built on that of others.　Galen, Servetus, and others correctly identified different aspects of blood flow.　Should they be given credit as well, or does Harvey deserve all of it?　Who really "discovered" blood flow?　Before you answer, it is worth noting that 400 years before Galen, on the other side of the globe, the term "blood circulation" first appeared in ancient Chinese medical literature.

*1　capillary　毛細血管

*2　Age of Enlightenment　啓蒙時代

問 1　The main purpose of the second paragraph is to explain ＿＿＿＿＿＿＿ blood circulation.

ア．Galen's contribution to the knowledge of

イ．the errors made in Galen's research on

ウ．how animals helped Galen to form his conclusions concerning

エ．when Europeans accepted Galen's ideas about

問 2　According to the second paragraph, Galen correctly recognized that blood ＿＿＿＿＿＿＿.

ア．is carried through capillaries

イ．passes through the heart

ウ．supplies oxygen to the body

エ．is refreshed in the lungs

問 3　According to the third paragraph, Michael Servetus was arrested for ＿＿＿＿＿＿＿.

ア．burning and banning books about God

イ．losing his medical research on lungs and liver

ウ．having different ideas about the nature of God

エ．writing too much about John Calvin

問 4　The main purpose of the fourth paragraph is to explain ＿＿＿＿＿＿＿.

ア．Harvey's theories on blood circulation

イ．similarities between Galen and Harvey

ウ．Harvey's role as the king's physician

エ．Galen's belief in the importance of the liver

問 5　The main purpose of the last paragraph is to explain ＿＿＿＿＿＿＿.

ア．the roles that Galen, Servetus, and Harvey played in discovering blood circulation

イ．the Chinese influence on Harvey's discoveries regarding blood circulation

ウ．the problems Galen, Servetus, and Harvey faced when doing research

エ．the difficulty of deciding who to acknowledge for a discovery

問 6　In the third line of the last paragraph, "it" refers to ＿＿＿＿＿＿＿.

ア．Harvey's work

イ．blood flow

ウ．research

エ．credit

問7　Which word best replaces 〔　1　〕 in the passage?

　　ア．thus

　　イ．additionally

　　ウ．however

　　エ．subsequently

問8　Which word best replaces 〔　2　〕 in the passage?

　　ア．hence

　　イ．though

　　ウ．so

　　エ．instead

問9　Which would be the best title for the passage?

　　ア．How Does Blood Flow in the Human Body?

　　イ．What Is the Best Theory of Blood Circulation?

　　ウ．Who Really Discovered Blood Circulation?

　　エ．Why Did Harvey Not Discover Blood Flow?

問10　Based on the passage, mark "T" if the statement is true, and mark "F" if the statement is false.

　　1．Galen thought that food was needed for blood to be created in the liver.

　　2．Servetus' ideas about blood flow are still widely recognized.

　　3．Harvey proved the existence of capillaries through direct observation.

　　4．The Age of Enlightenment helped people to accept Harvey's work.

　　5．The Chinese first knew about blood flow in the early 1200s.

東海大学（医）27 年度 （4）

2 次の 1 ～ 10 の英文の空所に入る最も適切な語(句)を，それぞれア～エの中から一つ選びなさい。

1. （　　　） the officer will quit over the issue is not yet known.
   ア．Unless　　　イ．Whether　　　ウ．Although　　　エ．Supposedly

2. （　　　） had he seen me than he hid behind the door.
   ア．No sooner　　　イ．No longer　　　ウ．Any sooner　　　エ．Any longer

3. Just as he （　　　） into the bathtub, all the lights went off.
   ア．to get　　　イ．will get　　　ウ．is getting　　　エ．was getting

4. You don't object （　　　） late tonight, do you?
   ア．have worked　　　イ．be worked　　　ウ．to working　　　エ．to worked

5. Mr. Smith next door went to elementary school with my mother, so he （　　　） well over 50 now.
   ア．hadn't better　　　イ．could have been　　　ウ．ought not　　　エ．must be

6. We （　　　） at the party much longer, but we were tired, so we went home at about 8 p.m.
   ア．can't stay　　　イ．could have stayed　　　ウ．shouldn't have stayed　　　エ．had stayed

7. How often （　　　） in this country?
   ア．elections hold　　　イ．elections held　　　ウ．elections are held　　　エ．are elections held

8. Please contact our nearest office （　　　） more information.
   ア．would you need　　　イ．should you need　　　ウ．you are needing　　　エ．you are needed

9. As I don't have much money now, I wish I （　　　） so much on my computer yesterday.
   ア．spend　　　イ．spent　　　ウ．hadn't spent　　　エ．will not spend

10. Don't （　　　） there doing nothing.
   ア．let them sit　　　イ．sit let them　　　ウ．let sit them　　　エ．sit them let

東海大学（医）27年度 （5）

3 次の 1 ～ 10 の英文を読み，下線部の意味に最も近い語(句)を，それぞれア～エの中から一つ選びなさい。

1. They are keen to learn more about their school history.
　　ア．able　　　イ．eager　　　ウ．scared　　　エ．reluctant

2. They went abroad with the prospect of making more money.
　　ア．possibility　　　イ．capability　　　ウ．challenge　　　エ．knowledge

3. We were really annoyed by the server in the restaurant.
　　ア．irritated　　　イ．pleased　　　ウ．impressed　　　エ．alarmed

4. He was asked to confirm his reservation.
　　ア．cancel　　　イ．receive　　　ウ．verify　　　エ．notify

5. The person I look up to the most is my grandfather.
　　ア．amuse　　　イ．admire　　　ウ．avoid　　　エ．advise

6. Jack was not so ambitious in high school, but strangely enough he studies hard at college now.
　　ア．curiously　　　イ．simply　　　ウ．logically　　　エ．presumably

7. I'll join you provided you pay for everything.
　　ア．so that　　　イ．all the same　　　ウ．in case　　　エ．as long as

8. I got a new job in New York City.　Consequently, I moved to the United States.
　　ア．Likewise　　　イ．Moreover　　　ウ．Therefore　　　エ．Nevertheless

9. Mike deserves some time off because he's been working so hard.
　　ア．is entitled to　　　イ．is proud of　　　ウ．is responsible for　　　エ．is embarrassed by

10. The students in our school want to collaborate with the students in your school.
　　ア．contract　　　イ．compete　　　ウ．commute　　　エ．cooperate

東海大学（医） 27 年度 （6）

4 次の２つの会話文を読み，１〜８の問いに答えなさい。答えは最も適切なものを，それぞれア〜エの中から一つ選びなさい。

Man: Excuse me.   I'd like to rent a movie to watch with my wife tonight.   Could you recommend one?

Woman: Sure.   What kind of movies do you like?   Any particular genre?

Man: Well, I really like science fiction movies, but my wife thinks that aliens are kind of scary.   She prefers romantic comedies, but I find them pretty boring.   I can barely stand to watch them!

Woman: Well, how about "Robot Romance Reboot?"   The title is not very good, but it's actually a fantastic movie.   All the movie reviewers gave it a big thumbs-up.

Man: Really?   OK, I'll take your word for it.

Woman: Right.   Do you want it for just one night?   It's $1.99.   For $2.99, you can have it for three nights, just in case you forget to return it.

Man: I'd better take it for three nights.   I'm really busy the next two days.

Woman: OK, here you go.   I hope both of you enjoy it.   If not, my apologies!

１．What kind of movies do the man and his wife like?

ア．The man likes science fiction movies, and his wife likes romantic comedies.

イ．The man likes romantic comedies, and his wife likes science fiction movies.

ウ．They both like science fiction movies.

エ．They both like romantic comedies.

２．What does the man mean when he says, "I'll take your word for it"?

ア．He will write down what the woman says.

イ．He will take a message for the woman.

ウ．He will give the movie back to the woman.

エ．He will trust what the woman says.

３．Why does the man want to rent the movie for three nights?

ア．It costs the same as one night.

イ．His wife might not enjoy the movie.

ウ．One day might not be enough time for him.

エ．He has a lot of free time.

４．Based on the conversation, what is the most likely relationship between the speakers?

ア．theater staff and movie goer   イ．librarian and student

ウ．husband and wife   エ．store clerk and customer

Tom: Hi, Karen. How are you? Have you been waiting in line a long time?

Karen: Hi, Tom. I've been waiting about 5 minutes. I need to get a package weighed and send it to my parents. Tom, I heard that you'll be supervising the charity event held next month. How's it going?

Tom: It hasn't been easy. I just finished preparing over 300 invitations for the event. In fact, that's why I am here. I need to pay for stamps and send the invitations today. Also, I am still volunteering down at the homeless center in the evenings during the week. I think I bit off more than I can chew. How do I get myself into these situations?

Karen: It's because you care, Tom. But wasn't someone else supposed to supervise the event? I thought that Patrick Brown was going to do it. He did it last year, didn't he?

Tom: Yes, he did. Unfortunately, Patrick had to cancel. He has to attend to some personal business. That's why I offered to take his place. I hope I can handle it. This is my first time supervising such a big event.

Karen: I'm sure you'll do great. You'll raise a lot of money for the new children's clinic.

Tom: Thanks for the kind words, Karen. So about next month…can I count on your support?

Karen: Of course. I wouldn't miss the chance. I'll go down to the charity office tomorrow to speak to someone.

5．What does Tom mean when he says, "I bit off more than I can chew?"

　ア．He took on too much responsibility.

　イ．He ate too much for dinner.

　ウ．He took too long to finish his work.

　エ．He sent out too many invitations.

6．How did Tom become the supervisor of the charity event?

　ア．He did it last year.

　イ．He volunteered to do it.

　ウ．He was asked to do it.

　エ．He had a lot of free time.

7．What do we know about Patrick from this conversation?

　ア．He is busy attending a business conference.

　イ．He has experience supervising charity events.

　ウ．His travel plans were canceled, so he cannot attend the conference.

　エ．His business is going to donate money to the charity.

8．Where is the conversation most likely taking place?

　ア．at a homeless center 　　イ．at a children's clinic

　ウ．at the charity event 　　エ．at a post office

5 次の問1～4の英文を読み，話の流れに沿って意味が通るように並べ替えた場合，最も適切なものはどれか。それぞれア～エの中から一つ選びなさい。

問1 1．A civil war started after a military coup ten years ago.

2．Now they are living in refugee camps.

3．With nowhere to go, they crossed the border into a neighboring country.

4．Because of the fighting, many people had to leave their homes and run away.

ア．4 → 1 → 2 → 3　　イ．1 → 4 → 3 → 2

ウ．4 → 3 → 1 → 2　　エ．1 → 2 → 4 → 3

問2 1．Later fruit appears on the plants.

2．When the fruit starts to change color, it is ready to harvest.

3．After about two weeks, young plants start to grow from the ground.

4．Seeds are planted in the ground when the snow melts.

ア．4 → 1 → 3 → 2　　イ．3 → 4 → 1 → 2

ウ．4 → 3 → 1 → 2　　エ．3 → 1 → 2 → 4

問3 1．However, in 1961, Katherine Switzer changed all that.

2．Originally, women were not officially allowed to enter the Boston Marathon.

3．During the race, an official tried to stop her, but she still completed the race.

4．To hide her gender, she registered for the race under the name K. V. Switzer.

ア．1 → 2 → 3 → 4　　イ．2 → 3 → 1 → 4

ウ．1 → 4 → 2 → 3　　エ．2 → 1 → 4 → 3

問4 1．As a result, the two-cent coin was finally taken out of circulation in 1873.

2．At first, it was very popular with people.

3．The two-cent coin was introduced in the United States in the beginning of the 19th century.

4．As the economy changed, however, it became less popular.

ア．3 → 2 → 4 → 1　　イ．2 → 1 → 3 → 4

ウ．3 → 1 → 2 → 4　　エ．2 → 3 → 1 → 4

6 次のグラフを見て，英文の空所（ 1 ）～（ 4 ）に入る最も適切なものを，それぞれア～エの中から一つ選びなさい。

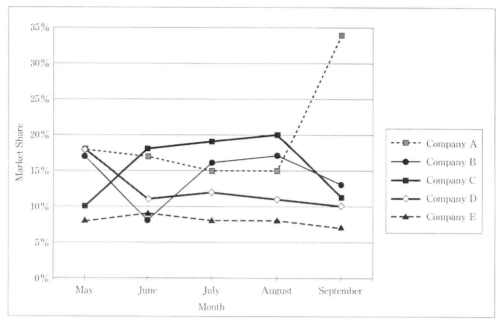

―― 上記のグラフは架空のものです ――

　　This graph shows the market share as a (1) of the top five smartphone companies in Country X between May and September, 2013. At the beginning of the five-month period, while there was no dominant player in the market, the top three companies combined held roughly (2) of the market share. In the following three months, there were fluctuations in the market. However, between (3), due to an aggressive marketing campaign, Company A's market share began to increase dramatically. At the same time, sales of all the other four companies (4).

（1）　ア．time　　　　　　イ．volume　　　　ウ．height　　　　　エ．percentage
（2）　ア．one quarter　　 イ．one third　　　ウ．one half　　　　エ．three quarters
（3）　ア．May and June　　イ．June and July　ウ．July and August　エ．August and September
（4）　ア．grew　　　　　　イ．fell　　　　　　ウ．fluctuated　　　　エ．stayed the same

7 次の英文を読み，下線部(1)と(2)を日本語に訳しなさい。

Sales tax, or consumption tax, was first introduced in Japan in 1989.　The initial tax rate was 3% but increased to 5% in 1997 and 8% in 2014.　Another rise in the consumption tax may not have been widely supported by the public, but the government had planned to further increase it by 2% by the end of 2015.　In contrast, many other countries have a much higher consumption tax rate.　For example, Hungary ranks first with the highest consumption tax rate of 27%.　However, every country has its own taxation policy to meet its needs.　Some countries have adopted reduced tax rates on everyday foods, such as rice and bread, while taxing non-essential items more.　The tax usually depends on what the item is or where it is consumed.　In Germany, for example, the standard consumption tax rate is 19% for a hamburger eaten in a restaurant, but when taken home, the tax rate is reduced to 7%.

8 次の文の下線部(1)と(2)を英語に訳しなさい。

A *yuru-kyara* is an anime-style cartoon mascot that promotes a particular prefecture or city in Japan.　Yuru-kyara is a short form of "*yurui* mascot character," which was coined in 2004 by the cartoonist and illustrator, Jun Miura.　As these mascots are the symbols of their areas, they are often seen on posters, pamphlets and websites.　実際のところ，これらの観光大使たちが有名かつ人気になればなるほど，彼らが代表する地域への経済効果は大きくなる。　A notable example is Kuma-mon, the mischievous bear cub mascot of the "Kumamoto Surprise" campaign.　Kuma-mon character goods can be developed and sold by any authorized private corporation to help promote either Kumamoto Prefecture or its specialty goods.　Internationally, Kuma-mon went to Paris to participate in the Japan Expo and also visited Harvard University in Massachusetts, in the U.S. in 2013.　このような形で日本の地域活性化が進み，彼らは海外での日本文化理解にも貢献している。

数　学

問題

2月2日

27年度

次の空欄を埋めなさい.

解答は，分数の場合には既約分数の形で，自然数の根号を含む場合には根号の中が最小の自然数となる形で書きなさい.

1 (1) 女子 8 人，男子 10 人のグループから女子 2 人，男子 3 人を選ぶ選び方は ［　ア　］ 通りある.

(2) $\displaystyle\lim_{n\to\infty}\left(\sqrt{n^2+2n}-n\right)=$ ［　イ　］

(3) 正の実数 a に対してその整数部分を $[a]$ と表すことにする.

(ⅰ) $[x^2]=4$ を満たす正の実数 x の範囲は ［　ウ　］ である.

(ⅱ) $[x]\times\left[\dfrac{5}{x}\right]=3$ を満たす正の実数 x の範囲は ［　エ　］ である.

(4) 方程式 $\log_2(x-1)+\log_2(x+3)=2+2\log_4 3$ の解は $x=$ ［　オ　］ である.

(5) $\displaystyle\int_0^\pi \sin^3 x\,dx=$ ［　カ　］

2 (1) 条件 $a_1=1$，$a_{n+1}=2a_n+2n+1$ によって定められる数列 $\{a_n\}$ の一般項を次のようにして求める.

(ⅰ) $a_2=$ ［　ア　］，$a_3=$ ［　イ　］ である.

(ⅱ) $b_n=a_{n+1}-a_n$ とおいた階差数列 $\{b_n\}$ は

$$b_1=\boxed{\text{ウ}}\,,\quad b_{n+1}=\boxed{\text{エ}}\,b_n+\boxed{\text{オ}}$$

を満たす.

(ⅲ) $c_n=b_n+2$ とおくと数列 $\{c_n\}$ は初項 ［　カ　］，公比 ［　キ　］ の等比数列である. ゆえに $c_n=$ ［　ク　］ である. したがって $a_n=$ ［　ケ　］ である.

(2) 条件 $a_1=0$，$a_{n+1}=2a_n+n^2$ によって定められる数列 $\{a_n\}$ の一般項は $a_n=$ ［　コ　］ である.

3 a は正の定数とする. 関数
$$f(x) = e^{ax}$$
について以下の問いに答えなさい.

(1) 曲線 $y = f(x)$ 上の点 (t, e^{at}) における接線 ℓ の方程式は $y = \boxed{\quad ア \quad}$ である.

(2) 接線 ℓ が原点 $(0, 0)$ を通るとき $t = \boxed{\quad イ \quad}$ である. このとき曲線 $y = f(x)$ と接線 ℓ, および y 軸で囲まれた図形を D とする. D の面積は $\boxed{\quad ウ \quad}$ である.

(3) 図形 D を x 軸のまわりに 1 回転してできる立体の体積は $\boxed{\quad エ \quad}$ である.

(4) 関数 $y = f(x)$ の逆関数は $y = \boxed{\quad オ \quad}$ である.

(5) $\displaystyle\int_1^e \log x\, dx = \boxed{\quad カ \quad}$, $\displaystyle\int_1^e (\log x)^2\, dx = \boxed{\quad キ \quad}$

(6) 図形 D を y 軸のまわりに 1 回転してできる立体の体積は $\boxed{\quad ク \quad}$ である.

物理

問題 27年度

2月2日

1 図のように，鉛直上向きの一様な磁束密度 B [T] の磁場内に，十分に長い2本のまっすぐな導線 CD, EF を間隔 l [m] で平行に保って水平面から傾き角 θ [°]（$0 < \theta < 90°$）で固定し，その上に軽い導体棒 YZ を置く。DF は導線 CD, EF に垂直であり，導体棒 YZ は CD, EF 上を離れることなく，常に DF に平行に保たれてなめらかに動くものとする。伸び縮みしない軽い糸の一端を導体棒 YZ の中央に固定し，もう一端に質量 m [kg] のおもりを固定して軽い滑車にかけてつり下げる。このとき，導体棒 YZ から滑車の間の糸は CD, EF に平行であり，おもりは一定の速さ v [m/s] で上昇している。DF 間には内部抵抗が無視できる電池と抵抗値 R [Ω] の抵抗がつないである。ただし空気抵抗や電流の作る磁場の影響は無視できるものとする。

重力加速度の大きさを g [m/s²] として，次の各問いについて，それぞれの解答群の中から最も適切なものを一つ選び，解答欄の記号にマークしなさい。

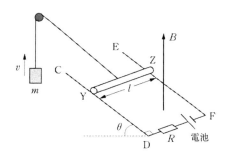

(1) 導体棒 YZ に生じる誘導起電力の大きさを求めなさい。

(2) 導体棒 YZ に流れる電流の大きさを求めなさい。

(3) 回路 DFZY を貫く磁束の変化と誘導電流について，正しく述べているものを選びなさい。

(4) 電池の起電力を求めなさい。

(5) 単位時間あたりに抵抗で発生するジュール熱を求めなさい。

東海大学（医）27 年度 （14）

〔解答群〕

(1) ア. vBl イ. $vBl\cos\theta$ ウ. $vBl\sin\theta$ エ. $mg\cos\theta$ オ. $\dfrac{mg}{Bl\sin\theta}$

(2) ア. $Bl\sin\theta$ イ. $mgl\cos\theta$ ウ. $\dfrac{mg}{Bl\cos\theta}$ エ. $\dfrac{Bl}{mg\cos\theta}$ オ. $\dfrac{mg}{vBl\sin\theta}$

(3) ア. 導体棒 YZ が動くと，磁束の変化を打ち消すよう誘導起電力が生じ，上向きに磁束を作る。その時，導体
棒 YZ を流れる誘導電流の向きは Z → Y の向きである。

ア. 導体棒 YZ が動くと，磁束の変化を強めるよう誘導起電力が生じ，下向きに磁束を作る。その時，導体棒
YZ を流れる誘導電流の向きは Y → Z の向きである。

ウ. 導体棒 YZ が動くと，磁束の変化を打ち消すよう誘導起電力が生じ，下向きに磁束を作る。その時，導体
棒 YZ を流れる誘導電流の向きは Y → Z の向きである。

エ. 導体棒 YZ が動くと，磁束の変化を強めるよう誘導起電力が生じ，上向きに磁束を作る。その時，導体棒
YZ を流れる誘導電流の向きは Z → Y の向きである。

オ. 導体棒 YZ が動いても，磁束は変化せず導体棒 YZ に誘導電流は流れない。

(4) ア. $\dfrac{1}{Bl}(v(\sin\theta)^2+mgR)$ イ. $\dfrac{1}{Bl\cos\theta}(v(Bl\cos\theta)^2+mgR)$ ウ. $Bl(v\cos\theta+R\sin\theta)$

エ. $\dfrac{mg}{(Bl\cos\theta)^2}(v+R)$ オ. $Blv\left(v\cos\theta+\dfrac{BlR}{mg\cos\theta}\right)$

(5) ア. $\dfrac{R}{(vBl\sin\theta)^2}$ イ. $\dfrac{mgR^2}{Bl\sin\theta}$ ウ. $\left(\dfrac{mg}{Bl\cos\theta}\right)^2 R$ エ. $(mgl\cos\theta)^2 R$

オ. $\left(\dfrac{Bl}{mg\cos\theta}\right)^2 \dfrac{1}{R}$

2 音を反射する板Rと，振動数 f [Hz]の音を発する音源S，観測者Oが直線上に並んでいる。音源から観測者に直接伝わる音（直接音）と板で反射されてきた音（反射音）を観測者が観測する。無風状態での音の速さを V [m/s]とする。次の各問いについて，それぞれの解答群の中から最も適切なものを一つ選び，解答欄の記号にマークしなさい。

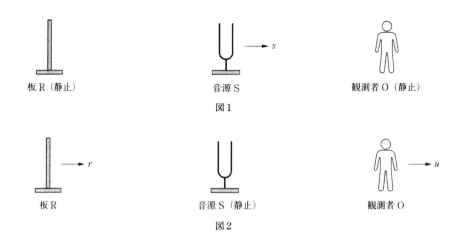

はじめに，無風状態の中で図1のように板と観測者は共に静止しており，音源が右向きに速さ s [m/s]（ただし，$s < V$）で動いているとする。

(1) 観測者が観測した反射音の振動数を求めなさい。

(2) 観測者が1秒間に聞くうなりの回数を求めなさい。

次に，同じく無風状態の中で図2のように板が右向きに速さ r [m/s]（ただし，$r < V$），観測者が右向きに速さ u [m/s]（ただし，$u < V$）で動いており，音源は静止しているとする。

(3) 観測者が観測した直接音の振動数を求めなさい。

(4) 観測者が観測した反射音の振動数を求めなさい。

最後に，図2の状態に加えて，右向きに速さ w [m/s]（ただし，$w < V$）の一様な風が吹いているとする。

(5) 観測者が観測した反射音の振動数を求めなさい。

〔解答群〕

(1) ア. $\dfrac{V}{V-s}f$ 　　イ. $\dfrac{V}{V+s}f$ 　　ウ. $\dfrac{V}{s}f$ 　　エ. $\dfrac{V+s}{V}f$ 　　オ. $\dfrac{V-s}{V}f$

(2) ア. $\dfrac{V^2-s^2}{2Vs}f$ 　　イ. $\dfrac{V^2+s^2}{2Vs}f$ 　　ウ. $\dfrac{V}{s}f$ 　　エ. $\dfrac{2Vs}{V^2+s^2}f$ 　　オ. $\dfrac{2Vs}{V^2-s^2}f$

(3) ア. $\dfrac{V}{V-u}f$ 　　イ. $\dfrac{V}{V+u}f$ 　　ウ. $\dfrac{u}{V}f$ 　　エ. $\dfrac{V+u}{V}f$ 　　オ. $\dfrac{V-u}{V}f$

(4) ア. $\dfrac{V-u}{V-r}\dfrac{V+r}{V}f$ 　　イ. $\dfrac{V+u}{V-r}f$ 　　ウ. $\dfrac{V+u}{V}f$ 　　エ. $\dfrac{(V+u)V}{(V-r)^2}f$ 　　オ. $\dfrac{(V+u)V}{(V+r)^2}f$

(5) ア. $\dfrac{V+w+u}{V+w-r}\dfrac{V-w+r}{V-w}f$ 　　イ. $\dfrac{V+w-u}{V+w-r}\dfrac{V-w+r}{V-w}f$ 　　ウ. $\dfrac{V-w-u}{V+w-r}\dfrac{V+w+r}{V-w}f$

　　エ. $\dfrac{V-w-u}{V-w-r}\dfrac{V+w+r}{V+w}f$ 　　オ. $\dfrac{V-w+u}{V-w-r}\dfrac{V+w+r}{V+w}f$

3

図1は質量密度が ρ で半径が R および長さが L の円柱 A（中心軸を O とする）から半径 $\frac{4R}{5}$ で長さが L の円柱 B（中心軸を O' とする）をくりぬいた物体 C の，中心軸 O と O' に垂直な断面図である。この物体 C は，水平な粗い板の上に置かれている。円柱 A と B は，それぞれの円柱の中心軸 O と O' が互いに平行で，この断面図上の点 P で内接している。このとき P, O および O' は物体 C と板との接点 Q から伸びた垂線上にある。

次に，図2のように，円柱の中心軸 O 及び O' と板の傾斜方向を垂直に保ったまま板をゆっくりと水平から θ だけ傾けたところ，この円柱は板の上で滑ることなくゆっくりと傾き，図に示す点 Q' で板と接して静止した。このとき，物体 C の重心 G に働く重力の作用線が物体 C と板との接点 Q' を通り，接点 Q' の回りの力のモーメントの和がゼロとなって，つり合いが維持されている。この状況について，重力加速度の大きさを g，円周率を π として次の各問いに答えなさい。

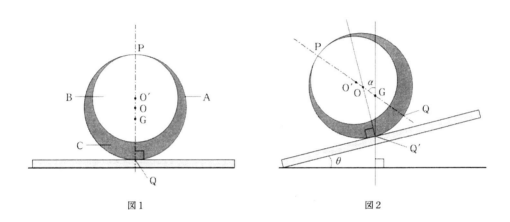

図1　　　　　図2

(1) 板が水平のときは，物体 C の重心 G は図1のように接点 Q からの垂線上にある。重心 G と円柱 A の中心軸 O との距離を求めなさい。

(2) 板を角度 θ だけ傾けたとき，物体 C が板から受ける垂直抗力の大きさを求めなさい。

(3) 板を角度 θ だけ傾けたとき，物体 C と板の間の摩擦力の大きさを求めなさい。

(4) 板を角度 θ だけ傾けたとき，O と O' を結ぶ線は鉛直から角度 α だけ傾いている。$\sin \alpha$ を求めなさい。

(5) さらに板の水平からの傾き角 θ をゆっくり増大させると，ある角度 θ' で重心 G に働く重力の作用線が接点 Q' を通らなくなる。このとき，接点 Q' の回りの力のモーメントの和はゼロにならなくなり，円柱は静止せずに転がり始める。$\sin \theta'$ を求めなさい。

化 学

問題
2月2日

27年度

解答に必要があれば，以下の値を用いなさい。

原子量：H = 1.0, C = 12.0, N = 14.0, O = 16.0, Na = 23.0, S = 32.1, Cl = 35.5, K = 39.1, Ti = 47.9, Fe = 55.9, 気体定数：$R = 8.31 \times 10^3$ L・Pa/(mol・K)，アボガドロ定数：$N_A = 6.02 \times 10^{23}$/mol，$\sqrt{2} = 1.41$, $\sqrt{3} = 1.73$, $\sqrt{5} = 2.24$

1 金属チタンと水素が反応すると，ある化合物をつくり，その結晶構造は下の図1のような単位格子をもっている。この単位格子中では，チタン原子は図2のように面心立方格子と同じ結晶構造をとり，水素原子は図3のように立方体を8等分してできる8つの小立方体の中心に存在している。以下の各問いに答えなさい。

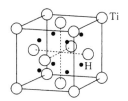 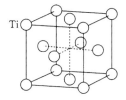 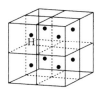

図1　化合物の単位格子　　　図2　化合物中のチタンの原子配置　　　図3　化合物中の水素の原子配置

問1　この化合物の組成式を解答欄に書きなさい。

問2　チタンの原子半径が 1.50×10^{-8} cm であるとき，この化合物の単位格子の一辺の長さ[cm]として最も適切な値をa～fの中から一つ選び，解答欄の記号にマークしなさい。ただし，チタン原子は互いに接しているものとし，水素原子の大きさは無視してよい。

    a．1.50×10^{-8}　　b．2.13×10^{-8}　　c．3.00×10^{-8}　　d．4.26×10^{-8}　　e．4.50×10^{-8}
    f．6.39×10^{-8}

問3　この化合物の単位格子に占める水素原子の数から，この化合物の1 cm³あたりに含まれる水素の質量（水素の密度）[g/cm³]として最も適切な値をa～fの中から一つ選び，解答欄の記号にマークしなさい。

    a．4.31×10^{-2}　　b．6.14×10^{-2}　　c．8.61×10^{-2}　　d．1.23×10^{-1}　　e．1.72×10^{-1}
    f．2.46×10^{-1}

問4　問3でもとめた水素の密度は，標準状態（0℃，1.01×10^5 Pa）における気体の水素の密度と比べて何倍か。その数値として最も適切な値をa～fの中から一つ選び，解答欄の記号にマークしなさい。ただし，気体の水素は理想気体とする。

    a．4.83×10^2　　b．6.80×10^2　　c．9.65×10^2　　d．1.36×10^3　　e．1.93×10^3
    f．2.72×10^3

2 つぎの文を読み，以下の各問いに答えなさい。ただし，燃焼熱，昇華熱は25℃，1.01×10^5 Paのときの値である。

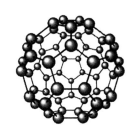

ダイヤモンドや黒鉛は，炭素の同素体としてよく知られている。近年，ア と呼ばれる新たな炭素の同素体が発見され，その燃焼熱が測定された。代表的な ア であるC_{60}分子は，右図に示すようなサッカーボール型の構造をとっており，その燃焼は，つぎの熱化学方程式(1)で表される。

$$C_{60}(固) + 60 O_2(気) = 60 CO_2(気) + 26110 \text{ kJ} \quad \cdots\cdots(1)$$

ここで，ダイヤモンドの燃焼熱は396 kJ/mol，黒鉛の燃焼熱は394 kJ/molであるので，黒鉛からC_{60}をつくる反応を表す熱化学方程式は イ となる。また，1モルの炭素原子に含まれる化学エネルギーの絶対値は，C_{60}とダイヤモンドで ウ kJ異なっていることがわかる。

また，炭素（黒鉛）の昇華は，つぎの熱化学方程式(2)で表される。

$$C(黒鉛) = C(気) - 718 \text{ kJ} \quad \cdots\cdots(2)$$

以上のことより，ダイヤモンドのC－C原子間の結合エネルギーは，エ kJ/molと求められる。

問1　空欄 ア に当てはまる最も適切な語句をカタカナで解答欄に書きなさい。

問2　空欄 イ に当てはまる熱化学方程式を解答欄に書きなさい。

問3　空欄 ウ に当てはまる最も適切な値をa～fの中から一つ選び，解答欄の記号にマークしなさい。
　　　a．2　　b．39　　c．2074　　d．2076　　e．2468　　f．25714

問4　空欄 エ に当てはまる最も適切な値をa～fの中から一つ選び，解答欄の記号にマークしなさい。
　　　a．198　　b．358　　c．394　　d．396　　e．718　　f．26110

3 以下の各問いに答えなさい。

問1 純粋なシュウ酸二水和物の結晶を水に溶かして，正確に 18.0 mL とした。この溶液に硫酸を加えて酸性にしたところ，体積が 24.0 mL となった。このようにして作製したシュウ酸水溶液をすべて三角フラスコに入れ，5.00×10^{-3} mol/L の過マンガン酸カリウム水溶液を加えてわずかに色が変化するまで滴定したところ，15.0 mL を要した。

  (1) この滴定実験で生じる化学反応式を解答欄に書きなさい。

  (2) 滴定の前後のシュウ酸水溶液の色の変化として最も適切なものを a ～ f の中から一つ選び，解答欄の記号にマークしなさい。
       a．無色→黄色   b．無色→赤紫色   c．無色→青色   d．黄色→無色
       e．赤紫色→無色   f．青色→無色

  (3) この反応において酸化剤として働く原子の元素記号と酸化数の変化をそれぞれ解答欄に書きなさい。

  (4) 溶かしたシュウ酸二水和物の質量〔g〕を有効数字3桁で解答欄に書きなさい。

問2 水和水をもつ硫酸鉄（Ⅱ）の結晶 0.250 g を水に溶かして正確に 50.0 mL とし，1.00×10^{-2} mol/L の過マンガン酸カリウムの硫酸酸性水溶液で滴定したところ，22.5 mL を要した。この硫酸鉄（Ⅱ）1 mol あたりの水和水の物質量〔mol〕として最も適切な値を a ～ h の中から一つ選び，解答欄の記号にマークしなさい。
       a．1   b．2   c．3   d．4   e．5   f．6   g．7   h．8

4 つぎの文を読み，以下の各問いに答えなさい。ただし，気体はすべて理想気体とする。

温度が一定のとき，四酸化二窒素は一部が解離して二酸化窒素を生じ，つぎの式(1)で表される平衡状態になる。

$$N_2O_4 \rightleftarrows 2NO_2 \quad \cdots\cdots (1)$$

四酸化二窒素および二酸化窒素を用いて以下の実験1～3を行った。

実験1：四酸化二窒素と二酸化窒素の混合気体を図1のように二つの容器に入れて中央で連結し，(1)式で表される平衡状態にした。その後，左側の容器を氷冷し右側の容器を温め容器内の気体の色の変化を観察したところ，温水側の気体の色が氷水側の気体の色よりも濃くなった。

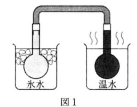
図1

実験2：図2のようなピストン付きの容器に0.20 molの四酸化二窒素を入れ，温度を27℃に保って容器の体積を2.0 Lとしたところ，四酸化二窒素の20%が二酸化窒素に解離して，気体は(1)式で表される平衡状態に達した。

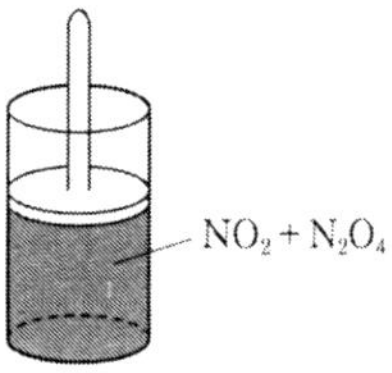

実験3：実験2と同様に，ピストン付の容器に0.20 molの四酸化二窒素を入れ，温度を27℃に保って容器の体積を20 Lとしたところ，気体は(1)式で表される平衡状態に達した。

図2

問1　実験1の結果を参考にして，四酸化二窒素の生成反応が発熱反応の場合は解答欄の記号aに，吸熱反応の場合は解答欄の記号bにマークしなさい。

問2　実験2で平衡状態に達したときの濃度平衡定数K_cを有効数字2桁で求め，その単位とともに解答欄に書きなさい。

問3　実験2で平衡状態に達したときの気体の全圧〔Pa〕として最も適切な値をa～fの中から一つ選び，解答欄の記号にマークしなさい。
　　　a：2.7×10^4　　b：5.4×10^4　　c：1.0×10^5　　d：2.0×10^5　　e：3.0×10^5
　　　f：4.0×10^5

問4　実験2で平衡状態に達したときの気体の圧平衡定数K_pを有効数字2桁で求め，その単位とともに解答欄に書きなさい。

問5　実験3で平衡状態に達したとき，四酸化二窒素の何%が二酸化窒素に解離したか。最も適切な値をa～fの中から一つ選び，解答欄の記号にマークしなさい。
　　　a：10　　b：20　　c：30　　d：40　　e：50　　f：60

5 有機化合物は炭素といくつかの元素からできている。有機化合物の成分元素は，燃焼などの操作を行い，元素が反応した結果生じる色をもとに確認することができる。以下の A 群には成分元素，B 群には操作方法，C 群には操作による確認反応で生じる色を示している。A 群のそれぞれの成分元素の確認について，最も適切な組み合わせとなるように B 群と C 群の a～e の中から一つずつ選び，解答欄の記号にマークしなさい。ただし，同じ記号を複数回使用してもよい。

A 群：成分元素

炭素　　水素　　窒素　　塩素　　硫黄

B 群：操作方法
a．完全燃焼させ，発生する気体を石灰水に通じる
b．焼いた銅線につけて燃焼させる
c．ナトリウムを加えて加熱・融解した後，生成物を水に溶かして酢酸鉛（Ⅱ）水溶液を加える
d．完全燃焼させ，生成物を硫酸銅（Ⅱ）無水物に接触させる
e．水酸化ナトリウムを加えて加熱し，生じた気体に湿らせた赤色リトマス紙を近づける

C 群：確認反応で生じる色
a．黒色　　　b．青緑色　　　c．青色　　　d．白色　　　e．黄色

6 つぎの文を読み，以下の各問いに答えなさい。ただし，気体はすべて理想気体とする。

化合物 X は，炭素，水素，塩素，酸素からなり，ヒドロキシ基をもつ有機化合物である。この化合物 X の元素分析値は，質量パーセントで炭素：38.10%，水素：7.41%，塩素：37.57% であった。また，この化合物 X を 378 mg はかりとり，体積 800 mL の真空容器に入れ 127℃ に加熱すると，すべて気化して圧力は 16.6 kPa を示した。

問1　化合物 X の分子量を求め，有効数字 3 桁で解答欄に書きなさい。

問2　化合物 X の分子式を求め，解答欄に書きなさい。

問3　問2で得られた分子式からなる化合物の構造異性体の数として最も適切な値を a～f の中から一つ選び，解答欄の記号にマークしなさい。
a．3　　　b．4　　　c．5　　　d．6　　　e．7　　　f．8

問4　構造解析の結果，化合物 X は不斉炭素原子をもたず，塩素とヒドロキシ基が同一炭素原子に結合していなかった。化合物 X の構造式または示性式を解答欄に書きなさい。

東海大学（医）27年度　（23）

7　つぎの文を読み，以下の各問いに答えなさい。

　ベンゼンとプロペンを反応させて得られる　A　を経由して合成される　B　の製法は，単に　B　を製造できるばかりか，この反応で副生する　C　の工業的製法としても価値が高く優れた方法である。　B　はヒドロキシ基を有し，水酸化ナトリウム水溶液と反応して　D　となる。

　一方，アニリンの塩酸溶液に0～5℃で亜硝酸ナトリウム水溶液を加えると　E　が得られる。　E　は水溶液中5℃以下では安定であるが，温度が高いと分解して　B　を生成する。　E　の水溶液に　D　の水溶液を加えると，赤橙色の　F　が析出する。

問1　空欄　A　に当てはまる化合物の構造式または示性式を解答欄に書きなさい。

問2　空欄　B　に当てはまる化合物の名称を解答欄に書きなさい。

問3　空欄　C　に当てはまる化合物の名称を解答欄に書きなさい。

問4　下線部①の製法の名称を解答欄に書きなさい。

問5　空欄　D　～　F　に当てはまる化合物の構造式または示性式をそれぞれ解答欄に書きなさい。

生　物

問題

2月2日

27年度

1　次の a ～ j の記述に最も関係の深いタンパク質の名称をそれぞれ答えなさい。

a．刺激を受けていないニューロンの静止部位で，細胞膜の外側は正に，内側は負に帯電しているのは，細胞膜を介した陽イオン濃度に差が生じていることが原因の一つである。

b．腎臓の集合管で水の再吸収速度を上げる場合，集合管上皮細胞内の小胞が集合管表面に移動して細胞膜と融合し，水の透過性を上昇させる。

c．あるタンパク質がいつどこで発現しているかを調べる場合，その遺伝子の末端にオワンクラゲから単離した遺伝子を組み込むことにより，オワンクラゲ由来のタンパク質の発現を指標として目的のタンパク質の発現を解析することができる。

d．過酸化水素水溶液（5％）に，すりつぶした新鮮なニワトリの肝臓を加えると気泡が発生する。

e．ATP を加水分解する酵素活性を有し，筋収縮の際，繊維状タンパク質に結合してたぐり寄せる働きがある。

f．筋細胞が刺激されたときに，筋小胞体から細胞質へ放出された陽イオンと結合する。

g．間期の細胞に見られる中心体や，細胞分裂時に見られる紡錘糸は，微小管と呼ばれる細胞骨格である。

h．ミトコンドリア内膜の電子の流れと共役して膜間腔に放出された水素イオンが，水素イオン濃度勾配にしたがってマトリックス側にもどるときに，酸化的リン酸化が起こる。

i．デスモソームと呼ばれる細胞間結合において，細胞骨格のフィラメントと結合している。

j．DNA 複製において，古いヌクレオチド鎖は新しく合成されるヌクレオチド鎖の鋳型となることで，相補的な性質の塩基を含むヌクレオチドが次々に結合して新しいポリヌクレオチド鎖ができる。

2 次の文章を読んで，以下の各問いに答えなさい。

生物は外部の環境（体外環境）から，さまざまな影響を受けて生活している。ヒトを始めとする多細胞動物では，皮膚などの一部の細胞が体外環境に触れるだけで，その他の細胞は基本的に体内の水，すなわち（　A　）に浸されている。従って，（　A　）は各細胞にとっての環境と考えられることから，体外環境に対する（　B　）ともいう。

①上記の細胞を取り巻く（　A　）は，組織間で大きく３つに区分され，かつ互いの間を移動している。

また，（　A　）は心臓を中心とした（　C　）を利用することで，全身を巡る。ヒトをはじめとする脊椎動物の（　C　）は，閉鎖回路である心臓と（　D　）系，閉じられていない（　E　）系により構成されている。さらに，（　C　）と（　F　）系が協力することで酸素・二酸化炭素の交換が可能となる。

また，（　B　）を常に一定の状態に維持するためには老廃物の排出やイオン濃度の調節，②さらにアミノ酸，タンパ③ク質濃度の調節や有害物質の無毒化などが必要である。

このように生体内では種々の器官や臓器が相互に働いて（　B　）の維持に努めているが，それらを総合的にコントロールしているのが（　G　）系と（　H　）系である。前者は電気的な信号，後者は（　A　）を通じて調節している。

（　G　）の場合，内臓調節には（　I　）と（　J　）の２系統が関与し，例えば，心拍数は（　I　）により促進され，（　J　）により抑制される。一方，（　H　）系の場合は，特定の細胞で作られた（　K　）が直接血液中に分泌され，特定の組織・器官に作用するが，それには（　K　）を受け取る細胞に（　L　）の存在が必須となる。

問1　本文中の空欄（　A　）～（　L　）にあてはまる最も適切な語句を答えなさい。

問2　(1) 体外環境に対して（　B　）を一定に保とうとする働きを何というか答えなさい。

(2) 下線部①における「3つの区分」にあてはまる各名称を答えなさい。

(3) 同様に下線部①で，3つに区分された（　A　）が「互いの間を移動」することで，生命現象に取って極めて重要な役割を果たしている。その役割についての概要を20字以内で答えなさい。

(4) 下線部②を行う主要臓器を答えなさい。

(5) 下線部③を行う主要臓器を答えなさい。

3　次の文章を読んで，以下の各問いに答えなさい。

　ヒトの目は光によって外界の情報を得ている。光は水晶体を通して（　①　）の上に像を結ぶ。（　①　）には光を受容する細胞である（　②　）が一層に並んでいる。（　②　）は2種類に大別できる。（　①　）の中央部にある（　③　）には（　④　）が密集しており，周辺部には（　⑤　）が多く分布している。水晶体の前に位置する（　⑥　）が瞳孔（ひとみ）の大きさを変えることや2種類の（　②　）を持つことによって，視覚が正常な人は明るい日差しの下でも，暗い月の光でも形を認識することができる。

　ミクロネシアの小島ピンゲラップ（Pingelap）島には（　④　）の機能が失われるために視覚に異常を持つ人が10%近く存在する。この異常は常染色体劣性遺伝のために生じ，異常を持つ人たちの（　①　）には正常な視覚を持つ人と同じように（　④　）や（　⑤　）が分布しているが，（　④　）は光の刺激を神経信号に変えることができない。<u>この人たちは，明るい場所でも，細かい形を見分けることができないために，レストランのメニューを見るためにも虫眼鏡（拡大鏡）が必要である。一方，月夜など暗いところでは正常な視力を持つ人とほぼ同じようにものを見ることができる。</u>(A)この視覚異常の割合は，ピンゲラップ島以外では約4万人に1人とされている。

　ピンゲラップ島にはおよそ1000年前に人が移り住んだ。1775年，大きな台風の被害で人口が約1000人から20数人に減ってしまった。台風の前にピンゲラップ島にこの視覚異常もつ人が多かったという記録はない。しかし，<u>この台風の後，残った島の人どうしが結婚を繰り返し人口が増える過程で，1820年代になって，台風後に残った人たちのひ孫の世代の中にこの視覚異常を持った最初の子供が生まれた。</u>(B)その後，視覚異常者の数が増え現在に至っている。

問1　本文中の空欄（　①　）～（　⑥　）にあてはまる最も適切な語句を答えなさい。

問2　下線部(A)について(イ)，(ロ)に答えなさい。

　　(イ)　この人たちのように，④の機能に障害があると細かい形を見分けることができなくなるのはなぜか。句読点を含めて40字以内で答えなさい。

　　(ロ)　この人たちは④の機能に障害があるために，視覚について下線部に記したこと以外にもう一つ大きな特徴（問題）を持っているが，それは何か。句読点を含めて15字以内で答えなさい。

問3　下線部(B)の現象が発生したのは，台風の後，ピンゲラップ島に残った20数人にどのような遺伝的な特徴があったからであると推測できるか。推測できる遺伝的特徴を句読点を含めて30字以内で答えなさい。

東海大学（医）27年度　（27）

4　次の文章を読んで，以下の各問いに答えなさい。

　一個の細胞は，決まった順序で起こる細胞周期とよばれる一連の過程によって染色体を複製し，二分して二個の細胞になる。この複製と分裂の繰り返しは，あらゆる細胞の増殖に不可欠である。この細胞周期を制御する仕組みは，Ⅰ～Ⅲのような研究によって明らかにされた。

Ⅰ．ヒト細胞どうしを融合させると，細胞質を共有した二つの核をもつ融合細胞ができる。この実験系を利用して以下の実験を行った。

・実験1－1：間期のどの時期にある細胞であっても，分裂期の細胞と融合すると，間期細胞由来の核膜が消失し染色体が凝縮し始めた。
・実験1－2：DNA合成準備期の細胞とDNA合成期の細胞を融合すると，どちらの細胞由来の核もDNAの複製をした。
・実験1－3：DNA合成期の細胞と分裂準備期の細胞を融合すると，分裂準備期細胞由来の核はDNA複製を開始せず，DNA合成期細胞由来の核が分裂準備期に入るまで核膜の消失や染色体の凝縮が起こらなかった。

Ⅱ．アフリカツメガエルの未受精卵をプロゲステロンで処理すると，一つの未受精卵は<u>染色体が赤道面に並ぶ二つの卵細胞</u>を形成する段階まで成熟する。この成熟させた卵細胞を利用して以下の実験を行った。
　　　　　　　　　　　　　　　　　　　①

・実験2：卵細胞の細胞質を未処理の未受精卵に注入すると，下線①と同様の段階まで成熟した。さらに，この卵細胞の細胞質を再度別の未受精卵に注入してもやはり成熟を促した。

Ⅲ．ウニの受精卵の最初の二回の細胞周期において，検出されるタンパク質の量的な変化を調べたところ，細胞周期の進行にともなって周期的に変動するタンパク質がみつかり，サイクリンと名付けられた。このサイクリンの役割を明確にするために，アフリカツメガエルの未受精卵を利用した。アフリカツメガエルの未受精卵から核を除去し，細胞質だけを抽出した溶液には，複数回の細胞周期の進行に必要なタンパク質がすべて含まれている。また，抽出液中に含まれるmRNAからタンパク質合成も行われる。この卵抽出液にカエル精子から単離した核を加えると，<u>精子核は</u>
　　　　　　　　　　　　　　　　　　　　　　　　　　　　　　　　　　　　　　　②
<u>あたかも細胞周期が進行するかのようにふるまい，染色体の脱凝縮と凝縮，DNAの複製，核膜の消失と再生などの反応が複数回繰り返される</u>。この実験系を利用して以下の実験を行った。

・実験3－1：タンパク質合成阻害剤を添加すると，細胞周期は停止した。
・実験3－2：RNA分解酵素を添加すると，DNAの複製は起こったが，核膜の消失や染色体の凝縮は生じず，細胞周期は停止した。
・実験3－3：RNA分解酵素でmRNAを完全に分解した後，RNA分解酵素を阻害剤で不活性化した。この溶液からRNA分解酵素と阻害剤を除去し，人為的に合成したサイクリンmRNAを添加すると，再び核膜の消失や染色体の凝縮が観察されるようになり，その後も細胞周期は繰り返された。
・実験3－4：実験3－3と同様の処理を施した後，添加するmRNAを一部の領域が欠損したサイクリンmRNAに

変えた場合の細胞周期を観察した。この欠損 mRNA から合成されるサイクリンは，タンパク質分解酵素による分解を受けない変異型である。この条件下では，核膜の消失や染色体の凝縮までは観察されたが，その後の反応は進行せずに細胞周期は停止した。

問1 (1) 下線 ① の卵細胞は減数分裂のどの時期にあるか。その名称を答えなさい。

(2) 分裂期の細胞質には核を分裂期に誘導する因子が存在することを示した実験はどれか。実験1～実験2の中からあてはまるものを二つ選び，それぞれの実験名を答えなさい。実験1については，『実験1－4』のように記入しなさい。

(3) (2)で選んだ実験において，分裂期の細胞にのみ分裂期に誘導する活性があることを確認するためには，どのような対照実験を行えば良いか。二つの実験のうち，いずれか一つの実験について，句読点を含めて50字以内で答えなさい。

問2 (1) 細胞周期には，細胞周期が進行する過程において一つ前の段階を適切に完了しないうちに，次の段階に進まないように制御する特定のチェックポイントが存在する。実験1～実験2の中で，間期と分裂期の間で細胞周期を一時停止させるチェックポイントがあることを示した実験はどれか。あてはまるものを一つ選び，その実験名を答えなさい。実験1については，「実験1－4」のように記入しなさい。

(2) (1)の仕組みがなく，DNA の複製が完了する前に細胞分裂が起きたり，細胞分裂が起こる前に二回目の DNA 複製が始まったりすると，多くの細胞にとって致命的な問題となる。どのような問題が生じるかについて，句読点を含めて30字以内で答えなさい。

問3 (1) 実験3により，分裂期を開始するためには，サイクリンの合成が重要であることが示された。しかし，サイクリンと同様の役割を果たす別のタンパク質が存在し，サイクリン非依存的に分裂期の開始を誘導する可能性がある。では，分裂期の開始にサイクリンが必須であることを示すには，下線 ② の実験系を利用してどのような実験をすれば良いか。句読点を含めて50字以内で説明しなさい。

(2) 実験3の結果をふまえて，下線②におけるサイクリン量の変動を表す模式図を作成したい。図中に実線で表されているサイクリン量が，その後の細胞周期の進行にともなってどのように推移するかを予想し，解答欄に図示しなさい。なお，図中の点線は分裂期を開始するために必要なサイクリン量を示したものである。

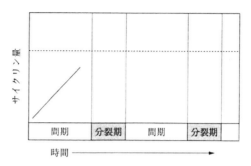

図　細胞周期の進行にともなうサイクリン量の変動

5 ［Ⅰ］～［Ⅳ］は，核の「初期化」に関連する研究の経緯である。これを読んで，以下の各問いに答えなさい。

［Ⅰ］ 両生類の未受精卵ではDNAが動物極側の細胞表面近くに局在し，その部分だけ白く抜けて見える。このため，顕微鏡で観察しながら白く抜けた場所に紫外線を照射することにより，DNAを破壊することが可能である。ガードンは，アフリカツメガエル成体の消化管上皮の細胞の核を微小ガラス管を用いて取り出し，紫外線を照射したアフリカツメガエル卵に移植した。このようにして核の移植を受けた卵の一部は卵割し，やがてオタマジャクシにまで成長した。その頻度は5％程度であったが，成体消化管上皮の代わりに初期胚の核を用いると30％程度となり，分化段階が進んだ核ほど低くなる傾向であった。

移植核が正常に発生する確率が低かったため，ガードンは，実験上に不備があった可能性を排除する目的で，以
①
下のような追加の実験を行った。

通常，アフリカツメガエルの核は2つの核小体をもつが，突然変異により一つしか持たない系統がある。ガードンはこの変異系統の成体の消化管上皮の核と，野生型アフリカツメガエルの卵を用いて上と同様な核移植実験を行った。その結果，成長したオタマジャクシの細胞核は核小体を一つ持つことが確認された。

ガードンはこれらの実験結果から，(ⅰ)分化の進行に伴い核は正常発生する能力を失う，一方，(ⅱ)卵細胞の細胞質は分化した核を「初期化」して，その能力を回復させる，と推測した。この推測はまた，(ⅲ)分化しても正常発生に必要な（　A　）は核に保持されていることを意味している。ガードン以降，30年以上にわたる試行錯誤を経て，ほ乳類成体の体細胞の核移植により，ヒツジ，マウスなどの新たな個体を発生させることができるようになった。このようにして生じた動物をクローン動物と呼んでいる。

［Ⅱ］ 核移植によるクローン動物の作製は広く用いられる技術となったが，ほ乳類での成功率は両生類よりもさらに低かった。これは「初期化」研究上の大きな問題であった。成功率の低い現象のしくみを解明することは困難であり，そもそも実験上の不備によって「初期化」したように見える可能性を排除する必要があるからである。たとえば以下のような可能性である。

成体の各種組織には極めて少数ではあるが，適当な条件下で様々な細胞に分化できる細胞が含まれる事がわかってきた。このような細胞を，成体幹細胞と呼んでいる。従って上記の核移植実験では，分化した細胞の核が初期化したのではなく，組織に含まれる成体幹細胞の核が正常発生したのを観察した可能性がある。この場合，核移植の成功率が低いのは，組織中の幹細胞の数が少ない事を反映すると考えられる。

[Ⅲ] そこで，マウスT細胞の核を，移植実験に用いる事を考えた。T細胞は多様な抗原に対応するため，T細胞レセプター遺伝子の（ B ）を行っている。正常な成体の中で，DNAの配列を不可逆的に（ B ）するのはT細胞と（ C ）だけで，成体幹細胞を含む他の細胞では起こりえない。図1はT細胞レセプターβ鎖遺伝子領域の構造の一部を示している。(a)は肝臓，(b)，(c)は，あるT細胞（それぞれT細胞-1，T細胞-2と呼ぶ）のものである。β鎖遺伝子はV，D，Jと呼ばれる複数の遺伝子断片からなるグループをもち，分化の過程でグループから一つずつが無作為に選ばれ連結して，多様性に富む様々なVDJ配列を作り上げる。(b)の例では，Vβ12，Dβ2，Jβ2が，(c)の例では，Vβ12，Dβ2，Jβ4が選ばれ，これらに挟まれた領域は切除され，選ばれた断片が再結合する。

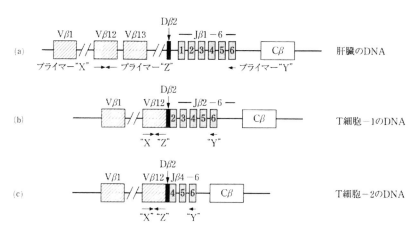

図1　マウスT細胞抗原レセプター遺伝子の構造

ここで，図1に横向きの矢印で示す位置と向きに，3種類のPCR用プライマーX，Y，Zを用意した。正常マウス肝臓，T細胞-1，T細胞-2，および多数のT細胞を含む正常マウスリンパ節から，それぞれのDNAを抽出して，これらを鋳型にしたPCRを行った。電気泳動による解析で，XとZを用いたPCRでは，いずれの検体からも300塩基対(bp)のバンドが検出された（図2，レーン1～4）。これはVβ12の断片が増幅された事を示す。XとYを用いたPCRでは，正常マウス肝臓のDNAからは増幅が起こらなかった（レーン7）。これは，XとYの位置が大きく離れているために十分な増幅反応が起こらなかったことによる。一方多種類のT細胞が混在しているリンパ節のDNAからは，350 bpから1330 bpの，異なる大きさの6本のバンドが検出された（レーン10）。T細胞-2ではこれらのうち下から3番目と同じサイズ（840 bp）のバンドが検出された（レーン9）。

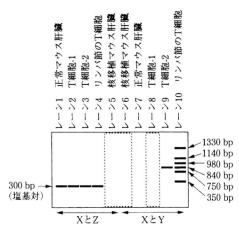

図2　PCRによるT細胞抗原レセプター遺伝子の検出

　いま，T細胞-1の核をマウス卵母細胞に移植したところ，正常に発生して成体になった。このマウスの肝臓からDNAを抽出し，XとZ，XとYでPCRを行った（点線内のレーン5，6）。この結果から，確かに分化したT細胞の核が初期化してマウス成体が生じたものと判断された。

[Ⅳ]　以上から，卵細胞や卵母細胞の細胞質に含まれる成分によって，核の「初期化」は確かに起こりうる事がわかった。山中らはこの成分を推測し，該当する数種類の遺伝子（山中因子と呼ばれる）をマウス体細胞に導入して発現させる事によって，初期化を起こす事に成功した。しかしその効率は核移植の場合と同様に低いものであった。
②

問1　空欄（　A　），（　B　），（　C　）に入る最も適切な語句を答えなさい。

問2　下線①は，どのような可能性か。句読点を含めて30字以内で説明しなさい。

問3　図2における点線内のレーン5，6，8はどのようなサイズのバンドが検出されると考えられるか。解答欄に書き入れなさい。なお，検出されるバンドがない場合には，該当レーンに「×」を書きなさい。（なお，レーン7には「×」を記入していない）

問4　(1)　下線②について，こうして得られた細胞は何と呼ばれているか答えなさい。

　　　(2)　下線②において初期化の効率が低いことは，なお未解決の問題であった。この問題の解決を説明した以下の文章の空欄にあてはまる適切な文を30字以内で書きなさい。

　　　　　（空　欄），この成分を推測し，該当する遺伝子の働きを抑制してマウス体細胞に山中因子の導入を行ったところ，初期化の効率は飛躍的に増大した。

東海大学（医）27年度（33）

英　語

問題

2月3日

27年度

1 次の英文を読み，問1〜6は文を完成させ，問7〜9は問いに答えなさい。答えは最も適切なものを，それぞれア〜エの中から一つ選びなさい。問10は指示に従ってTかFを選びなさい。

　The popular image of a cultural anthropologist in the field tends to be overly romanticized.　People imagine field anthropologists collecting data on exotic cultures, such as in the South Pacific, relaxing in hammocks and being served delicious foods and drinks by friendly native people.　In reality, conducting anthropological fieldwork is not a carefree vacation.　The extensive studies carried out by anthropologists, such as the British researcher Bronislaw Malinowski in the Trobriand Islands, demonstrate the serious demands that fieldwork can have on one's time, patience, and resources. Although luck can be a factor, success is usually directly related to the amount of preparation.

　Fieldwork is often lengthy and costly, so anthropologists try hard to obtain funding from supporting public or private institutions.　Applying for financial support, which includes living expenses, transportation, and various research-related costs, is a competitive process.　Funding is often awarded to the proposals that have the greatest scientific merit. Without it, individual researchers are unable to cover their expenses.

　In addition, field anthropologists need to take the proper health precautions and make personal arrangements. Before leaving, it is imperative to receive all the relevant medications and vaccinations to prevent illness and disease. For example, traveling to an area infected with malaria* requires taking anti-malarial drugs before leaving home.　Often research is conducted in remote areas, and, in the event that the anthropologist becomes ill while in the field, getting information about nearby health facilities is also prudent.　[　1　] health, arrangements need to be made about personal possessions, such as houses, vehicles, and pets.　Other details, such as setting up a bank account in the host country to access money, are vital in case of an emergency.

　Third, if fieldwork is to be conducted in a foreign country, which is usually the case, permission or clearance must be obtained from the host government.　It is common for government officials to request the anthropologist to give details about the nature of their research.　This is to ensure that the research will not be humiliating or politically sensitive, that the findings will be useful, and that the researcher's presence in the host country will not jeopardize the safety, privacy, or jobs of any local citizens.　Moreover, host governments often require anthropologists to collaborate with institutions in the host country to share their research experiences with local scholars and students.

　Lastly, becoming proficient in the local language is essential before embarking on fieldwork.　Traditionally, fieldwork is conducted in the local language because it requires direct observation to gather data.　Thus, fluency in the local language is important.　If the fieldworker is not fluent, it is advisable to learn the language before leaving home. [　2　], this may not be possible because dictionaries and grammar books may not even exist for some of the more obscure languages.　In such cases, the anthropologist will have to spend considerable time learning the language after arriving in the field.

　Although every fieldwork situation has its own unique set of concerns, challenges, and issues, attending to the details above is necessary for any anthropological research project.　These considerations should also put an end to the illusion that fieldwork is like a romantic holiday.

　　* malaria　マラリア

問 1　The main purpose of the second paragraph is to explain ＿＿＿＿＿＿＿ for anthropological research.

　　ア．the importance of getting financial support

　　イ．how to write an acceptable proposal

　　ウ．the details of living expenses

　　エ．how to find a supportive institution

問 2　In the last line in the second paragraph, "it" refers to ＿＿＿＿＿＿＿.

　　ア．fieldwork

　　イ．proposal

　　ウ．science

　　エ．funding

問 3　According to the third paragraph, health precautions involve knowing ＿＿＿＿＿＿＿.

　　ア．why doctors are not available in remote areas

　　イ．where to get medical care

　　ウ．how often medicine should be taken

　　エ．what languages doctors can speak

問 4　The main purpose of the fourth paragraph is to explain that host governments require anthropologists to ＿＿＿＿＿＿＿ before doing fieldwork.

　　ア．consult groups of local scientists

　　イ．give details about the natural environment

　　ウ．train local scholars and students

　　エ．clarify certain details of their research

問 5　According to the fourth paragraph, research that is ＿＿＿＿＿＿＿ to the host country should be avoided.

　　ア．embarrassing

　　イ．expensive

　　ウ．harmless

　　エ．beneficial

問 6　According to the fifth paragraph, preparing to learn the local language is not always possible because ＿＿＿＿＿＿＿.

　　ア．the grammar and vocabulary may be too difficult

　　イ．there may be little time to study

　　ウ．language books may not be available

　　エ．it may be hard to find good language instructors

問7　Which words best replace 〔　1　〕 in the passage?

　　ア．Owing to

　　イ．With attention to

　　ウ．In addition to

　　エ．According to

問8　Which word best replaces 〔　2　〕 in the passage?

　　ア．Despite

　　イ．Consequently

　　ウ．Moreover

　　エ．However

問9　Which would be the best title for the passage?

　　ア．Best Places to Conduct Anthropological Fieldwork

　　イ．Preparing for Anthropological Fieldwork

　　ウ．The Origins and Future of Cultural Anthropology

　　エ．The Pros and Cons of Conducting Anthropological Research

問10　Based on the passage, mark "T" if the statement is true, and mark "F" if the statement is false.

　　1．People often wrongly perceive that fieldwork is easy and relaxing.

　　2．Financial support is typically given to proposals that are important to science.

　　3．Supporting institutions arrange to take care of the anthropologist's personal belongings.

　　4．Learning the local language is important because anthropologists need to write grammar books and dictionaries.

　　5．Every fieldwork project is distinct, but there are similarities in how to prepare for them.

2 次の1～10の英文の空所に入る最も適切な語(句)を，それぞれア～エの中から一つ選びなさい。

1. We just don't have the money to do the job, (　　　) necessary you think it is.
   ア．as long as　　イ．however　　ウ．although　　エ．on condition that

2. (　　　) he visits our house, he brings us presents.
   ア．Whichever　　イ．Whoever　　ウ．Whenever　　エ．Whatever

3. When Mary was introduced to Mrs. Smith, she realized she (　　　) her before.
   ア．is meeting　　イ．was meeting　　ウ．will meet　　エ．had met

4. As I looked out of the window of my office, I saw her (　　　).
   ア．playing　　イ．played　　ウ．are playing　　エ．to play

5. "Hello, Kathy, (　　　) you like to come to dinner tomorrow night?"
   ア．must　　イ．could　　ウ．would　　エ．should

6. I bought her an expensive present to show (　　　) I care.
   ア．what　　イ．how much　　ウ．which　　エ．where from

7. His shoes (　　　) with mud, so his teacher asked him to clean them before he came in.
   ア．covered　　イ．were covered　　ウ．are covering　　エ．covering

8. If the weather had not been so bad, we (　　　) to the beach.
   ア．have been gone　　イ．had gone　　ウ．would go　　エ．would have gone

9. His English left nothing (　　　).
   ア．is desired　　イ．be desired　　ウ．to be desired　　エ．is being desired

10. She (　　　) the dishes after lunch.
   ア．made him do　　イ．made do him　　ウ．do him made　　エ．do made him

3 次の 1 ～ 10 の英文を読み，下線部の意味に最も近い語(句)を，それぞれア～エの中から一つ選びなさい。

1．His scholarly work eventually led to a grant.

　　ア．stubborn　　イ．attentive　　ウ．spontaneous　　エ．academic

2．Although the UK did not change its currency, many European countries did.

　　ア．distance　　イ．weight　　ウ．money　　エ．time

3．There is an enormous shopping mall in this city.

　　ア．insignificant　　イ．immense　　ウ．imperfect　　エ．indoor

4．The research method used in this study was unclear.

　　ア．approach　　イ．consideration　　ウ．probability　　エ．calculation

5．Most students stayed at the party until late, but Jane left early for some reason.

　　ア．took apart　　イ．took off　　ウ．took back　　エ．took away

6．All the others came, but Millie did not show up.

　　ア．arrive　　イ．move　　ウ．commute　　エ．perform

7．To be honest, I think this book is terribly written.

　　ア．Theoretically　　イ．Logically　　ウ．Frankly　　エ．Possibly

8．There was a discussion that lasted for nine hours about wage increases.

　　ア．situation　　イ．tendency　　ウ．conclusion　　エ．debate

9．This supermarket was a small family business that evolved into a national chain.

　　ア．restored　　イ．transferred　　ウ．developed　　エ．adopted

10．As I mentioned earlier, you will have a test next Friday.

　　ア．investigated　　イ．remarked　　ウ．recited　　エ．anticipated

4 次の2つの会話文を読み，1，2はその意味・内容に合うように文を完成させ，3～8は問いに答えなさい。答えは最も適切なものを，それぞれア～エの中から一つ選びなさい。

Claire: Hello, Tony.　I have something I wanted to ask you.　Can you spare a minute?

Tony: Sure, I'm just checking my email.　What's on your mind?

Claire: Is your son, Josh, going to play in the junior soccer league again in April?

Tony: Yes, as far as I know.　He loves it.　He never stopped talking about the matches and the teammates he had last season.

Claire: Well...I was hoping that my son, Chris, would join.　He spends too much time in front of the TV or playing video games.　What do you think?　Is it too late?

Tony: Not at all.　I have a brochure next to the file cabinet.　Here...if your son decides to join, the contact number is on the back.

Claire: Thanks a lot, Tony.　I'd better talk with Chris about it first.　He has to get on board before I start making any phone calls.

Tony: Good idea.　You don't want to force him to play.　If he does join, he'll need to see a doctor.　It's all in the brochure. I sure hope he plays.　Who knows...maybe our boys will be on the same team?

1．Claire is talking to Tony because she wants to know _____.

　　ア．if her son, Chris, still has a chance to join the junior soccer league

　　イ．when a brochure about the junior soccer league will be available

　　ウ．if Tony's son enjoyed last year's junior soccer league

　　エ．when the junior soccer league season starts playing matches

2．When Claire says, "He has to get on board," she means that _____.

　　ア．Chris has to agree to join　　　　　　　イ．Chris has to get soccer equipment

　　ウ．Chris should talk to his friends first　　　エ．Chris should be more excited

3．What do we know about Tony's son, Josh?

　　ア．He likes to watch TV and play video games.

　　イ．He will be on the same team as Chris.

　　ウ．He enjoys playing in the junior soccer league.

　　エ．He has been talking to his teammates about joining again.

4．What is Claire most likely to do next with her son?

　　ア．She will talk to him about playing soccer.

　　イ．She will force him to play soccer.

　　ウ．She will have him call the number on the brochure.

　　エ．She will take him to see a doctor.

Jerry: Thanks for making me dinner, Tim.

Tim: Sure. I'm just trying to say thanks. You always cover my shifts at work when I need time off. I wouldn't be where I am today without you. I'm just sorry it's such a long drive over here from your place.

Jerry: Well, it only takes 30 minutes without traffic.

Tim: I also wanted to invite you to my place to tell you the big news. I decided to open a restaurant in Penn Court, near Memorial Park.

Jerry: So, that's why you're quitting. What kind of restaurant? Let me guess…an Italian restaurant? You are always cooking the best Italian dishes.

Tim: Good guess, but no. Italian restaurants are a dime a dozen these days. They are everywhere. I wanted to offer something unique. It's a fancy restaurant featuring Turkish cuisine. I'm going to try managing, and I hired Jack to be the head chef. You remember Jack? He worked with you and your cousin at the last place you worked… that French place.

Jerry: Oh, Jack! Jack and I go way back. We were classmates in high school. Jack is a good choice. He can really cook, and his experience should be an asset to your kitchen.

Tim: That's exactly what I was thinking. Now, are you ready for dessert?

5. What does Tim mean when he says, "Italian restaurants are a dime a dozen?"

ア．They are hard to locate.

イ．They serve reasonably-priced dishes.

ウ．They offer many popular dishes.

エ．They are common and have little value.

6. Based on the conversation, what do we know about Tim's new restaurant?

ア．It will open inside Memorial Park.

イ．Jerry's cousin will work there.

ウ．Jack will be in charge of cooking.

エ．It will offer mostly French cuisine.

7. Where is the conversation most likely taking place?

ア．at an Italian restaurant

イ．at a Turkish restaurant

ウ．at Jerry's house

エ．at Tim's house

8. Based on the conversation, what is the most likely relationship between Tim and Jerry?

ア．family members　　イ．co-workers

ウ．neighbors　　エ．former classmates

5 次の問1～4の英文を読み，話の流れに沿って意味が通るように並べ替えた場合，最も適切なものはどれか。それぞれア～エの中から一つ選びなさい。

問1　1．For these reasons, the plan was accepted at the board meeting.

2．The plan was based on lower taxes and newer facilities.

3．At the board meeting, a plan to relocate the office was introduced.

4．It also meant clients would have greater accessibility.

ア．2　→　1　→　4　→　3　　イ．3　→　2　→　4　→　1
ウ．2　→　3　→　1　→　4　　エ．3　→　4　→　1　→　2

問2　1．This wave of people brought diversity to an otherwise uniform culture.

2．Another benefit was their contribution to the economy.

3．In fact, many of the ethnic foods that can be enjoyed today reflect this diversity.

4．The country witnessed a period of mass immigration at the end of the decade.

ア．1　→　2　→　4　→　3　　イ．4　→　2　→　1　→　3
ウ．1　→　3　→　2　→　4　　エ．4　→　1　→　3　→　2

問3　1．That meant I could return the coffee maker for another one.

2．My coffee maker stopped working.

3．I hope the new one lasts longer than the old one.

4．I found the warranty, and it had not expired.

ア．4　→　2　→　1　→　3　　イ．2　→　1　→　3　→　4
ウ．4　→　3　→　1　→　2　　エ．2　→　4　→　1　→　3

問4　1．According to his doctor, the sleeping problems he had were related to his diet.

2．When these actions had little impact, Richard consulted a professional.

3．To overcome his sleeping difficulties, Richard decided to change his routine.

4．This change involved working out more during the week and doing yoga.

ア．3　→　4　→　2　→　1　　イ．1　→　3　→　4　→　2
ウ．3　→　2　→　4　→　1　　エ．1　→　4　→　3　→　2

6 次のグラフを見て，英文の空所（ 1 ）～（ 4 ）に入る最も適切なものを，それぞれア～エの中から一つ選びなさい。

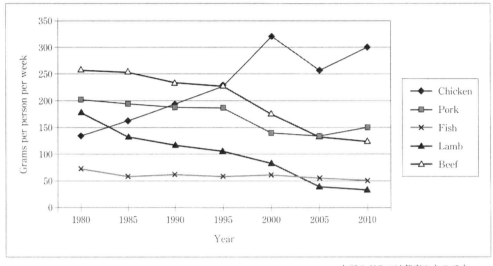

――― 上記のグラフは架空のものです ―――

The graph illustrates the amount of meat and fish consumed in Country A over a span of 30 years. When comparing 1980 and 2010, the consumption of beef, pork, lamb, and fish all decreased, while the consumption of chicken increased about （ 1 ） grams, peaking in （ 2 ）. While meat and fish all saw a decline in consumption between 2000 and 2005, in the five-year period that followed, both chicken and （ 3 ） consumption increased. The data also indicates that （ 4 ） consumption did not increase or decrease by more than 30 grams in any five-year period. Despite almost the same consumption level in 1990, people consumed about half the amount of pork as chicken in 2010.

(1) ア．fifty　　　イ．seventy　　　ウ．one hundred and sixty　　　エ．three hundred
(2) ア．1985　　　イ．1990　　　ウ．1995　　　エ．2000
(3) ア．fish　　　イ．pork　　　ウ．lamb　　　エ．beef
(4) ア．fish　　　イ．pork　　　ウ．lamb　　　エ．beef

東海大学（医）27年度 （42）

7 次の英文を読み，下線部(1)と(2)を日本語に訳しなさい。

Originally named after a beer company in Dublin, Ireland, the first edition of the *Guinness Book of World Records* went on sale in 1955 and is now published every year as the *Guinness World Records*. There are many amazing and unique world records contained in the book. For example, the smallest living dog, in terms of height, is a female Chihuahua in Puerto Rico called Miracle Milly, who measured 9.65 cm tall on February 21, 2013. Rocky Robinson of the USA broke the record for the fastest land speed on a motorcycle on September 25, 2010, achieving an average speed of 605.697 km/h. Readers can not only explore number one world records in various categories but also try to set their own records.
(1)
In order for the judges to define and authorize these kinds of records, objectivity is a must, while ethical issues and safety
(2)
concerns must also be taken into consideration.

8 次の文の下線部(1)と(2)を英語に訳しなさい。

Did you know that the Japanese word *mottainai* has become an English word used as a slogan for the ecological movement? Mottainai was originally a Buddhist term indicating the misuse of something sacred or respected. 現在で
(1)
は，日常生活で物を大切にするという資源保護の観点からこの言葉を使う人々もいる。 One notable proponent of the idea was an African grass-roots activist, Wangari Maathai（1940–2011），who used the word mottainai to encourage the world to participate in the 3R campaign（reduce waste, re-use finite resources, and recycle what we can）. Because of the international exposure it has received, その言葉は，世界中の人々を結束させ，環境問題に立ち向かうための重要な役
(2)
割を持つようになっている。

数　学

問題

2月3日

27年度

次の空欄を埋めなさい.

解答は，分数の場合には既約分数の形で，自然数の根号を含む場合には根号の中が最小の自然数となる形で書きなさい.

1 (1) △ABC において AB = 7，BC = 5，AC = 3 とする．このとき，$\cos C = \boxed{\text{ア}}$ であり，△ABC の面積は $\boxed{\text{イ}}$ である.

(2) $\displaystyle\lim_{x \to 3} \frac{x^2 + ax + b}{x - 3} = 2$ となるとき $a = \boxed{\text{ウ}}$，$b = \boxed{\text{エ}}$ である.

(3) $\sqrt{6}$ の小数部分を x とすると $x^2 + \boxed{\text{オ}}\, x + \boxed{\text{カ}} = 0$ である．ただし $\boxed{\text{オ}}$，$\boxed{\text{カ}}$ は整数とする.

(4) 条件 $a_1 = 4$，$a_{n+1} = 3a_n - 2$ によって定められる数列 $\{a_n\}$ の一般項は $a_n = \boxed{\text{キ}}$ である.

(5) 4 点 O $(0, 0, 0)$，A $(0, 1, 2)$，B $(-2, -1, 0)$，C $(1, -2, 1)$ を頂点にもつ四面体 OABC の体積は $\boxed{\text{ク}}$ である.

2 平面上の 2 点 P，Q は以下の規則にしたがって動く．P は $(5, 0)$ を出発点とし，Q は $(0, 6)$ を出発点とする.

1 枚のコインを投げ

(I) 表が出たとき，P は x 軸の正の方向に 2，Q は y 軸の正の方向に 1 移動する.

(II) 裏が出たとき，P は x 軸の負の方向に 3，Q は y 軸の負の方向に 2 移動する.

(III) ただし，表が 2 回以上連続して出たときは，Q は $(0, 6)$ にもどる.

たとえばコインを 7 回投げて裏表裏表表表裏と出たとき P の x 座標は

$$5 \longrightarrow 2 \longrightarrow 4 \longrightarrow 1 \longrightarrow 3 \longrightarrow 5 \longrightarrow 7 \longrightarrow 4$$

となり，Q の y 座標は

$$6 \longrightarrow 4 \longrightarrow 5 \longrightarrow 3 \longrightarrow 4 \longrightarrow 6 \longrightarrow 6 \longrightarrow 4$$

のようになる.

(1) 5 回コインを投げたとき，表がちょうど 2 回出る確率は $\boxed{\text{ア}}$ である．そのときの P の x 座標は $\boxed{\text{イ}}$ で，Q の y 座標の取りうる値は $\boxed{\text{ウ}}$ 通りある.

(2) 10 回コインを投げたとき，P が原点にあるのは表がちょうど $\boxed{\text{エ}}$ 回出たときで，その確率は $\boxed{\text{オ}}$ である.

(3) 10 回コインを投げたとき，Q が原点にある確率は $\boxed{\text{カ}}$ である.

(4) 10 回コインを投げたとき，P，Q がともに原点にある確率は $\boxed{\text{キ}}$ である.

$\boxed{3}$ (1) $f(x) = x \log x$ $(x > 0)$ とする.

(i) $f'(x) = \boxed{\quad \text{ア} \quad}$ であり, $f(x)$ は $x = \boxed{\quad \text{イ} \quad}$ のとき最小値 $\boxed{\quad \text{ウ} \quad}$ をとる.

(ii) 曲線 $y = f(x)$ ($\boxed{\quad \text{イ} \quad} \leq x$) と x 軸および直線 $x = \boxed{\quad \text{イ} \quad}$ で囲まれた図形の面積は $\boxed{\quad \text{エ} \quad}$ である.

(2) $g(x) = \displaystyle\int_{x}^{x+2} |t^2 - 4| \, dt$ $(x > 0)$ とする.

(i) $g(1) = \boxed{\quad \text{オ} \quad}$ である.

(ii) $2 \leq x$ のとき $g'(x) = \boxed{\quad \text{カ} \quad}$ である.

(iii) $x < 2$ のとき $g'(x) = \boxed{\quad \text{キ} \quad}$ である.

(iv) $g(x)$ は $x = \boxed{\quad \text{ク} \quad}$ のとき最小値 $\boxed{\quad \text{ケ} \quad}$ をとる.

東海大学（医）27年度 （45）

英　語

解答　　　　27年度

2月2日試験

1

〔解答〕

問1. ア　問2. イ　問3. ウ　問4. ア　問5. エ
問6. エ　問7. ウ　問8. イ　問9. ウ
問10. (1)T　(2)F　(3)F　(4)T　(5)F

〔質問文と選択肢の意味〕

問1. 第2段落の主旨は、＿＿＿＿＿を説明することである。
　ア. 血液循環の知見に果たしたガレンの役割
　イ. ガレンの血液循環の研究で犯された誤り
　ウ. 血液循環についてガレンが結果を出すことに、動物がどのように役立ったか
　エ. ヨーロッパの人々がいつ血液循環についてのガレンの考えを受け入れたのか

問2. 第2段落によると、ガレンは血液が＿＿＿＿＿ということを正しく認識していた。
　ア. 毛細血管を通って運ばれる
　イ. 心臓を通って運ばれる
　ウ. 体に酸素を供給する
　エ. 肺の中で新しくされる

問3. 第3段落によると、ミカエル・セルベトゥスは＿＿＿＿＿ことで逮捕された。
　ア. 神についての書物を燃やして禁止した
　オ. 肺と肝臓に関する医学研究論文を失くした
　ウ. 神の本質について異なる考えを持っていた
　エ. ジャン・カルヴァンについてたくさん書きすぎた

問4. 第4段落の主旨は＿＿＿＿＿を説明することである。
　ア. 血液循環に関するハービーの理論
　イ. ガレンとハービーの類似点
　ウ. 王室医師としてのハービーの役割
　エ. 肝臓の重要性についてのガレンの信念

問5. 最後の段落の主旨は＿＿＿＿＿を説明することである。
　ア. 血液循環の発見において果たされたガレン、セルベトゥス、ハービーの役割
　イ. ハービーの血液循環に関する発見に与えた中国の影響
　ウ. ガレン、セルベトゥス、ハービーが研究の時に直面した問題
　エ. 誰を発見者として認めるか決めることの困難さ

問6. 最後の段落の3行目のitが指すのは
　ア. ハービーの業績
　イ. 血液の流れ
　ウ. 研究
　エ. 功績

問7. ［1］に入れる最も適切な語はどれか。
　ア. こうして
　イ. 加えて
　ウ. しかし
　エ. その次に

問8. ［2］に入れる最も適切な語はどれか。
　ア. ゆえに
　イ. しかし
　ウ. それで
　エ. その代わりに

問9. 英文の最も適切なタイトルはどれか
　ア. 人間の体の中で血液はどう流れるのか
　イ. 血液循環のもっとも優れた理論は何か
　ウ. 血液循環を本当に発見したのは誰か
　エ. ハービーはなぜ血液の流れを発見しなかったのか

問10. 英文から判断して、正しい記述にT、まちがっている記述にFを書きなさい。
　1. ガレンは食べ物は血液が肝臓で作られるために必要だと考えた。（第2段落に記述がある。）
　2. セルベトゥスの血液の流れについての説は今でも広く認められている。（第3段落の最後の文に反する。）
　3. ハービーは直接的な観察によって毛細血管の存在を証明した。（第4段落に理論的には存在しているとしたが見ることはできなかったとあるので間違い。）
　4. 啓蒙時代がハービーの説を人々が受け入れる助けとなった。（第4段落に記述がある。）
　5. 中国人は1200年代初めに血液の流れについて初めて知った。（ローマ時代のガレンよりも400年前とあるので、1200年代初めは間違い。）

〔全訳〕

　人々が新発見に功績があるとされるとき、それがどのような経緯でそうなるのかを知るのは、興味深いことだ。そもそも何が新発見と見なされるのか。なにかを新しいとするのは何なのだろう。良い例となるのが、血液が私たちの体の中をどのように循環するのかについて、西洋社会がどのようにその知識を深めたかということである。

　ローマ時代、最も偉大な医者のひとりが、2世紀に生きていたペルガモンのガレンであった。ガレンは人間の体の中で血液がどのように循環するのかを知るために、サルとブタを研究した。ガレンは血液循環における心臓の重要性に気づいた。彼はまた、血液は私たちが食べ物を食べると肝臓で作り出されること、静脈と動脈が暗い血液、明るい血液を体中に運ぶことを信じていた。体はエネルギーのために血液を使い果たすので、血液の供給を維持するために人間は食べ続けなければならないと、彼は考えた。彼は特に正しいというわけではなかった。だが、血液には2つの種類があること、血液は心臓と通って運ばれることを、確かに彼はわかっていた。この理由で、ガレンは血液の流れを発見したという功績があった。

　ガレンの考え方は、ヨーロッパで1000年以上強い支

持を得ていたが、科学者たちは人間の体の研究を続け、ガレンの考えと違うことを発見した。1500年代中頃、ガレンの1400年ほど後で、スペイン人のミカエル・セルベトゥスは、宗教、哲学、医学を研究していた。彼は血液が肺で新しくなることを発見した。血液は肝臓でできるものではない。しかし、彼の著作のほとんどは神に関するものだった。これらの著作は正統的ではなく、強力な宗教指導者ジャン・カルヴァンから問題視された。セルベトゥスは逮捕され、すべての著作はヨーロッパ中で燃やされ、禁止された。彼の医学に関する本は事実上失われ、彼の医学的な業績は認められることはなかった。

1600年代前期に生きたウィリアム・ハービーはイギリス国王ジェイムズ一世に仕える医師だった。彼は医学研究によって血液循環に関する本を書いた。彼は心臓の左側は体中に新鮮な血液を送ること、心臓の右側は肺に古い血液を送ること、血液はそこで新しくされてから心臓の左側に送り返されることを発見した。彼はまた、毛細血管の存在を理論づけたのだが、それを見ることはできなかった。その存在はハービーの死後数年経って確認された。ガレンの説は1500年近くにわたって流布していて、多くの医師たちはそれを信じるのをやめる用意がなかったので、ハービーの説はすぐには受け入れられなかった。しかし、始まりつつあった啓蒙時代によって、人々は世界を新しい見方で見る自由が持てるようになった。血液循環についてのハービーの説はついに受け入れられるようになり、今日にいたってもなお有効である。

ハービーは血液循環を正しく説明した西洋で最初の人間として、正当に功績を認められている。彼は観察と実験によって自分の説を打ち立てた。しかし、彼の業績はまた、他の人々の業績の上に築かれたものでもある。ガレンやセルベトゥスなどは血液の流れの異なる側面を正しく捉えた。彼らにも同じく功績を認めるべきだろうか。それとも、ハービーがその功績のすべてに値するのだろうか。血液の流れを本当に「発見した」のは誰なのだろう。答えがなければ、ガレンよりも400年前に地球の反対側で、「血液循環」という言葉が中国の医学文書に最初に現れたことには何の価値もない。

2
〔解答〕
(1)イ　　(2)ア　　(3)エ　　(4)ウ　　(5)エ
(6)イ　　(7)エ　　(8)イ　　(9)ウ　　(10)ア
〔英文の意味と解法のヒント〕
1. 「その問題で役員がやめるかどうかはまだわかっていない。」
　　　主語となっている名詞節を導くのは whether
2. 「彼は私を見るとすぐに、ドアの後ろに隠れた。」
　　No sooner ～ than …「～するとすぐ…した」
3. 「彼がちょうど湯船に入ろうとしていた時に、全部の明かりが消えた。」
　　　主節が過去時制なので時制を一致させる。
4. 「今晩遅くまで仕事することに異論はありませんよ

ね。」
　　object to ～「～に反対する」の後は名詞または動名詞
5. 「お隣のスミスさんは、私の母と一緒に小学校に通っていたから、今50歳をかなり過ぎているはずだ。」
　　「(今)～であるはずだ」は must be
6. 「私たちはパーティーにもっと長くいられたのだが、疲れていたので、午後8時くらいに家に帰った。」
　　仮定法過去完了「～できただろう」
7. 「この国ではどれくらいの回数選挙が行われるのですか。」
　　How often で尋ねているので疑問文の語順が正しい。
8. 「もっとお知りになりたいときには、お近くのオフィスにご連絡ください。」
　　未来を表す仮定法で、if you should need の倒置形
9. 「今あまりお金がないので、昨日そんなにコンピューターに使わなければよかったと思う。」
　　過去の事態に対する願望は I wish + 仮定法過去完了
10. 「彼らを何もしないままそこに座らせてはいけない。」
　　let + (O) + (原形 V)「(O)に～させる」

3
〔解答〕
(1)イ　　(2)ア　　(3)ア　　(4)ウ　　(5)イ
(6)ア　　(7)エ　　(8)ウ　　(9)ア　　(10)エ
〔英文の意味〕
1. 彼らは学校の歴史を学ぶのに熱心である。
2. 彼らはもっとお金を稼げるかもしれないと思って外国に行った。
3. 私たちはそのレストランの給仕人に本当にいらいらした。
4. 彼は予約を確認するように求められた。
5. 私が一番尊敬する人は、私の祖父です。
6. ジャックは高校のときはそれほどやる気はなかったが、不思議なことに、今大学で一生懸命勉強している。
7. あなたがすべて支払うなら、私も参加します。
8. 私はニューヨークで新たに職を得た。だから、アメリカに移った。
9. マイクは非常によく働いてきたので、休暇を取る資格がある。
10. 私の学校の生徒たちは、あなたの学校の生徒たちと協力したいと思っています。

4
〔解答〕
(1)ア　　(2)エ　　(3)ウ　　(4)エ
(5)ア　　(6)イ　　(7)イ　　(8)エ
〔質問と選択肢の意味〕
1. この男性と妻はどんな映画が好きなのか。
　ア．男性は SF 映画が好きで、妻はロマンティックコ

メディーが好き。
　イ．男性はロマンティックコメディーが好きで、妻は
　　SF映画が好き。
　ウ．両方ともSF映画が好き。
　エ．両方ともロマンティックコメディーが好き。
2．男性が「I'll take your word for it.」と言っているの
　はどういう意味か。
　ア．彼は女性の言うことを書き留めるだろう。
　イ．彼は女性への伝言をもらうだろう。
　ウ．彼は女性に映画を返すだろう。
　エ．彼は女性の言うことを信じるだろう。
3．男性はなぜ、その映画を3泊で借りたいのか。
　ア．1泊と同じ値段だから。
　イ．妻がその映画を面白いと思わないだろうから。
　ウ．彼にとって1日借りるのでは時間が足りないので。
　エ．彼には自由時間がたっぷりあるので。
4．会話からみて、話し手の関係はどのようなものと思
　われるか。
　ア．映画館の係りと映画に来た人　　イ．司書と学生
　ウ．夫と妻　　　　　　　　　　　　エ．店員と客
〔全訳〕
男性：すみません。今夜妻と一緒に見る映画を貸して欲
　　　しいんですが。何かお薦めのがありますか。
女性：はい。どのような映画がお好きですか。何か特に
　　　ジャンルはありますか。
男性：そうですね、私はSF映画が好きなのですが、妻
　　　はエイリアンは怖いと思っているんです。妻はロマ
　　　ンティックコメディーの方が好きですが、私には退
　　　屈で、やっと我慢して見られるくらいなんです。
女性：そうですね、「Robot Romance Reboot」はどう
　　　ですか。タイトルはあまりよくありませんが、実は
　　　すばらしい映画なんです。すべての映画評がこれを
　　　とてもほめています。
男性：そうなんですか。ではあなたの言葉を信じましょ
　　　う。
女性：はい。1泊だけにしますか。1.99ドルです。2.99
　　　ドル出せば、返し忘れの場合を考えて、3泊借りる
　　　ことができます。
男性：3泊の方がいいですね。これから2日間はとても
　　　忙しいので。
女性：はい、どうぞ。お二人が楽しまれることを。そう
　　　ならなかったら謝りますね。
〔質問と選択肢の意味〕
5．トムが「I bit off more than I can chew.」と言って
　いるのはどういう意味か。
　ア．責任を引き受けすぎた。
　イ．夕食に食べ過ぎた。
　ウ．仕事を終えるのに時間がかかりすぎた。
　エ．送る招待状の数が多すぎた。
6．どのようにしてトムはチャリティーイベント主催の
　責任者になったのか。
　ア．彼は去年やった。
　イ．彼はやると申し出た。

　ウ．彼はそれを頼まれた。
　エ．暇な時間がたくさんあった。
7．この会話からパトリックについてどんなことがわか
　るか。
　ア．彼は会社の会議に出るので忙しい。
　イ．彼はチャリティーイベントを主催した経験があ
　　る。
　ウ．彼の旅行予定が取りやめになったので、彼は会議
　　に参加できない。
　エ．彼の会社はチャリティーにお金を寄付しようとし
　　ている。
8．この会話はどこで交わされていると思われるか。
　ア．ホームレスのセンター　　　　　イ．子どもの病院
　ウ．チャリティーイベント会場　　　エ．郵便局
〔全訳〕
トム：　ハーイ、カレン。元気？　長いこと並んで待っ
　　　ているの？
カレン：ハーイ、トム。5分ほど待っているわ。荷物の
　　　重さを測ってもらって、両親に送らなくちゃいけな
　　　いの。トム、あなたは来月、チャリティーイベント
　　　を主催するって聞いたけど。どんな具合に進んでる
　　　の？
トム：　簡単なことじゃないんだ。300通を越えるイベン
　　　トの招待状を用意し終わったばかりなんだ。それ
　　　に、僕はまだ、週の間ずっと、夜はホームレスセン
　　　ターでボランティアをしているんだ。力量以上の仕
　　　事を引き受けたと思ってるよ。どうしてこんな状況
　　　になっているんだろう。
カレン：気にするからよ、トム。でも、誰か他の人がイ
　　　ベントを主催するんじゃなかったの？パトリック・
　　　ブラウンがそれをするんだと思ってたけど。彼、去
　　　年やったんじゃない？
トム：　そうだよ。でもあいにく、パトリックは取りや
　　　めなければならなかった。なにか個人的な事業に専
　　　念しなければならないんだ。だから僕が代わろうと
　　　申し出た。うまくやれることを願うよ。こんな大き
　　　なイベントを主催するなんて今回が初めてなんだ。
カレン：きっと立派にやれると思うわ。新しい子どもク
　　　リニックのためのお金をたくさん集めるわ。
トム：　優しい言葉をありがとう、カレン。それで来月
　　　のことなんだけど、君の助けをあてにしていいか
　　　な。
カレン：もちろんよ。この機会を逃さないわ。明日チャ
　　　リティーのオフィスに行って、誰かと話をするつも
　　　りよ。

5
〔解答〕
問1．イ　　問2．ウ　問3．エ　問4．ア
〔全訳〕
問1．1．内戦が、10年前、軍事クーデターの後で始まっ
　　　た。
　　　2．今彼らは難民キャンプに住んでいる。

3. 行くところがなかったので、彼らは国境を越えて隣国に入った。
4. 戦争のせいで、多くの人々が故国を出て逃げなければならなかった。

問2. 1. その後、その草に実が現れる。
2. 実が色を変え始めたら、収穫時期だ。
3. 約2週間後、若い草が地面から生え始める。
4. 雪が溶けると、種が地面に蒔かれる。

問3. 1. しかし1961年に、キャサリン・スウィッツアーはそれをすべて変えた。
2. 元々、女性はボストンマラソンに正式には参加を許されていなかった。
3. レースの間、役員が彼女を止めようとしたが、彼女はそれでも完走した。
4. 彼女は性別を隠すために、K・V・スウィッツアーの名前でレースに登録した。

問4. 1. その結果、1873年ついに、2セント硬貨は流通から外された。
2. 初めそれは、人々に大変人気があった。
3. 2セント硬貨は19世紀初めに合衆国に導入された。
4. しかし経済が変わるにつれて、それは人気がなくなっていった。

6
〔解答〕
(1)エ　　(2)ウ　　(3)エ　　(4)イ

〔全訳〕
グラフのタイトル：X国におけるスマートホンの売り上げ(2013年)

　このグラフは、2013年5月から9月にかけてのX国のスマートホン会社、上位5社の市場占有率を、(1)パーセンテージで表したものである。5か月間の初めは、市場において飛び抜けて優勢な社はなかったが、上位3社をまとめると、市場占有率のおよそ(2)半分を占めていた。次の3か月間には市場にいくつか変動があった。しかし、(3)8月と9月の間に、積極的な市場キャンペーンが功を奏して、A社の市場占有率は劇的に上がり始めた。同時に他の4社すべての売り上げは(4)落ちた。

7
〔解答〕
(1)「消費税のさらなる値上げは国民に広く支持されていなかったかもしれないが、政府は2015年末までにさらに2%上げる計画を立てていた。」
(2)「国によっては、米やパンなど日用の食料品には少ない税率を適用し、基幹でない品物には多く課税しているところがある。」

〔全訳〕
　売上税、別名消費税は、1989年、日本に最初に導入された。最初の税率は3%だったが、1997年に5%に、2014年に8%に上がった。消費税のさらなる値上げは国民に広く支持されていなかったかもしれないが、政府は2015年末までにさらに2%上げる計画を立てていた。これに比べると、他の多くの国では、消費税率ははるかに高い。たとえばハンガリーは、消費税率の高さでは最高で、27%である。しかし、どの国も必要に応じて独自の税制を持っている。国によっては、米やパンなど日用の食料品には少ない税率を適用し、基幹でない品物には多く課税しているところがある。税はふつう、品目が何か、それがどこで消費されるかによって異なる。たとえばドイツでは、レストランで食べるハンバーガーは標準税率が19%だが、家庭で食べるときには税率が7%に下がる。

8
〔解答〕
(1) In fact, the more famous and popular these sightseeing diplomats become, the bigger economic effects they will have on the areas they represent.
(2) In this way, mascots are activating some areas in Japan, and contribute to better understanding of Japanese culture in foreign countries.

〔全訳〕
　「ゆるキャラ」というのは、日本のある特定の県あるいは市を宣伝するアニメタイプのイメージマスコットである。ゆるキャラは「ゆるいマスコットキャラクター」の略で、2004年に漫画家でイラストレーターの三浦じゅんによって作り出された。これらのマスコットはその地域のシンボルで、ポスターやパンフレットやウェブサイトでしばしば見られる。(1)実際のところ、これらの観光大使たちが有名かつ人気になればなるほど、彼らが代表する地域への経済効果は大きくなる。有名な例が、「熊本サプライズ」キャンペーンのいたずらクマの子マスコットであるくまモンである。くまモンのキャラクターグッズは、熊本県あるいはその特産品を宣伝するのに役立つなら、認可があればどの会社でも開発、販売ができる。くまモンは国を越えて、日本博覧会に参加するためにパリに行き、また、2013年にはアメリカのマサチューセッツにあるハーバード大学を訪れた。(2)このような形で日本の地域活性化が進み、彼らは海外での日本文化理解にも貢献している。

東海大学（医）27年度　（49）

2月3日入試

1

〔解答〕

問1. ア　　問2. エ　　問3. イ　　問4. エ
問5. ア　　問6. ウ　　問7. ウ　　問8. エ
問9. イ　　問10. (1)T　(2)F　(3)F　(4)F　(5)T

〔質問文と選択肢の意味〕

問1. 第2段落の主旨は、人類学研究のための＿＿＿＿＿＿＿を説明することである。
　ア. 財政的な支援を受けることの重要性
　イ. 受け入れてもらえるような提案の書き方
　ウ. 生活費の詳細
　エ. 支援機関の見つけ方

問2. 第2段落最後の行のit は＿＿＿＿＿＿＿を指している。
　ア. フィールドワーク
　イ. 提案
　ウ. 科学
　エ. 財政支援

問3. 第3段落によると、病気の予防措置のひとつは＿＿＿＿＿＿＿を知ることである。
　ア. 遠隔地ではなぜ医師にかかれないのか
　イ. どこで医療を受けられるか
　ウ. どれくらいの間隔で薬を飲めばいいのか
　エ. 医師が何語を話すか

問4. 第4段落の主旨は、受け入れ国はフィールドワーク前に人類学者に＿＿＿＿＿＿＿を求めるということを、説明することである。
　ア. 地元の科学者のグループに相談すること
　イ. 自然環境について詳しく教えること
　ウ. 地元の学者や学生を訓練すること
　エ. やろうとする研究の一定の詳細を明らかにすること

問5. 第4段落によると、受け入れ国にとって＿＿＿＿＿＿＿研究は避けるべきである。
　ア. 厄介な
　イ. 値の張る
　ウ. 無害な
　エ. 利益の多い

問6. 第5段落によると、＿＿＿＿＿＿＿ので、現地の言葉を学ぼうとしてもそれは必ずしも可能ではない。
　ア. 文法と語彙が難しすぎるかもしれない
　イ. 勉強する時間がほとんどないかもしれない
　ウ. 教科書がないかもしれない
　エ. 語学のいい先生を見つけるのが難しいかもしれない

問7. [1]に入れる最も適切な語はどれか。
　ア. ～のせいで
　イ. ～に気をつけて
　ウ. ～に加えて
　エ. ～によれば

問8. [2]に入れる最も適切な語はどれか。
　ア. ～にもかかわらず（前置詞なのでここでは使えない。）
　イ. その結果
　ウ. さらに
　エ. しかし

問9. 英文の最も適切なタイトルはどれか。
　ア. 人類学のフィールドワークを行うのに最適な場所
　イ. 人類学のフィールドワークに対する備え
　ウ. 文化人類学の起源と未来
　エ. 人類学研究の是非

問10. 英文から判断して、正しいものにT、間違っているものにFを書きなさい。
　1. 人々はしばしば、フィールドワークは簡単でのんびりしているものだという間違った認識を持っている。（第1段落に記述あり。）
　2. 財政支援は一般に、科学にとって重要な提案に与えられる。（第2段落に、競争してもっともすばらしかった提案に、とあるので誤り。）
　3. 支援機関は人類学者の個人的な持ち物の世話をする。（第3段落に自身で手配しなければならない、とあるので誤り。）
　4. 人類学者は文法書と辞書を書く必要があるので、現地の言葉を学ぶことは大切である。（第5段落の記述に合わない。）
　5. それぞれのフィールドワーク計画は別個のものだが、どのように準備するのかについては共通項がある。（第6段落に記述あり。）

〔全訳〕

　野外にいる文化人類学者の一般的なイメージは、過度にロマンティックに描かれすぎている傾向にある。人々の想像する野外の人類学者は、たとえば南太平洋で、異国の文化のデータを集め、ハンモックでのんびりし、友好的な現地の人々においしい食べ物や飲み物を出されるというものである。現実には、人類学的フィールドワークをするということは、のんきな休暇ではない。人類学者たちによって行われた大規模な研究、たとえばトロブリアン島のイギリス人研究者ブロニスロー・マリノウスキーによって行われた研究は、フィールドワークが時間、忍耐、財源の面で多大な要求をすることを示している。運の良し悪しはあるけれども、成功は通常、どれくらい準備したかに直接関係している。

　フィールドワークはたいてい長期にわたり費用がかかるので、人類学者は支援してくれる公的機関、私的機関から資金を得ようと最大の努力をする。財政の支援、この中には生活費、輸送費、研究に関係するさまざまな経費も含まれるが、これを申し込むのは人との競争を強いられる事態である。資金はたいてい、もっとも大きな科学的価値を持つ提案に対して与えられる。この財政支援がなければ、個々の研究者は経費をカバーすることがで

きない。

加えて、フィールドワークする人類学者は、病気に対する適切な予防措置を取り、個人で手配をすることが必要である。体調不良や病気を避けるために、出発前に適切な投薬やワクチン接種を受けることは欠かせない。たとえばマラリア感染地域に旅行するときには、出国する前に抗マラリア薬を飲むことが必要である。しばしば研究は辺鄙な地域で行われるので、人類学者がフィールドワーク中に病気になるような場合に備えて、近くの医療施設の情報を得ておくこともまた賢明である。健康問題[1]に加えて、個人の持ち物、たとえば家、車、ペットなどについての手配が必要である。その他の細かいこと、たとえば受け入れ国でお金を引き出すために銀行口座を開くことなどが、緊急の場合に極めて大事になる。

3番目に、よくあるケースだが、フィールドワークが外国で行われることになれば、受け入れ国政府から許可もしくは認可を得なければならない。政府役人が人類学者に、研究の性格についての詳細を明らかにするよう求めることはよくある。これは、研究が屈辱的あるいは政治的に慎重を要するものではないこと、成果が有益であること、受け入れ国での研究者の存在が、どんな地元民の安全、プライバシー、職も損なうことがないことを保証するためである。さらに受け入れ国政府はしばしば、研究の実績を地元の学者や学生と分かち合うために受け入れ国の機関と協力することを、人類学者に求めることがある。

最後になるが、フィールドワークに乗り出す前に、現地の言葉に習熟することが大事である。伝統的にフィールドワークは、データを集めるために直接的な観察が必要なので、現地の言葉でなされる。だから、現地の言葉を流暢に話すことは重要なのである。フィールドワークする人が流暢でないなら、出国の前に勉強しておく方がよい。[2]だが、あまり知られていない言語の中には、辞書や文法書が存在すらしないのもあるので、これができないかもしれない。このような場合には、人類学者はフィールドに着いた後で、かなりの時間を使って学ばなければならないだろう。

それぞれのフィールドワークの状況には、それ独自の関心、問題、課題があるけれども、上に述べた詳細に留意することは、どの人類学研究計画にも必要なことである。こう考えてくるとまた、フィールドワークはロマンティックな休暇だという幻想は終わりになるはずだ。

2
〔解答〕
(1)イ　(2)ウ　(3)エ　(4)ア　(5)ウ
(6)イ　(7)イ　(8)エ　(9)ウ　(10)ア
〔英文の意味と解法のヒント〕
1.「あなたがその仕事をどんなに必要だと思っているとしても、私たちはそれをやるお金が全くない。」
　　「どんなに〜でも」however + 形容詞・副詞
2.「彼は家を訪ねてくるときはいつも、私たちにプレゼントを持ってくる。」

譲歩の関係副詞 whenever
3.「メアリーはスミスさんに紹介されたとき、以前その人に会ったことがあるとわかった。」
　　過去の過去を表わすので過去完了形が適切
4.「オフィスの窓から外を見ていたとき、彼女が遊んでいるのが見えた。」
　　知覚動詞 see +（人）の後は動詞の原形または ing 形
5.「もしもし、キャシー。あしたの夜お食事に来ませんか。」
　　「〜しませんか」の誘いは Would you like to 〜？
6.「私はどんなに気にかけているかを示すために、彼女に高価なプレゼントを買った。」
　　care much「とても気にかける」
7.「彼の靴は泥だらけだったので、先生は入る前に靴をきれいにしてくださいと彼に言った。」
　　「〜におおわれている」は be covered with 〜
8.「お天気がそんなに悪くなかったら、私たち、ビーチに行ったのに。」
　　仮定法過去完了の主節は would have + 過去分詞
9.「彼の英語は申し分なかった。」
　　「申し分ない」leave nothing to be desired
10.「彼女は昼食後、彼にお皿を洗わせた。」
　　使役動詞 make の後は原形動詞

3
〔解答〕
(1)エ　(2)ウ　(3)イ　(4)ア　(5)イ
(6)ア　(7)ウ　(8)エ　(9)ウ　(10)イ
〔英文の意味〕
1. 学問的な業績で彼はついに奨学金を得た。
2. UK は通貨を変えなかったが、多くのヨーロッパの国々は変えた。
3. この街には巨大なショッピングモールがある。
4. この研究で使われた研究方法は明らかではなかった。
5. ほとんどの学生は遅くまでパーティーに残っていたが、ジェインは何らかの理由で早く出た。
6. 他の人たちはみんな来たが、ミリーは現れなかった。
7. 正直言って、この本の内容はひどいと思う。
8. 賃上げについて9時間続く議論があった。
9. このスーパーは小さな家族経営だったが、全国チェーンに発展した。
10. 前にも言ったように、来週金曜日にテストがあります。

4
〔解答〕
(1)ア　(2)ア　(3)ウ　(4)ア
(5)エ　(6)ウ　(7)エ　(8)イ
〔質問と選択肢の意味〕
1. クレアは＿＿＿＿を知りたいのでトニーと話している。
　　ア．息子のクリスがジュニアサッカーリーグに入る

可能性がまだあるのかどうか

イ．ジュニアサッカーリーグのパンフレットがいつ手に入るか

ウ．トニーの息子は去年のジュニアサッカーリーグが楽しかったのか

エ．ジュニアサッカーリーグシーズンの試合はいつ始まるのか

2．クレアが「He has to get on board.」と言っているのは、＿＿＿＿＿という意味である。

ア．クリスが参加に同意しなければならない

イ．クリスはサッカー道具を買わなければならない

ウ．クリスは最初友だちに話すべきだ

エ．クリスはもっと喜ぶべきだ

3．トニーの息子ジョシュについてどんなことがわかるか。

ア．彼はテレビを見たりテレビゲームをしたりするのが好き。

イ．彼はクリスと同じチームになるだろう。

ウ．彼はジュニアサッカーリーグで楽しくプレイしている。

エ．彼はまた参加することについてチームメイトとずっと話している。

4．クレアは息子のことで次に何をするだろうか。

ア．サッカーをすることについて息子に話すだろう。

イ．サッカーをやらせるだろう。

ウ．パンフレットに載っている番号に電話させるだろう。

エ．病院に連れて行くだろう。

〔全訳〕

クレア：こんにちは、トニー。お願いがあるんだけど。少し時間くれる？

トニー：いいわよ、メールをチェックしているだけだから。何か気になることがあるの？

クレア：あなたの息子のジョシュは、4月にまたジュニアサッカーリーグでプレイするつもりなの？

トニー：ええ、私が知っている限りではね。大好きなのよ。昨シーズンの試合やチームメイトのことを話し出すと止まらなかったわ。

クレア：そう…息子のクリスも参加してほしいと思ってたんだけど。テレビの前でゲームをして過ごす時間が多すぎるのよ。どう思う？　遅すぎるかしら。

トニー：全然。ファイルキャビネットの隣りにパンフレットがあるわ。はい、これ。息子さんが参加することに決めたら、連絡先番号は裏に書いてあるわ。

クレア：ありがとう、トニー。まずはこのことをクリスと話し合った方がいいわね。私が電話をする前に、彼が乗ってこなきゃね。

トニー：いい考えね。強制してやらせたくないでしょう。本当に参加するんだったら、診断を受ける必要があるわ。みんなパンフレットに書いてある。やることになってほしいわ。ひょっとすると、私たちの息子が同じチームになるかもしれないわね。

〔質問と選択肢の意味〕

5．ティムが「Italian restaurants are a dime a dozen.」と言うのはどういう意味か。

ア．それらの場所を見つけ出すのは難しい。

イ．それらは手頃な値段の料理を提供している。

ウ．それらは多くの人気料理を提供している。

エ．それらはありふれていて、ほとんど価値がない。

6．会話から、ティムの新しいレストランについてどのようなことがわかるか。

ア．それはメモリアルパークの中にオープンする。

イ．ジェリーのいとこがそこで働く。

ウ．ジャックが料理担当になる。

エ．それはだいたいフランス料理を提供する。

7．この会話はどこでされているのだろうか。

ア．イタリアンレストランで。

イ．トルコ料理レストランで。

ウ．ジェリーの家で。

エ．ティムの家で。

8．会話から判断して、ティムとジェリーはどのような関係と考えられるか。

ア．家族　　イ．同僚

ウ．隣人　　エ．かつてのクラスメート

〔全訳〕

ジェリー：ディナーを作ってくれてありがとう。

ティム：ああ。僕はただ感謝を表そうとしているだけなんだ。僕に休みが必要なときは、いつも君が仕事のシフトをカバーしてくれているからね。君がいなかったら今の僕はなかったよ。ただ、君の家から車でここまで来るのに長くかかるのが本当に申し訳ない。

ジェリー：交通量がなければ30分しかかからないよ。

ティム：それにまた、ビッグニュースを伝えるために君を家に招待したかったんだ。僕はメモリアルパークのそばのペンコートにレストランを開くことに決めたんだ。

ジェリー：だから辞めようとしているんだね。どんなレストラン？当ててみようか…イタリアンレストラン？君の作るイタリア料理はいつもおいしいからね。

ティム：いい線いっているけど、違う。イタリアンレストランは最近やたら多いよ。どこにでもある。僕はなにかユニークものを提供したかったんだ。トルコ料理を出す変わったレストランだよ。僕は経営を担当しようと思ってて、シェフ長にはジャックを雇った。ジャックを覚えてる？　ジャックは最近まで君が働いていたところで、君や君のいとこと一緒に働いていた。あのフレンチの店だ。

ジェリー：ああ、ジャックかあ。ジャックと僕はもっと前からなんだ。僕たちは高校のクラスメートだ。ジャックを選んだのはいいね。料理がホントうまいし、彼の経験は君のキッチンでは財産になるはずだ。

ティム：　それこそまさに僕が考えていたことだ。さあ、

デザートにする？

5

〔解答〕

問1. イ　　問2. エ　　問3. エ　　問4. ア

〔全訳〕

問1. 1. これらの理由でそのプランは役員会で了承された。
2. そのプランの基本は税金を安くし、設備を新しくすることだった。
3. 役員会でオフィスの移転のプランが紹介された。
4. これはまた、顧客が来やすくなることも意味した。

問2. 1. 人々のこの波は、元々均質だった文化に多様性をもたらした。
2. もうひとつの利点は、彼らの経済への貢献であった。
3. 実際、今日楽しめるエスニック料理の多くは、この多様性を反映している。
4. その国は、その十年の終わりに大量移民の時代を経験した。

問3. 1. つまりそれは、コーヒーメーカーを返して別のに取り換えることができるということだった。
2. 私のコーヒーメーカーが動かなくなった。
3. 新しいのが古いのよりも長く持つことを願う。
4. 私は保証書を見つけたが、それは期限切れではなかった。

問4. 1. 医師によれば、彼の睡眠障害は食事に関係していた。
2. これらの行動がほとんど効果をもたらさなかったとき、リチャードは専門家に相談した。
3. 不眠を克服するために、リチャードは生活習慣を変えることに決めた。
4. そのひとつは、平日は外で働くこと、そしてヨガをやることだった。

6

〔解答〕

(1)ウ　　(2)エ　　(3)イ　　(4)ア

グラフのタイトル：Ａ国の肉と魚の消費量

〔全訳〕

　このグラフは30年間にＡ国で消費された肉と魚の量を表わしている。1980年と2010年を比べると、ビーフ、ポーク、ラム、魚の消費量はすべて下がったが、チキンの消費量は約(1)160グラム増加し、(2)2000年がピークであった。2000年と2005年の間で、肉と魚はすべて減少を見たが、次の5年で、チキンも(3)ポークも消費量が増加した。データはまた、(4)魚の消費量がどの5年をとっても30グラム以上増加したり減少したりはしていないことを表わしている。1990年にはほとんど同じ消費量だったが、2010年には人々の消費したポークの

量はチキンのおよそ半分だった。

7

〔解答〕

(1)「読者はさまざまな分野での世界最高記録を調べることができるばかりでなく、自分自身の記録を作ろうとすることもできる。」

(2)「客観性が絶対必要なものであり、一方、倫理的問題や安全に配慮することも考慮されなければならない。」

〔全訳〕

　元々アイルランドのダブリンのビール会社から名前をとったのだが、「ギネスブックワールドレコーズ」の最初の版は1955年に売り出され、今では「ギネス世界記録」として毎年出版されている。この本には多くの驚くべきユニークな世界記録が含まれている。例を挙げれば、体の高さで最小の生きている犬は、ミラクルミリーと呼ばれているプエルトリコのメスのチハウハウで、2013年2月21日時点で測った高さは9.65cmであった。アメリカのロッキー・ロビンソンは2010年9月25日にオートバイの陸上最速スピードを破り、平均スピード時速605.697kmを達成した。(1)読者はさまざまな分野での世界最高記録を調べることができるばかりでなく、自分自身の記録を作ろうとすることもできる。判定人がこの種の記録を定義し認定するためには、(2)客観性が絶対必要なものであり、一方、倫理的問題や安全に配慮することも考慮されなければならない。

8

〔解答〕

(1) Today, some people use this word from ecological perspective, meaning that we should cherish things in our daily life.

(2) the word is playing an important role in uniting the people around the world to face environmental problems.

〔全訳〕

　あなたは日本語の「もったいない」という言葉が、環境保護運動のスローガンとして使われる英語になっていることを知っていただろうか。「もったいない」は元々は、神聖なもの尊いものを間違って使うこと指す仏教用語であった。(1)現在では、日常生活で物を大切にするという資源保護の観点からこの言葉を使う人々もいる。この考えのひとりの著名な提唱者は、アフリカの草の根活動家、ワンガリ・マータイ(1940－2011)で、彼女は3Rキャンペーン―ごみを減らそう(reduce)、限りある資源を再使用しよう(re-use)、できるものはレサイクルしよう(recycle)―に参加するのを世界に促すために「もったいない」という言葉を使った。国際的な知名度を得たので、(2)その言葉は、世界中の人々を結束させ、環境問題に立ち向かうための重要な役割を持つようになっている。

東海大学（医）27 年度　（53）

数　学

解答　27年度

2月2日試験

❶

〔解答〕

(ア) 3360　　(イ) 1　　(ウ) $2 \leq x < \sqrt{5}$

(エ) $\dfrac{5}{4} < x \leq \dfrac{5}{3}$, $3 \leq x < 4$

(オ) 3　　(カ) $\dfrac{4}{3}$

〔出題者が求めたポイント〕

(1) 8 人から 2 人, 10 人から 3 人選ぶ場合の数の積。

(2) 分数式にして, 分母, 分子に $\sqrt{n^2+2n}+n$ をかける。

(3)(i) $4 \leq x^2 < 5$

(ii) $[x] = 1$, 3 に分けて, 考える。

(4) 真数正の範囲を求める。

$\log_a b = \dfrac{\log_c b}{\log_c a}$, $\log_c M + \log_c N = \log_c MN$

(5) $\sin^3 x = -\dfrac{1}{4}\sin 3x + \dfrac{3}{4}\sin x$

〔解答のプロセス〕

(1) $_8C_2 \cdot {}_{10}C_3 = 28 \times 120 = 3360$

(2) $\displaystyle\lim_{n \to \infty}(\sqrt{n^2+2n}-n) = \lim_{n \to \infty}\dfrac{n^2+2n-n^2}{\sqrt{n^2+2n}+n}$

$= \displaystyle\lim_{n \to \infty}\dfrac{2}{\sqrt{1+\left(\dfrac{2}{n}\right)}+1} = \dfrac{2}{1+1} = 1$

(3)(i) $4 \leq x^2 < 5$

$x^2 - 4 \geq 0$　より　$(x-2)(x+2) \geq 0$

$0 < x$ より　$x \geq 2$

$x^2 - 5 < 0$　より　$(x-\sqrt{5})(x+\sqrt{5}) < 0$

よって, $0 < x < \sqrt{5}$

従って, $2 \leq x < \sqrt{5}$

(ii) $[x] = 1$ のとき, $1 \leq x < 2$

$3 \leq \dfrac{5}{x} < 4$　より　$x \leq \dfrac{5}{3}$, $\dfrac{5}{4} < x$

従って, $\dfrac{5}{4} < x \leq \dfrac{5}{3}$

$[x] = 3$ のとき, $3 \leq x < 4$

$1 \leq \dfrac{5}{x} < 2$　より　$x \leq 5$, $\dfrac{5}{2} < x$

従って, $3 \leq x < 4$

(4) 真数が正。$x - 1 > 0$, $x + 3 > 0$　より　$x > 1$

$\log_2(x-1) + \log_2(x+3) = \log_2 4 + 2\dfrac{\log_2 3}{\log_2 4}$

$\log_2(x-1)(x+3) = \log_2 12$

$(x-1)(x+3) = 12$　より　$x^2 + 2x - 15 = 0$

$(x+5)(x-3) = 0$, $x > 1$ より　$x = 3$

(5) $\displaystyle\int_0^\pi \sin^3 x \, dx = \int_0^\pi \left(-\dfrac{1}{4}\sin 3x + \dfrac{3}{4}\sin x\right)dx$

$= \left[\dfrac{1}{12}\cos 3x - \dfrac{3}{4}\cos x\right]_0^\pi$

$= \left(-\dfrac{1}{12}+\dfrac{3}{4}\right) - \left(\dfrac{1}{12}-\dfrac{3}{4}\right) = \dfrac{16}{12} = \dfrac{4}{3}$

❷

〔解答〕

(ア) 5　　(イ) 15　　(ウ) 4　　(エ) 2　　(オ) 2

(カ) 6　　(キ) 2　　(ク) $3 \cdot 2^n$　　(ケ) $3 \cdot 2^n - 2n - 3$

(コ) $3 \cdot 2^n - n^2 - 2n - 3$

〔出題者が求めたポイント〕

(1)(i) 漸化式に $n = 1$, 2 と代入していく。

(ii) 漸化式を $a_{n+2} = 2a_{n+1} + f(n)$ の形にして, この式から与式を引く。

(iii) (ii)の漸化式に b_n を c_n で表わし式を代入する。

$\displaystyle\sum_{k=1}^n ar^{k-1} = \dfrac{r^n - 1}{r - 1}$

(2) (1)(ii)と同様に, 階差数列 b_n の漸化式を求める。(1)の結果が使えるので利用する。

〔解答のプロセス〕

(1)(i) $n = 1$, $a_2 = 2 + 2 + 1 = 5$

$n = 2$, $a_3 = 10 + 4 + 1 = 15$

(ii) $a_{n+2} = 2a_{n+1} + 2(n+1) + 1 = 2a_{n+1} + 2n + 3$

よって, $a_{n+2} - a_{n+1} = 2(a_{n+1} - a_n) + 2$

従って, $b_1 = 5 - 1 = 4$, $b_{n+1} = 2b_n + 2$

(iii) $b_n = c_n - 2$ を代入する。

$c_{n+1} - 2 = 2(c_n - 2) + 2$　より　$c_{n+1} = 2c_n$

$c_1 = 4 + 2 = 6$　で公比が 2 の等比数列。

$c_n = 6 \cdot 2^{n-1} = 3 \cdot 2^n$

$b_n = 3 \cdot 2^n - 2 (= 6 \cdot 2^{n-1} - 2)$

$a_n = 1 + \displaystyle\sum_{k=1}^{n-1}(6 \cdot 2^{k-1} - 2)$

$= 1 + 6\dfrac{2^{n-1} - 1}{2 - 1} - 2(n-1)$

$= 1 + 3 \cdot 2^n - 6 - 2n + 2 = 3 \cdot 2^n - 2n - 3$

(2) $a_{n+2} = 2a_{n+1} + (n+1)^2$

$a_{n+2} - a_{n+1} = 2(a_{n+1} - a_n) + n^2 + 2n + 1 - n^2$

よって, $b_{n+1} = 2b_n + 2n + 1$

これは, $\{b_n\}$ が(1)の$\{a_n\}$ と同じである。

よって, $b_n = 3 \cdot 2^n - 2n - 3$

$a_n = 0 + \displaystyle\sum_{k=1}^{n-1}(6 \cdot 2^{k-1} - 2k - 3)$

$= 6 \cdot \dfrac{2^{n-1} - 1}{2 - 1} - 2\dfrac{(n-1)n}{2} - 3(n-1)$

$= 3 \cdot 2^n - 6 - n^2 + n - 3n + 3$

$= 3 \cdot 2^n - n^2 - 2n - 3$

❸
〔解答〕

(ア)　$y = ae^{at}x - (at-1)e^{at}$　　(イ)　$\dfrac{1}{a}$

(ウ)　$\dfrac{1}{2a}(e-2)$　　(エ)　$\dfrac{1}{6a}(e^2-3)\pi$

(オ)　$y = \dfrac{1}{a}\log x$　　(カ)　1

(キ)　$e-2$　　(ク)　$\dfrac{6-2e}{3a^2}\pi$

〔出題者が求めたポイント〕

(1)　$y = f(x)$ の $x = t$ における接線の方程式は,
　　$y = f'(t)(x-t) + f(t)$

(2)　$(0, 0)$ を代入し, t を求める。定積分で面積を求める。

(3)　l を $y = g(x)$ とすると,
　　$\displaystyle\int_0^t \pi\{f(x)\}^2 dx - \int_0^t \pi\{g(x)\}^2 dx$

(4)　$y = f(x)$ の両辺を対数にとり, $x =$ と変形する。
　　x を y に, y を x に変える。

(5)　$\displaystyle\int_a^b f(x)dx = \Big[xf(x)\Big]_a^b - \int_a^b xf'(x)dx$

　　を使う。(キ)は(カ)の結果を使う。

(6)　$y = g(x)$ の逆関数を $y = p(x)$ とし, (4)の逆関数を
　　$y = q(x)$ とし, $x = t$ のとき $y = s$ とする。
　　$\displaystyle\int_0^s \pi\{p(x)\}^2 dx - \int_1^s \pi\{q(x)\}^2 dx$

〔解答のプロセス〕

(1)　$f'(x) = ae^{ax}$
　　$l : y = ae^{at}(x-t) + e^{at}$
　　　　$y = ae^{at}x - (at-1)e^{at}$

(2)　$(0, 0)$ を通るので, $-(at-1)e^{at} = 0$

　　$e^{at} \neq 0$　より　$t = \dfrac{1}{a}$, $(l : y = aex)$

　　$\displaystyle\int_0^{\frac{1}{a}} e^{ax}dx = \left[\dfrac{1}{a}e^{ax}\right]_0^{\frac{1}{a}} = \dfrac{1}{a}e - \dfrac{1}{a}$

　　$\displaystyle\int_0^{\frac{1}{a}} aex\,dx = \left[\dfrac{1}{2}aex^2\right]_0^{\frac{1}{a}} = \dfrac{1}{2a}e$

　　従って, $\dfrac{1}{a}e - \dfrac{1}{a} - \dfrac{1}{2a}e = \dfrac{1}{2a}(e-2)$

(3)　$\displaystyle\int_0^{\frac{1}{a}} \pi e^{2ax}dx = \pi\left[\dfrac{1}{2a}e^{2ax}\right]_0^{\frac{1}{a}} = \left(\dfrac{1}{2a}e^2 - \dfrac{1}{2a}\right)\pi$

　　$\displaystyle\int_0^{\frac{1}{a}} \pi a^2e^2x^2dx = \pi\left[\dfrac{1}{3}a^2e^2x^3\right]_0^{\frac{1}{a}} = \dfrac{1}{3a}e^2\pi$

　　従って, $\left(\dfrac{1}{2a}e^2 - \dfrac{1}{2a}a\right)\pi - \dfrac{1}{3a}e^2\pi = \dfrac{1}{6a}(e^2-3)\pi$

(4)　$y = e^{ax}$　より　$\log y = ax$

　　$x = \dfrac{1}{a}\log y$　　従って, $y = \dfrac{1}{a}\log x$

(5)　$\displaystyle\int_1^e \log x\,dx = \Big[x\log x\Big]_1^e - \int_1^e x\cdot\dfrac{1}{x}dx$

　　$= e - 0 - \Big[x\Big]_1^e = e - (e-1) = 1$

$\displaystyle\int_1^e (\log x)^2 dx = \Big[x(\log x)^2\Big]_1^e - \int_1^e x\cdot 2\log x\cdot\dfrac{1}{x}dx$

　　　　$= e\cdot 1^2 - 0 - 2\displaystyle\int_1^e \log x\,dx$

　　　　$= e - 2$

(6)　l の逆関数は, $x = \dfrac{1}{ae}y$　より　$y = \dfrac{1}{ae}x$

　　交点は $t = \dfrac{1}{a}$ のとき, $y = e$

　　逆関数なので, $x = e$

　　また, $\dfrac{1}{a}\log x \geqq 0$　より　$x \geqq 1$

　　$\displaystyle\int_0^e \pi\dfrac{1}{a^2e^2}x^2dx = \dfrac{\pi}{a^2e^2}\left[\dfrac{1}{3}x^3\right]_0^e = \dfrac{e}{3a^2}\pi$

　　$\displaystyle\int_1^e \pi\dfrac{1}{a^2}(\log x)^2dx = \dfrac{\pi}{a^2}\int_1^e (\log x)^2 dx$

　　　　　　$= \dfrac{e-2}{a^2}\pi$

　　従って, $\left(\dfrac{e}{3a^2} - \dfrac{e-2}{a^2}\right)\pi = \dfrac{6-2e}{3a^2}\pi$

東海大学（医）27年度　（55）

| 2月3日試験 |

1

〔解答〕

(ア) $-\dfrac{1}{2}$　　(イ) $\dfrac{15}{4}\sqrt{3}$

(ウ) -4　　(エ) 3

(オ) 4　　(キ) -2　　(カ) 3^n+1　　(ク) 2

〔出題者が求めたポイント〕

(1) $\cos C = \dfrac{\mathrm{CA}^2+\mathrm{CB}^2-\mathrm{AB}^2}{2\mathrm{CA}\cdot\mathrm{CB}}$

　　$\triangle\mathrm{ABC}$ の面積は，$\dfrac{1}{2}\mathrm{CA}\cdot\mathrm{CB}\sin C$

(2) $x=3$ のとき，分子$=0$ より b を a で表わす。
　　分子を因数分解して，分数を約分する。

(3) $n^2\le k<(n+1)^2$ のとき，$\sqrt{k}$ の整数部分は n。
　　$\sqrt{6}=n+x$ として，両辺2乗する。

(4) $a_{n+1}=ra_n+q$ のとき，$\alpha=r\alpha+q$ となる α を求めると，$a_{n+1}-\alpha=r(a_n-\alpha)$ となるので，
　　$a_n-\alpha=(a_1-\alpha)r^{n-1}$

(5) 平面 ABC の法線ベクトルを $\vec{n}=(k,\ l,\ m)$ とする。
　　$\overrightarrow{\mathrm{AB}}$, $\overrightarrow{\mathrm{AC}}$ を求めて，$\overrightarrow{\mathrm{AB}}\perp\vec{n}$, $\overrightarrow{\mathrm{AC}}\perp\vec{n}$ より $\overrightarrow{\mathrm{AB}}\cdot\vec{n}=0$,
　　$\overrightarrow{\mathrm{AC}}\cdot\vec{n}=0$ より $l,\ m$ を k で表わし，$\vec{n}$ を求める。
　　$\vec{n}=(k,\ l,\ m)$ とする。
　　平面は，通る点を $(x_0,\ y_0,\ z_0)$ とすると，
　　$k(x-x_0)+l(y-y_0)+m(z-z_0)=0$
　　$\mathrm{O}(0,\ 0,\ 0)$ から垂線を下すとき，垂線上の点は，
　　$x=kt+0,\ y=lt+0,\ z=mt+0$
　　垂線と平面との交点 $(x_1,\ y_1,\ z_1)$ は両辺の式を連立方程式にする。
　　$\triangle\mathrm{ABC}$ の面積は(1)を参考にする。
　　四面体の体積は，
　　$\dfrac{1}{3}\cdot\triangle\mathrm{ABC}$ の面積 $\cdot\sqrt{{x_1}^2+{y_1}^2+{z_1}^2}$

〔解答のプロセス〕

(1) $\cos C=\dfrac{9+25-49}{2\cdot3\cdot5}=-\dfrac{15}{30}=-\dfrac{1}{2}$

　　$\sin C=\sqrt{1-\dfrac{1}{4}}=\dfrac{\sqrt{3}}{2}$

　　$\triangle\mathrm{ABC}$ の面積は，$\dfrac{1}{2}3\cdot5\cdot\dfrac{\sqrt{3}}{2}=\dfrac{15}{4}\sqrt{3}$

(2) $x=3$ のとき，（分子$=$）$9+3a+b=0$
　　よって，$b=-3a-9=-3(a+3)$
　　$\displaystyle\lim_{x\to3}\dfrac{x^2+ax-3(a+3)}{x-3}=\lim_{x\to3}\dfrac{(x-3)(x+a+3)}{x-3}$
　　　　　　　　　　　$=\displaystyle\lim_{x\to3}(x+a+3)$
　　　　　　　　　　　$=3+a+3=6+a$
　　$6+a=2$ 従って，$a=-4,\ b=3$

(3) $2^2<6<3^2$ より $x=\sqrt{6}-2$
　　$\sqrt{6}=x+2$ より $6=x^2+4x+4$
　　従って，$x^2+4x-2=0$

(4) $\alpha=3\alpha-2$ とすると，$\alpha=1$

$a_{n+1}-1=3(a_n-1),\ a_1-1=3$
$a_n-1=3\cdot3^{n-1}$ より $a_n=3^n+1$

(5) 平面 ABC の法線ベクトルを $\vec{n}=(k,\ l,\ m)$ とする。
$\overrightarrow{\mathrm{AB}}=(-2,\ -2,\ -2)$, $\overrightarrow{\mathrm{AC}}=(1,\ -3,\ -1)$
$\overrightarrow{\mathrm{AB}}\perp\vec{n}$ より $-2k-2l-2m=0$
$\overrightarrow{\mathrm{AC}}\perp\vec{n}$ より $k-3l-m=0$
2式より $l=k,\ m=-2k$
$\vec{n}=(k,\ k,\ -2k)=k(1,\ 1,\ -2)$
平面 ABC : $1(x-0)+1(y-1)-2(z-2)=0$
よって，$x+y-2z+3=0$
原点を通って平面 ABC に垂直な直線上の点の座標は，$x=t,\ y=t,\ z=-2t$
よって，平面 ABC と垂線の交点 H は，
$t+t-2(-2t)+3=0$ より $t=-\dfrac{1}{2}$
$\mathrm{H}\left(-\dfrac{1}{2},\ -\dfrac{1}{2},\ 1\right)$, $\mathrm{OH}=\sqrt{\dfrac{1}{4}+\dfrac{1}{4}+1}=\dfrac{\sqrt{6}}{2}$
$\mathrm{AB}=\sqrt{4+4+4}=\sqrt{12}=2\sqrt{3}$
$\mathrm{AC}=\sqrt{1+9+1}=\sqrt{11}$
$\mathrm{BC}=\sqrt{(1+2)^2+(-2+1)^2+(1-0)^2}=\sqrt{11}$
$\cos A=\dfrac{12+11-11}{2\cdot2\sqrt{3}\sqrt{11}}=\dfrac{3}{\sqrt{33}}$
$\sin A=\sqrt{1-\dfrac{9}{33}}=\sqrt{\dfrac{24}{33}}=\dfrac{2\sqrt{6}}{\sqrt{33}}$
四面体 OABC の体積は，
$\dfrac{1}{3}\left(\dfrac{1}{2}2\sqrt{3}\sqrt{11}\dfrac{2\sqrt{6}}{\sqrt{33}}\right)\dfrac{\sqrt{6}}{2}=\dfrac{6}{3}=2$

2

〔解答〕

(ア) $\dfrac{5}{16}$　　(イ) 0　　(ウ) 4

(エ) 5　　(オ) $\dfrac{63}{256}$

(カ) $\dfrac{7}{128}$　　(キ) $\dfrac{11}{512}$

〔出題者が求めたポイント〕

(1) 全体は 2^5 で5回のうち2回選ぶ場合の確率。
　　Q の場合は，すべての場合を書き出して，y 座標の値を求める。

(2) 10回のうち n 回表がでたとして，x 座標が0となる式を立て解く。

(3) ①表が連続しない場合，②表表が連続するとき，どういう場合かを表に書いてみる。

(4) (3)の場合で表の数が(2)の n になるものを数える。

〔解答のプロセス〕

(1) $\dfrac{{}_5\mathrm{C}_2}{2^5}=\dfrac{10}{32}=\dfrac{5}{16}$

　　$5+2\times2+(-3)\times3=0$
　　コインの目の出方は次の表の通り。
　　◎が表で，⊗が裏がでるときで，
　　右端の○は連続があるとき。

連続が1, 2のとき, $6-6=0$
連続が2, 3のとき, $6-4=2$
連続が3, 4のとき, $6-2=4$
連続が4, 5のとき, 6
他は, $6+2+(-2)\times3=2$
従って, 4通りである。

1	2	3	4	5	
◎	◎	⊗	⊗	⊗	○
◎	◎	⊗	⊗	◎	
◎	◎	⊗	◎	⊗	
◎	◎	⊗	◎	◎	
⊗	◎	◎	⊗	⊗	○
⊗	◎	◎	⊗	◎	
⊗	◎	◎	◎	⊗	
⊗	◎	◎	◎	◎	○
⊗	⊗	◎	◎	◎	
⊗	⊗	⊗	◎	◎	○

(2) 表が n 回でたとすると, $5+2n-3(10-n)=0$
$5n-25=0$ より $n=5$

確率は, $\dfrac{_{10}C_5}{2^{10}}=\dfrac{252}{1024}=\dfrac{63}{256}$

(3) 表が連続しないとき。表が m 回でたとすると,
$6+m-2(10-m)=0$, m に整数はない。
表が連続があるとき。連続の後, 表が a 回, 裏が b 回
とすると, $6+a-2b=0$
$a=0$, $b=3$ のとき, ─は表裏のどちらでもよい。
目の出方は, $-----◎◎⊗⊗⊗$ ……①
$1^5\times\left(\dfrac{1}{2}\right)^5=\dfrac{1}{32}$

$a=2$, $b=4$ のとき,
目の出方は, $--◎◎⊗\boxed{}$ ……②
$\boxed{}$ の目の出方は(1)の表の右端の○以外。
$1^2\times\left(\dfrac{1}{2}\right)^3\times\dfrac{6}{2^5}=\dfrac{6}{256}=\dfrac{3}{128}$

$a\geqq4$ のとき, $b\geqq5$ となり $2+a+b>10$ となるので,
a, b はない。

従って, 確率は, $\dfrac{1}{32}+\dfrac{3}{128}=\dfrac{7}{128}$

(4) (3)のとき, Pも0となる場合。
Qは $\boxed{}$ に◎が2回だから─に◎が1回, $\boxed{}$
に◎が2回である。
$\dfrac{_2C_1}{2^2}\left(\dfrac{1}{2}\right)^3\dfrac{6}{2^5}=\dfrac{12}{2^{10}}$

確率は, $\dfrac{10}{2^{10}}+\dfrac{12}{2^{10}}=\dfrac{22}{1024}=\dfrac{11}{512}$

❸

〔解答〕

(ア) $\log x+1$　(イ) $\dfrac{1}{e}$　(ウ) $-\dfrac{1}{e}$

(エ) $\dfrac{1}{4}\left(1-\dfrac{3}{e^2}\right)$

(オ) 4　(カ) $4x+4$　(キ) $2x^2+4x-4$

(ク) $\sqrt{3}-1$　(ケ) $\dfrac{32-12\sqrt{3}}{3}$

〔出題者が求めたポイント〕

(1)(i) 微分して増減表をつくる。

(ii) $\displaystyle\int_a^b f'(x)g(x)dx$

$=\left[f(x)g(x)\right]_a^b-\displaystyle\int_a^b f(x)g'(x)dx$

(2) $|f(x)|=f(x)$ $(f(x)\geqq0)$, $-f(x)$ $(f(x)<0)$

(iii) $g(x)=\displaystyle\int_x^2|t^2-4|dt+\int_2^{x+2}|t^2-4|dt$ とする。

(iv) 増減表をつくる。

〔解答のプロセス〕

(1)(i) $f'(x)=\log x+x\dfrac{1}{x}=\log x+1$

$\log x+1=0$ のとき, $\log x=-1$

$\therefore$ $x=\dfrac{1}{e}$

x	0		$\dfrac{1}{e}$	
$f'(x)$		$-$	0	$+$
$f(x)$		↘		↗

$f\left(\dfrac{1}{e}\right)=\dfrac{1}{e}(-1)=-\dfrac{1}{e}$

$x=\dfrac{1}{e}$ のとき, 最小値 $-\dfrac{1}{e}$ をとる。

(ii) $x\log x=0$ より $x=1$

$\displaystyle\int_{\frac{1}{e}}^1(-x\log x)dx=\left[-\dfrac{1}{2}x^2\log x\right]_{\frac{1}{e}}^1+\int_{\frac{1}{e}}^1\dfrac{1}{2}xdx$

$=0-\left(-\dfrac{1}{2e^2}\log\dfrac{1}{e}\right)+\left[\dfrac{1}{4}x^2\right]_{\frac{1}{e}}^1$

$=-\dfrac{1}{2e^2}+\dfrac{1}{4}-\dfrac{1}{4e^2}=\dfrac{1}{4}\left(1-\dfrac{3}{e^2}\right)$

(2) $|t^2-4|=|(t+2)(t-2)|$ より
$0<t<2$ のとき, $|t^2-4|=-t^2+4$
$2\leqq t$ のとき, $|t^2-4|=t^2-4$

(i) $g(1)=\displaystyle\int_1^2(-t^2+4)dt+\int_2^3(t^2-4)dt$

$=\left[-\dfrac{1}{3}t^3+4t\right]_1^2+\left[\dfrac{1}{3}t^3-4t\right]_2^3$

$=\dfrac{16}{3}-\dfrac{11}{3}+(-3)-\left(-\dfrac{16}{3}\right)=4$

(ii) $g(x)=\displaystyle\int_x^{x+2}(t^2-4)dt=\left[\dfrac{1}{3}t^3-4t\right]_x^{x+2}$

$$= \frac{1}{3}(x+2)^3 - 4(x+2) - \frac{1}{3}x^3 + 4x$$

$$= 2x^2 + 4x - \frac{16}{3}$$

$$g'(x) = 4x + 4$$

(iii) $\quad g(x) = \displaystyle\int_x^2 (-t^2+4)dt + \int_2^{x+2}(t^2-4)dt$

$$= \left[-\frac{1}{3}t^3 + 4t \right]_x^2 + \left[\frac{1}{3}t^3 - 4t \right]_2^{x+2}$$

$$= \frac{16}{3} + \frac{1}{3}x^3 - 4x + \frac{1}{3}(x+2)^3$$

$$\qquad - 4(x+2) - \left(-\frac{16}{3} \right)$$

$$= \frac{2}{3}x^3 + 2x^2 - 4x + \frac{16}{3}$$

$$g'(x) = 2x^2 + 4x - 4$$

(iv) $\quad 2(x^2 + 2x - 2) = 0$ のとき，$x = -1 \pm \sqrt{3}$

$\quad x > 0$　より　$x = -1 + \sqrt{3}$

x	0		$-1+\sqrt{3}$	
$g'(x)$		$-$	0	$+$
$g(x)$		$\searrow$		$\nearrow$

よって，$x = -1 + \sqrt{3}$ のとき最小値となる。

$x^2 = (-1+\sqrt{3})^2 = 4 - 2\sqrt{3}$

$x^3 = (-1+\sqrt{3})^3 = -10 + 6\sqrt{3}$

最小値は，$g(-1+\sqrt{3})$で，

$$\frac{2}{3}(-10+6\sqrt{3}) + 2(4 - 2\sqrt{3})$$

$$\qquad\qquad -4(-1+\sqrt{3}) + \frac{16}{3}$$

$$= \frac{32}{3} - 4\sqrt{3} = \frac{32 - 12\sqrt{3}}{3}$$

物 理

解答

27年度

1

〔解答〕

(1) イ (2) ウ (3) ア (4) イ (5) ウ

〔出題者が求めたポイント〕

電磁誘導，傾斜したレール上を運動する導体棒。

〔解答のプロセス〕

(1) 導体棒の磁場に垂直な速度成分は $v\cos\theta$ であるから，誘導起電力の大きさ V は

$$V = Bl \cdot v\cos\theta = vBl\cos\theta \quad \cdots（答）$$

(2) 導体棒に流れる電流の大きさを I とすると，棒が磁場から受ける力は水平方向に IlB とかけ，その斜面方向成分は下向きに $IlB\cos\theta$ となる。一方，棒およびおもりの速度は一定だから，糸の張力の大きさ T はおもりの重力 mg に等しい。よって，導体棒に働く力のつりあいより

$$IlB\cos\theta - mg = 0 \quad \therefore \quad I = \frac{mg}{Bl\cos\theta} \quad \cdots（答）$$

(3) 誘導起電力は，磁束の変化を打ち消す向きに生じる。回路 DFZY を貫く磁束は減少するから，誘導起電力の向きは上向き磁束を作る向き，すなわち，Z ⟶ Y の向きである。回路全体の電流は Y ⟶ Z の向きに流れるが，誘導電流分を分けて考えれば，Z ⟶ Y の向きである。 ⋯（答）

(4) キルヒホッフの法則より

$$E - vBl\cos\theta = RI$$

$$\therefore \quad E = vBl\cos\theta + \frac{mgR}{Bl\cos\theta}$$

$$= \frac{v(Bl\cos\theta)^2 + mgR}{Bl\cos\theta} \quad \cdots（答）$$

(5) $P = RI^2 = \left(\dfrac{mg}{Bl\cos\theta}\right)^2 R \quad \cdots（答）$

2

〔解答〕

(1) イ (2) オ (3) オ (4) ア (5) イ

〔出題者が求めたポイント〕

反射板がある場合，風が吹く場合のドップラー効果。

〔解答のプロセス〕

(1) 板 R で観測する振動数は $f_1 = \dfrac{V}{V+s}f$ とかける。

板は同じ振動数の音を出す音源とみなせるから，観測者 O が聞く振動数は

$$f_1 = \frac{V}{V+s}f \quad \cdots（答）$$

(2) O が聞く直接音の振動数 f_2 は $f_2 = \dfrac{V}{V-s}f$ とかける。よって1秒間のうなりの回数 n は

$$n = f_2 - f_1 = \left(\frac{V}{V-s} - \frac{V}{V+s}\right)f$$

$$= \frac{2Vs}{V^2 - s^2}f \quad \cdots（答）$$

(3) 観測者 O が速さ u で遠ざかるから，O が聞く直接音の振動数 f_3 は

$$f_3 = \frac{V-u}{V}f \quad \cdots（答）$$

(4) 板 R で聞く振動数 f_4 は $f_4 = \dfrac{V+r}{V}f$ とかける。板 R を振動数 f_4 の音を出す音源とみなすと，音源が速さ r で近づき，観測者 O が速さ u で遠ざかるから，O が聞く振動数 f_5 は

$$f_5 = \frac{V-u}{V-r}f_4 = \frac{(V-u)(V+r)}{V(V-r)}f \quad \cdots（答）$$

(5) 左向きに進む音速が $V-w$ となるから，板 R で聞く振動数 f_6 は

$$f_6 = \frac{(V-w)+r}{V-w}f$$

右向きに進む音速は $V+w$ となり，振動数 f_6 の音源が r で近づき，観測者 O が u で遠ざかるから，O が聞く振動数 f_7 は

$$f_7 = \frac{(V+w)-u}{(V+w)-r}f_6$$

$$= \frac{(V+w-u)(V-w+r)}{(V+w-r)(V-w)}f \quad \cdots（答）$$

3

〔解答〕

(1) $\dfrac{16}{45}R$ (2) $\dfrac{9}{25}\pi R^2 L\rho g\cos\theta$

(3) $\dfrac{9}{25}\pi R^2 L\rho g\sin\theta$ (4) $\dfrac{45}{16}\sin\theta$ (5) $\dfrac{16}{45}$

〔出題者が求めたポイント〕

円柱をくりぬいた物体のつりあい。

〔解答のプロセス〕

(1) 円柱 A，B および物体 C の質量 M_A, M_B, M_C は

$$M_A = \pi R^2 L\rho$$

$$M_B = \pi\left(\frac{4R}{5}\right)^2 L\rho$$

$$M_C = M_A - M_B = \frac{9}{25}\pi R^2 L\rho$$

また，OO′ 間の距離は $\dfrac{R}{5}$ である。ここで，GO 間の距離を x とおくと，円柱 B と物体 C を合わせた重心が点 O に一致するから

$$M_B \cdot \frac{R}{5} + M_C(-x) = 0$$

$$\therefore \quad x = \frac{M_B}{5M_C}R = \frac{16}{45}R \quad \cdots(\text{答})$$

(2) 斜面に垂直方向の力のつりあいより

$$N - M_C g\cos\theta = 0$$

$$\therefore \quad N = M_C g\cos\theta = \frac{9}{25}\pi R^2 L\rho g\cos\theta \quad \cdots(\text{答})$$

(3) 斜面に沿った方向の力のつりあいより

$$M_C g\sin\theta - F = 0$$

$$\therefore \quad F = M_C g\sin\theta = \frac{9}{25}\pi R^2 L\rho g\sin\theta \quad \cdots(\text{答})$$

(4) $\triangle$OGQ′について，正弦定理を用いると

$$\frac{R}{\sin(\pi-\alpha)} = \frac{x}{\sin\theta}$$

$$\therefore \quad \frac{16}{45}\sin(\pi-\alpha) = \sin\theta$$

$$\therefore \quad \sin\alpha = \frac{45}{16}\sin\theta \quad \cdots(\text{答})$$

(5) $\alpha = \dfrac{\pi}{2}$ となるとき，θは最大値θ'をとるから

$$\sin\frac{\pi}{2} = \frac{45}{16}\sin\theta' \quad \therefore \quad \sin\theta' = \frac{16}{45} \quad \cdots(\text{答})$$

化　学

解答

27年度

1

〔解答〕

問1 TiH_2

問2 d

問3 e

問4 e

〔出題者が求めたポイント〕

金属結晶(応用)

チタンの水素吸蔵合金の問題

文章をしっかり読んでいれば，それほど難しい問題ではない。

〔解答のプロセス〕

問1　単位格子1つの中に水素原子は8つ入っている。

それに対して Ti 原子は4つ分入っているので，

$Ti : H = 4 : 8 = 1 : 2$

問2　面心立方格子なので，単位格子一辺の長さを a とすれば

$\sqrt{2}\,a = 4r$

$\therefore\ a = 2\sqrt{2}\,r \fallingdotseq 4.2\cdots \times 10^{-8}$cm　…(答)

問3　単位格子中に水素原子が8コなので

$\dfrac{\dfrac{1}{60.2 \times 10^3} \times 8}{a^3} \fallingdotseq 1.7\cdots \times 10^{-1}$ g/cm³　…(答)

問4　標準状態における水素分子の密度は

$\dfrac{2\,〔g〕}{22.4 \times 10^3\,〔cm^3〕} \fallingdotseq 8.92\cdots \times 10^{-5}$　…(答)

よって，$\dfrac{1.72 \times 10^{-1}}{8.92 \times 10^{-5}} \fallingdotseq 1.9\cdots \times 10^3$　…(答)

2

〔解答〕

問1 フラーレン

問2 $60C(黒鉛) = C_{60} - 2470$ kJ

問3 b

問4 b

〔出題者が求めたポイント〕

熱化学方程式

変則的ではあるが，熱化学方程式の問題としては基本レベルの問題

〔解答のプロセス〕

問2

$\quad 60C(黒鉛) + 60O_2(気) = 60CO_2(気) + 394 \times 60$ kJ

$\quad -C_{60}(固) - 60O_2(気) = -60CO_2(気) - 26110$ kJ

$\quad \overline{60C(黒鉛) -\ C_{60}(固) =\ -2470\ kJ}$

$\quad 60C(黒鉛) = C_{60}(固) - 2470$ kJ

問3　同様に，ダイヤモンドで熱化学方程式をたてると，

$\quad 60C(ダイヤモンド) = C_{60}(固) - 2350$ kJ

炭素原子 60 mol で差が 2350 kJ なので

$\dfrac{2350}{60} = 39.1\cdots$　…(答)

問4　ダイヤモンドの昇華の熱化学方程式

$\quad C(ダイヤモンド) = C(気) - Q$ kJ

の Q kJ を求める。

$\quad C(ダイヤモンド) + O_2 = CO_2(気) + 396$ kJ

$\quad -C(黒鉛) - O_2\qquad = -CO_2(気) - 394$ kJ

$\quad \underline{\quad C(黒鉛)\qquad\qquad = C(気) - 718\ kJ\quad}$

$\quad C(ダイヤモンド)\quad = C(気) - 716$ kJ

3

〔解答〕

問1 (1) $2KMnO_4 + 3H_2SO_4 + 5(COOH)_2$

$\qquad \longrightarrow 2MnSO_4 + 5CO_2 + 8H_2O + K_2SO_4$

(2) b

(3) $Mn : +7 \longrightarrow +2$

(4) 2.36×10^{-2}〔g〕

〔出題者が求めたポイント〕

酸化還元滴定

計算力を要求されるが，内容は平易

〔解答のプロセス〕

問1　(1)　シュウ酸と過マンガン酸カリウムの半反応式は以下のとおり。

$\quad (COOH)_2 \longrightarrow CO_2 + 2H^+ + 2e^-$

$\quad MnO_4^- + 8H^+ + 5e^- \longrightarrow Mn^{2+} + 4H_2O$

電子の数をそろえて消去して

$\quad 2MnO_4^- + 16H^+ + 5(COOH)_2$

$\qquad \longrightarrow 2Mn^{2+} + 8H_2O + 5CO_2 + 10H^+$

同じものを消去すれば

$\quad 2MnO_4^- + 6H^+ + 5(COOH)_2$

$\qquad \longrightarrow 2Mn^{2+} + 8H_2O + 5CO_2$

対となるイオンを書き加えて

$\quad 2KMnO_4 + 3H_2SO_4 + 5(COOH)_2$

$\qquad \longrightarrow 2MnSO_4 + 8H_2O + 5CO_2 + K_2SO_4$

(2)　溶液の色の変化は Mn^{2+} が生成する間は無色であるが，終点では MnO_4^- が余るので赤紫色になる。

(3)　三角フラスコ内に入っていたシュウ酸 $(COOH)_2$ を x mol とすると

$\quad x \times 2 = 5.00 \times 10^{-3} \times \dfrac{15.0}{1000} \times 5$

$\quad x = 1.875 \times 10^{-4}$ mol

ゆえに，溶かしたシュウ酸二水和物は

1.875×10^{-4} mol であったとわかる。これを g に換算して 2.36×10^{-2} g　…(答)

問2　硫酸鉄(Ⅱ)は

$\quad Fe^{2+} \longrightarrow Fe^{3+} + e^-$

の反応で酸化されるので，イオン反応式は

$\quad 5Fe^{2+} + MnO_4^- + 8H^+$

$\qquad\qquad \longrightarrow 5Fe^{3+} + Mn^{2+} + 4H_2O$

東海大学（医）27年度 （61）

ここから $FeSO_4$ が $x\,mol$ あったとして式をたてると

$$x \times 1 = 1.00 \times 10^{-2} \times \frac{22.5}{1000} \times 5$$

$$x = 1.125 \times 10^{-3}\,〔mol〕$$

すなわち，$1.125 \times 10^{-3}\,mol$ の $FeSO_4 \cdot nH_2O$ の質量が $0.250\,g$ であったので，式量は $222.22\cdots\cdots$

$FeSO_4$ の式量が 151.9 であることから，

$151.9 + 18n = 222.2$ 　これを解いて $n = 3.9\cdots\cdots$

よって，水和水は 4 つ 　…（答）

❹
〔解答〕

問1 a
問2 $K_c = 2.0 \times 10^{-2}\,mol/L$
問3 e
問4 $K_p = 5.0 \times 10^4\,Pa$
問5 e

〔出題者が求めたポイント〕

化学平衡
教科書レベルの知識ではあるが，単位も合わせて答える形式になっており，解法だけでなく，実験内容の理解も求められる。

〔解答のプロセス〕

問1 　$N_2O_4(無色) \rightleftharpoons 2NO_2(赤褐色)$
であり，温水の方が色が濃くなったということは，温度を上げると解離が進む，ということである。
すなわち，N_2O_4 の生成反応（左向きの反応）は発熱反応である。 　…（答）

問2

	N_2O_4	$\rightleftharpoons$	$2NO_2$
反応前	0.20		0
反応	-0.04		$+0.08$
平衡	0.16 mol		0.08 mol

$$K_c = \frac{[NO_2]^2}{[N_2O_4]} = \frac{\left(\dfrac{0.08}{2.0}\right)^2}{\dfrac{0.16}{20}}$$

$$= 2.0 \times 10^{-2}\,〔mol/L〕$$

問3 　容器内の気体の総 mol 数は，0.24 mol
理想気体の状態方程式に代入して，

$$P \times 2.0 = 0.24 \times 8.3 \times 10^3 \times 300$$

$$P = 2.988 \times 10^5\,〔Pa〕 \quad …（答）$$

分圧を求める。

$$P_{N_2O_4} = \frac{0.16}{0.24} \times P_全 = \frac{2}{3}P_全$$

$$P_{NO_2} = \frac{0.08}{0.24} \times P_全 = \frac{1}{3}P_全$$

$$K_p = \frac{P_{NO_2}}{P_{N_2O_4}} = \frac{\left(\dfrac{1}{3}P_全\right)^2}{\dfrac{2}{3}P_全} = \frac{P_全}{6}$$

$$= 4.98 \times 10^4 \quad …（答）$$

問5

	N_2O_4	$\rightleftharpoons$	$2NO_2$
	0.20		0
	$-x$		$+2x$
	$0.20 - x$		$2x$

温度が変わっても K_c が変わらないとすれば

$$K_c = \frac{\left(\dfrac{2x}{20}\right)^2}{\dfrac{0.20 - x}{20}}$$

$$= \frac{x^2}{1 - 5x} = 2.0 \times 10^{-2}$$

これをとくと，$x = 0.1\,mol$ なので，e の 50% 　…（答）

❺
〔解答〕

炭素…a－d 　　水素…d－c
窒素…e－c 　　塩素…b－b
硫黄…c－a

〔出題者が求めたポイント〕

非金属元素の元素分析
有機化学への深い知識を要求する問題
窒素，塩素，硫黄の分析は比較的出題されやすい部分なので，しっかり復習したい

〔解答のプロセス〕

・炭素を含んだ化合物は完全燃焼させると，CO_2 を発生するので石灰水に通じると $CaCO_3$ が生成し，白く濁る。

・水素を含んだ化合物は，完全燃焼させると，H_2O を生成する。H_2O は，塩化コバルト紙や硫酸銅（Ⅱ）無水物を用いる硫酸銅（Ⅱ）は，無水物は白色（無色）であるが，水を取り込んだ五水和物は青色を呈する。

・窒素を含んだ化合物はアミノ酸などの検出をイメージすればよい。水酸化ナトリウムを加えて加熱すると，アンモニアが生成するので，赤色リトマス紙が青色に変わる。

・塩素を含んだ有機物に熱した銅線をつけ，銅線を再び炎に入れると，銅の炎色反応である青緑色が観察される。

・硫黄を含んだ化合物は，ナトリウムで反応させた後，酢酸鉛を加えると PbS の黒色沈殿が生成する。

❻
〔解答〕

問1 94.6
問2 C_3H_7OCl
問3 f
問4 $Cl-CH_2CH_2CH_2-OH$

〔出題者が求めたポイント〕

有機化学（異性体）
元素分析の問題としては珍しく塩素を用いるが，解き方は普通の問題と同じ。

〔解答のプロセス〕

問1 理想気体の状態方程式に代入する。
$$16.6 \times 10^3 \times 0.8 = \frac{0.378}{M} \times 8.31 \times 10^3 \times 400$$
$M = 94.6$ …(答)

問2 $100 - (38.10 + 7.41 + 37.57) = 16.92$ より，酸素が16.92%含まれている。
$$C : H : O : Cl = \frac{38.10}{12} : \frac{7.41}{1} : \frac{16.91}{16} : \frac{37.57}{35.5}$$
$\fallingdotseq 3 : 7 : 1 : 1$

ゆえに分子式は$(C_3H_7OCl)_n$
分子量94.5より，$n = 1$ ∴ C_3H_7OCl …(答)

問3 C_3H_7OClで表わされる分子は，以下のとおり。

CH₃CH₂CH−OH   CH₃CHCH₂−Cl
         | |
         Cl   OH

CH₃CHCH₂−OH   CH₃−C−CH₃
   | | |
   Cl   OH Cl

Cl−CH₂CH₂CH₂−OH   CH₃CH₂−O−CH₂Cl

CH₃−CH−O−CH₃   Cl−CH₂CH₂−O−CH₃
     |
     Cl

以上の，合計8つ。
問題文から「アルコールのみを数える」ことが判断できなかったため，エーテルを含めて8つとしています。

問4 題意を満たしているのは
$Cl-CH_2CH_2CH_2-OH$
の構造のみ

7

〔解答〕

問1 CH₃−CH−CH₃
           |
           (ベンゼン環)

問2 フェノール
問3 アセトン
問4 クメン法
問5

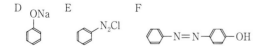

〔出題者が求めたポイント〕
クメン法，ジアゾカップリング
教科書レベルの易問。

〔解答のプロセス〕

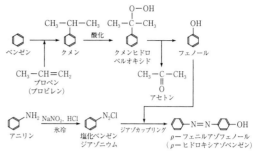

クメン法やジアゾカップリングはよく目にする問題なので，反応経路までしっかり書けるようにしたい。

生 物

解答　27年度

2月2日試験

1

〔解答〕
a　ナトリウム－カリウム－ATPアーゼ
b　アクアポリン　　c　緑色蛍光タンパク質(GFP)
d　カタラーゼ　　e　ミオシン　　f　トロポニン
g　チューブリン　　h　ATP合成酵素
i　カドヘリン　　j　DNAポリメラーゼ

〔出題者が求めたポイント〕
a　細胞膜を介して細胞内外の陽イオン濃度差を維持するために，能動輸送が行われる。この能動輸送に働く輸送体をポンプといい，$Na^+ - K^+ - ATP$アーゼと呼ばれるタンパク質で構成される。
b　集合管上皮細胞の細胞膜には，水分子を特異的に透過させるアクアポリンと呼ばれるタンパク質からなるチャネルが多く存在する。
c　オワンクラゲから単離された緑色蛍光タンパク質(GFP)は，紫外線を照射すると緑色の蛍光を発する性質を持つ。
f　アクチンフィラメントのミオシン結合部位は，トロポミオシンによって隠されている。トロポミオシンに結合するトロポニンにカルシウムイオンが結合すると，ミオシン結合部位が表れる。
g　微小管はチューブリンと呼ばれる球状タンパク質が重合して繊維構造をとる。

2

〔解答〕
問1　A　体液　　B　体内環境　　C　循環系
　　　D　血管　　E　リンパ　　F　呼吸
　　　G　自律神経　H　内分泌　　I　交感神経
　　　J　副交感神経　K　ホルモン　L　受容体
問2　(1)恒常性(ホメオスタシス)　(2)血液・組織液・リンパ液
　　　(3)細胞に必要な成分の供給と老廃物の排出(18字)
　　　(4)腎臓　(5)肝臓

〔出題者が求めたポイント〕
問2　(3)組織液と細胞との間で物質交換が行われる。このため，血液から組織液へ酸素や栄養分が供給され，組織液から血液，リンパ液へ老廃物が運び出されることで細胞は安定的に生命活動を行うことができる。
　　(4)腎臓は，ろ過と再吸収により血しょう中から老廃物や過剰な無機塩類を尿として排出する。
　　(5)肝臓は，アルブミンなどの血しょうタンパク質の合成を行う。また，解毒作用により，アルコールなどの有害な物質の分解が行われる。

3

〔解答〕
問1　①網膜　②視細胞　③黄斑　④錐体細胞
　　　⑤かん体細胞　⑥虹彩
問2　(イ)細かな物を凝視すると，その像は機能しない錐体細胞が多く集まる黄斑に結ばれるため。(40字)
　　　(ロ)色を見分けることができない。(14字)
問3　多くの人がこの異常の原因遺伝子をヘテロに持っていた。(26字)

〔出題者が求めたポイント〕
問1　眼球の構造から光刺激の受容のしくみを理解できることが求められる。
問2　錐体細胞は明所で働き，色彩の識別に働く。これに対して，桿体細胞は弱光下で働き，明暗を識別するだけで，色彩の識別はできない。
　　(イ)網膜にある2つの視細胞は，分布が異なる。錐体細胞は黄斑に集中して分布し，桿体細胞は黄斑にはほとんど分布せず，周辺部に多く分布する。
問3　本文中にあるように，この色覚異常は常染色体劣性遺伝である。台風の前に色覚異常の人は多くなかったが，保因者(劣性遺伝子を持つヘテロ)がある程度存在していたと推測できる。台風により生き残った人に保因者が偶然多くいたため，この色覚異常の遺伝子頻度が高くなったと考えられる。

4

〔解答〕
問1　(1)第2分裂中期　(2)実験1－1と実験2
　　　(3)間期のさまざまな時期の細胞を組み合わせて細胞融合し，それぞれの核の変化を観察する。(42字)
問2　(1)実験1－3
　　　(2)細胞1個当たりのDNA量が多くなったり，少なくなったりする。(30字)
問3　(1)サイクリンの阻害剤を加えることで，核膜の消失や染色体の凝縮が観察されなくなることを確認する。(46字)
　　　(2)

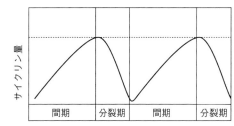

〔出題者が求めたポイント〕
問1　(1)1つの未受精卵が2つの卵細胞を形成するとあ

るので，減数分裂の第一分裂が終わり，第二分裂に入っていることが分かる。染色体が赤道面に並ぶということから中期であることが分かる。プロゲステロンは両生類の卵成熟を促すホルモンであり，減数分裂第二分裂中期まで進行させ休止状態になる。この状態で排卵され，精子の侵入後に分裂が再開し，極体が放出され卵細胞が形成される。

(2) 実験1-2，1-3は，ともに間期の細胞どうしの融合であり，分裂期の細胞質に分裂期に誘導する因子が存在することを示す実験にはならない。

(3) 実験1-1で間期細胞由来の核に分裂期への誘導が見られたのは，分裂期の細胞にのみ核を分裂期に誘導する活性があると考える。この考えが正しいことを確認するための対照実験は，分裂期以外の細胞との細胞融合を行えばよい。

問2 (1) 実験1-3から，DNAが合成され分裂準備期に入るまで，分裂期に進まないように制御する仕組みがあることが分かる。

(2) 体細胞1個当たりのDNA量は一定である。これは，分裂の前にDNAが複製され，複製が終わった後に細胞質の分裂が起こるためである。

問3 (2) 本文中にサイクリン量が細胞周期の進行に伴って周期的に変動するとある。実験3-1，3-2から，サイクリンがないと分裂期に移行できず細胞周期が停止することから，間期にサイクリン量が増加することで分裂期に入り，分裂期ではサイクリンが減少することが推測される。

ることによる原因の他に，微小ガラス管で核を取り出し，未受精卵に移植するときに移植核の遺伝子を傷つけるなどの原因が考えられる。

問3 レーン10の6つのバンドは，T細胞の遺伝子の再構成において，Jβ1-6の遺伝子領域から1～6の遺伝子断片が1つ，2つ，3つ，4つ，5つ，6つ切除された遺伝子に由来すると考えられる。T細胞-1は1の領域が切除されたものであり，上から2番目(1140bp)のバンドと同じ位置にバンドが生じると考えられる。レーン6は，移植したT細胞-1の遺伝子を持つ細胞であるので，レーン8と同じ結果になると考えられる。

問4 (1) 体細胞を初期化して作った多能性幹細胞を人工多能性幹細胞(iPS細胞)という。

(2) 初期化に働く遺伝子があるが，発生が進み細胞が分化するに従い，この遺伝子の働きが抑制されると考えられている。

5
〔解答〕
問1　A　遺伝子　　B　再構成　　C　B細胞
問2　未受精卵のすべてのDNAが破壊されていなかった。(24字)
問3

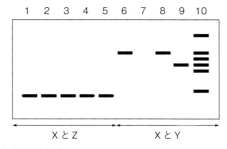

問4 (1) iPS細胞
(2) 体細胞の細胞質には，核の初期化を抑制する因子が含まれ(26字)

〔出題者が求めたポイント〕
問1　獲得免疫における，T細胞レセプターやB細胞の作る抗体の多様性は，遺伝子が再構成にされることによる。
問2　移植核と未受精卵の核に由来する遺伝子が共存す

平成26年度

問 題 と 解 答

平成26年度

東海大学（医）26 年度　(1)

英　語

問題

2月2日

26年度

1 次の英文を読み，問 1～6 は文を完成させ，問 7～9 は問いに答えなさい。答えは最も適切なものを，それぞれア～エの中から一つ選びなさい。問 10 は指示に従って T か F を選びなさい。

The Earth's broad range of animal and plant life is known as biodiversity. The severe loss of biodiversity is probably one of the greatest challenges of the modern era. While some argue that preserving the Earth's biodiversity is important for its own sake, others argue that it is ultimately important for the survival of humankind. For example, rainforests, such as the Amazon, are home to over half of the world's life. However, deforestation*¹ could lead to a significant loss of species over the next 50 years. In fact, it is estimated that up to 10% of tropical species in the rainforests are lost every ten years. There could be medical and food security consequences connected to these losses.

Firstly, new developments in medicine are sometimes related to the medical properties of rainforest plant life. At this point in time, the value that can be placed upon the millions of animal and plant species is yet unknown. However, a species with little practical value today could prove to be of significant worth at some point in the future. It is now known that over 1,300 rainforest plants have a medical usage, yet only one in a hundred plants has been researched and tested for health-related attributes. In fact, many drugs have come from simple beginnings. [　1　], Novocaine, a local anesthetic*² that was once widely used by dentists, has been produced synthetically for over 100 years, but it has its origins in the coca plant. Turbocuarine, a muscle relaxant*³ used in surgery, is derived from the bark of a South American creeping vine. Imagine the new breakthrough drugs waiting to be found on the forest floor.

In addition to medical properties, biodiversity is also very important for food security. Over 90% of the world's rice is grown in Asia. However, this food is grown using very few species of rice. If a disease or insect starts to affect one of these rice species, it could have a major impact on the world's food security. In contrast, a diverse range of foods reduces the risk of food shortage. The greater the variety of foods that humans use, the less likely they are to face famine or hardships from over-dependence upon a limited number of crops.

In an indirect sense, there are also compelling food security arguments for the preservation of biodiverse forests to help fight global warming. The cutting and burning of rainforests has lead to the release of large quantities of carbon dioxide. This fuels the process of climate change around the world, which alters weather patterns and temperatures. This change then affects plants, which affects animals that depend upon the plants. These environmental changes lead to many plant and animal species disappearing, including ones that are used for food. A dangerous downward spiral in mankind's food security could occur. Consequently, we will need a diverse selection of species to overcome the challenge of change in an uncertain future.

[　2　], we must recognize that some change is always likely. We should expect certain species to die out, while others will grow more dominant. However, we live at a time when humans have the power to alter vast areas of our planet. Therefore, we must not lose sight of the fact that biodiversity holds the key to medical progress and food security. Once biodiversity is lost, it cannot be reclaimed.

*¹ deforestation　森林伐採

*² anesthetic　麻酔剤

*³ relaxant　弛緩剤

問1　The purpose of the second paragraph is to explain ＿＿＿＿＿＿＿ animal and plant species.

　　ア．the potential importance of

　　イ．the poor health of

　　ウ．the long history of

　　エ．the deep research into

問2　According to the second paragraph, new breakthrough drugs are ＿＿＿＿＿＿＿．

　　ア．muscle relaxants

　　イ．local anesthetics

　　ウ．well known

　　エ．yet to be discovered

問3　The purpose of the third paragraph is to explain ＿＿＿＿＿＿＿ biodiversity.

　　ア．an increase in

　　イ．the causes of

　　ウ．the politics related to

　　エ．a benefit of

問4　According to the third paragraph, a risk to global food security is ＿＿＿＿＿＿＿．

　　ア．50% of rice being grown in Asia

　　イ．the broad range of foods used

　　ウ．so few species of rice being used in Asia

　　エ．conserving large amounts of rainforest land

問5　According to the fourth paragraph, global warming ＿＿＿＿＿＿＿．

　　ア．benefits biodiversity

　　イ．harms food security

　　ウ．cannot be avoided

　　エ．causes rainforest fires

問6　In the last paragraph, "others" refers to other ＿＿＿＿＿＿＿．

　　ア．people

　　イ．changes

　　ウ．companies and governments

　　エ．plants and animals

問7　Which word or words best replace 〔　1　〕in the passage?

　　ア．However

　　イ．Therefore

　　ウ．For example

　　エ．In addition

問8　Which words best replace 〔　2　〕in the passage?

　　ア．In the middle

　　イ．In reverse

　　ウ．In the end

　　エ．In return

問9　Which would be the best title for the passage?

　　ア．The Importance of Biodiversity

　　イ．The Value of Deforestation

　　ウ．The Biodiversity Myth

　　エ．The Deforestation Argument

問10　Based on the passage, which of the following is true or false?　Mark "T" if the statement is true, mark "F" if the statement is false.

　　1．Only 100 plants have been tested for medical properties.

　　2．One in ten species worldwide will be lost in the next decade.

　　3．Novocaine is more than a century old.

　　4．The burning of the rainforests affects food security.

　　5．A negative spiral in worldwide food security occurred over a century ago.

2 次の 1 ～ 10 の英文の空所に入る最も適切な語(句)を，それぞれア～エの中から一つ選びなさい。

1．We （　　　） at the sculpture for about 10 minutes before we realized who the artist was.

ア．looking　　イ．looked　　ウ．are looking　　エ．will be looked

2．The only excuse that Jane gave for her actions （　　　） that she was tired.

ア．be　　イ．was　　ウ．are　　エ．were

3．You aren't interested in the game, （　　　）?

ア．you aren't　　イ．aren't you　　ウ．you are　　エ．are you

4．I don't like beef. I wouldn't eat it （　　　） I were extremely hungry.

ア．although　　イ．despite　　ウ．unless　　エ．except

5．Don't worry about Mary and me because we can take care of （　　　）.

ア．herself　　イ．myself　　ウ．themselves　　エ．ourselves

6．In 47 B.C., Julius Caesar said that （　　　） won a great victory.

ア．he does　　イ．had he　　ウ．he had　　エ．does he

7．Mule deer （　　　） so called because their large ears resemble those of mules, which are similar to horses.

ア．that is　　イ．that are　　ウ．is　　エ．are

8．If I were good with money, I （　　　） rich someday.

ア．am　　イ．was　　ウ．will be　　エ．might be

9．You can submit your paper any time （　　　） 11:30.

ア．before　　イ．to　　ウ．with　　エ．in

10．The design and testing are finished, so the new computer can go into （　　　）.

ア．product　　イ．productive　　ウ．producing　　エ．production

東海大学（医）26 年度　(5)

3 次の 1 ～ 10 の英文を読み，下線部の意味に最も近い語(句)を，それぞれア～エの中から一つ選びなさい。

1. Everyone recovered from the disease within two weeks.
   ア. diet　　イ. exercise　　ウ. illness　　エ. operation

2. He walked into a telephone pole, but the only injury was to his pride.
   ア. accident　　イ. damage　　ウ. treatment　　エ. improvement

3. Jason is very wealthy and that's why he has a luxury car.
   ア. well known　　イ. well off　　ウ. well ordered　　エ. well organized

4. The big snowstorm last night had predictable effects on the airline flight schedules.
   ア. severe　　イ. anticipated　　ウ. sudden　　エ. reduced

5. Everyone is asked to participate fully in the sports event.
   ア. take part　　イ. take away　　ウ. take off　　エ. take place

6. It is certainly difficult to convey my feelings.
   ア. express　　イ. change　　ウ. employ　　エ. control

7. Virtually all the things we bought today were imported.
   ア. Simultaneously　　イ. Similarly　　ウ. Probably　　エ. Practically

8. The team is apparently improving.
   ア. literally　　イ. efficiently　　ウ. seemingly　　エ. luckily

9. She spoke highly of the movie, but I thought it was boring.
   ア. hated　　イ. enjoyed　　ウ. criticized　　エ. praised

10. The excellent breakfast at the hotel compensated for the cold room.
    ア. left out　　イ. did away with　　ウ. made up for　　エ. warmed up

東海大学（医）26年度　(6)

4 次の2つの会話文を読み，1〜3は問いに答え，4〜8はその意味・内容に合うように文を完成させなさい。答えは最も適切なものを，それぞれア〜エの中から一つ選びなさい。

John: Did you hear the news about this gym building?

Sally: Yes, I did.　Shocking, isn't it?

John: Yes, it is!

Sally: What do you think they will do?　I have heard many rumors.

John: Yes, I hear they have big plans for this building.

Sally: I heard they will knock it down and build a science lab.

John: Really?　I heard it would be a new auditorium.

Sally: Well, whatever they do, I am going to miss this old gym.　I love it.　Where are we going to exercise?

John: They are going to build a new one on the far side of campus.　It'll be bigger with state-of-the-art equipment.　Also, it will open before the old one closes.

Sally: Where will it be, exactly?　I just have to go to the gym!

John: Can you see…about 500 meters…just over there?

Sally: Where, over there?　Next to the Medical School, opposite the cafeteria?

John: Yeah.

　1．Where are they?

　　ア．at the old gym　　　イ．at the new sports center

　　ウ．at the cafeteria　　　エ．at the auditorium

　2．How did John and Sally most likely feel when they first heard the news about the old gym closing?

　　ア．Neither was surprised.

　　イ．They were both surprised.

　　ウ．Only Sally was surprised.

　　エ．Only John was surprised.

　3．What does "I am going to miss this old gym" most likely mean?

　　ア．It will be difficult to find the new gym.

　　イ．She will be sad when the gym is gone.

　　ウ．She will not go to a gym from now on.

　　エ．It will be impossible to exercise anymore.

　4．The new sports center will _____.

　　ア．be a smaller facility　　　イ．include a medical center

　　ウ．include a cafeteria　　　エ．be a very modern facility

Man: Have you signed the card for Tom, Carol, and little Sally, yet?

Woman: No, I didn't want to be the first one.

Man: Well, it's the thought that counts, so a simple "Congratulations" is always nice. Show you are happy and excited for them.

Woman: Of course that's true, but it doesn't seem like enough. We are talking about a brand new life — Sally is turning one month old tomorrow — and a new life as parents for Tom and Carol. They will have many nights with little sleep, tons of extra laundry to wash, and if they are like other new parents, they will worry every time Sally gets a cough. It's not going to be easy for them.

Man: You're right. We've all been friends for so long, and we have all depended on each other at different times. It's their turn now. They aren't alone in this. We'll be there for them.

Woman: That's what I was thinking…and what I'll write on the card. Thank you. After you, though.

5．The woman's problem is that she _____.

　ア．does not know what to write

　イ．does not know how to help

　ウ．wants to sign the card first

　エ．wants to buy a brand-name present

6．When the man says, "It's the thought that counts," he means that _____.

　ア．the important thing is to show you care

　イ．it would be best to buy something new

　ウ．it would be nice to have a less stressful life

　エ．doing calculations in your head will help you feel better

7．When the man says, "We'll be there for them," he means that _____.

　ア．Tom and Carol should have independent lives

　イ．Tom and Carol should not live alone

　ウ．he and the woman will help them out

　エ．he and the woman will not visit their house

8．The card is for _____.

　ア．Tom's retirement

　イ．Tom and Carol's new baby

　ウ．Carol's birthday

　エ．Tom and Carol's move to a new city

5 次の問1～4の英文を読み，話の流れに沿って意味が通るように並べ替えた場合，最も適切なものはどれか。それぞれア～エの中から一つ選びなさい。

問1 1．Consequently, procedures were officially reviewed to see what could be improved.

2．Although it was fairly successful, the head doctor was not completely satisfied with some aspects of the surgery.

3．This official evaluation led to minor changes to the operating manual.

4．Most people initially thought the surgery went well.

ア．2 → 4 → 3 → 1　　イ．4 → 2 → 1 → 3

ウ．2 → 1 → 4 → 3　　エ．4 → 3 → 1 → 2

問2 1．We had never met until this morning.

2．I was sure that I knew him.

3．Yet his face was so familiar.

4．At least that's what he told me.

ア．1 → 4 → 3 → 2　　イ．3 → 1 → 2 → 4

ウ．1 → 2 → 3 → 4　　エ．3 → 4 → 1 → 2

問3 1．When you understand the concept, you can easily solve the problem in your head.

2．I do not think, however, that it is going to help you.

3．You can use a calculator to solve this problem.

4．This problem is more about understanding the mathematical concept.

ア．3 → 2 → 4 → 1　　イ．2 → 3 → 4 → 1

ウ．3 → 4 → 2 → 1　　エ．2 → 1 → 3 → 4

問4 1．It is a surprising fact that hot water can freeze faster than cool water in an ice tray.

2．It also melts frost inside the freezer.

3．This may be because hot water prevents small ice crystals from forming too early.

4．With none of those ice crystals or frost in the way, heat can now be removed from the water more quickly.

ア．1 → 3 → 2 → 4　　イ．4 → 1 → 2 → 3

ウ．1 → 4 → 3 → 2　　エ．4 → 2 → 3 → 1

6 次のグラフを見て，英文の空所（ 1 ）〜（ 4 ）に入る最も適切なものを，それぞれア〜エの中から一つ選びなさい。

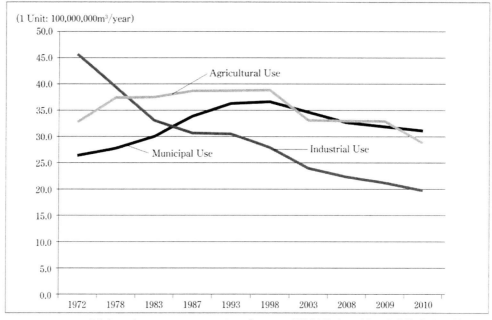

―― 環境省HP（http://www.env.go.jp）→「グラフ・環境指標」（2012年）より抜粋（一部改変）――

* groundwater：地下水

　This graph shows the (1) of groundwater usage between 1972 and 2010 in Japan. The amount of groundwater for (2) use was in decline during the 1970s. The graph also indicates that the amount of water for municipal use reached its highest point around (3). In 2010, the amount of groundwater used for agriculture was (4).

（1）　ア．predictions　　イ．volumes　　ウ．outcomes　　エ．flows
（2）　ア．agricultural　　イ．municipal　　ウ．industrial　　エ．agricultural, municipal, and industrial
（3）　ア．1978　　イ．1987　　ウ．1998　　エ．2009
（4）　ア．greater than that of industrial use in 1972
　　　イ．less than municipal use in 1987
　　　ウ．greater than that of agricultural use in 1998
　　　エ．less than that of industrial use in 2003

東海大学（医）26 年度 （10）

7 次の英文を読み，下線部 (1) と (2) を日本語に訳しなさい。(2) は they が示すものを明らかにしなさい。

UNESCO World Heritage Sites (WHS) are places considered to have outstanding universal value by the World Heritage Committee. As of September 2012, the total number of UNESCO WHS was 962, which includes such famous tourist attractions as Yellowstone National Park in the U.S., the Great Barrier Reef in Australia, and Lake Baikal in Russia. The committee encourages the identification and preservation of places that are of outstanding cultural or natural (1) importance. Historical monuments and buildings are also included. For example, the ancient Buddhist temples, gardens, and archaeological sites of Hiraizumi became the first World Heritage Site in the Tohoku region in 2011. The Ogasawara Islands were also added to the list in 2011. Sometimes referred to as the Galapagos of the East, they meet the (2) committee's criteria of a very unique and rare ecological and biological evolutionary process.

8 次の文の下線部 (1) と (2) を英語に訳しなさい。

The *Shinkansen*, known in English as the "Bullet Train," is a type of train, and a network of high-speed railway lines that connects Tokyo with many of Japan's major cities at speeds of up to 320km/h. It currently operates on six routes nationwide: Tohoku, Joetsu, Hokuriku, Tokaido, Sanyo and Kyushu. During the economic growth of the 1950s and 1960s, Japan placed importance on manufacturing. 東海道ルートに使用された最初の新幹線は，日本の経済成長と発展の象徴 (1) として 1964 年に導入された。 それ以来，新幹線は進化し，拡張し続け，最も快適な乗物の 1 つとなっている。 The (2) Bullet Train has also been a world leader in railway technology and is considered to be the fastest, safest, and most comfortable ride.

数　学

問題

2月2日

26年度

次の空欄を埋めなさい.

解答は, 分数の場合には既約分数の形で, 自然数の根号を含む場合には根号の中が最小の自然数となる形で書きなさい.

1

(1) $x^2 - 10x + y^2 + 24y = 0$ は, 点 ($\boxed{\text{ア}}$, $\boxed{\text{イ}}$) を中心とし, 半径が $\boxed{\text{ウ}}$ の円の方程式である.

(2) $0 < \theta < \pi$ とする. $\cos\theta = \dfrac{3}{4}$ のとき, $\cos 2\theta = \boxed{\text{エ}}$, $\sin\dfrac{\theta}{2} = \boxed{\text{オ}}$ である.

(3) 2つのベクトル $\vec{a} = (1, -2, 3)$, $\vec{b} = (3, -1, 2)$ のなす角を θ とすると, $\cos\theta = \boxed{\text{カ}}$ である.

(4) 直線 $2x - 3y + 2 = 0$ に関して点 $(7, 14)$ と対称な点の座標は, ($\boxed{\text{キ}}$, $\boxed{\text{ク}}$) である.

(5) 2^{85} は $\boxed{\text{ケ}}$ 桁の整数である. ただし, $\log_{10} 2 = 0.301$ とする.

2 2以上の自然数 N がある. くり返しさいころを投げて, 次のルール (i), (ii) に従ってゲームをする.

(i) さいころを投げて, 異なる目が出たらゲームを終了し, さいころを投げた回数を得点とする.

(ii) さいころを投げて, N 回続けて同じ目が出たらゲームを終了し, 得点を $N+1$ 点とする.

　例えば, $N = 4$ とする. 1回目と2回目に5の目が出て, 3回目に5以外の目が出たとき得点は3となり, 1回目から4回目まで同じ目が出たとき得点は5となる.

(1) $N \geqq 4$ とする. さいころをちょうど2回投げて, ゲームが終了する確率は $\boxed{\text{ア}}$ であり, ちょうど3回投げて, ゲームが終了する確率は $\boxed{\text{イ}}$ である.

(2) 得点が N 以上になる確率は $\boxed{\text{ウ}}$ である.

(3) $N = 3$ のとき, 得点の期待値は $\boxed{\text{エ}}$ である.

(4) $2 \leqq n \leqq N$ のとき, 得点が n となる確率は $\boxed{\text{オ}}$ $\left(\boxed{\text{カ}}\right)^n$ であり, 得点の期待値を a_N とすると, $a_N = \boxed{\text{キ}}$, $\displaystyle\lim_{N\to\infty} a_N = \boxed{\text{ク}}$ である.

東海大学（医）26 年度 （12）

3 4頂点の座標が $(0, 0)$, $(2, 0)$, $(2, 2)$, $(0, 2)$ の正方形と，4頂点の座標が $(2, 0)$, $(2+x, 0)$, $(2+x, x)$, $(2, x)$, （ただし，$x > 0$）の正方形をあわせた図形を F とする．点 $(0, h)$ を通り x 軸に平行な直線が F を面積の等しい2つの図形に分けている．

(1) $x = 3$ のとき $h = \boxed{\quad \text{ア} \quad}$，$x = 8$ のとき $h = \boxed{\quad \text{イ} \quad}$ である．また，$h = 3$ のとき $x = \boxed{\quad \text{ウ} \quad}$ であり，$h \leqq \dfrac{7}{8}$ となるような x の範囲は $\boxed{\quad \text{エ} \quad} \leqq x \leqq \boxed{\quad \text{オ} \quad}$ である．

(2) h を x の関数と考える．

　　(ⅰ) 関数 h の $x = 3$ における微分係数は $\boxed{\quad \text{カ} \quad}$ である．

　　(ⅱ) 曲線 $y = h$ と直線 $x = 6$，$x = 8$ と x 軸で囲まれた図形を x 軸の周りに1回転してできる回転体の体積は $\boxed{\quad \text{キ} \quad}$ である．

物理

問題 2月2日

26年度

1 図のように、なめらかな水平床面上に質量 M の台が静止している。台は左端の点Pから点Qまでのなめらかな斜面と、点Qから点Rまでのなめらかな水平面を有している。点Qの床面からの高さは H である。また、点Rにおいて水平面に対して垂直な壁があり、その壁面上の点Sに軽いばねの一端が固定されており、ばねは水平方向へ伸び縮みできる。このばねのばね定数は k である。台の左端Pと水平床面はなめらかにつながっている。いま、図のように床面上に置かれた質量 m ($m < M$) の小球をある初速で水平右向きへ打ち出す。小球が台に達すると台も運動をはじめる。小球が台上を運動するとき、小球は台上から離れることはなく、台が傾くことはないものとする。また、小球とばねが衝突するとき力学的エネルギーは保存されるものとする。重力加速度の大きさを g として、以下の各問いに答えなさい。ただし、小球と台の上面、小球と床面および台の底面と床面の間に摩擦はなく、空気抵抗もないものとする。また、PQRは紙面上にあり、小球と台の運動はすべて紙面を含む鉛直面内で行われるものとし、速度は右向きを正にとるものとする。

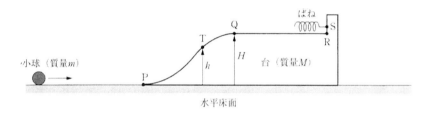

(1) 小球をある初速 v_0 で打ち出したところ、小球は台の斜面をのぼり、ある最高点Tに到達した後、斜面をすべり降りて再び床面に達した。最高点に到達したときの、床面に対する台の水平方向の速度を求めなさい。答えは m, M, v_0, g の中から適切な記号を用いて求めなさい。

(2) (1)において、小球が到達した最高点の床面からの高さ h を求めなさい。答えは m, M, v_0, g の中から適切な記号を用いて求めなさい。

次に、小球と台を最初の位置に戻してともに静止させた後に、小球を初速 v_1 で打ち出したところ、小球は台の斜面をのぼった後に点Qを通過して右方向へ運動した。その後、小球はばねに正面衝突してばねを縮めた後にばねから離れた。

(3) ばねが最も縮んだときの、床面に対する小球の速度を求めなさい。答えは m, M, v_1, g の中から適切な記号を用いて求めなさい。

(4) ばねが最も縮んだとき、ばねは自然長から長さ L だけ縮んだ。ばねが縮んだ長さ L を求めなさい。答えは m, M, v_1, g, H, k の中から適切な記号を用いて求めなさい。

(5) ばねから離れた小球は左方向へ運動し、点Qを通過して斜面をすべり降りた後に台から離れ再び床面に達した。小球が台から離れた後の、床面に対する台の速度を求めなさい。答えは m, M, v_1, g の中から適切な記号を用いて求めなさい。

2 図1のように，2つの音源Aと音源Bを1.6 mの間隔で置いた。音速を340 m/sとする。音源は十分小さくて，音の進行を妨げることはない。また，音波の振幅は音源からの距離によらず一定であるとしたとき，以下の各問いに答えなさい。

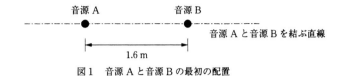

図1 音源Aと音源Bの最初の配置

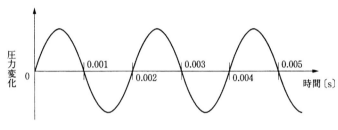

図2 音源Aによる圧力変化

(1) はじめに，音源Aのみから振動数f_A [Hz]の音波を発生させた。このとき，ある観測点での音波による圧力変化を表すと図2となる。この音波の波長λは何mか。

(2) 続いて，音源Bから振動数f_A [Hz]より高音の振動数f_B [Hz]の音波を発生させたとき，2 Hzのうなりが生じた。振動数f_Bは何Hzか。

(3) 音源Bから出る音をうなりがなくなるように，音源Aと同じ振幅かつ振動数f_A [Hz]に調整したとき，音源Aと音源B間では定常波が生じた。音源Aと音源Bからは同位相で音波が発生しているとすると，干渉により音波が強めあっている場所は，音源Aから音源Bまでの直線上（図1中の音源Aと音源Bの間）に何カ所あるか。

(4) 音源Aと音源Bから出る音波の振動数をf_A [Hz]の2倍の$2f_A$ [Hz]にすると，干渉により音波が強めあっている場所は，音源Aから音源Bまでの直線上では何カ所になるか。ただし，音源Aと音源Bから出る音波の振幅と位相は(3)のときと変わらないものとする。

(5) 音源Aと音源Bを，(4)の音波が強め合っている，それぞれの最も近い場所に移動し，かつ，[(a)]ところ，音源Aと音源Bの間では定常波が発生しているが，音源Aと音源Bを結ぶ直線上の外側（図1中の音源Aの左外側と音源Bの右外側）では音がまったく聞こえなくなった。[(a)]に入れる語句として最も適切な項目を，下記のア～オの中から一つ選び，解答欄の記号にマークしなさい。

ア．音源Aと音源Bの音を逆位相で出した
イ．音源Aからのみ音を出した
ウ．音源Bの音の振幅を音源Aのそれの$\sqrt{2}$倍にした
エ．音源Bの音の振動数を音源Aのそれの2倍にした
オ．音源Bの音の振動数を音源Aのそれの$\sqrt{2}$倍にした

3 コンデンサーを含む直流回路を考えよう。起電力 V_0〔V〕の電池 E，電気容量 C_1〔F〕のコンデンサー C_1，電気容量 C_2〔F〕のコンデンサー C_2，電気容量 C_3〔F〕のコンデンサー C_3 およびスイッチ S_1，S_2 を図のように接続した。導線の抵抗と電池の内部抵抗は無視できるものとする。最初，S_1，S_2 は開いた状態で，各コンデンサーには電荷が蓄えられていない。以下の各問いに答えなさい。答えは各問いの解答群の中から最も適切なものを一つ選び，解答欄の記号にマークしなさい。

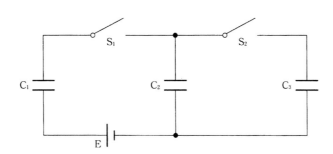

はじめに，S_2 を開いた状態で S_1 を閉じ，じゅうぶんに時間が経過したとする。

(1) C_1 の極板間の電位差は何 V か。

(2) C_2 の極板間の電位差は何 V か。

(3) C_2 に蓄えられる電気量は何 C か。

次に，閉じていた S_1 を開いた後に，開いていた S_2 を閉じてじゅうぶんに時間が経過したとする。

(4) C_3 に蓄えられる電気量は何 C か。

(5) C_3 が蓄える静電エネルギーは何 J か。

東海大学（医）26 年度　（16）

〔解答群〕

(1)　ア．$\dfrac{C_1}{C_1+C_2}V_0$　　　イ．$\dfrac{C_2}{C_1+C_2}V_0$　　　ウ．$\dfrac{C_1+C_2}{C_1}V_0$　　　エ．$\dfrac{C_1+C_2}{C_2}V_0$

　　　オ．$\dfrac{C_1}{2(C_1+C_2)}V_0$

(2)　ア．$\dfrac{C_1}{C_1+C_2}V_0$　　　イ．$\dfrac{C_2}{C_1+C_2}V_0$　　　ウ．$\dfrac{C_1+C_2}{C_1}V_0$　　　エ．$\dfrac{C_1+C_2}{C_2}V_0$

　　　オ．$\dfrac{C_1}{2(C_1+C_2)}V_0$

(3)　ア．$\dfrac{C_1C_2}{C_1+C_2}V_0$　　　イ．$(C_1+C_2)V_0$　　　ウ．$\dfrac{C_2(C_1+C_2)}{C_1}V_0$　　　エ．$\dfrac{C_2^{\,2}}{C_1+C_2}V_0$

　　　オ．$\dfrac{C_1C_2}{2(C_1+C_2)}V_0$

(4)　ア．$\dfrac{C_1C_2C_3}{C_1+C_2}V_0$　　　　　イ．$\dfrac{C_2C_3}{C_1(C_1+C_2)}V_0$　　　ウ．$\dfrac{(C_1+C_2)(C_2+C_3)}{2C_1C_3}V_0$

　　　エ．$\dfrac{C_1C_2C_3}{(C_1+C_2)(C_2+C_3)}V_0$　　　オ．$\dfrac{C_1C_2C_3}{(C_1+C_2)V_0}$

(5)　ア．$\dfrac{(C_1C_2C_3)^2}{2(C_1+C_2)^2(C_2+C_3)^2}V_0$　　　イ．$\dfrac{C_1^{\,2}C_2^{\,2}C_3}{(C_1+C_2)^2(C_2+C_3)^2}V_0^{\,2}$　　　ウ．$\dfrac{(C_1C_2C_3)^2}{(C_1+C_2)V_0^{\,2}}$

　　　エ．$\dfrac{2(C_1C_2C_3)^2}{(C_1+C_2)^2(C_2+C_3)^2}V_0^{\,2}$　　　オ．$\dfrac{C_1^{\,2}C_2^{\,2}C_3}{2(C_1+C_2)^2(C_2+C_3)^2}V_0^{\,2}$

化　学

問題

26年度

2月2日

解答に必要があれば，以下の値を用いなさい。

原子量：H = 1.0，C = 12.0，N = 14.0，O = 16.0，Na = 23.0，S = 32.1，Cu = 63.5，Zn = 65.4，Ag = 108，
Pb = 207，気体定数：$R = 8.31 \times 10^3$ L・Pa/(mol・K)，ファラデー定数：$F = 9.65 \times 10^4$ C/mol，
水のイオン積：$K_\mathrm{w} = 1.0 \times 10^{-14}$ (mol/L)^2 (25 ℃)，$\log_{10} 2 = 0.301$，$\log_{10} 3 = 0.477$

1 つぎの文を読み，以下の各問いに答えなさい。

水素と一酸化炭素の混合気体を触媒を用いて高温高圧下で反応させると，式(1)に示すようにメタノールが生成する。

$$2H_2 + CO \longrightarrow CH_3OH \quad \cdots\cdots (1)$$

このとき，以下のア〜エの条件が成り立つとする。

ア．水（液体）の生成熱は，286 kJ/mol である。

イ．一酸化炭素の燃焼熱は，283 kJ/mol である。

ウ．メタノールの燃焼に関する熱化学方程式は式(2)のように表される。

$$CH_3OH （液体） + \frac{3}{2} O_2 （気体） = CO_2 （気体） + 2H_2O （液体） + 726 \,kJ \quad \cdots\cdots (2)$$

エ．1.00 g のメタノール（液体）がすべて蒸発するとき 1103 J の熱が吸収される。

問1　メタノール（液体）を式(1)の反応で合成するときの反応熱〔kJ/mol〕として最も適切な値を a 〜 f の中から一つ
　　　選び，解答欄の記号にマークしなさい。
　　　　a．65　　　b．108　　　c．129　　　d．195　　　e．258　　　f．412

問2　メタノール（気体）を式(1)の反応で合成するときの反応熱〔kJ/mol〕として最も適切な値を a 〜 f の中から一つ
　　　選び，解答欄の記号にマークしなさい。
　　　　　a．73　　　b．94　　　c．146　　　d．164　　　e．223　　　f．291

問3　式(1)の反応が完全に進むものとして，1.00 kgのメタノール（液体）を得るために必要となる標準状態（0℃，
　　　1.01×10^5 Pa）における一酸化炭素の体積〔L〕として最も適切な値を a 〜 f の中から一つ選び，解答欄の記号に
　　　マークしなさい。ただし，一酸化炭素は理想気体とする。
　　　　　a．70　　　b．140　　　c．280　　　d．350　　　e．560　　　f．700

東海大学（医）26 年度 （18）

2　つぎの文を読み，以下の各問いに答えなさい。ただし，25℃での水の蒸気圧は無視できるものとし，気体はすべて理想気体とする。また，メタンおよびプロパンの燃焼熱はそれぞれ 891 kJ/mol，2220 kJ/mol とする。

　　窒素と酸素の物質量比 1：1 の混合気体を容積 20.0 L の密閉容器に入れて全圧を計測したところ，25℃で 4.52 × 10^5 Pa であった。この密閉容器にさらに気体のプロパンとメタンを入れたところ，全圧は 25℃で 5.03 × 10^5 Pa
　　　　　　　　　　　　　　　　　　　　　　　　　　　　　　　　　①
となった。その後，密閉容器内のプロパンとメタンを完全燃焼させたところ，542 kJ（25℃，1.01 × 10^5 Pa）の発熱が
　　　　　　　　②
あった。

問1　下線部 ① で密閉容器内のメタンとプロパンの分圧〔Pa〕として最も適切な値を a～h の中から一つずつ選び，解答欄の記号にマークしなさい。

　　　　a．1.63 × 10^4　　　　b．2.31 × 10^4　　　　c．3.47 × 10^4　　　　d．7.51 × 10^4

　　　　e．1.98 × 10^5　　　　f．3.85 × 10^5　　　　g．5.34 × 10^5　　　　h．7.60 × 10^5

問2　下線部 ② の燃焼後，密閉容器を 25℃に戻した。このとき，密閉容器内の全圧〔Pa〕および酸素の分圧〔Pa〕として最も適切な値を a～h の中から一つずつ選び，解答欄の記号にマークしなさい。

　　　　a．1.63 × 10^4　　　　b．2.31 × 10^4　　　　c．3.47 × 10^4　　　　d．7.51 × 10^4

　　　　e．1.98 × 10^5　　　　f．3.85 × 10^5　　　　g．5.34 × 10^5　　　　h．7.60 × 10^5

3 水酸化ナトリウムと1価の酸を用いて25℃でつぎの実験を行った。以下の各問いに答えなさい。

実験1：乾燥した粒状の水酸化ナトリウムを天秤で秤量した。秤量後そのまま放置したところ，<u>水酸化ナトリウムの粒</u>①
<u>は水蒸気を吸収し，表面が溶けた状態になった。</u>

実験2：実験1で秤量した水酸化ナトリウムを蒸留水に溶かし，100 mL の水溶液をつくった。

実験3：濃度 0.100 mol/L の1価の酸の水溶液をつくり，その pH を調べたところ 3.0 であった。

実験4：実験3でつくった酸の水溶液 20.0 mL を，実験2でつくった<u>水酸化ナトリウム水溶液で滴定したところ</u>，②
16.0 mL 加えたときに中和点に達した。

問1　実験1の下線部①で観察された現象の名称を漢字で解答欄に書きなさい。

問2　実験3でつくった水溶液中の酸の電離度を，有効数字2桁で解答欄に書きなさい。

問3　下線部②の操作で水酸化ナトリウム水溶液を滴下するために使用する最も適切な器具の名称を解答欄に書きなさい。

問4　実験1で秤量した，乾燥した粒状の水酸化ナトリウムの質量〔g〕を有効数字3桁で解答欄に書きなさい。ただし，この水酸化ナトリウムの純度は100％とする。

問5　実験2でつくった水酸化ナトリウム水溶液の pH を有効数字2桁で解答欄に書きなさい。

問6　実験4で中和したときの混合液の pH として最も適切な値を a～h の中から一つ選び，解答欄の記号にマークしなさい。ここで，実験3で用いた1価の酸を HA（H は水素）で表すと，$A^- + H_2O \rightleftharpoons HA + OH^-$ で表される電離平衡が成り立ち，その加水分解定数 K_h を 3.6×10^{-10} mol/L とする。

　　a．6.7　　　b．7.0　　　c．7.3　　　d．7.7　　　e．8.0　　　f．8.3　　　g．8.7　　　h．9.0

4 つぎの文を読み，以下の各問いに答えなさい。

図のような二つの電解槽がつながれた電気分解装置がある。電解槽アでは，電極Aに純粋な銅20.0 gを，電極Bに亜鉛と鉛を含む粗銅20.0 gをそれぞれ用い，電解槽イの電極にはともに白金を用いている。電解槽アには硫酸銅(Ⅱ)水溶液，電解槽イには硝酸銀水溶液が入っている。この装置を用いて，一定の電流を一定時間流して電気分解を行ったところ，電解槽ア中の銅(Ⅱ)イオンが2.40×10^{-2} mol減少した。また，電解槽アに3.03 gの硫酸鉛が生じ，電解槽イ中の電極Cの質量が33.6 g増加した。

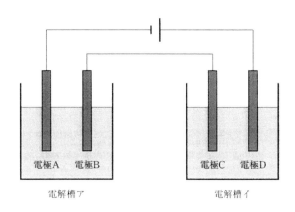

図　電気分解装置

問1　この電気分解で流れた電気量[C]を求め，有効数字3桁で解答欄に書きなさい。

問2　この電気分解後の電極Aの質量[g]を求め，有効数字3桁で解答欄に書きなさい。

問3　この電気分解で電極Bから溶け出した銅の質量[g]を求め，有効数字3桁で解答欄に書きなさい。

問4　この電気分解で電極Bから溶け出した亜鉛の物質量[mol]を求め，有効数字3桁で解答欄に書きなさい。

5 つぎの文を読み，以下の各問いに答えなさい。

　化合物 A は分子量 250 以下の炭素，水素，酸素からなる化合物である。化合物 A 6.50 mg を完全燃焼させたところ，二酸化炭素 11.0 mg と水 2.70 mg が生成した。炭酸水素ナトリウム水溶液に化合物 A を溶解させると，気体が発生した。①　また，化合物 A に希硫酸を加えて加水分解すると，アルコール B と化合物 C が得られた。化合物 C を約 160℃で加熱すると化合物 D が生じ，これに水を加えると化合物 C が再び生成した。しかし，化合物 C の幾何異性体である化合物 E を加熱しても化合物 D は得られなかった。

　一方，触媒存在下で化合物 C と水素を反応させると，化合物 C の炭素─炭素原子間の二重結合に水素が付加した。②

問1　アルコール B の構造式（示性式）を解答欄に書きなさい。

問2　化合物 C，D，E の構造式（示性式）を解答欄に書きなさい。

問3　下線部 ① で発生する気体の分子式を解答欄に書きなさい。

問4　化合物 C を 2.90 g 用いて下線部 ② の反応を行った。ここで，完全に水素を付加させるために必要な水素の標準状態（0℃，1.01×10^5 Pa）における体積〔mL〕を有効数字 3 桁で解答欄に書きなさい。ただし，水素は理想気体とする。

6 化合物 A は，分子量が 60 ～ 80 の範囲にある炭化水素である。10.5 mg の化合物 A を完全燃焼させたところ，二酸化炭素 33.0 mg と水 13.5 mg が生成した。以下の各問いに答えなさい。

問1　化合物 A の分子式を解答欄に書きなさい。

問2　化合物 A として考えられる環式炭化水素の構造異性体の数を解答欄に書きなさい。

問3　化合物 A として考えられる鎖式炭化水素の異性体の数（構造異性体と幾何異性体の合計）を解答欄に書きなさい。

問4　考えられる異性体の中から化合物 A の構造を絞り込むために，化合物 A に臭素水を作用させて臭素を付加したところ，不斉炭素原子を 2 つ含む化合物が生成した。この生成物の構造式（示性式）を解答欄に書きなさい。

生 物

問題

2月2日

26年度

1 次の文章を読んで，以下の各問いに答えなさい。

　植物はかつて，「土を食べて」生きていると考えられていた時期があった。1648年，医師であったヘルモントは，鉢植えのヤナギに水だけを与えて成長させた。ヤナギは，5年間でおよそ70キログラム重量が増加したが，この間，鉢の中の土の重量はほとんど減少しなかった。この結果によりヘルモントは，植物は水によって成長すると考えた。今日，私たちは，植物は水だけではなく，二酸化炭素（CO_2）を取り込んで有機物を合成することを知っている。植物のこの働きを（　1　）と呼んでいる。（　1　）にはエネルギーが必要であり，光エネルギーを用いる場合を（　2　）と呼んでいる。

　それでは，植物は水，CO_2と光をどのように用いているのだろうか。1949年，ベンソンは植物を水を十分含む環境下で，(i) 光なし，CO_2あり，(ii) 光あり，CO_2なし，(iii) 光なし，CO_2あり，という条件に順次変えていったとき，(i) から (ii) までは（　2　）が起こらないが，(ii) を経て (iii) になった時（　2　）が起こることを見いだした。このことは（　A　）ことを示している。

　1957年，カルビンは放射性同位体である ^{14}C で標識した $^{14}CO_2$ を緑藻に与える実験を行った。緑藻は十分な光のもとで，炭素原子を5個含む分子（以下，C_5化合物）と3個含む分子（以下 C_3化合物）を合成していることがわかった。そこで，光を与えない条件にしたところ，C_3化合物の濃度は増加し，C_5化合物の濃度は減少した。このことから，植物は光を用いて（　3　）から（　4　）を合成すると考えられた。一方，光を与え，CO_2を与えない条件に移したところ，C_3化合物の濃度は減少し，C_5化合物の濃度は増加した。このことから，植物は CO_2 を用いて（　4　）から（　3　）を合成することがわかる。以上よりカルビンは，一連の反応は（　5　）を形成していると考えた。
(B)

問1　文中の空欄（　1　）〜（　5　）に当てはまる適切な言葉を答えなさい。

問2　文中の空欄（　A　）に当てはまる文章として最も適切なものを以下の中から選び，記号で答えなさい。
　(a) CO_2を必要とする反応の後，光を用いて有機物が合成される
　(b) 光を必要とする反応の後，CO_2を用いて有機物が合成される
　(c) 水を必要とする反応の後，CO_2を用いて有機物が合成される
　(d) 光を必要とする反応の後，水を用いて有機物が合成される

問3　下線部(B)について，植物は光エネルギーと水から何を作ってこの反応に用いているか，反応に直接関わる物質を二つ答えなさい。また，この反応を行う葉緑体内の部位の名称を答えなさい。

問4　熱帯起源の植物であるサトウキビやトウモロコシなどは，大気中の CO_2 を効率よく固定する反応系を持っている。このため下線部(B)の反応に高濃度の CO_2 を供給することができる。このような植物は何と呼ばれているか答えなさい。

東海大学（医） 26 年度 （23）

2 2種類の視細胞に関する下の表をみて，以下の各問いに答えなさい。

名称	①	②
形状		
分布	③	④
特徴	⑤	⑥

問1　表の①，②に当てはまる2種類の視細胞の名称を答えなさい。

問2　2種類の視細胞のヒト網膜上の分布（表の③，④）について，それぞれの特徴を句読点を含めて15字以内で説明しなさい。

問3　2種類の視細胞の特徴（表の⑤，⑥）について，語群a〜fから適切なものを全て選んで記号で答えなさい。なお，記号は重複して使用してもよい。

〔語群〕
　　a．主に明るいところで働く
　　b．薄暗いところでよく働く
　　c．色の区別に関わる
　　d．物の形の認識に関わる
　　e．夜行性の動物で発達している
　　f．ヒトでは赤，緑，青の光に反応する3種類の細胞がある

問4　以下の文中の空欄（　ア　）〜（　オ　）に当てはまる語句を答えなさい。

　　　視細胞で生じた興奮は，（　ア　）によって，（　イ　）に伝えられて，そこで視覚が生じる。脊椎動物の網膜には視細胞が存在しない（　ウ　）と呼ばれる部分がある。（　ウ　）は（　ア　）繊維が束になって出て行く部分で，ここの部分に光が当たると，像は（　エ　）。（　ウ　）はまた，（　オ　）の通り道でもある。

問5 10分程右眼に覆いをして光をさえぎった。この状態で，明るい所から急に暗い所に入り，眼の覆いをとると，左眼ではほとんど物が見えないのに，右眼ではよく見えていた。以下の問いに答えなさい。
　　　　　　　　　　　　　　　　　　(A)

1) 下線部(A)の現象を何というか。また，この現象に主に関わっているのは問1の①，②どちらの視細胞か，名称を答えなさい。

2) 右眼と左眼で見え方が異なっているのはなぜか。この視細胞での光受容の図（図1）を参考にして，句読点を含めて70字以内で説明しなさい。

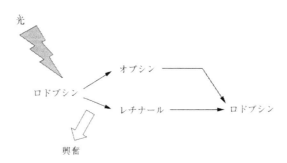

ロドプシン：光感受性色素で，オプシンとレチナールの複合体。光が当たると，オプシンとレチナールに可逆的に分解し，細胞が興奮する。

図1

3 次の文章を読んで，以下の各問いに答えなさい。

　生体内では，生命活動を維持するために様々な化学反応が進んでいる。このような体内で起こる化学反応をまとめて（　1　）と呼ぶ。（　1　）は，外界から取り入れたものから生体を構成する物質を合成する（　2　）と，複雑な化合物を分解する（　3　）と呼ばれる過程に大別される。特に，生物は（　3　）の過程で，有機物に含まれる化学エネルギーを取り出すことにより，ATPと呼ばれる物質を合成している。一方，筋収縮，（　2　），体温保持などエネルギーを必要とする生命活動では，合成されたATPをADPに分解して，必要なエネルギーを供給している。

　ATPは，（　4　）と（　5　）が結合したアデノシンに，3個の（　6　）が結合してできた物質である。この生命活動に必要なATPを合成するしくみは呼吸と呼ばれる。呼吸には，（　7　）を使わずにグルコース等の呼吸基質が部分的に分解される（　8　）呼吸と，（　7　）を用いて呼吸基質を水と（　9　）までに分解する好気呼吸がある。

問1　文中の空欄（　1　）～（　9　）に当てはまる適切な語句を答えなさい。

問2　好気呼吸においては，「解糖系」，「クエン酸回路」，および「電子伝達系」という3つの反応経路により，グルコースは完全に分解される。これら3種類の反応系の中で細胞内のミトコンドリアにおいて起こるものはどれか，全て答えなさい。

問3　表1は，血液中の液体成分である血しょうと有形成分の一つである赤血球内でのナトリウムイオン（Na^+）およびカリウムイオン（K^+）濃度を測定した結果（相対値）を示している。また，図1は，表1に示すような特徴を有する赤血球を血液から単離し，それらを血しょうと同じイオン組成の溶液に浮遊させ，温度を37℃とした後，経時的に赤血球内K^+濃度の測定を行った結果を示したものである。以下の(1)～(4)の各問いに答えなさい。

表1

	血しょう中	赤血球内
ナトリウムイオン（Na^+）	140	2
カリウムイオン（K^+）	5	155

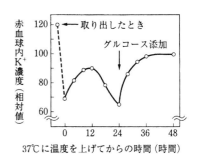

図1

(1) 表1の結果をもとに，以下の文中の空欄（ a ）～（ c ）に当てはまる適切な語句を答えなさい。

　　赤血球では，細胞内で産生された ATP をエネルギー源として，細胞膜に存在するナトリウムポンプが作動することにより，積極的に（ a ）イオンを細胞外にくみ出し，（ b ）イオンを取り込んでいる。このような細胞膜を介した物質の輸送を（ c ）と呼び，その働きにより細胞内外のイオン濃度勾配が維持されている。

(2) 図1に示すように，37℃に上昇させた後，しばらくすると赤血球内の K^+ 濃度が低下したが，グルコースを溶液中に添加すると再び K^+ 濃度が上昇し，その後，持続的に赤血球内外のイオン濃度勾配が維持された。グルコース添加により赤血球内の K^+ 濃度が上昇した理由について，句読点を含めて30字以内で説明しなさい。

(3) グルコースの代わりに ATP を溶液中に加えた場合，(2)のような効果は観察されず，赤血球内の K^+ 濃度は低下し続けた。その理由を推定し，句読点を含めて30字以内で説明しなさい。

(4) 白血球を用いて実験を行うと，赤血球で得られた場合と同様な結果が得られた。そこで，次にオリゴマイシンという化合物をグルコースと同時に溶液中に添加する実験を行った。オリゴマイシンは，電子伝達系での ATP 合成を阻害する作用がある。実験の結果，白血球では K^+ 濃度の上昇が抑制されたのに対し，赤血球ではオリゴマイシンの影響がまったく観察されなかった。赤血球で影響が無かった理由について，句読点を含めて40字以内で説明しなさい。

東海大学（医）26 年度　（27）

4　次の文章を読んで，以下の各問いに答えなさい。

　肺炎球菌（肺炎双球菌）は肺炎，中耳炎，髄膜炎の原因として重要な細菌である。肺炎球菌は莢膜と呼ばれる構造を持つ S 型菌だけが病原性を持つ。莢膜を持たない R 型菌は病原性を持たない。S 型菌をマウスに注射するとマウスは発病して死ぬが，R 型菌を注射してもマウスは死なない。また，R 型菌，S 型菌いずれもいったん煮沸して菌を殺してしまうと，これらをマウスに注射してもマウスが死ぬことはない。1928 年，英国のグリフィスは，煮沸して殺した S 型菌と生きた R 型菌を混ぜてマウスに注射すると，マウスが発病して死ぬことを見いだした。
(1)

　S 型の肺炎球菌は，それぞれの菌の持つ莢膜の性質の違いを利用して分類することができる。それぞれの莢膜の型に対する抗体を含む動物血清（抗血清と呼ぶ）を，対応する型の菌と混ぜて培養すると，抗体と莢膜が反応して，莢膜は膨化（ふくらむこと）する。異なる型に対する抗血清ではこの反応は起きない。この分類は血清型あるいは莢膜型と呼ばれ，Ⅰ，Ⅱ，Ⅲ型など多くの種類が知られている。

　通常の培養で，突然変異によって S 型菌が R 型菌になったり，R 型菌が S 型菌になる頻度は非常に低いが，S 型菌をそれぞれの血清型に対する抗血清とともに培養すると，莢膜を持たない R 型菌が出現してくる。これはある種の突然変異が莢膜の発現を抑制し，生じた R 型菌の生存に対して抗体の存在が有利に働くためと考えられている。このように，ある形質を持つ個体の生存に有利に働く要因を「選択圧」と呼ぶ。また，得られた R 型菌をマウスに注射すると一定期間後マウスからまれに S 型菌を検出することがある。これは，S 型から R 型に変異したのと逆の変異が起きて S 型に戻ったもので復帰突然変異体と呼ばれる。マウスの生体内では病原性のある S 型の方が菌の生存に有利であり，このことが「選択圧」になるためと考えられている。このように，通常の条件では発生の頻度が非常に低い突然変異も，「選択圧」があると観察されやすくなる。

　なお，血清型Ⅰ，Ⅱ，Ⅲ型の S 型菌から得た R 型菌からは，それぞれ，Ⅰ，Ⅱ，Ⅲ型の莢膜を持つ復帰突然変異体のみが得られ，他の血清型に変わることがない。Ⅰ，Ⅱ，Ⅲ型の S 型菌から得た R 型菌は，血清型の区別に用いられた莢膜を持たないが，それぞれ，Ⅰ，Ⅱ，Ⅲ型の R 型菌と呼んでいる。

　1929 年，英国のフレミングはアオカビからペニシリンを発見した。ペニシリンは細菌感染症の治療に用いられる抗生物質で肺炎球菌に対しても有効であったが，近年，ペニシリンが効かない「ペニシリン耐性肺炎球菌」が出現し，肺炎球菌による感染症治療の障害になっている。ペニシリン耐性肺炎球菌は，グリフィスが観察したのと同じ仕組みで，口の中などにいる他の細菌からペニシリンに対する抵抗性を与える「耐性遺伝子」を受け取ったためにペニシリンに耐性となったことが分かっている。

問1　グリフィスが下線部(1)の実験で発見した現象を何と呼ぶか答えなさい。

東海大学（医）26 年度 （28）

問2　下線部(1)が起こった理由について検討するため，グリフィスは，煮沸して殺したⅢ型のＳ型菌と生きたⅡ型の
　　　R型菌を混ぜてマウスに注射した。マウスは発病して死に，体内から見つかった生きたＳ型菌の血清型は（　Ａ　）
　　　型であった。

　　　　　a．文中の空欄（　Ａ　）に入る適切な語句を答えなさい。

　　　　　b．下線部(2)の実験によって，グリフィスはどのような可能性を否定しようとしたのか。句読点を含めて30字
　　　　　　以内で説明しなさい。

　　　　　c．マウスが死んだのはなぜか。句読点を含めて60字以内で説明しなさい。

問3　通常の条件では，肺炎球菌が他の細菌からペニシリン耐性遺伝子を受け取る頻度は非常に低い。近年，ペニシリ
　　　ン耐性肺炎球菌が問題となって来た理由について推測できることを，句読点を含めて35字以内で説明しなさい。

5

次の文章を読んで，以下の各問いに答えなさい。

ネコはヒトやマウスと同様に XY 型の性決定を行う。三毛猫は白・茶・黒の三色の体毛がまだら模様に生えている日本猫である。ネコの体毛色は複数の対立遺伝子によって決定されるが，三毛猫の体毛色の決定に関わるのは次の表に挙げる 3 つの遺伝子である。大文字は優性遺伝子，小文字は劣性遺伝子を表す。

遺伝子名	遺伝子型	発現する体毛色
白色遺伝子	A	他の遺伝子をすべて押さえ込み，全身が白色になる
	a	他の体毛色遺伝子発現に応じた色になる
茶・黒遺伝子	B	茶色が発現する
	b	茶色が発現せずに黒色が発現する
白まだら遺伝子	D	白いまだら模様を作る
	d	まだら模様を作らない

白色遺伝子は他の遺伝子すべてに対して上位であるので，A の遺伝子を持った個体は白一色のネコになる。遺伝子 D は白いまだら模様を発現させる遺伝子であるが，優性ホモ接合体の場合には白色部が広くなり，ヘテロ接合体の場合では白まだらの部分が限定的になる。また，劣性ホモ接合体では白まだらは発現しない。このように対立遺伝子どうしの優劣関係がはっきりせず，ヘテロ接合体の表現型が優性ホモ接合体と劣性ホモ接合体の中間的な表現型を示す場合を（　イ　）優性という。白まだら遺伝子が劣性ホモ接合体の個体において，茶・黒遺伝子が優性ホモ接合体の場合は体毛色が茶一色になり，劣性ホモ接合体の場合は黒一色となる。しかし，茶・黒遺伝子がヘテロ接合体の場合には，体毛色は茶一色ではなく，また茶色と黒色の中間でもなく，茶色と黒色のまだら模様になる。すなわち，<u>個体の中で優性遺伝子だけを発現する細胞と劣性遺伝子だけを発現する細胞の両方が存在する</u>①。したがって，三毛猫となるためには，表に挙げた 3 つの遺伝子型が（　ロ　）という組み合わせになった場合である。この茶・黒遺伝子が X 染色体上に存在していることから，まれな例外を除いて三毛猫の形質はメスにのみ現れる。また，<u>三毛猫のまだら模様は個々のネコで異なり，同じ模様を示す 2 匹の三毛猫が存在する確率は極めて低い</u>②。

問1　次の設問に答えなさい。なお，遺伝子型は大文字と小文字を明確に区別すること。優性対立遺伝子と劣性対立遺伝子の両方が当てはまる場合は，その対立遺伝子を―と表記しなさい。例えば，AA と Aa の 2 つの遺伝子型のいずれも当てはまる場合の表記は，A/―とする。また，性染色体上にある茶・黒遺伝子の雄における遺伝子型の表記は，B，b，―のいずれかとする。

　　1．文中の空欄（　イ　）と（　ロ　）に当てはまる適切な語句または遺伝子型を答えなさい。

　　2．オスの白猫とメスの三毛猫を交配して生まれてくる仔の $\frac{1}{16}$ が三毛猫となるような，親ネコの遺伝子型を答えなさい。なお，A と D は常染色体上の遺伝子で，互いに連鎖していない。

問2　下線①の現象を説明するために，以下のような実験を行った。この実験結果をふまえて設問に答えなさい。

実験1　緑色蛍光タンパク質遺伝子（GFP）を第1染色体にホモ接合体になるように組み込んだオスマウスを作製した。また，赤色蛍光タンパク質遺伝子（RFP）を第1染色体にホモ接合体になるように組み込んだメスマウスを作製した。

実験2　GFPを発現するオスマウスとRFPを発現するメスマウスを交配し，複数の仔を得た。雌雄それぞれの仔マウスから皮膚細胞を採取し，蛍光を観察した。その結果，全ての皮膚細胞は雌雄の区別なく個々の細胞がGFPとRFPの両方を発現するので黄色に観察された。

実験3　GFP遺伝子をX染色体に組み込んだオスマウスと，RFP遺伝子をX染色体にホモ接合体となるように組み込んだメスマウスを作製した。

実験4　実験3のマウスを交配し，得られた仔由来の皮膚細胞の蛍光を観察した。その結果，オスの仔の皮膚細胞はすべて赤色であったが，メスの仔の皮膚細胞は，緑色と赤色の細胞が混在しており，黄色の細胞は観察されなかった。また，緑色の細胞と赤色の細胞の存在比率は個々の仔マウスで異なっていた。

1．実験の結果から，文中の下線①の理由を考察し，句読点を含めて40字以内で説明しなさい。

2．仮に，茶・黒遺伝子が第1染色体にあった場合，三毛猫の遺伝子型を持ったメスネコの体毛色はどのようになるか。予想される体毛色を下の(イ)～(ト)の中から選び，記号で答えなさい。

(イ)　白色

(ロ)　茶色

(ハ)　黒色

(ニ)　白色と茶色のまだら模様

(ホ)　白色と黒色のまだら模様

(ヘ)　茶色と黒色のまだら模様

(ト)　白色と茶色と黒色のまだら模様

問3　三毛猫から採取した皮膚細胞を用いてクローンネコを作製した。生まれた仔は元の三毛猫とすべて同じ遺伝子セットを有しているにも関わらず，仔のまだら模様は元の三毛猫と異なるだけでなく，個々の仔のまだら模様もそれぞれ異なっていた。この結果をふまえて，文中の下線②の理由を考察し，句読点を含めて40字以内で説明しなさい。

問4　以下の文中の空欄（　ハ　）に当てはまる適切な文章を，句読点を含めて40字以内で記述しなさい。

　　ヒトにおいて，赤色の波長と緑色の波長を受容する色素タンパクの遺伝子はそれぞれX染色体上に存在する。その遺伝子に変異が生じた視細胞では，赤色の波長と緑色の波長の受容に異常があるために両色の識別が困難になる。この遺伝子異常は，正常遺伝子に対して劣性であるため，女性では赤緑色覚異常の原因遺伝子がホモ接合体の場合にのみ赤緑色覚異常になり，赤緑色覚異常の原因遺伝子が正常遺伝子とのヘテロ接合体である場合は正常な色覚になると説明される。しかし，三毛猫の毛色発現の例から，ヘテロ接合体の女性の視細胞を1つ1つ調べてみれば，（　ハ　）ことが推測できる。

英　語

問題

2月3日

26年度

1　次の英文を読み，問1～5は文を完成させ，問6～9は問いに答えなさい。答えは最も適切なものを，それぞれア～
エの中から一つ選びなさい。問10は指示に従ってTかFを選びなさい。

People usually think of hospitals as being quite strict environments.　They believe there is little room for loud
laughter in the serious business of making people well.　Imagine entering a hospital and seeing a group of very sick
patients, some in wheelchairs, laughing as hard as they can.　This is precisely what you can see in hospitals around the
world, in such diverse locations as India, Israel, Malaysia, the UK, and the USA.　Laughter is being prescribed as good
medicine.

The origin of laughter therapy is somewhat unexpected.　It started with the American writer Norman Cousins' book,
Anatomy of an Illness as Perceived by the Patient.　Cousins found from his personal experience that 10 minutes of watching
TV comedy allowed him two hours of pain-free sleep.　Cousins' description of this in his book, which became hugely
popular in the 1980s, was new and sensational for people to talk about.　Following this groundbreaking book, a large
amount of research began on the effects of emotion on health.

Since then, laughter therapy has been popularized and expanded.　Inspired in part by Cousins' book, Dr. Madan
Kataria introduced laughter yoga in Mumbai, India, in 1995.　This form of yoga is based on the concept that a pretend
laugh is just as good as a real laugh.　It has proven very popular and has rapidly spread beyond Mumbai.　[　1　],
laughter therapy clubs now cover the Indian subcontinent, and laughter therapy is practiced in over 70 countries around the
world.

Supporters of laughter therapy believe that it helps the body in many ways.　The aims of therapy are to temporarily
help the patients forget they are sick while giving their lungs and muscles an alternative way to exercise.　Many medical
practitioners also believe that laughter may increase the speed of recovery.　The secret healing property of laughter is
thought to be its ability to make the patient relax: the muscles relax, the patient's mind moves away from negative thoughts
of pain, and endorphins*[1] are released into the brain.　The body, in this state, is better positioned to heal.

However, the science behind the benefits of laughter is less well understood.　It seems that laughter does trigger
changes in the body.　Some studies have shown that humor can lead to an increase in antibodies*[2] that fight infection and
boost the immune system*[3].　Other studies indicate that laughter may help control blood sugar levels among diabetics*[4]
and help blood flow through the relaxation of blood vessels.　Researchers are less sure, however, if it is actually the
physical act of laughing that creates the health benefits or the mental activity of processing humor.　Furthermore, it is
unclear how laughter compares to other vocal acts such as shouting.　It is recognized that some effect is taking place, but
what?　The proof that science demands is still missing.

While not everyone may agree that laughter is an effective cure for disease, it is difficult to see how bringing a little
fun into a patient's life is a bad thing.　Since laughter research is still in its relatively early stages, it is quite likely we shall
see more variations on this therapy in the years ahead.

*[1]　endorphin　エンドルフィン（鎮痛作用がある神経伝達物質）

*[2]　antibody　抗体

*[3]　immune system　免疫システム

*[4]　diabetic　糖尿病患者

問1　The purpose of the second paragraph is to explain _____.

　　ア．who Norman Cousins was

　　イ．what Norman Cousins watched on TV

　　ウ．when laughter is most helpful and appropriate

　　エ．how the idea of laughter therapy began

問2　The main idea of the third paragraph is that _____.

　　ア．Dr. Kataria is a famous yoga instructor

　　イ．laughing for health is now global

　　ウ．India is famous for yoga

　　エ．real laughter is important

問3　The purpose of the fourth paragraph is to show _____.

　　ア．the importance of exercise

　　イ．that patients can be forgetful

　　ウ．the health benefits of laughing

　　エ．that pain is temporary

問4　In the second paragraph, the word _____ best replaces the term "groundbreaking."

　　ア．innovative　　　イ．futuristic　　　ウ．ceremonial　　　エ．unusual

問5　In the last paragraph, "its" refers to _____.

　　ア．an effective cure

　　イ．a patient's life

　　ウ．laughter research

　　エ．scientific proof

問6　Which word best replaces [　1　] in the passage?

　　ア．Sadly　　　イ．However　　　ウ．In fact　　　エ．In contrast

問7　In which of the following ways is laughter **NOT** mentioned as helping the body?

　　ア．fighting disease　　　　　イ．improving blood circulation

　　ウ．increasing body flexibility　　　エ．relaxing muscles

問8 What can be understood from the fifth paragraph?

ア．Loud laughter can cause pain.

イ．More laughter research is needed.

ウ．People do not heal well without medicine.

エ．The body will become diseased without laughter.

問9 Which is the best title for this passage?

ア．The Way to Start a New Therapy

イ．Fun Exercises Around the World

ウ．The History of Yoga

エ．A Healthy Laugh

問10 Based on the passage, which of the following is true or false? Mark "T" if the answer is true, and mark "F" if the answer is false.

1．Hospitals do not allow laughing patients.

2．Ten minutes of watching TV comedy provided Cousins two hours of sleep without pain.

3．Many doctors and nurses think that laughter may help patients heal more quickly.

4．Laughing is known to have the same effects as shouting.

5．New kinds of laughter therapy are probable.

2 次の 1 ～ 10 の英文の空所に入る最も適切な語(句)を，それぞれア～エの中から一つ選びなさい。

1. The pants you bought for him (　　　) look good.
　　ア. don't　　イ. doesn't　　ウ. aren't　　エ. isn't

2. If I had been hungry, I (　　　) something.
　　ア. eat　　イ. ate　　ウ. will have eaten　　エ. would have eaten

3. That book is mainly for people (　　　) first languages are not English.
　　ア. who　　イ. whose　　ウ. them　　エ. their

4. In 1871, a reporter asked the famous Dr. Livingstone what (　　　) doing in Africa.
　　ア. had he　　イ. did he　　ウ. he would　　エ. he was

6. The chancellor announced today that the new library (　　　) in three months.
　　ア. will have built　　イ. is building　　ウ. will be built　　エ. was building

7. Much of the castle (　　　) in the 16th century.
　　ア. destroyed　　イ. was destroyed　　ウ. has destroyed　　エ. destroys

8. (　　　) exactly what she wanted to buy, she didn't spend much time shopping.
　　ア. Know　　イ. Knows　　ウ. To knowing　　エ. Knowing

9. I was really feeling tired. (　　　) the movie started.
　　ア. who　　イ. when　　ウ. what　　エ. how

10. All the members shook hands (　　　) the end of the meeting.
　　ア. at　　イ. in　　ウ. off　　エ. out

3 次の 1 ～ 10 の英文を読み，下線部の意味に最も近い語 (句) を，それぞれア～エの中から一つ選びなさい。

1．My appearance will change as I get older.
- ア．looks
- イ．watch
- ウ．views
- エ．notice

2．She has a cheerful and confident character.
- ア．status
- イ．body
- ウ．dress
- エ．personality

3．Significant progress has been made in improving the city's traffic problems.
- ア．mild
- イ．original
- ウ．remarkable
- エ．little

4．You need to explain to her in clear and concrete terms.
- ア．common
- イ．natural
- ウ．dramatic
- エ．definite

5．Train delays often occur during heavy rain.
- ア．stop
- イ．decrease
- ウ．happen
- エ．correspond

6．The president will be arriving in approximately 30 minutes.
- ア．exactly
- イ．roughly
- ウ．the next
- エ．the last

7．The children in this class hardly ever ask questions.
- ア．constantly
- イ．often
- ウ．seldom
- エ．never

8．He broke my computer, but he didn't do it on purpose.
- ア．deliberately
- イ．preferably
- ウ．responsibly
- エ．hesitantly

9．Don't worry about Andy.　He will turn up soon.
- ア．exist
- イ．appear
- ウ．stand
- エ．walk

10．Off and on, the company and the clients had meetings.
- ア．Together
- イ．Alone
- ウ．Regularly
- エ．Sometimes

4 次の２つの会話文を読み，１〜４は問いに答え，５〜８はその意味・内容に合うように文を完成させなさい。答えは最も適切なものを，それぞれア〜エの中から一つ選びなさい。

Steve: Oh, so you made it back by twelve!

Dave: Hey, I'm always back by one, and usually back at 12:15, but night school is crazy!　Anyway, <u>what's going on?</u>

Steve: Not much, Dave.　Just watching TV.

Dave: Anything on?

Steve: No, not really.　I'm just flicking through the channels.

Dave: Yeah, one hundred channels and not one decent program!

Steve: Yeah, there's the occasional good show, but not enough to justify paying for the cable plan.　I might stop it.　I mean, what's the point?

Dave: Yes, I hear you.

Steve: Actually, next time I'm in town, I will go and see what other plans are available.

１．What time does Dave normally arrive?

　ア．just after midnight

　イ．just before midnight

　ウ．just before noon

　エ．just after noon

２．What does Dave mean when he says "<u>what's going on?</u>"

　ア．What are you doing?

　イ．What is that above you?

　ウ．Where are you going?

　エ．Why are you watching TV?

３．Where are the men most likely talking?

　ア．at a TV station

　イ．at their home

　ウ．in a classroom

　エ．in an electronics store

４．Why do the men seem dissatisfied?

　ア．The TV is broken.

　イ．There are too many channels.

　ウ．There are not many good programs.

　エ．The provider has only one cable plan.

Tom: Did you hear that someone brought his pet snake along on a campus tour last weekend?   He was carrying it around the whole time.   When they returned to the admissions office, the snake got loose and disappeared.

Linda: Unbelievable!   Bring a snake on the tour?!   How did it end?

Tom: They looked around for hours but couldn't find it anywhere.   It was finally found in the dean's office.

Linda: Wow!   She really hates animals.   She must have been furious.

Tom: So you'd think, but she came out of her office with a smile, holding and petting the snake.   She gave it back and said she'd like more free thinkers like him around, people not afraid to do things differently.

Linda: Or maybe she's just happy to have a lot fewer mice in that old building.

5．Linda most likely says, "Unbelievable!" because _____．

ア．looking for a snake in the dean's office is not allowed

イ．she does not believe the story about the snake

ウ．she is happy that the snake got loose

エ．taking a snake on a campus tour is not appropriate

6．The sentence, "She must have been furious," means that the dean _____．

ア．wanted to smile

イ．wanted to talk

ウ．was probably embarassed

エ．was probably angry

7．If the dean believes free thinkers are desirable, then she would probably like students on campus who _____．

ア．do not just follow everyone else

イ．do not own any pets

ウ．behave according to strict rules

エ．accept everything they are told

8．The situation most likely happened at _____．

ア．a factory

イ．a college

ウ．a company headquarters

エ．an elementary school

東海大学（医）26年度（38）

5 次の問1～4の英文を読み，話の流れに沿って意味が通るように並べ替えた場合，最も適切なものはどれか。それぞれア～エの中から一つ選びなさい。

問1　1．Yesterday, I started at a private university.

2．But for now, I am focusing on my classes.

3．After graduating, I will work for my family business.

4．Before that, I had attended a public high school.

ア．4 → 1 → 2 → 3　　イ．1 → 4 → 3 → 2

ウ．4 → 3 → 1 → 2　　エ．1 → 2 → 4 → 3

問2　1．However, compared to water, tea is not quite as good.

2．Although having said that, I do like all three.

3．Thus in my opinion, water is the best drink.

4．In comparison to coffee, I think tea is a better choice.

ア．4 → 1 → 3 → 2　　イ．3 → 4 → 1 → 2

ウ．4 → 3 → 1 → 2　　エ．3 → 1 → 2 → 4

問3　1．It is possible to calculate how many words are in a newspaper article.

2．That program will change the scanned image to individual words.

3．Then any word-processing software can tell you how many individual words there are.

4．You must first scan the article with special software on your computer.

ア．1 → 2 → 3 → 4　　イ．2 → 4 → 1 → 3

ウ．1 → 4 → 2 → 3　　エ．2 → 1 → 4 → 3

問4　1．More recently, the Red Cross started using them in the late 1800s, but still mainly around war zones.

2．Several decades later, ambulances were first introduced in cities.

3．A kind of ambulance was used by armies as early as 1,100 years ago.

4．However, they only became common in urban areas after they became motorized.

ア．3 → 2 → 4 → 1　　イ．2 → 1 → 3 → 4

ウ．3 → 1 → 2 → 4　　エ．2 → 3 → 1 → 4

6 次のグラフを見て，英文の空所（ 1 ）〜（ 4 ）に入る最も適切なものを，それぞれア〜エの中から一つ選びなさい。

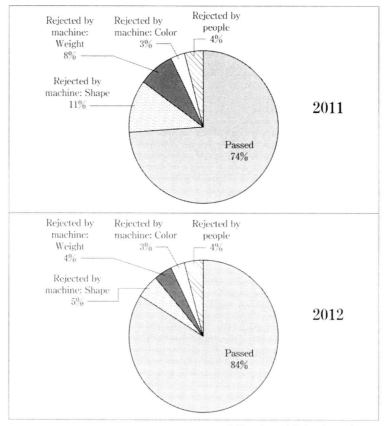

―― 上記のグラフは架空のものです ――

　　Ace Candy Company has two main steps to its quality control: candy is checked first by machine and next by people. These pie charts show the results of candy (1) in 2011 and 2012 at Ace Candy Company. After 2011, a new candy machine was used at the factory, which resulted in important changes to quality results. For example, the pass rate in 2012, compared to 2011, was (2) percentage points. This improvement in the rejection rate for (3) can be attributed to the new machine. Rejections by people (4).

（1） ア．sales　　イ．imported　　ウ．consumed　　エ．inspections
（2） ア．higher by six　　イ．higher by ten　　ウ．lower by six　　エ．lower by ten
（3） ア．both color and shape　　イ．both shape and weight　　ウ．weight and by people　　エ．color and by people
（4） ア．halved　　イ．fluctuated　　ウ．doubled　　エ．stayed the same

7 次の英文を読み，下線部(1)と(2)を日本語に訳しなさい。

The giant panda is a large, black-and-white bear-like mammal, whose diet is 99% bamboo, and which is native to west and southwest China.　It has been widely recognized as China's national emblem.　In fact, the panda was used as one of the five mascots of the 2008 Summer Olympics in Beijing.　It was also the panda bears which served as a symbol of Chinese-Japanese friendship when the Ueno Zoological Gardens welcomed Kan Kan and Ran Ran in 1972.　However, the panda is now on the endangered species list due to farming, the clearing of forests, and other development.　According to the World Wildlife Fund (WWF), the most recent full panda census of 2004 estimated that there were just 1,600 pandas alive in the wild.　Consequently, great on-going efforts, coordinated by the Chinese government, have been made to preserve their native habitats.

8 次の文の下線部(1)と(2)を英語に訳しなさい。

Mt. Fuji, geisha, and ninja are no longer the main symbols of Japanese culture, as they were in the past.　Instead, Japan seems to have become a cultural superpower of pop music, animation, and cuisine, in addition to consumer electronics and architecture.　In fact, 日本は現在 1980 年代に持っていた大きな経済力に匹敵するほどの文化的影響力を獲得している。　This recent phenomenon is called "Cool Japan."　In 2011, Japan's Ministry of Economy, Trade and Industry (METI) started to promote industries under the concept of Cool Japan.　日本政府は海外市場における製造，食料品，ファッションの拡張を手助けするように努めている。

数 学

問題

2月3日

26年度

次の空欄を埋めなさい.

解答は，分数の場合には既約分数の形で，自然数の根号を含む場合には根号の中が最小の自然数となる形で書きなさい.

1　(1)　$x^2-2y^2-xy+x+4y-2$ を因数分解すると　ア　である.

(2)　$3^{\log_9 8}=$　イ

(3)　関数 $f(x)=4^x+4^{-x}-3(2^x+2^{-x})+6$ は，$x=$　ウ　のとき最小値　エ　をとる.

(4)　$\displaystyle\int_1^e (2x+1)\log x\,dx=$　オ

(5)　$a>0$ とする．2つの円 $x^2+y^2=9$ と $x^2-2ax+y^2-2y+1=0$ が共有点をもたない a の範囲は　カ　である.

(6)　$a>0$ のとき，$a+\dfrac{17}{a+4}$ は $a=$　キ　において最小値　ク　をとる.

2　4次関数 $f(x)=x^4+ax^3+bx^2+cx+d$ がある．$y=f(x)$ のグラフと直線 ℓ は，2点 $(0,\,f(0))$，$(3,\,f(3))$ で接している．さらに，$y=f(x)$ は $x=p$ において極大値をとる.

(1)　直線 ℓ が x 軸のとき，$f(x)=$　ア　，$p=$　イ　であり，$f(x)$ の極大値は　ウ　である.

(2)　$p=\dfrac{2}{3}$，$f\left(\dfrac{2}{3}\right)=0$ のとき，直線 ℓ の方程式は $y=$　エ　$x+$　オ　である.

(3)　直線 ℓ が $y=4x$ のとき，$p=$　カ　であり，$f(x)$ は $x=$　キ　，　ク　のとき極小値をとる．ただし，　キ　$<$　ク　とする.

3 $\sqrt{n}$ を小数点以下第一位で四捨五入した整数を a_n とする数列 $\{a_n\}$ を考える.

(1) $a_{150} = \boxed{\quad \text{ア} \quad}$

(2) $6 \leqq a_n \leqq 7$ のとき $\boxed{\quad \text{イ} \quad} \leqq n \leqq \boxed{\quad \text{ウ} \quad}$ である. 一般に, 正の整数 k について, $a_n = k$ となるのは第 $\boxed{\quad \text{エ} \quad}$ 項から第 $\boxed{\quad \text{オ} \quad}$ 項までである.

(3) $\displaystyle\sum_{i=1}^{n} a_i \geqq 1000$ となる最小の n において $a_n = \boxed{\quad \text{カ} \quad}$ であり, $n = \boxed{\quad \text{キ} \quad}$ である.

(4) $\displaystyle\lim_{n \to \infty} \frac{a_{2n}}{a_n} = \boxed{\quad \text{ク} \quad}$

物 理

問題
2月3日

26年度

1 図1に示すように水平なテーブルが水平面に固定されている。テーブル上面と水平面はいずれもなめらかとする。水平面の上には質量 M [kg], 長さ d [m] の一様な材質のブロックがおかれている。ブロックの上面はあらく，テーブル上面と段差および隙間はなく，またブロック上面は水平面に平行とする。いま，このブロック上面に質量 m [kg] ($M > m$) の小物体を滑らせるときの運動について考える。小物体がブロック上面を滑るときは上面に接しながら水平面に平行に進むものとする。また，小物体とブロックとの間に作用する動摩擦係数を μ'，重力加速度は鉛直下向きで大きさが g [m/s²] とする。小物体およびブロックの運動はすべて紙面を含む鉛直面内で行われるものとし，両者の運動において空気抵抗は無視できるものとする。加速度，速度，変位は右向きを正の方向とするとき，以下の各問いに答えなさい。

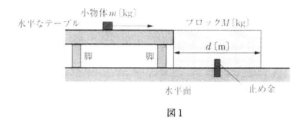

図1

はじめに，ブロックが止め金で水平面に固定されている場合を考える。

(1) 小物体を初速度 v_0 [m/s] でテーブル上面から右向きにブロック上面を滑らせたところ，ブロックの左端からの距離が $\dfrac{d}{2}$ の位置まで滑った後に止まった。ブロック面に達してから小物体が静止するまでに要する時間はいくらか。答えは M, m, μ', g, v_0 の中から適切な記号を用いて表しなさい。

(2) (1)のときの小物体とブロックの間の動摩擦係数 μ' はいくらか。答えは M, m, d, g, v_0 の中から適切な記号を用いて表しなさい。

(3) 小物体がブロック上面を通過して右側の端部に達するためには，初速度をいくら以上にすればよいか。v_0 を使って表しなさい。

次に，図2のように止め金を外してブロックが水平面に接したまま回転したり倒れたりせずになめらかに滑ることができるようにした。初めにブロックは静止しているとする。小物体を初速度 v_0 [m/s] でテーブル上面から右向きにブロック上面を滑らせたところ，小物体はある距離動いた後にブロック上で静止し，両者は一体となって等速で運動した。

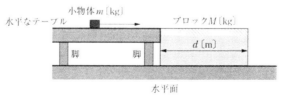

図2

(4) 小物体がブロック上面を滑るときの水平面に対するブロックの加速度はいくらか。答えは M, m, μ', g, v_0 の中から適切な記号を用いて表しなさい。

(5) 小物体がブロック上面に達してから静止するまでに要する時間を求めなさい。答えは M, m, μ', g, v_0 の中から適切な記号を用いて表しなさい。

(6) (5)のときに小物体がブロック面上を進んだ距離を求めなさい。答えは M, m, μ', g, v_0 の中から適切な記号を用いて表しなさい。

2 フーコーは，スリット，ハーフミラー，回転鏡，凹面反射鏡を図1のように設置して，それまでになく高い精度で光の速さを求めた。どのように光の速さを求めるかについて以下の手順にそって考えてみよう。円周率をπとして，以下の各問いに答えなさい。

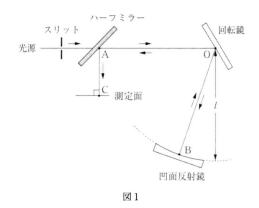

図1

はじめ，回転鏡を回転させないである角度に固定しておく。スリットを通った光はハーフミラーの点Aを通って回転鏡の点O（回転中心）で反射され，凹面反射鏡に向かう。凹面反射鏡の点Bで反射した光は点Oに戻り，さらに，ハーフミラーの点Aで反射し，測定面の点Cに到達する。測定面は点Aからの光線に対し垂直とする。距離OBと距離OACはあらかじめ測定しておき，それぞれl [m]，r [m] の場合を考える。なお，図1，2において，凹面反射鏡の球面の半径はl [m] であり，凹面反射鏡の凹面（球面）中心は，回転鏡の中心点Oに一致するように置かれている。

(1) 求める光の速さをv [m/s] として，回転鏡と凹面反射鏡の間を光が往復する時間[s]を求めなさい。

次に，回転鏡を一定の回転速度で反時計回りに回転させる。図2のように凹面反射鏡の点Bで反射した光が回転鏡の点Oに戻ってきたときには，回転鏡はある角度だけ回転しているため，ハーフミラーに向かう光はハーフミラー上の点A′で反射して測定面の点Eに到達する。点Eの点Cからのずれの量を測定することにより，光の速さを求めることができる。

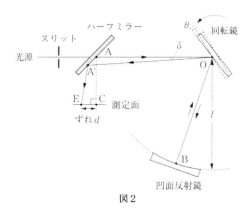

図2

図3は，回転鏡付近の拡大図である。線分OHおよびOH′は，それぞれ，測定面の点Cおよび点Eに光が到達する場合の回転鏡の反射面に対する法線である。

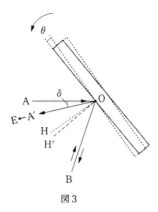

図3

(2) (1)で求めた時間の間に，回転鏡は角度θ〔rad（ラジアン）〕だけ回転しているとする。回転鏡の1秒間あたりの回転数をn〔回/s〕として，θをπ, n, l, vを用いて表しなさい。

(3) ハーフミラーの点Aを通り，回転鏡に向かう光線と回転鏡で反射してハーフミラーの点Aに戻ってくる光線がなす角度をδ〔rad〕とする。δをθを用いて表しなさい。

(4) 点Eの点Cからのずれの量d〔m〕は，(3)で求めた角度δ〔rad〕を用いて表わされる。δは非常に小さく，$\tan\delta \fallingdotseq \delta$として，光の速さ$v$〔m/s〕を$\pi, r, n, l, d$を用いて表しなさい。

4 図のように1Ωの抵抗R_1, 1Ωの抵抗R_2, 2Ωの抵抗R_3の3つの抵抗, および起電力5Vの電池Eからなる回路を作った。導線の抵抗および電池の内部抵抗は無視できるとし, 以下の各問いに答えなさい。答えは各問いの解答群の中から最も適切なものを一つ選び, 解答欄の記号にマークしなさい。

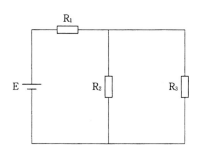

(1) 並列接続されたR_2とR_3の合成抵抗は何Ωか。

(2) R_1を流れる電流の大きさは何Aか。

(3) R_2による電圧降下は何Vか。

(4) R_1で消費される電力は何Wか。

(5) R_2とR_3で消費される電力の合計は何Wか。

〔解答群〕

(1) ア. $\frac{3}{2}$　イ. $\frac{2}{3}$　ウ. $\frac{3}{4}$　エ. $\frac{5}{4}$　オ. 3

(2) ア. $\frac{1}{3}$　イ. $\frac{5}{4}$　ウ. 2　エ. 3　オ. 5

(3) ア. $\frac{1}{3}$　イ. $\frac{14}{3}$　ウ. 1　エ. 2　オ. 4

(4) ア. $\frac{1}{9}$　イ. 1　ウ. $\frac{2}{3}$　エ. 3　オ. 9

(5) ア. $\frac{2}{3}$　イ. 1　ウ. 2　エ. 5　オ. 6

化　学

問題

2月3日

26年度

解答に必要があれば，以下の値を用いなさい。

原子量：H = 1.0，C = 12.0，O = 16.0，Na = 23.0，P = 31.0，Cl = 35.5，Br = 79.9

気体定数：$R = 8.31 \times 10^3$ L・Pa/(mol・K)，アボガドロ定数：$N_A = 6.02 \times 10^{23}$/mol

---

1 つぎの文を読み，以下の各問いに答えなさい。

　　市販のオキシドールに含まれる過酸化水素を定量するために次の滴定実験を行った。オキシドール 10.0 mL を蒸留水で正確に 10 倍に希釈した。この希釈溶液を 10.0 mL とり，希硫酸と蒸留水を加えて 50.0 mL の硫酸酸性水溶液とした。この水溶液中に含まれる過酸化水素の濃度を求めるために，0.0300 mol/L の過マンガン酸カリウム水溶液で滴定したところ，過マンガン酸カリウム水溶液 12.0 mL を加えたときに終点に達した。ただし，この反応では過酸化水素はすべて過マンガン酸カリウムと反応したものとし，他の反応は起きないものとする。

問1　このオキシドールに含まれる過酸化水素の質量パーセント濃度〔%〕として最も適切な値を a 〜 e の中から一つ選び，解答欄の記号にマークしなさい。ただし，希釈前のオキシドールの密度を 1.00 g/cm³ とする。

　　　a．0.490　　　b．1.84　　　c．2.55　　　d．3.06　　　e．4.08

問2　この反応で発生した気体の標準状態（0℃，1.01 × 10⁵ Pa）における体積〔mL〕として最も適切な値を a 〜 e の中から一つ選び，解答欄の記号にマークしなさい。

　　　a．12.1　　　b．16.8　　　c．20.2　　　d．26.9　　　e．32.3

問3　過酸化水素は，酸化剤としても還元剤としても働く。(1) 〜 (4) の化学反応式について下線部の過酸化水素が酸化剤として働く場合には解答欄の記号 a に，還元剤として働く場合には解答欄の記号 b にマークしなさい。

　　(1)　$3\underline{H_2O_2} + K_2Cr_2O_7 + 4H_2SO_4 \longrightarrow 3O_2 + Cr_2(SO_4)_3 + K_2SO_4 + 7H_2O$

　　(2)　$\underline{H_2O_2} + 2KI + H_2SO_4 \longrightarrow I_2 + K_2SO_4 + 2H_2O$

　　(3)　$\underline{H_2O_2} + SO_2 \longrightarrow H_2SO_4$

　　(4)　$CH_3CH_2OH + \underline{H_2O_2} \longrightarrow CH_3CHO + 2H_2O$

$\boxed{2}$ つぎの文を読み，以下の各問いに答えなさい。

リン酸水溶液の化学平衡は次の３つの式により表される。

$$H_3PO_4 \rightleftarrows H^+ + H_2PO_4^- \qquad \cdots\cdots(1)$$

$$H_2PO_4^- \rightleftarrows H^+ + HPO_4^{2-} \qquad \cdots\cdots(2)$$

$$HPO_4^{2-} \rightleftarrows H^+ + PO_4^{3-} \qquad \cdots\cdots(3)$$

ここで，式(1)の平衡定数を K_1，式(2)の平衡定数を K_2，式(3)の平衡定数を K_3，水素イオン濃度 $[H^+]$ を p で表す。また，リン酸と各リン酸イオンのモル濃度 $[H_3PO_4]$，$[H_2PO_4^-]$，$[HPO_4^{2-}]$，$[PO_4^{3-}]$ をそれぞれ w，x，y，z で表すと，リン酸水溶液のモル濃度 c は式(4)で表すことができる。

$$c = w + x + y + z \qquad \cdots\cdots(4)$$

各リン酸イオンのモル濃度 x，y，z をリン酸のモル濃度 w と K_1，K_2，K_3 および p で表すと，リン酸水溶液のモル $①$ 濃度 c を w と K_1，K_2，K_3 および p で表した式(5)が得られる。一方，水素イオン濃度 p は x，y，z を使うと式(6)で表すことができる。式(6)に下線部① で得た式を代入して x，y，z を消去し，これを w を求める式に変形すると式(7)が得られる。

$$c = \left(\boxed{\text{ア}} \right) \frac{w}{p^3} \qquad \cdots\cdots(5)$$

$$p = \boxed{\text{イ}} \qquad \cdots\cdots(6)$$

$$w = \frac{p^4}{\boxed{\text{ウ}}} \qquad \cdots\cdots(7)$$

$$c = \boxed{p,\ K_1,\ K_2,\ K_3\ \text{で表される式}} \qquad \cdots\cdots(8)$$

式(7)を式(5)に代入することによって，リン酸水溶液のモル濃度 c を水素イオン濃度 p および平衡定数 K_1，K_2，K_3 で表すと，式(8)が得られる。

問１　下線部① の各リン酸イオンのモル濃度 x，y，z を表す式を a～f の中から一つずつ選び，解答欄の記号にマークしなさい。

a. $\dfrac{K_1 K_2 K_3}{p^3} w$　　　b. $\dfrac{K_1 K_2 K_3}{p^2} w$　　　c. $\dfrac{K_1 K_2}{p^2} w$　　　d. $\dfrac{K_1 K_2}{p} w$　　　e. $\dfrac{K_1}{p} w$　　　f. $K_1 w$

問２　空欄 $\boxed{\text{ア}}$ ～ $\boxed{\text{ウ}}$ に当てはまる式を解答欄に書きなさい。

問3　あるリン酸水溶液の pH を測定したところ 2.00 であった。このリン酸水溶液の濃度 c 〔mol/L〕を有効数字3桁

で求め，解答欄に書きなさい。

ただし，$K_1 = 8.00 \times 10^{-3}$〔mol/L〕，$K_2 = 8.00 \times 10^{-8}$〔mol/L〕，$K_3 = 5.00 \times 10^{-13}$〔mol/L〕とする。

問4　リン酸とその塩からなる水溶液には，少量の酸や塩基を加えても pH をほぼ一定に保つ働きがある。このような

作用を何というか。漢字で解答欄に書きなさい。

3 つぎの文を読み，以下の各問いに答えなさい。

窒素 N_2 と水素 H_2 からアンモニア NH_3 が生成する反応は，式(1)で表される可逆反応である。右図は，N_2 と H_2 を体積比1：3で混合した気体の温度と圧力を変化させて平衡状態に達したときのアンモニアの割合（物質量の百分率）を示したものである。

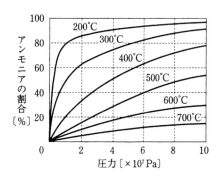

$$N_2 + 3H_2 \rightleftarrows 2NH_3 \quad \cdots\cdots(1)$$

式(1)の反応が右へ進むと ア する。このことは，圧力を一定にして温度を下げるとアンモニアの割合が イ することからわかる。また，温度を一定に保ち圧力を ウ させると，平衡は全分子数が増大する方向へ移動する。そのため，アンモニアの割合を増やすためには， エ である方がよい。しかし，工業的には物質を効率よく大量生産する必要があるため，鉄を主成分とする触媒を用いたうえ，反応速度のことを考慮して， オ でアンモニアを合成している。

問1 空欄 ア ～ ウ に当てはまる語句をa～dの中から一つずつ選び，解答欄の記号にマークしなさい。
　　a．発熱　　b．吸熱　　c．増加　　d．減少

問2 空欄 エ および オ に当てはまる語句をa～dの中から一つずつ選び，解答欄の記号にマークしなさい。
　　a．低温・低圧　　b．低温・高圧　　c．高温・低圧　　d．高温・高圧

問3 密閉容器をアンモニアで満たし，500℃，6.0×10^7 Pa で平衡に達したとき，容器内は気体だけとなった。この気体すべての物質量に対する H_2 の物質量の割合〔％〕として最も適切な値をa～gの中から一つ選び，解答欄の記号にマークしなさい。ただし，気体はすべて理想気体とする。
　　a．11　　b．23　　c．32　　d．45　　e．55　　f．63　　g．72

東海大学（医）26年度（52）

4 つぎの文を読み，以下の各問いに答えなさい。

　少量の濃硫酸を含むエタノールを容器中で加熱するとき，温度によって生成する物質が異なり，____ア____ ℃の場合ではエチレンが，____イ____ ℃ではジエチルエーテルが生成する。Aさんはエタノールと濃硫酸を用いて，以下のようにジエチルエーテルを得る実験を行った。

　Aさんはエタノール100 gを用いて実験を行うつもりであったが，誤って100 mLのエタノールを量りとり，少量の濃硫酸を加えて実験を開始した。この密封容器をしばらく ____イ____ ℃で加熱したところ，エタノールは完全に反応したが，加熱にむらがあったために，エチレンとジエチルエーテルのみからなる混合気体が生じた。生成した混合気体をすべて回収し室温に冷却したところ，エチレンはすべて気体のままで，ジエチルエーテルはすべて液体となり，容器の底にたまった。たまった液体の質量を測定し，ジエチルエーテルの収率を計算した結果，55.0 %となった。しかし，後から見直したところ，原料のエタノール100 gを用いたと考えて収率を計算したため，100 mL用いたこの実験の収率として誤っていることがわかった。

　ここで収率とは，

$$収率〔\%〕 = \frac{実際に得られた生成物の物質量}{原料が完全に反応して得られる生成物の物質量} \times 100$$

で表される値である。なお，エタノールの密度は 0.789 g/cm³ とする。また，混合気体およびジエチルエーテルの回収は完全に行われたものとし，エチレンのジエチルエーテルに対する溶解度は無視できるものとする。

問1　空欄 ____ア____ および ____イ____ に当てはまる値の組み合わせとして適切なものをa～fの中から一つ選び，解答欄の記号にマークしなさい。

　　　a．ア　90～100，イ　130～140　　　b．ア　90～100，イ　160～170

　　　c．ア　130～140，イ　160～170　　　d．ア　130～140，イ　90～100

　　　e．ア　160～170，イ　90～100　　　f．ア　160～170，イ　130～140

問2　この実験で得られたジエチルエーテルの質量〔g〕として最も適切な値をa～fの中から一つ選び，解答欄の記号にマークしなさい。

　　　a．34.9　　　b．44.2　　　c．45.2　　　d．55.0　　　e．69.8　　　f．88.5

問3　この実験で得られたジエチルエーテルの正しい収率〔%〕として最も適切な値をa～fの中から一つ選び，解答欄の記号にマークしなさい。

　　　a．43.4　　　b．52.4　　　c．58.4　　　d．69.7　　　e．78.9　　　f．86.8

問4　この実験によって生じたエチレンの標準状態（0℃，1.01×10⁵ Pa）における体積〔L〕として最も適切な値をa～fの中から一つ選び，解答欄の記号にマークしなさい。ただし，エチレンは理想気体とする。

　　　a．5.07　　　b．8.11　　　c．11.6　　　d．16.0　　　e．18.3　　　f．21.7

東海大学（医）26年度 （53）

5 つぎの文を読み，以下の各問いに答えなさい。

　脂肪酸を，（炭素数：炭素—炭素原子間の二重結合の数）で表記することとする。例えば，酢酸は（2：0），炭素数18で炭素—炭素原子間の二重結合を2個含むリノール酸は（18：2）と表すことができる。油脂は，グリセリンに3個の脂肪酸が　ア　結合によって結合した構造を有している。ある油脂Aは，グリセリンに（16：0），（18：1）および（18：3）が1個ずつ結合した物質である。

問1　脂肪酸（18：3）の分子式を解答欄に書きなさい。

問2　空欄　ア　に当てはまる語句をa〜eの中から一つ選び，解答欄の記号にマークしなさい。
　　　　a．エーテル　　　b．エステル　　　c．アミド　　　d．水素　　　e．イオン

問3　油脂Aの分子量を求め，有効数字3桁で解答欄に書きなさい。

問4　1.00gの油脂Aをすべてけん化するのに必要な水酸化ナトリウムの質量〔g〕として最も適切な値をa〜fの中から一つ選び，解答欄の記号にマークしなさい。
　　　　a．4.41×10^{-2}　　　b．4.68×10^{-2}　　　c．1.32×10^{-1}　　　d．1.41×10^{-1}　　　e．3.96×10^{-1}
　　　　f．4.22×10^{-1}

問5　1.00gの油脂Aに臭素を完全に付加反応させたとき，反応する臭素の質量〔g〕として最も適切な値をa〜fの中から一つ選び，解答欄の記号にマークしなさい。
　　　　a．1.76×10^{-1}　　　b．1.87×10^{-1}　　　c．3.52×10^{-1}　　　d．3.74×10^{-1}　　　e．7.04×10^{-1}
　　　　f．7.48×10^{-1}

6 つぎの文を読み，以下の各問いに答えなさい。

エステル A は，炭素，水素，酸素からなる分子内に 1 個の不斉炭素原子をもつ有機化合物である。このエステル A の元素分析を行った結果，質量百分率で炭素 74.2%，水素 7.8% であり，分子量は 178 であった。

エステル A を水酸化ナトリウム水溶液に加えて加熱したのち酸性にすると，融点 123℃ の結晶 B と沸点 99℃ の無色の液体 C が得られた。化合物 B は芳香族化合物で，その元素分析結果は，質量百分率で炭素 68.9%，水素 4.9% であり，分子量は 122 であった。一方，化合物 C を二クロム酸カリウムの希硫酸溶液に入れて温めると化合物 D が生成した。化合物 D に水酸化ナトリウム水溶液とヨウ素を加えて温めると，特有のにおいをもつ黄色結晶が生じた。

問 1 化合物 B，C，D の構造式（示性式）をそれぞれ解答欄に書きなさい。

問 2 化合物 C の構造異性体は，化合物 C 以外に何種類あるか。その数を解答欄に書きなさい。

問 3 化合物 C 2.22 g にナトリウムの小片を加えると気体が発生した。気体が発生しなくなるまでナトリウムを加えたとき，発生した気体の標準状態（0℃，1.01×10^5 Pa）における体積〔mL〕を有効数字 3 桁で解答欄に書きなさい。ただし，発生した気体は理想気体とする。

生物 問題 2月3日

1　刺激の受容と反応に関する以下の各問いに答えなさい。

問1　次の文中の空欄（　1　）～（　5　）に当てはまる適切な語句を答えなさい。

　　動物は，外部環境に適応して生存するために，刻々と変動する外部環境の状況を受け取り，これに対して適切に対処する能力を有している。外界からの刺激は，目や耳などの受容器にある特定の刺激に反応する（　1　）で受容される。（　1　）が受容できる最も有効な種類の刺激を（　2　）と呼ぶ。受容された刺激は，次に（　3　）神経を介して中枢神経系に伝えられる。そして，中枢で適切に処理をされた指令は，（　4　）神経あるいは自律神経を介して骨格筋や腺などの（　5　）に伝えられ，その結果として外界からの刺激に対して適切に反応することができる。

問2　それぞれの受容器が受け取ることのできる刺激の種類は決まっている。次のA～Eの受容器に対する特定の刺激として適切なものを下記の語群の中から一つ選び，それぞれ記号で答えなさい。

　　A．筋紡錘　　B．味蕾　　C．網膜　　D．前庭　　E．半規管

〔語群〕
　a．可視光　　　　　b．可聴音　　　　　c．からだの傾き　　　d．からだの回転
　e．空気中の化学物質　f．水溶液中の化学物質　g．骨格筋の長さの変化
　h．温度　　　　　　i．痛み

問3　次の文章は音を受容するしくみについて説明したものである。また，図1は伸ばした「うずまき管」を模式的に示したものである。文中および図中の空欄（　ア　）～（　キ　）に当てはまる適切な語句を答えなさい。

　　ヒトの耳では，外耳道を伝わってきた音波は鼓膜を振動させ，その振動は中耳の（　ア　）によって内耳のうずまき管に伝えられる。この振動がうずまき管内を満たす（　イ　）を伝わって基底膜を振動させると，基底膜の上にある（　ウ　）の聴細胞で振動に応じた興奮が生じる。聴細胞の興奮は（　エ　）によって大脳に伝えられ，聴覚を生じる。

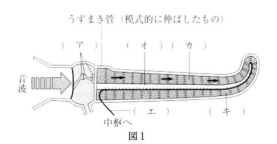

図1

問4 図2は，周波数の異なる音を受容した際に振動するヒトの基底膜領域とその振幅との関係を示したものである。図を参考にして，ヒトが音の高低を識別できるしくみついて，句読点を含めて60字以内で説明しなさい。

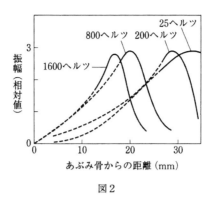

図2

$\boxed{2}$ 次の文章を読んで，以下の各問いに答えなさい。

　呼吸は，多くの反応過程を経て有機物を分解しながら，有機物中のエネルギーを取り出す化学反応である。その反応の結果，エネルギーは ATP として蓄えられる。今日では，グルコースを材料とする呼吸反応の全体は反応Aのように表されるが，これは Ⅰ～Ⅲ のような研究によって明らかにされたものである。

$$C_6H_{12}O_6 + 6O_2 + 6H_2O \ \rightarrow \ 6CO_2 + 12H_2O + 38ATP \ \cdots\cdots 反応A$$

Ⅰ. 窒素を満たした容器にカエルの筋肉を入れ，刺激を与えて繰り返し収縮させると，筋肉中のグルコースが減少して乳酸が増加する。このことから筋肉は，乳酸菌による発酵のように，グルコースを乳酸に分解してエネルギーを得ていると考えられた。ところが，乳酸合成を阻害するモノヨード酢酸に筋肉を浸すと，<u>乳酸は生成されないにもかかわ</u>
<u>らず，筋肉は刺激に応じて収縮する</u>ことが明らかになった。このことから，呼吸反応には乳酸発酵と同じ中間生成物
　①
が生じること，すなわち，グルコースが段階的に分解されピルビン酸を生成する共通の反応経路があることがわかった。一連の反応は以下のように表される。

$$C_6H_{12}O_6 \ \rightarrow \ 2C_3H_4O_3 + 4[H] + 2ATP \ \cdots\cdots 反応B$$

Ⅱ. 破砕筋肉懸濁液にクエン酸やコハク酸のような有機酸を加えると，呼吸反応が促進し，酸素依存的に有機酸は分解されて二酸化炭素を生じることが明らかになった。この分解反応は，<u>以下のような直線的な連続経路にまとめられる</u>
と考えられた。　　　　　　　　　　　　　　　　　　　　　　　　②

　　クエン酸 (C_6) → イソクエン酸 (C_6) → α-ケトグルタル酸 (C_5) → スクシニル CoA (C_5) → コハク酸 (C_4) →
　　フマル酸 (C_4) → リンゴ酸 (C_4) → オキサロ酢酸 (C_4)

　　　　　　　　　　　　　　　　　　　　　　　　（C_6，C_5，C_4 は分子中に含まれる炭素原子の数を表す）

　マロン酸は，コハク酸をフマル酸に変える働きがあるコハク酸脱水素酵素を阻害する。したがって，マロン酸を破砕筋肉懸濁液に加えた後，クエン酸を加えると，下線②の直線経路の順に分解されていくが，その反応はフマル酸までは進行せずにコハク酸が蓄積する。ところが，マロン酸を添加した破砕筋肉懸濁液に，フマル酸，リンゴ酸，オキサロ酢酸のいずれを加えた場合も，やはりコハク酸が蓄積することが明らかになった。

Ⅲ. 反応Bの生成物であるピルビン酸と下線②の最終産物であるオキサロ酢酸を破砕筋肉懸濁液に加えると<u>クエン酸</u>
　　③
<u>が生じる</u>ことが明らかにされた。この結果から，下線②についてある仮説が提唱された。反応Bにより，破砕筋肉
懸濁液にはもともとピルビン酸が豊富に含まれる。したがって，下線④が事実ならば，破砕筋肉懸濁液に下線②の
　　　　　　　　　　　　　　　　　　　　　④
有機酸のいずれを加えても呼吸反応が促進する理由が見事に説明される。その後，下線④で想定された酵素反応の
１つ１つが破砕筋肉懸濁液で起こることが明らかになり，下線④は実証された。また，この反応過程で二酸化炭素
と多量の水素が生成するとともに，エネルギーも生じることが明らかになった。一連の反応は以下のように表される。

$$2C_3H_4O_3 + 6H_2O \ \rightarrow \ 6CO_2 + 20[H] + 2ATP \ \cdots\cdots 反応C$$

反応Cの呼吸反応において酸素は使用されていない。したがって，呼吸で放出される二酸化炭素中に含まれる酸素
原子は，生体が外呼吸によって吸い込んだ酸素ではなく，（　a　）や（　b　）に由来していることがわかる。有機物
の分解という観点からは，呼吸反応は反応Cで完了する。しかし，呼吸反応の次の段階で，反応Bと反応Cで生成した
水素は，多量のエネルギーを生じる反応に利用されることが明らかとなった。また，水素は酸素と結合して水を生成す
る。一連の反応は以下のように表される。

$$24[H] + 6O_2 \rightarrow 12H_2O + 34ATP \quad \cdots\cdots 反応D$$

問1　(1)　文中の空欄（　a　）と（　b　）に当てはまる適切な語句を答えなさい。

　　(2)　下線①の結果から，筋収縮のエネルギー生成について推定されることは何か，句読点を含めて40字以内で
　　　　答えなさい。

問2　(1)　下線②で二酸化炭素が発生する過程は何カ所あるか答えなさい。

　　(2)　下線③の反応において，ピルビン酸は脱炭酸反応を受けた後，補酵素Aと結合する。この補酵素Aと結合
　　　　する有機物1分子当たりの炭素原子の数を答えなさい。

　　(3)　下線④はどのような仮説であるか。句読点を含めて30字以内で答えなさい。

　　(4)　破砕筋肉懸濁液に含まれる炭素原子は^{12}Cである。この懸濁液に炭素原子のすべてを同位体である^{13}Cで置
　　　　換したクエン酸を添加した。炭素原子を指標としてクエン酸の代謝過程を追跡した場合，下線④に従うとど
　　　　のような炭素原子から構成される有機酸が得られると予想されるか，句読点を含めて20字以内で答えなさい。

問3　(1)　下線⑤とあるが，実際には酸素がないと反応Cは停止する。その理由を考察し，句読点を含めて50字以内
　　　　で答えなさい。

　　(2)　グルコースは1モル当たり693.5キロカロリー（kcal）のエネルギーを持つ。呼吸反応では，そのエネルギー
　　　　の40％が取り出され，ATPとして蓄えられる。ATP1モル当たりのエネルギー量は何kcalになるか答えな
　　　　さい。

東海大学（医）26年度　(59)

3　次の文章を読んで，以下の各問いに答えなさい。

　　DNA はリン酸と糖と塩基からなる（　a　）が多数つながってできており，遺伝情報は（　a　）が共通に持つリン
酸や糖ではなく，塩基の部分が担っている。DNA を構成する塩基は（　b　）種類であるが，タンパク質を構成する
アミノ酸は（　c　）種類である。仮に 2 個の塩基の組合せにより遺伝暗号が構成されると考えると，その組合せは
（　d　）種類であり，アミノ酸の種類の数に足りない。3 個の塩基の組み合わせでは（　e　）種類となりアミノ酸の
種類の数を上回る。このようにアミノ酸と塩基の種類の数をもとに，となりあう塩基が 3 個 1 組となって 1 種類のアミ
ノ酸を指定すると考えられ，その遺伝暗号の解明はニーレンバーグやコラーナらによって行われた。彼らは，人工的に
合成した種々の mRNA をタンパク質合成系に加えて，どのようなアミノ酸から構成されるタンパク質が合成されるの
かを調べ，遺伝暗号を明らかにしたのである。

実験 1　グアニン (G) とウラシル (U) が 5：1 に含まれる人工 mRNA をもとにタンパク質を合成したところ，そのアミ
　　　　ノ酸組成は，グリシン：バリン：トリプトファン：ロイシン：システイン：フェニルアラニン = 150：30：
　　　　25：5：5：1 であった。

実験 2　グアニン (G) とウラシル (U) を繰り返す人工 mRNA をもとにタンパク質を合成したところ，そのアミノ酸
　　　　組成は，バリン：システイン = 1：1 であった。
　　　　ただし，実験 1，2 の人工 mRNA の合成や人工 mRNA をもとにしたタンパク質の合成は偏りなく理想的に
　　　　行われたものとする。

問 1　文中の空欄（　a　）～（　e　）に当てはまる適切な語句や数字を答えなさい。

問 2　実験 1 について設問 (f)～(h) に答えなさい。
　　(f)　実験 1 でつくられたコドンは何種類か答えなさい。
　　(g)　この人工 mRNA に含まれるコドンのなかで，最も数が少ないものを 1 とすると，最も多いものの理論的な
　　　　比を示しなさい。
　　(h)　コドンの種類が複数存在すると考えられるアミノ酸はどれか全て答えなさい。

問 3　実験 1，2 をもとに (i)～(k) のコドンが指定するアミノ酸を答えなさい。
　　(i)　GGG
　　(j)　UGU
　　(k)　UUU

問 4　(l)　タンパク質の翻訳に必要な mRNA 以外の RNA を全て答えなさい。
　　(m)　細胞質基質中にあるタンパク質合成が行われる場の名称を答えなさい。

4 移植実験に関する次の文章を読んで，以下の各問いに答えなさい。

　組織適合抗原とは，個体間で組織の移植を行なった場合に，移植の成否を決定する抗原であり，臓器移植の際に臓器提供者と受容者との間の組織適合抗原の型の一致が考慮されている。以下に純系マウス2系統（A系統とB系統）を用いた皮膚組織移植実験の結果を示した。なお，マウスの組織適合抗原は常染色体に位置する2個の遺伝子座が支配するものとする。

実験1　A系統のマウスの皮膚組織を同じA系統のマウスに移植した結果，移植片は拒絶されなかった。また，B系統のマウスの皮膚組織を同じB系統のマウスに移植した結果，移植片は拒絶されなかった。

実験2　A系統のマウスの皮膚組織をB系統のマウスに移植した結果，移植片は拒絶され脱落した。また，B系統のマウスの皮膚組織をA系統のマウスに移植した結果，移植片は拒絶され脱落した。

実験3　A系統とB系統のマウスを交配させた雑種第一代（F_1）マウス（AB-F_1）の皮膚組織をA系統ならびにB系統のマウスにそれぞれ移植した結果，移植片はいずれも拒絶され脱落した。ところが，A系統あるいはB系統のマウスの皮膚組織をAB-F_1に移植した結果，いずれも移植片は拒絶されなかった。

問1　組織適合抗原の表現型は，複対立遺伝子により決定されている。これとよく類似する例を以下の(a)〜(e)から一つ選び，記号で答えなさい。

　　(a)　ABO式血液型　　　(b)　エンドウの種子の形　　　(c)　カイコガのまゆの色

　　(d)　スイートピーの花の色　　　(e)　マウスの体色

問2　実験2では，移植後10日後に移植片が脱落した。この移植皮膚組織が脱落したマウスに同じ皮膚組織をもう一度移植すると，今度は前よりも早く5日後に移植片が脱落した。免疫反応の観点から二度目の移植において移植片が早く脱落した理由について，「記憶」という単語を用い句読点を含めて40字以内で説明しなさい。

問3　A系統とB系統とは組織適合抗原の異なるC系統を準備し，C系統とA系統のF_1マウス（AC-F_1）を作製した。その後，AC-F_1の皮膚組織を以下のマウスに移植した。この場合，確実に拒絶されなかったと考えられるものを(a)〜(e)から全て選び，記号で答えなさい。

　　(a)　A系統のマウス　　　(b)　B系統のマウス　　　(c)　C系統のマウス　　　(d)　AB-F_1　　　(e)　AC-F_1

問4　実験3において作製したF_1マウス（AB-F_1）どうしを交配させて雑種第二代（AB-F_2）マウスを作製した。このAB-F_2の皮膚組織を（a）AB-F_1，ならびに（b）AC-F_1にそれぞれ移植した場合，皮膚組織が拒絶されないと予測される割合を%でそれぞれ答えなさい。ただし，2個の組織適合抗原を支配する遺伝子は完全に連鎖するものと仮定する。

問5　問4において作製した（a）AB-F_2の皮膚組織をA系統のマウスに移植した。一方，（b）B系統のマウスの皮膚組織をAB-F_2に移植した。これらの場合，皮膚組織が拒絶されないと予測される割合をそれぞれ分数で答えなさい。ただし，2個の組織適合抗原を支配する遺伝子は互いに独立するものと仮定する。

5 酵素に関する次の文章を読んで，以下の各問いに答えなさい。

　酵素は化学反応を進行させるために必要な（　A　）を小さくすることにより，反応速度を増加させる働きを持つ。生体内でつくられることから生体触媒と呼ばれ，その本体は有機物質の1つである（　B　）であり無機触媒とは異なる性質を有している。酵素に特徴的な性質として，（　C　），最適pH，最適温度，の3つを有することが挙げられる。その中の（　C　）とは，特定の酵素は特定の物質（基質）にのみ反応性を持つことであり，これは酵素の立体構造で決まる。酵素にはそれぞれ特有の立体構造をした（　D　）があり，その（　D　）に適合する物質だけが結合して酵素-基質複合体をつくり，酵素の作用を受けて生成物が生じる。この時に，酵素に結合するが基質とは異なる物質が存在すると，酵素の反応速度が低下する場合がある。このような酵素反応を阻害する物質を阻害物質と呼ぶ。阻害物質が酵素のどの場所に結合するか，例えば（　D　）に結合するかあるいはそれ以外の場所に結合するか，によって阻害の作用機序すなわち阻害様式が異なる。阻害様式は基質濃度と反応速度の関係を調べることで知ることができる。

　ある酵素の活性と，それに対する阻害物質1と阻害物質2の効果を調べるための実験を行った。表1は，酵素量一定の条件下で基質濃度〔S〕を種々の状態に変化させたときの生成物の生成速度（酵素と基質が混ぜられた直後の反応速度〔v〕）を測定したものであり，それをグラフにしたものが図1である。その際に，酵素のみを加えたもの(a)，酵素と一緒に一定濃度の阻害物質1を加えたもの(b)，酵素と一緒に一定濃度の阻害物質2を加えたもの(c)，の3つの条件で測定を行った。

表1

基質濃度〔S〕	反応速度〔v〕		
	(a) 阻害物質なし	(b) 阻害物質1	(c) 阻害物質2
3.3	12.5	5.0	2.5
5.0	16.7	7.1	3.3
10.0	25.0	12.5	5.0
20.0	33.3	20.0	6.7

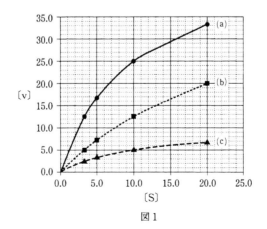

図1

問1 文中の空欄（ A ）〜（ D ）に当てはまる適切な語句を答えなさい。なお，同じ記号には同じ語句が対応する。

問2 図2は，〔S〕と〔v〕のそれぞれの逆数，すなわち $\frac{1}{[S]}$ と $\frac{1}{[v]}$ との関係を示すグラフである。まず表1の値をもとに，$\frac{1}{[S]}$ と $\frac{1}{[v]}$ に関する未完成の表2を完成させなさい。次に，図2に既に記入されている阻害物質なしの場合（図2の(a)）を参考にして，阻害物質1と阻害物質2を加えた際の値から，解答欄のグラフを完成させなさい。その際に，どちらが阻害物質1でどちらが阻害物質2のデータであるのかを(b), (c)を記入して区別できるようにすること。なお，表2に記入した値は図2のグラフ作成に利用するためのものであり，解答欄に記入する必要はない。

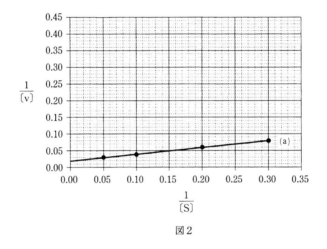

図2

表2

$\frac{1}{[S]}$	$\frac{1}{[v]}$		
	(a) 阻害物質なし	(b) 阻害物質1	(c) 阻害物質2
0.30	0.08		
0.20	0.06	0.14	0.30
0.10	0.04		
0.05	0.03		0.15

問3 この実験では基質濃度が比較的低い場合での反応速度しか測定していないが，基質濃度〔S〕を最大限に高くして(a), (b), (c)の各条件で反応させた時に，反応速度〔v〕はいくつになると予想されるか。問2で作成した各データが直線になると仮定して，それぞれの答えを求めなさい。

問4　問3の答えをもとにして，阻害物質1(b)，および阻害物質2(c)の阻害様式の名称を答えなさい。

問5　基質と構造が類似しているため，問1の空欄（　D　）に結合すると考えられるのは，「阻害物質1(b)」と「阻害物質2(c)」のどちらであるかを記号で答えなさい。

問6　図2のようなグラフを両逆数プロットというが，両逆数プロットは図1のグラフと比べて優れた点がある。問2～問5までの考察をふまえ，どのような点が優れていると考えられるか，句読点を含めて50字以内で説明しなさい。

英　語

解答　26年度

<table>
<tr><td>2月2日</td></tr>
</table>

1

〔解答〕

問1. ア　　問2. エ　　問3. エ　　問4. ウ

問5. イ　　問6. エ　　問7. ウ　　問8. ウ

問9. ア

問10. (1) F　(2) F　(3) T　(4) T　(5) F

〔出題者が求めたポイント〕

[選択肢の意味]

問1. ア. 潜在的に持つ重要性　イ. 不健康なこと

　　ウ. 長い歴史　　　　　　エ. 詳しい調査研究

問2. ア. 筋肉弛緩剤である。

　　イ. 局所麻酔剤である。

　　ウ. よく知られている。

　　エ. まだ発見されていない。

問3. ア. の増加　　　　　　オ. の原因

　　ウ. に関係のある政治　エ. の恩恵

問4. ア. 米の50%がアジアで栽培されていることであ

　　　　る。

　　イ. 多くの種類の食料が使われていることであ

　　　　る。

　　ウ. アジアで使われている米の種類が非常に少な

　　　　いことである。

　　エ. 熱帯雨林の広い地域を保護することである。

問5. ア. 生物多様性のためによい。

　　イ. 食糧保障を損なう。　ウ. 避けられない。

　　エ. 熱帯雨林火災を起こす。

問6. ア. 人々　　　　　イ. 変化

　　ウ. 会社と政府　エ. 植物と動物

問7. ア. しかし　　イ. よって

　　ウ. たとえば　エ. 加えて

問8. ア. 真ん中で　イ. 反対に

　　ウ. 結局　　　エ. かわりに

問9. ア. 生物多様性の重要性　イ. 森林破壊の価値

　　ウ. 生物多様性の神話　　エ. 森林破壊論争

問10. 1. 医療的特性のためにテストされたのは<u>100種</u>

　　　　<u>類</u>の植物だけである。（第2段落に「100種に

　　　　つき1種」とあるので、下線部は誤り。）

　　2. これからの10年で<u>世界中で</u>10のうちの1つ

　　　　の種が失われるだろう。（第1段落に「熱帯雨

　　　　林にいる熱帯の種のうち」とあるので、下線

　　　　部は誤り。）

　　3. ノボカインは1世紀以上前からある。（第2段

　　　　落に記述がある。）

　　4. 熱帯雨林が燃えることは食糧保障に影響する。

　　　　（第4段落に記述がある。）

　　5. 世界的な食糧保障における悪いスパイラルが

　　　　1世紀以上前に起こった。（このような記述は

　　　　ない。）

〔全訳〕

　地球の広くさまざまな種類の動物や植物などの生命は、生物多様性として知られている。深刻な生物多様性の消滅は、おそらく、現代の最も大きな問題のひとつだろう。地球の生物多様性を守ることは、それ自体が重要であると主張する人たちもいるが、これが究極においては人類の生存にとって重要なのだと主張する人たちもいる。たとえばアマゾンなどの熱帯雨林は、世界中の生命の半分を超える種にとってのふるさとである。しかし、これからの50年で、森林伐採によってかなりの種の消滅が起こるかもしれない。実際、10年ごとに熱帯雨林にいる熱帯の種の10％にも上る数が失われていると推測される。このような消滅と結びついた、医療や食糧への影響もあるだろう。

　まず、薬の新開発は、時々、熱帯雨林の植物の医療的性質に関係している。今のこの時点で、数百万の動植物の種に置くことのできる価値は、まだわかっていない。だが、今日実用的な価値がほとんどない種でも、将来のどこかの時点で、重大な価値があると判明するかもしれない。今は、1300種を越える熱帯雨林の植物に医療的利用法があると知られているが、100種につき1つの種しか、医療に関係のある特性を研究されテストされてこなかった。実は、多くの薬が、始まりは単純なのである。[1] たとえば、かつて歯科医に広く使われた局所麻酔剤のノボカインは100年以上にわたって合成的に生産されてきたが、その起源はコカという植物である。手術に使われる筋肉弛緩剤のツボクラリンは、南アメリカのつる植物の樹皮から取られている。森林の床で発見されるのを待っている画期的新薬のことに、思いを馳せてみよう。

　医療的特性に加えて、生物多様性はまた、食糧保障にとっても非常に重要である。世界の米の90％以上がアジアで栽培されている。しかし、この食糧は極めて少ない米の品種を使って作られる。これらの米の品種のひとつを災害や虫が襲い始めたら、世界の食糧保障に大きな影響を与えることになるだろう。それと対照的に、広く多岐にわたる食料は食糧不足の危険を減らす。人間が使う食料の種類が多ければ多いほど、飢饉や、限られた穀物に依存することからくる難題に、直面する可能性は少なくなる。

　間接的なことで言うと、地球温暖化とのたたかいを助けるために多様な生物のいる森を守らなければならないという、説得力のある食糧保障の主張もある。熱帯雨林を伐採したり燃やしたりすることによって、大量の二酸化炭素が放出されている。これが世界中の気候変動の流れを加速し、それによって天候の型や気温が変わる。この変化はやがて植物に影響し、植物に頼っている動物に影響する。このような環境の変化は、多くの動植物の種を消滅へと導くが、その中には食料として使われているものも含まれる。人類の食糧保障における危険な下降スパイラルが起こるかもしれない。結果として、不確実な

未来における変化の問題を克服するためには、多様な種の選択が必要になってくるだろう。

[2] 結局のところ、私たちは、何らかの変化は常にあり得ることを、認識しなければならない。絶滅する種がある一方、勢力を増す種もいることを期待すべきである。しかし、私たちは、人間が地球の広い範囲を変えてしまう力を持っている時代に生きているのである。よって私たちは、生物多様性は医学の進歩と食糧保障のかぎであるという事実を見落としてはならない。生物多様性がいったん失われると、それは取り戻すことができないのである。

2
〔解答〕
(1) イ　(2) イ　(3) エ　(4) ウ　(5) エ
(6) ウ　(7) エ　(8) エ　(9) ア　(10) エ
〔英文の意味と解法のヒント〕
1. 「私たちは約10分ほど彫刻を見てから、作者が誰なのかがわかった。」過去の内容の文
2. 「ジェインが自分の行動に対してして唯一の言い訳は、疲れていたというものだった。」主語が単数で過去
3. 「あなたはそのゲームに興味ありませんよね。」付加疑問文
4. 「私は牛肉は好きではない。よっぽどおなかが空いていない限り、食べない。」同じような意味のexceptは節の中が常に直説法なのでここには不適切。
5. 「メアリーと私のことは心配しないで。自分たちの面倒は見られるから。」
6. 「紀元前47年にジュリアス・シーザーは、大勝利を勝ち取ったと言った。」that 節の中は倒置形ではない。主節の動詞 said が過去形。
7. 「ミュールジカは、大きい耳が、馬のようなミュール(ラバ)の耳に似ているのでこう呼ばれる。」単複同形の deer はここでは複数なので、動詞は are
8. 「お金の扱いがうまければ、いつかお金持ちになれるかもしれないが。」仮定法過去
9. 「11：30前ならいつでもレポートを提出してよい。」
10. 「設計とテストが終わったので、新しいコンピューターは生産に入れる。」go into production で「生産が始まる」

3
〔解答〕
(1) ウ　(2) イ　(3) イ　(4) イ　(5) ア
(6) ア　(7) エ　(8) ウ　(9) エ　(10) ウ
〔英文の意味〕
1. だれもが2週間以内でその病気から回復した。
2. 彼は電柱の中に入ったが、唯一の傷はプライドについた傷だった。
3. ジェイソンは非常に裕福で、だから高級車を持っている。
4. 昨夜の大きな台風は、飛行機のフライトスケジュー

ルに予想される影響を及ぼした。
5. 全ての人はそのスポーツイベントに全面参加することを依頼された。
6. 私の気持ちを伝えるのは確かに難しい。
7. 実際今日私が買ったものはすべて輸入品だ。
8. チームは見たところ上達している。
9. 彼女はその映画を高く評価したが、私は退屈だと思った。
10. そのホテルのすばらしい朝食は、寒い部屋を補ってあまりある。

4
〔解答〕
(1) ア　(2) イ　(3) イ　(4) エ
(5) ア　(6) ア　(7) ウ　(8) イ
〔出題者が求めたポイント〕
[質問と選択肢の意味]
1. ア. 古い体育館　イ. 新しいスポーツセンター
　ウ. カフェテリア　エ. 講堂
2. ア. どちらも驚かなかった。
　イ. ふたりとも驚いた。
　ウ. サリーだけが驚いた。
　エ. ジョンだけが驚いた。
3. ア. 新しい体育館を見つけるのは難しいだろう。
　イ. 彼女は体育館がなくなると悲しく思うだろう。
　ウ. 彼女はこれから体育館には行かないだろう。
　エ. もう運動するのは不可能だろう。
4. ア. もっと小さい設備になるだろう。
　イ. 医療センター含んでいるだろう。
　ウ. カフェテリアを含んでいるだろう。
　エ. 非常に現代的な設備になるだろう。
〔全訳〕
ジョン：この体育館の建物のこと聞いた？
サリー：聞いたわ。ショックよね。
ジョン：そうだよね！
サリー：学校はどうすると思う？噂はたくさん聞くけど。
ジョン：そうだね。この建物については大きな計画があるらしいよ。
サリー：これをつぶして科学実験棟を建てるつもりって聞いたけど。
ジョン：ほんと？僕は新しい講堂になるだろうって聞いてる。
サリー：そうね、どうなるにしても、私はこの古い体育館がなくなるのは寂しいわ。大好きなの。私たち、どこで運動することになるの？
ジョン：キャンパスの遠いところに新しいのを建てるらしいよ。最新設備を備えたもっと大きなものになるらしい。それにこれは、古い建物が閉館する前にオープンするようだよ。
サリー：正確にはどこになるのかしら。ほんと、私、体育館に行かなくちゃいけないんだけど。
ジョン：見える？500 m先、ほら、向こうの方。
サリー：どこ？向こう？医学部の隣でカフェの反対側？

ジョン：そうだよ。

[選択肢の意味]
5. ア．何を書けばいいかわからないこと。
　イ．どのように手伝えばいいかわからないこと。
　ウ．最初にカードにサインしたいこと。
　エ．ブランド品のプレゼントを買いたいこと。
6. ア．大事なことはあなたが気にかけているのを見せ
　　ることだという意味。
　イ．何か新しいものを買うのがベストだという意味。
　ウ．ストレスの少ない生活をするのはいいことだと
　　いう意味。
　エ．頭で計算することで、気分が良くなるだろうと
　　いう意味。
7. ア．トムとキャロルは独立した生活をするべきだと
　　いう意味。
　イ．トムとキャロルは一人で住むべきではないとい
　　う意味。
　ウ．彼と女性は彼らを助けるつもりだという意味。
　エ．彼と女性は彼らの家を訪ねるつもりはないとい
　　う意味。
8. ア．トムの退職のためのもの。
　イ．トムとキャロルの新しい赤ちゃんのためのもの。
　ウ．キャロルの誕生日のためのもの。
　エ．トムとキャロルの新しい町への引越しのための
　　もの。

〔全訳〕
男性：トムとキャロルと小さいサリーのカードにもうサ
　　　インした？
女性：いいえ、最初にしたくなかったの。
男性：大事なのは気持ちだから、単に「おめでとう」と
　　　いうのがいつもいいんだよ。君が嬉しくてワクワ
　　　クしていることを見せればいいんだ。
女性：もちろんそうだけど、それだけじゃ十分じゃない
　　　わ。新しい命のことを言っているのよ。サリーは
　　　明日で1ヵ月になるし、トムとキャロルにとって
　　　は親としての新しい生活なのよ。彼らにはほとん
　　　ど眠れない夜が続くだろうし、洗濯物もどっさり
　　　増えるわ。彼らが他の新しいパパママと同じなら
　　　ば、サリーが咳をするたびに心配になるでしょう
　　　よ。彼らには簡単なことではないわ。
男性：そうだね。僕たちは長いあいだ友だちで、それに
　　　いろんな時にお互いを頼ってきた。今度は彼らの
　　　番だよ。彼らは一人ぼっちじゃないってことだ。
　　　僕たちが彼らのためになろう。
女性：それが私が考えていたことだし…カードに書くこ
　　　とだわ。ありがとう。でも、お先にどうぞ。

5
〔解答〕
問1. イ　　問2. ア　　問3. ア　　問4. ア
〔全訳〕
問1. 1. その結果、何か改善できることがあるかを見

るために、手順が公式に見直された。
　　2. それはかなり成功だったが、執刀医長は手術
　　　のいくつかの面に完全に満足したわけではな
　　　かった。
　　3. この公式な評価によって、手術マニュアルに
　　　細かい変化が加えられた。
　　4. ほとんどの人は初め、手術はうまくいくと思っ
　　　た。
問2. 1. 私たちは今日の朝まで会ったことがなかった。
　　2. 私は絶対彼を知っていると思った。
　　3. でも彼の顔には見覚えがあった。
　　4. 少なくともそれが、彼が私に言ったことだ。
問3. 1. この思考法を理解したら、問題を自分の頭で
　　　簡単に解くことができる。
　　2. でも、それは絶対あなたのためにならないと
　　　思う。
　　3. この問題を解くのに計算機を使ってもかまわ
　　　ない。
　　4. この問題は数学的思考法を理解するのによい。
問4. 1. 製氷皿の中では冷たい水より熱い水のほうが
　　　速く凍るという事実は驚くべきことだ。
　　2. それはまた、冷凍庫の中の霜も溶かす。
　　3. これはおそらく熱い水が、小さい氷の結晶が
　　　速くできすぎるのを妨げるからだろう。
　　4. じゃまになるこれらの氷の結晶や霜がないの
　　　で、熱はよりすばやく水から取り除かれる。

6
〔解答〕
(1) イ　　(2) ウ　　(3) ウ　　(4) イ
〔全訳〕
グラフのタイトル：日本の地下水の使用状況
Agricultural Use：農業用
Industrial Use：工業用
Municipal Use：地方自治体用

　このグラフは1972年から2010年までの日本の地下水
使用の（　1　）を表している。（　2　）用の地下水の量は
1970年代で下がった。グラフはまた、地方自治体用の
地下水の量は（　3　）頃に最高点に達したことを示して
いる。2010年の農業用の地下水は（　4　）。
(1) ア．予測　　イ．量　　ウ．成果　　エ．流れ
(2) ア．農業　　イ．地方自治体
　　ウ．工業　　エ．農業、地方自治体、工業
(3) ア．1978年　　イ．1987年　　ウ．1998年
　　エ．2009年
(4) ア．1972年の工業用より多かった
　　イ．1987年の地方自治体用より少なかった
　　ウ．1998年の農業用より多かった
　　エ．2003年の工業用より少なかった

7
〔解答〕
(1)「委員会は傑出した文化的、自然的重要性のある場

所の認定と保護を奨励する。」

(2)「小笠原諸島は、非常にユニークで希少な生態的生物学的進化的歴史を持つものという委員会の基準にかなっている。」

〔全訳〕

　ユネスコ世界遺産(WHS)は、世界遺産委員会によって傑出した普遍的価値があると認定された場所である。2012年9月時点でユネスコ世界遺産の総数は962で、これにはアメリカのイエローストーン公園、オーストラリアのグレートバリアリーフ、ロシアのバイカル湖などの、有名な人気の旅行地が含まれる。(1)委員会は傑出した文化的、自然的重要性のある場所の認定と保護を奨励する。歴史的記念物や建造物も含まれている。たとえば、平泉の古い寺院、庭園、遺跡は、2011年に東北地区初の世界遺産になった。小笠原諸島も2011年にリストに加えられた。時に東洋のガラパゴスと称される(2)小笠原諸島は、非常にユニークで希少な生態的生物学的進化的歴史を持つものという委員会の基準にかなっている。

8

〔解答〕

(1) The first Shinkansen, which was used for the Tokaido Route, was introduced in 1964 as a symbol of Japanese economic growth and development.

(2) Since then the Shinkansen has evolved, kept on prevailing, and become one of the most comfortable vehicles.

〔全訳〕

　英語で「Bullet Train (弾丸列車)」として知られている新幹線は、東京と日本の大きな都市を時速320kmにも上るスピードでつなぐタイプの列車、そして高速鉄道網のことである。これは現在、全国で東北、上越、北陸、東海道、山陽、九州の6路線が運行している。1950年代から1960年代の経済成長時代、日本は工業に重きを置いた。(1)東海道ルートに使用された最初の新幹線は、日本の経済成長と発展の象徴として1964年に導入された。(2)それ以来、新幹線は進化し、拡張し続け、最も快適な乗り物の1つとなっている。弾丸列車はまた、鉄道テクノロジーにおいて世界の先頭を行くものであり、最も速い、最も安全な、最も快適な乗り物と考えられている。

東海大学（医）26 年度 （68）

2月3日

1

〔解答〕

問1. エ　　問2. イ　　問3. ウ　　問4. ア

問5. ウ　　問6. ウ　　問7. ウ　　問8. イ

問9. エ

問10. (1) F　(2) T　(3) T　(4) F　(5) T

〔出題者が求めたポイント〕

［選択肢の意味］

問1. ア．ノーマン・カズンズとは誰か

　　イ．ノーマン・カズンズはテレビで何を見たのか

　　ウ．笑いがもっとも役に立って適切なのはいつか

　　エ．笑い医療の考えがどのようにして始まったのか

問2. ア．カタリア博士は有名なヨガのインストラクターであるということ

　　イ．健康のために笑うことは今では世界的であるということ

　　ウ．インドはヨガで有名であるということ

　　エ．本当の笑いが大事であるということ

問3. ア．運動の大切さ

　　オ．患者は忘れっぽいということ

　　ウ．笑いが健康に良いということ

　　エ．痛みは一時的であるということ

問4. ア．革新的な　イ．未来の

　　ウ．儀礼的な　エ．珍しい

問5. ア．効果的な治療　イ．患者の命

　　ウ．笑いの研究　　エ．科学的証明

問6. ア．悲しいことに　イ．しかし

　　ウ．実際　　　　　エ．反対に

問7. ア．病気と闘うこと

　　イ．血液循環を改善すること

　　ウ．体の柔軟性を向上させること

　　エ．筋肉を弛緩させること

問8. ア．大声の笑いは痛みを起こす。

　　イ．笑いの研究がもっと必要である。

　　ウ．薬がなければ人々はうまく治らない。

　　エ．笑いがなければ人々は病気になるだろう。

問9. ア．新しい療法を始める方法

　　イ．世界中の楽しい運動

　　ウ．ヨガの歴史

　　エ．健康に良い笑い

問10. 1. 病院は笑っている患者を許さない。

　　2. テレビのコメディーを 10 分見たら、カズンズは痛みなしに 2 時間眠ることができた。

　　3. 多くの医師や看護師は、笑いは患者がより速く回復するのを助けるだろうと考えている。

　　4. 笑うことは叫ぶことと同じ効果を持つことが知られている。

　　5. 新しい種類の笑い療法がありそうだ。

〔全訳〕

　人々はたいてい、病院をきわめて厳しい環境だと思っている。人々の病気を治すという真剣な仕事の中で、大声で笑う余裕はほとんどないと信じている。では想像してみよう。病院の中に入ると、とても具合の悪い患者の一団が見える。車椅子の人たちもいて、可能な限り一生懸命に笑っている。これがまさに、インド、イスラエル、マレーシア、イギリス、アメリカなどいたる所で、世界中の病院で見られる光景である。笑いが良い薬として処方されているのである。

　笑い療法の起源は、多少思いがけないものだった。これはアメリカの作家ノーマン・カズンズの「患者によって知覚されるものとしての病気の分析」という本から始まった。カズンズは自分の個人的な体験から、テレビでコメディーを 10 分間見ることで痛みのない眠りを 2 時間取ることができることを発見した。本の中のカズンのこのような記述は 1980 年代に広く普及したが、人々が話題にするほど新しくセンセーショナルなものだった。この革新的な本に続いて、感情が健康に与える影響についての大量の研究が始まった。

　それ以降、笑い療法は人気が出て広まっている。一部カズンズの本に刺激を受けて、マダン・カタリア博士は 1995 年にインドのムンバイで、笑いヨガを導入した。この形式のヨガは、装った笑いも本当の笑いと同じように効果があるという考えを基にしている。これはとても評判がいいとわかり、ムンバイを越えて急速に広まっている。[1]実際、笑い療法クラブはいまやインド亜大陸を網羅し、笑い療法は世界中の 70 以上の国々で実施されている。

　笑い療法を支持する人たちは、これが多くの面で体の助けになると信じている。療法の目的は、患者の肺や筋肉に運動に代わるものを与えて、患者が病気であることを一時的に忘れるようにすることである。多くの医療従事者も、笑いは回復のスピードを速めるだろうと思っている。笑いの隠れた治療効果は、患者をリラックスさせられることだと思われている。筋肉は緊張から解け、患者の気持ちは痛みを思う苦しみから離れ、脳の中にエンドルフィンが放出される。体はこの状態にあった方が、治癒の方向に向かいやすい。

　しかし、笑いの効用の背景にある科学的裏づけはあまりよくわかっていない。笑いは体の変化のひきがねになるようである。ユーモアによって、感染と闘って免疫システムを高める抗体が増えることを明らかにしている研究がある。笑いが糖尿病患者の血糖値を抑制するのを助け、血管を弛緩させることによって血流を助けるのかもしれないと言っている研究もある。だが、健康に効用があることを実現しているのが、実際に笑いの身体的効果なのか、ユーモアを処理する精神的活動なのかは、研究者にはあまり確信がない。さらに、笑いが、例えば大声で叫ぶことのような、他の声を出す活動とどのように比

較できるかは、明らかになっていない。何らかの効果があるのはわかっているのだが、どんな効果なのだろう。科学が要求する証拠は、いまなお欠けたままである。

笑いが病気の効果的な治療法だと、だれもが同意しているわけではないだろうが、患者の生活に小さな楽しさをもたらすことがどうして悪いことなのかは、言うに難しいことだ。笑いの研究はまだその比較的初期の段階にあるので、今後数年でこの治療法のもっとさまざまな形態が出てくる可能性は、きわめて高い。

2
〔解答〕
(1) ア (2) エ (3) イ (4) エ
(6) ウ (7) イ (8) エ (9) イ (10) ア
〔英文の意味と解法のヒント〕
1. 「あなたが彼に買ったズボンはよくない。」pants は複数扱い
2. 「もしお腹が空いていたら、私は何かを食べただろう。」仮定法過去完了の主節は would have ＋過去分詞
3. 「あの本は主に、第1言語が英語でない人用のものだ。」その人の第1言語なので所有格の関係代名詞を使う。
4. 「1871年にあるレポーターが、有名なリビングストン博士に、アフリカで何をしているのかを尋ねた。」後の doing につながって進行形になる。
6. 「学長は本日、新しい図書館が3ヵ月でできるだろうと発表した。」未来の受動態
7. 「その城のほとんどは16世紀に破壊された。」「in the 16th century」とあるので過去形で表現する。destroy は「破壊する」なので受身にする。
8. 「彼女は何を買いたいのかはっきりわかっていたので、買い物にあまり時間を使わなかった。」分詞構文
9. 「映画が始まった時、私は本当に疲れていた。」接続詞を置くところ。
10. 「会議の終わりにすべてのメンバーが握手した。」「～の終わりに」は at the end of ～

3
〔解答〕
(1) ア (2) エ (3) ウ (4) エ (5) ウ
(6) イ (7) ウ (8) ア (9) イ (10) エ
〔英文の意味〕
1. 私の外見は大きくなるにつれて変わるだろう。
2. 彼女は快活で自信に満ちた性格だ。
3. 町の交通問題を改善することに大きな進展があった。
4. あなたは彼女に明瞭で正確な言葉で説明する必要がある。
5. 大雨の時には電車の遅れがよく発生する。
6. 社長はおよそ30分で到着するでしょう。
7. このクラスの子どもたちはほとんど質問しない。
8. 彼は私のコンピュータを壊したが、わざとやったのではない。
9. アンディのことは心配しないで。すぐに現れるでしょ

う。
10. ときどき、会社と顧客は会合を持った。

4
〔解答〕
(1) ア (2) ア (3) イ (4) ウ
(5) エ (6) エ (7) ア (8) イ
〔出題者が求めたポイント〕
[選択肢の意味]
1. ア．真夜中ちょっと過ぎ　イ．真夜中ちょっと前
　ウ．正午ちょっと前　　　エ．正午ちょっと過ぎ
2. ア．あなたは何をしているのか。
　イ．あなたの上にあるものは何か。
　ウ．あなたはどこへ行っているのか。
　エ．あなたはなぜテレビを見ているのか。
3. ア．テレビ局　イ．自分たちの家
　ウ．教室　　　エ．電器店
4. ア．テレビが壊れた。
　イ．チャンネルが多すぎる。
　ウ．良い番組があまりない。
　エ．プロバイダーがひとつのケーブルプランしか持っていない。

〔全訳〕
スティーブ：それで、12時までには帰ってきたんだ。
デイブ：そう、いつも1時までには帰っていて、たいていは12:15に帰るんだけど、夜間の学校は大変なんだよ。ところで何をしているの？
スティーブ：特に何も。ただテレビを見ているだけだよ。
デイブ：何かやってる？
スティーブ：なにも。チャンネルを変えているだけさ。
デイブ：そうだよね、100もチャンネルがあるのに、いいのはひとつもない。
スティーブ：ああそうだね。特別番組でいいのはあるけど、ケーブルプランに支払っても惜しくないようなものはあまりないよ。やめようかな。つまり、何の意味があるのかと言いたいんだ。
デイブ：うん、わかるよ。
スティーブ：ほんと、次に町に出たとき、他に使えるプランがないか調べてみるよ。

[選択肢の意味]
5. ア．学生部長のオフィスでヘビを探すのは許されていない
　イ．彼女はヘビについての話を信じていない
　ウ．彼女はヘビが自由になったのがうれしい
　エ．キャンパスツアーにヘビを連れてくるのはふさわしくない
6. ア．笑いたかった　　　イ．話したかった
　ウ．おそらく戸惑った　エ．おそらく怒った
7. ア．ほかの人にただついて行くのではない
　イ．ペットを持っていない
　ウ．厳しいルール通りに行動する
　エ．言われたことをなんでも受け入れる

8. ア．工場　イ．大学　ウ．会社の本部　エ．小学校

〔全訳〕

トム：先週末、だれかがペットのヘビをキャンパスツアーに連れてきたということ、聞いてる？その人はずっとそれを連れていたんだって。入学事務室に戻ってきたとき、そのヘビは放れて姿を消したんだ。

リンダ：信じられない！ツアーにヘビを連れてくるなんて。それでどうなったの？

トム：みんなで何時間も探し回ったけど、どこにも見つけられなかった。最後には学生部長のオフィスで見つかったんだ。

リンダ：わーぉ。あの人ほんとに動物嫌いよ。きっと腹を立てたでしょうね。

トム：そう思うでしょ？でも、彼女、ヘビと一緒にオフィスから出てきた。ヘビをかかえてなでながらね。ヘビを返して言ったんだ。彼のような自由な発想の人たち、違うことをやるのを恐れない人たちがもっといてほしいって。

リンダ：あるいは、あの古い建物にいるネズミの数が激減すれば嬉しいだけかもよ。

5

〔解答〕

問1．イ　　問2．ア　　問3．ウ　　問4．ウ

〔全訳〕

問1．　1．昨日私の行く私立大学が始まった。
　　　2．でも今のところは、授業に集中している。
　　　3．卒業後は家業で働くつもりである。
　　　4．その前は公立の高校に通っていた。

問2．　1．しかし、水に比べると、お茶はそれほど良くない。
　　　2．そうは言ったものの、私は3つとも好きだ。
　　　3．だから私の意見では、水が一番いい飲み物だ。
　　　4．コーヒーに比べて、お茶の方がいい選び方だと思う。

問3．　1．新聞の記事にいくつの語があるかを数えるのは可能である。
　　　2．そのプログラムはスキャンした映像を個々の語に変換する。
　　　3．そうすると、どんなワード処理のソフトウェアでも、そこにいくつの語があるのかを教えることができる。
　　　4．まず初めに、記事を、あなたのコンピューター上の特殊なソフトウェアでスキャンしなければならない。

問4．　1．もっと最近では、赤十字が1800年代の終わりにそれらを使い始めた。
　　　2．数十年後、救急車は都市に最初に導入された。
　　　3．ある種の救急車は早くも1100年前に軍隊によって使われた。
　　　4．しかし、それらはエンジンのついた車になって初めて、都会で普及するよになった。

6

〔解答〕

(1)エ　(2)イ　(3)イ　(4)エ

〔全訳〕

グラフのタイトル：エースキャンディー社の品質管理

項目の意味：Passed：合格

　　Rejected by machine (Shape)：機械による形の不良品選別

　　Rejected by machine (Weight)：機械による重さの不良品選別

　　Rejected by machine (Color)：機械による色の不良品選別

　　Rejected by people：人による不良品選別

　エースキャンディー会社の品質管理には2つの主要な段階がある。キャンディーは最初機械によって点検され、次に人によって点検される。これらの円グラフは、エースキャンディー会社で2011年と2012年に行われたキャンディー(1)検査の結果を示している。2011年以降、新しいキャンディー製造機が工場で使われ、その結果、品質に重要な変化がもたらされた。たとえば、2011年に比べた2012年の合格率は、(2)パーセンテージで10ポイント高くなった。(3)形と重さの不良品発生率のこのような改善は、新しい機械のおかげと言えるだろう。人による不良品選別は(4)同じであった。

7

〔解答〕

(1)「しかし、パンダは今、農地や森林伐採などの開発のせいで、絶滅危惧種のリストに載せられている。」

(2)「その結果、中国政府に統合された大々的な継続した活動が、パンダの生息地を守るためになされている。」

〔全訳〕

　ジャイアントパンダは大きい黒白のクマのような哺乳動物で、その食は99％が竹であり、もともとの生息地は中国西部、南西部である。これは中国の国家的象徴として広く認識されている。事実、パンダは2008年夏の北京オリンピックの、5つのマスコットのうちのひとつとして使われた。1972年に上野公園がカンカンとランランを歓迎して受け入れた時に、中国と日本の友好のシンボルとして使われたのもパンダであった。(1)しかし、パンダは今、農地や森林伐採などの開発のせいで、絶滅危惧種のリストに載せられている。世界野生動物基金(WWF)によると、最も最近の2004年全パンダ調査では、野生に生きるパンダは1600頭だけであると推定された。(2)その結果、中国政府に統合された大々的な継続した活動が、パンダの生息地を守るためになされている。

8

〔解答〕

(1) Japan has acquired a cultural influence that is as big as the economic power it had in 1980s.

(2) Japanese government is trying to help expand

manufacturing industries, Japanese food or Japanese fashion in the worldwide market.

〔全訳〕

　富士山、ゲイシャ、ニンジャはもはや、昔のように日本文化の主な象徴ではなくなっている。代わりに、日本は家電製品や建築に加えて、ポップミュージック、アニメ、料理の文化超大国となっているように見える。事実、(1)日本は現在1980年代に持っていた大きな経済力に匹敵するほどの文化的影響力を獲得している。この最近の現象は「クールジャパン」と呼ばれる。2011年に日本の経済通商産業省(METI)は、クールジャパンのコンセプトの下で産業を推進し始めた。(2)日本政府は海外市場における製造、食料品、ファッションの拡張を手助けるするように努めている。

数　学

解答　26年度

2月2日試験

1

〔解答〕

（ア）5　（イ）-12　（ウ）13　（エ）$\dfrac{1}{8}$　（オ）$\dfrac{\sqrt{2}}{4}$

（カ）$\dfrac{11}{14}$　（キ）15　（ク）2　（ケ）26

〔出題者が求めたポイント〕

(1)（数学Ⅱ・図形と方程式）

x, y について平方完成する。

$(x-a)^2+(y-b)^2=r^2$ となるとき，

円の中心は(a, b)，半径はr

(2)（数学Ⅱ・三角関数）

$\cos 2\theta = 1-2\sin^2\theta$

$\sin^2\dfrac{\theta}{2} = \dfrac{1-\cos\theta}{2}$

(3)（数学B・空間のベクトル）

$\vec{a}=(x_1, y_1, z_1)$, $\vec{b}=(x_2, y_2, z_2)$ のとき，

$\vec{a}\cdot\vec{b}=x_1x_2+y_1y_2+z_1z_2$, $|\vec{a}|=\sqrt{x_1{}^2+y_1{}^2+z_1{}^2}$

$\cos\theta=\dfrac{\vec{a}\cdot\vec{b}}{|\vec{a}||\vec{b}|}$（$\theta$は$\vec{a}$と$\vec{b}$のなす角）

(4)（数学Ⅱ・図形と方程式）

点(x_0, y_0)と直線$ax+by+c=0$に関して対称な点を(X, Y)とすると，

直線と垂直より，$\dfrac{Y-y_0}{X-x_0}\left(-\dfrac{a}{b}\right)=-1$

中点が直線上より，$a\dfrac{X+x_0}{2}+b\dfrac{Y+y_0}{2}+c=0$

(5)（数学Ⅱ・対数関数）

$n-1\leqq\log_{10}x<n$ のとき，xはn桁。

〔解答のプロセス〕

(1) $(x-5)^2-25+(y+12)^2-144=0$

$(x-5)^2+(y+12)^2=169(=13^2)$

円の中心は$(5, -12)$，半径は13

(2) $\cos 2\theta=2\left(\dfrac{3}{4}\right)^2-1=\dfrac{9}{8}-1=\dfrac{1}{8}$

$\sin^2\dfrac{\theta}{2}=\dfrac{1}{2}\left(1-\dfrac{3}{4}\right)=\dfrac{1}{8}=\dfrac{2}{16}$

$\sin\dfrac{\theta}{2}=\dfrac{\sqrt{2}}{4}$

(3) $\vec{a}\cdot\vec{b}=1\times 3+(-2)\times(-1)+3\times 2=11$

$|\vec{a}|=\sqrt{1+4+9}=\sqrt{14}$

$|\vec{b}|=\sqrt{9+1+4}=\sqrt{14}$

$\cos\theta=\dfrac{\vec{a}\cdot\vec{b}}{|\vec{a}||\vec{b}|}=\dfrac{11}{14}$

(4) 対称な点を(X, Y)とすると，

直線は，$y=\dfrac{2}{3}x+\dfrac{2}{3}$

$\dfrac{2}{3}\dfrac{Y-14}{X-7}=-1$ より　$3X+2Y=49\cdots$①

$2\dfrac{X+7}{2}-3\dfrac{Y+14}{2}+2=0$ より

$2X-3Y-24=0\cdots$②

①，②より　$X=15$, $Y=2$, $(15, 2)$

(5) $\log_{10}2^{85}=85\log_{10}2=85\times 0.301$

$\qquad\qquad\qquad =25.585$

従って，2^{85}は26桁。

2

〔解答〕

（ア）$\dfrac{5}{6}$　（イ）$\dfrac{5}{36}$　（ウ）$\left(\dfrac{1}{6}\right)^{N-2}$　（エ）$\dfrac{79}{36}$

（オ）30　（カ）$\dfrac{1}{6}$　（キ）$\dfrac{11}{5}-\dfrac{1}{5}\left(\dfrac{1}{6}\right)^{N-1}$　（ク）$\dfrac{11}{5}$

〔出題者が求めたポイント〕

（数学A・確率，数学B・数列，数学Ⅲ・極限値）

(1) 1回目の目と2回目の目が異なる。1回目と2回目の目が同じで，3回目の目が異なる。

(2) $N-1$回連続して同じ目がでる。

(3) $N=2$のときの確率p_2，$N=3$のときの確率p_3，$N=4$のときの確率p_4のときの確率p_4を計算し，$2p_2+3p_3+4p_4$

(4) $n-1$回同じ目が出てn回目異なる目がでる。

$S=1+2r+3r^2+\cdots+nr^{n-1}-nr^n$ となるのを利用する。

$\displaystyle\sum_{k=1}^{n}r^{k-1}=\dfrac{1-r^n}{1-r}$

〔解答のプロセス〕

(1) 得点2の確率は，$\dfrac{5}{6}$

得点3の確率は，$\dfrac{1}{6}\times\dfrac{5}{6}=\dfrac{5}{36}$

(2) 得点がN以上の確率は，$\left(\dfrac{1}{6}\right)^{N-2}$

(3)

得点	2	3	4
確率	$\dfrac{5}{6}$	$\dfrac{5}{36}$	$\dfrac{1}{36}$

$2\cdot\dfrac{5}{6}+3\cdot\dfrac{5}{36}+4\cdot\dfrac{1}{36}=\dfrac{79}{36}$

(4) 得点がnとなる確率は，$\dfrac{5}{6}\left(\dfrac{1}{6}\right)^{n-2}=30\left(\dfrac{1}{6}\right)^n$

東海大学（医） 26年度 （73）

$$a_N = 2 \cdot \frac{5}{6} + 3 \cdot \frac{5}{6}\left(\frac{1}{6}\right) + \cdots$$
$$+ N \frac{5}{6}\left(\frac{1}{6}\right)^{N-2} + (N+1)\left(\frac{1}{6}\right)^{N-1}$$

$$S = 2 \cdot \frac{5}{6} + 3 \cdot \frac{5}{6}\left(\frac{1}{6}\right) + \cdots + N \frac{5}{6}\left(\frac{1}{6}\right)^{N-2}$$

とおくと

$$\frac{1}{6}S = 2 \cdot \frac{5}{6}\left(\frac{1}{6}\right) + \cdots + (N-1)\frac{5}{6}\left(\frac{1}{6}\right)^{N-2}$$
$$+ N \frac{5}{6}\left(\frac{1}{6}\right)^{N-1}$$

よって，

$$\frac{5}{6}S = \frac{5}{6}\left\{ 2 + \frac{1}{6} + \left(\frac{1}{6}\right)^2 + \cdots \left(\frac{1}{6}\right)^{N-2} \right\}$$
$$- \frac{5}{6}N\left(\frac{1}{6}\right)^{N-1}$$

$$S = 1 + \frac{1 - \left(\frac{1}{6}\right)^{N-1}}{1 - \frac{1}{6}} - N\left(\frac{1}{6}\right)^{N-1}$$

$$a_N = 1 + \frac{6}{5} - \frac{6}{5}\left(\frac{1}{6}\right)^{N-1} - N\left(\frac{1}{6}\right)^{N-1}$$
$$+ (N+1)\left(\frac{1}{6}\right)^{N-1}$$

$$a_N = \frac{11}{5} - \frac{1}{5}\left(\frac{1}{6}\right)^{N-1}, \quad \lim_{N\to\infty} a_N = \frac{11}{5}$$

3
〔解答〕

(ア) $\frac{13}{10}$ （イ） $\frac{15}{4}$ （ウ） $3+\sqrt{13}$ （エ） $\frac{7-\sqrt{17}}{8}$

(オ) $\frac{7+\sqrt{17}}{8}$ （カ） $\frac{17}{50}$ （キ） $\frac{125}{6}\pi$

〔出題者が求めたポイント〕
(1) （数学Ⅱ・図形と方程式）

Fの面積をSとすると，$(2+x)h = \dfrac{S}{2}$ （$h \leq 2$）

$2^2 + xh = \dfrac{S}{2}$ （$h > 2$）

$\dfrac{S}{2(2+x)} \leq \dfrac{7}{8}$ を解く。

(2) （数学Ⅲ・微分積分）

(ⅰ) $\left(\dfrac{u}{v}\right)' = \dfrac{u'v - uv'}{v^2}$

(ⅱ) $\pi\displaystyle\int_6^8 h^2 dx$ を計算する。

〔解答のプロセス〕

(1) $\dfrac{4+x^2}{2(2+x)} \leq 2$ のとき，

$x^2 - 4x - 4 \leq 0$ より $x \leq 2 + 2\sqrt{2}$

$(2+3)h = \dfrac{2^2 + 3^2}{2}$ より $h = \dfrac{13}{10}$

$2^2 + 8h = \dfrac{2^2 + 8^2}{2}$ より $h = \dfrac{15}{4}$

$2^2 + 3x = \dfrac{2^2 + x^2}{2}$ より $x^2 - 6x - 4 = 0$

$x > 0$ より $x = 3 + \sqrt{13}$

$(2+x)h = \dfrac{4+x^2}{2}$ より $h = \dfrac{4+x^2}{2(2+x)}$

$\dfrac{4+x^2}{2(2+x)} \leq \dfrac{7}{8}$ より $4x^2 - 7x + 2 \leq 0$

従って，$\dfrac{7-\sqrt{17}}{8} \leq x \leq \dfrac{7+\sqrt{17}}{8}$

(2)

(ⅰ) $\dfrac{dh}{dx} = \dfrac{1}{2} \cdot \dfrac{2x(2+x) - (4+x^2)}{(2+x)^2} = \dfrac{x^2 + 4x - 4}{2(2+x)^2}$

$x = 3$ のとき，$\dfrac{dh}{dx} = \dfrac{9 + 12 - 4}{2(2+3)^2} = \dfrac{17}{50}$

(ⅱ) $4 + hx = \dfrac{4+x^2}{2}$ より $h = \dfrac{x^2 - 4}{2x}$

$h = \dfrac{x}{2} - \dfrac{2}{x}, \quad h^2 = \dfrac{x^2}{4} - 2 + \dfrac{4}{x^2}$

$\pi\displaystyle\int_6^8 \left(\dfrac{x^2}{4} - 2 + \dfrac{4}{x^2}\right)dx$

$= \pi\left[\dfrac{x^3}{12} - 2x - \dfrac{4}{x}\right]_6^8$

$= \pi\left\{\left(\dfrac{512}{12} - 16 - \dfrac{4}{8}\right) - \left(\dfrac{216}{12} - 12 - \dfrac{4}{6}\right)\right\}$

$= \dfrac{125}{6}\pi$

東海大学（医）26 年度 （74）

2月3日試験

1

〔解答〕

（ア）$(x+y-1)(x-2y+2)$　（イ）$2\sqrt{2}$　（ウ）0

（エ）2　（オ）$\dfrac{e^2+3}{2}$　（カ）$0<a<\dfrac{4}{3}$

（キ）$\sqrt{17}-4$　（ク）$2\sqrt{17}-4$

〔出題者が求めたポイント〕

(1) （数学Ⅰ・式の計算）

　　降べきの順に並べる。（文字，x，y 等）

　　$acx^2+(ad+bc)x+bd=(ax+b)(cx+d)$

(2) （数学Ⅱ・対数関数）

　　底が 3 の対数にとる。

　　$\log_c M^r = r\log_c M$,　$\log_a b = \dfrac{\log_c b}{\log_c a}$

(3) （数学Ⅱ・指数関数）

　　$2^x+2^{-x}=t$ とおく。$f(x)$ を t について平方完成する。

　　t の値の範囲より最小となるときを考える。

　　$a>0$, $b>0$ のとき，$a+b \geqq 2\sqrt{ab}$

　　等号が成り立つのは，$a=b$ のとき。

(4) （数学Ⅲ・積分法）

　　$\displaystyle\int_a^b f'(x)g(x)dx = \Big[f(x)g(x)\Big]_a^b - \int_a^b f(x)g'(x)dx$

(5) （数学Ⅱ・図形と方程式）

　　後記の円の方程式を x，y について平方完成する。

　　2つの円の中心を A，B，半径を r_1，r_2 とすると，

　　$|r_1-r_2|>$ AB のとき交点はない。

(6) （数学Ⅱ・式と証明）

　　$a>0$, $b>0$ のとき，$a+b \geqq 2\sqrt{ab}$

　　等号が成り立つのは，$a=b$ のとき。

〔解答のプロセス〕

(1) $x^2-xy-2y^2+x+4y-2$

$\begin{matrix} x+y & \diagdown & -1 = -x+2y \\ x-2y & \diagup & 2 = \dfrac{2x+2y}{x+4y} \end{matrix}$

　　従って，$(x+y-1)(x-2y+2)$

(2) $\log_3 3^{\log_9 8} = \log_9 8 = \dfrac{\log_3 8}{\log_3 9} = \dfrac{1}{2}\log_3 8$

$\qquad\qquad\qquad\quad = \log_3\sqrt{8} = \log_3 2\sqrt{2}$

　　従って，$3^{\log_9 8} = 2\sqrt{2}$

(3) $2^x+2^{-x}=t$ とおく。$2^x>0$, $2^{-x}>0$

　　$t=2^x+2^{-x} \geqq 2\sqrt{2^x 2^{-x}} = 2$　∴ $t \geqq 2$

　　$t=2$ のとき，$2^x=2^{-x}$ より　$x=0$

　　$t^2 = 2^{2x}+2\cdot 2^x\cdot 2^{-x}+2^{-2x} = 4^x+4^{-x}+2$

　　よって，$4^x+4^{-x} = t^2-2$

　　$f(x) = t^2-2-3t+6 = t^2-3t+4 = \left(t-\dfrac{3}{2}\right)^2 + \dfrac{7}{4}$

　　$t \geqq 2$ より $f(x)$ の最小値は $t=2$ のとき，

　　$x=0$, $f(x) = 4-6+4 = 2$

(4) $\displaystyle\int_1^e (2x+1)\log x\,dx = \Big[(x^2+x)\log x\Big]_1^e$

$$\qquad\qquad\qquad\qquad - \int_1^e (x+1)dx$$

$$= (e^2+e)\log e - 2\log 1 - \Big[\dfrac{1}{2}x^2+x\Big]_1^e$$

$$= e^2+e-\dfrac{1}{2}e^2-e+\dfrac{3}{2} = \dfrac{e^2+3}{2}$$

(5) $(x-a)^2+(y-1)^2=a^2$ は中心 $(a,\,1)$，半径 a

　　$x^2+y^2=9$ は中心 $(0,\,0)$，半径 3

　　$\sqrt{a^2+1}>a+3$ のとき，

　　$a^2+1>a^2+6a+9$ より　$-8>6a$（不適）

　　$\sqrt{a^2+1}<|3-a|$ のとき，

　　$a^2+1<a^2-6a+9$ より　$a<\dfrac{4}{3}$

　　従って，$0<a<\dfrac{4}{3}$

(6) $a+4>0$ より

　　$a+\dfrac{17}{a+4} = a+4+\dfrac{17}{a+4}-4$

$$\qquad\qquad \geqq 2\sqrt{(a+4)\dfrac{17}{a+4}}-4 = 2\sqrt{17}-4$$

　　$a+4 = \dfrac{17}{a+4}$ より　$(a+4)^2 = 17$

　　$a+4>0$ より　$a=\sqrt{17}-4$

　　従って，$a=\sqrt{17}-4$ のとき最小値 $2\sqrt{17}-4$

2

〔解答〕

（ア）$x^4-6x^3+9x^2$　（イ）$\dfrac{3}{2}$　（ウ）$\dfrac{81}{16}$　（エ）$-\dfrac{140}{27}$

（オ）$\dfrac{84}{81}$　（カ）2　（キ）$\dfrac{5-\sqrt{33}}{4}$　（ク）$\dfrac{5+\sqrt{33}}{4}$

〔出題者が求めたポイント〕

　（数学Ⅱ・微分法）

　　$l:y=g(x)$ とすると，$f(0)$, $f'(0)=g'(0)$

　　だから，$g(x)=cx+d$ である。

　　また $f(3)=g(3)$, $f'(3)=g'(3)$

(1) $f(3)=0$, $f'(3)=0$

(2) $f\left(\dfrac{2}{3}\right)=0$, $f'\left(\dfrac{2}{3}\right)=0$

(3) $f'(x)$ を求め，増減表をつくる。

〔解答のプロセス〕

　　$l:y=g(x)=mx+k$ とする。

　　$f(0)=g(0)$ より　$d=k$

　　$f'(0)=g'(0)$ より　$c=m$　∴ $g(x)=cx+d$

　　$f(3)=g(3)$ より　$81+27a+9b+3c+d=3c+d$

　　よって，$9+3a+b=0$

　　$f'(3)=g'(3)$ より　$108+27a+6b+c=c$

　　よって，$36+9a+2b=0$

2 式より, $a=-6$, $b=9$

(1) l が x 軸より $c=0$, $d=0$

$f(x)=x^4-6x^3+9x^2$

$f'(x)=4x^3-18x^2+18x=2x(x-3)(2x-3)$

x		0		$\dfrac{3}{2}$		3	
$f'(x)$	$-$	0	$+$	0	$-$	0	$+$
$f(x)$	↘		↗		↘		↗

$p=\dfrac{3}{2}$, $f\left(\dfrac{3}{2}\right)=\dfrac{81}{16}-\dfrac{162}{8}+\dfrac{81}{4}=\dfrac{81}{16}$

(2) $f(x)=x^4-6x^3+9x^2+cx+d$

$f'(x)=4x^3-18x^2+18x+c$

$\left(f'\left(\dfrac{2}{3}\right)=\right)\dfrac{32}{27}-\dfrac{72}{9}+\dfrac{36}{3}+c=0$ $\therefore c=-\dfrac{140}{27}$

$\left(f\left(\dfrac{2}{3}\right)=\right)\dfrac{16}{81}-\dfrac{48}{27}+\dfrac{36}{9}-\dfrac{280}{81}+d=0$ より

$d=\dfrac{84}{81}$ 従って, $y=-\dfrac{140}{27}x+\dfrac{84}{81}$

(3) $f(x)=x^4-6x^3+9x^2+4x$

$f'(x)=4x^3-18x^2+18x+4$

$\qquad=2(x-2)(2x^2-5x-1)$

$2x^2-5x-1=0$ のとき, $x=\dfrac{5\pm\sqrt{33}}{4}$

x		$\dfrac{5-\sqrt{33}}{4}$		2		$\dfrac{5+\sqrt{33}}{4}$	
$f'(x)$	$-$	0	$+$	0	$-$	0	$+$
$f(x)$	↘	極小	↗	極大	↘	極小	↗

$p=2$, 極小値は, $x=\dfrac{5-\sqrt{33}}{4}$, $\dfrac{5+\sqrt{33}}{4}$ のとき。

3

〔解答〕

(ア) 12 (イ) 31 (ウ) 56 (エ) k^2-k+1

(オ) k^2+k (カ) 11 (キ) 131 (ク) $\sqrt{2}$

〔出題者が求めたポイント〕

(数学 B・数列)

(1) 11.5^2, 12.5^2 を計算する。

(2) $6\leqq a_n\leqq 7 \iff 5.5^2\leqq n<7.5^2$

$a_n=k \iff \left(k-\dfrac{1}{2}\right)^2\leqq n<\left(k+\dfrac{1}{2}\right)^2$

(3) $\displaystyle\sum_{i=1}^{k}i^2=\dfrac{k(k+1)(2k+1)}{6}$

k に値を入れてみる。

(4) $\sqrt{n}=k+h$ とすると $\sqrt{2n}=\sqrt{2}k+\sqrt{2}h$

$(-0.5\leqq h<0.5)$

〔解答のプロセス〕

(1) $11.5^2=132.25$, $12.5^2=156.25$

$11.5^2<150<12.5^2$ より $a_{150}=12$

(2) $6\leqq a_n\leqq 7$ より $5.5^2\leqq n<7.5^2$

$30.25\leqq n<56.25$

従って, $31\leqq n\leqq 56$

$\left(k-\dfrac{1}{2}\right)^2\leqq n<\left(k+\dfrac{1}{2}\right)^2$ より

$k^2-k+\dfrac{1}{4}\leqq n\leqq k^2+k+\dfrac{1}{4}$

従って, $k^2-k+1\leqq n\leqq k^2+k$

$a_n=k$ となるのは, k^2-k+1 項から k^2+k 項

(3) $a_n=k$ となるのは, $k^2+k-(k^2-k+1)+1=2k$

項ある。和は, $k(2k)=2k^2$

$a_n=k$ となる最終項までの初項からの和は,

$\displaystyle\sum_{i=1}^{k}2i^2=\dfrac{k(k+1)(2k+1)}{3}$

$\dfrac{k(k+1)(2k+1)}{3}\geqq 1000$

$k=10$ のとき, $10\cdot 11\cdot 21\div 3=770$

$k=11$ のとき, $11\cdot 12\cdot 23\div 3=1012$

従って, $a_n=11$

$a_n=k$ となる最終項までの項の数は,

$\displaystyle\sum_{i=1}^{k}2i=k(k+1)$

$a_n=11$ までの項の数は, $11\cdot 12=132$

$n=132$ までで和が 1012 だから,

$n=131$ のとき, 和が 1001。

従って, 最小の n は, $n=131$

(4) $\sqrt{n}=k+h(-0.5<h<0.5)$ とすると,

$\sqrt{2n}=\sqrt{2}k+\sqrt{2}h$

$\displaystyle\lim_{n\to\infty}\dfrac{\sqrt{2n}}{\sqrt{n}}=\lim_{k\to\infty}\dfrac{\sqrt{2}k+\sqrt{2}h}{k+h}=\lim_{k\to\infty}\dfrac{\sqrt{2}+\sqrt{2}\dfrac{h}{k}}{1+\dfrac{h}{k}}$

$\qquad=\sqrt{2}$

東海大学（医）26年度 （76）

物 理

解答 26年度

2月2日

❶

〔解答〕

(1) $\dfrac{mv_0}{m+M}$

(2) $\dfrac{Mv_0{}^2}{2g(m+M)}$

(3) $\dfrac{mv_1}{m+M}$

(4) $\sqrt{\dfrac{mMv_1{}^2-2m(m+M)gH}{k(m+M)}}$

(5) $\dfrac{2mv_1}{m+M}$

〔解答のプロセス〕

(1) 最高点では，小球と台の速度は等しい．これを v_T とすると運動量保存則を用いて

$$mv_0=(m+M)v_T$$

$$\therefore \quad v_T=\frac{mv_0}{m+M}$$

(2) 力学的エネルギー保存則を用いて，

$$\frac{1}{2}mv_0{}^2=\frac{1}{2}(m+M)v_T{}^2+mgh$$

$$\therefore \quad h=\frac{Mv_0{}^2}{2g(m+M)}$$

(3) このとき，小球と台の速度は等しいから，運動量保存則を用いて

$$mv_1=(m+M)v_R$$

$$\therefore \quad v_R=\frac{mv_1}{m+M}$$

(4) 力学的エネルギー保存則を用いて，

$$\frac{1}{2}mv_1{}^2=mgH+\frac{1}{2}(m+M)v_R{}^2+\frac{1}{2}kL^2 \text{ が成り立つ．}$$

$$L=\sqrt{\frac{mMv_1{}^2-2m(m+M)gH}{k(m+M)}}$$

(5) このときの小球の速度を v，台の速度を V とする．運動量保存則と力学的エネルギー保存則が成り立つから，

$$\begin{cases} mv_1=mv+MV \\ \dfrac{1}{2}mv_1{}^2=\dfrac{1}{2}mv^2+\dfrac{1}{2}MV^2 \end{cases}$$

2式より v を消去して，

$$0=\frac{M(m+M)}{m}V^2-2Mv_1V$$

$V\neq0$ だから

$$V=\frac{2mv_1}{m+M}$$

❷

〔解答〕

(1) 0.68〔m〕　　(2) 502〔Hz〕　　(3) 5ヶ所

(4) 9ヶ所　　(5) ア

〔解答のプロセス〕

(1) 図2より周期 $T=0.002$〔s〕

波長 $\lambda=vT=340\times0.002=0.68$〔m〕

(2) $f_A=\dfrac{1}{T}=\dfrac{1}{0.002}=500\text{Hz}$

$f_B-f_A=2$ より $f_B=2+500=502$〔Hz〕

(3) 定常波の腹間距離 $=\dfrac{1}{2}\lambda=0.34$〔m〕

AB の中点は腹になるから，定常波の腹の位置は下図のようになる．

音源A　　　　　　0.34m　中点　　　　　　音源B
　　　　　　　　　　　　　腹

腹は5ヶ所である．

(4) 振動波 $=2f_A$ の音波の波長 $=\dfrac{1}{2}\times0.68=0.34$〔m〕

音源 A から x〔m〕，音源 B から $(1.6-x)$〔m〕の点での強めあう条件は

$$(1.6-x)-x=m\times0.34$$

$$\therefore \quad x=0.8-0.17m \quad (m \text{ は整数})$$

$0\leqq x\leqq1.6$ であるから　$0\leqq0.8-0.17m\leqq1.6$

よって，$-4.7\leqq m\leqq4.7$

この不等式を満たす整数 m は -4，-3，-2，-1，0，1，2，3，4 の9個であるから，強めあう場所は9ヶ所である．

(5) 波源 A，B を移動後，波源間距離は 4λ になるので，線分 AB の外では，波源からの距離の差はつねに 4λ となる．

❸

〔解答〕

(1) イ　　(2) ア　　(3) ア　　(4) エ　　(5) オ

〔解答のプロセス〕

(1)(2) C_1，C_2 の極板間の電位差をそれぞれ V_1，V_2 とすると電位差の関係より

$$V_0-V_1-V_2=0 \quad \cdots\cdots①$$

また，電荷保存則より

$$-C_1V_1+C_2V_2=0 \quad \cdots\cdots②$$

①，②を解いて，

$$V_1=\frac{C_2V_0}{C_1+C_2}\text{〔V〕}, \quad V_2=\frac{C_1V_0}{C_1+C_2}\text{〔V〕}$$

(3) $Q_2=C_2V_2=\dfrac{C_1C_2V_0}{C_1+C_2}$〔C〕

(4) C_2 と C_3 の電圧は等しいから，C_3 の電気量を Q_3 とすると

$$V'=\frac{Q_3}{C_3}=\frac{C_2V_2-Q_3}{C_2}$$

これを解いて

$$Q_3 = \frac{C_1 C_2 C_3 V_0}{(C_1 + C_2)(C_2 + C_3)} \; \text{[C]}$$

(5) C_3 が蓄える静電エネルギー U_3 は

$$U_3 = \frac{Q_3^2}{2C_3} = \frac{1}{2C_3} \left\{ \frac{C_1 C_2 C_3 V_0}{(C_1 + C_2)(C_2 + C_3)} \right\}^2$$

$$= \frac{C_1^2 C_2^2 C_3 V_0^2}{(C_1 + C_2)^2 (C_2 + C_3)^2}$$

2月3日

1
〔解答〕

(1) $\dfrac{v_0}{\mu' g}$ 〔s〕　　(2) $\dfrac{v_0^2}{gd}$

(3) $\sqrt{2}\,v_0$ 〔m/s〕　　(4) $\dfrac{\mu' mg}{M}$ 〔m/s²〕

(5) $\dfrac{Mv_0}{\mu'(m+M)g}$ 〔s〕　　(6) $\dfrac{Mv_0^2}{2\mu'(m+M)g}$ 〔m〕

〔解答のプロセス〕

(1) 小物体に対する運動方程式は
$$-\mu' mg = ma$$
$$\therefore\ a = -\mu' g$$
等加速度運動をするから，$0 = v_0 - \mu' g t$ より
$$t = \dfrac{v_0}{\mu' g}$$

(2) 等加速度運動の公式より
$$0^2 - v_0^2 = 2(-\mu' g)\left(\dfrac{d}{2}\right)$$
$$\therefore\ \mu' = \dfrac{v_0^2}{gd}$$

(3) 求める初速度を V_0 とすると，停止距離 x は
$$0 - V_0^2 = 2(-\mu' g)x$$
$$\therefore\ x = \dfrac{V_0^2}{2\mu' g}$$
$x \geqq d$ の条件は
$$\dfrac{V_0^2}{2\mu' g} \geqq d$$
$$\therefore\ V_0 \geqq \sqrt{2\mu' gd}\quad (\because\ V_0 > 0)$$
(2)の答を代入して
$$V_0 \geqq \sqrt{2\times \dfrac{v_0^2}{gd}\cdot gd}\cdot\cdots = \sqrt{2}\,v_0$$

(4) 水平面に対するブロックの加速度を b とすると運動方程式より
$$Mb = \mu' mg$$
$$\therefore\ b = \dfrac{\mu' mg}{M}$$

(5) 水平面に対するブロックと小物体の速度が等しくなる時間を求めればよい．
$$bt' = v_0 + at'$$
$$\therefore\ \dfrac{\mu' mg}{M}t' = v_0 - \mu' g t'$$
$$\therefore\ t' = \dfrac{Mv_0}{\mu'(m+M)g}$$

(6) ブロックと小物体の水平面に対する移動距離の差を求めればよい．
$$\text{求める距離} = \left(v_0 t' - \dfrac{1}{2}\mu' g t'^2\right) - \dfrac{1}{2}\times\dfrac{\mu' mg}{M}t'^2$$

$$= v_0 \times \dfrac{Mv_0}{\mu'(m+M)g}$$
$$\quad - \dfrac{1}{2}\mu' g\left(1+\dfrac{m}{M}\right)\left\{\dfrac{Mv_0}{\mu'(m+M)g}\right\}^2$$
$$= \dfrac{Mv_0^2}{2\mu'(m+M)g}$$

2
〔解答〕

(1) $\dfrac{2l}{v}$ 〔s〕　　(2) $\dfrac{4\pi nl}{v}$ 〔rad〕

(3) $\delta = 2\theta$ 〔rad〕　　(4) $\dfrac{8\pi rnl}{d}$ 〔m/s〕

〔解答のプロセス〕

(1) 往復時間 $= \dfrac{2l}{v}$ 〔s〕

(2) $\theta = 2\pi n \times \dfrac{2l}{v} = \dfrac{4\pi nl}{v}$ 〔rad〕

(3) B で反射した光線が回転鏡で反射するときの入射角
$= \angle\text{BOH} - \theta$，反射角 $= \angle\text{AOH} - \delta + \theta$ である．
反射角と入射角は等しいので
$\angle\text{AOH} = \angle\text{BOH}$ かつ $\angle\text{BOH} - \theta = \angle\text{AOH} - \delta + \theta$
だから
$$\delta = 2\theta\ \text{〔rad〕}$$

(4)

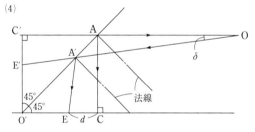

ハーフミラーに関して，E の対称点を E′ とすると，O から出た光線は E′ に向かって進むように見える．また，同様に C と C′ についてもいえるので CE = C′E′ = d となる．
したがって，
$$d = r\tan\delta \fallingdotseq r\delta = r \times 2\theta$$
$$= 2r \times \dfrac{4\pi nl}{v}$$
$$\therefore\ v = \dfrac{8\pi rnl}{d}\ \text{〔m/s〕}$$

3 解答用紙未公開のため省略

4
〔解答〕

(1) イ　(2) エ　(3) エ　(4) オ　(5) オ

〔解答のプロセス〕

(1) 合成抵抗 $=\dfrac{R_2 R_3}{R_2+R_3}=\dfrac{1\times 2}{1+2}=\dfrac{2}{3}(\Omega)$

(2) 全体の合成抵抗 $=\dfrac{2}{3}+1=\dfrac{5}{3}$

   よって R_1 を流れる電流 $=\dfrac{5}{\left(\dfrac{5}{3}\right)}=3$ A

(3) R_1 の両端の電圧 $=1\times 3=3$ V だから R_2 による電圧降下 $=5-3=2$ V

(4) R_1 で消費される電力 $=I^2 R_1=3^2\times 1=9$ W

(5) R_2 と R_3 で消費される電力の合計

   $=\dfrac{(2\mathrm{V})^2}{R_2}+\dfrac{(2\mathrm{V})^2}{R_3}=6$ W

化　学

解答　　26年度

2月2日試験

❶
〔解答〕
問1. c　　問2. b　　　問3. f

〔出題者が求めたポイント〕
メタノールの合成，熱化学方程式，化学反応の量的関係

〔解答のプロセス〕
問1.　$H_2 + \dfrac{1}{2} O_2 = H_2O$（液）$+ 236\,kJ$　…①

　　　$CO + \dfrac{1}{2} O_2 = CO_2 + 283\,kJ$　…②

　　　CH_3OH（液）$+ \dfrac{3}{2} O_2$

　　　$= CO_2 + 2H_2O$（液）$+ 726\,kJ$　…③

［①×2＋②－③］を計算すると，
　　　$2H_2 + CO = CH_3OH$（液）$+ 129\,kJ$

問2.　問1で得られた熱化学方程式を④をする。
　　エに示された条件から，メタノールの蒸発熱
　　x〔kJ/mol〕は，
　　　　$1.00 : 32.0 = 1.103 : x$　∴ $x = 35.2 = 35\,kJ/mol$
　　したがって，
　　　　CH_3OH（液）$= CH_3OH$（気）$- 35\,kJ$　…⑤
　　［④＋⑤］を計算すると，
　　　　$2H_2 + CO = CH_3OH$（気）$+ 94\,kJ$

問3.　メタノールの物質量は，
　　　　$\dfrac{1.00 \times 10^3}{32.0} = 3.125 \times 10\,mol$

　　⑴式より，必要な CO は，$3.125 \times 10\,mol$。
　　標準状態における体積は，
　　　　$3.125 \times 10 \times 22.4 = 7.0 \times 10^2\,L$

❷
〔解答〕
問1.　メタンの分圧：c
　　　　プロパンの分圧：a
問2.　全圧：f　酸素の分圧：d

〔出題者が求めたポイント〕
燃焼熱，分圧と全圧，気体の状態方程式

〔解答のプロセス〕
問1.　N_2 と O_2 の混合気体の物質量を n〔mol〕とすると，
　　　　$4.52 \times 10^5 \times 20.0 = n \times 8.31 \times 10^3 \times (273 + 25)$
　　　　∴　$n = 3.65\,mol$
　　したがって，O_2 の物質量は，$3.65/2 \fallingdotseq 1.83\,mol$
　　プロパンとメタンの物質量をそれぞれ，x，y〔mol〕
　　とする。

　　　　　$5.03 \times 10^5 \times 20.0$
　　　　　$= (x + y + 3.65) \times 8.31 \times 10^3 \times 298$
　　　　∴　$x + y + 3.65 = 4.06$，$x + y \fallingdotseq 0.412\,mol$
　　燃焼熱が $542\,kJ$ であったので，
　　　　$2220x + 891y = 542$
　　2式より，$x = 0.132$，$y = 0.280$
　　したがって，それぞれの分圧は，

　　プロパン：$(5.03 \times 10^5 - 4.52 \times 10^5) \times \dfrac{0.132}{0.412}$

　　　　　　$= 1.63 \times 10^4\,Pa$

　　メタン：$5.1 \times 10^4 \times \dfrac{0.280}{0.412} = 3.47 \times 10^4\,Pa$

問2.　各気体の燃焼式は，
　　　　$CH_4 + 2O_2 \rightarrow CO_2 + 2H_2O$
　　　　$C_3H_8 + 5O_2 \rightarrow 3CO_2 + 4H_2O$
　　反応した O_2 は，
　　　　$0.280 \times 2 + 0.132 \times 5 = 1.22\,mol$
　　したがって，残っている O_2 は，
　　　　$1.83 - 1.22 = 0.61\,mol$
　　燃焼で生成した CO_2 は，
　　　　$0.280 + 0.132 \times 3 = 0.676\,mol$
　　以上から，
　　　　N_2，O_2，CO_2 の全物質量は，
　　　　$1.825 + 0.61 + 0.676 = 3.111 \fallingdotseq 3.11\,mol$
　　全圧を P(Pa)とすると，
　　　　$P \times 20.0 = 3.11 \times 8.31 \times 10^3 \times 298$
　　　　∴　$P = 3.85 \times 10^5\,Pa$
　　O_2 の分圧は，

　　　　$3.85 \times 10^5 \times \dfrac{0.605}{3.11} = 7.49 \times 10^4\,Pa$

❸
〔解答〕
問1.　潮解　　　問2.　1.0×10^{-2}（または 0.010）
問3.　ビュレット　　　問4.　0.500 g
問5.　13　　問6.　g

〔出題者が求めたポイント〕
水酸化ナトリウムの性質，中和滴定，電離度，pH，実験器具

〔解答のプロセス〕
問1.　固体の水酸化ナトリウムは潮解性が強い。保管は，
　　密閉容器を用いる。
問2.　C(mol/L)$\times \alpha = 1.0 \times 10^{-3}$
　　$C = 0.100$ であるから $\alpha = 0.010$
問3.　「ビウレット反応」のビウレットと混同しないよ
　　うに気をつける。
問4.　実験4の中和滴定より，
　　　　$1 \times 0.100 \times 20.0 = 1 \times x \times 16.0$

$$\therefore \ x = 0.125 \ \text{mol/L}$$

したがって，NaOH の質量は，

$$0.125 \times \frac{100}{1000} \times 40.0 = 0.500 \ \text{g}$$

問5．$0.125 \ \text{mol/L} - \text{NaOH}$ であるから，

$$[\text{OH}^-] = 0.125 \ \text{mol/L}$$

$$\therefore \ [\text{H}^+] = \frac{1.0 \times 10^{-14}}{0.125} = 8.0 \times 10^{-14}$$

したがって，

$$\text{pH} = -\log 8.0 \times 10^{-14} = 14 - \log 2^3$$
$$= 14 - 0.301 \times 3 = 13.09 \fallingdotseq 13$$

問6．実験4の中和反応で生じた塩（NaA）は，

$$0.100 \times \frac{20.0}{1000} = 2.00 \times 10^{-3} \ \text{mol}$$

この濃度は，$\dfrac{2.00 \times 10^{-3}}{0.036} \fallingdotseq 5.56 \times 10^{-2} \ \text{mol/L}$

NaA の加水分解反応は，

$$\text{A}^- + \text{H}_2\text{O} \rightleftarrows \text{HA} + \text{OH}^-$$

いま，A^- の $x \ \text{mol/L}$ が反応したとすると，

$$\text{K}_h = \frac{x \cdot x}{5.56 \times 10^{-2} - x} = 3.6 \times 10^{-10}$$

ここで，x は非常に小さいので

$$5.56 \times 10^{-2} - x \fallingdotseq 5.56 \times 10^{-2} \ \text{とおける。}$$
$$\therefore \ x^2 = 3.6 \times 10^{-10} \times 5.56 \times 10^{-2} = 20.0 \times 10^{-12}$$
$$x = \sqrt{20.0 \times 10^{-6}}$$

よって，$[\text{H}^+] = \dfrac{1.0 \times 10^{-14}}{\sqrt{20.0} \times 10^{-6}} = \dfrac{1}{\sqrt{20.0}} \times 10^{-8}$

$$\text{pH} = -\log[\text{H}^+] = -\log 20.0^{-\frac{1}{2}} \times 10^{-8}$$

$$= 8 + \frac{1}{2} \log 20.0$$

$$= 8 + \frac{1}{2} \times 1.301$$

$$= 8.65 \fallingdotseq 8.7$$

4

〔解答〕

問1．$3.00 \times 10^4 \ \text{C}$　　問2．$9.88 \ \text{g}$　　問3．$8.35 \ \text{g}$
問4．$1.40 \times 10^{-2} \ \text{mol}$

〔出題者が求めたポイント〕

電気分解，化学反応の量的関係

〔解答のプロセス〕

問1．電極 C における反応は，
　$\text{Ag}^+ + \text{e}^- \rightarrow \text{Ag}$　析出した Ag は，
　　$33.6/108 = 0.311 \ \text{mol}$
　流れた電気量は，
　　$0.311 \times 9.65 \times 10^4 = 3.002 \times 10^4 \fallingdotseq 3.00 \times 10^4 \ \text{C}$
問2．電極 A における反応は，
　　$\text{Cu}^{2+} + 2\text{e}^- \rightarrow \text{Cu}$
0.311 mol の電子が流れているので析出した Cu は，

$$63.5 \times \frac{1}{2} \times 0.311 = 9.877 \fallingdotseq 9.88 \ \text{g}$$

問3．電極 B の反応は，
　$\text{Cu} \rightarrow \text{Cu}^{2+} + 2\text{e}^-$，　$\text{Pb} \rightarrow \text{Pb}^{2+} + 2\text{e}^-$，
　$\text{Zn} \rightarrow \text{Zn}^{2+} + 2\text{e}^-$
の三つである。
電解槽アの Cu^{2+} が $2.40 \times 10^{-2} \ \text{mol}$ 減少しているので，

$$9.877 - 63.5 \times 2.40 \times 10^{-2} = 8.353 \fallingdotseq 8.35 \ \text{g}$$

溶け出したことになる。

問4．$2.40 \times 10^{-2} \ \text{mol}$ の Cu^{2+} に相当する電気量が，
　$\text{Zn} \rightarrow \text{Zn}^{2+} + 2\text{e}^-$，　$\text{Pb} \rightarrow \text{Pb}^{2+} + 2\text{e}^-$
の反応に使われている。
電解槽アで，生じた PbSO_4 は，

$$\frac{3.03}{303} = 0.010 \ \text{mol} \quad \text{であるから，}$$

亜鉛が溶け出すのに使われた電子を $x \ \text{mol}$ とすると，

$$x + 0.010 \times 2 = 2.40 \times 10^{-2} \quad \therefore \ x = 0.0280$$

したがって，溶け出した亜鉛は，

$$0.0280 \times \frac{1}{2} = 0.0140 = 1.40 \times 10^{-2} \ \text{mol}$$

5

〔解答〕

問1．CH_3OH

問2．

C.　　　　　　　　　　D.　　　　　　　　　　E.

問3．CO_2　　問4．$5.62 \times 10^2 \ \text{mL}$

〔出題者が求めたポイント〕

元素分析，脂肪族化合物の推定，化学変化の量的関係

〔解答のプロセス〕

問1．元素分析より
　試料中の C，H，O の質量

$$\text{C} : 11.0 \times \frac{12}{44} = 3.0 \ \text{mg}$$

$$\text{H} : 2.70 \times \frac{1 \times 2}{18} = 0.30 \ \text{mg}$$

$$\text{O} : 6.50 - (3.0 + 0.30) = 3.2 \ \text{mg}$$

　原子数比は，

$$\text{C} : \text{H} : \text{O} = \frac{3.0}{12} : \frac{0.30}{1} : \frac{3.2}{16} = 0.25 : 0.30 : 0.20$$

$$= 5 : 6 : 4$$

$$\therefore \ \text{組成式は，} \ \text{C}_5\text{H}_6\text{O}_4 \text{（式量 130）}$$

分子量が 250 以下であるから，

分子式は，$C_5H_6O_4$

化合物 A は，$NaHCO_3$ aq と反応し，CO_2 を発生したので，分子内に $-COOH$ をもつと推定できる。

化合物 A を加水分解すると，アルコール B と化合物 C を生じた。化合物 C の反応から，マイレン酸と推定できる。

$$\underset{\text{(C)}}{\underset{H}{\overset{H}{\Big\backslash}}C\!\!=\!\!C\!\!\begin{array}{c}COOH\\[2pt]COOH\end{array}} \xrightarrow[\text{加熱}]{160^\circ} \underset{\text{(D)}}{\ \ } + H_2O$$

このマイレン酸の幾何異性体は，フマル酸である。これは熱しても D にならない。 (E)

化合物 C には $\diagdown C\!\!=\!\!C\diagup$ が 1 つあるので，1 mol に H_2 1 mol が付加する。

以上から，化合物 A の構造式は，

$$\underset{H}{\overset{H}{\Big\backslash}}C\!\!=\!\!C\!\!\begin{array}{c}COOCH_3\\[2pt]COOH\end{array}$$

これを加水分解すると CH_3OH（メタノール）が得られる。

問 4. マイレン酸の分子量は，116

$$2.90/116 = 0.025\ \text{mol}$$

付加する H_2 は，

$$0.025 \times 22.4 \times 10^3 = 5.60 \times 10^2\ \text{mL}$$

$\therefore$ 組成式は，CH_2

分子式を，$(CH_2)_n$ として，

$$60 < 14n < 80 \quad だから \quad n = 5$$

したがって，分子式は，C_5H_{10}

問 2. 考えられる環式炭化水素は，C 骨格で示すと，

（環式炭化水素の構造式）

以上 5 種類

問 3. $CH_3-CH_2-CH_2-CH=CH_2$,

$$\begin{array}{c}CH_3\\CH_3-CH_2\end{array}\!\!C\!\!=\!\!CH_2$$

$$\underset{H}{\overset{CH_3}{\Big\backslash}}C\!\!=\!\!C\!\!\begin{array}{c}CH_2-CH_3\\[2pt]H\end{array}\quad（シス，トランス体）$$

$$CH_3-\underset{CH_3}{\underset{|}{CH}}-CH=CH_2$$

$$\underset{H}{\overset{CH_3}{\Big\backslash}}C\!\!=\!\!C\!\!\begin{array}{c}CH_3\\[2pt]CH_3\end{array}$$

以上 6 種類

問 4.

$$\underset{H}{\overset{CH_3}{\Big\backslash}}C\!\!=\!\!C\!\!\begin{array}{c}CH_2-CH_3\\[2pt]H\end{array} + Br_2 \longrightarrow H-\underset{Br}{\overset{CH_3}{\underset{|}{\overset{|}{C^*}}}}-\underset{Br}{\overset{CH_2-CH_3}{\underset{|}{\overset{|}{C^*}}}}-H$$

*印をつけた炭素が不斉炭素原子

6

〔解答〕

問 1. C_5H_{10}　　問 2. 5 種類　　問 3. 6 種類

問 4.

$$CH_3-\underset{Br}{\overset{H}{\underset{|}{\overset{|}{C}}}}-\underset{Br}{\overset{H}{\underset{|}{\overset{|}{C}}}}-CH_2-CH_3$$

〔出題者が求めたポイント〕

元素分析，炭化水素の推定，異性体

〔解答のプロセス〕

問 1. 試料中の C，H の質量は，

$$C : 33.0 \times \frac{12}{44} = 9.0\ \text{mg}$$

$$H : 13.5 \times \frac{1 \times 2}{18} = 1.5\ \text{mg}$$

原子数比は，

$$C : H = \frac{9.0}{12} : \frac{1.5}{1} = 0.75 : 1.5 = 1 : 2$$

東海大学（医）26 年度 （83）

2月3日試験

1

〔解答〕
問1. d　　問2. c
問3. (1) b　(2) a　(3) a　(4) a

〔出題者が求めたポイント〕
酸化還元滴定，過酸化水素の働き，気体の体積

〔解答のプロセス〕
問1. 滴定実験の化学反応式は，
$$H_2O_2 \rightarrow O_2 + 2H^+ + 2e^- \quad \cdots ①$$
$$MnO_4^- + 8H^+ + 5e^- \rightarrow Mn^{2+} + 4H_2O \quad \cdots ②$$
[①×5＋②×2]を計算すると，
$$5H_2O_2 + 2MnO_4^- + 6H^+ \rightarrow 2Mn^{2+} + 8H_2O + 5O_2$$
化学反応式に直すと，
$$5H_2O_2 + 2KMnO_4 + 3H_2SO_4 \rightarrow$$
$$K_2SO_4 + 2MnSO_4 + 8H_2O + 5O_2$$
係数関係から，
$$0.0300 \times \frac{12.0}{1000} : x \times \frac{10.0}{1000} = 2 : 5$$
$$\therefore \quad x = 9.00 \times 10^{-2} \text{ mol/L}$$
原液は，$9.00 \times 10^{-2} \times 10 = 9.00 \times 10^{-1}$ mol/L
オキシドール1Lを考えると，
$$\frac{9.00 \times 10^{-1} \times 34.0}{1000 \times 1.00} \times 100 = 3.06 \%$$

問2. 化学反応式から，H_2O_2 1 mol から O_2 1 mol が発生するので，
$$9.00 \times 10^{-2} \times \frac{10.0}{1000} \times 22.4 \times 10^3$$
$$= 20.16 \fallingdotseq 20.2 \text{ mL}$$

問3. H_2O_2 の O の酸化数が，
－1→0 に増加するとき，還元剤として
－1→－2 に減少するとき，酸化剤として
作用する。
(1)　$-1 \rightarrow 0$　∴　還元剤　強い酸化剤に対して還元
剤として作用している。
(2)～(4)　$-1 \rightarrow -2$　∴　酸化剤

2

〔解答〕
問1. $x-e$,　$y-c$,　$z-a$
問2. ア. $p^3 + K_1p^2 + K_1K_2p + K_1K_2K_3$
イ. $x + 2y + 3z$
ウ. $K_1p^2 + 2K_1K_2p + 3K_1K_2K_3$
問3. 2.25×10^{-2} mol/L
問4. 緩衝作用

〔出題者が求めたポイント〕

リン酸水溶液の電離平衡，pH とリン酸水溶液の濃度，緩衝作用

〔解答のプロセス〕
問1. (1)式から，$K_1 = \dfrac{[H^+][H_2PO_4^-]}{[H_3PO_4]} = \dfrac{px}{w}$
$$\therefore \quad x = \frac{K_1w}{p}$$
(2)式から，$K_2 = \dfrac{[H^+][HPO_4^{2-}]}{[H_2PO_4^-]} = \dfrac{py}{x}$
$$\therefore \quad y = \frac{K_1K_2w}{p^2}$$
(3)式から，$K_3 = \dfrac{[H^+][PO_4^{3-}]}{[HPO_4^{2-}]} = \dfrac{pz}{y}$
$$\therefore \quad z = \frac{K_1K_2K_3w}{p^3}$$

問2. ア. $c = w + x + y + z$
$$= w + \frac{K_1w}{p} + \frac{K_1K_2w}{p^2} + \frac{K_1K_2K_3w}{p^3}$$
$$= (p^3 + K_1p^2 + K_1K_2p + K_1K_2K_3)\frac{w}{p^3}$$

イ. $H_3PO_4 \rightleftarrows H^+ + H_2PO_4^- \quad \cdots(1)$
$\qquad\qquad\quad x \qquad x$
$H_2PO_4^- \rightleftarrows H^+ + HPO_4^{2-} \quad \cdots(2)$
$\qquad\qquad\quad y \qquad y$
$HPO_4^{2-} \rightleftarrows H^+ + PO_4^{3-} \quad \cdots(3)$
$\qquad\qquad\quad z \qquad z$

[(1)＋(2)]より
$$H_3PO_4 \rightleftarrows 2H^+ + HPO_4^{2-}$$
$$\qquad\qquad 2y \qquad y$$
[(1)＋(2)＋(3)]より
$$H_3PO_4 \rightleftarrows 3H^+ + PO_4^{3-}$$
$$\qquad\qquad 3z \qquad z$$
以上から，$p = x + 2y + 3z$

ウ. $p = \dfrac{K_1w}{p} + \dfrac{2K_1K_2w}{p^2} + \dfrac{3K_1K_2K_3w}{p^3}$
これより，$w = \dfrac{p^4}{K_1p^2 + 2K_1K_2p + 3K_1K_2K_3}$

問3. pH＝2.0 であるから，2段階目以降の電離は無視できる。
$$K_1 = \frac{[H^+][H_2PO_4^-]}{[H_3PO_4]} = \frac{C\alpha \cdot C\alpha}{C - C\alpha}$$
$$= \frac{[H^+]^2}{C - [H^+]}$$
ここで，
$[H^+] = 1.00 \times 10^{-2}$，$K_1 = 8.00 \times 10^{-3}$ を代入すると，
$$C = 2.25 \times 10^{-2} \text{ mol/L}$$

問4. このような溶液を緩衝溶液という。

3

〔解答〕

問1. アーa，イーc，ウーd
問2. エーb，オーd，　問3. d

〔出題者が求めたポイント〕

アンモニアの工業的製法，平衡移動，グラフの利用

〔解答のプロセス〕

問1〜2. 図（グラフ）から判断できる。

①温度が低いほどアンモニアの割合が高くなっている。

②圧力が高いほどアンモニアの割合が高くなっている。

したがって，

$$N_2 + 3H_2 \rightleftarrows 2NH_3 + QkJ$$

の反応は，

・右向き（正反応）の変化は，発熱反応。

・右向きの変化は，分子数の減る変化（係数から分かる）

と言える。

理論上は，低温・高圧の条件がよいが，低温だと反応速度が遅くなり効率が悪くなる。そこで工業的には，触媒を用い，高温・高圧の条件で反応を行っている。触媒は鉄を主成分とした触媒

（厳密には，$Fe - K_2O - Al_2O_3$）を用いる。

問3. 図を見ると，$500\,℃$，$6.0 \times 10^7\,Pa$ の条件で反応を行うと，アンモニアの割合が40%で平衡に達している。

$$2NH_3 \rightleftarrows N_2 + 3H_2 \quad （単位は mol）$$

はじめ：　　a　　　0　　　0

平衡；　　$a-2x$　　x　　$3x$，全物質量；$a+2x$

$$\frac{a-2x}{a+2x} = 0.40$$

これより，$a = 4.7x$

したがって，H_2 の物質量の割合は，

$$\frac{3x}{a+2x} \times 100 = \frac{3x}{4.7x+2x} \times 100 = 44.7 \fallingdotseq 45\%$$

4

〔解答〕

問1. f　　問2. b　　問3. d　　問4. c

〔出題者が求めたポイント〕

エタノール誘導体，収率，気体の体積

〔解答のプロセス〕

問1. 文中の反応の反応条件は，

$$2C_2H_5OH \xrightarrow[\text{濃硫酸}]{130 \sim 140\,℃} C_2H_5OC_2H_5 + H_2O$$

$$C_2H_5OH \xrightarrow[\text{濃硫酸}]{160 \sim 170\,℃} CH_2 = CH_2 + H_2O$$

問2. エタノール $100\,g$ から得られるジエチルエーテル

の理論値は，

$$\frac{100}{46} \times \frac{1}{2} \times 74 = 80.4\,g$$

収率 55.0 % であるから，

$80.4 \times 0.550 = 44.2\,g$ のジエチルエーテルが得られた。

問3. 実際には，エタノール $100\,mL$ を用いているので，

$$100\,(cm^3) \times 0.789\,(g/cm^3) = 78.9\,g$$

のエタノールを用いたことになる。

この理論値は，

$$\frac{78.9}{46} \times \frac{1}{2} \times 74 = 63.46\,g$$

したがって，正しい収率は，

$$\frac{44.2}{63.46} \times 100 = 69.65 \fallingdotseq 69.7\,\%$$

問4. $44.2\,g$ のジエチルエーテルを生成するのに反応したエタノールは，

$$\frac{44.2}{74} \times 2 \times 46 = 54.9\,g$$

したがって，エチレンに変化したエタノールは，

$$78.9 - 54.9 = 24.0\,g$$

したがって，得られたエチレンは，

$$\frac{24.0}{46.0} \times 22.4 = 11.64 \fallingdotseq 11.6\,L$$

5

〔解答〕

問1. $C_{18}H_{30}O_2$　　問2. b　　問3. 854　　問4. d
問5. f

〔出題者が求めたポイント〕

脂肪酸，油脂，化学反応の量的関係

〔解答のプロセス〕

問1. この脂肪酸は，リノレン酸で，示性式は，
$C_{17}H_{29}COOH$ で，分子式は，$C_{18}H_{30}O_2$ である。

問2. 油脂の構造式は，

$$
\begin{array}{ll}
& \quad\quad O \\
& \quad\quad \| \\
CH_2-O-C-R & \quad\quad\quad O \\
| & \quad\quad\quad \| \\
CH-O-C-R' & -C-O- \\
\quad\quad\quad \| & \text{の結合がエステル結合} \\
\quad\quad\quad O & \text{である。} \\
CH_2-O-C-R'' & \\
\quad\quad\quad\quad \| & \\
\quad\quad\quad\quad O &
\end{array}
$$

問3. 油脂 A の示性式は，

$$
\begin{array}{l}
CH_2-O-CO-C_{15}H_{31} \\
| \\
CH-O-CO-C_{17}H_{33} \\
| \\
CH_2-O-CO-C_{17}H_{29} \quad \text{と表される。}
\end{array}
$$

分子式は，$C_{55}H_{98}O_6$

∴　分子量は，$12 \times 55 + 1.0 \times 98 + 16 \times 6 = 854$

問4. けん化反応は，

$$C_3H_5(OCOR)_3 + 3NaOH \rightarrow$$
$$C_3H_5(OH)_3 + 3RCOONa$$

必要な NaOH は, $\dfrac{1.00}{854} \times 3 \times 40.0 = 0.1405$

$$\fallingdotseq 1.41 \times 10^{-1}\,\text{g}$$

問5. 油脂1分子に $\diagdown C = C \diagup$ を4個もっている。

$$\diagdown C = C \diagup + Br_2 \longrightarrow -\overset{|}{\underset{Br}{C}} - \overset{|}{\underset{Br}{C}} - \quad \text{と反応する。}$$

Br_2 は,

$$\dfrac{1.00}{854} \times 4 \times 159.8 = 0.748 = 7.48 \times 10^{-1}\,\text{g}$$

付加する。

6

〔解答〕

問1. B. COOH C. $CH_3 - \underset{\underset{OH}{|}}{CH} - CH_2 - CH_3$

D. $CH_3 - \underset{\underset{O}{\|}}{C} - CH_2 - CH_3$

問2. 3種類（エーテルを含めると6種類）

問3. $3.36 \times 10^2\,\text{mL}$

〔出題者が求めたポイント〕

元素分析, 有機化合物の推定, 化学変化の量的関係

〔解答のプロセス〕

エステル A の組成式

原子数比： $C : H : O = \dfrac{74.2}{12} : \dfrac{7.8}{1} : \dfrac{18}{16}$

$$= 6.18 : 7.8 : 1.125$$
$$= 5.5 : 6.9 : 1$$
$$= 11 : 14 : 2$$

∴ 組成式は, $C_{11}H_{14}O_2$

式量が, 178 であるから分子式と一致する。

化合物 B の元素分析から,

原子数比： $C : H : O = \dfrac{68.9}{12} : \dfrac{4.9}{1} : \dfrac{26.2}{16}$

$$= 5.74 : 4.9 : 1.64$$
$$= 3.5 : 2.98 : 1$$
$$\fallingdotseq 7 : 6 : 2$$

組成式は, $C_7H_6O_2$（式量122）

分子式も同じである。

化合物 B は, 芳香族化合物で, ◯COOH と推定できる。

エステル A を ◯COOR

と表すと, R の式量は, $178 - 121 = 57$

したがって, C_4H_9- と推定できる。

化合物 C を酸化するとヨードホルム反応が陽性の物

質になったので,

$$CH_3 - \underset{\underset{OH}{|}}{CH} - CH_2 - CH_3 \xrightarrow{(O)} CH_3 - \underset{\underset{O}{\|}}{C} - CH_2 - CH_3$$
$$\text{(C)} \qquad\qquad\qquad\qquad \text{(D)}$$

の変化が考えられる。

C：2－ブタノール D：エチルメチルケトン

問2. C_4H_9OH のアルコールの異性体は,

$$CH_3CH_2CH_2CH_2OH,$$
$$CH_3CHCH_2OH, \ (CH_3)_3COH$$
$$\quad\ \ \underset{CH_3}{|}$$

C 以外に3種類ある。ただし, エーテルを含めると6種類になる。

問3. 化学反応式は,

$$2C_4H_9OH + 2Na \rightarrow 2C_4H_9ONa + H_2$$

化合物 C の物質量は,

$$\dfrac{2.22}{74} = 0.0300\,\text{mol}$$

発生した H_2 は標準状態で,

$$0.0300 \times \dfrac{1}{2} \times 22.4 \times 10^3 = 3.36 \times 10^2\,\text{mL}$$

生　物

解答　26年度

2月2日

1 光合成

〔解答〕

問1　(1) 炭酸同化　(2) 光合成　(3) C₃ 化合物
　　　(4) C₅ 化合物　(5) 回路

問2　(b)

問3　反応に直接関わる物質：NADPH　ATP
　　　葉緑体内の部位：ストロマ

問4　C₄ 植物

〔出題者が求めたポイント〕

問1・問2

(1)：光エネルギーを利用する炭酸同化を光合成という。

(2)と(A)：ベンソンは，光エネルギーを吸収する反応と二酸化炭素を固定する反応があり，光エネルギーを吸収する反応が先行することを示した。

(3)～(5)：二酸化炭素の固定はカルビン・ベンソン回路という回路状の反応系で進む。光がないと ATP が合成されないので，C₃ 化合物は C₅ 化合物に変化しない。

問3　水は水素と酸素に分解される。この水素は，NADP と結合し NADPH となる。また，光リン酸化により ATP を生成する。下線部(B)は，カルビン・ベンソン回路をさすので，この反応を行う場所はストロマである。

問4　サトウキビやトウモロコシは，高い補償点と光飽和点をもつ C₄ 植物である。C₄ 植物は，気孔から吸収された二酸化炭素を直接カルビン・ベンソン回路に取り込むのではなく，まず別の回路で二酸化炭素をとり込み，C₄ 物質であるリンゴ酸などとしたのち，カルビン・ベンソン回路に取り込む。

2 視覚

〔解答〕

問1　① 桿体細胞　② 錐体細胞

問2　③ 黄斑の周辺部に多く分布している
　　　④ 黄斑部に多く分布する

問3　⑤ ｂｄｅ　　⑥ ａｃｄｆ

問4　(ア) 視神経　(イ) 大脳(視覚野)　(ウ) 盲斑
　　　(エ) 見えない　(オ) 血管

問5　1) 暗順応　桿体細胞
　　　2) 遮光されていた右目ではロドプシンの再合成が進み光への感度が増加したが，左目ではロドプシンが分解され減少したので光への感度が低下している。(68字)

〔出題者が求めたポイント〕

問1～問3

形状：示された模式図の違いに注目すると①は桿体細胞，②は錐体細胞と判断できる。

分布：網膜の中心付近には錐体細胞が多く，周辺部には桿体細胞が多い。

特徴：桿体細胞は，光に対する感度が高く弱い光の受容に働く。錐体細胞は光に対する感度が低く強い光の受容と色の識別に働く。錐体細胞には，赤・青・緑を感じる3種類がある。

問4　視細胞の興奮は視神経により脳の視覚野に送られる。視神経の束が網膜からでていく部分が盲斑でありこの部分には視細胞はない。従って，盲斑では視覚が生じない。また，盲斑は網膜に広がる毛細血管につながる血管の通り道でもある。

問5　暗い状態のときに桿体細胞ではロドプシンの再合成が進み光りの感受性が高まる。明るい状態では，ロドプシン量が減少しているので光の感受性が低くなる。

3 呼吸　能動輸送

〔解答〕

問1　(1) 代謝　(2) 同化　(3) 異化　(4) アデニン
　　　(5) リボース　(6) リン酸　(7) 酸素　(8) 嫌気
　　　(9) 二酸化炭素　※(4)と(5)は順不同

問2　クエン酸回路　電子伝達系

問3　(1) (a)ナトリウム　(b)カリウム　(c)能動輸送

(2) グルコースからナトリウムポンプを作動する ATP がつくられた。(30字)

(3) 溶液中に添加された ATP は細胞内に入らず利用されなかった。(29字)

(4) 白血球と違い赤血球にはミトコンドリアがなく解糖系により ATP が作られているため。(40字)

〔出題者が求めたポイント〕

問1　代謝と ATP に関する基本問題である。失点しないように注意する。

問2　呼吸の過程のうちミトコンドリアで進むのはクエン酸回路と電子伝達系である。

問3　赤血球にはミトコンドリアがなく解糖系で生じる ATP が細胞膜のナトリウムポンプのエネルギー源である。

(1) ナトリウム – カリウムポンプに関する能動輸送の問題である。

(2) 溶液中に添加されたグルコースが細胞膜を通して細胞質に移動し，解糖系によりナトリウムポンプのエネルギー源である ATP がつくられる。

(3) 溶液中に ATP を加えても，ATP は細胞内に移動しないのでナトリウムポンプは作動しない。

(4) 赤血球にはミトコンドリアがないが白血球にはミトコンドリアがある。オリゴマイシンは電子伝達系における ATP 合成を阻害するので，オリゴマイシンの影響はミトコンドリアをもつ白血球に現れ，赤血球には現れない。

東海大学（医） 26年度 （87）

4 グリフィスの実験　形質転換
〔解答〕
問1　形質転換
問2　a.　III型
b.　生きたII型のR型菌が復帰突然変異でS型菌に戻るという可能性。(29字)
c.　煮沸して殺したIII型のS型菌のDNAが生きたII型のR型菌に取り込まれ発現し，R型菌を病原性のあるS型菌に変えた。(54字)
問3　ペニシリン乱用が選択圧となり耐性遺伝子をもつ肺炎球菌が増えた。(31字)

〔**出題者が求めたポイント**〕
　肺炎双球菌の血清型(I, II, III)の違いは，莢膜を構成する多糖の構造の違いであり，それぞれに対して特異的な抗体を使って見分ける。R型菌は，莢膜を持たないのでI, II, III型を見分ける抗体を使って見分けることはできない。R型菌の多くはS型菌の突然変異によって生じたもので，元のS型菌がI型であれば，そこから生じたR型菌をI型と呼ぶ。
問1　生きたR型菌が殺したS型菌の遺伝物質を取り込んで病原性をもつS型菌に変化した。このような現象を形質転換という。
問2　a.　生きたR型菌(莢膜を持たない)がIII型のS型菌の遺伝物質を取り込み，その遺伝情報をもとにIII型の莢膜ができる。
b.　生きたII型のR型菌が，復帰突然変異によりII型のS型菌になった可能性を否定し，III型の遺伝物質が生きたII型のR型菌に取り込まれIII型の莢膜ができることを示そうとした。
c.　S型菌を煮沸して殺してもDNAは熱に強いので物質として残る。このDNAがR型菌に取り込まれるとR型菌は形質転換を起こして病原性のあるS型菌となる。
問3　ペニシリンの乱用が選択圧としてはたらき，肺炎双球菌がペニシリン耐性遺伝子をもつ割合が増えた。ペニシリン耐性遺伝子をもつ肺炎球菌はペニシリンを用いて治療できない。同様な例がさまざまな抗生物質で見られる。

5　三毛猫の遺伝　ライオニゼーション
〔解答〕
問1　1.（イ）不完全　（ロ）aaBbD/－
　　　2.　オス親　Aa－dd　雌親　aaBbDd
問2　1.　メスの2本のX染色体上の遺伝子は優性・劣性に関係なくどちらかが発現する。(37字)
　　　2.（ニ）
問3　発生過程のある時期に，個体の各細胞で2本のX染色体が任意に不活性化するため。(38字)
問4　網膜上に赤緑色覚異常のものと正常な視細胞が混在して配置している。(32字)

〔**出題者が求めたポイント**〕
問1
1.（イ）表現型に優性遺伝子と劣性遺伝子の両方の特徴が現れる場合を不完全優性という。
（ロ）白色遺伝子Aをもつと全身を白色になるので三毛猫の場合はaaである。茶・黒遺伝子がヘテロの場合体色は茶色と黒色のまだら模様になるので，黒・茶遺伝子についてはBdである。白まだら遺伝子については，DDまたはDdで白いまだら模様となる。従って，三毛猫の遺伝子型はaaBbDDまたはaaBbDdでありaaBbD/－と表現できる。
2.　三毛猫の条件はaaBbD/－である。仔の1/16が三毛猫になる確率は，白色遺伝子，茶・黒遺伝子，白まだら遺伝子の組合せの確率をかけあわせて1/16になればよい。
白色遺伝子：三毛猫のメスは白色遺伝子をaaでもつ。オスは白色遺伝子をAAまたはAaでもつ。(♂)AAと(♀)aaからはaaの仔は現れない。(♂)Aaと(♀)aaの場合からはaaの仔は1/2の確率で出現する。
茶・黒遺伝子：三毛猫のメスは茶・黒遺伝子をBbでもつ。オスはX染色体とY染色体を1本もつのでオス親はB－あるいはb－である。♀(Bb)×♂(B－)の場合Bbの仔は，1/4の確率で出現する。また，♀(Bb)×♂(b－)の場合もBbの仔は1/4の確率で出現する。
白まだら遺伝子：仔の1/16が三毛猫になる確率は，白色遺伝子の確率1/2，茶・黒遺伝子の確率1/4から白まだら遺伝子について1/2の確率になる場合を探す。三毛猫のメスは白まだら遺伝子をDDまたはDdをもつ。この時，オス親はDD, Dd, ddの可能性があるがメス親がDDであるときは子にDdは出現しない。メス親がDdであるときオス親がDDであれば確率は1, Ddであれば3/4, ddであれば1/2である。
以上を総括すると
オス親はAa－dd，メス親はaaBbDd
となる。

問2
1.　オス親の第一染色体にGFP，メス親の第一染色体にRFPを導入してできた仔の皮膚細胞を蛍光で観察すると黄色の蛍光が確認できたことから，第一染色体上の遺伝子は両親の遺伝子が発現していることがわかる。オスのX染色体はメス親から伝わるので，オス親のX染色体にGFP，メス親のX染色体にRFPを導入してできた仔の皮膚細胞を蛍光で観察すると，オスでは赤い蛍光が観察される。一方，メスのX染色体は，メス親とオス親から一本ずつ伝わる。この二本のX染色体は，発生の過程でランダムに不活性化していくので赤い蛍光を発する細胞と緑の蛍光を発する細胞が混在して観察される。

2. 三毛猫の遺伝子型は aaBbD/－ である。茶・黒遺伝子が第一染色体上にある場合，X 染色体の不活性化の影響をうけないので，Bb で茶色が発現，D/－ で白いまだらが発現し白色と茶色のまだら模様になる。

問3　ネコなどの雌では胚が発生するにつれて細胞ごとに X 染色体が 1 本不活性化される（ライオニゼーション）。一度 X 染色体が不活性化されるとその細胞からつくられる細胞にもその不活性化状態が引き継がれる。そのため，X 染色体上の遺伝子がヘテロである場合，細胞によって異なった対立遺伝子が発現することになる。三毛猫は，この状態の代表例として知られている。

問4　赤緑色覚異常遺伝子は X 染色体上にあるので，X 染色体の不活性化の影響をうける。このため，赤緑色覚異常遺伝子をヘテロでもつ場合，網膜上にある視細胞においても発生の過程でランダムな X 染色体の不活性化がおこり赤緑色覚異常の視細胞と正常な視細胞がまだら状に配置していることが推測できる。

東海大学（医）26年度 （89）

2月3日

1 刺激の受容
〔解答〕
問1 (1) 感覚細胞　(2) 適刺激　(3) 感覚　(4) 運動
　　(5) 効果器
問2 A. g　B. f　C. a　D. c　E. d
問3 (ア) 耳小骨　(イ) リンパ液　(ウ) コルチ器
　　(エ) 聴神経　(オ) うずまき細管
　　(カ) 前庭階　(キ) 鼓室階
問4 基底膜は周波数により最大振幅を示す位置が異な
　　り，周波数により異なる聴細胞が興奮するので，音の
　　高低を識別できる。(55字)

〔出題者が求めたポイント〕
問1〜問2　動物では，刺激を受容するための器官であ
　る受容器，受容器で受けとられた刺激を電気的な信号
　として伝達する神経系，神経系からの信号により反応
　する効果器が発達している。文中にでてくる視覚と聴
　覚は，受容器と中枢神経系は感覚神経，中枢神経系と
　効果器は運動神経により結ばれている。受容器は，受
　容器ごとに受容する刺激の種類は決まっており，これ
　をその受容器の適刺激という。それぞれの受容器には，
　刺激を受けとる感覚細胞(受容細胞)がある。筋紡錘は，
　筋肉の伸長の受容器であり，筋肉が引き伸ばされると
　興奮する。味蕾は，舌にある化学受容器で水溶性の化
　学物質を受容する味蕾細胞がある。網膜は，光の受容
　器である。前庭は，重力の方向に対する体の傾きを受
　容する。半規管は，体の回転やその速度を受容する。
問3　ヒトの聴覚に関する問題である。鼓膜の振動は
　3個の耳小骨(鼓膜側よりツチ骨，キヌタ骨，アブミ骨)
　で増幅され，内耳のうずまき管内のリンパ液に伝えら
　れる。リンパ液の振動はうずまき細管の基底膜を振動
　させ，この振動が基底膜上のコルチ基にある聴細胞を
　刺激する。聴細胞は感覚毛をもつ有毛細胞であり，感
　覚毛がおおい膜に触れると，その部分の聴細胞が興奮
　し，その信号は聴神経によって脳に送られる。
問4　基底膜は，入り口側の幅が狭く奥に向かって幅が
　広がる細長い台形をしている。内耳の基底膜に振動が
　伝わったときに最も振動する基底膜領域は音の周波数
　により異なり(問4図2)，高い音は入り口付近，低い
　音は入り口から遠い位置である。有毛細胞は，それぞ
　れの場所毎に別の聴神経が脳に刺激を伝えるので，音
　の高低を聞きわけることができる。

2 呼吸とATP
〔解答〕
問1 (1) a −水　b −ピルビン酸　(順不同)
(2) 解糖系と共通する反応過程から得られるATPが
　筋収縮のエネルギーとして利用される。(40字)
問2 (1) 2カ所　(2) 2個

(3) 直線的な反応系ではなくオキサロ酢酸がクエン酸
　になる回路状の反応系である。(36字)
(4) ^{13}C の割合が減った有機酸が得られる。(18字)
問3 (1) 酸素がないと水素と酸素から水ができない
　ので，水素受容体が水素と結合したままになり不足す
　るため。(47字)
(2) 7.3 kcal

〔出題者が求めたポイント〕
問1 (1) 呼吸で放出される二酸化炭素中の酸素原子
　は，問題文Ⅲの反応Cによりピルビン酸と水に由来
　することがわかる。
(2) 嫌気条件で筋肉を収縮させるとグルコースが減少
　し乳酸が蓄積する。また，乳酸合成を阻害するモノヨ
　ード酢酸を筋肉に浸しても筋肉が収縮を続けることか
　ら，筋肉には乳酸を生成しない反応系があることがわ
　かる。
問2 (1) Ⅱの反応式をみると，$C_6 → C_5$, $C_5 → C_4$ の
　二か所で二酸化炭素が生じることがわかる。
(2) ピルビン酸(C_3)とオキサロ酢酸(C_4)からクエン酸
　(C_6)ができるので，ピルビン酸が脱炭酸作用をうけて
　C_2 化合物になりオキサロ酢酸と反応していることが
　推定できる。
(3) (2)よりⅡに示された直線的な経路ではなく，オキ
　サロ酢酸がクエン酸に戻る回路状の反応系であること
　がわかる。
(4) 回路状の反応系が回転するごとに $C_6 → C_4$ となる
　ので，置換した ^{13}C の数は回路状の反応系が進むにつ
　れ減少していく。
問3 (1) 反応Cで生じる[H]は電子伝達系を経て最
　終的に酸素と結合して水になる。酸素がないと，水素
　受容体と水素が結合したままになり，反応Cの進行
　に必要な水素受容体が不足する。
(2) グルコース1モルに対し，解糖系・クエン酸回路・
　電子伝達系で合計38モルのATPができる。グルコ
　ース1モルの持つエネルギーのうち40%がATPに
　蓄えられるので，ATP1モルあたりのエネルギー量は，
　$693.5 × 0.4 × 1/38 = 7.3$ kcal となる。

3 DNAと形質の発現
〔解答〕
問1 (a) ヌクレオチド　(b) 4　(c) 20
　　(d) 16　(e) 64
問2 (f) 8種類　(g) 125　(h) グリシン　バリン
問3 (i) グリシン　(j) システイン
　　(k) フェニルアラニン
問4 (l) tRNA　rRNA　(m) リボソーム

〔出題者が求めたポイント〕
問1　DNA の構造に関する基本問題である。DNA の基本単位は，リン酸・リボース・塩基からなるヌクレオチドである。塩基には A, T, G, C の 4 種類がある。タンパク質を構成するアミノ酸は 20 種類である。DNA の塩基 2 つで一つのアミノ酸に対応すると考えると $4^2=16$ 種類，塩基 3 つで一つのアミノ酸に対応すると考えると $4^3=64$ 種類の塩基の組合せが考えられる。
問2　(f) 塩基 3 つでアミノ酸一つに対応するので，1～3 文字目が G でも U でもよいと考えると $2^3=8$ 通り塩基の組合せができる。
(g) G:U=5:1 である。最も多いのは GGG となる確率で $(5/6)^3=125/216$
最も少ないのは UUU となる確率で $(1/6)^3=1/216$ である。
(h) コドンが 1 種類の場合は，G:U=5:1 であるので存在比は，1, 5, 25, 125 の何れかになるはずである。150=125+25 であるグリシン，30=25+5 であるバリンには複数個コドンが存在していることになる。
問3　(i) 実験 1 より，G:U=5:1 であるので，GGG の存在比は 125 である。GGG はグリシンである。
(j) 実験 1 より，G:U=5:1 であるので，UGU の存在比は 5 である。実験 2 より，G と U が繰り返されたコドンに GUG と UGU の場合があり同じ確率で生じる。GUG はバリン，UGU はシステインである。
(k) 実験 1 より，UUU の存在比は 1。UUU はフェニルアラニンである。
問4　(l) 翻訳には mRNA の他に，アミノ酸をリボソームに運ぶ tRNA，リボソームを構成する rRNA の二種類が必要である。
(m) タンパク質の合成は，リボソームで行われる。

4 免疫
〔解答〕
問1　(a)
問2　最初の移植で，一部のキラー T 細胞が記憶細胞として残り，次の移植で直ちに増殖した。(40 字)
問3　e
問4　(a) 100%　(b) 25%
問5　(a) 3/16　(b) 3/4

〔出題者が求めたポイント〕
組織適合抗原が自己と認識されるか，非自己として認識されるかにより生着するか拒絶されるかが決まる。
実験1：同じ系統間の皮膚組織の移植では，移植された組織は自己と認識されるので拒絶反応は起こらない。
実験2：異なる系統間の皮膚組織の移植では，移植された組織は非自己と認識されるので拒絶反応が起こる。
実験3：A 系統と B 系統のマウスを交配した AB-F_1 は A 抗原と B 抗原をもつ。このため，AB-F_1 の皮膚組織を A 系統あるいは B 系統のマウスに移植すると拒絶反応が起こる。AB-F_1 は A 抗原と B 抗原をもつので，A 系統あるいは B 系統のマウスの皮膚組織を AB-F_1 に移植しても拒絶反応はおこらない。
問1　ABO 式血液型は複対立遺伝子により決定される。
問2　一度目の移植で形成された免疫記憶に基づき，二度目の移植でははやく脱落した。
問3　AC-F_1 には，A 系統と C 系統の組織適合抗原があるので，(a) A 系統のマウス，(b) B 系統のマウス，(d) AB-F_1 は C 抗原を非自己として認識する。(c) C 系統のマウスは A 抗原を非自己として認識する。(e) AC-F_1 は自己として認識される。
問4　題意より 2 個の組織適合抗原を支配する遺伝子が完全連鎖していると考える。A 系統と B 系統のマウスからつくった AB-F_1 を交配してできた AB-F_2 の抗原型の比は A－：AB：－B=1:2:1 である。
(a) AB-F_1 は A 抗原と B 抗原をもつので拒絶反応はおこらない。どの AB-F_2 の皮膚組織を移植しても拒絶されない。
(b) AC-F_1 は A 抗原と C 抗原をもつので AB-F_2 の抗原型が A－の場合だけ拒絶反応は起こらない。
問5　題意より 2 個の組織適合抗原を支配する遺伝子は互いに独立していると考える。この場合，AB-F_2 の抗原型の比は，
AB：A－：－B：－－=9:3:3:1 である。
(a) A 系統のマウスに皮膚移植をして拒絶反応を起こさないのは B 抗原をもたない A－である。
(b) AB-F_2 のマウスに B 系統のマウスの皮膚組織を移植して拒絶反応を起こさないのは，AB-F_2 のうち B 抗原を持つ AB，aB である。

5 酵素
〔解答〕
問1　(A) 活性化エネルギー　(B) タンパク質
　　　(C) 基質特異性　(D) 活性部位
問2

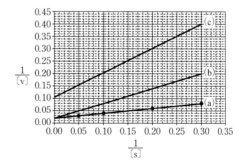

問3　(a) 50　(b) 50　(c) 10
問4　阻害物質 1 (b) 競争的阻害
　　　阻害物質 2 (c) 非競争的阻害
問5　阻害物質 1 (b)
問6　〔S〕と〔V〕の関係の測定値から，基質濃度を最大

とした時の反応速度を外挿し推定することができる。
(48字)

〔**出題者が求めたポイント**〕
問1　酵素の機能に関する基本問題である。酵素の主成分はタンパク質であり，酵素は，活性化エネルギーを少なくすることで反応をスムーズに進めることができる。酵素には基質特異性があり，特定の物質(基質)と活性部位で結合し酵素－基質複合体をつくる。
問2　表2を完成させてから作図する。

1/〔S〕	1/〔V〕		
	(a)阻害物質なし	(b)阻害物質1	(c)阻害物質2
0.30	0.08	0.20	0.40
0.20	0.06	0.14	0.30
0.10	0.04	0.08	0.20
0.05	0.03	0.05	0.15

問3　基質濃度〔S〕を最大限に高くするとは，1/〔S〕が0.00に最も近くなる場合である。問2で作図したグラフを読むと，縦軸1/〔V〕は，(a)(b)で0.02，(c)は0.1であるので，それぞれ〔V〕に直す。
問4　基質濃度が10.0〜20.0の時のグラフ(図1)の傾きは，(a)と(b)は等しいが(c)は異なる。また，図2から基質濃度が最大の時の反応速度は(a)と(b)は同じであるが，(c)は5倍程ある。
問5　阻害物質1(b)は，競争的阻害により活性部位を奪い合うと考えられる。
問6　両逆数プロットでグラフを描くと，基質濃度〔S〕が最大の時の反応速度を，基質濃度の逆数(1/〔S〕)をゼロとした時の反応速度の逆数(1/〔V〕)から推定することができる。

平成25年度

問 題 と 解 答

平成25年度

英　語

問題

25年度

2月2日

1　次の英文を読み，問1〜3は文を完成させ，問4〜9は問いに答えなさい。答えは最も適切なものを，それぞれア〜エの中から一つ選びなさい。

問10は指示に従ってTかFを選びなさい。

In many countries, analgesic painkillers are available in many retail outlets, from the downtown pharmacy to the neighborhood corner store, and even in some supermarkets. Over-the-counter (OTC) painkillers are those drugs that can be self-administered for short periods of time without the direction of a doctor. Accessible, inexpensive and easy to take, OTCs have their advantages, but there are drawbacks as well.

The most widely used analgesic medication in the world today is the OTC painkiller, aspirin. The active ingredient in aspirin is acetylsalicylic acid[*1], an estimated 40,000 tons of which is consumed each year, ranking it second only to alcohol as the most consumed drug in the world.

Aspirin is used to relieve minor aches and pains, to reduce fever, and as a medication to decrease swelling. As it serves as a type of blood thinner, aspirin is also used long-term, at low doses, to help prevent heart attacks in people at high risk.

This drug was first isolated by Felix Hoffmann, a chemist with the German company, Bayer, in 1899. The name "aspirin" was created by Bayer, and derived from *Spiraea ulmaria*, the botanical name for the herbal plant known as meadowsweet in English. Hoffmann discovered that this plant was a good source of acetylsalicylic acid.

Plant extracts had been used to treat headaches, pains, and fevers since **antiquity**. For example, the father of modern medicine, Hippocrates, who lived between 460 BC and 377 BC, left historical records describing the use of powders made from the bark and leaves of the willow tree to treat these symptoms.

Hoffmann's drug rapidly proved popular in the first half of the 20th century, but its profitability soon led to fierce competition, and its market share declined after the introduction of its main rivals, paracetamol[*2] in 1956, and ibuprofen[*3] in 1969. Aspirin sales revived considerably in the last decades of the 20th century, and remain strong in the 21st century, largely because of its widespread use as a preventive treatment for heart attacks. It has also been suggested that taking aspirin before air travel may decrease the risk of deep-vein thrombosis (DVT). This condition is caused by the long period of sitting without exercise, not the air travel itself.

[　1　], fresh evidence suggests that the over-the-counter pain reliever may be a powerful tool in cancer prevention as well. A 2010 study by Oxford University, involving over 25,000 patients, showed that taking a small daily dose of aspirin for four to eight years substantially reduces mortality from a range of common cancers by at least 20%.

[　2　], despite its many apparent benefits, consumers need to be careful about taking too much aspirin, as they should be about any other painkiller, as it has proven side effects. Taking overly large doses too often can lead to stomach problems, as well as dizziness and excessive sweating.

[*1] acetylsalicylic acid　アセチルサリチル酸　　[*2] paracetamol　パラセタモール(鎮痛解熱剤)

[*3] ibuprofen　イブプロフェン(消炎鎮痛剤)

東海大学 (医) 25 年度 （2）

問1　The main idea of the second paragraph is to explain _____ .

ア．how popular aspirin is

イ．who uses aspirin

ウ．why aspirin is consumed

エ．when aspirin is most used

問2　The main idea of the third paragraph is to _____ .

ア．illustrate the types of medicine with which aspirin is used

イ．explain the uses of aspirin for certain illnesses

ウ．point out the drawbacks of aspirin for minor aches and pains

エ．suggest better long-term uses of aspirin for general illnesses

問3　In the fourth paragraph, the writer mainly talks about _____ .

ア．the process of making aspirin

イ．the changes to aspirin

ウ．the results of aspirin

エ．the origin of aspirin

問4　In the fifth paragraph, which words best replace the term "**antiquity**"?

ア．the recent past　　　イ．ancient times

ウ．last century　　　　エ．their discovery

問5　What caused the relative reduction in aspirin sales at one time?

ア．Some similar painkillers were made and sold.

イ．Users had to purchase aspirin from a doctor.

ウ．Aspirin did not work for certain diseases.

エ．People were considerably healthier at that time.

問6　According to the passage, why is it good to take aspirin before air travel?

ア．Aspirin helps you sleep on the plane.

イ．Aspirin is supposed to lower the possibility of DVT.

ウ．Aspirin is effective when you are afraid of flying.

エ．Aspirin keeps passengers alert while flying.

問7　Which word best replaces [　1　] in the passage?

ア．Conversely　　　イ．Recently　　　ウ．Absolutely　　　エ．Unfortunately

問8　Which word best replaces [　2　] in the passage?

　　ア．Previously　　　イ．To repeat　　　ウ．In brief　　　エ．However

問9　Which would be the most suitable title for this passage?

　　ア．The Most Popular OTC Painkiller

　　イ．Aspirin's Side Effects

　　ウ．The History of OTC Medicine

　　エ．Bayer's Top Chemist

問10　Based on the passage, which of the following is true or false?　Mark "T" if the statement is true, mark "F" if the statement is false.

　　1．Aspirin is no longer popular in the 21st century.

　　2．Research has shown aspirin can be a treatment for cancer.

　　3．Aspirin is now said to be the second most consumed drug in the world.

　　4．Aspirin does not reduce the risk of heart attacks.

　　5．The English name of the plant from which aspirin was made is meadowsweet.

2 次の 1 ～ 10 の英文の空所に入る最も適切な語(句)を，それぞれア～エの中から一つ選びなさい。

1. You （   ） to start work early tomorrow.
ア．was　　イ．are　　ウ．will be　　エ．have been

2. I would never （   ） of this.
ア．dreamed　　イ．have dreamed　　ウ．dreaming　　エ．had dreamed

3. She passed the job interview, （   ） surprised her family.
ア．which　　イ．what　　ウ．whereby　　エ．who

4. Your dog looks almost the same （   ） mine.
ア．than　　イ．to　　ウ．between　　エ．as

5. （   ） such wonderful scenery.
ア．Never have I seen　　イ．I have seen never　　ウ．Have I never seen　　エ．Seen I never have

6. I will call you when I （   ） from my trip.
ア．will have returned　　イ．returned　　ウ．was returning　　エ．return

7. As soon as I have finished, I （   ） my mother.
ア．have phoned　　イ．will phone　　ウ．was phoning　　エ．did phone

8. （   ） no bus service in this area, everyone has to own a car.
ア．It being　　イ．It been　　ウ．There being　　エ．There been

9. If I （   ） been given a few more minutes, I would have completed the task.
ア．have　　イ．was　　ウ．had　　エ．would

10. The boys I saw there were younger than （   ） you played soccer with.
ア．them　　イ．those　　ウ．they　　エ．that

3 次の 1 ～ 10 の英文を読み，下線部の意味に最も近い語を，それぞれア～エの中から一つ選びなさい。

1. You look rather concerned.
   ア．decayed　　イ．anxious　　ウ．alternative　　エ．determined

2. The organization is governed by a board of directors.
   ア．established　　イ．educated　　ウ．assembled　　エ．administered

3. Her two dogs are among her most faithful friends.
   ア．jealous　　イ．loyal　　ウ．significant　　エ．generous

4. He is undoubtedly responsible.
   ア．visibly　　イ．possibly　　ウ．certainly　　エ．effortlessly

5. Please give us plenty of warning if you intend to leave.
   ア．notice　　イ．fear　　ウ．donation　　エ．application

6. We couldn't get the manager's approval for the plan.
   ア．contempt　　イ．conduct　　ウ．consent　　エ．confrontation

7. The teacher complimented the student's work.
   ア．praised　　イ．criticized　　ウ．assessed　　エ．rejected

8. The doctor said the patient would get well soon.
   ア．adopt　　イ．resolve　　ウ．alter　　エ．recover

9. Monica is a very considerate person.
   ア．substantial　　イ．immense　　ウ．satisfied　　エ．thoughtful

10. He takes after his father.
    ア．respects　　イ．resembles　　ウ．repeats　　エ．reminds

東海大学（医）25 年度　(6)

4 次の２つの会話文を読み，１，７，８は質問に答え，２〜６は意味・内容に合うように文を完成しなさい。答えは最も適切なものを，それぞれア〜エの中から一つ選びなさい。

Pat:　Jane, I know it's been a busy week, but I'm afraid something else has come up...are you free this weekend?

Jane: Well, we were planning to visit David's parents on Saturday and take the kids to the zoo on Sunday.

Pat:　I'm really sorry, but I've just heard that two important clients are arriving tomorrow, and I would like you to meet them at the airport in the morning and take them to their hotel.

Jane: That's OK...we can rearrange things with David's parents, and do everything together the day after tomorrow, and kill two birds with one stone.

Pat:　Thanks very much...I'll email you the flight and hotel details this afternoon.

　　　１．Why does Pat ask Jane if she is free this weekend?

　　　　ア．Pat wants to go to the zoo with Jane.

　　　　イ．Pat wants to visit Jane's relatives.

　　　　ウ．Pat wants Jane to be out of town.

　　　　エ．Pat wants Jane to do extra work.

　　　２．David is most likely Jane's _____.

　　　　ア．father

　　　　イ．employer

　　　　ウ．colleague

　　　　エ．husband

　　　３．When Jane says, "kill two birds with one stone," she means she can _____.

　　　　ア．go to the zoo with David, his parents and the children on Sunday

　　　　イ．go to the airport and the hotel on Saturday

　　　　ウ．send Pat information about travel and accommodations today

　　　　エ．tell David to do everything alone the day after tomorrow

　　　４．Pat will email Jane this afternoon, so that Jane _____.

　　　　ア．knows which plane Pat has to catch

　　　　イ．can do everything on Sunday

　　　　ウ．knows what to do tomorrow

　　　　エ．can make a reservation for Pat

Fred: Hi, Sally.   I like your new bike, but you know we're not allowed to park here anymore, right?

Sally: What?   You're kidding!   We always leave them here.   It's so handy for the first period classes.

Fred: I know, but they've introduced some new rules.   Didn't you see?   We have to park around the back of the sports center.   I guess you also didn't hear about having to get our bikes registered and having to pay 10 dollars for a bike permit.

Sally: I don't believe it!   Whatever for?

Fred: Well, it's true.   They say it's to increase security on campus since there have been a few thefts recently.   You have to get the permit from the main office by the end of this month.

Sally: Well, I'd better do it after class, I suppose.   But I'm not happy about it.   Anyway, now I have to take the bike to the new place.   I hope I am not late for class.

5．Sally says, "I don't believe it!" because _____.

　　ア．she is satisfied with her new bike

　　イ．she is surprised by what Fred said

　　ウ．she already heard about the new rules

　　エ．she is impressed by what Fred did

6．When Sally says, "I'm not happy about it," she means _____.

　　ア．she doesn't like the first period class

　　イ．she wants to get a new bike

　　ウ．she wants Fred to change his mind

　　エ．she doesn't like the new rules

7．Where will Sally probably go next?

　　ア．Sally's first period class

　　イ．the main office

　　ウ．the back of the sports center

　　エ．Sally's house

8．Where is this conversation most likely taking place?

　　ア．outside a school building

　　イ．in a classroom

　　ウ．in a park

　　エ．outside a bike shop

5 次の問１〜４の英文を読み，話の流れに沿って意味が通るように並べ替えた場合，最も適切なものはどれか。それぞれア〜エの中から一つ選びなさい。

問１　１．I didn't know which was worse – the heat or the insects!

　　　２．But then a whole load of flies came in, too.

　　　３．So I had to open all the windows to let some fresh air in.

　　　４．It was so hot yesterday, but the air-conditioning didn't work.

　　　　　ア．1 → 4 → 2 → 3　　　イ．1 → 2 → 3 → 4
　　　　　ウ．4 → 3 → 2 → 1　　　エ．4 → 1 → 3 → 2

問２　１．However, it is much easier to give vaccines on a sugar lump.

　　　２．Until that time, vaccines had usually been given by injection.

　　　３．Albert Sabin developed the first oral polio vaccine in the 1950s.

　　　４．Using this technique, polio has been practically eliminated.

　　　　　ア．4 → 2 → 3 → 1　　　イ．3 → 4 → 2 → 1
　　　　　ウ．3 → 2 → 1 → 4　　　エ．4 → 1 → 3 → 2

問３　１．However, hand-made suits are still available, though very expensive.

　　　２．Instead of a day to make a suit by hand, one could now be made in an hour.

　　　３．The invention of the sewing machine in 1857 revolutionized the lives of many.

　　　４．This marked the beginning of cheap machine-made clothing.

　　　　　ア．3 → 2 → 4 → 1　　　イ．2 → 3 → 4 → 1
　　　　　ウ．2 → 3 → 1 → 4　　　エ．3 → 1 → 4 → 2

問４　１．Good healthy foods are those containing Omega 3s.

　　　２．There is a lot of evidence that these acids have many beneficial effects.

　　　３．As a result, food manufacturers are adding them to common foods.

　　　４．These are fatty acids which are not produced by the human body.

　　　　　ア．1 → 2 → 3 → 4　　　イ．1 → 4 → 2 → 3
　　　　　ウ．2 → 4 → 1 → 3　　　エ．2 → 1 → 4 → 3

6 次のグラフを見て，英文の空所（ 1 ）〜（ 4 ）に入る最も適切なものを，それぞれア〜エの中から一つ選びなさい。

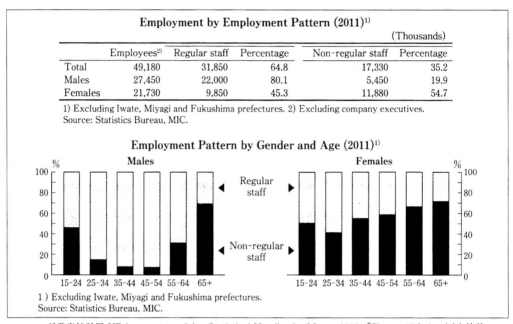

―― 総務省統計局 HP（www.stat.go.jp）→Statistical Handbook of Japan 2012 「Chapter12 Labor」より抜粋 ――

The upper table shows the employment pattern for male and female employees in Japan. Overall, approximately two-thirds of ＿＿＿＿＿＿＿＿＿＿. The chart also indicates that the number of regular male staff members is ＿＿＿＿＿＿＿＿＿＿
  (1)   (2)
＿＿＿ the number of non-regular male staff members.

  The two lower graphs show the changes in employment patterns according to age and gender. From the age of 25-34 to 65 and over, the percentage of females employed as non-regular staff ＿＿＿＿＿＿＿＿＿＿. The percentage of males
                                                                                                  (3)
employed as non-regular staff tends to rise later in life. After the age of 65, approximately ＿＿＿＿＿＿＿＿＿＿ of male
                                                                                                          (4)
employees are no longer regular staff members.

(1)　ア．total employees are classified as regular staff
　　　イ．total employees are classified as non-regular staff
　　　ウ．male employees are classified as non-regular staff
　　　エ．female employees are classified as regular staff

(2)　ア．slightly greater than　　イ．much greater than　　ウ．slightly less than　　エ．much less than

(3)　ア．falls and then rises　　イ．rises and then falls　　ウ．rises steadily　　エ．falls steadily

(4)　ア．10%　　イ．30%　　ウ．50%　　エ．70%

東海大学（医）25 年度 （10）

7　次の英文を読み，下線部(1)と(2)を日本語に訳しなさい。

About a quarter of private hospitals in this country are facing financial problems, according to a survey conducted by a research group.　The survey shows that for 24 percent of hospitals, the cost of providing medical services exceeded the income received.　The worst performing institutions appear to be relatively small hospitals in large cities.　The main cause seems to be the fact that the number of patients in small hospitals has significantly declined.　Because of this and other factors, there is a gap between expenditure and revenue.

8　次の文章中の下線部(1)と(2)を英語に訳しなさい。

Dear Dr. Takahashi,

I am pleased to hear that you will be able to attend our annual conference.　今年は東京で開催しますので，よろしければゲストスピーカーとしての講演をしていただけないでしょうか。　I would be delighted if you could accept.　ところで，今月末までに出版社に提出しなくてはならない私達の本の最終原稿をお持ちできるでしょう。

I look forward to hearing from you soon.

Yours sincerely,

Jim Davis

数　学

問題

2月2日

25年度

次の空欄を埋めなさい.

解答は，分数の場合には既約分数の形で，自然数の根号を含む場合には根号の中が最小の自然数となる形で書きなさい.

1　(1) $f(x) = 1 + x + x^2 + x^3 + x^4 + x^5$ は，$f(x) = (1 + x)\left(\boxed{\text{ア}}\right)$ または $f(x) = (1 + x^3)\left(\boxed{\text{イ}}\right)$ と表せる.

(2) 正の奇数の列に仕切り | を入れて次のような群に分け，第 n 群には $2n$ 個の数が入るようにする.

$$1, \ 3 \mid 5, \ 7, \ 9, \ 11 \mid 13, \ 15, \ 17, \ 19, \ 21, \ 23 \mid \cdots$$

$n \geqq 2$ のとき，第 1 群から第 $(n-1)$ 群までに含まれる奇数の個数は $\boxed{\text{ウ}}$ 個である．第 n 群の最初の項は $\boxed{\text{エ}}$ である．第 n 群の項の総和は $\boxed{\text{オ}}$ である.

(3) $\log_2 x + \log_x 2 - 2 = 0$ を解くと，$x = \boxed{\text{カ}}$ である.

2　関数 $f(x) = xe^{-x}$ を考える．このとき，以下の問いに答えなさい.

(1) $f'(x) = \boxed{\text{ア}}$ である．曲線 $y = f(x)$ 上の点 $(0, \ 0)$ におけるこのグラフの接線の方程式は，$y = \boxed{\text{イ}}$ である．また，$\displaystyle\lim_{x \to \infty} f(x) = \boxed{\text{ウ}}$ である.

(2) 曲線 $y = f(x)$ と直線 $y = \dfrac{x}{e^2}$ は 2 点で交わる．原点以外の交点の x 座標を p で表すとき，$p = \boxed{\text{エ}}$ である．また，$0 \leqq x \leqq p$ の範囲において，曲線 $y = f(x)$ と直線 $y = \dfrac{x}{e^2}$ で囲まれた部分の面積は $\boxed{\text{オ}}$ である.

(3) 直線 $y = \dfrac{1}{e}$，y 軸および曲線 $y = f(x)$ で囲まれた部分を y 軸の周りに 1 回転させてできる回転体の体積を V とする．定積分 $\displaystyle\int_0^1 x^2 e^{-x} dx = \boxed{\text{カ}}$ および $\displaystyle\int_0^1 x^3 e^{-x} dx = \boxed{\text{キ}}$ であることを用いると，$V = \boxed{\text{ク}}$ であることがわかる.

3 △OAB において OA = 5，AB = $3\sqrt{3}$，∠OAB = 30° とする.

(1) OB の長さは ア である. また，△OAB の面積は イ である.

(2) cos ∠AOB = ウ である. よって，ベクトル $\overrightarrow{OA}$ と $\overrightarrow{OB}$ の内積 $\overrightarrow{OA} \cdot \overrightarrow{OB}$ の値は エ である.

(3) 点 O から辺 AB に下ろした垂線と辺 AB との交点を P とする. このとき，AP の長さは，AB の長さの オ 倍である. さらに，点 B から辺 OA へ下ろした垂線と直線 OP との交点を H とすると，OH の長さは OP の長さの カ 倍である. BH の長さは キ である.

物理

問題　25年度

2月2日

1 図のように，点Pから点Rに至るレールが支持棒により水平な床面から浮かせて固定されている。このレールは，最高点Pから点Qに至る曲線部と，点Qから点Rに至る水平部から成り，点Qで滑らかにつながっている。レールの最高点Pは点Rよりも鉛直高さ H だけ高い位置にある。また，天井の点Tに一端が固定された長さ $L(L>H)$ の伸び縮みしない軽い糸で鉛直に吊り下げられた小球Bが点Rに位置している。ただし，小球Bは糸によってのみ支えられており，レールからの抗力は受けていない。

いま，点Pから質量 m の小球Aを初速 v_0 でレールに沿って打ち出した。小球Aはレールに沿って滑り降り，点Qを通過して点Rにおいて小球Bと正面衝突した。小球Bの質量は $4m$ であり，小球Aと小球Bの衝突のはねかえり係数は 0.5 である。小球Aが小球Bに衝突した後，小球Aはレールに沿ってはねかえされ，小球Bは固定点Tを中心とする半径 L の円弧に沿った運動をして点Rよりも鉛直高さ $h(h<L)$ だけ高い最高点Uに到達した。レールの表面は滑らかで摩擦はなく，また空気抵抗もないものとする。重力加速度の大きさを g として，以下の各問いに答えなさい。なお，以下の各問いでは，小球Aが初めて点Rに到達して小球Bと衝突する場合，およびその衝突による運動を考えるものとする。また，小球Aと小球Bの運動はすべてレールを含む鉛直面内で行われるものとする。

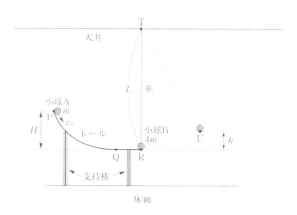

(1) 小球Aと小球Bの衝突直前の小球Aの速さを g, m, H, v_0 の中から適切な記号を用いて求めなさい。

(2) 小球Aと小球Bの衝突直後の小球Bの速さを g, m, H, v_0 の中から適切な記号を用いて求めなさい。

(3) 衝突後に小球Bが到達する高さ h を g, m, H, v_0 の中から適切な記号を用いて求めなさい。

(4) 小球Aと小球Bの力学的エネルギーの和は，この衝突によってどれだけ減少したか。g, m, H, v_0 の中から適切な記号を用いて求めなさい。

(5) 小球Aの初速 v_0 が0のとき，衝突後に小球Bが到達する高さ h が L の $\dfrac{1}{20}$ となるのは H がいくらのときか。L を用いて求めなさい。

2 ある波長の光を金属電極に照射すると電極から電子が飛び出すことが知られている。図に示すように、真空中に2枚の金属でできた電極Aと電極Bが平行におかれている。すべり抵抗器と直流電源を用いることにより、電極A, B間の電圧は変化させることができるようになっている。電子の質量をm, 電荷を$-e\,(e>0)$とし、電子に働く重力の影響、また、検流計の内部抵抗の影響は考えないものとして、以下の各問いに答えなさい。答えはそれぞれの解答群の中から最も適切なものを一つ選び、解答欄の記号にマークしなさい。

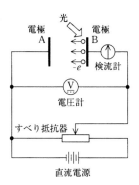

電極Bにある波長の光を照射したところ、初速v_0で電子が電極Bを飛び出し検流計に電流が流れた。このとき、電圧計の指示値は$V\,(V>0)$であった。

(1) 電極A, B間の電場の向きと、電極Bから飛び出した電子に働く静電気力の向きを求めなさい。

(2) 電極Bから飛び出した直後の電子の運動エネルギーを求めなさい。

(3) 電子が電極Bから電極Aに到達するまでに静電気力がする仕事を求めなさい。

(4) 電子が電極Aに到達する直前の速さを求めなさい。

電極Bにこの波長の光を照射し続けながら、電圧計の指示値がVより増加するようにすべり抵抗器を操作すると、ある電圧になったとき電流が流れなくなった。

(5) 電流が流れなくなったときの電極A, B間の電圧を求めなさい。

〔解答群〕

(1) ア．電場の向き：電極Bから電極Aへ向かう方向, 静電気力の向き：電極Aから電極Bへ向かう方向
　　イ．電場の向き：電極Bから電極Aへ向かう方向, 静電気力の向き：電極Bから電極Aへ向かう方向
　　ウ．電場の向き：電極Aから電極Bへ向かう方向, 静電気力の向き：電極Aから電極Bへ向かう方向
　　エ．電場の向き：紙面の奥から手前へ向かう方向, 静電気力の向き：電極Bから電極Aへ向かう方向
　　オ．電場の向き：紙面の手前から奥へ向かう方向, 静電気力の向き：電極Bから電極Aへ向かう方向

(2) ア．mv_0　イ．$\dfrac{1}{2}mv_0^2$　ウ．$2mv_0$　エ．$2mv_0^2$　オ．$\dfrac{1}{2}mv_0$

(3) ア．$2eV$　イ．eV　ウ．$\dfrac{1}{2}eV^2$　エ．$-eV^2$　オ．$-eV$

(4) ア．$\sqrt{v_0^2-\dfrac{2eV}{m}}$　イ．$\sqrt{v_0-\dfrac{eV^2}{2m}}$　ウ．$v_0\sqrt{\dfrac{2eV}{m}}$　エ．$\sqrt{v_0^2-\dfrac{eV}{2m}}$　オ．$v_0\sqrt{\dfrac{eV}{2m}}$

(5) ア．$\dfrac{\sqrt{2}\,mv_0}{2e}$　イ．$\dfrac{2mv_0}{e}$　ウ．$\dfrac{mv_0}{2e}$　エ．$\dfrac{mv_0^2}{2e}$　オ．$\dfrac{2mv_0^2}{e}$

3 空気中に置かれた図のような長さ l [m] の開管と閉管がある。これらの管内の気柱を伝わる音波がつくる定常波について，以下の各問いに答えなさい。答えは各問いの解答群の中から最も適切なものを一つ選び，解答欄の記号にマークしなさい。ただし，開口端と定常波の腹の位置とは一致するものとし，必要があれば，温度 t [℃] のときの空気中の音速 v [m/s] を求める式，$v = 331.5 + 0.6t$ を用いなさい。

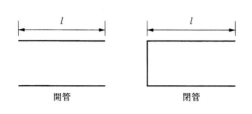

表

気体	音速〔m/s〕
空気	331.5
二酸化炭素	258
ヘリウム	970

図

はじめに2つの管を温度0℃の空気中においた。

(1) 開管と閉管にできる定常波の基本振動数の差が Δf [Hz] であった。開管および閉管の長さ l [m] を求めなさい。

(2) 開管にできる定常波の2倍振動と閉管にできる定常波の3倍振動の場合の波長の差は何mか。

(3) 開管を0℃の空気中においた場合，0℃の二酸化炭素中においた場合，0℃のヘリウム中においた場合で，基本振動数の定常波ができるとき，振動数の大きさの順序はどのようになるか。ただし，0℃のときの各気体の音速は表の通りである。

次に，空気中に置かれた開管と気柱の温度を t_1 [℃] に上昇させた。

(4) 温度が t_1 [℃] の場合と0℃の場合の開管にできる定常波の基本振動数の差は何Hzか。ただし，ここでは管の熱膨張は考えないものとする。

(5) 温度上昇に伴う開管の熱膨張を考慮してみよう。温度上昇によっても定常波の基本振動数が0℃の場合と変わらないようにするには，管の線膨張率 α [1/K] はどのくらいの値が必要か。最も近いものを求めなさい。

〔解答群〕

(1) ア．0　　イ．$\dfrac{331.5}{4\Delta f}$　　ウ．$\dfrac{331.5}{2\Delta f}$　　エ．$\dfrac{331.5}{\Delta f}$　　オ．$\dfrac{663}{\Delta f}$

(2) ア．0　　イ．$\dfrac{1}{4}l$　　ウ．$\dfrac{1}{3}l$　　エ．l　　オ．$2l$

(3) ア．ヘリウム＞二酸化炭素＞空気　　イ．二酸化炭素＞空気＞ヘリウム

　　ウ．ヘリウム＞空気＞二酸化炭素　　エ．空気＞二酸化炭素＞ヘリウム

　　オ．気体の種類によって変わらない

(4) ア．$\dfrac{331.5t_1}{l}$　　イ．$\dfrac{0.6t_1}{4l}$　　ウ．$\dfrac{0.6t_1}{2l}$　　エ．$\dfrac{331.5t_1}{2l}$　　オ．$\dfrac{331.5t_1}{4l}$

(5) ア．0.05　　イ．0.02　　ウ．0.005　　エ．0.002　　オ．0.0005

4　質量500gで比熱0.40 J/(g・K)の物体A，質量1000gで比熱0.50 J/(g・K)の物体B，質量500gで比熱1.0 J/(g・K)の物体Cがある。熱のやりとりに関する以下の各問いに答えなさい。

(1) 物体Aの熱容量は何J/Kか。

(2) 物体Aの温度を25℃から150℃まで上げるとき，必要な熱量は何Jか。

(3) 温度が150℃の物体Aを，温度が10℃の物体Bに接触させ，熱平衡に達したとき，物体Bの温度は何℃になるか。ただし，熱のやりとりは，物体Aと物体Bの間のみで起こるものとする。

電熱器を使用して物体Cを温めた。電熱器の電熱線には，直流の電圧100Vをかけて，0.50Aの電流を流した。

(4) この電熱器で物体Cの温度を30℃から210℃まで温めるのにかかる時間は何sか。ただし，電熱器の熱はすべて物体Cに伝わるものとし，まわりに熱は逃げないものとする。

(5) (4)において，電熱器が消費した電力量は何kWhか。

化 学

問題

2月2日

25年度

解答に必要があれば，つぎの値を用いなさい。

原子量：H = 1.0，C = 12.0，N = 14.0，O = 16.0，Ne = 20.2，Na = 23.0，Cl = 35.5，Ar = 40.0，Ca = 40.1，Br = 79.9

気体定数：$R = 8.31 \times 10^3\,L \cdot Pa/(mol \cdot K)$

1 　体積 10 L の容器に 1.0 mol の四酸化二窒素を封入し，温度を 47℃ に保ったところ，四酸化二窒素の物質量の 50％ が二酸化窒素になり平衡状態になった。この平衡反応はつぎの式(1)で表される。

$$N_2O_4 \rightleftharpoons 2NO_2 \cdots\cdots (1)$$

なお，これらの気体は理想気体とする。以下の各問いに答えなさい。

問1　四酸化二窒素を封入してから平衡状態になるまでの，容器内の気体の色の変化として最も適切な記述を a〜f の中から一つ選び，解答欄の記号にマークしなさい。

　　　a．封入したときは無色であったが，徐々に変色して，平衡状態で赤褐色になった

　　　b．封入したときは無色であったが，いったん赤褐色に変化し，その後，色は薄くなって平衡状態で無色になった

　　　c．封入したときは濃い赤褐色であったが，いったん無色になり，その後，変色して平衡状態で薄い赤褐色になった

　　　d．封入したときは濃い赤褐色であったが，徐々に色が薄くなり，平衡状態で無色になった

　　　e．封入したときは濃い赤褐色であったが，徐々に色が薄くなり，平衡状態で薄い赤褐色になった

　　　f．封入してから平衡状態になるまで，濃い赤褐色のままであった

問2　この平衡状態における濃度平衡定数 K_c〔mol/L〕として適切な値を a〜f の中から一つ選び，解答欄の記号にマークしなさい。

　　　a．0.050　　　b．0.20　　　c．0.50　　　d．1.0　　　e．2.0　　　f．5.0

問3　この平衡状態の容器に，さらに四酸化二窒素 5.0 mol を加えて，47℃ で再び平衡状態にした。このときの二酸化窒素の物質量〔mol〕として適切な値を a〜f の中から一つ選び，解答欄の記号にマークしなさい。

　　　a．2.5　　　b．3.0　　　c．3.5　　　d．4.0　　　e．5.0　　　f．6.0

問4　問3の平衡状態における気体の全圧〔Pa〕として適切な値を a〜f の中から一つ選び，解答欄の記号にマークしなさい。

　　　a．4.0×10^5　　　b．8.0×10^5　　　c．1.2×10^6　　　d．1.6×10^6　　　e．2.0×10^6

　　　f．2.4×10^6

問5　問3の平衡状態における圧平衡定数 K_p〔Pa〕として適切な値を a〜f の中から一つ選び，解答欄の記号に
マークしなさい。

a．2.0×10^5　　b．5.3×10^5　　c．6.7×10^5　　d．1.2×10^6　　e．1.6×10^6

f．2.0×10^6

2 未知の4種類の気体A～Dおよび酸素がある。これら5種類の気体について，つぎの実験1～4を行った。なお，すべての実験は同じ温度下で行われ大気圧に変動がないものとし，気体はすべて理想気体で，気体の水への溶解量およびメスシリンダー内の水蒸気の圧力は無視できるものとする。以下の各問いに答えなさい。

【実験1】 酸素および気体A～Dをそれぞれボンベに封入した。つぎに，各々のボンベの質量を量り，m_1〔g〕として表に記録した。

【実験2】 図のように，水槽中で水を満たしたメスシリンダーに各気体のボンベから気体を200 mLずつ集めた。このとき，メスシリンダーの内外の水面が同じ高さになるようにした。

【実験3】 再び酸素と気体A～Dのボンベの質量を量り，m_2〔g〕として表に記録した。

【実験4】 各気体を分析したところ，気体A，C，Dは単体であることがわかった。また，気体Bは炭素および水素だけからなる化合物であることがわかり，その質量パーセントは炭素が82.8 %，水素が17.2 %であった。

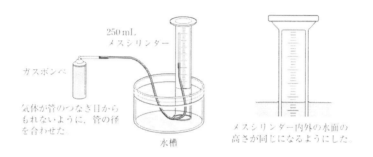

表　実験結果

気体	m_1〔g〕	m_2〔g〕
酸素	59.408	59.146
A	61.745	61.417
B	67.052	66.578
C	50.588	50.572
D	58.232	58.003

問1　気体A～Dの分子式を解答欄に書きなさい。

問2　気体Bは構造異性体をもつ化合物である。その構造異性体は何種類あるか。その総数を解答欄に書きなさい。

問3　つぎの組み合わせの物質が化学反応したとき，気体A～Dのいずれも発生しないものをa～dの中から一つ選び，解答欄の記号にマークしなさい。

　　　　a．亜鉛と希硫酸　　　b．銅と濃硫酸　　　c．アルミニウムと塩酸　　　d．フェノールとナトリウム

東海大学（医）25年度　（20）

3　　つぎの実験1〜5の記述を読み，以下の各問いに答えなさい。

【実験1】　塩化アンモニウムと水酸化カルシウムを混合し，ガラス容器に入れた。

【実験2】　このガラス容器をガスバーナーで熱し，アンモニアを発生させた。

【実験3】　発生したアンモニアを，ソーダ石灰（水酸化ナトリウムと酸化カルシウムの混合物）を充填したガラス管の
　　　　　中を通して，上方置換で捕集した。

【実験4】　捕集したアンモニアを空気と混合し，白金を触媒として約800℃で反応させて一酸化窒素をつくり，これを
　　　　　　　　　①　　　　　　　　　　　　　　　　　　　　　　　　　　　　　　　　　　　　　　②
　　　　　空気中で酸化して二酸化窒素とした。

【実験5】　得られた二酸化窒素を温水に溶かして硝酸をつくった。
　　　　　　　　③

問1　実験2でおこる反応について，その化学反応式を解答欄に書きなさい。

問2　実験3で用いたソーダ石灰の使用目的として適切な記述をa〜eの中から一つ選び，解答欄の記号にマークしな
　　さい。

　　　　a．還元剤として用いる　　　　b．酸化剤として用いる　　　　c．乾燥剤として用いる

　　　　d．冷却剤として用いる　　　　e．塩基を除去するため

問3　実験4および実験5は，工業的に硝酸をつくる方法として知られている。考案者の名前にちなんだこの方法の名
　　称を解答欄に書きなさい。

問4　下線部①〜③の化学反応式をa〜fの中から一つずつ選び，解答欄の記号にマークしなさい。

　　　　a．$2NO + O_2 \rightarrow 2NO_2$　　　　　　　　　　b．$NO + 2NH_3 + 4O_2 \rightarrow 3NO_2 + 3H_2O$

　　　　c．$3NH_3 + 4O_2 \rightarrow HNO_2 + 2NO + 4H_2O$　　d．$4NH_3 + 5O_2 \rightarrow 4NO + 6H_2O$

　　　　e．$3NO_2 + H_2O \rightarrow 2HNO_3 + NO$　　　　f．$2NO_2 + 2H_2O \rightarrow 2HNO_3 + H_2$

問5　この実験1〜5によって，質量パーセント50.0％の硝酸水溶液1.00 kgを作製するのに必要な塩化アンモニウム
　　の質量〔g〕をa〜fの中から一つ選び，解答欄の記号にマークしなさい。ただし，すべての反応は完全に進行し，
　　各反応において生成した物質は，そのすべてを回収し利用した。

　　　　a．213　　　b．283　　　c．425　　　d．566　　　e．637　　　f．850

4　シクロヘキサン，トルエン，アニリン，フェノールからなる混合物がある。この混合物の元素の割合を元素分析により求めたところ，その質量パーセントは炭素 85.0 %，水素 10.6 %，窒素 2.8 %，酸素 1.6 % であった。以下の各問いに答えなさい。

問1　トルエン 1 分子の質量に対して，それに含まれる炭素原子が占める質量パーセント〔%〕として適切な値を a～e の中から一つ選び，解答欄の記号にマークしなさい。

　　　a．76.6　　　b．77.4　　　c．85.7　　　d．91.3　　　e．93.5

問2　この混合物 10 g に含まれるアニリンの質量〔g〕として適切な値を a～e の中から一つ選び，解答欄の記号にマークしなさい。

　　　a．1.0　　　b．1.9　　　c．2.9　　　d．3.8　　　e．4.8

問3　この混合物 10 g に含まれるシクロヘキサンの質量〔g〕として適切な値を a～e の中から一つ選び，解答欄の記号にマークしなさい。

　　　a．1.0　　　b．1.4　　　c．2.1　　　d．4.2　　　e．5.1

東海大学（医）25年度　（22）

5　つぎの表はある食品の成分表である。以下の各問いに答えなさい。

表　1袋（100 g）あたりの各成分の質量〔g〕

ナトリウム	0.285
成分 A	15.5
成分 B	10.3
タンパク質	6.50

問1　この食品のナトリウムは，すべて食塩として含まれている。この食品 100 g 中の食塩の質量〔g〕として適切な値を a～f の中から一つ選び，解答欄の記号にマークしなさい。

　　a．0.483　　　b．0.725　　　c．0.966　　　d．1.09　　　e．1.45　　　f．1.93

問2　成分 A は炭素，水素，酸素だけからなる単一の化合物である。この食品 0.100 g から成分 A をすべて分離して精製し，完全に燃焼させたところ，二酸化炭素が 22.7 mg，水が 9.30 mg 得られた。この成分 A の組成式を a～f の中から一つ選び，解答欄の記号にマークしなさい。

　　a．CHO　　　b．CH_2O　　　c．CH_3O　　　d．C_2H_3O　　　e．$C_2H_3O_2$　　　f．C_2H_4O

問3　成分 B は脂肪酸の混合物であり，その中にリノール酸（$C_{17}H_{31}COOH$）が含まれている。この食品 10.0 g に含まれるリノール酸をすべて分離して精製し，臭素と付加反応させたところ，0.170 g の臭素が反応した。成分 B の質量に対するリノール酸の質量パーセント〔%〕として適切な値を a～f の中から一つ選び，解答欄の記号にマークしなさい。

　　a．5.45　　　b．7.25　　　c．10.9　　　d．14.5　　　e．21.8　　　f．29.0

東海大学（医）25年度　(23)

6 アセチレンを原料として，つぎの方法でアセチルサリチル酸の合成を試みた。以下の各問いに答えなさい。

3分子のアセチレンを ア を触媒として付加重合し，化合物Aを得た。この化合物Aを濃硫酸と混合して加熱して化合物Bを得た後に，水酸化ナトリウムと共に加熱して Ⅰ することによって，化合物Cを得た。化合物Cをアセチレンを燃焼して得られた二酸化炭素と高温高圧下で反応した後に，希硫酸で処理することによって化合物Dを得た。

一方，アセチレンに イ を触媒として水を付加して化合物Eを得た。この化合物Eを硫酸酸性溶液中でニクロム酸カリウムによって Ⅱ することによって，化合物Fを得た。つぎに，化合物Fを十酸化四リンと共に加熱して化合物Gを得た。

最後に，化合物Dと化合物Gを混合して加熱することによって，アセチルサリチル酸が得られた。

問1　空欄 ア および イ に当てはまる適切な物質をa～eの中から一つずつ選び，解答欄の記号にマークしなさい。

a．白金　　　b．赤熱した鉄　　　c．スズ粉末　　　d．硫酸　　　e．硫酸水銀（Ⅱ）

問2　空欄 Ⅰ および Ⅱ に当てはまる適切な語句をa～eの中から一つずつ選び，解答欄の記号にマークしなさい。

a．加水分解　　　b．縮合重合　　　c．アルカリ融解　　　d．酸化　　　e．還元

問3　化合物A～Gとして適切な化合物の名称を解答欄に書きなさい。

問4　アセチレンについて，誤りを含む記述をa～fの中から一つ選び，解答欄の記号にマークしなさい。ただし，アセチレンは理想気体とする。

a．アセチレンを空気中で燃焼すると不完全燃焼を起こし，大量のすすが生じる
b．アセチレンを酸素とともに燃焼すると，酸素アセチレン炎とよばれる高温の炎が得られる
c．標準状態（0℃，1.01×10^5 Pa）で4.48 Lのアセチレンを完全燃焼させると，17.6 gの二酸化炭素が生じる
d．標準状態（0℃，1.01×10^5 Pa）で4.48 Lのアセチレンを完全燃焼させると，1.80 gの水が生じる
e．炭化カルシウム1 molを水2 molと反応させると，1 molのアセチレンが生じる
f．メタン2 molを熱分解すると，1 molのアセチレンが生じる

生 物

問題

25年度

2月2日

1 　次のＡ～Ｊの記述は，実験とその観察結果を説明したものである。空欄①～⑩に適切な語句を記入しなさい。また各々の実験に使用された生物を下の語群ａ～ｊから選び記号で答えなさい。ただし，重複して選んではいけない。

Ａ．4℃の条件下で一昼夜50％（　①　）溶液に浸した筋肉をほぐし，筋繊維を得た。この筋繊維は細胞膜をはじめとする膜構造が破壊されているにもかかわらず，1％ATP水溶液を滴下することにより収縮するのが観察された。

Ｂ．赤色の花と白色の花を交雑したところ，F_1の花はすべて桃色になった。F_1どうしを自家受粉することによって得られたF_2では，赤：桃：白が1：2：1の割合になった。この赤色と白色のような表現型を示す対立遺伝子間の関係を（　②　）と呼んでいる。

Ｃ．弱い光を当てたときは葉緑体が細胞の上面に並んでいたが，強い光を当てると葉緑体は細胞の側面に集まった。細胞内で細胞小器官などが活発に動いている現象を（　③　）と呼んでいる。

Ｄ．細胞内に，束になった巨大な染色体が観察された。この染色体を色素で染めたところ，太さの異なる様々な横縞が見られた。また，染色体の一部がほどけて膨らんでいる（　④　）と呼ばれる部分も観察された。

Ｅ．塩化アセチルコリン溶液を用いて卵と精子を集め，受精させた。受精卵は時間経過とともに卵割を繰り返し，やがて外側が通常の体細胞と同じ大きさの一層の細胞で覆われて内側が空所となる（　⑤　）と呼ばれる状態にまで発生した。

Ｆ．ラセン状の葉緑体を持つ糸状の藻類と（　⑥　）細菌を混ぜ，藻類の葉緑体に部分的に光を当てた。（　⑥　）細菌は光が当たっている部分に集った。

Ｇ．採取したうろこに，副腎髄質で産生される（　⑦　）を含む溶液を滴下したところ，色素胞内の黒色顆粒が凝集するのが観察された。

Ｈ．葉裏の表皮をはがし，20％スクロース溶液と蒸留水に5分間浸した。スクロースに浸したものでは，細胞膜が細胞壁からはがれる（　⑧　）と呼ばれる現象が起こっていた。また，細胞内の赤色色素の濃度は，スクロースに浸したものの方が蒸留水に浸したものよりも濃かった。

Ｉ．卵巣片を採取して1-メチルアデニン水溶液に浸すと卵巣が縮み，（　⑨　）が押し出されてきた。（　⑨　）を観察すると，その中央部には卵核胞と呼ばれる比較的大きな球形の透明な部分が見えた。（　⑨　）は，さらに第1極体，第2極体を放出して卵になった。

Ｊ．食塩水の濃度が高くなるにつれて，収縮胞の単位時間当たりの収縮回数が減少するのが観察された。収縮胞は体外に水を排出して（　⑩　）の調節を行っていると考えられる。

〔語群〕

ａ．ユキノシタ	ｂ．アオミドロ	ｃ．マルバアサガオ	ｄ．バフンウニ
ｅ．トノサマガエル	ｆ．モツゴ	ｇ．オオカナダモ	ｈ．イトマキヒトデ
ｉ．ゾウリムシ	ｊ．ユスリカ		

東海大学（医）25 年度 （25）

2 以下の文章を読んで，各問いに答えなさい。

　古くから日本人に親しまれているメダカは，メンデルの法則が脊椎動物で最初に確認された生物である。メダカの体
　　　　　　　　　　　　　　　　　　　　①
色遺伝はメンデルの法則に従い，野生型である黒褐色（表現型［BR］正常の黒色素胞と黄色素胞を有する）が，ヒメダ
カの橙色（表現型［bR］黒色の色素胞はないが正常の黄色素胞を有する）に対して優性であるため，野生型とヒメダカ
を交配して得られた F₁ では全ての個体が黒褐色となり，F₂ においては黒褐色と橙色が 3：1 に分離する。また，ヒメ
ダカの橙色がシロメダカの白色（表現型［br］黒色および黄色の色素胞を持たない）に対して優性であり，野生型メダカ
とシロメダカを交配すると，F₁ は全て黒褐色のものばかりであるが，F₂ においては黒褐色，青色，橙色，白色の各メ
　　　　　　　　　　　　　　　　　　　　　　　　　　　　　　　　　　　　　　②
ダカが 9：3：3：1 に分離して現れる。
　メダカの性染色体はヒトと同様に XY 型であり，雌は XX，雄は XY である。Y 染色体上には性決定遺伝子（DMY）
が存在することが分かっている。市販のヒメダカ（遺伝子型が bbRR もしくは bbRr）の中に混在しているシロメダカ
（遺伝子型が bbrr）のうち雌を選び，ヒメダカの雄と交配した。次に，その F₁ の中から雌のシロメダカと雄のヒメダカ
を選んで交配した。このように，雌のシロメダカと雄のヒメダカの兄妹交配を繰り返すと，シロメダカであればほとん
　　　　　　　　　　　　　　　　　　　　　　　　　　　　　　　　　　　　　　③
ど全て雌，ヒメダカであればほとんど全て雄である系統を得ることができる。しかし，こうして得られたシロメダカと
　　　　　　　　　　　　　　　　　　　　　　　　　　　　　　　　　　④
ヒメダカとの間で交配を行ったところ，得られた 1,000 匹の F₁ 雄個体のうち 3 個体がシロメダカであった。

問1　下線 ① について，メンデルの法則を再発見したのは誰か。以下の a～h から選び記号で答えなさい。

　　　a．シュペーマン　　　b．モーガン　　　c．ワトソン　　　d．ヘッケル　　　e．ド・フリース
　　　f．マラー　　　　　　g．ラマルク　　　h．ビードル

問2　下線 ② に関して以下の問いに答えなさい。

　　(a)　青色メダカの遺伝子型について，考えられるものを全て記しなさい。（例：「BBRR」は黒褐色の野生型メダ
　　　　カの遺伝子型の 1 つである。）

　　(b)　下線 ② で得られたメダカから，雄のヒメダカ（橙色）と雌のシロメダカ（白色）を無作為に選んで多数のペ
　　　　アを交配した場合，得られた仔メダカの中のシロメダカの割合は何パーセントになると期待されるか。小数点
　　　　第 1 位を四捨五入し整数値で答えなさい。

問3　下線 ③ のような遺伝様式を何と言うか。

問4　下線 ④ について，以下の問いに答えなさい。なお，ここでは X 染色体と Y 染色体間で減数分裂時の相同組換
　　えが生じることがあると仮定する。

　　(a)　F₁ にシロメダカの雄が生じる理由（機序）を，句読点を含めて 35 字以内で説明しなさい。ただし，ここで
　　　　は遺伝子の変異や性転換は考慮しない。

(b) 組換え価1%を与える遺伝的距離を1cM（センチモルガン）と定義した時に，メダカにおいて，DMY遺伝子とr（あるいはR）遺伝子間の遺伝的距離は何cMであるか，小数点以下第1位までの値を答えなさい。

(c) また，このゲノム領域において1cMの遺伝的距離が平均2,000kbp（キロ塩基対）（= 2,000,000 bp［塩基対］）の物理的距離に相当すると仮定した場合，DMY遺伝子とr（あるいはR）遺伝子間の物理的距離は約何kbp（キロ塩基対）であると推定されるか，答えなさい。

東海大学（医）25 年度 （27）

---

3 内分泌系による恒常性維持に関するⅠ，Ⅱの文章を読んで，各問いに答えなさい。

Ⅰ．内分泌腺で産生され，分泌されたホルモンは血流にのって（ ① ）に到達し効果を発揮する。内分泌腺としては，視床下部，脳下垂体，甲状腺，副甲状腺，すい臓，副腎がよく知られている。すい臓の（ ② ）のA細胞とB細胞からはそれぞれ（ ③ ）と（ ④ ）が分泌され血糖値を調節しており，また，副腎髄質からもアドレナリンが分泌され血糖値を上げる働きをしている。一方，これらの血液中のホルモンの濃度はからだの活動状態に応じて正確に調節されている。（ ⑤ ）の視床下部とよばれる部分とその周囲は，ホルモン分泌調節に特に重要な役割を果たしている。視床下部の神経分泌細胞から血液中に分泌されたホルモンは，脳下垂体（ ⑥ ）に運ばれてホルモン産生細胞を刺激し，（ ⑥ ）からのホルモン分泌を調節する。脳下垂体（ ⑥ ）では主に6種類のホルモンが作られ血液中に分泌される。下垂体で分泌されたホルモンのうちいくつかは他の内分泌腺のホルモン分泌を調節している。また，視床下部の神経分泌細胞の細胞体でつくられたホルモンが（ ⑦ ）を通って脳下垂体（ ⑧ ）まで輸送され分泌される。（ ⑨ ）はその一例で，腎臓の集合管における水の再吸収を促進している。

問1　本文中の空欄（ ① ）〜（ ⑨ ）に適切な語句を記入しなさい。

Ⅱ．ネズミの脳下垂体を取り出し，冷却しながら細かくきざみ，その後，ディスパーゼという酵素を作用させると，一つ一つの細胞が分離した状態の細胞集団が得られる。これらの細胞は，適切な培養液中において約1週間培養することが可能である。この細胞集団は脳下垂体の初代培養細胞とよばれ，ホルモンを作る能力を持つとともに，神経分泌細胞から作られる因子によって調節される機能を保持している。このためこの細胞集団は，脳下垂体ホルモン産生制御の仕組みを調べる様々な実験に用いられてきた。

問2　この初代培養細胞の培養液中に視床下部で作られるホルモンAを加えたところ，培養液中にホルモンBが検出されるようになった。このホルモンBをネズミに注射すると，肝臓や骨格筋の代謝が高まることがわかった。成長ホルモンはタンパク質合成の促進，グリコーゲン分解の促進などの作用を有しており，ホルモンBと同様に体の代謝を高めることがわかっている。

　　① ホルモンAの名称を答えなさい。
　　② ホルモンBの名称を答えなさい。
　　③ ホルモンBを投与したネズミの肝臓や骨格筋の代謝が高まった理由を，句読点を含めて45字以内で説明しなさい。

問3　次に，この初代培養細胞に視床下部で作られるホルモンCを作用させたところ，ホルモンDが培養液中に検出されるようになった。このホルモンDをネズミに注射すると血液中のグルコース濃度が上昇した。また，成長ホルモンはグリコーゲンの分解を促進し，結果としてホルモンDと同じように血糖値を上昇させる効果を持つことがわかっている。

　　① ホルモンDの名称を答えなさい。
　　② ホルモンDを投与したネズミの血液中グルコース濃度が上昇した理由を，句読点を含めて45字以内で説明しなさい。

4 次の文章を読んで，各問いに答えなさい。

植物や動物はおもに糖質や脂質を呼吸基質としている。グルコースを呼吸基質とした場合，呼吸全体の化学反応式は，

$$C_6H_{12}O_6 + 6O_2 \longrightarrow 6H_2O + 6CO_2$$

となる。発生する二酸化炭素と吸収した酸素の標準状態での体積比（比の値）（[CO_2の体積]/[O_2の体積]）を（ ① ）という。グルコースなど糖質を呼吸基質とした場合，その値は（ ② ）になる。一方，脂質やタンパク質は糖質と比較すると分子を構成する炭素原子の数に比べて酸素原子の数が（ ③ ）ため，（ ① ）の値は1よりも（ ④ ）。
（ ① ）は，水酸化カリウム溶液が二酸化炭素を吸収する性質を利用して図の装置で測定することができる。装置の温度，室温は一定に保つようにする。底部に水酸化カリウム溶液または水を入れたシャーレを置き，網の上に置いたシャーレに被検生物を入れ，ふたをする。赤インクの位置を適当な位置に調整した後，活栓を閉めて測定を始める。一定時間後，赤インクの移動を調べる。水酸化カリウム溶液を入れた場合，赤インクは（ ⑤ ）に移動する。上側のシャーレにトウモロコシの発芽種子10gを入れ，底部のシャーレに水酸化カリウム溶液または水をいれた条件でそれぞれ5回ずつ測定した。赤インクの移動距離の平均は，水酸化カリウム溶液を入れたときが48.0 mm，水を入れたときは8.0 mmであった。水酸化カリウム溶液を入れたときと，水を入れた時の赤インクの移動方向は同じであった。このときの（ ① ）は（ ⑥ ）である。

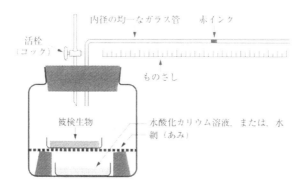

問1 本文中の空欄（ ① ）～（ ⑥ ）に当てはまる適切な語句を答えなさい。ただし，（ ② ）には数値を，（ ⑤ ）には右または左を，（ ⑥ ）には，計算した数値を四捨五入し小数点以下第1位までの値を答えなさい。

問2 オオムギを用いて調べたところ，畑で育っている葉では（ ① ）は1.0であったが発芽後75時間の種子では0.8であった。発芽後75時間の種子で値が小さくなる理由を，句読点を含めて60字以内で説明しなさい。

問3 ウォーキングをしている人（被検者）の呼気（吐いた息）を集めたところ，呼気量が1分あたり15ℓ，二酸化炭素濃度が4％であった。ヒトでは酸素1ℓの消費が約5kcalのエネルギー消費に相当することがわかっている。（ ① ）を0.8として，被検者の1時間あたりのエネルギー消費量をkcalで求めなさい。大気中の二酸化炭素（0.04％）は無視してよい。

5 次の文章を読んで，各問いに答えなさい。

　　酵素は化学反応の速度を促進させる生体触媒であり，その主成分はタンパク質である。酵素が結合できる相手の基質
は決まっている。その基質特異性を規定しているのは，酵素の触媒作用の場である（　①　）の立体構造である。
（　①　）は，鍵と鍵穴の関係のように基質の立体構造に適合する構造をしている。酵素（E）は基質（S）と可逆的に結
合して酵素基質複合体（ES）を形成する。その後，酵素基質複合体は生成物（P）を生じる。この関係は下のように表
される。

$$E+S \rightleftharpoons ES \longrightarrow E+P \cdots\cdots 酵素触媒関係式$$

　　ある血液がん細胞に強く発現しているタンパク質の遺伝子をクローニングし，マウスの正常血液細胞にその遺伝子を
導入して発現させると，血液がん細胞に形質転換した。このことから，クローニングされた遺伝子は血液がんの発症に
重要な役割を果たしていると推察された。そこで，その遺伝子の塩基配列を調べたところ，遺伝子 X の変異型である
ことが明らかとなった（以下，遺伝子 X^{変異型}とする）。遺伝子 X^{変異型}の伝令 RNA を解析したところ，タンパク質に翻訳
される部分の塩基数は 600 であった。したがって，アミノ酸 1 個あたりの平均分子量を 110 とした場合，遺伝子 X^{変異型}
から生成されるタンパク質の分子量はおよそ（　②　）であることが予想された。さらに，そのタンパク質は細胞増殖
を促進する働きのある酵素であり，がん細胞では変異によって酵素の活性が増強していることが明らかとなった。そこ
で，その酵素の活性を阻害すれば血液がんの増殖を抑制する抗がん剤が開発できるのではないかと考え，がん細胞に発
現する酵素の（　①　）に特異的にはまり込んで基質との結合を阻害するような化合物 Y を合成し，以下の実験を行な
　　　　　　　(A)
った。

実験 1　マウスの正常血液細胞を軟寒天培地で培養すると，1 個の細胞由来の細胞集団で形成されるコロニーが多数検
　　　　出される。このとき，化合物 Y を軟寒天培地に添加してもコロニー形成数に変化は認められなかった。一方，
　　　　遺伝子 X^{変異型}を導入したマウス血液細胞に化合物 Y を添加すると，化合物 Y の濃度依存的にコロニー形成数
　　　　が減少した。

実験 2　マウス血液細胞を採取して遺伝子 X^{変異型}を導入し，これをマウスに移植することによって血液がんを発症させ
　　　　た。このマウスに化合物 Y を投与すると，血液中のがん細胞数は著明に減少し検出限界以下となった。しかし，
　　　　長期間にわたって追跡すると，化合物 Y を投与し続けているにもかかわらず，血液がんの再発が確認された。
　　　　そこで，がん再発の原因を明らかにするために，さらに以下の実験を行なった。

実験 3　IC 50 とは生物活性の 50% を阻害するのに必要な化合物の濃度のことである。治療前の血液がん細胞と再発後
　　　　の血液がん細胞のそれぞれについて，化合物 Y を段階希釈した各濃度に対するコロニー形成数を生物活性の
　　　　指標として IC 50 を算出した。その結果，再発した血液がん細胞の IC 50 は，治療前の血液がん細胞と比べて
　　　　　　　　　　　　　　　　　　　　　　　　　(B)
　　　　約 20 倍も高い値であった。

実験 4　プラスミドベクターにクローニングした遺伝子を大腸菌に導入すると，大腸菌の増殖にともなって導入した遺

伝子も複製されるので，多量の目的遺伝子を得ることができる。そこで，DNAの複製中に生じるDNA配列の変異を修復する酵素（DNA修復酵素）の遺伝子が欠損した大腸菌株と正常な大腸菌株を用意し，それぞれに遺伝子X変異型を導入し培養することにより増幅した。

実験5　実験4で増幅した遺伝子X変異型を正常血液細胞に導入し，化合物Yを添加した軟寒天培地で培養したところ，正常な大腸菌株で増幅した遺伝子X変異型を導入した血液細胞はまったくコロニーを形成しなかった。一方，DNA修復酵素を欠損した大腸菌株で増幅した遺伝子X変異型を導入した血液細胞では，多数のコロニー形成が観察された。

実験6　実験5により形成されたコロニーの一つからDNAを回収し，遺伝子X変異型の塩基配列を調べたところ，もともとの変異に加えて新たに突然変異が認められた（以下，付加的突然変異とする）。そのコロニーから検出されたものと同じ変異が，実験2において再発した血液がん細胞においても検出された。以上のことから，この付加的突然変異が血液がん再発の原因であると推察された。

問1　空欄（　①　）と（　②　）に入る適切な語句または数値を答えなさい。

問2　酵素の反応に関する次の(1)と(2)の各問いに答えなさい。

(1)　下線(A)のような阻害様式を何と呼ぶか，適切な語句を答えなさい。

(2)　図は，酵素触媒関係式における酵素濃度[E]，基質濃度[S]，酵素基質複合体濃度[ES]が時間とともに変化する様子を表したものである。[E]と[ES]の和が総酵素濃度[E]tである。酵素触媒反応の時間経過における生成物濃度[P]の予想される推移を表す線を解答欄の図に実線で書き込み，図を完成させなさい。
　　また，図の反応系に下線(A)のような化合物を酵素反応の始めから添加した場合，[S]の推移を表す線を解答欄の図に点線で書き込み，図を完成させなさい。

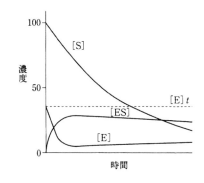

問3　実験1の結果から，化合物Yは副作用の少ない治療薬となることが期待される。その理由を，句読点を含めて30字以内で答えなさい。

問4　下線(B)から，再発した血液がん細胞はどのような細胞に変化したことがわかるか。句読点を含めて30字以内で答えなさい。

問5 次の(イ)〜(ニ)は，下線(C)で示したDNA修復の各段階を順不同で表したものである。正しい順番に並べなさい。また，(イ)の働きを担う酵素の名称を答えなさい。

(イ) DNA塩基対が鋳型鎖に相補的に形成される。

(ロ) 変異のある塩基が認識される。

(ハ) 新生されたDNA鎖と既存のDNA鎖を連結する。

(ニ) DNAに切れ目が入り，1本鎖の一部が取り除かれる。

問6 下線(D)について，付加的突然変異により遺伝子X^{変異型}から生成される酵素にどのような変化が生じたと考えられるか。句読点を含めて40字以内で答えなさい。

東海大学（医）25 年度　（32）

英　語

問題

25年度

2月3日

1　次の英文を読み，問1，問2，問5は文を完成させ，問3，問4と問6～9は問いに答えなさい。答えは最も適切な
ものを，それぞれア～エの中から一つ選びなさい。

問10は指示に従ってTかFを選びなさい。

Quinine is a naturally occurring white substance found in the outer layer, or bark, of *cinchona* trees.　Originally from
South America, it is now used worldwide in medicine to reduce fever and swelling, as a painkiller, and most importantly, it
has been used for centuries to combat the life-threatening disease, malaria.　Its discovery and use have, therefore, led to
the saving of countless millions of lives across the globe.

The medicinal properties of quinine were first discovered by the Quechua, one of the indigenous peoples of the Andes
mountains in South America.　They ground the bark of the cinchona tree into a powder and added it to sweetened water to
counteract its bitter taste.　They took this as an effective muscle relaxant to halt shivering in extremely low temperatures.

In the early 17th century, an Italian priest, Agostino Salumbrino, observed the Quechua's behavior and decided to take
the bark powder back to Southern Europe, especially to the area around Rome, which at that time still suffered badly from
malaria.　Malaria causes shivering, so the Italians tried using the powder to treat it.　There the powder was mixed with
locally produced wine to make it more **palatable**.　The success of quinine in treating malaria led to its becoming one of
the most valuable commodities shipped from South America to Europe, along with gold, during the late 17th and 18th
centuries.

In the early 19th century, the drug was isolated by French chemists, Pierre Pelletier and Joseph Caventou, which
eventually led to its widespread use as a preventative medicine by the 1850s.　Around this time, Europeans were
colonizing large parts of the tropical and sub-tropical world where malaria was most common, and the demand for quinine
from the colonies escalated rapidly.　The British in India developed the habit of mixing their rather bitter-tasting, quinine-
based tonic water with gin to improve the flavor, and hence, the habit was born of having a daily gin and tonic before
dinner.　Indeed, many commercially produced tonic waters still contain small quantities of natural quinine.　**This** can be
observed by turning off the light; because quinine is fluorescent, it glows in the dark.

At the beginning of the 20th century, South American quinine producing countries tried to impose a monopoly on
production, which raised the prices to the extent that huge plantations of *cinchona* trees were soon planted elsewhere,
particularly in what were then the Dutch colonies in Java.　[　1　], during World War II, artificial or synthetic quinine
substitutes were developed by American chemists Robert Burns Woodward and William von Eggers Doering.　The
Americans needed large supplies of quinine for their military, and the trade routes to Java had been disrupted by the war.

[　2　], synthetic quinine substitutes are standard treatment worldwide for malaria.　The starting compound for
these is isolated from a plant called sweet wormwood, which is a herb employed for centuries in Chinese traditional
medicine.　Commercially produced substitutes are more expensive than quinine, but are said to have fewer negative side
effects than natural quinine.　Overuse of quinine can lead to a wide range of symptoms, including sweating, headaches,
and stomach pains.　Large doses of quinine may lead to even more severe symptoms such as deafness and blindness.
However, in small doses, quinine is positively beneficial.

問1　The main point of the second paragraph is to explain _____.

ア．how quinine was first used

イ．where quinine was originally traded

ウ．when quinine was no longer used

エ．why quinine was banned

問2　In the third paragraph, the writer _____.

ア．points out that quinine was discovered accidentally

イ．illustrates the dangers of mixing quinine with wine

ウ．describes how important gold was in the 19th century

エ．explains how quinine was introduced to Europe

問3　In the third paragraph, which of the following would best replace "**palatable**"?

ア．pleasant to taste　　イ．difficult to swallow

ウ．eager to eat　　　　エ．popular to drink

問4　What nationality was the person who took quinine back to Europe for the first time?

ア．British　　イ．Italian　　ウ．French　　エ．Dutch

問5　In the fourth paragraph, "**This**" refers to _____.

ア．the explanation that tonic water today is consumed as a drink before dinner

イ．the fact that the nature of tonic water changed gradually

ウ．the fact that quinine can be found in some tonic water to this day

エ．the explanation that quinine is the only medicine for malaria

問6　Which word best replaces 〔　1　〕 in the passage?

ア．Obviously　　イ．However　　ウ．Earlier　　エ．Even

問7　Which word best replaces 〔　2　〕 in the passage?

ア．Nowadays　　イ．Soon　　ウ．Forever　　エ．Originally

問8　In which paragraph are the problems associated with taking too much quinine mentioned?

ア．the first paragraph　　イ．the fourth paragraph

ウ．the fifth paragraph　　エ．the last paragraph

問9　Which would be the most suitable title for this passage?

ア．The Causes of Malaria　　　　　イ．The History of Quinine

ウ．The Behavior of the Quechua　　エ．The Treatment of Tropical Diseases

問10　Based on the passage, which of the following is true or false?　Mark "T" if the statement is true, and mark "F" if the statement is false.

1．Some people in the Andes used quinine to treat the effects of the cold weather.

2．Quinine has been a treatment for malaria since the 17th century.

3．Some British in India mixed quinine and alcohol.

4．Some South American people used quinine to sweeten their drinks.

5．Some American scientists developed an artificial replacement for natural quinine.

2 次の 1 ～ 10 の英文の空所に入る最も適切な語(句)を，それぞれア～エの中から一つ選びなさい。

1. So （　　　） remain friends, I will pay you back on Saturday.
   ア．as to　　イ．far as　　ウ．as　　エ．that

2. Who （　　　） after the cat while you are away?
   ア．look　　イ．looked　　ウ．looks　　エ．looking

3. We saw a group of people sitting by the road, （　　　） bus had broken down.
   ア．who　　イ．whom　　ウ．when　　エ．whose

4. Today, （　　　） was sunnier than usual for this time of year.
   ア．there　　イ．they　　ウ．this　　エ．it

5. The boy found the class very （　　　）.
   ア．excite　　イ．excites　　ウ．exciting　　エ．excitement

6. （　　　） from the air, Mount Fuji was just beautiful.
   ア．Seeing　　イ．Seen　　ウ．Having seen　　エ．Saw

7. （　　　） her did I know she was sick.
   ア．Not until I phoned　　イ．Until I phone　　ウ．Not phone until　　エ．Until I phoned

8. Her father （　　　） her from seeing the boy again.
   ア．forbidden　　イ．forbidding　　ウ．forbade　　エ．to forbid

9. If it had not been for the emergency rope, I （　　　） hurt.
   ア．could have been　　イ．have been　　ウ．could have being　　エ．had been

10. In life, nothing is （　　　） as your honor.
    ア．as important　　イ．more important　　ウ．most important　　エ．important

3 次の 1 ～ 10 の英文を読み，下線部の意味に最も近い語(句)を，それぞれア～エの中から一つ選びなさい。

1. The police officer was very <u>understanding</u>.
　　ア．demanding　　イ．knowledgeable　　ウ．impatient　　エ．sympathetic

2. She <u>forgave</u> me in the end.
　　ア．pardoned　　イ．presented　　ウ．received　　エ．rewarded

3. You know what you are doing, I <u>suppose</u>?
　　ア．assume　　イ．attempt　　ウ．assert　　エ．attend

4. The company will <u>carry out</u> a consumer survey.
　　ア．impress　　イ．transfer　　ウ．conduct　　エ．activate

5. The team was <u>beaten</u>, but they didn't seem to mind.
　　ア．resented　　イ．recited　　ウ．deleted　　エ．defeated

6. He wrote a number of books <u>in a row</u>.
　　ア．previously　　イ．predictably　　ウ．consecutively　　エ．cautiously

7. The government has decided to <u>abandon</u> the project.
　　ア．give up　　イ．put off　　ウ．take in　　エ．get through

8. He gave <u>an accurate</u> description.
　　ア．an unnecessary　　イ．an exaggerated　　ウ．a confusing　　エ．a precise

9. I'm sure he did it <u>on purpose</u>.
　　ア．amazingly　　イ．rapidly　　ウ．intentionally　　エ．elegantly

10. My hometown is a bit <u>chillier</u> than here.
　　ア．busier　　イ．colder　　ウ．quieter　　エ．higher

4 次の2つの会話文を読み，その意味・内容に合うように文を完成しなさい。答えは最も適切なものを，それぞれア〜エの中から一つ選びなさい。

Mike: Hi, Suzie. Guess what? I just had my first job interview. It went really well, and they said I can start on Saturday.

Suzie: Oh, that's great, Mike! Congratulations! So where are you going to be working?

Mike: You know that little place just to the left of the station? It's called the "Blue Danube." They do kind of French and Italian stuff, like pasta and seafood.

Suzie: Hmm...sounds good. So will you be working out front, or in the back?

Mike: I'll be out front, taking orders and so on. I have to say I'm pretty nervous as I've never done that sort of thing before. I don't have a clue about wine!

Suzie: Don't worry, you'll be fine. I'll tell my husband and the rest of our friends, and we'll all go there for dinner.

1．Mike and Suzie are most likely _____.

ア．friends

イ．server and customer

ウ．co-workers

エ．husband and wife

2．Mike is worried because _____.

ア．he's having a job interview

イ．he's asking Suzie out for a date

ウ．he doesn't have enough money to pay for dinner

エ．he doesn't have any relevant work experience

3．Mike says, "I don't have a clue" to explain _____.

ア．that he doesn't know what to order

イ．that he doesn't want to embarrass Suzie

ウ．his lack of knowledge about wine

エ．how healthy he is

4．When Suzie says, "Don't worry," she probably _____.

ア．wants to reassure Mike

イ．wouldn't like a glass of wine just now

ウ．has just had another good idea

エ．doesn't think Mike should apologize

Bob: Hi, Mary.　I haven't seen you at work for a while.　Have you been away?

Mary: Oh hello, Bob.　Yes, Jim and I managed to get a week off, so we rented a cottage up on the coast, near his parents.

Bob: That sounds great.　No wonder you have a bit of a tan.　It looks like you spent all the time lying around soaking up the sun.

Mary: I wish!　Actually, we did spend a lot of time outside, but that's because we spent nearly all the holiday working on Jim's parents' place.　It badly needed a coat of paint.

Bob: Well, now that you have so much experience, maybe you'd like to come and do the same at my place.　It could do with some attention.

Mary: Very funny!　I never want to see a paintbrush again!　The next holiday we have, I'm going to do some serious sunbathing.

5．When Bob says, "No wonder," he means "_____ you have a bit of a tan."

　　ア．Now I understand why

　　イ．Now I want to know why

　　ウ．I'm confused because

　　エ．I'm shocked because

6．The next time Mary has a week off work, she will most likely **NOT** _____.

　　ア．get a suntan

　　イ．rent a cottage

　　ウ．visit the coast

　　エ．do any painting

7．When Mary says, "I wish!" she probably means that she _____.

　　ア．regrets spending so much time away

　　イ．would have liked to relax more

　　ウ．regrets not being able to help

　　エ．would like to spend more time with Jim

8．When Bob says, "It could do with some attention," we can infer that _____.

　　ア．his vacation could be better

　　イ．he enjoys sunbathing

　　ウ．his house needs painting

　　エ．he has a lot of experience

5 次の問1～4の英文を読み，話の流れに沿って意味が通るように並べ替えた場合，最も適切なものはどれか。それぞれア～エの中から一つ選びなさい。

問1　1．Each person has their own army of 16 black or white pieces.
　　　2．For example, the least important piece can only move one space forward.
　　　3．The game of chess is essentially a war game between two people.
　　　4．These pieces have different roles and can move in different ways.

　　　ア．1 → 2 → 4 → 3　　　イ．3 → 4 → 2 → 1
　　　ウ．1 → 3 → 4 → 2　　　エ．3 → 1 → 4 → 2

問2　1．It was a nice enough place, but the food was terrible.
　　　2．He'd never been hiking before, so I organized the accommodation.
　　　3．I phoned a guesthouse in advance and reserved a twin room for us.
　　　4．Last spring, I went on a hiking trip with my friend, Jack.

　　　ア．4 → 2 → 3 → 1　　　イ．3 → 4 → 2 → 1
　　　ウ．3 → 2 → 1 → 4　　　エ．4 → 1 → 3 → 2

問3　1．He didn't follow his father, and instead studied to be an engineer in Zurich.
　　　2．Carl von Linde grew up as the son of a priest in Switzerland.
　　　3．It is now impossible for us to imagine what life would be like without one.
　　　4．His main achievement, once he started work, was to invent the refrigerator.

　　　ア．2 → 3 → 1 → 4　　　イ．3 → 4 → 2 → 1
　　　ウ．2 → 1 → 4 → 3　　　エ．3 → 4 → 1 → 2

問4　1．So, a better response is to eat a well-balanced diet with plenty of fresh fruit and vegetables.
　　　2．In the West, it is common to find so-called "health foods" for sale in most supermarkets.
　　　3．These are processed foods to which extra vitamins and minerals have been added.
　　　4．It's true, though, that many processed food products are still lacking in nutritional value.

　　　ア．2 → 4 → 3 → 1　　　イ．4 → 2 → 3 → 1
　　　ウ．4 → 1 → 2 → 3　　　エ．2 → 3 → 4 → 1

6 次のグラフを見て，英文の空所（ 1 ）～（ 4 ）に入る最も適切なものを，それぞれア～エの中から一つ選びなさい。

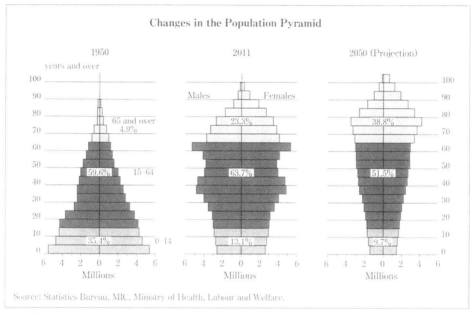

The graph describes the Japanese population at three points in time, 1950, 2011 and a future estimate for 2050. By 2011, the graph's shape had changed dramatically, as the percentage of the child population, defined as 0-14 years of age, (1) between 1950 and 2011. In contrast, the percentage of elderly people, defined as 65 and over, significantly expanded during the same period. In fact, in 2011, the elderly population constituted (2) percent of the total population. The transformation in the elderly and child populations signifies that the ratio has shifted from approximately seven children to one elderly person or 7:1 in 1950, to a projected ratio of exactly (3) in 2050. Clearly there has been significant change within the three age groupings (0-14, 15-64, 65 and over), and while that change has been less dramatic within the 15-64 age grouping, nevertheless, the 15-64 age grouping is projected to fall from 63.7% in 2011 to (4) half of the population in 2050.

(1) ア．greatly declined   イ．slightly declined   ウ．greatly increased   エ．slightly increased
(2) ア．59.6   イ．38.8   ウ．23.3   エ．4.9
(3) ア．2:1   イ．5:2   ウ．1:3   エ．1:4
(4) ア．just under   イ．just over   ウ．far above   エ．far below

7 次の英文を読み，下線部(1)と(2)を日本語に訳しなさい。下線部(1)は this が示すものを明らかにしなさい。

One of the biggest problems for treating patients in developing countries is finance. According to a doctor who conducted an experiment in Africa, multivitamins rather than expensive treatments should be given to HIV patients. Costing only $10 per person each year, this would be a relatively cheap way to improve their quality of life. The (1) multivitamins are definitely not a substitute for expensive medical therapy, but a much higher number of patients can have this alternative. Indeed many doctors have suspected that HIV patients who are undernourished or lacking particular (2) nutrients may suffer more.

8 次の文章中の下線部(1)と(2)を英語に訳しなさい。

Dear Dr. Saito,

Thank you very much for your invitation to give a presentation at the upcoming conference. I would be delighted to accept your kind invitation. どのようなテーマについて話したらよいのかを考えたのですが，もしいくつかのトピック (1) をご提案いただけたらとてもうれしく思います。 By the way, could I ask you to book a hotel room for me? 発表を行う (2) ので，2，3日早く到着して，会議の部屋をあらかじめ見ておきたいのですが。 If possible, I would prefer a hotel room near the conference site. I look forward to seeing you soon.

Sincerely,

Anne Rosentall

数　学

問題　　25年度

2月3日

次の空欄を埋めなさい.

解答は，分数の場合には既約分数の形で，自然数の根号を含む場合には根号の中が最小の自然数となる形で書きなさい.

1

(1) $|3x^2-4|<2$ を解くと $\boxed{\text{ア}}<x<\boxed{\text{イ}}$ または，$\boxed{\text{ウ}}<x<\boxed{\text{エ}}$ である.

　　ただし，$\boxed{\text{イ}}<\boxed{\text{ウ}}$ とする.

(2) 初項が2の等比数列 $\{a_n\}$ があり，この等比数列の初項と第2項の和が8である．このとき，この等比数列の公比は $\boxed{\text{オ}}$ である．また $a_n>5000$ となる最小の n は $\boxed{\text{カ}}$ である．

(3) $ax(x-1)+b(x+1)(x-2)+c(x-3)(x+4)=3x^2+2$ が恒等式になるように定数 a, b, c の値を定めると，$a=\boxed{\text{キ}}$, $b=\boxed{\text{ク}}$, $c=\boxed{\text{ケ}}$ である.

(4) $y=e^{2x}\sin x$ のとき，$y''+Ay'+By=0$ となる定数 A, B を求めると，$A=\boxed{\text{コ}}$, $B=\boxed{\text{サ}}$ である.

(5) $\triangle\text{OAB}$ において，$\text{OA}=\sqrt{7}$, $\text{OB}=1$, $\text{AB}=\sqrt{3}$ とする．このとき $\overrightarrow{\text{OA}}\cdot\overrightarrow{\text{OB}}=\boxed{\text{シ}}$ である.

2 空間内の点 $\text{A}\,(1,\ 0,\ 0)$, $\text{B}\,(0,\ 1,\ 0)$, $\text{C}\,(0,\ 0,\ 1)$ を通る平面 α を考える.

(1) 原点 $\text{O}\,(0,\ 0,\ 0)$ と点 A, B, C を頂点とする三角錐の体積 V は，$V=\boxed{\text{ア}}$ である．一方，この三角錐の体積を，原点 O から平面 α に下ろした垂線の長さ h を用いて表すと $\boxed{\text{イ}}$ と表せる．$V=\boxed{\text{ア}}=\boxed{\text{イ}}$ を解いて h を求めると，$h=\boxed{\text{ウ}}$ となる.

(2) $\triangle\text{ABC}$ を一つの面とする正四面体の4番目の頂点を D とする．ただし，頂点 D の x 座標は正であるとする．このとき，D の座標は，$\boxed{\text{エ}}$ である．点 D を中心とし半径 $\sqrt{2}$ の球は平面 α で2つの立体図形に分けられるが，それらの立体図形の体積は，$V_1=\boxed{\text{オ}}$ と $V_2=\boxed{\text{カ}}$ である．ただし，$V_1<V_2$ とする.

東海大学（医）25 年度 （43）

3 xy 平面上に曲線 $C : y = |x^2 - 1|$ を考える．実数 a は $-1 < a < 1$ を満たすとする．

(1) 点 P $(a, 1-a^2)$ における曲線 C の接線 ℓ の方程式は $y = \boxed{\quad ア \quad}$ である．

(2) 点 P 以外の ℓ と C との共有点を，Q と R とする．Q と R の x 座標は，$-a - \sqrt{\boxed{\quad イ \quad}}$ と $-a + \sqrt{\boxed{\quad イ \quad}}$ である．線分 QP と C とで囲まれた部分の面積と線分 PR と C とで囲まれた部分の面積の和 $T(a)$ は，a を用いて表すと，$T(a) = \boxed{\quad ウ \quad}$ である．また，$-\dfrac{1}{2} \leq a \leq \dfrac{1}{2}$ なる範囲で a を動かすとき，$T(a)$ の最大値は，$\boxed{\quad エ \quad}$ である．

(3) 点 P と点 A $(1, 0)$ を通る直線と C の（P，A 以外の）共有点を B とする．線分 AB と曲線 $y = x^2 - 1$ で囲まれた部分の面積は $\boxed{\quad オ \quad}$ である．線分 BP と C とで囲まれた部分の面積と線分 AP と C とで囲まれた部分の面積の和を $S(a)$ で表す．このとき，$S(a)$ を a で表すと，$S(a) = \boxed{\quad カ \quad}$ である．

(4) 曲線 C と丁度 3 個の共有点をもつような，点 P を通る直線 m を考える．点 P $(a, 1-a^2)$ が $-\dfrac{1}{2} \leq a \leq \dfrac{1}{2}$ の範囲で曲線 C 上を動くとき，直線 m 上の線分と C とで囲まれた 2 つの部分の面積の和の最大値は，$\boxed{\quad キ \quad}$ である．

物 理

問題

25年度

2月3日

1 粗い表面と滑らかな表面をもった2種類の回転円板とそれらの上に置かれた小物体の運動について考える。重力加速度を g，円周率を π として，以下の各問いに答えなさい。答えは各問いの解答群の中から最も適切なものを一つ選び，解答欄の記号にマークしなさい。

水平で粗い表面の円板上に質量 m の小物体が円板の中心から距離 R の位置にのせてある。

(1) 図1に示すように，円板を水平面内において角速度 ω で回転させたところ，小物体は円板との間の摩擦力により円板上をすべり出すことなく等速円運動した。円板上の観測者からみたときの小物体にはたらく遠心力の大きさを求めなさい。

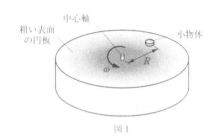

図1

(2) このときの小物体の等速円運動の周期 T を求めなさい。

(3) 角速度をゆっくり上げていったところ角速度が 2ω になったときに小物体は円板上を滑り出した。円板と小物体の間の静止摩擦係数を求めなさい。

次に，水平でなめらかな表面の円板上に質量 m の小物体を置き，円板と一体の中心軸に小物体をばね定数 k の軽いばねでつないだ。ばねを自然の長さとしたとき，円板の中心から小物体までの距離は L であった。

(4) 図2に示すように，水平面内において小物体を角速度 ω で等速円運動させたとき，ばねの伸びは $\dfrac{L}{8}$ であった。このときの角速度 ω を求めなさい。

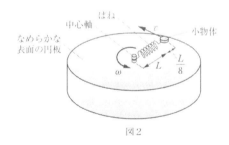

図2

(5) (4)のときの小物体の速さ v を求めなさい。

〔解答群〕

(1) ア．$mR^2\omega$　　イ．$\dfrac{m\omega}{R}$　　ウ．$mR\omega^2$　　エ．$\dfrac{m\omega^2}{R}$　　オ．$mR\omega$

(2) ア．$\dfrac{2\pi}{\omega}$　　イ．$\dfrac{\pi}{\omega}$　　ウ．$\dfrac{\pi}{2\omega}$　　エ．$2\pi\omega$　　オ．$\dfrac{\pi\omega}{2}$

(3) ア．$\dfrac{4R\omega}{g}$　　イ．$\dfrac{4R\omega^2}{g}$　　ウ．$\dfrac{2R\omega^2}{g}$　　エ．$\dfrac{4\omega^2}{Rg}$　　オ．$\dfrac{4\omega}{Rg}$

(4) ア．$\dfrac{1}{3}\sqrt{\dfrac{m}{k}}$　　イ．$\dfrac{1}{3}\sqrt{\dfrac{k}{m}}$　　ウ．$\sqrt{\dfrac{k}{8m}}$　　エ．$\sqrt{\dfrac{k}{7m}}$　　オ．$\sqrt{\dfrac{m}{8k}}$

(5) ア．$\dfrac{L}{8}\sqrt{\dfrac{7k}{m}}$　　イ．$\dfrac{L}{3}\sqrt{\dfrac{k}{m}}$　　ウ．$\dfrac{3}{8}L\sqrt{\dfrac{m}{k}}$　　エ．$L\sqrt{\dfrac{k}{8m}}$　　オ．$\dfrac{3}{8}L\sqrt{\dfrac{k}{m}}$

2 2つの平行板コンデンサー1と2が並列に接続された回路がある。さらにこれらのコンデンサーには，内部抵抗が無視できる電位差 V の電池とスイッチがつなげられている。コンデンサー1は，極板の面積が S であり，極板間の距離が変えられるようになっている。コンデンサー2は，極板の面積が S，極板間の距離が d である。各コンデンサーの極板面積はじゅうぶんに大きく，極板間の距離はじゅうぶんに小さく，これらのコンデンサーには電荷はたくわえられていない。また，コンデンサー1と2の極板間は真空であり，真空の誘電率は ε_0 とする。以下の各問いに答えなさい。

　コンデンサー1の極板間の距離を $2d$ にした後，図1に示すように，スイッチを閉じ，じゅうぶんに時間が経過した。

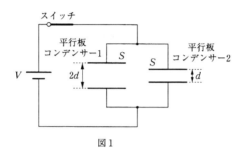

図1

(1) コンデンサー1の電気容量を求めなさい。

(2) 並列に接続されたコンデンサー1と2の合成容量を求めなさい。

(3) コンデンサー1と2にたくわえられる電気量の合計を求めなさい。

次に，閉じた状態にあったスイッチを開けた後，図2に示すように，スイッチが開いた状態で，コンデンサー1の極板間の距離を$2d$からdにゆっくりと変化させた。

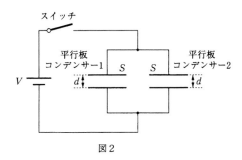

図2

(4) コンデンサー1の極板間の電位差を求めなさい。

(5) コンデンサー1にたくわえられる電気量を求めなさい。

3 雨上がりに太陽と反対の方向に見える虹はとても綺麗な現象である。図1に示すように，良い条件の場合には，通常見える虹（主虹）の外側にもう一つ薄い虹（副虹）が見える。虹は，空気中の水滴がプリズムの役目を果たし，白色の太陽光を色（波長）ごとに分けた結果見える現象と考える。水滴は球であるとして，以下の各問いに答えなさい。

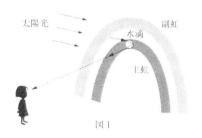

図1

(1) 光は屈折率の異なる境界面に入射すると屈折する。図2に示すように，水滴表面の点Aに入射した光線は屈折し，点Bで反射し，点Cで屈折して大気中に出ていく。点Oは水滴の中心，点Aにおける水滴への入射角をθ_1，屈折角をθ_2，水滴の屈折率をnとして，これらの間に成立する関係式を求めなさい。

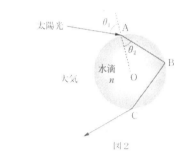

図2

(2) 表は水における光の波長に対する屈折率を示している。空気の屈折率を1とし，水の屈折率は表の値を参考にして，θ_2が最も大きくなる光線の色を赤，黄，緑，紫の中から一つ選んで答えなさい。

表　水の屈折率

波長 (nm)	屈折率	光線の色
656	1.331	赤
589	1.333	黄
546	1.335	緑
405	1.343	紫

(3) 図3に示すように，点Bにおける入射角をθ_3，反射角をθ_4，点Cにおける入射角をθ_5，屈折角をθ_6とする。θ_3およびθ_4の間に成立する関係から，θ_5およびθ_6を，θ_1およびθ_2を用いて表しなさい。

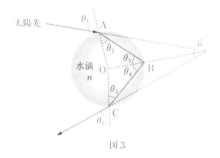

図3

(4) 虹の各色の見える角度は，水滴に入射する太陽光線と水滴から出てくる光線がなす角δによって変化する。δをθ_1およびθ_2を用いて表しなさい。

(5) 大気中では水滴が無数に存在する。主虹において，地平線から最も上側（外側）に見える色を表から一つ選んで答えなさい。

(6) 図4に示すように，副虹の場合は，点Dで屈折し，点Eで反射し，さらに点Fで反射し，点Gで屈折して大気中に出ていくと考える。赤色および緑色の光線の軌跡の関係を表した図として最も適切なものを解答群の中から1つ選びア～オの記号で答えなさい。ただし，解答群の図中，破線は水滴に入った後の赤色の光線の軌跡，点線は緑色の光線の軌跡を表しているとし，実際に水の屈折率を考慮して得られる図よりお互いの関係がわかりやすいように強調して描いている。

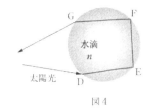

図4

〔解答群〕

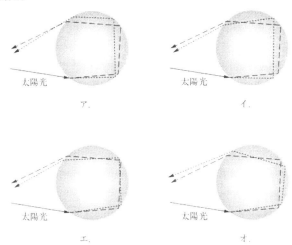

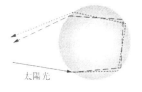

4 大気中に置かれた円筒容器に，なめらかに動く軽いピストンで n [mol] の単原子分子の理想気体を封じた。このとき，気体の体積は V_0 [m³] であり，円筒容器の内外の気体の圧力と温度はともに p_0 [Pa]，T_0 [K] であった。この状態を A とし，状態の変化について考える。状態 A の気体の圧力を一定に保ったまま，熱量 Q_{AB} [J] を気体に与えたところ，体積が $3V_0$ [m³] の状態 B に変化した。さらに，状態 B の気体を等温圧縮し，圧力 $4p_0$ [Pa] の状態 C に変化させ，その後，状態 C の気体の体積を一定に保ったまま圧力 p_0 [Pa] の状態 D に変化させた。以下の各問いに答えなさい。答えは各問いの解答群の中から最も適切なものを一つ選び，解答欄の記号にマークしなさい。

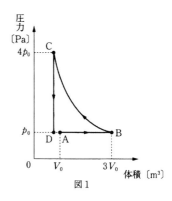
図1

(1) 状態 A から状態 B に変化させる過程で気体の内部エネルギーは何 J 増加したか。

(2) 熱量 Q_{AB} は何 J か。

(3) 気体の定圧モル比熱は何 J/(mol・K) か。

(4) 状態 B の気体を等温圧縮し状態 C に変化させる過程の記述として正しいものを選びなさい。

(5) 状態 C から状態 D に変化させる過程で気体が外部に放出した熱量は何 J か。

〔解答群〕

(1) ア．$\frac{1}{2}p_0V_0$　　イ．$3p_0V_0$　　ウ．$\frac{9}{2}p_0V_0$　　エ．$5p_0V_0$　　オ．$6p_0V_0$

(2) ア．p_0V_0　　イ．$\frac{3}{2}p_0V_0$　　ウ．$2p_0V_0$　　エ．$3p_0V_0$　　オ．$5p_0V_0$

(3) ア．$\frac{p_0V_0}{4nT_0}$　　イ．$\frac{p_0V_0}{2nT_0}$　　ウ．$\frac{3p_0V_0}{2nT_0}$　　エ．$\frac{5p_0V_0}{2nT_0}$　　オ．$\frac{13p_0V_0}{2nT_0}$

(4) ア．気体がされた仕事に等しい熱量を気体は放出する
　　イ．気体がされた仕事に等しい熱量を気体は吸収する
　　ウ．気体の内部エネルギーは増加する
　　エ．気体の内部エネルギーは減少する
　　オ．気体への熱の出入りはない

(5) ア．$\frac{17}{6}p_0V_0$　　イ．$3p_0V_0$　　ウ．$\frac{27}{8}p_0V_0$　　エ．$\frac{9}{2}p_0V_0$　　オ．$5p_0V_0$

化 学

問題

2月3日

25年度

解答に必要があれば，以下の数値を用いなさい。

原子量：H = 1.0，C = 12.0，N = 14.0，O = 16.0，Cl = 35.5，Cu = 63.5，Br = 79.9，Ag = 108

気体定数：$R = 8.31 \times 10^3$ L・Pa/(mol・K)，ファラデー定数：$F = 9.65 \times 10^4$ C/mol，$\log_{10} 2 = 0.301$

---

1 つぎの文を読み，以下の各問いに答えなさい。

　天然に存在する炭素原子には，<u>質量数 12 の ^{12}C と質量数 13 の ^{13}C</u> があり，その存在比はおよそ ^{12}C：^{13}C = 99：1 である。この二つの原子では，原子核に含まれる ［　A　］ の数が異なるため，質量数が異なる。

　分子内に存在する炭素原子が ^{12}C で構成されたメタノール（以下 ^{12}C-メタノールとする）と，^{13}C で構成されたメタノール（以下 ^{13}C-メタノールとする）とでは，分子の大きさは変わらないが，質量が異なる。ただし，^{13}C の相対質量は 13.0 とする。

問1　下線部 ① のように，同一元素の原子で質量数が異なる原子同士をたがいに何とよぶか。解答欄に書きなさい。

問2　空欄 ［　A　］ に当てはまる語句を，漢字で解答欄に書きなさい。

問3　^{12}C-メタノールの密度を測定したところ，25℃において 0.791 g/mL であった。^{13}C-メタノールの 25℃における密度〔g/mL〕を計算し，有効数字 3 桁で解答欄に書きなさい。

問4　混合比率が不明の ^{12}C-メタノールと ^{13}C-メタノールの混合液を完全燃焼させたところ，1.80 g の水と 2.22 g の二酸化炭素が生成した。この混合液中に含まれていた ^{12}C-メタノールおよび ^{13}C-メタノールの質量〔g〕をそれぞれ求め，有効数字 3 桁で解答欄に書きなさい。

東海大学（医）25年度　(52)

2　つぎの文を読み，以下の各問いに答えなさい。

標準状態（0℃，1.01×10^5 Pa）で 0.560 L のエタンと 16.8 L の空気を，体積 10.0 L の容器内に入れて 0℃に保った。その後，エタンを完全燃焼させ，その容器を 127℃にしたところ，生成した水はすべて水蒸気になった。なお，空気は体積比 4：1 の窒素と酸素からなる混合気体とし，気体はすべて理想気体とする。

問1　燃焼前のエタンと空気の混合気体の総物質量〔mol〕として適切な値を a ～ e の中から一つ選び，解答欄の記号にマークしなさい。

　　　a．0.0250　　　b．0.446　　　c．0.650　　　d．0.775　　　e．1.00

問2　燃焼前の混合気体中の窒素の分圧〔Pa〕として適切な値を a ～ e の中から一つ選び，解答欄の記号にマークしなさい。

　　　a．5.68×10^3　　　b．3.41×10^4　　　c．1.36×10^5　　　d．1.70×10^5　　　e．2.72×10^5

問3　燃焼後の容器内に存在する酸素の物質量〔mol〕として適切な値を a ～ e の中から一つ選び，解答欄の記号にマークしなさい。

　　　a．0.0250　　　b．0.0500　　　c．0.0625　　　d．0.0750　　　e．0.125

問4　燃焼後に 127℃にしたときの容器内の全圧〔Pa〕として適切な値を a ～ e の中から一つ選び，解答欄の記号にマークしなさい。

　　　a．4.16×10^4　　　b．6.25×10^4　　　c．1.29×10^5　　　d．2.41×10^5　　　e．2.62×10^5

東海大学（医）25 年度　(53)

3 つぎの文を読み，以下の各問いに答えなさい。

一定温度のもとで，つぎの化学反応式(1)にしたがって物質Ａと物質Ｂから物質Ｃが生成するものとする。

$$A + 2B \longrightarrow 2C \qquad \cdots\cdots (1)$$

物質Ａと物質Ｂの濃度を変えた実験【1】～【5】を行い，物質Ｃを生成する反応の初速度（反応が始まったときの反応速度）を測定したところ，下表の結果が得られた。

各物質のモル濃度を［A］，［B］とすると，この反応の反応速度 v は以下の式(2)で表される。ただし，k は反応速度定数である。

$$v = k[A]^x[B]^y \qquad \cdots\cdots (2)$$

実験	初濃度〔mol/L〕		Ｃを生成する反応の初速度 〔mol/(L・s)〕
	［A］	［B］	
【1】	0.100	0.100	12.0
【2】	0.100	0.200	24.0
【3】	0.100	0.300	36.0
【4】	0.200	0.100	48.0
【5】	0.300	0.100	108

問1　式(2)中の x と y の数値として正しい組み合わせを a ～ i の中から一つ選び，解答欄の記号にマークしなさい。

    a．x = 1, y = 1　　　b．x = 1, y = 2　　　c．x = 1, y = 3　　　d．x = 2, y = 1

    e．x = 2, y = 2　　　f．x = 2, y = 3　　　g．x = 3, y = 1　　　h．x = 3, y = 2

    i．x = 3, y = 3

問2　［A］= 0.500 mol/L，［B］= 0.400 mol/L の場合の物質Ｃが生成する反応の初速度〔mol/(L・s)〕として適切な値を a ～ h の中から一つ選び，解答欄の記号にマークしなさい。

    a．1.20×10^2　　　b．2.40×10^2　　　c．4.80×10^2　　　d．9.60×10^2

    e．1.20×10^3　　　f．2.40×10^3　　　g．4.80×10^3　　　h．9.60×10^3

問3　この反応の温度が10℃上昇したとき，式(2)の k が約3倍になった。ここで，温度を30℃上昇させると k は約何倍になるか。適切な値を a ～ f の中から一つ選び，解答欄の記号にマークしなさい。

    a．1.5倍　　　b．3倍　　　c．6倍　　　d．9倍　　　e．18倍　　　f．27倍

4 つぎの文を読み，以下の各問いに答えなさい。

白金を電極とした下図の装置を用い，電解槽Ⅰには 1.00 mol/L の硝酸銀水溶液 100 mL，電解槽Ⅱには 1.00 mol/L の塩化銅(Ⅱ)水溶液 100 mL を入れて，5.00 A の定電流で一定時間電気分解を行ったところ，電極 A に 3.24 g の銀が析出した。ただし，発生する気体はすべて理想気体で，気体同士の反応は起きないものとする。また，発生した気体の各水溶液への溶解度は無視できるものとする。

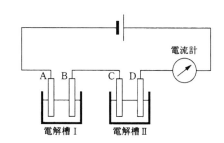

問1 この電気分解を行った時間〔秒〕として適切な値をa～fの中から一つ選び，解答欄の記号にマークしなさい。

　　　a．298　　　b．579　　　c．1160　　　d．2320　　　e．5790　　　f．14500

問2 この電気分解の後，電極 C に析出した銅の質量〔g〕として適切な値をa～fの中から一つ選び，解答欄の記号にマークしなさい。

　　　a．0.476　　　b．0.635　　　c．0.953　　　d．1.91　　　e．3.81　　　f．7.62

問3 この電気分解中に電極 B で生じる化学変化を，電子を含む化学反応式で解答欄に書きなさい。

問4 この電気分解で発生した気体をすべて補集した。これらの気体の標準状態（0℃，1.01 × 10⁵ Pa）での体積〔L〕の総和として適切な値をa～fの中から一つ選び，解答欄の記号にマークしなさい。

　　　a．0.168　　　b．0.252　　　c．0.336　　　d．0.504　　　e．0.672　　　f．0.896

5 つぎの文を読み，以下の各問いに答えなさい。

酢酸は，水溶液中で式(1)のように電離して平衡状態になる。酢酸は弱酸であり，電離度は小さい。

$$CH_3COOH \rightleftharpoons CH_3COO^- + H^+ \quad \cdots\cdots(1)$$

一方，酢酸ナトリウムは，電離度がほぼ1の塩であり，水溶液中で式(2)のように電離する。

$$CH_3COONa \longrightarrow CH_3COO^- + Na^+ \quad \cdots\cdots(2)$$

これらの酢酸と酢酸ナトリウムを溶解した混合水溶液中に少量の酸を加えた場合，その酸が解離して生成する水素イオンと混合水溶液中に多量に存在する CH_3COO^- が結合して酢酸になる。すなわち，生成する水素イオンがそのまま溶液中に残っていないことになるため，水溶液の pH はほとんど変化しない。一方，混合水溶液に少量の塩基を加えた場合は，その塩基から生じる水酸化物イオンは水溶液中に多量に存在する CH_3COOH と反応して CH_3COO^- と水を生成する。このため，pH はほとんど変化しない。

問1 ここで述べた酢酸と酢酸ナトリウムからなる混合水溶液が示す作用の名称を，漢字で解答欄に書きなさい。

問2 電離平衡の平衡定数は電離定数 K_a とよばれる。酢酸の K_a を表す式として適切なものを a〜f の中から一つ選び，解答欄の記号にマークしなさい。なお，式中の記号 [ ] はかっこ内の物質のモル濃度を表す。

a. $\dfrac{[CH_3COO^-]}{[CH_3COOH]}$　　b. $\dfrac{[CH_3COO^-][H^+]}{[CH_3COOH][H_2O]}$　　c. $\dfrac{[CH_3COOH]}{[CH_3COO^-][H^+]}$

d. $\dfrac{[CH_3COO^-][H^+]}{[CH_3COOH]}$　　e. $\dfrac{[CH_3COO^-]}{[CH_3COOH][H^+]}$　　f. $\dfrac{[CH_3COOH][H_2O]}{[CH_3COO^-][H^+]}$

問3 0.10 mol の酢酸と 0.10 mol の酢酸ナトリウムを溶解した 1.0 L の混合水溶液の pH として適切な値を a〜f の中から一つ選び，解答欄の記号にマークしなさい。ただし，酢酸の K_a は 2.0×10^{-5}〔mol/L〕とする。

a. 3.3　　　b. 3.7　　　c. 4.3　　　d. 4.7　　　e. 5.3　　　f. 5.7

問4 問1と同様の作用を示す物質の組み合わせを a〜e の中から一つ選び，解答欄の記号にマークしなさい。

a. 塩酸と塩化ナトリウム　　　　　b. 硝酸と硝酸ナトリウム

c. 水酸化カリウムと塩化カリウム　　d. アンモニアと塩化アンモニウム

e. 水酸化ナトリウムと塩化ナトリウム

問5　0.1 mol/L の酢酸水溶液の pH と 0.01 mol/L の希塩酸の pH について，正しい記述を a ～ e の中から一つ選び，解答欄の記号にマークしなさい。ただし，酢酸の電離度は 0.01 とする。

　　　　a．二つの水溶液の pH の値は同じである
　　　　b．希塩酸の濃度を 10 倍にうすめると，酢酸水溶液の pH の値と同じになる
　　　　c．希塩酸の濃度を 20 倍にうすめると，酢酸水溶液の pH の値と同じになる
　　　　d．希塩酸の濃度を 40 倍にうすめると，酢酸水溶液の pH の値と同じになる
　　　　e．希塩酸の濃度を 100 倍にうすめると，酢酸水溶液の pH の値と同じになる

6　つぎの文を読み，以下の各問いに答えなさい。ただし，すべての反応は完全に進行するものとし，発生する気体は理想気体とする。

　有機化合物 A は標準状態（0℃，1.01×10^5 Pa）で液体であり，その密度は 0.78 g/mL である。化合物 A に濃硫酸を加えて約 170℃に加熱すると，化合物 A はすべて脱水されて，標準状態で気体である化合物 B に変化した。また，化合物 A に臭素を作用させても何も起こらなかったが，化合物 B に臭素を作用させると，化合物 B に等しい物質量の臭素分子が付加反応して，分子量が化合物 B に比べ 4.8 倍大きい化合物が生じた。一方，化合物 A にヨウ素を加え，さらに水酸化ナトリウム水溶液を反応させると，特異臭をもつ黄色沈殿が生じた。

問1　化合物 A の名称を解答欄に書きなさい。

問2　化合物 B の名称を解答欄に書きなさい。

問3　この実験で，標準状態で 560 mL の化合物 B を得るために必要な化合物 A の標準状態における体積〔mL〕を，有効数字 2 桁で解答欄に書きなさい。

東海大学（医）25 年度 （57）

7 つぎの文を読み，以下の各問いに答えなさい。

有機化合物 A は，炭素，水素および酸素原子のみからなり，標準状態（0℃，1.01×10^5 Pa）において白色の固体である。この化合物の構造を決定するため，以下の実験 1 〜 5 を行った。ただし，ベンゼンのモル凝固点降下は，5.12 K・kg/mol とする。

【実験1】 1.00 g の化合物 A をベンゼン 100 g に溶解し凝固点を測定したところ，純粋なベンゼンの凝固点と比較して 0.441℃ 低かった。

【実験2】 1.00 g の化合物 A を水 100 g に溶解したところ，その水溶液は酸性を示した。この水溶液を 1.00 mol/L 水酸化ナトリウム水溶液で滴定したところ，17.2 mL 滴下したところで中和点に達した。

【実験3】 1.50 g の化合物 A を完全燃焼させたところ，2.28 g の二酸化炭素と 0.466 g の水が生成した。

【実験4】 化合物 A の水溶液を臭素水に滴下したところ，溶液が褐色から無色に変化した。またこの反応によって，不斉炭素原子を有する異性体の混合物が生成した。
　　　　　①

【実験5】 1.00 g の化合物 A を 160℃ まで加熱したところ，0.845 g の化合物 B に変化した。

問1　化合物 A の分子量を有効数字 3 桁で解答欄に書きなさい。

問2　化合物 A の分子式を解答欄に書きなさい。

問3　化合物 A および化合物 B の名称をそれぞれ解答欄に書きなさい。

問4　下線部 ① に示す不斉炭素原子を有する異性体がある化合物を a 〜 e の中から一つ選び，解答欄の記号にマークしなさい。

　　　　　a．酢酸　　　　b．安息香酸　　　　c．サリチル酸　　　　d．アジピン酸　　　　e．乳酸

生物

問題　25年度

2月3日

1　以下の文章を読んで，各問いに答えなさい。

[I] 血液は，細胞成分である血球と液体成分である（ 1 ）とに分けられる。血球は（ 2 ）でつくられ，（ 3 ）と（ 4 ）と（ 5 ）の3つに大別される。（ 3 ）は，その中に存在するタンパク質に酸素が結合することにより酸素の運搬をおこなっている。(A)（ 4 ）には外部から侵入する異物に対して，これを非自己成分として識別し，それを無害化したり排除したりしてからだを守る働きがある。(B)（ 5 ）は血液の凝固に関係する。液体成分の（ 1 ）には，いろいろなタンパク質，グルコース，脂肪，無機塩類などが含まれ，栄養分の運搬や特定の臓器や器官に作用して，その働きを調節する物質の運搬を担っている。(C)

問1　上の文章の空欄（ 1 ）〜（ 5 ）に適切な語句を記入しなさい。

問2　① 下線部(A)の名称を答えなさい。
　　　② 下線部(B)の働きを何というか，名称を答えなさい。
　　　③ 下線部(C)の物質の総称名を答えなさい。

問3　ある染色をおこなった血球の顕微鏡像を図1に示す。空欄（ 3 ）〜（ 5 ）の血球は，(ア)〜(ウ)のどれに当たるか記号で答えなさい。

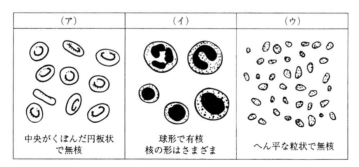

図1

問4　血球（ 3 ）と（ 5 ）についての説明を以下のa〜dに示す。適切なものをそれぞれ一つ選びなさい。

　　a．血液1mm³あたり3万個の人は，出血が止まりにくくなる。
　　b．健常人では，血液1mm³当たりの数がもっとも少ない。
　　c．血液1mm³あたり500個の人は，感染症にかかりやすくなる。
　　d．血液1mm³あたり200万個の人は，「息切れ」の症状があらわれやすい。

[Ⅱ] 正常な人の血液を何も入れていないガラス試験管に入れた。しばらく常温で放置したところ，液体成分（ 1 ）とゲル状のかたまり（ 2 ）を認めた（図2）。

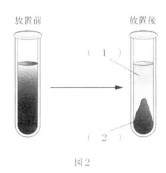

図2

問5　液体成分（ 1 ）とゲル状のかたまり（ 2 ）の名称を答えなさい。

問6　次の文章は，（ 2 ）が生成される反応のしくみについての説明である。空欄（ 3 ）～（ 7 ）に当てはまる適切な語句を以下の(a)～(h)からそれぞれ一つ選び，記号で答えなさい。

　　血液中の液体成分に含まれるタンパク質成分である様々な（ 3 ）が連続的に反応し活性化する。その1つである（ 4 ）の働きにより，（ 5 ）が（ 6 ）に変化する。この（ 6 ）が網目状に（ 7 ）とからみあって生成される。

〔語句〕
(a) フィブリン　　(b) プロトロンビン　　(c) 凝固因子　　(d) アルブミン　　(e) トロンビン
(f) 血球　　(g) フィブリノーゲン　　(h) グルコース

2

次の文章を読んで，各問いに答えなさい。

マウスの一次卵母細胞は減数分裂の第一分裂前期で休止状態となっている。その後減数分裂を再開し，第二分裂中期 (1) (2) で分裂を停止し輸卵管に排出される。排卵された卵細胞は受精後，第二分裂を完了する。

微細なガラスピペットを用いてマウス受精卵の核を除いた後，間期にあるマウスBリンパ球の核を移植した。核移植を受けた受精卵は正常な卵割を行うことができず，ほとんどの場合2細胞期で発生が停止した。一方，排卵直後の未受精卵から分裂途上の染色体を除去し，間期にあるBリンパ球の核を移植したところ多くの細胞で卵割が進行した。 (3) 卵割した割球を，ホルモンにより偽妊娠させたメスマウスの子宮に移したところ，一部は完全なマウスになった。このような手法で得られたマウスは（　A　）マウスと呼ばれている。ほ乳類として初めて（　A　）動物が作られたのは羊の乳腺細胞を用いたもので，ドリーと名付けられ，世界的に有名になった。

問1　G_1 期の体細胞1個当たりに含まれるDNA量を2m，分裂後期の体細胞の染色体1本当たりに含まれるDNA量を2xとしたとき，下線部(1)および(2)の細胞の1細胞当たりに含まれるDNA量，染色体1本当たりに含まれるDNA量をそれぞれ答えなさい。

問2　下線部(3)の状態を説明する最も適切な文章を以下の中から一つ選び，番号で答えなさい。

  1．相同染色体同士が対合して2価染色体を形成している。
  2．染色体が紡錘体の赤道面に並んでいる。
  3．縦裂面で分離して両極に移動している。
  4．分散してそれぞれに核膜が形成されつつある。

問3　空欄（　A　）に当てはまる適切な語句を答えなさい。

問4　得られた（　A　）マウスが，たしかに移植したBリンパ球に由来することを確認したい。それは，マウスの細胞からDNAを調製し，ある遺伝子の配列を調べることによって可能である。その遺伝子とはどのような遺伝子か，遺伝子の名称を答えなさい。

問5　（　A　）マウスの作製が，未受精卵で成功し，受精卵では失敗した理由については様々な可能性が考えられる。そこで，受精卵をしばらく培養して一回目の細胞分裂中期となったとき染色体を除去して，Bリンパ球の核を移植した。この場合には卵割が進行して一部はマウスにまで成長した。この実験事実をふまえ，（　A　）マウスの作製が成功するために必要な条件について推測し，句読点を含めて25字以内で説明しなさい。

東海大学（医）25年度 (61)

3 次の文章を読んで，各問いに答えなさい。

　ニューロンは，興奮を体内の離れた場所に伝えるために，非常に細長い構造をしている。ニューロンは，核を持った（　1　），興奮を受け取る部分である（　2　），興奮を伝える突起部分である（　3　），他のニューロンや筋肉などの効果器に興奮を伝える（　3　）末端部分の（　4　）からなる。（　4　）は，わずかなすき間をおいて他のニューロン（標的ニューロン）の（　1　）や（　2　），あるいは筋肉などの効果器の細胞に接している。この構造を（　5　）と呼び，わずかなすき間のことを（　6　）と呼ぶ。このような（　5　）での興奮の伝達は，（　4　）から放出される（　7　）と呼ばれる化学物質によって伝えられる。特に中枢神経系では，興奮性アミノ酸と呼ばれるグルタミン酸が，多くのニューロン間の情報伝達の役割を担っている。（　4　）から放出されたグルタミン酸は，標的ニューロンの細胞膜上に存在するグルタミン酸受容体（イオンチャネル）に結合することにより，標的ニューロンの細胞膜上で活動電位が誘起され，その結果興奮が伝達される。

　中枢神経系の機能は，様々な動物の行動等に関連していると考えられている。例えば，動物は生まれてからの経験によって，新しい行動を獲得することがある。そのような行動を（　8　）による行動という。ネズミの（　8　）能力を確かめる方法の一つに水迷路を用いたものがある。水迷路実験では，大きな円形の容器に白濁した水を満たし，ネズミ_(A)が乗ると頭が水面からでる程度の深さに避難場所となる台を設置する。そして，この容器内にネズミを泳がせて，台に到達するまでの時間，泳ぐ距離，泳ぐ場所を調べることにより（　8　）能力を測ることができる。正常のネズミは，はじめはなかなか台に到達できないが，何度も繰り返すうちに短時間で台に到達できるようになる。しかし，脳にある_(B)海馬と呼ばれる部位が損傷したネズミには，このような（　8　）能力がないことが明らかにされた。

　一方，1973年，ウサギの海馬のニューロンの興奮伝達に関する詳細な研究から，海馬のニューロンに高頻度の刺激を加えると，標的ニューロンへの伝達効率が長期間持続的に高まる現象が発見された。この現象は長期増強と呼ばれ，（　5　）におけるある変化により起こることが明らかにされた。さらに，1996年には，海馬におけるグルタミン酸受_(C)容体タンパク質の機能を破壊したネズミが人工的に作製された。このネズミの海馬では長期増強という現象は観察されず，さらに海馬を損傷したネズミと同様に，このネズミには水迷路での（　8　）能力がないことが明らかとなった。

問1　文中の空欄（　1　）～（　8　）に当てはまる適切な語句を答えなさい。

問2　下線部(A)において，なぜ白濁した水を用いたのであろうか，その理由について，句読点を含めて20字以内で答えなさい。

問3　下線部(B)のように誤りを繰り返しながらやがて正しい方法を習得していくことを何と呼ぶか，適切な語句を漢字四文字で答えなさい。

問4 以下の1～5は，下線部(C)で起こった変化について説明したものである。その説明として適切でないものを一つ選び，その番号を答えなさい。

1．刺激されたニューロンから放出されるグルタミン酸の量が増加した。
2．標的ニューロンのグルタミン酸受容体タンパク質の分解が阻害された。
3．標的ニューロンのグルタミン酸受容体遺伝子の発現が上昇した。
4．標的ニューロンにある細胞膜上のグルタミン酸受容体の数が減少した。
5．標的ニューロンにあるグルタミン酸受容体のイオン透過活性が上昇した。

問5 本文中に述べたような一連の研究により，ニューロンの機能とある種の行動の関係についてどのようなことが分かったか，句読点を含めて40字以内で説明しなさい。

4 図は，植物体内と土壌中における物質の流れを模式的に示したものである。各問いに答えなさい。

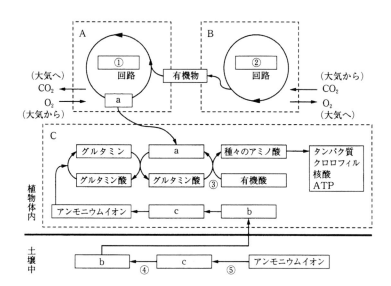

問1 植物体内の点線で囲まれたA，B，およびCの働きはそれぞれ何と呼ばれているか。その名称を答えなさい。

問2 図の①，②の反応回路の名称，またa，b，cの物質名を答えなさい。

問3 図の③では，どのような反応が起こっているか。その反応の名称を答えなさい。

問4 図④と⑤の反応に関与する細菌をまとめて何と呼ぶか。その名称を答えなさい。また，それらの細菌は独立栄養生物であるが，どのような点で独立栄養生物と定義されるのか。句読点を含めて40字以内で説明しなさい。

問5 土壌中のアンモニウムイオンは，微生物による生物の遺体や排出物の分解によって供給されている。微生物による遺体や排出物の分解以外では，植物が利用できるアンモニウムイオンは自然の生態系に存在する生物によりどのようにして供給されているか。句読点を含めて40字以内で説明しなさい。

5 次の文章を読んで，各問いに答えなさい。

　紫外線（UV）に著しく感受性が高く，わずかの日光に曝されただけでも皮膚が重度のやけどのような症状になる光線過敏性の皮膚疾患がある。この皮膚疾患の患者では何らかの遺伝子が変異しており，それが疾患の原因であることが明らかとなっている。患者の皮膚組織に由来する線維芽細胞を培養しUVを照射すると，健常者由来の皮膚線維芽細胞には影響を与えないようなUV照射量であっても，患者由来の細胞は死滅してしまった（図1）。

　細胞にポリエチレングリコールを添加すると，隣り合った2つの細胞が融合し，両方の細胞の染色体を持ったハイブリット細胞ができる。このハイブリット細胞は，融合したそれぞれの細胞由来の染色体から遺伝子が発現するようになる。そこで，患者A〜Dおよび健常者から皮膚線維芽細胞を回収し，様々な組み合わせで細胞融合させた後に2 J/m²のUV照射量で照射したところ，表1に示すような結果になった。表中の○印はハイブリット細胞がUV耐性であり生存したこと，×印はハイブリット細胞がUV感受性であり死滅したことを表す。なお，作製したハイブリット細胞の染色体数は4nで，転座などの染色体異常は認められなかった。

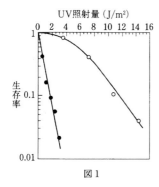

図1

表1　ハイブリット細胞の組み合わせとUV照射の結果

	A	B	C	D	健常者
A	×	○	○	×	○
B		×	×	○	○
C			×	○	○
D				×	○
健常者					○

問1　以下の文章の空欄（　a　）〜（　e　）に入る適切な語句を答えなさい。

　健常者と患者由来の皮膚線維芽細胞の細胞融合実験の結果から，この疾患の遺伝様式は（　a　）遺伝であり，原因となる対立遺伝子が（　b　）接合体となったときに発症することが予想される。また，図1のグラフにおいて，白丸（○）は（　c　）由来細胞であり，黒丸（●）は（　d　）由来細胞である。細胞Aと細胞Cのハイブリット細胞にUVを照射した場合，図1のグラフの（　e　）丸の線に近い結果になる。

問2 患者細胞間で細胞融合した結果，UV耐性を獲得する組み合わせ（UV耐性）または獲得しない組み合わせ（UV感受性）が生じた理由を述べたものとして，適切なものを1～4の中から1つ選び，番号で答えなさい。

1．この疾患の原因遺伝子は複数個あり，一方の遺伝子変異はもう一方の遺伝子変異による機能を打ち消すのでUV耐性となる。
2．この疾患の原因遺伝子は複数個あり，一方の遺伝子変異はもう一方の遺伝子変異による機能を打ち消すのでUV感受性となる。
3．この疾患の原因遺伝子は複数個あり，それぞれの野生型対立遺伝子が互いの機能を補うのでUV耐性となる。
4．この疾患の原因遺伝子は複数個あり，それぞれの野生型対立遺伝子が互いの機能を補うのでUV感受性となる。

問3 健常者と光線過敏性を示す1人の患者由来皮膚線維芽細胞からDNAを回収し，遺伝子Xのエキソン領域をPCR法で増幅した。それぞれのPCR産物をGGTGAという塩基配列を特異的に認識して切断する制限酵素で処理後，電気泳動をおこなったところ，図2のようになった。さらに，図3は健常者の遺伝子Xエキソン領域の一部の塩基配列であり，患者ではその領域の特定の箇所に点突然変異が起きていることが明らかになった。この結果をふまえて，制限酵素処理後の患者由来DNAでバンドが2本検出された理由を，句読点を含めて40字以内で説明しなさい。なお，DNA配列上の特定の塩基を示す必要がある場合は，先頭の塩基を1番としてその番号がわかるように表しなさい（例：第1番塩基のT）。

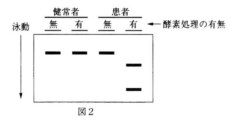

図2

```
     1          11         21         31         41
… TTTCAGAATT GCGGCGAGCA GTAAGAAGCA GCGTGTGGAA AAGGG …
```

図3

問4　UV照射を受けた細胞のDNAは，その分子内で隣り合ったチミン塩基間が共有結合することによりチミン二量体を形成する（図4上）。この二量体は局所的にDNAの正常な形をゆがめることになるので，DNAの複製や転写に影響を与え突然変異や細胞死を引き起こす。そこで，健常者と患者由来の皮膚線維芽細胞にUVを照射後，経時的にチミン二量体の存在量を測定し，UV照射直後のチミン二量体存在量を100としたときの割合を求めグラフに表したところ，図4下のようになった。

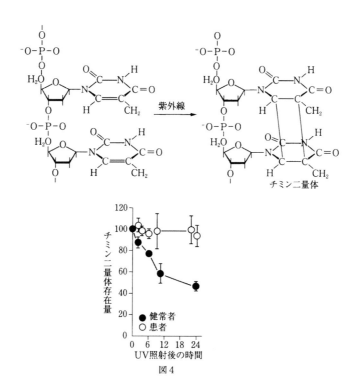

図4

(1) ヒトゲノムに含まれるDNAは，30億塩基対で構成される。このうちエキソン領域はゲノム全体の1％で，遺伝子数は3万個あるとする。いま，各塩基の存在比が等しく，その配列のパターンがランダムであると仮定したヒトゲノムDNAに均等にUVが照射されたとして，チミン二量体を形成する箇所は，平均すると遺伝子1個あたり理論上何カ所あることになるかを計算して求めなさい。なお，計算した値が小数になる場合は，小数点以下を四捨五入して整数で答えなさい。

(2) 図4の結果から，この患者細胞で失われた酵素の機能を推測して，句読点を含めて20字以内で答えなさい。

(3) この酵素の反応系において，DNAが2本鎖であることは細胞の正常な機能を維持するうえで極めて有利に働く。この場合にDNAが2本鎖であることの利点を，句読点を含めて40字以内で答えなさい。

英　語

解答　25年度

2月2日試験

1 出題者が求めたポイント

[全訳]

　多くの国で鎮痛剤は、たくさんの小売店、繁華街の薬局から近所の町角の店や、果てはスーパーマーケットででも手に入る。OTC(カウンター越しの=市販のという意味)の鎮痛剤は、医師の指示なしに自分で短期間処方することのできる薬である。すぐに手に入り値段は高くなく飲みやすいので、OTC薬にはメリットがあるが、同じように欠点もある。

　今日世界で最も広く使われている痛み止めは、OTC鎮痛剤のアスピリンである。アスピリンの中の活性成分はアセチルサリチル酸で、毎年40000トンが消費されていると見積もられ、世界で最も多いアルコールに次いで消費量の多い薬である。

　アスピリンは軽度の痛みを和らげるため、熱を下げるため、また腫れを抑える薬として使われる。血液を薄める効果もあるので、長期にわたって少量ずつ、心臓発作の危険性の高い人たちの発作の予防にも使われる。

　この薬は、ドイツの会社バイエルの化学者であったフェリックス・ホフマンによって、1899年に最初に単離された。「アスピリン」という名前はバイエルによって作り出され、英語でメドウスイートとして知られている薬草につけられている植物名、Spiraea ulmariaに由来するものであった。ホフマンはこの植物がアセチルサリチル酸のすぐれた原料であることを発見したのだった。

　植物抽出成分は、古来、頭痛、痛み、熱を治療するのに使われていた。例えば、紀元前460年から377年まで生きた近代医学の父ヒポクラテスは、これらの症状の手当てに、柳の樹皮や葉から作った粉末を使用したと記録に書き残した。

　ホフマンの薬は20世紀の前半に急速に人気を博したが、その利益性によってすぐに厳しい競争にさらされることになり、主要なライバルである1956年のパラセタモールと1969年のイブプロフェンの出現後は、市場のシェアが小さくなった。アスピリンの売り上げは20世紀の後半の数十年でかなり回復し、21世紀になってもなお強力選手であるが、これは主に心臓発作の予防薬として広く使われるようになったからだろう。また、飛行機に乗る前にアスピリンを飲むことで、深部静脈血栓症(DVT)の危険を減らせるかもしれないことが言われている。この病気は飛行機の旅行そのものではなく、長時間動かないで座っていることが原因で起こるのである。

　OTCの痛み緩和薬ががんの予防にも強力な力を発揮するかもしれないという証拠が、[1]最近新しく出てきている。25000人を超える患者で行われたオックスフォード大学の2010年の研究では、毎日少量のアスピリンを4年から8年とることで、死亡率が大幅に、普通のがんの範囲から少なくとも20％は下がることがわかった。

　[2]しかし、明らかなメリットがたくさんあるとしても、副作用があるとわかっているので、消費者は他の鎮痛剤の時と同様にアスピリンについても使いすぎに気をつけなければならない。あまりに頻繁に大量に服用すると、めまいやひどい発汗に加えて胃に問題が起こることもある。

[設問と選択肢の意味]

問1.第2パラグラフの趣旨は＿＿＿を説明することである。
　ア．アスピリンがどんなに普及しているか
　イ．誰がアスピリンを使うのか
　ウ．アスピリンはなぜ消費されるのか
　エ．アスピリンが一番使われるのはいつか

問2.第3パラグラフの趣旨は＿＿＿ことである。
　ア．アスピリンが一緒に使われる薬のタイプを示す
　イ．病気に対してのアスピリンの使われ方を説明する
　ウ．軽度の痛みに対してのアスピリンの欠点を指摘する
　エ．一般的な病気に対しての長期のもっと良いアスピリンの使用法を教える

問3.第4パラグラフで筆者が主に話しているのは
　ア．アスピリンを作る過程
　イ．アスピリンに加えた変化
　ウ．アスピリンの結果
　エ．アスピリンの起源

問4.第5パラグラフでantiquityに代わる単語は
　ア．近い過去　　　イ．古代
　ウ．前世紀　　　　エ．それらの発見

問5.一時期のアスピリン売り上げの相対的な減少は何が原因か。
　ア．同じような鎮痛剤が作られて売られた。
　イ．アスピリンを医師から買わなければならなくなった。
　ウ．アスピリンはある種の病気に効かなかった。
　エ．人々はその頃かなり健康になった。

問6.英文によると、飛行機に乗る前にアスピリンを飲むのはどうしてよいのか。
　ア．アスピリンは飛行機で眠るのを助けてくれる。
　イ．アスピリンはDVTの可能性を低めると思われる。
　ウ．アスピリンは飛ぶのが怖い時効果がある。
　エ．アスピリンは飛行中の乗客を警戒怠りなくさせる。

問7.本文中の[1]に入れるのに適切なのはどの語か。
　ア．逆に　　　イ．最近
　ウ．絶対に　　　エ．運悪く

東海大学（医）25年度　（68）

問8.本文中の[2]に入れるのに適切なのはどの語か。
　　ア．以前に　　　　イ．くりかえすと
　　ウ．要するに　　　エ．しかし
問9.この英文に最もふさわしいタイトルは
　　ア．もっともよく使われているOTCの鎮痛剤
　　イ．アスピリンの副作用
　　ウ．OTC薬の歴史
　　エ．バイエル社の最高の化学者
問10.本文によると下記の記述のどれが正しくてどれが
　　違っているか、記述が正しければTを間違っていれ
　　ばFを書き入れなさい。
　　1.アスピリンは21世紀にはもはや人気がない。
　　2.アスピリンはがんの治療薬になるかもしれないと
　　　研究が示している。
　　3.アスピリンは今世界で2番目に消費量が多い薬と
　　　言われている。
　　4.アスピリンは心臓発作のリスクを減らさない。
　　5.アスピリンの作られた元の植物の英語名はメドウ
　　　スイートである。
[解答]
(1)ア　(2)イ　(3)エ　(4)イ　(5)ア
(6)イ　(7)イ　(8)エ　(9)ア
(10)1-F　2-F　3-T　4-F　5-T

②　出題者が求めたポイント
[できた英文の意味]
1.あなたは明日の朝早く、仕事を始めることになってい
　る。
2.こんなこと、想像もしていなかった。
3.彼女は就職試験に合格したが、これが家族を驚かせ
　た。
4.あなたの犬は私の犬とほとんど同じように見える。
5.そんな素晴らしい景色は見たこともない。
6.私が旅行から帰ったら、あなたにお電話します。
7.終わったらすぐに母に電話します。
8.この地域にはバスのサービスがないので、誰もが車を
　持たなければならない。
9.あと数分もらえていたら、その課題を完成させたの
　に。
10.私がそこで会った少年たちは、あなたが一緒にサッ
　カーをした少年たちよりも歳が若かった。
[解答]
(1)イ　(2)イ　(3)ア　(4)エ　(5)ア
(6)エ　(7)イ　(8)ウ　(9)ウ　(10)イ

③　出題者が求めたポイント
[英文の意味]
1.あなたはかなり<u>心配な</u>ようだ。
2.その組織は理事会によって<u>運営されている</u>。
3.彼女の2ひきの犬は、彼女の最も<u>忠実な</u>友の内に数え
　られる。
4.彼には<u>疑いようもなく</u>責任がある。
5.出るつもりなら、余裕をもって<u>通告</u>してください。

6.私たちはそのプランにマネージャーの<u>承認</u>を得られな
　かった。
7.先生はその生徒の作品を<u>褒めた</u>。
8.医師はその患者はすぐに<u>良くなる</u>だろうと言った。
9.モニカはとても<u>思いやりのある</u>人だ。
10.彼はお父さんに<u>似ている</u>。
[解答]
(1)イ　(2)エ　(3)イ　(4)ウ　(5)ア
(6)ウ　(7)ア　(8)エ　(9)エ　(10)イ

④　出題者が求めたポイント
[全訳]
パット：ジェイン、忙しい週だったってわかってるん
　　　　だけど、また他の仕事が出てきたと思う…今
　　　　週末あなたは暇？
ジェイン：そうねえ、私たち土曜日にはデイビッドの
　　　　両親のところに行って、日曜日には子供たち
　　　　を動物園に連れて行く予定よ。
パット：本当に申し訳ないんだけど、2人の大事なお客
　　　　さんが明日着くと聞いたばかりなの。それで
　　　　朝その人たちを空港で出迎えて、ホテルまで
　　　　連れて行ってほしいのよ。
ジェイン：大丈夫…デイビッドの両親と調整し直して、
　　　　全部を一緒にあさってやるようにするわ。一
　　　　石二鳥ってわけね。
パット：ほんと、ありがとう。フライトとホテルの詳
　　　　しいことは今日の午後メールするわ。
　　1.パットはなぜ今週末暇かとジェインに訊いている
　　　のか。
　　　ア．パットはジェインと一緒に動物園に行きた
　　　　いから。
　　　イ．パットはジェインの親戚を訪ねたいから。
　　　ウ．パットはジェインに町の外にいてほしいか
　　　　ら。
　　　エ．パットはジェインに余分に仕事を頼みたい
　　　　から。
　　2.デイビッドはおそらくジェインの
　　　ア．父親
　　　イ．雇用者
　　　ウ．同僚
　　　エ．夫
　　3.ジェインの言う「一石二鳥」の意味は
　　　ア．日曜日にデイビッド、彼の両親、子供達と
　　　　動物園に行くことができること。
　　　イ．日曜日に空港とホテルに行くことができる
　　　　こと。
　　　ウ．パットに今日、旅行と宿泊先の情報を送る
　　　　ことができること。
　　　エ．あさって全部ひとりでやってとデイビッド
　　　　に言うことができること。
　　4.パットはなんのために今日の午後ジェインにメー
　　　ルするのか。
　　　ア．パットがどの飛行機に乗らなければならな

いかをジェインが知るように。
- イ．ジェインが全部を日曜日にすることができるように。
- ウ．ジェインが明日どうすればいいかわかるように。
- エ．ジェインがパットのために予約することができるように。

フレッド：ハーイ、サリー。君の新しい自転車いいね。だけどもうここには止められなくなったんだ。知ってる？

サリー：何ですって？冗談でしょう！いつもここに置いてるじゃない。1時間目の授業の時にとても便利なのよ。

フレッド：わかってるけど、新しいルールができたんだ。見えない？スポーツセンターの裏あたりに止めなくちゃならないんだよ。それにこれも聞いてないと思うけど、自転車の登録をして、駐輪許可に10ドル払わなくちゃいけないらしい。

サリー：信じられないわ！いったい何のため？

フレッド：本当だよ。最近いくつか泥棒があったりしたので、キャンパスのセキュリティーを高めるためだって。君は今月末までに事務室から許可をもらわなければならない。

サリー：そうねえ、授業の後でやったほうがいいかな。でもなんか嬉しくないわね。ともかく今は新しい場所に自転車を持っていかなくちゃ。授業に遅れなきゃいいけど。

5.サリーが「信じられない！」と言った理由は
- ア．彼女は新しい自転車に満足しているから。
- イ．彼女はフレッドの言ったことに驚いたから。
- ウ．彼女は新しいルールについてすでに聞いていたから。
- エ．彼女はフレッドのやったことに感動したから。

6.サリーはどういう意味で「なんか嬉しくないわ」と言ったのか。
- ア．彼女は1時間の授業が好きではない。
- イ．彼女は新しい自転車が欲しい。
- ウ．彼女はフレッドに考え直してほしい。
- エ．彼女は新しいルールが気に入らない。

7.サリーはおそらく次にどこに行くだろうか。
- ア．サリーの1時間目の授業
- イ．事務室
- ウ．スポーツセンターの裏
- エ．サリーの家

8.この会話はおそらくどこでなされているのだろうか
- ア．学校の建物の外
- イ．教室
- ウ．公園
- エ．自転車店の外

[解答]
(1) エ (2) エ (3) ア (4) ウ
(5) イ (6) エ (7) ウ (8) ア

5 　出題者が求めたポイント
[全訳]
問1.1.どっちが悪いかわからなかった。暑さか虫か
2.でもそしたら、ハエがいっぱい入って来た。
3.だから、新鮮な空気を入れるために窓をすべて開け放さなければならなかった。
4.昨日はとても暑かったが、エアコンが動かなかった。

問2.1.しかし、ワクチンを角砂糖に乗せて与える方がずっと簡単なのだ。
2.その頃までワクチンは普通注射で与えられていた。
3.アルバート・サビンは1950年代に初めて経口ポリオワクチンを開発した。
4.この技術を使って、ポリオは実質的に根絶された。

問3.1.しかし、手作りのスーツは非常に高価だが今でも作ることができる。
2.スーツを手作りすると1日かかるところが、今や1時間で作ることができた。
3.1857年のミシンの発明は多くの人々の生活に革命をもたらした。
4.これは安い機械作りの服の始まりとなった。

問4.1.優れた健康食品はオメガ3を含んでいる食品である。
2.この酸が多くの喜ばしい効果を持っていることの証拠はたくさんある。
3.その結果、食品会社は普通の食品に加えるようになった。
4.これは人間の体で生産されない脂肪酸である。

[解答]
1.ウ　2.ウ　3.イ　4.イ

6 　出題者が求めたポイント
[正解を入れた全訳]
グラフのタイトル：雇用パターン別の雇用
　上にある表は日本の男女雇用者の雇用パターンを表している。全体で(1)（　　）の約3分の2が（　　）。図は、男性の正規社員の数が男性の非正規社員の数(2)＿＿＿ことも表している。
　下の2つのグラフは年齢別性別の雇用パターンの変化を表している。「25-34」から「65以上」までの非正規社員として雇用されている女性の割合は(3)＿＿＿。非正規社員として雇用されている男性の割合は年齢が高くなると上がる傾向にある。65を過ぎると、男性の雇用者の
(4)＿＿＿がもはや正規社員ではない。
　(1)ア.雇用者全体の約3分の2が正規社員である。
　　イ.雇用者全体の約3分の2が非正規社員である。

ウ．男性雇用者の3分の2が非正規社員である。
エ．女性雇用者の3分の2が正規社員である。
(2) ア．よりわずかに多い　　　イ．よりはるかに多い
　　ウ．よりわずかに少ない
　　エ．よりはるかに少ない
(3) ア．下がってそれから上がっている
　　イ．上がってそれから下がっている
　　ウ．確実に上がっている
　　エ．確実に下がっている
[解答]
(1) ア　(2) イ　(3) ウ　(4) エ

7　出題者が求めたポイント
[全訳]
　ある調査グループが行った調査によると、この国の民間病院の約4分の1が財政問題に直面している。(1)調査は、病院の24パーセントで、医療サービスを提供するコストが、受け取る収益を上回っていたことを示している。業績が最悪の施設は大都市の比較的小さい病院のようだ。(2)大きな原因は、小さい病院の患者数がかなり減少している実情にあるように思われる。これやその他の要因のために、支出と収入の間に差が出てくるのだ。
[解答]
(1) 調査は、病院の24パーセントで、医療サービスを提供するコストが、受け取る収益を上回っていたことを示している。
(2) 大きな原因は、小さい病院の患者数がかなり減少している実情にあるように思われる。

8　出題者が求めたポイント
[解答例]
(1) 今年も東京で開催しますので、よろしければゲストスピーカーとしての講演をしていただけないでしょうか。

As it is to be held in Tokyo this year, I would like you to give a lecture as a guest speaker if it is possible.

(2) ところで、今月末までに出版社に提出しなくてはならない私達の本の最終原稿をお持ちできるでしょう。

By the way, I will be able to bring you a final manuscript of our book which we must submit to the publisher by the end of this month.

2月3日試験

1　出題者が求めたポイント
[全訳]
　キニーネはキナノキの外層すなわち樹皮で発見された白い物質の中に、自然に存在している。元々は南アメリカ産だが、今では熱や腫れをとる薬や鎮痛剤として世界中で使われていて、もっとも大事なことは、これは何世紀もの間、命を脅かす病気、マラリアと闘うために使われてきたということである。
　キニーネの医学的な性質は、南アメリカのアンデス山脈にいる先住民のひとつ、ケチュア人によって最初に発見された。彼らはキナノキの樹皮をすりつぶして粉にし、この苦さを消すために、甘くした水にこれを加えた。彼らは極度に気温の低いときに、体の震えを止める効果のある筋肉弛緩剤としてこれを使った。
　17世紀初め、イタリアの司祭アゴスチーノ・サルンブリーノがケチュア人の行動を観察し、南ヨーロッパ、特に当時まだマラリアにひどく苦しんでいたローマ近辺の地域に、その樹皮粉末を持っていくことにした。マラリアは体に震えを起こすので、イタリア人たちはこれを治療するために試しに粉末を使ってみた。その際、粉末は飲みやすくするために、その地方で生産されていたワインと混ぜられた。マラリアの治療に効いたので、キニーネは17世紀末から18世紀の間、金とともに、南アメリカからヨーロッパに船で運ばれる最も貴重な産物のひとつになった。
　19世紀の初め、この薬はフランスの化学者、ピエール・ペルティエとジョセフ・カヴァントゥーによって単離され、1850年代までについに予防薬として広く使われるようになった。この頃ヨーロッパ人たちは、マラリアが蔓延していた熱帯や亜熱帯の広い地域を植民地にしていたので、植民地からのキニーネの要求は急速に高まった。インドのイギリス人たちは、かなり苦いキニーネベースのトニックウォータを、風味を増すためにジンと混ぜる習慣を作り出した。ここから、毎日夕食の前にジントニックを飲む習慣が生まれた。実際、売るために生産されたトニックウォーターの多くは、今でも少量の天然キニーネを含んでいる。これは明かりを消すことによって観察することができる。キニーネは蛍光性なので、暗いところで光るのである。
　20世紀初め、南アメリカのキニーネ生産国が生産を独占しようとしたので、価格は高騰し、まもなくキナノキの巨大なプランテーションがいたる所で、特に当時ジャワ島のオランダ領植民地だった所で建設されるようになった。[1]しかし第二次世界大戦の間に、人工的つまり合成の代用キニーネが、アメリカの化学者ロバート・バーンズ・ウッドウォードとウィリアム・フォン・エッガース・デーリングによって開発された。アメリカは軍隊のためにキニーネの大量の供給を必要としていた。そしてジャワとの貿易路は戦争によって絶たれていた。
　[2]今日では、合成の代用キニーネは、マラリアの世

界中に広まっている標準の治療薬である。これの出発物質は、中国の伝統的な医学で何世紀もの間使われている薬草である、クソニンジンと呼ばれる植物から単離された。商業的に生産された代用品はキニーネよりも値段は高いが、天然のキニーネよりも悪い副作用が少ないと言われている。キニーネを使いすぎると、発汗、頭痛、胃痛などのさまざまな症状が現れることがある。キニーネの大量服用は耳が聞こえなくなる、目が見えなくなるなど、はるかに深刻な症状につながるかもしれない。しかし、少量服用すれば、キニーネは益になる薬である。

[設問と選択肢の意味]

問1.第2パラグラフの主なポイントは＿＿を説明することである。
　　ア．キニーネが最初どのように使われたか
　　イ．キニーネは元々どこで交易されたのか
　　ウ．キニーネはいつ使われなくなったのか
　　エ．キニーネはなぜ禁止されたのか

問2.第3パラグラフで筆者は
　　ア．キニーネは偶然発見されたと指摘している。
　　イ．キニーネをワインと混ぜることの危険性を教えている。
　　ウ．19世紀には金がいかに重要だったかを説明している。
　　エ．キニーネがどのようにヨーロッパにもたらされたのかを説明している。

問3.第3パラグラフのpalatableと置き換えられるのは次のどれか。
　　ア．味が良い　　　　　　イ．飲み込みにくい
　　ウ．食べたくてしかたない　エ．よく飲まれている

問4.最初にヨーロッパにキニーネを持ち帰った人物の国籍はどこか。
　　ア．イギリス人　　イ．イタリア人
　　ウ．フランス人　　エ．オランダ人

問5.第4パラグラフのThisが指しているのは
　　ア．今日のトニックウォーターは夕食前の飲み物として使われているという説明
　　イ．トニックウォーターの性質は次第に変化したという事実
　　ウ．キニーネは今日にいたるまでトニックウォーターの中に見られるという事実
　　エ．キニーネはマラリアの唯一の薬であるという説明

問6.[1]に入るのは次のどれか。
　　ア．明らかに　　イ．しかし
　　ウ．前には　　　エ．さえ

問7.[2]に入るのは次のどれか。
　　ア．今日　　　　イ．まもなく
　　ウ．永久に　　　エ．元々は

問8.キニーネを使いすぎることからくる問題のことを言っているのはどのパラグラフか。
　　ア．第1パラグラフ　　　　イ．第4パラグラフ

　　ウ．第5パラグラフ　　　　エ．最後のパラグラフ

問9.この英文に最もふさわしいタイトルは
　　ア．マラリアの原因
　　イ．キニーネの歴史
　　ウ．ケチュア人の行動
　　エ．熱帯性の病気の治療

問10.英文によると、次のうちのどれが正しくどれが正しくないか、正しいものにTを、違っているものにFを書き入れなさい。
　　1.アンデスの人々の中には、寒い気候の影響に対処するためにキニーネを使った人たちがいた。
　　2.キニーネは17世紀以来マラリアの治療薬である。
　　3.インドのイギリス人の中にはキニーネとアルコールを混ぜた人たちがいた。
　　4.南アメリカの人々の中には、飲み物を甘くするためにキニーネを使った人たちがいた。
　　5.何人かのアメリカの科学者たちは天然のキニーネに代わる人工的なものを開発した。

[解答]
(1) ア　(2) エ　(3) ア　(4) イ　(5) ウ
(6) イ　(7) ア　(8) エ　(9) イ
(10) 1. T　2. T　3. T　4. F　5. T

2　出題者が求めたポイント

[できた英文の意味と語法上のポイント]

1.友だちでいるために、土曜日にお金を返すよ。
　　so as to ～：「～するために」
2.あなたがいない間、誰がネコの面倒を見るのですか
　　look after ～：「世話をする」
3.私たちは道路際に座っている人々の一団を見た。彼らのバスが壊れていた。
　　後にbusがあるので所有格の関係代名詞が適切
4.今日はこの時期にしてはいつになく晴れていた。
　　天候、気候を表すit
5.少年はその授業がとても面白いとわかった。
　　find ～+(形容詞)：「～が(　)だとわかる」
6.空から見ると、富士山は実にきれいだった。
　　分詞構文の主語はMount Fujiなので受動態の過去分詞が適切
7.電話して初めて私は彼女が病気だと知った。
8.彼女の父親は彼女が少年と再び会うことを禁じた。
　　forbid(人)from ～ing：「(人)が～することを禁止する」
9.緊急脱出ロープがなかったら、私はけがをしていたかもしれない。
　　仮定法過去完了
10.人生で名誉ほど大事なものはない。
　　as(形容詞)as：「～ほど…」

[解答]
(1) ア　(2) ウ　(3) エ　(4) エ　(5) ウ
(6) イ　(7) ア　(8) ウ　(9) ア　(10) ア

③ **出題者が求めたポイント**
[英文の意味]
1. その警官はとても<u>理解があった</u>。
2. 彼女は最後には私を<u>許した</u>。
3. あなたは自分が何をしているのかわかっているの<u>だろうか</u>。
4. 会社は消費者調査を<u>する</u>予定である。
5. チームは<u>負けた</u>が、彼らは気にしているようには見えなかった。
6. 彼は<u>連続して</u>たくさんの本を書いた。
7. 政府はそのプロジェクトを<u>やめる</u>ことに決めた。
8. 彼は<u>正確な</u>説明をした。
9. 彼はきっと<u>わざと</u>やったんだ。
10. 私のふるさとはここより少し<u>寒い</u>。
[解答]
(1) エ (2) ア (3) ア (4) ウ (5) エ
(6) ウ (7) ア (8) エ (9) ウ (10) イ

出題者が求めたポイント
[全訳]
マイク： ハーイ、スージー。知ってる？ 最初の就職面接に行ってきたばかりなんだ。ほんとうまくいって、土曜日から始めてくださいだって。
スージー：まあ、良かったわね、マイク！ おめでとう！ それでどこで働くことになるの？
マイク： 駅の左のちょっとした場所わかる？ 「ブルーダニューブ」と呼ばれているんだ。パスタやシーフードのようなフレンチとイタリアンみたいなのをやってる。
スージー：いいわね。それであなたはフロアで働くの？ それとも調理の方？
マイク： フロアだよ。注文なんかをとるんだ。実は、そんなこと前にやったことないからかなり心配なんだ。ワインについては何もとっかかりがない。
スージー：心配しないで大丈夫よ。夫や友達に話して、みんなで食事しに行くわ。
　1. マイクとスージーはおそらく
　　ア. 友人
　　イ. ウェイターと客
　　ウ. 同僚
　　エ. 夫と妻
　2. マイクが心配している理由は
　　ア. 就職の面接を受けているから。
　　イ. デートに出かけようとスージーを誘っているから。
　　ウ. 食事代を十分に持っていないから。
　　エ. 関係のある仕事の経験を持っていないから。
　3. マイクが「とっかかりがない」と言ったのは
　　ア. 何を注文すればいいかわからないことを説明するため。
　　イ. スージーを困らせたくないことを説明するため。

　　ウ. ワインについての知識がないことを説明するため。
　　エ. 自分がどんなに健康かを説明するため。
　4. スージーが「心配しないで」と言ったのはおそらく
　　ア. マイクを元気づけたかったから。
　　イ. 今はワインをほしくなかったから。
　　ウ. 他にいい考えがあるから。
　　エ. マイクは謝らなくてもいいと思うから。
ボブ： ハーイ、メアリー。仕事してるのしばらく見てないけど、どこかに行ってた？
メアリー：まあ、ハロー、ボブ。ええ、ジムと私は何とか1週間の休暇が取れたから、彼の両親の近くで、海岸のコテッジを借りていたの。
ボブ： いいね。少し日焼けしてるのも不思議じゃないね。ずっと日光を浴びながら寝そべって過ごしたみたいだね。
メアリー：そうしたかったのに。実際外で過ごす時間が長かったんだけど、それは私たちがずっと両親の所で働いていたからなのよ。ペンキ塗りが必要だったの。
ボブ： もう経験豊富になったんだから、うちに来て同じ事をやってよ。ちょっとした手入れでいいから。
メアリー：変なこと言わないで！ もうブラシも見たくないわ！ 来週の休日は本物の日焼けをしに行くんだから。
　5. ボブが「不思議じゃない」と言う時、彼は「あなたが少し日焼けしている_____」という意味で言っている。
　　ア. のがなぜかを私は今理解している。
　　イ. のがなぜかを私は今知りたい。
　　ウ. ので、私はわけがわからない。
　　エ. ので、私はショックを受けている。
　6. 次にメアリーが1週間休暇を取る時に、もっともしそうにないのは、
　　ア. 日焼けすること
　　イ. コテージを借りること
　　ウ. 海岸に行くこと
　　エ. ペンキ塗りをすること
　7. メアリーが「そうしたかったのに」と言っている意味はおそらく彼女は
　　ア. そんなに長い時間家を離れていたのを悔やんでいる。
　　イ. もっとリラックスできたのにと思っている。
　　ウ. 手伝いにならなかったのを悔やんでいる。
　　エ. ジムともっと長く一緒に過ごしたいと思っている。
　8. ボブが「ちょっとした手入れでいい」と言っていることから推測されるのは
　　ア. 彼の休暇はもっとよかったはずだった。
　　イ. 彼は日光浴を楽しんでいる。
　　ウ. 彼の家はペンキ塗りが必要だ

エ.彼は経験豊富だ。

[解答]
(1) ア (2) エ (3) ウ (4) ア
(5) ア (6) エ (7) イ (8) ウ

5 出題者が求めたポイント

[全訳]
問1.1.それぞれが16個の黒か白の軍隊を持っている。
2.たとえば一番弱い駒は1つ前にしか進めない。
3.チェスのゲームは基本的に2人の人の戦争ゲームである。
4.これらの駒はそれぞれ違った役割を持っていて、異なる動き方をする。
問2.1.素敵な場所だったが、食事はひどかった。
2.彼は前にハイキングに行ったことがなかったので、私が宿泊の手配をした。
3.私は宿にあらかじめ電話を入れて、ツインの部屋を予約した。
4.去年の春、私は友達のジャックとハイキング旅行に行った。
問3.1.彼は父親の後を継がずに、チューリッヒでエンジニアになるための勉強をした。
2.カール・フォン・リンデはスイスのある牧師の息子として成長した。
3.私たちが今それのない生活を想像するのは不可能だ。
4.彼がいったん研究を始めてからの彼の業績は、冷蔵庫を発明したことであった。
問4.1.よって、もっと良い対応は、新鮮な野菜と果物のたくさん入ったバランスの良い食事をすることである。
2.西洋では、ほとんどのスーパーマーケットでいわゆる「健康食品」をみつけることは普通にある。
3.これらはビタミンやミネラルが追加された加工食品である。
4.しかし、それでも多くの加工食品はまだ栄養価が欠けているのは確かだ。

[解答]
問1.エ 問2.ア 問3.ウ 問4.エ

6 出題者が求めたポイント

[全訳]
グラフのタイトル：人口ピラミッドの変化
　グラフは1950年、2011年、未来の2050年の3つの時点での日本の人口を描いている。2011年までにグラフの形は、0―14歳の子どもの人口の割合が1950年から2011年で(1)ので、大きく変わった。それと対照的に65歳以上の高齢者の割合は、この同じ時期でかなり増えた。実際2011年には高齢者の人口は総人口の(2)を構成した。この高齢者と子どもの人口の変化は、比率が1950年の子どもおよそ7に高齢者1つまり7：1から、2050年の予想比率の(3)ちょうどに変わるとい

う意味である。明らかに、3つの年齢グループ(0―14、15―64、65以上)の内部で大きな変化があり、この変化は15―64の中では比較的少ないけれども、それでも15―64の年齢グループは2011年の63.7％から2050年の人口の半分(4)にまで落ちることが予想される。

(1) ア.大きく減った　イ.わずかに減った
　　ウ.大きく増えた　エ.わずかに増えた
(4) ア.よりちょっと以下　イ.よりちょっと上
　　ウ.よりはるかに上　エ.よりはるかに下

[解答]
(1) ア (2) ウ (3) エ (4) イ

7 出題者が求めたポイント

[全訳]
　発展途上国の患者を治療する際の最も大きな問題点のひとつは、財政である。アフリカで実験を行なったある医師によると、HIV患者には高価な治療よりも総合ビタミン剤を与えるべきだというのである。(1)1人に1年でわずか10ドルしかかからないので、これは患者の生活の質を改善する比較的安価な方法となるだろう。総合ビタミン剤は高価な治療の代替になることは絶対にないが、はるかに多くの数の患者がこの代用品を使うことができる。(2)実際多くの医師たちが、栄養状態が悪かったり特定の栄養が足りないHIV患者は、より苦しんでいるのではないかと考えている。

[解答]
(1) 1人に1年でわずか10ドルしかかからないので、総合ビタミン剤を与えることは患者の生活の質を改善する比較的安価な方法となるだろう。
(2) 実際多くの医師たちが、栄養状態が悪かったり特定の栄養が足りないHIV患者は、より苦しんでいるのではないかと考えている。

8 出題者が求めたポイント

[解答例]
(1) どのようなテーマについて話したらよいのかを考えたのですが、もしいくつかのトピックをご提案いただけたらとてもうれしく思います。
I have been thinking on what theme I should give a speech. I would be very pleased if you could suggest some topics.

(2) 発表を行うので、2、3日早く到着して、会議の部屋をあらかじめ見ておきたいのですが。
Since I am going to give a presentation, I would like to arrive a few days earlier to check the conference room in advance.

数　学

解答　25年度

2月2日試験

1 出題者が求めたポイント

(1)（数学Ⅰ・式の計算）

$f(x)$を$1+x$, $1+x^3$で割り算をする。

(2)（数学B・数列）

$p=\sum\limits_{k=1}^{n-1}(2k)$を求める。$q=\sum\limits_{k=1}^{n}(2k)$とすると、

第n群の初項は$2(p+1)-1$、末項は$2q-1$

初項がa、末項がℓで項の数がmの等差数列の和Sは、

$S=\dfrac{m(a+\ell)}{2}$

(3)（数学Ⅱ・対数関数）

$\log_b a=\dfrac{1}{\log_a b}$ より $\log_2 x$の2次方程式にする。

〔解答〕

(1)
$$1+x)\overline{\begin{array}{l}\ 1\qquad +x^2\qquad +x^4 \\ 1+x+x^2+x^3+x^4+x^5\end{array}}$$
$$\underline{1+x}$$
$$\qquad x^2+x^3$$
$$\qquad \underline{x^2+x^3}$$
$$\qquad\qquad x^4+x^5$$
$$\qquad\qquad \underline{x^4+x^5}$$
$$\qquad\qquad\qquad 0$$

$$1+x^3)\overline{\begin{array}{l}\ 1+x+x^2 \\ 1+x+x^2+x^3+x^4+x^5\end{array}}$$
$$\underline{1\qquad +x^3}$$
$$\ x+x^2\qquad +x^4+x^5$$
$$\underline{x\qquad\qquad +x^4}$$
$$\quad x^2\qquad\qquad +x^5$$
$$\underline{\quad x^2\qquad\qquad +x^5}$$
$$\qquad\qquad\qquad 0$$

$f(x)=(1+x)(1+x^2+x^4)=(1+x^3)(1+x+x^2)$

(2) $\sum\limits_{k=1}^{n-1}2k=(n-1)n=n^2-n$ $\qquad\therefore n^2-n$（個）

第n群の初項は、$2(n^2-n+1)-1=2n^2-2n+1$

第n群の末項は、$2\sum\limits_{k=1}^{n}(2k)-1=2n^2+2n-1$

総和は、$\dfrac{2n(2n^2-2n+1+2n^2+2n-1)}{2}=4n^3$

(3) $\log_2 x+\dfrac{1}{\log_2 x}-2=0$

$(\log_2 x)^2-2\log_2 x+1=0$ より $(\log_2 x-1)^2=0$

$\log_2 x=1$ 従って、$x=2$

(答)

(ア)$1+x^2+x^4$ 　(イ)$1+x+x^2$ 　(ウ)n^2-n

(エ)$2n^2-2n+1$ 　(オ)$4n^3$ 　(カ)2

2 出題者が求めたポイント（数学Ⅲ・微分積分）

(1)$y=f(x)$の上の点$(a,f(a))$における接線の方程式は、

$y=f'(a)(x-a)+f(a)$

$\lim\limits_{x\to\infty}xe^{-x}=0$

(2)連立方程式で交点を求めて、定積分で面積を求める。

$\int_a^b f(x)\,g'(x)\,dx=[f(x)g(x)]_a^b-\int_a^b f'(x)g(x)dx$

(3)$y=f(x)$のとき、$\alpha=f(a)$、$\beta=f(b)$で、

$\int_\alpha^\beta x^2 dy=\int_a^b x^2 f'(x)dx$

〔解答〕

(1)$f'(x)=e^{-x}-xe^{-x}$ より $f'(0)=1-0=1$

$y=1(x-0)+0\cdot e^0=x$ 従って、$y=x$

$\lim\limits_{x\to\infty}xe^{-x}=0$

(2)$xe^{-x}=e^{-2}x$ より $x(e^{-x}-e^{-2})=0$

よって、$x=0,2$ 従って、$p=2$

$\int_0^2 xe^{-x}dx-\int_0^2 e^{-2}xdx$

$=\left[-xe^{-x}\right]_0^2+\int_0^2 e^{-x}dx-\left[\dfrac{1}{2}e^{-2}x^2\right]_0^2$

$=-2e^{-2}+0+\left[-e^{-x}\right]_0^2-2e^{-2}$

$=-2e^{-2}-e^{-2}+1-2e^{-2}=1-5e^{-2}$

(3)$\int_0^1 xe^{-x}dx=\left[-xe^{-x}-e^{-x}\right]_0^1=1-2e^{-x}$

$\int_0^1 x^2 e^{-x}dx=\left[-x^2 e^{-x}\right]_0^1+2\int_0^1 xe^{-x}dx$

$\qquad\qquad=-e^{-1}+2(1-2e^{-1})=2-5e^{-1}$

$\int_0^1 x^3 e^{-x}dx=\left[-x^3 e^{-x}\right]_0^1+3\int_0^1 x^2 e^{-x}dx$

$\qquad\qquad=-e^{-1}+3(2-5e^{-1})=6-16e^{-1}$

$V=\int_0^{\frac{1}{e}}\pi x^2 dy=\pi\int_0^1 x^2(e^{-x}-xe^{-x})dx$

$=\pi\left\{\int_0^1 x^2 e^{-x}dx-\int_0^1 x^3 e^{-x}dx\right\}$

$=\pi\left\{(2-5e^{-1})-(6-16e^{-1})\right\}$

$=(-4+11e^{-1})\pi$

(答)

(ア)$e^{-x}-xe^{-x}$ 　(イ)x 　(ウ)0 　(エ)2

(オ)$1-5e^{-2}$ 　(カ)$2-5e^{-1}$ 　(キ)$6-16e^{-1}$

(ク)$(-4+11e^{-1})\pi$

3 出題者が求めたポイント（数学B・ベクトル）

(1)$OB^2=AO^2+AB^2-2AO\cdot AB\angle\cos\angle OAB$

$\triangle OAB$の面積は、$\dfrac{1}{2}AO\cdot AB\sin\angle OAB$

(2)$\cos\angle AOB=\dfrac{OA^2+OB^2-AB^2}{2OA\cdot OB}$

$\overrightarrow{OA}\cdot\overrightarrow{OB}=OA\cdot OB\cos\angle AOB$

(3) 点Bから辺OAへ下した垂線と辺OAとの交点をR
　　とすると,
　　AP＝AOcos∠OAB, AR＝ABcos∠OAB
　　辺ABを$m:n$の比に内分する点Pは,
$$\overrightarrow{OP}=\frac{n\overrightarrow{OA}+m\overrightarrow{OB}}{m+n}$$
　　$\overrightarrow{OH}=t\overrightarrow{OP}$, $\overrightarrow{OH}=\overrightarrow{OB}+s\overrightarrow{BR}$として, $\overrightarrow{OA}$, $\overrightarrow{OB}$で表わ
　　し, $\overrightarrow{OA}$, $\overrightarrow{OB}$の係数が等しいとして立式し, s, tを求め
　　る。

〔解答〕

(1) $OB^2=25+27-2\cdot5\cdot3\sqrt{3}\cos30°\ =7$

　　$OB=\sqrt{7}$

　　△OABの面積は, $\dfrac{1}{2}5\cdot3\sqrt{3}\sin30°\ =\dfrac{15\sqrt{3}}{4}$

(2) $\cos\angle AOB=\dfrac{25+7-27}{2\cdot5\cdot\sqrt{7}}=\dfrac{1}{2\sqrt{7}}=\dfrac{\sqrt{7}}{14}$

　　$\overrightarrow{OA}\cdot\overrightarrow{OB}=5\sqrt{7}\dfrac{\sqrt{7}}{14}=\dfrac{5}{2}$

(3) $AP=5\cos30°\ =\dfrac{5\sqrt{3}}{2}$, $\dfrac{AP}{AB}=\dfrac{5\sqrt{3}}{6\sqrt{3}}=\dfrac{5}{6}$

　　点Bから辺OAへ下した垂線と辺OAとの交点をRとする

　　と, $AR=3\sqrt{3}\cos30°\ =\dfrac{9}{2}$, $OR=\dfrac{1}{2}$

　　$\overrightarrow{OP}=\dfrac{1}{6}\overrightarrow{OA}+\dfrac{5}{6}\overrightarrow{OB}$, $\overrightarrow{OR}=\dfrac{1}{10}\overrightarrow{OA}$

　　$\overrightarrow{OH}=t\overrightarrow{OP}=\overrightarrow{OB}+s\overrightarrow{BR}$ とすると,

　　$\overrightarrow{OH}=\dfrac{1}{6}t\overrightarrow{OA}+\dfrac{5}{6}t\overrightarrow{OB}$

　　$\overrightarrow{OH}=\dfrac{1}{10}s\overrightarrow{OA}+(1-s)\overrightarrow{OB}$

　　よって, $\dfrac{1}{6}t=\dfrac{1}{10}s$, $\dfrac{5}{6}t=1-s$

　　従って, $t=\dfrac{2}{5}$, $s=\dfrac{2}{3}$, $\dfrac{OH}{OP}=t=\dfrac{2}{5}$

　　$\overrightarrow{BH}=s\overrightarrow{BR}=\dfrac{1}{15}\overrightarrow{OA}-\dfrac{2}{3}\overrightarrow{OB}$

　　$|\overrightarrow{BH}|^2=\dfrac{1}{225}|\overrightarrow{OA}|^2-\dfrac{4}{45}\overrightarrow{OA}\cdot\overrightarrow{OB}+\dfrac{4}{9}|\overrightarrow{OB}|^2$

　　$=\dfrac{1}{9}-\dfrac{2}{9}+\dfrac{28}{9}=3$

　　従って, $BH=\sqrt{3}$

(答)

（ア）$\sqrt{7}$　　（イ）$\dfrac{15\sqrt{3}}{4}$　　（ウ）$\dfrac{\sqrt{7}}{14}$　　（エ）$\dfrac{5}{2}$

（オ）$\dfrac{5}{6}$　　（カ）$\dfrac{2}{5}$　　（キ）$\sqrt{3}$

2月3日試験

1 出題者が求めたポイント

(1)（数学Ⅰ・2次不等式）
　　$|f(x)|<a\,(a>0)$ のとき, $-a<f(x)<a$
(2)（数学B・数列）
　　初項がa, 公比がrの等比数列の一般項a_nは,
　　$a_n=ar^{n-1}$
　　3^{n-1}を順次計算する。
(3)（数学Ⅱ・恒等式）
　　左辺を展開し, x^2の項, xの項, 係数項の係数が左辺と
　　右辺が等しいとして立式する。連立方程式を解いて,
　　a, b, cを求める。
(4)（数学Ⅲ・微分法）
　　$y=f(x)g(x)$のとき, $y'=f'(x)g(x)+f(x)g'(x)$
(5)（数学B・ベクトル）
$$\cos\angle AOB=\frac{OA^2+OB^2-AB^2}{2OA\cdot OB}$$
　　$\overrightarrow{OA}\cdot\overrightarrow{OB}=OA\cdot OB\cos\angle AOB$

〔解答〕

(1) $-2<3x^2-4<2$

　　$-2<3x^2-4$ より $3\left(x+\dfrac{\sqrt{6}}{3}\right)\left(x-\dfrac{\sqrt{6}}{3}\right)>0$

　　よって, $x<-\dfrac{\sqrt{6}}{3}$, $\dfrac{\sqrt{6}}{3}<x$

　　$3x^2-4<2$ のとき, $3(x+\sqrt{2})(x-\sqrt{2})<0$

　　よって, $-\sqrt{2}<x<\sqrt{2}$

　　共通範囲より, $-\sqrt{2}<x<-\dfrac{\sqrt{6}}{3}$, $\dfrac{\sqrt{6}}{3}<x<\sqrt{2}$

(2) 公比をrとする。第2項は, $a_2=2r$

　　$2+2r=8$ 従って, $r=3$

　　$a_n=2\cdot3^{n-1}$ より $3^{n-1}>2500$

n	6	7	8	9
3^{n-1}	243	729	2187	6561

　　$\therefore n=9$

(3) 左辺$=a(x^2-x)+b(x^2-x-2)+c(x^2+x-12)$

　　$=(a+b+c)x^2+(-a-b+c)x-2b-12c$

　　よって, $a+b+c=3$, $-a-b+c=0$

　　$-2b-12c=2$ より $2c=3$

　　従って, $c=\dfrac{3}{2}$, $b=-10$, $a=\dfrac{23}{2}$

(4) $y'=2e^{2x}\sin x+e^{2x}\cos x$

　　$y''=3e^{2x}\sin x+4e^{2x}\cos x$

　　$(3+2A+B)e^{2x}\sin x+(4+A)e^{2x}\cos x=0$

　　$3+2A+B=0$, $4+A=0$

　　$A=-4$, $B=5$

(5) $\cos\angle AOB=\dfrac{7+1-3}{2\sqrt{7}\cdot1}=\dfrac{5}{2\sqrt{7}}$

　　$\overrightarrow{OA}\cdot\overrightarrow{OB}=\sqrt{7}\cdot1\cdot\dfrac{5}{2\sqrt{7}}=\dfrac{5}{2}$

東海大学（医）25年度 （76）

（答）

（ア）$-\sqrt{2}$　（イ）$-\dfrac{\sqrt{6}}{3}$　（ウ）$\dfrac{\sqrt{6}}{3}$　（エ）$\sqrt{2}$

（オ）3　（カ）9　（キ）$\dfrac{23}{2}$　（ク）-10　（ケ）$\dfrac{3}{2}$

（コ）-4　（サ）5　（シ）$\dfrac{5}{2}$

2 出題者が求めたポイント
（数学B・空間図形, 数学Ⅲ・積分法）

(1) $V=\dfrac{1}{3}$底面積×高さ

　（ア）は底面を△OAB, 高さをOCとする。（イ）は底面を△ABC, 高さをhとする。

(2) $D(x, y, z)$として, $DA=DB=DC=\sqrt{2}$よりx, y, zを求める。△ABCの重心Gの座標を求め, DGを求める。$DG=d$として,
$x^2+y^2=2$の回転体の体積を考える。

$$V_1=\int_d^{\sqrt{2}}\pi\, y^2dx,\quad V_2=\int_{-\sqrt{2}}^d \pi\, y^2dx$$

〔解答〕

(1) $V=\dfrac{1}{3}\left(\dfrac{1}{2}1^2\right)\cdot1=\dfrac{1}{6}$

　$AB=BC=CA=\sqrt{1^2+1^2}=\sqrt{2}$

　△ABCの面積は, $\dfrac{1}{2}\sqrt{2}^2\sin60°=\dfrac{\sqrt{3}}{2}$

　$V=\dfrac{1}{3}\left(\dfrac{\sqrt{3}}{2}h\right)=\dfrac{\sqrt{3}}{6}h$

　$\dfrac{\sqrt{3}}{6}h=\dfrac{1}{6}$　従って, $h=\dfrac{1}{\sqrt{3}}=\dfrac{\sqrt{3}}{3}$

(2) $D(x, y, z)$とする。$DA=DB=DC=\sqrt{2}$より

　$(x-1)^2+y^2+z^2=2,\ x^2+(y-1)^2+z^2=2$

　$x^2+y^2+(z-1)^2=2$　より　$x=y=z$

　$(x-1)^2+x^2+x^2=2$　より　$(3x+1)(x-1)=0$
　よって, $x=1$　従って, $D(1, 1, 1)$

　△ABCの重心Gは, $G\left(\dfrac{1}{3}, \dfrac{1}{3}, \dfrac{1}{3}\right)$

　$DG=\sqrt{\left(1-\dfrac{1}{3}\right)^2+\left(1-\dfrac{1}{3}\right)^2+\left(1-\dfrac{1}{3}\right)^2}=\dfrac{2\sqrt{3}}{3}$

　球を$x^2+y^2=2$をx軸の回りにする回転体と考えて,

$$V_1=\int_{\frac{2\sqrt{3}}{3}}^{\sqrt{2}}\pi\,(2-x^2)dx=\pi\left[2x-\dfrac{x^3}{3}\right]_{\frac{2\sqrt{3}}{3}}^{\sqrt{2}}$$

$$=\left(\dfrac{4}{3}\sqrt{2}-\dfrac{28}{27}\sqrt{3}\right)\pi$$

$$V_2=\int_{-\sqrt{2}}^{\frac{2\sqrt{3}}{3}}\pi\,(2-x^2)dx=\pi\left[2x-\dfrac{x^3}{3}\right]_{-\sqrt{2}}^{\frac{2\sqrt{3}}{3}}$$

$$=\left(\dfrac{28}{27}\sqrt{3}+\dfrac{4}{3}\sqrt{2}\right)\pi$$

（答）

（ア）$\dfrac{1}{6}$　（イ）$\dfrac{\sqrt{3}}{6}h$　（ウ）$\dfrac{2\sqrt{3}}{3}$　（エ）$(1, 1, 1)$

（オ）$\left(\dfrac{4}{3}\sqrt{2}-\dfrac{28}{27}\sqrt{3}\right)\pi$　（カ）$\left(\dfrac{28}{27}\sqrt{3}+\dfrac{4}{3}\sqrt{2}\right)\pi$

3 出題者が求めたポイント（数学Ⅱ・微分積分）

(1) $y=f(x)$の上の点$(a, f(a))$における接線の方程式は,
$y=f'(a)(x-a)+f(a)$

(2) $x^2+px+q=0$の解を$\alpha, \beta\ (\alpha<\beta)$とすると,
　$\alpha+\beta=-p,\ \alpha\beta=q$
　$(\beta-\alpha)^2=(\alpha+\beta)^2-4\alpha\beta$

$$\int_\alpha^\beta (x^2+px+q)dx=-\dfrac{(\beta-\alpha)^3}{6}$$

　$y=x^2-1$と線分QRの囲む面積から$y=x^2-1$とx軸の囲む面積の2倍を引く。

(3) $-a-2\leqq x\leqq-1, -1\leqq x\leqq a, a\leqq x\leqq1$に分けて積分し和を求める。

(4) $S(a)$を微分し, 単調増加を確認する。

〔解答〕

(1) $-1<a<1$よりここでは, $y=-x^2+1,\ y'=-2x$
　$y=-2a(x-a)-a^2+1=-2ax+a^2+1$

(2) $x^2-1=-2ax+a^2+1$
　$x^2+2ax-a^2-2=0$　より　$x=-a\pm\sqrt{2a^2+2}$
　$\alpha=-a-\sqrt{2a^2+2},\ \beta=-a+\sqrt{2a^2+2}$　とすると,
　$\beta-\alpha=2\sqrt{2a^2+2}$

$$\int_\alpha^\beta (-x^2-2ax+a^2+2)dx=\dfrac{8\sqrt{2}\sqrt{a^2+1}^3}{3}$$

$$\int_{-1}^1 (-x^2+1)dx=\left[-\dfrac{1}{3}x^3+x\right]_{-1}^1=\dfrac{4}{3}$$

　$T(a)=\dfrac{8\sqrt{2}}{3}(a^2+1)^{\frac{3}{2}}-\dfrac{8}{3}$

　$T(a)$はa^2の値に対して単調に増加するので,

　$a^2=\dfrac{1}{4}$のとき最大, $\dfrac{8\sqrt{2}}{3}\sqrt{\dfrac{5}{4}}^3-\dfrac{8}{3}=\dfrac{5\sqrt{10}-8}{3}$

(3) 直線AP: $y=\dfrac{1-a^2-0}{a-1}(x-1)=-(a+1)x+a+1$
　$x^2-1=-(a+1)x+a+1$
　$x^2+(a+1)x-a-2=0$
　$(x-1)(x+a+2)=0$
　Bのx座標は, $x=-a-2$

$$\int_{-a-2}^1 (-x^2-(a+1)x+a+2)dx=\dfrac{(a+3)^3}{6}$$

$$\int_{-a-2}^{-1} (-x^2-(a+1)x+a+2)dx$$

$$=\left[-\dfrac{x^3}{3}-\dfrac{(a+1)}{2}x^2+(a+2)x\right]_{-a-2}^{-1}$$

$$= -\frac{13}{6} - \frac{3}{2}a + \frac{1}{6}a^3 + \frac{3}{2}a^2 + 4a + \frac{10}{3}$$

$$= \frac{1}{6}a^3 + \frac{3}{2}a^2 + \frac{5}{2}a + \frac{7}{6}$$

$$\int_{-1}^{a}(x^2 - (a+1)x + a)\,dx$$

$$= \left[\frac{x^3}{3} - \frac{a+1}{2}x^2 + ax\right]_{-1}^{a}$$

$$= -\frac{1}{6}a^3 + \frac{1}{2}a^2 + \frac{3}{2}a + \frac{5}{6}$$

$$\int_{a}^{1}(-x^2 + (a+1)x - a)\,dx$$

$$= \left[-\frac{x^3}{3} + \frac{a+1}{2}x^2 - ax\right]_{a}^{1}$$

$$= -\frac{1}{6}a^3 + \frac{1}{2}a^2 - \frac{1}{2}a + \frac{1}{6}$$

$$S(a) = -\frac{1}{6}a^3 + \frac{5}{2}a^2 + \frac{7}{2}a + \frac{13}{6}$$

$$S'(a) = -\frac{1}{2}a^2 + 5a + \frac{7}{2} = -\frac{1}{2}(a^2 - 10a - 7)$$

$S'(a) = 0$ とすると, $a = 5 \pm 4\sqrt{2}$

a	$5-4\sqrt{2}$		$-\dfrac{1}{2}$		$\dfrac{1}{2}$		$5+4\sqrt{2}$
$S'(a)$		$+$		$+$		$+$	
$S(a)$				$\nearrow$			

$S(a)$ は $-\dfrac{1}{2} \leqq a \leqq \dfrac{1}{2}$ で, 単調に増加する。

$S(a)$ の最大値は, $a = \dfrac{1}{2}$ のとき。

$$S\left(\frac{1}{2}\right) = -\frac{1}{48} + \frac{5}{8} + \frac{7}{4} + \frac{13}{6} = \frac{217}{48}\left(> \frac{5\sqrt{10}-8}{3}\right)$$

(答)

(ア) $-2ax + a^2 + 1$　　　(イ) $\sqrt{2a^2+2}$

(ウ) $\dfrac{8\sqrt{2}}{3}(a^2+1)^{\frac{3}{2}} = \dfrac{8}{3}$　　　(エ) $\dfrac{5\sqrt{10}-8}{3}$

(オ) $\dfrac{(a+3)^3}{6}$　　　(カ) $-\dfrac{1}{6}a^3 + \dfrac{5}{2}a^2 + \dfrac{7}{2}a + \dfrac{13}{6}$

(キ) $\dfrac{217}{48}$

物　理

解答　25年度

2月2日試験

1 出題者が求めたポイント…力学的エネルギー保存則，運動量保存則

(1) 力学的エネルギー保存則より
$$\frac{1}{2}mv_0^2 + mgH = \frac{1}{2}mv^2$$
$$\therefore v = \sqrt{v_0^2 + 2gH} \quad \cdots(答え)$$

(2) 小球A，Bの衝突直後の速度をv_A, v_B とすると
$$\begin{cases} 運動量保存則より \quad mv = mv_A + 4mv_B \\ はねかえり係数より \quad 0.5 = -\dfrac{v_A - v_B}{v} \end{cases}$$
が成り立つ。
2式を解いて，
$$v_A = -\frac{1}{5}v = -\frac{1}{5}\sqrt{v_0^2 + 2gH}$$
$$v_B = \frac{3}{10}v = \frac{3}{10}\sqrt{v_0^2 + 2gH}$$

(答え) 小球A：$\dfrac{1}{5}\sqrt{v_0^2 + 2gH}$, 小球B：$\dfrac{3}{10}\sqrt{v_0^2 + 2gH}$

(3) 力学的エネルギー保存則より
$$\frac{1}{2} \times 4m v_B^2 = 4mgh$$
$$\therefore h = \frac{v_B^2}{2g} = \frac{1}{2g}\left(\frac{3}{10}\sqrt{v_0^2 + 2gH}\right)^2$$
$$= \frac{9}{200g}(v_0^2 + 2gH) \quad \cdots(答え)$$

(4) 減少した力学的エネルギー
$$\Delta E = \frac{1}{2}mv_0^2 + mgH - \left(\frac{1}{2}mv_A^2 + \frac{1}{2} \times 4mv_B^2\right)$$
(2)の答えを代入して整理する。
$$\therefore \Delta E = \frac{3}{5}\left(\frac{1}{2}mv_0^2 + mgH\right) \quad \cdots(答え)$$

(5) (3)の答えより $\dfrac{L}{20} = \dfrac{9}{200g} \times 2gH$
$$\therefore H = \frac{5}{9}L \quad \cdots(答え)$$

2 出題者が求めたポイント…電位とエネルギー，電場との関係

(1) 電場の向き　B→A, 静電気力の向き　A→B

(2) $\dfrac{1}{2}mv_0^2$

(3) 仕事 $= (-e)V$

(4) 求める速さをvとすると, 力学的エネルギー保存則より
$$\frac{1}{2}mv^2 = \frac{1}{2}mv_0^2 - eV \quad \therefore v = \sqrt{v_0^2 - \frac{2eV}{m}}$$

(5) $v = 0$ より, $v_0^2 = \dfrac{2eV}{m}$ $\quad \therefore V = \dfrac{mv_0^2}{2e}$

(答え)(1)ア　(2)イ　(3)オ　(4)ア　(5)エ

3 出題者が求めたポイント…開管と閉管の気柱振動，熱膨張率

(1) 基本振動が生じているとき, 定常波の波長は開管, 閉管においてそれぞれ, 2ℓ, 4ℓ である。よって
$$\Delta f = \frac{331.5}{2\ell} - \frac{331.5}{4\ell} = \frac{331.5}{4\ell} \quad \therefore \ell = \frac{331.5}{4\Delta f}$$

(2)

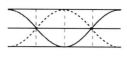 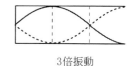

2倍振動　　　　　　3倍振動

$$\Delta\lambda = \frac{4\ell}{3} - \ell = \frac{\ell}{3}$$

(3) 開管の基本振動数 $= \dfrac{v}{2\ell}$ だから, 音速vが速いほど振動数fは高い。
$$\therefore ヘリウム > 空気 > 二酸化炭素$$

(4) $\Delta f = \dfrac{331.5 + 0.6t_1}{2\ell} - \dfrac{331.5}{2\ell} = \dfrac{0.6t_1}{2\ell}$

(5) $\dfrac{331.5 + 0.6t_1}{2\ell(1+\alpha t_1)} = \dfrac{331.5}{2\ell}$ より
$$331.5 + 0.6t_1 = 331.5(1 + \alpha t_1)$$
$$\therefore \alpha = \frac{0.6}{331.5} = 0.0018$$

(答え)(1)イ　(2)ウ　(3)ウ　(4)ウ　(5)エ

4 出題者が求めたポイント…熱量保存則，ジュール熱，kW時

(1) 熱容量 = 比熱 × 質量だから $0.40 \times 500 = 200$ [J/K]

(2) 熱量 $= 200$[J/K]$\times (150-25) = 25000$
$$= 2.5 \times 10^4 [J] \quad \cdots(答え)$$

(3) 熱量保存則より
$$200(150-t) = 1000 \times 0.5 \times (t-10)$$
$$\therefore t = 50(℃) \quad \cdots(答え)$$

(4) 電熱器で発生する熱量 $= IVt$ であるから
$$0.50 \times 100t = 500 \times 1.0 \times (210-30)$$
$$\therefore t = 1800s \quad \cdots(答え)$$

(5) $1KWh = 10^3W \times 3.6 \times 10^3 S = 3.6 \times 10^6 J$
$$電力量 = \frac{0.5 \times 100 \times 1800}{3.6 \times 10^6}$$
$$= 2.5 \times 10^{-2} (KWh) \quad \cdots(答え)$$

2月3日試験

1 出題者が求めたポイント…遠心力，フックの法則

(1) $mR\omega^2$

(2) 周期 $T = \dfrac{2\pi}{\omega}$

(3) 角速度 2ω のとき，遠心力＝最大静止摩擦力だから静止摩擦係数を μ とすると
$$mR(2\omega)^2 = \mu mg \quad \therefore \mu = \dfrac{4R\omega^2}{g}$$

(4) 弾性力＝遠心力だから
$$k \times \dfrac{L}{8} = m\left(L + \dfrac{L}{8}\right)\omega^2 \quad \therefore \omega = \dfrac{1}{3}\sqrt{\dfrac{k}{m}}$$

(5) $v = \left(L + \dfrac{L}{8}\right)\omega = \dfrac{3}{8}L\sqrt{\dfrac{k}{m}}$

(答え)(1)ウ (2)ア (3)イ (4)イ (5)オ

2 出題者が求めたポイント…コンデンサーの合成容量，$Q = CV$

(1) コンデンサー1の電気容量 $C_1 = \varepsilon_0 \dfrac{S}{2d}$ …(答え)

(2) コンデンサー2の電気容量 $C_2 = \varepsilon_0 \dfrac{S}{d}$ だから

合成容量 $= C_1 + C_2 = \dfrac{3\varepsilon_0 S}{2d}$ …(答え)

(3) 電気量 $= \left(\dfrac{3\varepsilon_0 S}{2d}\right)V$ …(答え)

(4)(5) コンデンサー1，2の極板間電位差は等しい。また，コンデンサー1と2の電気容量は等しいので，コンデンサー1に蓄えられる電気量 Q_1' は

$$Q_1' = \dfrac{1}{2} \times 全体の電気量$$
$$= \dfrac{1}{2} \times \left(\dfrac{3\varepsilon_0 SV}{2d}\right)$$
$$= \dfrac{3\varepsilon_0 SV}{4d} \quad …(5)の答え$$

求める電位差 $= \dfrac{Q_1'}{C_1'} = \dfrac{\left(\dfrac{3\varepsilon_0 SV}{4d}\right)}{\left(\dfrac{\varepsilon_0 S}{d}\right)} = \dfrac{3}{4}V$ …(4)の答え

3 出題者が求めたポイント…光の分散，水滴における屈折と反射

(1) 空気の屈折率 $\fallingdotseq 1$ として， $\sin\theta_1 = n\sin\theta_2$ …(答え)

(2) (1)より屈折率 n が小さいほど $\theta_2 (\sin\theta_2)$ は大きくなる。
　　　　　　　　　　　　　　　赤…(答え)

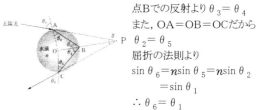

(3) 入射光の射線と屈折光の射線の交点を P とする。
点Bでの反射より $\theta_3 = \theta_4$
また，$OA = OB = OC$ だから
$\theta_2 = \theta_5$
屈折の法則より
$\sin\theta_6 = n\sin\theta_5 = n\sin\theta_2$
$\quad = \sin\theta_1$
$\therefore \theta_6 = \theta_1$
$\theta_5 = \theta_2,\ \theta_6 = \theta_1$ …(答え)

(4) △ABPにおいて，
$\theta_3 = \angle PAB + \angle BPA = (\theta_1 - \theta_2) + \dfrac{1}{2}\delta$
また，$OA = OB$ より $\theta_2 = \theta_3$
$\therefore \theta_2 = (\theta_1 - \theta_2) + \dfrac{\delta}{2} \quad \therefore \delta = 4\theta_2 - 2\theta_1$ …(答え)

(5) 外側にみえる光線は δ が大きい。
(2),(4)より 赤…(答え)

(6) 緑色の方が同じ入射角に対して屈折角は小さい。また，水滴内では，反射の法則が成り立つ。 エ…(答え)

4 出題者が求めたポイント…気体の状態変化 p-V図，熱力学第一法則

(1) 状態Bの温度を T_B とすると，ボイル・シャルルの法則より
$$\dfrac{P_0 V_0}{T_0} = \dfrac{p_0 \times 3V_0}{T_B} \quad \therefore T_B = 3T_0$$
また，状態Aに状態方程式を適用すると，$p_0 V_0 = nRT_0$
求める内部エネルギーの増加量 $= \dfrac{3}{2}nR(T_B - T_0)$
$= 3nRT_0 = 3p_0 V_0$

(2) 熱力学第一法則より
$Q_{AB} = W_{AB} + \triangle U = p_0(3V_0 - V_0) + 3p_0 V_0 = 5p_0 V_0$

(3) $C_p = \dfrac{Q_{AB}}{n(T_B - T_0)} = \dfrac{5p_0 V_0}{2nT_0}$

(4) 等温変化なので， $\triangle U = 0$
熱力学第一法則 より $0 = Q_{BC} + W_{された}$
$\therefore Q_{BC} = -W_{された}$

(5) 状態C, Dの温度をそれぞれ T_C, T_D, 状態C(D)の体積を V_C とする。
ボイルの法則より
$$p_0 \times 3V_0 = 4p_0 \times V_C \quad \therefore V_C = \dfrac{3}{4}V_0$$

ボイルシャルルの法則より $\dfrac{p_0 V_0}{T_0} = \dfrac{p_0 \times \dfrac{3}{4}V_0}{T_D}$

$\therefore T_D = \dfrac{3}{4}T_0$

求める熱量 $= nC_V(T_C - T_D)$
$= n \times \dfrac{3}{2}R \times \left(3T_0 - \dfrac{3}{4}T_0\right) = \dfrac{27}{8}p_0 V_0$

(答え)(1)イ (2)オ (3)エ (4)ア (5)ウ

化　学

解答　25年度

2月2日試験

1 出題者が求めたポイント……平衡定数、気体の状態方程式

問1. N_2O_4 は無色，NO_2 は赤褐色である。N_2O_4 が分解するにつれて NO_2 の赤褐色が濃くなり，平衡状態に達すると一定の濃度になり，赤褐色も変化しなくなる。

問2.

	N_2O_4	$\rightleftharpoons$	$2NO_2$
はじめ	1.0		0
平衡状態	0.50		2×0.50 (mol)

平衡状態における濃度は，

$[N_2O_4] = 0.50/10 = 5.0\times10^{-2}$ (mol/L)

$[NO_2] = 1.0/10 = 1.0\times10^{-1}$ (mol/L)

したがって，

$$K_c = \frac{[NO_2]^2}{[N_2O_4]} = \frac{(1.0\times10^{-1})^2}{5.0\times10^{-2}} = 0.20 \text{ [mol/L]}$$

問3. N_2O_4 を，$1.0 + 5.0 = 6.0$ (mol) 容器に入れて，平衡状態に達したと考えればよい。

	N_2O_4	$\rightleftharpoons$	$2NO_2$
	$6.6 - x$		$2x$ (mol)

$$K_c = \frac{(2x/10)^2}{\frac{6.6-x}{10}} = 0.20, \quad x = 1.5$$

したがって，NO_2 の物質量は，$2\times1.5 = 3.0$ (mol)

問4. 全物質量は，

$6.0 + x = 6.0 + 1.5 = 7.5$ (mol)

全圧 P (Pa) は，

$P\times10 = 7.5\times8.3\times10^3\times(273+47)$

$\therefore P = 1.99\times10^6 \fallingdotseq 2.0\times10^6$ [Pa]

問5. 各気体の分圧は，

$$P_{NO_2} = 2.0\times10^6\times\frac{3.0}{7.5} = 8.0\times10^5 \text{ (Pa)}$$

$$P_{N_2O_4} = 2.0\times10^6\times\frac{4.5}{7.5} = 1.2\times10^6 \text{ (Pa)}$$

したがって，

$$K_p = \frac{P_{NO_2}^2}{P_{N_2O_4}} = \frac{(8.0\times10^5)^2}{1.2\times10^6} = 5.33\times10^5$$

$$\fallingdotseq 5.3\times10^5 \text{ [Pa]}$$

[解答]

問1. a　問2. b　問3. b　問4. e　問5. b

2 出題者が求めたポイント……気体の推定，気体の発生法，異性体

問1. 気体の状態方程式　$PV = nRT$

ここで，$n = \dfrac{w}{M}$ (mol)　$\begin{pmatrix} w ; 質量 (g) \\ M ; 分子量 \end{pmatrix}$

とすると，

$$\frac{w}{M} = \frac{PV}{RT} \qquad ただし，w = m_2 - m_1$$

この実験で，右辺は等しいので，

$$\frac{0.328}{M_A} = \frac{0.474}{M_B} = \frac{0.016}{M_C} = \frac{0.229}{M_D} = \frac{0.262}{32}$$

ただし，$M_A \sim M_D$ は気体A〜Dの分子量を表わす。

これより，

$M_A = 40.1,\ M_B = 57.9,\ M_C = 1.95,\ M_D = 28.0$

実験4の結果から

$$C : H = \frac{82.8}{12} : \frac{17.2}{1.0} = 6.9 : 17.2 = 2 : 5$$

組成式は，C_2H_5

$(C_2H_5)\times n = 57.9,\ n = 2$

∴ 分子式は，C_4H_{10}

A，C，Dは単体であるから，

A—アルゴン，C—水素，D—窒素

問2. 異性体は，

$$H-\overset{\overset{\displaystyle H}{|}}{\underset{\underset{\displaystyle H}{|}}{C}}-\overset{\overset{\displaystyle H}{|}}{\underset{\underset{\displaystyle H}{|}}{C}}-\overset{\overset{\displaystyle H}{|}}{\underset{\underset{\displaystyle H}{|}}{C}}-\overset{\overset{\displaystyle H}{|}}{\underset{\underset{\displaystyle H}{|}}{C}}-H$$

の2種類

問3.

a. $Zn + H_2SO_4 \rightarrow ZnSO_4 + H_2$

b. $Cu + 2H_2SO_4 \rightarrow CuSO_4 + 2H_2O + SO_2$

c. $2Al + 6HCl \rightarrow 2AlCl_3 + 3H_2$

d. $2C_6H_5OH + 2Na \rightarrow 2C_6H_5ONa + H_2$

したがって，bである。

[解答]

問1.　A. Ar　B. C_4H_{10}　C. H_2　D. N_2

問2.　2種類

問3.　b

3 出題者が求めたポイント……アンモニアの製法，硝酸の工業的製法，化学反応の量的関係

問2. ソーダ石灰は，CaO と NaOH の混合物である。一般に乾燥剤として用いられる。

問5. ① $4NH_3 + 5O_2 \rightarrow 4NO + 6H_2O$

② $2NO + O_2 \rightarrow 2NO_2$

③ $3NO_2 + H_2O \rightarrow 2HNO_3 + NO$

[①+②×3+③×2]を計算すると

$4NH_3 + 8O_2 \rightarrow 4HNO_3 + 4H_2O$

∴ $NH_3 + 2O_2 \rightarrow HNO_3 + H_2O$

50.0% の硝酸水溶液 1.00 kg 中の HNO_3 は，

$$\frac{1000\times0.500}{63.0} = 7.94 \text{ (mol)}$$

したがって，必要な NH_3 は，7.94 (mol) である。

問1の反応式から，

必要な NH_4Cl は，$7.94\times53.5 = 424.79 \fallingdotseq 425$ (g)

[解答]

問1.　$Ca(OH)_2 + 2NH_4Cl \rightarrow CaCl_2 + 2NH_3 + 2H_2O$

問2.　c

問3. オストワルト法

問4. ①-d, ②-a, ③-e

問5. c

4 出題者が求めたポイント……混合物中の有機化合物の定量

問1. トルエンの分子式は，C_7H_8 で分子量92。

$$\frac{12 \times 7}{92} \times 100 = 91.3\%$$

問2. 窒素を含む分子はアニリンのみである。

混合物中の N は，

$$10 \times 0.028 = 0.28\,(g)$$

アニリンの質量を $x\,(g)$ とすると，$C_6H_5NH_2 = 93$ として，$\dfrac{14}{93} \times x = 0.28$，$x = 1.86 \fallingdotseq 1.9\,(g)$

問3. フェノールの質量を $y\,(g)$ とすると，$C_6H_5OH = 94$ として，$\dfrac{16}{94} \times y = 0.16$，$y = 0.94\,(g)$

アニリン及びフェノール中の炭素の質量は，

$$\frac{12 \times 6}{93} \times 1.86 + \frac{12 \times 6}{94} \times 0.94$$
$$= 1.44 + 0.72 = 2.16\,(g)$$

ここで，シクロヘキサン及びトルエンの質量をそれぞれ a，b (g) とすると，

a + b = 10 − (1.86 + 0.94) = 7.2

$$\frac{72}{84} \times a + \frac{84}{92} \times b = 8.5 - 2.16 = 6.34$$

この2式より，

a = 4.17 ≒ 4.2，b = 3.02 ≒ 3.0

したがって，シクロヘキサンの質量は，4.2 (g)

[解答]

問1. d　問2. b　問3. d

5 出題者が求めたポイント……食品中の塩分，元素分析と組成式，脂肪酸の定量

問1. ナトリウムの物質量は，

$$\frac{0.285}{23.0} = 0.01239\,(mol)$$

これがすべて食塩に含まれているので，$NaCl = 58.5$ として，

$$0.01239 \times 58.5 = 0.7248 \fallingdotseq 0.725\,(g)$$

問2. 食品 0.100 (g) 中の成分 A は，

$$0.100 \times \frac{15.5}{100} = 0.0155\,(g) = 15.5\,(mg)$$

試料中の C，H，O の質量は，

C；$22.7 \times \dfrac{12}{44} = 6.19\,(mg)$

H；$9.30 \times \dfrac{1 \times 2}{18} = 1.03\,(mg)$

O；$15.5 - (6.19 + 1.03) = 8.28\,(mg)$

原子数比は，

$$C : H : O = \frac{6.19}{12} : \frac{1.03}{1} : \frac{8.28}{16}$$

$$= 0.516 : 1.03 : 0.517$$
$$\fallingdotseq 1 : 2 : 1$$

∴ 組成式は，CH_2O

問3. リノール酸と Br_2 との反応は，

$$C_{17}H_{31}COOH + 2Br_2 \rightarrow C_{17}H_{31}Br_4COOH$$

反応した Br_2 は，

$$\frac{0.170}{159.8} = 1.064 \times 10^{-3}\,(mol)$$

反応したリノール酸の物質量 $x\,(mol)$ は，

$$1 : 2 = x : 1.064 \times 10^{-3},\ x = 5.32 \times 10^{-4}\,(mol)$$

その質量は，$C_{17}H_{31}COOH = 280$ として，

$$5.32 \times 10^{-4} \times 280 = 1.489 \times 10^{-1}\,(g)$$

したがって，リノール酸の質量 % は，

$$\frac{1.489 \times 10^{-1}}{10.3 \times \dfrac{1}{10}} \times 100 = 14.5\,(\%)$$

[解答]

問1. b　問2. b　問3. d

6 出題者が求めたポイント……アセチルサリチル酸の合成，化学反応の量的関係，化合物名

文中の反応を反応系統図で示す。

$$3CH \equiv CH \longrightarrow \bigcirc (A)\ (触媒；赤熱した鉄)$$

$$\bigcirc \xrightarrow{H_2SO_4} \bigcirc SO_3H_{(B)}$$

$$\bigcirc SO_3H \xrightarrow[中和]{NaOH} \bigcirc SO_3Na$$

$$\xrightarrow[アルカリ融解]{NaOH} \bigcirc ONa_{(C)}$$

$$\bigcirc ONa \xrightarrow[高温・高圧]{CO_2} \bigcirc \begin{matrix}OH\\COONa\end{matrix} \xrightarrow{H^+} \bigcirc \begin{matrix}OH\\COOH\end{matrix}_{(D)}$$

$$CH \equiv CH \xrightarrow{H_2O} CH_3CHO\,(E)\quad (触媒；HgSO_4)$$

$$CH_3CHO \xrightarrow{(O)} CH_3COOH\,(F)\quad (酸化)$$

$$2CH_3COOH \xrightarrow[加熱]{P_4O_{10}} (CH_3CO)_2O\quad (G)$$

$$\bigcirc \begin{matrix}OH\\COOH\end{matrix} + (CH_3CO)_2O$$

$$\rightarrow \bigcirc \begin{matrix}OCOCH_3\\COOH\end{matrix} + CH_3COOH$$

(アセチルサリチル酸)

問4.

c. $C_2H_2 + \dfrac{5}{2}O_2 \rightarrow 2CO_2 + H_2O$

反応したアセチレンは，

$$\frac{4.48\,(L)}{22.4\,(L/mol)} = 0.200\,(mol)$$

生成した CO_2 は，

$$0.200 \times 2 \times 44.0 = 17.6\,(g)$$

d. 生成した H_2O は，

$$0.200 \times 18.0 = 3.60\,(g)\quad 誤りである。$$

e. $CaC_2 + 2H_2O \rightarrow Ca(OH)_2 + CH \equiv CH$

f. $2CH_4 \rightarrow C_2H_2 + 3H_2$

東海大学（医）25 年度 （82）

[解答]
問1. ア.b　イ.e　　問2. I.c　II.d
問3. A.ベンゼン　B.ベンゼンスルホン酸
　　C.ナトリウムフェノキシド　D.サリチル酸
　　E.アセトアルデヒド　F.酢酸　G.無水酢酸
問4. d

2月3日試験

　出題者が求めたポイント……同位体，原子の構造，液体の密度，混合液の分析

問1.　同位元素としてもよい。

問2.　質量数＝陽子数＋中性子数

問3.　1 mol の体積を V (mL) とすると，
^{12}C-メタノールの密度は，$0.791 = \dfrac{32.0}{V}$ (g/mL)

^{13}C-メタノールの密度は，$d = \dfrac{33.0}{V}$ (g/mL)

2式から，$d = 0.8157 \fallingdotseq 0.816$ (g/mL)

問4.　混合液に，
^{12}C-メタノール x (g)，^{13}C-メタノール y (g) 含まれていたとする。

燃焼式は，
$$^{12}CH_3OH + \frac{3}{2}O_2 \rightarrow {}^{12}CO_2 + 2H_2O$$

$$^{13}CH_3OH + \frac{3}{2}O_2 \rightarrow {}^{13}CO_2 + 2H_2O$$

したがって，
$$\frac{x}{32.0} \times 2 + \frac{y}{33.0} \times 2 = \frac{1.80}{18.0} = 0.100$$

$$\frac{x}{32.0} \times 44.0 + \frac{y}{33.0} \times 45.0 = 2.22$$

2式から，
$$x = 0.960,\ y = 0.660\,(g)$$

[解答]
問1. 同位体　問2. 中性子
問3. 0.816 [g/mL]
問4. ^{12}C-メタノール；0.960 [g]
　　^{13}C-メタノール；0.660 [g]

2　出題者が求めたポイント……化学反応の量的関係，気体の状態方程式

問1.　エタン；$\dfrac{0.560}{22.4} = 0.025$ (mol)

　空気；$\dfrac{16.8}{22.4} = 0.75$ (mol)

　総物質量は，$0.025 + 0.75 = 0.775$ (mol)

問2.　$P \times 10.0 = 0.75 \times \dfrac{4}{5} \times 8.31 \times 10^3 \times 273$

　　　$\therefore P = 1.36 \times 10^5$ (Pa)

問3.　はじめに存在した O_2 は，
　　$0.750 \times \dfrac{1}{5} = 0.150$ (mol)

　エタンの燃焼で反応した O_2 は，
$$C_2H_6 + \frac{7}{2}O_2 \rightarrow 2CO_2 + 3H_2O$$

　　$0.0250 \times \dfrac{7}{2} = 0.0875$ (mol)

　残っている O_2 は，$0.150 - 0.0875 = 0.0625$ (mol)

問4.　燃焼で生じた CO_2 及び H_2O は，

CO_2；$0.0250 \times 2 = 0.0500$ (mol)

H_2O；$0.0250 \times 3 = 0.0750$ (mol)

さらに，

N_2；$0.750 \times \dfrac{4}{5} = 0.600$ (mol)

O_2；0.0625 (mol)

総物質量は，上記の数値を合計して，0.7875 (mol)

$P \times 10.0 = 0.7875 \times 8.31 \times 10^3 \times (273 + 127)$

$\therefore P = 2.617 \times 10^5 \fallingdotseq 2.62 \times 10^5$ [Pa]

[解答]

問1. d　問2. c　問3. c　問4. e

③　出題者が求めたポイント……反応速度

問1.　実験[1]～[3]の結果から，反応速度は[B]に比例することがわかる。したがって，$y = 1$ となる。

実験[4]，[5]の結果から，[A]を2倍にするとVは4倍に，3倍にするとVは9倍になっていることがわかる。

したがって，$x = 2$ となる。

問2.　[A] $0.100 \to 0.500$　5倍　$5^2 = 25$倍
　　　[B] $0.100 \to 0.400$　4倍

Vは，$25 \times 4 \times 12.0 = 1.20 \times 10^3$ [mol/(L·s)]

問3.　$\dfrac{30}{10} = 3$　$\therefore 3^3 = 27$倍

[解答]

問1. d　問2. e　問3. f

④　出題者が求めたポイント……電気分解

問1.　電極Aに，$Ag^+ + e^- \to Ag$　の反応でAgが析出。

流れた電子は，

$\dfrac{3.24}{108} = 0.0300$ (mol)

電気分解を行った時間 t(s)は，

$\dfrac{5.00 \times t}{9.65 \times 10^4} = 3.00 \times 10^{-2}$，$t = 579$（秒）

問2.　電極Cに，$Cu^{2+} + 2e^- \to Cu$　の反応でCuが析出。析出した銅は，

$3.00 \times 10^{-2} \times \dfrac{1}{2} \times 63.5 = 9.525 \times 10^{-1} \fallingdotseq 0.953$ (g)

問3.　水が酸化され，O_2を発生する。

問4.　電極BでO_2，電極DでCl_2が発生する。

O_2；$3.00 \times 10^{-2} \times \dfrac{1}{4} \times 22.4 = 0.168$ (L)

Cl_2；$3.00 \times 10^{-2} \times \dfrac{1}{2} \times 22.4 = 0.336$ (L)

総和は，$0.168 + 0.336 = 0.504$ (L)

[解答]

問1. b　問2. c　問3. $2H_2O \to 4H^+ + O_2 + 4e^-$
問4. d

⑤　出題者が求めたポイント……緩衝溶液，電離定数，緩衝溶液のpH

問2.　(1)式は，厳密には下記のように示される。

$CH_3COOH + H_2O \rightleftharpoons CH_3COO^- + H_3O^+$

$K = \dfrac{[CH_3COO^-][H_3O^+]}{[CH_3COOH][H_2O]}$

ここで，$[H_2O]$は多量にあり一定とみなされる。

$K[H_2O] = \dfrac{[CH_3COO^-][H^+]}{[CH_3COOH]}$

$K[H_2O] = K_a$　と表わす。

問3.　$K_a = \dfrac{[CH_3COO^-][H^+]}{[CH_3COOH]}$

ここで，$[CH_3COOH] = [CH_3COO^-] = 0.10$ (mol/L) とおけるので，

$K_a = [H^+] = 2.0 \times 10^{-5}$

$\therefore pH = -\log 2.0 \times 10^{-5} = 5 - \log 2.0 = 4.699 \fallingdotseq 4.7$

問4.　d.　弱塩基と弱塩基の塩の組み合わせ

$NH_3 + H_2O \rightleftharpoons NH_4^+ + OH^-$

$NH_4Cl \to NH_4^+ + Cl^-$

問5.　酢酸水溶液のpHは，

$[H^+] = 0.1 \times 0.01 = 1 \times 10^{-3}$，$pH = -\log 1 \times 10^{-3} = 3$

希塩酸のpHは，

$[H^+] = 0.01 \times 1 = 1 \times 10^{-2}$，$pH = -\log 1 \times 10^{-2} = 2$

b.　希塩酸を10倍に薄めると，

$[H^+] = 0.001 \times 1 = 1 \times 10^{-3}$，$pH = 3$　正しい

[解答]

問1. 緩衝作用　問2. d　問3. d　問4. d　問5. b

⑥　出題者が求めたポイント……脂肪族化合物の推定，化学反応の量的関係

文中に示された説明からAはアルコール，Bはアルケンと推定できる。

BとBr_2　の反応を次式のように表せる。

$C_nH_{2n} + Br_2 \to C_nH_{2n}Br_2$

条件より，

$\dfrac{14n + 159.8}{14n} = 4.8$，$n = 3$

したがって，BはC_3H_6，プロペンである。

また，Aがヨードホルム反応陽性なので，2-プロパノールとわかる。

問3.　Bの物質量は，

$\dfrac{0.560}{22.4} = 0.025$ (mol)

必要なAは，$0.025 \times 60 = 1.5$ (g)

その体積は，

$\dfrac{1.5}{0.78} = 1.92 \fallingdotseq 1.9$ (mL)

[解答]

問1. 2-プロパノール　問2. プロペン　問3. 1.9 [mL]

⑦　出題者が求めたポイント……有機化合物の推定

問1.　実験1より，

分子量をMとすると，

$5.12 \times \dfrac{10.0}{M} = 0.441$，$M = 116$

問2.　実験3より，

試料中のC, H, Oの質量は,

C；$2.28 \times \dfrac{12}{44} = 0.623\,(\text{g})$

H；$0.466 \times \dfrac{1 \times 2}{18} = 0.0518\,(\text{g})$

O；$1.50 - (0.623 + 0.0518) = 0.825\,(\text{g})$

原子数比は,

$\text{C} : \text{H} : \text{O} = \dfrac{0.623}{12} : \dfrac{0.0518}{1} : \dfrac{0.825}{16}$

$\qquad\qquad = 0.0519 : 0.0518 : 0.0516$

$\qquad\qquad \fallingdotseq 1 : 1 : 1$

組成式は, CHO

分子式は, $(\text{CHO}) \times n = 116, \ n = 4$

$\qquad \therefore \text{C}_4\text{H}_4\text{O}_4$

問3. 実験2より,

$\dfrac{1.00}{116} = 8.62 \times 10^{-3}\,(\text{mol})$

を中和するのに, NaOHを

$1.00 \times \dfrac{17.2}{1000} = 1.72 \times 10^{-2}\,(\text{mol})$

要した。

$\dfrac{1.72 \times 10^{-2}}{8.62 \times 10^{-3}} \fallingdotseq 2$

したがって, Aは2価の酸とわかる。

実験4より, Aは $\Big\rangle\text{C=C}\Big\langle$ をもつことがわかる。

実験5より, Bの分子量をMとすると,

$116 : 1.00 = \text{M} : 0.845, \ \text{M} = 98.0$

A→Bの変化で, 水1分子がとれたことがわかる。

以上から,

Aはマレイン酸, Bは無水マレイン酸

問4. この物質は,

```
      H
      |
  Br-C*-COOH      C*  不斉炭素原子
  Br-C*-COOH
      |
      H
```

乳酸の構造式は,

```
           CH₃
           |
      H-C*-COOH
           |
           OH
```

[解答]

問1. 116

問2. $\text{C}_4\text{H}_4\text{O}_4$

問3. A.マレイン酸　B. 無水マレイン酸

問4. e

生　物

解答　25年度

2月2日試験

1 出題者が求めたポイント(Ⅰ 実験生物)

　教科書にでている実験を中心にした、基本的な知識を問う、小問集合問題である。

A. グリセリン筋についての出題である。カエルなどの骨格筋を4℃の条件下で50％グリセリンに浸しておく。グリセリン筋にATPを滴下すると収縮する。

B. マルバアサガオの不完全優性に関する出題である。

C. 葉緑体は、強光下では光の害を避けるために細胞の側面に移動し、弱光下では光があたりやすい細胞の上面に移動する。

D. ユスリカやショウジョウバエの唾腺染色体で、染色体の一部がほどけて膨らんでいる部分をパフという。

E. ウニに塩化アセチルコリンを注射すると放精や放卵が行われる。受精後卵割が進むと内部に腔所を持った胞胚になる。

F. アオミドロの葉緑体に光をあてると葉緑体周辺の酸素濃度が高くなり好気性細菌が集まる。

G. メダカやモツゴの鱗をスライドガラス上にとり、アドレナリン溶液を滴下すると色素胞内の黒色顆粒が集合する。黒色顆粒が集合すると体色は明るくなる。

H. 植物細胞の原形質分離に関する問題である。語群からはユキノシタを選ぶのが妥当であろう。

I. イトマキヒトデから取り出した卵巣片を1-メチルアデニン水溶液に浸すと、一次卵母細胞が放出される。

J. ゾウリムシは、収縮胞により浸透圧の調節を行っている。

[解答]
①グリセリン　②不完全優性　③原形質流動
④パフ　⑤胞胚　⑥好気性　⑦アドレナリン
⑧原形質分離　⑨一次卵母細胞　⑩浸透圧

[実験に使用された生物]
A-e　B-c　C-g　D-j　E-d　F-b　G-f
H-a　I-h　J-i

2 出題者が求めたポイント(Ⅰ・Ⅱ 遺伝　遺伝子)

　メンデルの法則、連鎖、性の決定、組換えに関する基本的な問題である。計算ミスをしないようにする。

問1. メンデルの法則を再発見したのは、カール・エリッヒ・コレンス(ドイツ)、チェルマク(オーストリア)、ド・フリース(オランダ)である。

問2. 両親とした野生型メダカは[BR]、シロメダカは[br]である。

(a) 橙色メダカは[bR]、青色メダカは[Br]である。青色メダカの遺伝子型はBBrrとBbrrである。

(b) 雄のヒメダカは[bR]で遺伝子型はbbRRかbbRrであり、bbRR：bbRr＝1：2である。雌のシロメダカは[br]で遺伝子型はbbrrである。精子はbR：

br＝2：1であり、卵は全てbrである。シロメダカが生まれる確率は、33％である。

問3. XY型のY染色体上の遺伝子、およびZW型のW染色体上の遺伝子の形質は片側の性にしか現れない。このような遺伝様式を限性遺伝という。

問4(a)　X染色体とY染色体の間で組換えが生じて、X染色体上のrがY染色体上に移り、遺伝子rをもつY染色体が生じた。この染色体をもつ精子からは、遺伝子型rrの雄のシロメダカが生じる。

(b) 1000匹中3個体であるので、組換え価は0.3％である。1％で1cMなので0.3cMである。

(c) 2000kbp×0.3＝600kbpである。

[解答]
問1　e
問2　(a) BBrr　Bbrr　(b) 33％
問3　限性遺伝
問4
(a) X染色体とY染色体間の組換えによりY染色体にrをもつ精子を生じた。(33字)
(b) 0.3cM
(c) 600kbp

3 出題者が求めたポイント(Ⅰ・Ⅱ 神経　行動学習)

　ホルモンの種類や分泌の調節についての理解を問う問題であり、失点しないようにする。

問1. ホルモンに関する基本問題である。ホルモンは、内分泌細胞から体液中に分泌され、標的器官に働きかけて、その活動を変化させる。

問2. ホルモンBはタンパク質合成の促進、グリコーゲンの糖化の作用を持つホルモンの分泌をもたらすことと、視床下部から分泌されるホルモンAの作用で培養細胞からホルモンBが分泌されることから、ホルモンBは甲状腺刺激ホルモンであり、ホルモンAは、甲状腺を刺激する甲状腺刺激ホルモン放出ホルモンである。

問3. ホルモンDは血糖量を増加させることと、視床下部から分泌されるホルモンCの作用で培養細胞からホルモンDが分泌されることから、ホルモンDは副腎皮質刺激ホルモンである。ホルモンDをネズミに投与すると、副腎皮質から糖質コルチコイドが分泌され血糖量が増加する。

[解答]
問1.
①-標的器官　②-ランゲルハンス島　③-グルカゴン
④-インスリン　⑤-間脳　⑥-前葉　⑦-軸索　⑧-後葉
⑨-バソプレシン
問2.
①-甲状腺刺激ホルモン放出ホルモン
②-甲状腺刺激ホルモン

③ホルモンBの作用で甲状腺からのチロキシンの分泌量が増え、肝臓や骨格筋の代謝が高まった。(43字)
問3.
①副腎皮質刺激ホルモン
②ホルモンDの作用で副腎からの糖質コルチコイドの分泌量が増え、タンパク質の糖化が促進された。(45字)

4 出題者が求めたポイント(Ⅰ・Ⅱ 呼吸商)
問1.呼吸商に関する基本問題である。
①〜⑤ 呼吸商は、呼吸基質中の酸素原子の割合が少ないほど吸収する酸素が増えるので、値は小さくなる。呼吸基質が炭水化物では1.0、タンパク質では0.8、脂質では0.7である。装置の中の水酸化カリウムは呼吸で発生する二酸化炭素を吸収する。
⑥ 水酸化カリウムを入れておくと、呼吸で発生する二酸化炭素は全て吸収されるので、利用された酸素の体積(48 mm)がわかる。水を入れておくと、利用された酸素の体積と発生する二酸化炭素の体積の差だけ移動することになる。従って、48 mm − 8 mm = 40 mmは、発生した二酸化炭素の体積に相当する。呼吸商は、40/48 = 0.83。
問2 畑で育っている葉の呼吸商が1.0であるのは呼吸基質が葉では光合成でつくられる炭水化物であることを意味する。発芽後75時間の種子の呼吸商が0.8であるのは、呼吸基質が種子に蓄えられていたタンパク質であることを意味する。オオムギの種子にはエネルギー源として炭水化物であるデンプンが蓄えられているが、呼吸商から判断して、発芽後75時間の間に炭水化物であるデンプンはほぼ消費されて、タンパク質を呼吸基質として消費していることが推測される。
問3.呼気中の二酸化炭素濃度が4%であり、呼吸商が0.8であるので、利用された酸素は、毎分15 l × 0.04 × 0.8 = 0.75 lである。ヒトでは酸素1 lあたり約5 kcalのエネルギーを消費するので、一時間あたりは0.75 × 5 × 60 = 225 kcalである。

[解答]
問1.①-呼吸商 ②-1.0 ③-少ない ④-小さい
　　⑤-左 ⑥-0.8
問2.葉には光合成産物の炭水化物があるが、発芽後75時間の種子では、炭水化物が消費されており、タンパク質が呼吸基質になるから。(60字)
問3. 225 kcal

5 出題者が求めたポイント(Ⅰ・Ⅱ 酵素　競争的阻害　血液がん細胞　DNA修復)
問1.
① 酵素の主成分であるタンパク質の立体構造のうち、活性部位の立体構造が基質特異性に重要な意味をもつ。
② タンパク質に翻訳される塩基数600個に対応するアミノ酸は200個、アミノ酸一つの平均分子量は110で

あるので、200×110 = 22000　である。
問2.
(1)酵素の活性部位に、基質と立体構造がよく似た物質が結合し、基質との結合が阻害されることを競争的阻害という。
(2)生成物濃度[P]は、基質濃度の低下とともに上昇する。阻害剤を用いた場合は、酵素と阻害剤が結び付いた分基質は減りにくくなる。
問3.化合物Yは正常細胞には影響しないが、遺伝子X変異型がコードする細胞増殖を促進する働きのある酵素を阻害するので、がん細胞に対して選択的に効果をもつ。
問4.血液がん細胞に対する化合物Yの効果がなくなったことが考えられる。化合物Yは、遺伝子X変異型がコードする酵素を競争的阻害により抑制する効果が期待されていたので、競争的阻害をもたらす酵素の活性部位の構造が変化したことが考えられる。
問5.DNA塩基配列の変異を修復する酵素の機能についての問題である。損傷の除去に続けて修復がおこる。変異の認識→変異を起こした塩基配列の除去→相補的な塩基対による正しい塩基配列の複製→DNAリガーゼによる連結の順。
問6.遺伝子X変異型に、付加的突然変異が生じたことで、酵素の活性部位の構造が変化して化合物Yが酵素に結合できなくなったため、化合物Yの効果がなくなった。

[解答]
問1.①-活性部位　②-22000
問2.(1)競争的阻害
(2)

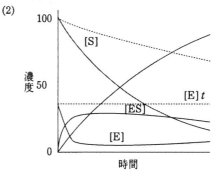

問3.正常細胞の増殖に影響なく、血液がん細胞の増殖を阻害するため。(30字)
問4.突然変異によって、化合物Yに耐性をもつ細胞に変化した。(27字)
問5.順番：ロ → ニ → イ → ハ
(イ)DNAポリメラーゼ
問6.酵素の活性部位の構造が変化し、化合物Yが酵素に結合できなくなった。(33字)

東海大学（医）25年度　（87）

2月3日試験

1 出題者が求めたポイント(Ⅰ　血液　血液凝固)　血液の成分と血液凝固に関する基本的な問題である。

問1.血液は、有形成分である赤血球、白血球、血小板と、液体成分の血しょうからできている。

問2.
① 赤血球は、ヘモグロビンという赤い色素タンパク質を含む細胞である。酸素は、ヘモグロビンと結合して各組織に運ばれる。
② 外部から侵入してきた異物からからだを守るはたらきが生体防御であり、そのうち、非自己成分を認識して排除し体内環境を維持するしくみを免疫という。
③ 内分泌細胞でつくられて体液中に分泌され、特定の器官や組織に働きかけ、その活動を変化させる物質をホルモンという。

問3.
㈠ヒトの赤血球は無核で、中央がくぼんだ円盤状である。
㈡白血球には、好中球、好塩基球、好酸球、リンパ球、単球がある。核の形は、種類ごとにさまざまである。
㈢血小板は、ある種の細胞の断片からつくられる小片であり、血液凝固に関係する。

問4.
(3)赤血球は酸素を運搬するので、標準値以下の場合は「息切れ」の症状がでる。
(5)血小板は、血液凝固に関わるので標準値以下では血液が固まりにくくなる。

問5.血液を試験管に入れ静置したときにできる液体成分を血清、沈殿を血餅という。

問6.血液凝固とは、血しょう中のフィブリノーゲンがトロンビンの作用で繊維状のフィブリンになり、網目構造をつくり血球をからめとって固まることである。

[解答]
問1.(1)血しょう　(2)骨髄　(3)赤血球　(4)白血球
　　(5)血小板
問2.①ヘモグロビン　②免疫　③ホルモン
問3.(3)ア　(4)イ　(5)ウ
問4.(3)d　(5)a
問5.(1)血清　(2)血餅
問6.(3)c　(4)e　(5)g　(6)a　(7)f

2 出題者が求めたポイント(Ⅱ　細胞周期　免疫　クローンマウス)

問1.細胞周期における間期は、DNA合成の準備を行うG1期、DNAの複製を行うS期、有糸分裂の準備を行うG2期に分けられる。

　　　G1期の体細胞1個あたりのDNA量を2mとすると、S期を経てDNA量が倍加したG2期は4mである。分裂後期の体細胞の染色体当たりのDNA量を

2xとすると、第一分裂前期は相同染色体が対合して二価染色体になっているので8xである。第二分裂中期には染色体が赤道面にあり縦裂面で分離する前なので4xである。
(1)第一分裂前期では細胞の数は増えていないので細胞1つあたりのDNA量は4mである。
(2)第二分裂中期には2つの細胞になり細胞1つあたりのDNA量は2mである。
　　　分裂後期では染色体が縦裂面で分離して両極に移動している。この体細胞の染色体1本あたりのDNA量を2xとすると、
(1)第一分裂前期は4xの染色体が2本対合して1本の二価染色体になっているので8xである。
(2)第二分裂中期は縦裂面での分離前で赤道面にあるので4xである。

問2.受精後に、第二分裂中期以降の過程が進行し、第二極体が放出される。

問3.リンパ球は体細胞である。その核を移植したので体細胞クローンである。

問4.B細胞は成熟過程で抗体の可変部の遺伝子が再構成され、特定の可変部しかつくれなくなっているはずである。従って、免疫グロブリン遺伝子の可変部の遺伝子配列を調べるとよい。

問5.未受精卵とは、減数分裂の第二分裂中期の状態であり、問題文の成功例と共通しているのは減数分裂と体細胞分裂の違いはあっても分裂期の中期であるということである。

[解答]
問1.(1)細胞1つ当たりのDNA量　　　4m
　　　　染色体1本当たりのDNA量　8x
　　(2)細胞1つ当たりのDNA量　　　2m
　　　　染色体1本当たりのDNA量　4x
問2.2
問3.クローン
問4.免疫グロブリンの可変部をコードする遺伝子
問5.細胞質中の成分が分裂中期の状態になっていること。(24字)

3 出題者が求めたポイント(Ⅰ・Ⅱ　神経　行動学習)

問1.神経の基本構造に関する出題である。

問2.モーリス水迷路実験に関する出題である。主に空間記憶学習をテストするために用いられる。白濁した水を用いるのは、避難場所である台が見えないようにするためである。

問4.下線部(c)は、長期増強におけるシナプスの変化をさす。グルタミン酸受容体タンパク質の機能を破壊したネズミでは長期増強がみられないことから、グルタミン酸受容体が増加していることが考えられる。問題文の指示に従い1～5より適切でないものを選ぶ。

問5.グルタミン酸受容体の数などの変化がニューロン間の情報伝達の状態を変化させ、それが行動の変化

につながる。

[解答]
問1.(1)神経細胞体　(2)樹状突起　(3)軸索
　　(4)神経終末　(5)シナプス　(6)シナプス間隙
　　(7)神経伝達物質　(8)学習
問2.記憶と関係なく台を見つけることを防ぐ。(19字)
問3.試行錯誤
問4.4
問5.行動は、ニューロン間の情報伝達のし易さが変化することの影響を受ける。(34字)

5 出題者が求めたポイント(Ⅰ・Ⅱ 光合成　呼吸　窒素同化)

　光合成、呼吸、窒素同化の過程を関係させた基本的な問題である。
問1.炭素や酸素の移動の方向から判断すると、Aは好気呼吸、Bは光合成、Cは窒素同化である。
問2.①はクエン酸回路であり、途中でできるα-ケトグルタル酸は窒素同化に利用される。②はカルビン・ベンソン回路である。土壌中でアンモニウムイオンは、硝化細菌により酸化されて、亜硝酸イオン、硝酸イオンとなる。
問3.グルタミン酸のアミノ基は、アミノ基転移酵素により他の有機酸に移される。各種アミノ酸は、グルタミン酸から各種有機酸へのアミノ基の転移により作られる。
問4.硝化細菌には、アンモニウムイオンを亜硝酸イオンに酸化する亜硝酸菌、亜硝酸イオンを硝酸イオンに酸化する硝酸菌があり、発生するエネルギーで二酸化炭素を還元し有機物を合成する。
問5.窒素の循環に関する出題である。硬骨魚類は、タンパク質を分解してできるアンモニアを周りの水に排出する。

[解答]
問1.A–好気呼吸、B–光合成、C–窒素同化
問2.①クエン酸回路
　　②カルビン・ベンソン回路
　　　a–α-ケトグルタル酸
　　　b–硝酸イオン
　　　c–亜硝酸イオン
問3.アミノ基転移反応
問4.細菌－硝化細菌
　硝化細菌は、硝化の過程で発生するエネルギーで炭酸同化を行い有機物を合成する。(38字)
問5.硬骨魚類は、タンパク質の代謝により生じたアンモニウムイオンを周りの水に排出する。(40字)

5 出題者が求めたポイント(Ⅰ・Ⅱ DNA修復　チミンダイマー)
問1.表1をみると健常者とのハイブリットでは、どの患者との組合せでも正常であるので、症状はホモ接合体になったときに生じると考えられる。
問2.表1より、患者間のハイブリットで症状が出る場合

と出ない場合があるので、原因遺伝子は複数個有ることがわかる。野生型対立遺伝子はUV耐性である。
問3.患者では、2つの分子量のDNAのバンドがでている。図3にはGGTGAの配列はないので、患者では点突然変異によりGGTGAの配列が生じていることになる。場所は、13番から始まるGGCGAであり、15番のCがTに置き換わっている。
問4.
(1) DNAの片側の塩基配列について考えて、それを倍にするとよい。30億塩基対の1％は3000万塩基対。その中に3万個の遺伝子があるとすると、一つの遺伝子には平均1000塩基対ある。Tが並びTTとなる確率は1/16であるので、1000/16＝62.5である。DNAは二本鎖であるので62.5×2＝125箇所
(2)図4より患者ではチミン二量体はUV照射後時間が経過しても減少しないことがわかる。これは、生じたチミン二量体が減少しないことを示す。従って、チミン二量体を修復する酵素が失われていると考えられる。
(3)チミン二量体ができるのは、DNAの一方の鎖だけなので、もう一方の鎖を鋳型として修復できる。

[解答]
問1.(a)常染色体劣性　(b)ホモ　(c)健常者 (d)患者
　　(e)白
問2.3
問3.　患者では15番のCがTに置き換わった結果、用いた制限酵素で2つに切断された。(38字)
問4.(1) 125箇所
　　(2) 生じたチミン二量体を修復する酵素
　　(3) チミン二量体部分を切り取り相補的なもう一方の塩基配列を鋳型として正しく修復する。(40字)

平成24年度

問 題 と 解 答

平成24年度

東海大学（医）24 年度 （1）

英　語

問題

2月2日試験

24年度

1　次の英文を読み，問１と問４〜９は文を完成し，問２〜３と問 10 〜 13 は問いに答えなさい。答えは最も適切なものを，それぞれア〜エの中から一つ選びなさい。

If you look at the skeletons of many different animals, including humans, you may notice similarities among them. This is because they have a common ancestor. At different points in time, though, this ancestor evolved into many different species. This evolution is easy to see in skeletons; it is more difficult to know when and how less visible traits like human morals evolved. Recent research, however, is shedding light on this.

Dr. Keith Jensen has compared the behavior of chimpanzees to humans in what is called the *Ultimatum Game*. In this two-player game, one player divides up a reward into two parts. For example, 1000 yen may be split 500 yen – 500 yen, or 800 yen – 200 yen. The second player can accept the split, in which case both players receive their share. If the player rejects the split, neither player receives anything. Humans usually reject offers of 20% or less of the total amount. If thinking practically, purely according to self-interest, humans should accept any non-zero offer because these players would still gain something. In this situation, though, humans tend to operate out of a sense of fairness, rejecting any offer they think is unfair. When Jensen tried the Ultimatum Game with chimpanzees, the results were quite different. The chimpanzees, acting out of self-interest, accepted nearly all offers greater than zero. They did not appear to have a sense of fairness.

Morals are controlled by the brain. Other research is showing which parts of human brains are involved with a sense of fairness, which presumably distinguish us from chimpanzees. Dr. Alan Sanfey studied humans playing the Ultimatum Game to find out which parts of the brain were used during the game. Brain activity was found in three areas. The bilateral anterior insula*[1] was strongly activated with rejected offers. This part of the brain is often associated with strong negative emotions, such as anger and hatred. The dorsolateral prefrontal cortex (DLPFC)*[2], which is associated with achieving goals (like obtaining a reward), was activated with all offers. (A), the anterior cingulate cortex (ACC)*[3], which is connected with cognitive conflict (as when having difficulty deciding what to do), was also activated when offers were rejected. These parts of the brain have a role in 'allowing' humans to reject unfair offers.

A final study focused on the role of the DLPFC in the Ultimatum Game. Dr. Daria Knoch's study confirmed the importance of the DLPFC. She and her team used low-frequency magnetic waves to disrupt activity here and see how the disruption affected the game. When the right side of the DLPFC was disrupted, players accepted even extremely unfair offers. Interestingly, however, those players still considered the offers unfair. They just did not behave in the socially expected way. This finding is similar to observations of patients whose right DLPFC is injured. These people can make appropriate judgments but have difficulty behaving in socially accepted ways. They often appear overly selfish, for instance.

Numerous studies of human evolution and of the brain in particular, are ongoing. There are clear differences between humans and chimpanzees in behavior regarding fairness. The studies mentioned here provide clues as to how the human mind operates. Perhaps the next step is to investigate the minds of chimpanzees as well. Do chimpanzees understand the concept of fairness even though they behave in a selfish, practical way?

*[1] bilateral anterior insula　大脳の内側にある部位

*[2] dorsolateral prefrontal cortex (DLPFC)　前頭前野背外側部，背外側前頭前野

*[3] anterior cingulate cortex (ACC)　前帯状皮質

問1　According to the second paragraph, the minimum offer that a human player in the *Ultimatum Game* would accept is just over _____.

　　ア．0%　　イ．20%　　ウ．50%　　エ．80%

問2　According to the third paragraph, which parts of the brain become active when people reject unfair offers?

　　ア．the bilateral anterior insula and anterior cingulate cortex, but not the dorsolateral prefrontal cortex

　　イ．the dorsolateral prefrontal cortex and anterior cingulate cortex, but not the bilateral anterior insula

　　ウ．the bilateral anterior insula and dorsolateral prefrontal cortex, but not the anterior cingulate cortex

　　エ．the bilateral anterior insula, dorsolateral prefrontal cortex, and anterior cingulate cortex

問3　In the passage, how many research studies are summarized?

　　ア．one　　イ．two　　ウ．three　　エ．more than three

問4　In the *Ultimatum Game*, a player who behaves in a practical way could also be called _____.

　　ア．irrational　　イ．selfish　　ウ．fair　　エ．moral

問5　The term "evolved," as it is used in the passage, is closest in meaning to _____.
　　　　　　　　(1)
　　ア．changed　　イ．followed　　ウ．created　　エ．lasted

問6　The term "operate," as it is used in the passage, is closest in meaning to _____.
　　　　　　　　(2)
　　ア．choose　　イ．feel　　ウ．want　　エ．behave

問7　The term "observations," as it is used in the passage, is closest in meaning to _____.
　　　　　　　　(3)
　　ア．operations　　イ．intake　　ウ．examinations　　エ．care

問8　The word "they" refers to _____.
　　　　　　　(4)
　　ア．the researchers　　イ．the chimpanzees　　ウ．the patients　　エ．the parts of the brain

問9　The phrase "for instance," as it is used in the passage, can best be replaced with _____.
　　　　　　　　(5)
　　ア．at once　　イ．for example　　ウ．at least　　エ．for now

問10　Which word best replaces （　A　） in the passage?

　　ア．Unfortunately　　イ．Second　　ウ．Therefore　　エ．Finally

問11　According to the underlined sentence （ⅰ）, what does "the socially expected way" refer to?

　　ア．rejecting unfair offers　　イ．accepting unfair offers

　　ウ．rejecting fair offers　　エ．accepting fair offers

問12　Which of the following can be inferred from the passage?

　　ア．Fairness developed after humans separated from chimpanzees.

　　イ．Chimpanzees understand and accept the idea of unfairness.

　　ウ．Humans feel comfortable if they receive an unfair offer.

　　エ．If humans receive a brain injury, they will not be practical.

問13　What would be the best title for this passage?

　　ア．Differences between Chimpanzees and Humans　　イ．The Brain: Accept It or Not

　　ウ．Evolution of the Fair Mind　　エ．Finding Human's Ancestors

東海大学（医）24 年度　（3）

2　次の 1 ～ 10 の英文の空所に入る最も適切な語(句)を，それぞれア～エの中から一つ選びなさい。

1．There were no signs that anybody（　　　）inside the house.
　　ア．are　　イ．were　　ウ．be　　エ．was

2．She may already（　　　）her birthday present when we were preparing a surprise party for her.
　　ア．have seen　　イ．saw　　ウ．had seen　　エ．be seeing

3．Aya entered three international competitions last year, all of（　　　）she won.
　　ア．what　　イ．which　　ウ．that　　エ．where

4．（　　　）is important to work in groups in this office.
　　ア．Their　　イ．There　　ウ．It　　エ．Here

5．I will let you（　　　）the others of my progress on this project.
　　ア．inform　　イ．informing　　ウ．informed　　エ．to inform

6．Yuko solved the complicated math question with（　　　）.
　　ア．easily　　イ．eased　　ウ．ease　　エ．easy

7．Foreign language education combines the fields of（　　　）science and art.
　　ア．either　　イ．between　　ウ．both　　エ．neither

8．（　　　）along the mountain road, we enjoyed great views.
　　ア．Driving　　イ．To drive　　ウ．Drove　　エ．Drive

9．If I（　　　）a little more time, I would have finished the assignment by the deadline.
　　ア．have　　イ．has had　　ウ．have had　　エ．had had

10．Of the two umbrellas, the yellow one is much（　　　）.
　　ア．nicely　　イ．nice　　ウ．nicest　　エ．nicer

3　次の 1 ～ 10 の英文を読み，下線部の意味に最も近い語(句)を，それぞれア～エの中から一つ選びなさい。

1．Can you suggest a useful reference book for studying English?
　　ア．try　　イ．make　　ウ．research　　エ．recommend

2．In Japan, it is a custom to take off your shoes upon entering a house.
　　ア．get　　イ．remove　　ウ．store　　エ．wear

3．After I presented my idea, my department supervisor's response was incredibly positive.
　　ア．reaction　　イ．preparation　　ウ．rehearsal　　エ．notion

4．That supermarket is just around the corner, so it is very convenient.
　　ア．crowded　　イ．useful　　ウ．educational　　エ．available

5. There was an interesting <u>article</u> in the newspaper about fashion trends.
　　ア．program　　イ．advertisement　　ウ．show　　エ．story

6. He was <u>adamant</u> that I be on time because of my bad reputation for being late.
　　ア．insistent　　イ．unsure　　ウ．angry　　エ．elated

7. When you show <u>respect toward</u> someone, they are more likely to be friendly to you.
　　ア．happiness for　　イ．regard for　　ウ．disgust toward　　エ．resentment toward

8. My <u>brother's son</u> is still my blood relation.
　　ア．niece　　イ．aunt　　ウ．uncle　　エ．nephew

9. Before moving on to a new chapter, make sure that all the important facts are <u>known by heart</u>.
　　ア．debated　　イ．covered　　ウ．memorized　　エ．eased

10. I am absolutely <u>sick and tired of</u> the way my boss shouts at me.
　　ア．frustrated about　　イ．satisfied with　　ウ．surprised at　　エ．frightened of

---

4 次の２つの会話文を読み，その意味・内容に合うように文を完成しなさい。答えは最も適切なものを，それぞれア～エの中から一つ選びなさい。

Woman: Thank you for inviting me out. This restaurant is so famous and popular right now. I know it's hard to get in the door.

Man: My pleasure. I was lucky to get a reservation. Someone must have canceled at the last minute.

Woman: What do you recommend here? I've heard it's famous for Italian food.

Man: The pizza and pasta are good, but they also have other famous dishes. German sausage, a French chicken specialty, and a Spanish paella that's as good as anything you'll find in Spain.

Woman: Do you think they might have macaroni and cheese? That's my favorite.

Man: Hmm. I wouldn't mention that if I were you. We might be asked to leave.

1. The man says "as good as anything you'll find" because _____ .
　　ア．Italian food is fun to eat
　　イ．he is from another country
　　ウ．the paella is authentic
　　エ．he wants to travel to Spain

2. The dishes served at the restaurant are _____ .
　　ア．vegetarian
　　イ．organic
　　ウ．local
　　エ．international

3. When the man says, "We might be asked to leave," he means that _____ .
　　ア．asking for macaroni and cheese is not appropriate here
　　イ．the restaurant is crowded with too many people
　　ウ．the person with the original reservation has returned
　　エ．the restaurant will close soon

Man: Hello. How may I help you today?
Woman: Yes. I would like to speak with Mr. Michaels.
Man: May I have your name, please?
Woman: I'm Deborah Reynolds. He is not expecting me, though.
Man: Mr. Michaels' schedule is actually quite full with in-house meetings today.
Woman: I'm pretty sure that he'll want to see me. Could you please tell him that I'm here?

[after a few minutes]

Man: Well, what do you know? This is the first time that's ever happened. He can fit you in between appointments. Please make yourself comfortable over there in the waiting room.

4. It can be inferred from the conversation that Mr. Michaels _____ .
   ア．is at home
   イ．is not really busy
   ウ．knows the woman
   エ．expects foreign visitors

5. The man says, "Well, what do you know?" because he _____ .
   ア．wants to ask the woman for information
   イ．is surprised by Mr. Michaels' reply
   ウ．does not recognize the woman
   エ．is not happy about the situation

6. Following this conversation, the woman will most likely first _____ .
   ア．sit and wait
   イ．join the in-house meeting
   ウ．call Mr. Michaels
   エ．cancel her appointment

5 次の問1の2人による会話文と，問2～4の英文を読み，話の流れに沿って意味が通るように並べ替えた場合，最も適切なものはどれか。それぞれア～エの中から一つ選びなさい。

問1 1．"The clothes aren't dry yet."
    2．"Could you bring in the laundry?"
    3．"What? They have been out there all day."
    4．"I know, but they all got a little wet from the rain this afternoon."

    ア．2 → 3 → 4 → 1   イ．2 → 1 → 3 → 4
    ウ．1 → 4 → 2 → 3   エ．1 → 3 → 2 → 4

問2 1．So come and join me for one when you feel the summer blues, too.
    2．It is so refreshing on a hot day in August.
    3．My hot summer blues just disappear.
    4．I do enjoy a tall glass of lemonade.

    ア．4 → 1 → 3 → 2   イ．3 → 4 → 2 → 1
    ウ．4 → 2 → 3 → 1   エ．3 → 1 → 2 → 4

問3　1．But these were not the right kind of gifts to make her smile.
　　2．His greatest joy was to make her happy.
　　3．The king had taken a new wife whom he loved more than anything.
　　4．To do this, he gave her the riches of the world: dresses of fine silk, diamonds and pearls, and beautiful gold jewelry.

　　ア．3 → 2 → 4 → 1　　イ．3 → 4 → 1 → 2
　　ウ．2 → 1 → 3 → 4　　エ．2 → 4 → 3 → 1

問4　1．As you get off the boat, you pass through beautiful garden pathways, bright with seasonal flowers.
　　2．Even thus emotionally and mentally prepared, you will still be amazed at your first sight of the manor house, a masterpiece of style and comfort, resting cozily just past the garden.
　　3．They refresh your senses after the long boat trip, and you begin to understand the importance of the person who owned the land.
　　4．To properly enjoy a historic plantation in the Southern United States, you should arrive by river.

　　ア．3 → 1 → 2 → 4　　イ．4 → 2 → 3 → 1
　　ウ．3 → 4 → 2 → 1　　エ．4 → 1 → 3 → 2

6　次のグラフを見て，英文の空所（　1　）〜（　4　）に入る最も適切な語(句)を，それぞれア〜エの中から一つ選びなさい。

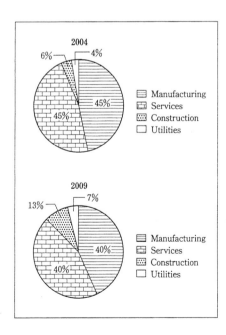

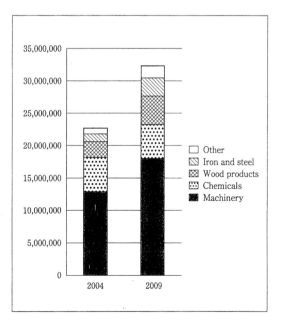

As seen in the two graphs on the left, in both 2004 and 2009, the manufacturing and service sectors had equal proportions of R&D spending. Spending in （　1　） is the lowest as this area is also the smallest sector of the economy. From 2004 to 2009, however, spending in the construction and utilities sectors increased, so spending in （　2　） actually decreased as a percentage of total spending. The graph on the right provides details of R&D spending within the manufacturing sector. （　3　） was the only area not to have had a noticeable increase. Within manufacturing, （　4　） received the largest spending increase in dollars.

（1）　ア．manufacturing　　イ．services　　　　ウ．construction　　　　エ．utilities

（2）　ア．utilities only　　イ．construction only　　ウ．manufacturing only　　エ．manufacturing and services

（3）　ア．Machinery　　イ．Chemicals　　　ウ．Wood products　　　エ．Iron and steel

（4）　ア．machinery　　イ．chemicals　　　ウ．wood products　　　エ．iron and steel

7　　次の英文を読み，下線部(1)と(2)を日本語に訳しなさい。

　　According to a recent health report, there are many middle-aged Japanese who do not regularly participate in any type
(1)
of exercise.　The report says that physical inactivity is one of the main factors leading to an unhealthy condition.　The
(2)
recommendation is to find a less physically demanding exercise, such as stretching, and do it for 10 minutes every day.

8　　次の日本文を読み，下線部(1)と(2)を英語に訳しなさい。

　　夏の猛暑対策として，学校では学生が様々な工夫を凝らしている。例えば東京のある高等学校では，氷の塊を教室にお
　　　　　　　　　　　　　　　　　　　　　　　　　　　　　　　　　　　(1)
いて，エネルギーの使用を最小限に留めようとしている。このようにこの学校では，単純だが革新的な学生の発想によっ
　　　　　　　　　　　　　　　　　　　　　　　　　　　　　　　　　(2)
て，省エネに成功している。

数　学

問題

2月2日試験

24年度

次の空欄を埋めなさい.

解答は，分数の場合には既約分数の形で，自然数の根号を含む場合には根号の中が最小の自然数となる形で書きなさい.

1 (1) △OAB において, $|\overrightarrow{\mathrm{OA}}| = 2$, $|\overrightarrow{\mathrm{OB}}| = 3$, $\overrightarrow{\mathrm{OA}} \cdot \overrightarrow{\mathrm{OB}} = 4$ のとき, △OAB の面積は $\boxed{\text{ア}}$ である.

また, $\overrightarrow{\mathrm{OP}} = s\overrightarrow{\mathrm{OA}} + t\overrightarrow{\mathrm{OB}}$, $2 \leqq s + 4t \leqq 6$, $s \geqq 0$, $t \geqq 0$ となる点 P の存在する範囲の面積は $\boxed{\text{イ}}$ である.

(2) 定数 p, q があり, 整式

$$4x^4 + px^3 - 3x^2 + qx + 3$$

は $x^2 + 2x - 3$ で割り切れる. このとき, $p = \boxed{\text{ウ}}$, $q = \boxed{\text{エ}}$ である.

(3) さいころを 3 回続けて投げるとき, 全て異なる目が出る確率は $\boxed{\text{オ}}$ である.

(4) $\alpha + \beta = \dfrac{4}{3}\pi$, $\alpha - \beta = \dfrac{\pi}{2}$ のとき, $\cos\alpha + \cos\beta$ の値は $\boxed{\text{カ}}$ である.

(5) $t = \cos 2x$ とおく. $\dfrac{\cos^2 x}{\sin^2 x} - \dfrac{\sin^2 x}{\cos^2 x}$ を t で表すと, $\dfrac{\cos^2 x}{\sin^2 x} - \dfrac{\sin^2 x}{\cos^2 x} = \boxed{\text{キ}}$ である.

(6) $t + t^{-1} = 23$ かつ $t > 1$ のとき, $t - t^{-1} = \boxed{\text{ク}}$ である.

2 (1) $\dfrac{d}{dx}\log\left(\dfrac{1 + \sin x}{1 - \sin x}\right) = \dfrac{2}{\boxed{\text{ア}}}$

(2) $\mathrm{AB} = \mathrm{BC} = 1$, $\angle \mathrm{B} = \dfrac{\pi}{2}$ である直角二等辺三角形 ABC がある. n を 2 以上の整数とする. 辺 BC 上に n 個の点 P_1, P_2, $\cdots$, P_n があり, $\angle \mathrm{BAP}_k = \dfrac{k}{n} \times \dfrac{\pi}{4}$ $(k = 1, 2, \cdots, n)$ となっている. n, k で表すと $\mathrm{AP}_k = \boxed{\text{イ}}$, $\mathrm{BP}_k = \boxed{\text{ウ}}$ である.

区分求積法により

$$\lim_{n\to\infty} \frac{1}{n}\sum_{k=1}^{n} \mathrm{BP}_k = \int_0^1 \boxed{\text{エ}}\, dx$$

である. 積分の値を求めれば, $\displaystyle\lim_{n\to\infty} \frac{1}{n}\sum_{k=1}^{n} \mathrm{BP}_k = \boxed{\text{オ}}$ である. また

$$\lim_{n\to\infty} \frac{1}{n}\sum_{k=1}^{n} \mathrm{AP}_k = \boxed{\text{カ}}$$

である.

3 次の条件によって定められる数列 $\{a_n\}$ がある.

$$a_1 = 0, \quad a_{n+1} = \frac{1}{1 + a_n} \quad (n = 1, 2, 3, \cdots)$$

$n \geqq 3$ のとき, a_n を $a_n = \dfrac{c_n}{b_n}$ と表す. ここで, b_n, c_n は互いに素な自然数である. $n = 1$ のとき, $b_1 = 1$, $c_1 = 0$, $n = 2$ のとき, $b_2 = 1$, $c_2 = 1$ と定める.

(1) b_{n+1}, c_{n+1} を b_n, c_n で表すと

$$b_{n+1} = \boxed{ア}, \quad c_{n+1} = \boxed{イ}$$

である.

(2) p を定数とする. $n \geqq 2$ のとき, 数列 $\{c_n\}$ において, 漸化式 $c_{n+1} = p(c_n + c_{n-1})$ が成り立つならば, $p = \boxed{ウ}$ である. この漸化式から

$$c_{n+1} - \alpha c_n = \beta(c_n - \alpha c_{n-1}), \quad c_{n+1} - \beta c_n = \alpha(c_n - \beta c_{n-1}) \quad (n \geqq 2)$$

を満たす定数 α, β が定まる. $\alpha > \beta$ であるとき, $\alpha = \boxed{エ}$, $\beta = \boxed{オ}$ である.

(3) α, β を (2) で求めたものとする. 一般項 c_n を α, β, n で表すと $c_n = \boxed{カ}$ である. また, 一般項 a_n を α, β, n で表すと $a_n = \boxed{キ}$ である. したがって, 数列 $\{a_n\}$ は収束し, $\displaystyle \lim_{n \to \infty} a_n = \boxed{ク}$ である.

物理

問題　24年度

2月2日試験

1　図1，図2のような xy 平面上で，質量 m の小球 A を，x 軸上に置いた質量 $M(M>m)$ の小球 B にさまざまな条件で衝突させた。以下の各問いに答えなさい。ただし，衝突時における小球の変形や摩擦は無視する。

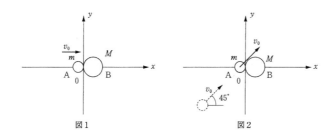

図1　　　図2

図1のように小球 A を，x 軸上の正の向きに速さ v_0 で，自由に動ける状態で静止している小球 B と衝突させた。衝突は弾性衝突であった。

(1) 小球 A の衝突後の速さを求めなさい。

(2) 小球 B の衝突後の速さを求めなさい。

次に，図2のように小球 B を x 軸上に固定した状態で，小球 A を速さ v_0 で速度の向きが x 軸の正の向きと 45° の角をなすよう小球 B に向かって運動させた。小球 A と小球 B は x 軸上で弾性衝突した。

(3) 小球 A の衝突後の速度の x 成分と y 成分を求めなさい。

さらに，小球 A と小球 B の材質を変え，質量はそれぞれ m, $M(M>m)$ とし，図2において小球 B を自由に動けるような状態で静止させた。再び小球 A を x 軸とのなす角が 45° となるよう速さ v_0 で小球 B に衝突させた。このときのはねかえり係数を $e(<1)$ とする。

(4) 小球 A の衝突後の速度の x 成分と y 成分を求めなさい。

(5) 小球 B の衝突後の速度の x 成分と y 成分を求めなさい。

2　電子が電場及び磁場によりどの様に曲げられるかを観測するために2つの実験装置を準備した。図1は電場を，図2は磁場を用いた装置を示している。両図において左側から電子を一定の速さ v で原点 O から z 方向に入射した。図1では長さ l の2枚の電極板が z 軸に平行に置かれている。電極板には電池がつながれており極板間の電場の大きさは E である。図2では長さ l の灰色の領域に磁束密度 B の磁場が紙面の裏から表に向かって紙面に垂直にかけられている。ただし，電場及び磁場は一様であり，端の部分の歪みはないものとする。電子の電気量の大きさを e，質量を m とする。電子が電場及び磁場から受ける力に比べて重力は小さく無視できるものとして，次の各問いに答えなさい。

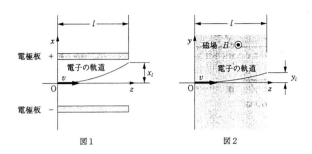

図1において電子はx方向に変位する。

(1) 電子の受けるx方向の力の大きさを求めなさい。

(2) $z=l$の位置で電子のx座標x_lを求めなさい。

図2において電子は等速円運動をし、y方向に変位する。

(3) 電子の円運動の半径を求めなさい。

(4) $z=l$の位置で電子の通過するy座標y_lを求めなさい。

(5) (2)と(4)で求めたx_lとy_lに現れるvを消去すると、電子の比電荷$\left(\dfrac{e}{m}\right)$を求めることができる。$\dfrac{e}{m}$を$x_l$と$y_l$を用いて表しなさい。ただし、電子の回転半径に比べて磁場のかけられている範囲の長さlは小さいと考え、aが1に比べて十分に小さい時に成り立つ近似式、$\sqrt{1-a}\fallingdotseq 1-\dfrac{a}{2}$を利用しなさい。

3 大気中で、床に固定された円筒容器に、なめらかに動く軽いピストンでn〔mol〕の単原子分子の理想気体を封じた。このときの気体の圧力は大気圧p_0〔Pa〕に等しかった。次に、軽い糸をピストンに取り付け、糸の一方の端を滑らかに回る滑車に通し、糸が床に平行となるように保った状態で質量m〔kg〕のおもりをぶら下げた。その結果図1のように、ピストンは円筒容器の底からl〔m〕の位置で静止した。その後、小さな体積の無視できる止め具Pをピストンに接する位置で円筒容器内部に固定し、糸を切り離したところ、図2のように、ピストンは止め具Pに接して静止していた。このときの気体の状態をAとし、気体の温度をT_A〔K〕とする。

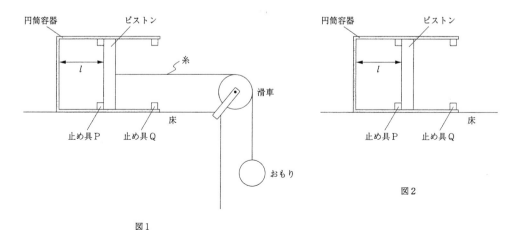

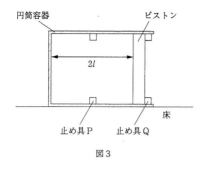
図3

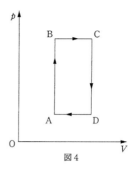
図4

次に，円筒容器に封じた気体をゆっくりと加熱し始めたところ，気体の温度が T_B [K] のときにピストンが右に動き始めた。この動き始めたときの気体の状態をBとする。

さらに気体をゆっくりと加熱し続けたところ，図3に示すようにピストンが円筒容器内部に固定された止め具Qに接触して停止した。接触したときの気体の状態をCとする。状態Cのとき，ピストンは円筒容器の底から $2l$ [m] の位置にあり，気体の温度は T_C [K] であった。

ピストンが止め具Qに接した状態で，再び同じおもりをピストンに糸でつなぎ，気体をゆっくりと冷却した。しばらくすると気体の温度が T_D [K] となり，ピストンが左へ動き始めた。動き始めたときの気体の状態をDとする。

さらに気体をゆっくりと冷却したところ，気体の状態はAに戻った。

図4は，気体が上記の循環過程 A→B→C→D→A をたどる間の気体の圧力 p [Pa] と体積 V [m³] の関係を示している。円筒容器の内部の断面積を S [m²]，気体定数を R [J/(mol·K)]，重力加速度の大きさを g [m/s²] とし，以下の各問いに答えなさい。答えは各問いの解答群の中から最も適切なものを一つ選び，解答欄の記号にマークしなさい。

(1) 温度 T_A を求めなさい。

(2) 温度 T_B を求めなさい。

(3) 温度 T_C を求めなさい。

(4) 温度 T_D を求めなさい。

(5) 気体の状態がBからCに移る過程において円筒容器内の気体がした仕事を求めなさい。

(6) 気体の状態がDからAに移る過程において円筒容器内の気体がした仕事を求めなさい。

(7) 循環過程 A→B→C→D→A の熱効率を求めなさい。

〔解答群〕

(1) ア．$p_0 \dfrac{Sl}{nR}$　イ．$\dfrac{mgl}{nR}$　ウ．$\left(p_0 - \dfrac{mg}{S}\right)\dfrac{Sl}{nR}$　エ．$\left(p_0 + \dfrac{mg}{S}\right)\dfrac{Sl}{nR}$　オ．$2p_0 \dfrac{Sl}{nR}$

(2) ア．$p_0 \dfrac{Sl}{nR}$　イ．$\dfrac{mgl}{nR}$　ウ．$\left(p_0 - \dfrac{mg}{S}\right)\dfrac{Sl}{nR}$　エ．$\left(p_0 + \dfrac{mg}{S}\right)\dfrac{Sl}{nR}$　オ．$2p_0 \dfrac{Sl}{nR}$

(3) ア．$p_0 \dfrac{Sl}{nR}$　イ．$\dfrac{2mgl}{nR}$　ウ．$2\left(p_0 - \dfrac{mg}{S}\right)\dfrac{Sl}{nR}$　エ．$2\left(p_0 + \dfrac{mg}{S}\right)\dfrac{Sl}{nR}$　オ．$2p_0 \dfrac{Sl}{nR}$

(4) ア．$p_0 \dfrac{Sl}{nR}$　イ．$\dfrac{2mgl}{nR}$　ウ．$2\left(p_0 - \dfrac{mg}{S}\right)\dfrac{Sl}{nR}$　エ．$2\left(p_0 + \dfrac{mg}{S}\right)\dfrac{Sl}{nR}$　オ．$2p_0 \dfrac{Sl}{nR}$

(5) ア．$p_0 Sl$　イ．mgl　ウ．$\left(p_0 - \dfrac{mg}{S}\right)Sl$　エ．$\left(p_0 + \dfrac{mg}{S}\right)Sl$　オ．$2p_0 Sl$

(6) ア．$-p_0 Sl$　イ．$-mgl$　ウ．$-\left(p_0 - \dfrac{mg}{S}\right)Sl$　エ．$-\left(p_0 + \dfrac{mg}{S}\right)Sl$　オ．$-2p_0 Sl$

(7) ア．$\dfrac{2mg}{3mg + 5p_0 s}$　イ．$\dfrac{2(mg + p_0 s)}{3mg + 5p_0 s}$　ウ．$\dfrac{2mg}{3mg + 3p_0 s}$　エ．$\dfrac{2mg + 4p_0 s}{3mg + 5p_0 s}$　オ．$\dfrac{4p_0 s}{3mg + 5p_0 s}$

4 図のように，水面上で4cm離れた2点，A，Bから波長及び振幅がそれぞれ1cmで周期は2秒の波が同位相で出ている。点Aからの距離が10cm，点Bからの距離が8cmの点をPとする。また，点PからABに平行に引いた直線とABの垂直二等分線の交点をOとする。

以下の各問いに答えなさい。答えは各問いの解答群の中から最も適切なものを一つ選び，解答欄の記号にマークしなさい。

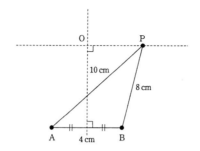

(1) 点Aを出た波が点Pにつくまでにかかる時間は何秒か求めなさい。

(2) 十分に時間が経過後，点Pでの波の振幅の大きさは何cmか求めなさい。

点A，Bから出た波が強め合う点，弱めあう点を結んだ線はそれぞれ双曲線となる。

(3) 点Pを通る双曲線はABあるいはABの延長線上のどこで交わるか求めなさい。

(4) 線分PO上で強め合う点はいくつあるか求めなさい。

(5) 点Aから5波長分離れた位置で点Bからの波と強め合う点はいくつあるか求めなさい。

〔解答群〕

(1) ア．5   イ．10   ウ．20   エ．30   オ．40

(2) ア．0   イ．1   ウ．1.5   エ．2   オ．4

(3) ア．点Aから点Bの方向に1cmのところ   イ．点Aから点Bの方向に2cmのところ
    ウ．点Aから点Bの方向に3cmのところ   エ．点Aから点Bの方向に4cmのところ（B点）
    オ．点Aから点Bの方向に5cmのところ

(4) ア．2   イ．3   ウ．4   エ．5   オ．6

(5) ア．1   イ．2   ウ．4   エ．8   オ．16

化 学

問題

24年度

2月2日試験

解答に必要があれば，つぎの数値を用いなさい。

原子量：H = 1.0, C = 12.0, O = 16.0, Cl = 35.5, Na = 23.0, S = 32.0, Cu = 63.5, Ag = 108, I = 127,

ファラデー定数：$F = 9.65 \times 10^4$ C/mol,

気体定数：$R = 8.31 \times 10^3$ L・Pa/(mol・K)，アボガドロ数：$N_A = 6.02 \times 10^{23}$ /mol, $\log_{10} 2 = 0.301$, $\log_{10} 3 = 0.477$

1 Ag^+, Al^{3+}, Ca^{2+}, Cu^{2+}, Fe^{3+}, K^+, Na^+ の7種類の金属イオンのうちの3種類のイオンを含む水溶液がある。この混合水溶液について，つぎの実験1〜3を行った。以下の各問いに答えなさい。

【実験1】 混合水溶液に希塩酸を加えたが，沈殿の生成はみられなかった。

【実験2】 実験1の操作により塩酸酸性になった水溶液にアンモニア水を滴下していくと沈殿が生じたが，アンモニアが過剰になると沈殿の一部が溶けて水溶液の色が濃青色となり，水溶液中に溶け残った沈殿が分散した状態になった。溶け残った沈殿をろ過し，ろ紙上に残った沈殿を少量の純粋な水で数回洗ったところ，白色の固体が得られた。
① ②

【実験3】 実験2のろ過で得られたろ液に炭酸アンモニウム水溶液を加えたところ，沈殿が生じた。この沈殿をろ別して水でよく洗ったところ，白色の固体が得られた。
③

問1 実験1の結果から，この混合水溶液に含まれていないと結論づけられる金属イオンを a〜g の中から一つ選び，解答欄の記号にマークしなさい。

a．Ag^+　　b．Al^{3+}　　c．Ca^{2+}　　d．Cu^{2+}　　e．Fe^{3+}　　f．K^+　　g．Na^+

問2 下線部①の水溶液中で濃青色を示した錯イオンのイオン式を解答欄に書きなさい。

問3 実験2で得られた下線部②の白色の固体の組成式を解答欄に書きなさい。

問4 実験3で得られた下線部③の白色の固体の組成式を解答欄に書きなさい。

問5 この混合水溶液にイオンとして含まれる3種類の金属元素のうち，橙赤色の炎色反応を示す元素を a〜g の中から一つ選び，解答欄の記号にマークしなさい。

a．Ag　　b．Al　　c．Ca　　d．Cu　　e．Fe　　f．K　　g．Na

2 つぎの文を読み，以下の各問いに答えなさい。

硫化水素 H_2S は水に溶けて弱酸性を示し，水溶液中でつぎのように2段階に電離している。

$H_2S \rightleftarrows HS^- + H^+$ 　　(1)　　　　$HS^- \rightleftarrows S^{2-} + H^+$ 　　(2)

(1)式および(2)式における電離定数をそれぞれ Ka_1, Ka_2 とすると，$Ka_1 = 9.60 \times 10^{-8}$ mol/L, $Ka_2 = 1.30 \times 10^{-14}$ mol/L である。ただし，温度は一定とする。ここで，硫化水素の初濃度を c [mol/L]，(1)式の電離度を $α_1$ とし，(1)式の電離のみが進行したと考えた場合，Ka_1 は濃度 c と電離度 $α_1$ を使って ア のように表すことができる。

$$Ka_1 = \frac{[HS^-][H^+]}{[H_2S]} = \boxed{ア} \text{[mol/L]}$$

このとき，電離度 α_1 は1よりも十分小さいため，$Ka_1 = \boxed{イ}$ と近似的に表すことができる。
よって，α_1，$[HS^-]$ および $[H^+]$ は，つぎのように表すことができる。

$$\alpha_1 = \boxed{ウ} \qquad [HS^-] = [H^+] = \boxed{エ}$$

(1)式の電離につづいて，(2)式の電離が進行した場合，(2)式の電離度を α_2 とすると，Ka_2 はつぎのように表すことができる。

$$Ka_2 = \frac{[S^{2-}][H^+]}{[HS^-]} = \boxed{エ} \times \boxed{オ} \text{[mol/L]}$$

このとき，電離度 α_2 は1よりも十分小さいため，$[S^{2-}]$ は，$[S^{2-}] = \boxed{カ}$ と表される。
したがって，α_1 および α_2 が1よりも十分に小さいときは，$\boxed{A}$。

問1　文中の空欄 $\boxed{ア}$ ～ $\boxed{カ}$ に当てはまる式を a～l の中から一つずつ選び，解答欄の記号にマークしなさい。

a. $c\alpha_1^2$　　b. $c^2\alpha_1^2$　　c. $\dfrac{c^2\alpha_1^2}{1-\alpha_1}$　　d. $\dfrac{c\alpha_1^2}{1-\alpha_1}$　　e. $\dfrac{\alpha_2^2}{1-\alpha_2}$　　f. $\dfrac{\alpha_2(1+\alpha_2)}{1-\alpha_2}$

g. Ka_1　　h. Ka_2　　i. $\sqrt{cKa_1}$　　j. $\dfrac{\sqrt{Ka_1}}{c}$　　k. $\sqrt{\dfrac{Ka_1}{c}}$　　l. $\sqrt{\dfrac{Ka_1 Ka_2}{c}}$

問2　文中の空欄 $\boxed{A}$ に当てはまる適切な文章を a～e の中から一つ選び，解答欄の記号にマークしなさい。

a．$[S^{2-}]$ は濃度 c の平方根に比例する　　b．$[S^{2-}]$ は濃度 c に比例する
c．$[S^{2-}]$ は濃度 c の平方根に反比例する　　d．$[S^{2-}]$ は濃度 c に反比例する
e．$[S^{2-}]$ は濃度 c によらず一定である

問3　4.17×10^{-3} mol/L の H_2S 水溶液のpHとして適切な値を a～e の中から一つ選び，解答欄の記号にマークしなさい。

a．3.7　　b．4.3　　c．4.7　　d．5.3　　e．5.7

3　つぎの文を読み，以下の各問いに答えなさい。

　図のように電解槽1，2，3を接続して，電流計が1.05 Aを示す状態で5時間，電気分解を行ったところ，電解槽3で発生した気体の体積の合計が，標準状態（1.01×10^5 Pa，0℃）で1.61 Lとなった。ただし，電解槽1には硫酸銅水溶液，電解槽2には硝酸銀水溶液，電解槽3には希硫酸が入っており，電極はすべて白金板を用いた。また，発生した気体はすべて理想気体とする。

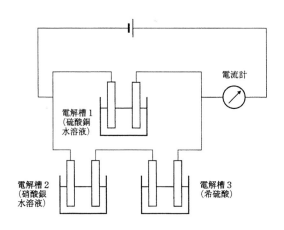

問1　この電気分解で図の電流計に流れた電気量〔C〕を求め，有効数字3桁で解答欄に書きなさい。ただし，電流計の内部抵抗は無視できるものとする。

問2　この電気分解で電解槽3に流れた電気量〔C〕を求め，有効数字3桁で解答欄に書きなさい。

問3　電解槽1の陰極に析出する銅の質量〔g〕をa～fの中から一つ選び，解答欄の記号にマークしなさい。

　　　a．1.52　　b．3.04　　c．3.18　　d．6.10　　e．6.35　　f．12.4

問4　この電気分解により各電解槽で発生する気体の標準状態における体積の関係として，正しい組み合わせをa～fの中から一つ選び，解答欄の記号にマークしなさい。

　　　a．電解槽1＞電解槽2＝電解槽3
　　　b．電解槽1＞電解槽2＞電解槽3
　　　c．電解槽1＝電解槽2＞電解槽3
　　　d．電解槽2＝電解槽3＞電解槽1
　　　e．電解槽3＝電解槽1＞電解槽2
　　　f．電解槽3＞電解槽1＞電解槽2

4　つぎの文を読み，以下の各問いに答えなさい。

下の図は黒鉛と水素からメタンを生成する過程を示したものである。Q_1～Q_4は，反応物質がそれぞれの過程1～4で変化する際に出入りする熱量を表している。ただし，メタンの生成熱は74.0 kJ/mol，C－H結合の結合エネルギーは414 kJ/mol，H－H結合の結合エネルギーは432 kJ/molとする。

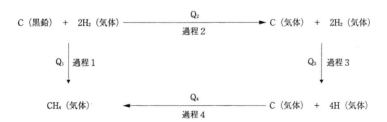

問1　過程1の反応の熱化学方程式をa～dの中から一つ選び，解答欄の記号にマークしなさい。

　　　a．C（黒鉛）＋2H₂（気体）＝CH₄（気体）＋74.0 kJ
　　　b．C（黒鉛）＋2H₂（気体）＝CH₄（気体）－74.0 kJ
　　　c．C（黒鉛）＋2H₂（気体）＝CH₄（気体）＋148 kJ
　　　d．C（黒鉛）＋2H₂（気体）＝CH₄（気体）－148 kJ

問2　過程3の反応の熱化学方程式をa～dの中から一つ選び，解答欄の記号にマークしなさい。

a．C（気体）＋ 2H₂（気体）＝ C（気体）＋ 4H（気体）＋ 864 kJ
b．C（気体）＋ 2H₂（気体）＝ C（気体）＋ 4H（気体）− 864 kJ
c．C（気体）＋ 2H₂（気体）＝ C（気体）＋ 4H（気体）＋ 1728 kJ
d．C（気体）＋ 2H₂（気体）＝ C（気体）＋ 4H（気体）− 1728 kJ

問3　黒鉛の昇華熱〔kJ/mol〕を有効数字3桁で解答欄に書きなさい。

5　つぎの文を読み，以下の各問いに答えなさい。

　油脂Aは，グリセリンに3種類の脂肪酸B，C，Dが1分子ずつ反応した構造をしている。3.00 gの油脂Aを水酸化ナトリウム水溶液に入れて加熱したところ①，グリセリンと脂肪酸の塩に分解した。このとき，油脂Aを完全に分解させるために水酸化ナトリウムが0.410 g必要であった。一方，3.00 gの油脂Aにヨウ素を付加させたところ，この油脂がもつすべての炭素原子間の二重結合に5.20 gのヨウ素が付加した。

問1　下線部①の反応の名称をa～eの中から一つ選び，解答欄の記号にマークしなさい。

　　a．エステル化　　b．けん化　　c．ジアゾ化　　d．酸化　　e．還元

問2　油脂Aの分子量として適切な値をa～eの中から一つ選び，解答欄の記号にマークしなさい。

　　a．852　　b．856　　c．878　　d．882　　e．884

問3　1分子の油脂Aに含まれる炭素原子間の二重結合の数をa～eの中から一つ選び，解答欄の記号にマークしなさい。

　　a．3　　b．4　　c．5　　d．6　　e．7

問4　油脂Aの分子式を解答欄に書きなさい。

問5　脂肪酸B，C，Dとして適切な組み合わせをa～eの中から一つ選び，解答欄の記号にマークしなさい。

　　a．パルミチン酸（C₁₅H₃₁COOH），リノール酸（C₁₇H₃₁COOH），リノレン酸（C₁₇H₂₉COOH）
　　b．オレイン酸（C₁₇H₃₃COOH），ステアリン酸（C₁₇H₃₅COOH），リノレン酸（C₁₇H₂₉COOH）
　　c．パルミチン酸（C₁₅H₃₁COOH），オレイン酸（C₁₇H₃₃COOH），リノール酸（C₁₇H₃₁COOH）
　　d．オレイン酸（C₁₇H₃₃COOH），リノール酸（C₁₇H₃₁COOH），リノレン酸（C₁₇H₂₉COOH）
　　e．オレイン酸（C₁₇H₃₃COOH），ステアリン酸（C₁₇H₃₅COOH），リノール酸（C₁₇H₃₁COOH）

6　つぎの文を読み，以下の各問いに答えなさい。

　高級脂肪酸をシクロヘキサンに溶解して水面に滴下すると，下図に示すように高級脂肪酸分子が水面上に直立して一層に並んだ膜を形成する。この膜は単分子膜と呼ばれる。高級脂肪酸であるミリスチン酸（C₁₃H₂₇COOH）0.0241 gをシクロヘキサンに溶かして100 mLの溶液を調製した。水が張られた水槽上にビュレットを用いてこの溶液を10滴滴下したところ，面積229 cm²の単分子膜を形成した。また，ビュレットから滴下した溶液1滴の体積は0.0214 mLであった。

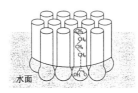

問1 得られた単分子膜を形成しているミリスチン酸の分子の数を求め，有効数字3桁で解答欄に書きなさい。ただし，滴下したミリスチン酸の分子はすべて単分子膜を形成するものとする。

問2 得られた単分子膜の面積とそれを形成しているミリスチン酸の分子数から，単分子膜中でミリスチン酸1分子が占める断面積〔cm^2〕を求め，有効数字3桁で解答欄に書きなさい。

---

7 つぎの実験1〜4に関する文を読み，以下の各問いに答えなさい。

炭素，水素，および塩素からなる有機化合物Aについて，以下の実験を行った。

【実験1】 化合物A 44.4 mg を完全燃焼させたところ，二酸化炭素 52.8 mg と水 14.4 mg が得られた。

【実験2】 化合物Aのエーテル溶液に臭素水を少量加えたところ，臭素水の色が消えた。

【実験3】 ハロゲン元素の定量を行ったところ，この化合物Aの1分子には塩素原子が2個含まれていた。

【実験4】 この化合物Aに触媒存在下で水素を付加させると，不斉炭素を1個もつ化合物Bが得られた。

問1 化合物Aの分子式を解答欄に書きなさい。

問2 化合物Aの分子式で表される鎖式化合物には，幾何異性体を含め何種類かの異性体が存在する。化合物Aを含めた鎖式化合物の異性体の種類の数を解答欄に書きなさい。

問3 実験4で得られた化合物Bの構造式（示性式）を解答欄に書きなさい。

生　物

問題　24年度

2月2日試験

1. 細胞や構造体の観察に関する以下の各問に答えなさい。

問1　下記の図1はいろいろな細胞や構造体の大きさを示している。(ア)〜(ク)に適切なものを語群(a)〜(h)から選び，記号で答えなさい。

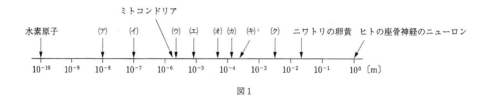

図1

〔語群〕
(a) インフルエンザウイルス　　(b) カエルの卵　　(c) 細胞膜の厚さ　　(d) ゾウリムシ
(e) 大腸菌　　(f) ヒトの精子　　(g) ヒトの赤血球　　(h) ヒトの卵

問2　(ア)〜(ク)のうち電子顕微鏡を使用しなければ見分けることができないのはどれか。すべてを選び，記号で答えなさい。

問3　次の文章は，電子顕微鏡の方が光学顕微鏡よりも小さいものを観察できる理由を説明したものである。空欄（　1　）〜（　4　）に当てはまる適切な語句を答えなさい。

　　近接する2点を2点として見分けることができる最小の間隔を（　1　）という。電子顕微鏡の（　1　）が光学顕微鏡の（　1　）より優れているのは，電子顕微鏡で使う（　2　）の（　3　）が光学顕微鏡で使用する可視光線の（　3　）よりも（　4　）いからである。

問4　次の(1)〜(5)の発見をしたのは誰か。語群(a)〜(i)から一つずつ選び，それぞれ記号で答えなさい。

(1) コルクが小部屋からできていることを発見し，細胞と名づけた。
(2) ヒトの精子や原生動物などの生きた細胞を発見した。
(3) ランの葉の表皮を観察し，細胞の中に核を発見した。
(4) 細胞の分裂を観察し，細胞は細胞から生まれることを明らかにした。
(5) 動物のからだが細胞からできていることを明らかにした。

〔語群〕
(a) シュペーマン　　(b) シュライデン　　(c) シュワン　　(d) フィルヒョウ　　(e) フォークト
(f) フック　　(g) ブラウン　　(h) モーガン　　(i) レーウェンフック

問5　下記の図2と図3のような顕微鏡を製作して使用したのは誰か。問4の語群(a)〜(i)から一つずつ選び，それぞれ記号で答えなさい。

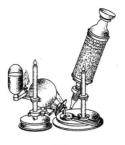
図2

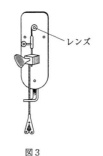
図3

2 次の文章を読んで，以下の各問に答えなさい。

　自然界では，同一の種に属する生物の個体が集まって，集団で生活している。生物は生殖により増えるが，実際には無制限に増え続けることはなく，ある段階で増加速度が鈍くなり，増加しなくなる。これは食物の質や量の低下，生活空間の不足，病気などが原因で増加率が下がるためである。また動物における個体数は，それぞれの生物の増殖率，個体の発育速度，形態変化，性比，年齢構成などによっても大きく影響される。
　こうした独特の生態や形態を持つ生物は，それぞれ異なる祖先から誕生し，独自の進化をたどり今日に至った。こうした生物の進化の道筋においては，古い時代に分かれたものほど類縁が遠く，新しく分かれたものほど類縁が近いと考えられるが，同じ進化の過程を経た同一種内においても変異を見ることができる。生物の形質は基本的に遺伝によって決まるが，生育条件の違いによっても個体差が生じてくる。また，DNAの複製や染色体が分配される時などに生じる遺伝子の変化が生物の形質の変化を生じさせる。この様な遺伝子の変化を突然変異と呼ぶ。突然変異はある細胞に偶発的に生じ，それが生殖細胞に生じた場合は有性生殖を通じて親から子に受け継がれ集団内に拡散する。この有性生殖を行う集団では，集団を構成する個体どうしが有性生殖を通じて遺伝子を混合するので，集団内の特定の対立遺伝子が増えたり減ったりし，集団内の遺伝的頻度が変化する場合がある。特に個体数が小さな集団では，特定の対立遺伝子を持つ個体の偶然な伝達頻度の違いは，この対立遺伝子の頻度に大きな影響をもたらす。

問1　以下の(1)〜(5)の各問に答えなさい。

(1) 下線部①のことを何と呼ぶか，適切な語句を答えなさい。

(2) 下線部②のことを何と呼ぶか，適切な語句を答えなさい。

(3) 下線部③のことを何と呼ぶか，適切な語句を答えなさい。

(4) 下線部④を以下の語群にある二つの語句を使い，句読点を含めて40字以内で説明しなさい。

　〔語群〕　配偶子，接合子

(5) 生物の出生した卵や子が時間とともに減少していく様子を表したものを「生存曲線」と呼ぶ。図1は魚類，鳥類，ほ乳類を例にそれぞれの生存曲線を示したものでる。これらの生物の生存曲線をア〜ウから，またその説明文をa〜cの中から選び，それぞれ記号で答えなさい。

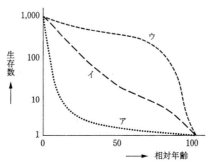

図1　生存曲線の3つの型

〔3つの曲線の説明文〕
　　a．出生後から老化期まで死亡率がほぼ一定である。
　　b．出生後初期の死亡率は高く，個体数の変動が大きい。
　　c．初期の死亡率は低く，多くの個体が最高寿命の近くまで存在する。

問2　本文中の下線部⑤を読み，以下の(1)～(4)の各問に答えなさい。

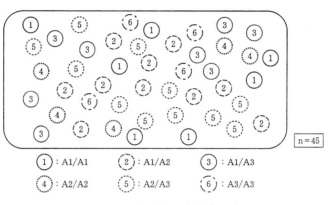

図2　3つの対立遺伝子を持つ個体の分布

(1) 図2中の3つの対立遺伝子（A1，A2，A3）を持つ集団（n＝45）のヘテロ接合体の割合を求めなさい。なお，値は四捨五入して小数点以下第二位まで求めなさい。ただし，この小集団はハーディー・ワインベルク平衡で保たれているものとする。

(2) ハーディー・ワインベルク平衡が保たれる条件として間違っているものを二つ選び，a～eの記号で答えなさい。

　　a．個体の移出や移入が起こる。
　　b．突然変異が起こらない。
　　c．自然選択が起きる。
　　d．自由に交配が起きる。
　　e．個体数が十分にある。

(3) この小集団がハーディー・ワインベルク平衡にあるとき，3つの対立遺伝子（A1，A2，A3）における，次世代のそれぞれの頻度を求めなさい。なお，値は四捨五入して小数点以下第二位まで求めなさい。

(4) 文書中の下線部⑤のように，自然選択とは異なり，偶然により集団内のある特定の対立遺伝子頻度が変化することを何と呼ぶか，適切な語句を答えなさい。

3　以下の事例は，色素細胞のがん（メラノーマ）が，遺伝的な原因で生じうることを示している。次の文章を読んで，以下の各問に答えなさい。

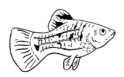
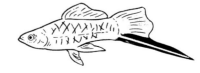

　　　　プラティ　　　　　　　　　　ソードテール

プラティとソードテール（図）はカダヤシ科に属する胎生メダカで，観賞用の熱帯魚として広く飼育されている。これらには3種類の性染色体X，W，Yがあり，それぞれ性を決定する因子であるf（雌），F（雌），M（雄）を含んでいる。FはMに対し優性，fはMに対し劣性であるが，他の多くの魚類と同様に性転換が起こる場合のあることが知られている。プラティの体表には様々な形状の黒い模様があり，Sdと呼ばれる遺伝子を持つと背びれに黒い斑点が現れる。SdはXおよびY染色体上にあることがわかっている。背びれに現れるこれらの黒い斑点はマクロメラノフォアと呼ばれる黒色素細胞の一種が大量のメラニンを合成することによっている。ソードテールにはこのような黒い模様は現れないが，これはマクロメラノフォアを持たないためである。今，充分に兄妹交配を繰り返したプラティの雌とソードテールの雄（いずれも性染色体としてWを持たないものとする）を同じ水槽で飼育したところ，交配して雑種が生まれた。すべての雑種第1世代（F₁）には背びれに黒い斑点が現れたが，これは次第に周囲に広がり，さらには離れた場所にも黒い斑点が現れて，体表の多くが黒く見えるようになった。

次にF₁をプラティに交配したところ，半数の個体がプラティと同じ表現型，残る半数がF₁と同じ表現型を示した。一方，F₁をソードテールと交配して得られた子孫では，半数はマクロメラノフォアを持たず黒い斑点が現れなかった。ソードテールとの交配で斑点の現れた個体のうち，およそ半数はF₁と同様の表現型であった。驚いたことに残りの半数では黒い斑点が内臓など全身に広がり，真っ黒になったひれは身体から脱落し，成熟する以前にすべての個体が死に絶えた。以上の結果は性別によらなかった。

そこで，F₁型の表現型を示した個体，致死型の表現型を示した個体，および親世代のプラティから黒色素細胞を取り出し，先天的にT細胞を持たないマウスに静脈を介して同じ細胞数を移植した。数週間後にマウスを解剖して調べたところ，F₁型の表現型を示した個体の黒色素細胞を移植したマウスでは肺に少数の黒い斑点を認め，致死型の表現型を示した個体の黒色素細胞を移植したものでは肺，肝臓に黒い斑点が多数生じていた。また，親世代のプラティの黒色素細胞を移植したマウスではまったく斑点を認めなかった。この実験から，F₁型，致死型いずれの黒色素細胞もがん化しており，特に致死型のものは悪性度が高いと認められた。

親世代プラティの黒色素細胞を詳しく調べたところ，メラニンを含む色素顆粒を多数持ちあまり増殖しないマクロメラノフォアの他に，色素顆粒の数が比較的少なく活発に増殖する細胞を含むことがわかった。いずれの細胞も樹枝状の突起を持っているが，前者の細胞がアドレナリンに反応して突起の収縮を行うのに対し，後者の細胞はアドレナリンに反応しないという相違点が見つかった。また，マクロメラノフォアは後者の細胞から分化することがわかった。致死型，F₁型を示した個体から採取した黒色素細胞の特徴を比較すると，以下の表に示すようであった。

	致死型	F₁型
メラニン含量	多い	やや少ない
アドレナリン反応性	突起収縮する	変化しない
増殖活性	非常に強い	強い

問1　下線部①について，今，プラティの性決定が染色体だけによって決まり，性転換が起こらないものとすると，プラティの雄と雌においてそれぞれの性染色体の組み合わせはどのようになるか，すべての組み合わせを答えなさい。

問2　下線部②について，なぜT細胞を持たないマウスを用いたのであろうか。通常のマウスに移植するとがんの悪性度を判定する上でどのような問題が生じると考えられるか。句読点を含め20字以内で説明しなさい。

問3　下線部③に関連する以下の文章の空欄に当てはまる適切な語句を答えなさい。

　　　魚類は興奮すると（　　　）神経が働き，その末端から分泌されるアドレナリンやノルアドレナリンに黒色素細胞が反応して色素顆粒が凝集し，体色が白っぽくなることがある。

問4　Sd遺伝子の働きについて，以下の語群に示す三つの語句をすべて用いて，句読点を含め25字以内で説明しなさい。
　　〔語群〕　マクロメラノフォア，分化，増殖

問5 F₁とプラティの交配実験結果から，Sd遺伝子とは連鎖しない別の遺伝子が黒色素細胞の制御に重要な役割を担っていることが推測される。この遺伝子の働きについて推測できることを，句読点を含め30字以内で説明しなさい。

4 DNAの複製に関する以下の各問に答えなさい。

問1 ヒト体細胞の細胞周期における染色体1本あたりのDNA量と細胞1個あたりのDNA量をそれぞれ解答欄に記入し，図1を完成させなさい。なお，染色体1本あたりのDNA量は点線で，細胞1個あたりのDNA量は実線で記入すること。ただし，染色体1本あたりのDNA量と細胞1個あたりのDNA量で共通する部分は，細胞1個あたりのDNA量と同じ実線で記入しなさい。また，G₁期の最初のDNAの相対量（縦軸値）は"2"とする。

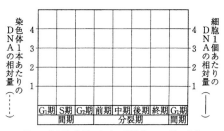

図1 体細胞分裂における相対的DNA量の変化

問2 ヒト線維芽細胞の細胞周期の長さを測定したところ，G₁期，S期，G₂期，M期の順にそれぞれ，10時間，8時間，4時間，2時間であった。この細胞の培養液に放射性同位元素である³Hで標識したチミジン（チミンを塩基として持つヌクレオチドの前駆体）を添加した。この³H－チミジンは，細胞周期のG₁期，S期，G₂期，M期のいずれの時期にDNAに取り込まれるか答えなさい。

問3 ヒト線維芽細胞の培養液に³H－チミジンを添加した。そして，この添加直後にM期に入った細胞を追跡した。この細胞から生じた娘細胞のうち，その染色体DNAの両鎖が全長にわたって³H－チミジンで標識されるまでの時間とその時点までに行う細胞分裂の回数を答えなさい。なお，細胞が分裂する際に，染色体は交差することなく娘細胞に均等に分配されるものとする。

問4 次の文章を読み，以下の(1)～(3)の各問に答えなさい。

　DNAが複製するときには，まず，らせん構造を形成している2本のDNA鎖の対合する塩基どうしの結合が切れて，1本鎖のDNAにわかれる。この塩基どうしの結合が切れて，複製が始まる染色体上の特定の部位のことを複製開始点という。健常なヒトの体細胞に含まれる染色体は，全部で 6×10^9 塩基対のDNAで構成されるので，平均すると染色体1本あたりの塩基対数は（ ア ）$\times 10^8$ 塩基対である。仮にこれをその末端に複製開始点が1カ所だけあるDNA鎖として，反対の端まで複製した場合，DNAポリメラーゼの複製の速度を毎秒50塩基対であるとすると，複製を完了するまでに数百時間もかかることになる。ところが，ヒト細胞の平均的なゲノムDNAの複製時間は10時間前後である。したがって，染色体全体を複製するためには，複数の複製開始点が存在することが予想される。実際，ヒト体細胞を³H－チミジンを含む培養液中で短時間培養した後，細胞を破壊してDNAを伸ばして観察したところ，図2（B）のようになった。³H－チミジンに由来する放射線（以下³H－チミジンシグナルとする）は太線（▬）のように観察された。この観察結果をふまえて，問2および問3で使用したヒト線維芽細胞の染色体1本あたりの複製開始点の数は，最低でも（ イ ）カ所必要であることがわかった。なお，染色体全体に複製開始点は偏りなく等間隔に存在するものとし，すべての複製開始点で同時に複製が始まるものとして計算した。

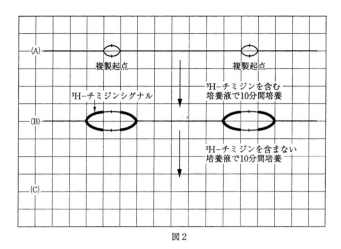

図2

(1) 下線部①の観察から得られる結果の説明として誤っているものを，以下の(a)〜(d)の中から選び，記号で答えなさい。

(a) 複製が進行しているDNA領域に^{3}H-チミジンが取り込まれている。
(b) ^{3}H-チミジンシグナルが検出されないDNA領域は，複製がまだ開始していない領域である。
(c) 複製開始点を中心として，両方向に複製が進行している。
(d) 染色体上の複数のDNA領域で複製が進行している。

(2) 空欄（ ア ），空欄（ イ ）のそれぞれに入る適切な数値を答えなさい。ただし，空欄（ ア ）の値は，四捨五入して小数点以下第二位まで求めなさい。

(3) ^{3}H-チミジンを添加した培養液でヒト体細胞を10分間培養した。次に，その細胞を^{3}H-チミジンを含まない培養液に移し，さらに10分間培養を続けた後，細胞を破壊してDNAを伸ばして観察した。図2の(C)において観察されるDNAの状態を予想し，解答欄に図示しなさい。なお，(C)の時点においても^{3}H-チミジンシグナルは残っているものとする。

5 次の文章を読んで，以下の各問に答えなさい。

動物の行動のなかには生まれつき備わっていて，経験や学習がなくても出現するものがある。そのような行動を特に（ a ）行動と呼ぶ。その反対に，生まれてからの経験や学習により出現するものを（ b ）行動と呼ぶ。昆虫のなかでもミツバチやアリなどは，同種の個体が密に集合したコロニーと呼ばれる集団を形成して生活していて，一般的に（ c ）といわれる。

ミツバチの集団では，ある1匹がえさ場を見つけると，しばらくすると同じ巣にいるたくさんの仲間がそのえさ場にやってくる。オーストリアの生理学者フォン・フリッシュはこれを詳細に研究し，見つけたえさ場の方向とえさ場までの距離を，独特のダンスによって仲間に伝えること（ダンス言語）を明らかにした。ミツバチのような（ c ）は，個体間の情報伝達のようなかなり複雑な行動でもその発現が（ a ）に決められている。

ミツバチのダンス言語には二種類の特徴的なものがある。えさ場がおよそ50メートル以内のときには，ダンスは右回りと左回りの円を描くことを交互に繰り返す「円形ダンス」をする（図1）。その情報は，「巣の周囲およそ50メートルの近辺を探せ」というものである。一方，えさ場がそれより遠い場合，ある程度直進してから，右回りと左回りに回転して8の字を描くもので，まっすぐ歩くときに腹部を左右に振る「尻振り」をする。これを「8の字ダンス」と呼ぶ（図2）。この「8の字ダンス」により，えさ場①がどこにあるかを仲間のミツバチに知らせることができる。

近年，リレイらはダンス言語が実際どの程度有効なのかについて報告している（2005年，Nature 435; 205-207）。この実験では，A地点にある巣において8の字ダンスを目撃した仲間のミツバチを捕まえて，極小の無線装置を取り付け，実際の飛翔（ひしょ

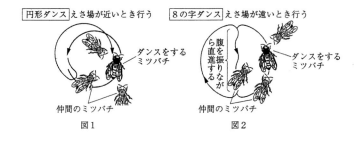

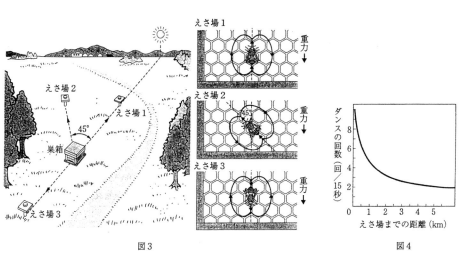

う）経路をレーダーで追跡した。また、この実験では、ダンス言語のみの有効性を正確に測定するため、えさ場のえさには芳香のないものを用い、また、えさ場は上空からは直接見えないようにした。すると、すべてのミツバチは正しい方向に飛び、えさ場の近くまで到達した。しかし、えさ場の付近までは到達するが、正確にえさ場にたどり着けたのは19匹中2匹だけであった。一方、無線装置を取り付けたミツバチを実際の巣から離れたB地点に運び、そこから飛翔させた場合にも、そのミツバチは実際のえさ場ではなく、巣からえさ場に相当する方向と距離の近辺まで到達し、そこで方向を見失った。さらに、興味深いことにその方向を見失ったミツバチは、その後B地点まで戻ってきた。

問1　文中の空欄（　a　）～（　c　）に当てはまる適切な語句を答えなさい。

問2　以下の文は、本文中の下線部①にあるように、ミツバチが「8の字ダンス」によりどのように仲間にえさ場の位置情報を伝達しているかを説明している。図1～図4を参考にしながら、空欄（　1　）～（　8　）に適切な語句を記入し、説明文を完成させなさい。

〔説明文〕
　巣枠（巣基枠）を垂直に挿入した巣箱で、ミツバチが尻振りをしながら（　1　）する方向と（　2　）の反対方向とのなす角度が、巣から見た（　3　）の方向と（　4　）の方向となす角度に（　5　）。また、えさ場までの（　6　）の情報は、8の字ダンスの（　7　）により伝えている。実際、フォン・フリッシュは、ダンスの（　7　）が15秒に9～10回であると、えさ場までの距離はおよそ100メートルで、3回しか繰り返さない場合にはおよそ（　8　）離れていることを見いだした。

問3　本文中の下線部②にあるように、この実験では多くのミツバチは目的とするえさ場に最終的に到達できなかった。その理由について、句読点を含めて25字以内で説明しなさい。

問4　えさ場1（図3）の位置を確認して巣箱に戻ってきたミツバチが「8の字ダンス」を行っている時に、中にいるミツバチに気付かれないように静かに巣箱の向きを180°回転させた。その後に、8の字ダンスを目撃した仲間のミツバチを飛翔させた場合、そのミツバチはどのように行動すると予想されるか、下記の中から適切なものを一つ選び、番号で答えなさい。

① えさ場1に到達する。

② えさ場2に到達する。

③ えさ場3に到達する。

④ どのえさ場にも到達できない。

問5 ある研究者は，系統Xと系統Yという2つの別々の系統のミツバチの「ダンス言語」について解析した。その結果，巣からえさ場までの距離が40メートル以下である場合には，系統Xと系統Yの両者のミツバチとも「円形ダンス」をし，60メートル以上の場合では両系統のミツバチとも「8の字ダンス」をした。しかし，えさ場が40メートルから60メートルの間にあった場合，系統Xのミツバチは「円形ダンス」をしたのに対し，系統Yのミツバチは「8の字ダンス」をした。これらの結果から，どのような仮説が立てられるか，句読点を含めて25字以内で説明しなさい。

問6 問5の仮説が正しいとした場合，仮に系統Xに特有の「8の字ダンス」を系統Xおよび系統Yのミツバチが目撃したとすると，それぞれの系統のミツバチは巣から飛翔した後，どのように行動すると予想されるか，下記の中から適切なものを一つ選び，番号で答えなさい。なお，ここでは，えさ場のえさには芳香はなく，また，えさ場は上空からは直接見えないものとする。

① 両系統とも正しい方向に飛び，えさ場付近に到達する。

② 両系統とも正しい方向に飛ぶが，えさ場付近に到達するのは系統Xのみである。

③ 両系統とも正しい方向に飛ぶが，えさ場付近に到達するのは系統Yのみである。

④ 系統Xは正しい方向に飛び，えさ場付近に到達するが，系統Yは誤った方向に飛び，えさ場に到達できない。

⑤ 系統Yは正しい方向に飛び，えさ場付近に到達するが，系統Xは誤った方向に飛び，えさ場に到達できない。

⑥ 両系統とも誤った方向に飛び，えさ場に到達できない。

英　語　問題

2月3日試験

24年度

1　次の英文は2001年に出版された本の一章です。本文の内容に従い問1，問4，問7〜11は文を完成し，問2〜3，問5〜6，問12〜13は問いに答えなさい。答えは最も適切なものを，それぞれア〜エの中から一つ選びなさい。

　There is a new movement in the Unites States: the official-English movement.　Although most Americans speak English, U.S. lawmakers have never proclaimed English the official national language.　Today there are many people who would like to make that proclamation official.

　In the early nineteenth century, many immigrants of different lands and tongues arrived in the United States; they (1) were expected to learn English right away.　Parents sent their children to American schools, where students were immersed in the English language.　It was only by learning English that they could get an education and find a job in their new world.　Yet, although people were expected to learn English (and generally did), English was never the official language.

　With the more recent growth of a multicultural, multilingual society in the United States, as in other nations of the world, the question of whether or not its population should be required to share a common language has arisen.　In order to accommodate the many language groups living in the United States, government agencies, schools, and businesses often offer their services in other languages.　For example, when Florida residents go to vote for local or national candidates, they can read their ballots in Spanish.　Non-English-speaking schoolchildren, often Hispanic or Chinese, may study in bilingual education programs, in which they are taught in their native language until they master English.　In this way, the children are presumed to gain a sense of identity and self-confidence, which will help them succeed in the future.

　Believing that the American people have become disparate with multilingualism and that their common tongue, (2) English, is the only thread that still binds Americans together, many people have proposed making English the nation's official language.　In fact, many states have already passed legislation making English their official language.　They feel that a common language is the only way to encourage people who have been lumped together to participate fully in the country's democracy.　They argue that immigrants cannot be woven into the culture of American society without a common thread, in this case language, and they support their argument by pointing to history: the ancestors of many Americans came to the United States knowing no English but learned it quickly because it was indispensable for their integration; as a result, they became successful and "American."　Supporters of making English an official United States language also refer to the examples of Canada and Belgium, countries that have been divided emotionally and politically into two languages and cultural groups because of bilingualism.

　Opponents of the official-English movement maintain that requiring all U.S. citizens to speak English deprives non- (3) English-speaking Americans of their basic rights and is a violation of free speech.　The opposition feels that official (4) English would not lead to harmony in the United States but rather would promote xenophobia, the fear of foreigners and their cultures.　Moreover, they see America as a more vibrant, interesting society because of its multilingual, multi-cultural composition.　Ethnic pluralism, they say, is what has strengthened the United States. (5)

— Beatrice S. Mikulecky & Linda Jeffries, *More Reading Power Test Booklet*, Addison Wesley Longman, Inc. A Pearson Education Company —

問1　According to the passage, English is not the official language of the U.S. because _____ .

　　ア．opponents did not want to establish it officially

　　イ．the government never made it official

　　ウ．there were already many American immersion schools

　　エ．there was an official-English movement

東海大学（医）24 年度　（28）

問2　According to the passage, what helped the original immigrants to become better integrated into American society?

ア．having known English already　　イ．supporting a divided country

ウ．learning English quickly　　エ．participating in democracy

問3　Which of the following is **NOT** mentioned as a provider of help for non-English-speaking people?

ア．government departments　　イ．nonprofit organizations

ウ．commercial interests　　エ．educational institutions

問4　According to the passage, numerous states have _____ in order to establish English as the official language.

ア．passed laws　　イ．made tests　　ウ．improved democracy　　エ．developed services

問5　What metaphor is used in the passage to refer to immigrants better integrating into American culture and society?

ア．melting　　イ．voting　　ウ．sailing　　エ．weaving

問6　What groups were cited as an illustration of the problems with bilingual development?

ア．Canadians and Belgians　　イ．Hispanics and Chinese

ウ．Spanish and people from Florida　　エ．Other ethnic minorities

問7　The word "they" refers to _____.
　　　　　　(1)

ア．U.S. lawmakers　　イ．the children of local residents

ウ．many different languages　　エ．many immigrants

問8　The word "disparate," as it is used in the passage, is closest in meaning to _____.
　　　　　　　　(2)

ア．excited　　イ．worried　　ウ．different　　エ．comparable

問9　The word "deprives," as it is used in the passage, is closest in meaning to _____.
　　　　　　　　(3)

ア．provides　　イ．strips　　ウ．deserves　　エ．informs

問10　The word "violation," as it is used in the passage, is closest in meaning to _____.
　　　　　　　(4)

ア．breach　　イ．observance　　ウ．force　　エ．destruction

問11　The phrase "ethnic pluralism" refers to _____.
　　　　　　　　(5)

ア．multitasking　　イ．multiculturalism　　ウ．economic prosperity　　エ．economic inequality

問12　Which of the following can be inferred from the passage?

ア．The issue of an official language will remain an emotional topic with two distinct opposing ideas.

イ．Many immigrants will stop learning English because they can get a job anyway.

ウ．English-speaking citizens in the U.S. will grow more xenophobic and discriminate against immigrants.

エ．Bilingual school programs will be the norm throughout the U.S. despite increasing opposition to them.

問13　What would be the best title for this passage?

ア．The State of Xenophobia in Modern America

イ．Legislation for American Multiculturalism

ウ．The Push for an Official Language in the U.S.

エ．The History of the American Immigration Movement

2 次の 1～10 の英文の空所に入る最も適切な語(句)を，それぞれア～エの中から一つ選びなさい。

1. The company has announced that greater profits (　　　) expected this year.
   ア．was　　イ．is　　ウ．are　　エ．being

2. Call the police and get them (　　　) your stolen car.
   ア．find　　イ．to find　　ウ．will find　　エ．found

3. The immigration officer asked the visitor (　　　) brought him into the country.
   ア．how　　イ．when　　ウ．whom　　エ．what

4. Although Ken and I wanted to eat out last night, (　　　) of us had enough money.
   ア．either　　イ．neither　　ウ．no one　　エ．no

5. Water taken from this spring (　　　) to other countries.
   ア．selling　　イ．are sold　　ウ．sell　　エ．is sold

6. The movie attracted many (　　　) comments from critics.
   ア．favorite　　イ．favorably　　ウ．favorable　　エ．favor

7. Mr. Yamada's speech was (　　　) impressive that everyone in the audience gave him a hand.
   ア．such　　イ．so　　ウ．too　　エ．much

8. Highly (　　　) with Yuko's efforts, Mr. Suzuki gave her a good grade.
   ア．satisfied　　イ．satisfy　　ウ．satisfying　　エ．satisfaction

9. When Mr. Sato stayed in Korea, he wished he (　　　) Korean better.
   ア．will speak　　イ．speaks　　ウ．could speak　　エ．spoken

10. I hope that the new place to live is as (　　　) as the old place.
    ア．comfortable　　イ．comfort　　ウ．comfortably　　エ．more comfortable

3 次の 1～10 の英文を読み，下線部の意味に最も近い語(句)を，それぞれア～エの中から一つ選びなさい。

1. The <u>timid</u> children did not want to ask the old movie star any questions when she visited their school.
   ア．lively　　イ．shy　　ウ．bored　　エ．tired

2. My daughter fell off a horse and twisted her ankle.　It has really <u>swollen up</u>.
   ア．enlarged　　イ．shortened　　ウ．charged　　エ．vomited

3. When speaking in a foreign language, it takes time for me to <u>come up with</u> the right word.
   ア．produce　　イ．learn　　ウ．receive　　エ．check

4. Everybody had a great meal.　Later, they had to decide who was going to <u>foot the bill</u>.
   ア．eat dessert　　イ．wash the dishes　　ウ．pay the money　　エ．get the shoes

東海大学（医）24 年度　（30）

5．This restaurant makes a lovely <u>tender</u> steak which I highly encourage you to try.

　　ア．ground　　イ．plain　　ウ．salty　　エ．soft

6．It is important to <u>stroke</u> the ball deep into your opponent's court when you are playing tennis.

　　ア．hit　　イ．sign　　ウ．see　　エ．time

7．When people approach tasks with <u>enthusiasm</u>, they usually complete them more effectively.

　　ア．anxiety　　イ．weariness　　ウ．clarity　　エ．eagerness

8．My father is a great <u>detective</u> because he always solves his cases.

　　ア．coach　　イ．publicist　　ウ．investigator　　エ．trainer

9．Successful businessmen have many <u>irons in the fire</u> and manage all of them simultaneously.

　　ア．places to find　　イ．boxes in storage　　ウ．projects in progress　　エ．numbers to count

10．My mother is a traditional <u>housewife</u>.　She takes care of the house and family.

　　ア．retiree　　イ．homemaker　　ウ．career woman　　エ．maid

4　次の２つの会話文を読み，その意味・内容に合うように文を完成しなさい。答えは最も適切なものを，それぞれア～エの中から一つ選びなさい。

Man:　　Hello.　Where would you like to go?

Woman: I'd like a single return ticket to Lucia, please.　Leaving on Friday and returning on the 16th.

Man:　　Okay.　Which class cabin would you like?　Economy costs $240, Deluxe is $360, and Captain's Class is $500.

Woman: Deluxe, please.　Those are on deck 10, right?

Man:　　Yes, so you'll have a beautiful view of the islands as you enter Lucia.　And with a Deluxe Class cabin, you have priority for sauna reservations.

Woman: Don't I know it!　And a massage, too.　I just wish I could afford the extra comfort of Captain's Class.

Man:　　Well, with our frequent traveler program, you receive a free upgrade after just 5 trips.　Would you like to join?

Woman: Sure!

　　１．The woman will most likely travel by _____.

　　　　ア．ship

　　　　イ．train

　　　　ウ．airplane

　　　　エ．bus

　　２．The woman says, "Don't I know it!" because she _____.

　　　　ア．is surprised about the view

　　　　イ．is looking forward to the sauna

　　　　ウ．has not thought about a massage

　　　　エ．really wants a Captain's Class cabin

　　３．If the woman travels half a dozen times with the travel program, the cost of a Captain's Class cabin for her would be _____ a Deluxe Class cabin.

ア．the same as

イ．$140 more than

ウ．$360 more than

エ．$500 more than

Man: What kind of fruit should we buy for the picnic? Fresh fruit will be nice this weekend. It's so hot in July here in Japan.

Woman: How about a watermelon? But that might be expensive, and I'm not so excited about paying more than we have to.

Man: But, you know...watermelon *would* be good. And we can play a game with the fruit. Oh, I have another idea! Have you ever heard of "bobbing for apples"?

Woman: No. What's that?

Man: Well, you get a big bucket and fill it with water. Then you put the apples in the water. People take turns trying to get one apple out. But you can't use your hands in any way! You can only use your teeth!

Woman: Well, it sounds like a nice, cool game. Let's go out and get some apples.

4．The picnic will most likely be held in _____.

ア．spring

イ．summer

ウ．autumn

エ．winter

5．The woman does **NOT** like _____.

ア．having a picnic

イ．"bobbing for apples"

ウ．the man's help

エ．the price of watermelons

6．In the game of "bobbing for apples", a good way to get an apple would be to _____.

ア．kick over the bucket

イ．reach in with your hand

ウ．hold a net

エ．use your mouth

5 次の問1～4の英文を読み，話の流れに沿って意味が通るように並べ替えた場合，最も適切なものはどれか。それぞれ ア～エの中から一つ選びなさい。

問1 　1．That is how to be healthy, wealthy, and wise.

　　　2．Wake up early in the morning.

　　　3．Do an honest day's work.

　　　4．Eat a good breakfast.

　　ア．2 → 4 → 3 → 1　　　イ．2 → 3 → 1 → 4
　　ウ．4 → 1 → 2 → 3　　　エ．1 → 4 → 3 → 2

問2 　1．Whenever I want to open a bottle, I always have to look around for the opener.

　　　2．As a result, it often takes me 30 minutes to figure out where I put it.

　　　3．From now on, I am going to keep it on this hook by the sink.

　　　4．It is in a different place every time.

ア．1 → 4 → 2 → 3　　イ．1 → 3 → 2 → 4
ウ．4 → 3 → 2 → 1　　エ．4 → 1 → 2 → 3

問3　1．First, I thought I heard a bear and then a wild monkey.
　　　2．In this strange, rough place, my imagination got the better of me.
　　　3．I found myself in a dark forest because I had become lost.
　　　4．But such animals had not been seen in these parts for many years.

ア．1 → 3 → 4 → 2　　イ．2 → 1 → 3 → 4
ウ．3 → 2 → 1 → 4　　エ．4 → 1 → 3 → 2

問4　1．Consequently, these people lived in peace and happiness, yet were willing to fight for their great leader.
　　　2．At that time, the leader of this region was Walter, who was strong and fair and much loved by his people.
　　　3．In these fields, you can see the remains of many towns and guard posts, which were established long ago.
　　　4．In the west of the country is a plain with fertile fields.

ア．4 → 1 → 2 → 3　　イ．4 → 3 → 2 → 1
ウ．3 → 4 → 2 → 1　　エ．3 → 1 → 2 → 4

6　次のグラフを見て，英文の空所（　1　）～（　4　）に入る適切なものを，それぞれア～エの中から一つ選びなさい。

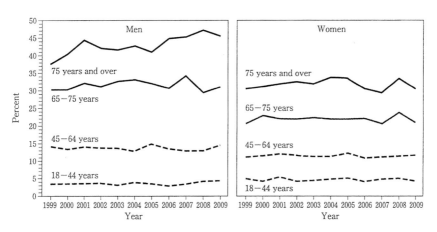

CDC/NCHS, National Health Interview Survey
National Center for Health Statistics. Health, United States, 2010

　　The graph shows respondent-reported lifetime heart disease among adults eighteen years of age and over, by sex and age, in America between 1999 and 2009.　The percentages shown are for each age group.　Heart disease continues to be the leading threat to life in the United States of America.　The rate of heart disease for both men and women 75 years of age and over is （　1　） than any other age group.
　　In the second oldest male age group, there was a slight spike in （　2　） where the rate rose to 34%.　Among men 75 years of age and over, rates rose from 38% in 1999 to （　3　） in 2008.　The rate of heart disease among women 18-44 years of age （　4　） in the years 1999-2009.

（1）ア．lower　　　　イ．higher　　　　ウ．shorter　　　　エ．taller

（2）ア．2003　　　　イ．2007　　　　ウ．2008　　　　エ．2009

（3）ア．41%　　　　イ．44%　　　　ウ．47%　　　　エ．50%

（4）ア．rose sharply　　イ．changed little　　ウ．fell significantly　　エ．fluctuated widely

7

次の英文を読み，下線部(1)と(2)を日本語に訳しなさい。

As technology develops, many people experience physical pain such as stiff shoulders and backaches. Although we have a tendency to take medicine for short-term relief from pain, some doctors recommend massage treatments instead.(1) Among medical professionals, this natural cure has been gradually recognized as an effective solution to these problems.(2)

8

次の日本文を読み，下線部(1)と(2)を英語に訳しなさい。

スポーツは競技ルールに基づいて世界中の国々で楽しまれている。しかし，ある研究者は，どのようにスポーツを行うかはそれぞれの国の価値観を反映していると主張している。(1)例えば，日本のサッカー選手は個人ではなくチーム全体に価値を置く傾向がある。それに対して，ヨーロッパの選手は試合に勝利するには自己主張することが大切と考える傾向がある。(2)

数　学

問題

24年度

2月3日試験

次の空欄を埋めなさい.

解答は, 分数の場合には既約分数の形で, 自然数の根号を含む場合には根号の中が最小の自然数となる形で書きなさい.

1

(1) a, b, c, d を自然数とする. $(x+a)(x-b)(x^2+x-2)=x^4+cx^3-3x^2-dx+6$ が恒等式となるとき $a=\boxed{\text{ア}}$, $b=\boxed{\text{イ}}$, $c=\boxed{\text{ウ}}$, $d=\boxed{\text{エ}}$ である.

(2) 半径 1 の円 A と半径 2 の円 B の中心間の距離を 5 とする. 点 P で円 A と接し, 点 Q で円 B と接する直線を考える. 線分 PQ の長さで最も小さい値は $\boxed{\text{オ}}$, 最も大きい値は $\boxed{\text{カ}}$ である.

(3) p, q を実数の定数, i を虚数単位とする. 2 次方程式 $x^2+px+q=0$ の 1 つの解が $\alpha=1-\sqrt{3}\,i$ であるとき, $p=\boxed{\text{キ}}$, $q=\boxed{\text{ク}}$ である. また $\alpha^3=\boxed{\text{ケ}}$ である.

(4) r を正の定数, α を $-\dfrac{\pi}{2}<\alpha<\dfrac{\pi}{2}$ である定数とする. 等式 $\sin\theta-3\cos\theta=r\sin(\theta+\alpha)$ $(0\leq\theta<2\pi)$ が成り立つとき, $r=\boxed{\text{コ}}$, $\tan\alpha=\boxed{\text{サ}}$ である.

2　曲線 $C: y=x^4-2x^2+x-1$ がある. x 座標が a である曲線 C 上の点を P_a とする.

(1) 点 P_a における曲線 C の接線 ℓ_a の方程式を a で表すと, $y=\boxed{\text{ア}}$ である. 曲線 C と直線 ℓ_a が共有点を 3 個もつとき, P_a 以外の 2 つの交点の x 座標を α, β $(\alpha\neq\beta)$ とする. $\alpha+\beta, \alpha\beta$ を a で表すと, $\alpha+\beta=\boxed{\text{イ}}$, $\alpha\beta=\boxed{\text{ウ}}$ である.

(2) 曲線 C と異なる 2 点 $\mathrm{P}_s, \mathrm{P}_t$ $(s<t)$ で接する直線を m とする. このとき, $s=\boxed{\text{エ}}$ であり, 直線 m の方程式は $y=\boxed{\text{オ}}$ である. 直線 m と曲線 C で囲まれる図形の面積は $\boxed{\text{カ}}$ である.

3　a, b を正の数とする. xy 平面上の原点を O とする. また, xy 平面上に点 $\mathrm{A}(a, 0)$, $\mathrm{B}(0, b)$, $\mathrm{P}(a, b)$ がある. 点 P から線分 AB に下ろした垂線と線分 AB の交点を H とする. 点 H の x 座標, y 座標をそれぞれ p, q とする.

(1) 点 A, B を通る直線の方程式を a, b で表すと $y=\boxed{\text{ア}}$ である.

(2) PH を a, b で表すと PH $=\boxed{\text{イ}}$ である.

(3) p, q を a, b で表すと $p=\boxed{\text{ウ}}$, $q=\boxed{\text{エ}}$ である.

(4) 点 P が曲線 $C: x^2+\dfrac{y^2}{2}=1$, $x>0$, $y>0$ 上にあり, 3 点 O, H, P が同一直線上にあるとき点 P の x 座標は $\boxed{\text{オ}}$ である.

(5) 点 P が曲線 C 上を動くとする. 点 P の x 座標が $\boxed{\text{カ}}$ であるとき, 線分 OP と OH の長さの積 OP・OH は最小値 $\boxed{\text{キ}}$ をとる. このとき, $\theta=\angle\mathrm{POH}$ とすると $\cos\theta=\boxed{\text{ク}}$ である.

物理

問題　　24年度

2月3日試験

1 図に示すように，間隔 $2d$ [m] の電車の線路 L_1, L_2 が水平な地面上に南北の方向に敷設されている。また，導線（架線とも呼ばれる）W は線路の中央の真上，地面上 h [m] の高さに線路に平行に設置されている。線路と導線は直線であるとする。導線には北に向かって，I [A] の電流が流れ，2本の線路にはそれぞれ $\frac{I}{2}$ [A] の電流が南に向かって流れている。導線から東側に水平距離 x [m]，地面上からの高さ $\frac{h}{2}$ [m] の位置を点 P とする。導線および線路に流れる電流が点 P に作る磁界について以下の各問いに答えなさい。ただし，地磁気の影響は無視してよい。答えは各問いの解答群の中から最も適切なものを一つ選び，解答欄の記号にマークしなさい。

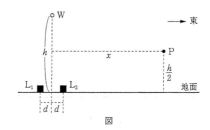

図

一般に，長い直線導体に I [A] の電流が流れているとき，直線導体から垂直距離 r [m] 離れた点の磁界の強さ H は $H = \frac{I}{2\pi r}$ [A/m] で与えられる。

(1) 導線 W を流れる I [A] の電流が点 P に作る磁界の強さを求めなさい。

(2) 線路 L_1 に流れる電流が点 P に作る磁界の強さを求めなさい。

(3) 線路 L_2 に流れる電流が点 P に作る磁界の強さを求めなさい。

(4) d が x に比べてじゅうぶん小さい場合，2本の線路 L_1, L_2 を流れる電流によって点 P に作られる磁界の強さを求めなさい。

(5) (4)の場合，導線 W と線路 L_1, L_2 を流れる電流によって点 P に作られる磁界の強さと向きを求めなさい。

〔解答群〕

(1) ア．$\dfrac{2I}{\pi\sqrt{4x^2+h^2}}$ [A/m]　　イ．$\dfrac{I}{2\pi\sqrt{4x^2+h^2}}$ [A/m]　　ウ．$\dfrac{I}{2\pi\sqrt{2x^2+h^2}}$ [A/m]

　　　エ．$\dfrac{2I}{\pi\sqrt{2x^2+h^2}}$ [A/m]　　オ．$\dfrac{I}{\pi\sqrt{4x^2+h^2}}$ [A/m]

(2) ア．$\dfrac{2I}{\pi\sqrt{4(x+d)^2+(h/2)^2}}$ [A/m]　　イ．$\dfrac{I}{2\pi\sqrt{2(x+d)^2+(h/2)^2}}$ [A/m]　　ウ．$\dfrac{I}{2\pi\sqrt{4(x+d)^2+(h/2)^2}}$ [A/m]

　　　エ．$\dfrac{I}{2\pi\sqrt{4(x+d)^2+h^2}}$ [A/m]　　オ．$\dfrac{2I}{\pi\sqrt{4(x+d)^2+h^2}}$ [A/m]

(3) ア．$\dfrac{2I}{\pi\sqrt{4(x-d)^2+(h/2)^2}}$ [A/m]　　イ．$\dfrac{2I}{\pi\sqrt{2(x-d)^2+h^2}}$ [A/m]　　ウ．$\dfrac{I}{2\pi\sqrt{2(x-d)^2+h^2}}$ [A/m]

　　　エ．$\dfrac{I}{2\pi\sqrt{4(x-d)^2+(h/2)^2}}$ [A/m]　　オ．$\dfrac{I}{2\pi\sqrt{4(x-d)^2+h^2}}$ [A/m]

(4) ア．$\dfrac{I}{\pi\sqrt{4x^2+h^2}}$ [A/m]　　イ．$\dfrac{2I}{\pi\sqrt{4x^2+h^2}}$ [A/m]　　ウ．$\dfrac{I}{\pi\sqrt{2x^2+h^2}}$ [A/m]　　エ．$\dfrac{I}{2\pi\sqrt{4x^2+h^2}}$ [A/m]

　　　オ．$\dfrac{2I}{\pi\sqrt{2x^2+h^2}}$ [A/m]

(5)　ア．$\dfrac{hI}{\pi(4x^2+h^2)}$ 〔A/m〕，鉛直下向き　　イ．$\dfrac{2hI}{\pi(4x^2+h^2)}$ 〔A/m〕，水平西向き

　　　ウ．$\dfrac{2hI}{\pi\left\{4x^2+\left(\dfrac{h}{2}\right)^2\right\}}$ 〔A/m〕，鉛直下向き　　エ．$\dfrac{hI}{\pi(4x^2+h^2)}$ 〔A/m〕，水平西向き

　　　オ．$\dfrac{hI}{2\pi\left\{4x^2+\left(\dfrac{h}{2}\right)^2\right\}}$ 〔A/m〕，鉛直下向き

2　図のように，水平な地面に突き刺さった杭（くい）A を引き抜くために，天井の点 B と壁の点 C に丈夫で軽いひもを固定し，杭 A とその鉛直線上にある点 D をひもでつないだ。また，点 E に取り付けたひもに質量 m〔kg〕の人がぶら下がった。杭 A，点 B，点 C，点 D，点 E は同じ鉛直平面内にあり，線分 ED は地面と平行で，DB と EC はそれぞれ鉛直方向と水平方向に対し α〔rad〕の角度で傾いているとする。重力加速度の大きさを g〔m/s²〕として以下の各問いに答えなさい。

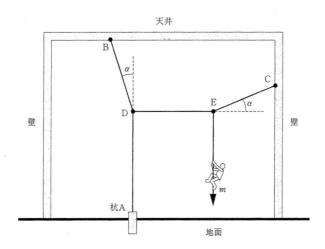

(1)　EC 間のひもの張力の大きさは何 N か。

(2)　ED 間のひもの張力の大きさは何 N か。

(3)　DB 間のひもの張力の大きさは何 N か。

(4)　ひもが杭 A を引っ張り上げる張力の大きさは何 N か。

(5)　杭 A を引き抜くには 50000 N の力が必要となる。ぶら下がる人の質量 m が 50 kg であるとき，角度 α をある値にとると杭 A が抜け始めた。この α は何 rad（ラジアン）であったか。ただし，重力加速度の大きさを $g=10$ m/s² とする。また，α は十分に小さいとし，$\sin\alpha \fallingdotseq \alpha$，$\cos\alpha \fallingdotseq 1$ の近似式を用いなさい。

3　波動実験器（ウェーブマシン）は端部を上下に振動させて横波の伝わり方を調べることができる装置である。今，長さ 4 m の波動実験器を用いて波の性質を調べる。図 1 のように，この波動実験器の左端を P，右端を Q とし，P を原点として Q へ向かう方向を x 軸に，波の変位を y 軸にとる。発生した波は一定の速さで x 軸上を進んでいく。以下の各問いに答えなさい。ただし，答えに無理数がでるときはそのまま使ってよい。

　最初に，波のない波動実験器の左端 P を上下に規則的に振動させて振幅 0.1 m の波を発生させた。図 1 の実線で表された波は $x=0.8$ m の位置において変位が初めて最大の 0.1 m になった瞬間の波の様子であり，破線で表された波の瞬間から 0.2 s 後に観測された。ここで，実線で表された瞬間を時刻 $t=0$ s とする。

(1) この波の周期は何秒か。

(2) $x = 2.8$ m において $t = 2.4$ s における変位は何 m か。

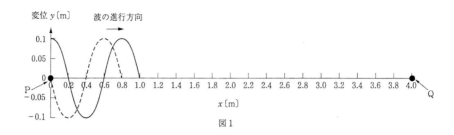
図1

次に，波動実験器の波を一旦無くした後に，まず左端Pを上下に規則的に振動させて波を発生させた。そして，左端Pを動かし始めてからある時間経過後に右端Qを上下に規則的に振動させ始め，波を発生させた。振動の周期と振幅はいずれも図1で発生させた波と同じである。図2は，P端およびQ端から波動実験器の中央へ向かってお互いに近づくように進行する2つの波のある瞬間の様子であり，この瞬間を時刻 $t = 0$ s とする。

(3) 2つの波が重なりあって初めて最大変位を観測する場所は x が何 m の位置か。

(4) (3)において，最大変位を観測するのは時刻 t が何秒のときか。

(5) $x = 2.0$ m の位置では(4)で求めた時刻 t における変位は何 m か。ただし，波は x に対して正弦波状とする。

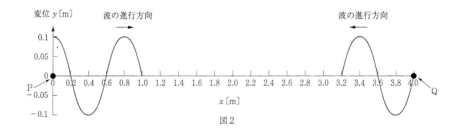
図2

4 ゼオライトとは結晶構造に分子サイズの微細な空孔があり，その空孔の大きさに見合った分子を吸着する固体で，合成によって作ったゼオライトは分子ふるいとも呼ばれている。

いま単原子分子の気体用の分子ふるいを作った。この分子ふるいでは分子ふるい2 mol につき，その単原子分子の気体を1 mol 吸着してその内部に取り込める。また，この分子ふるいはある温度以上になると吸着した単原子分子の気体をすべて放出する。この分子ふるいの熱容量と体積は無視してよく，熱伝導は良い。

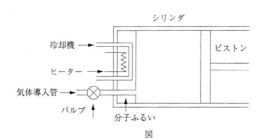
図

東海大学（医）24 年度　(38)

いま図のように，断熱材でできた滑らかに動くことのできるピストンつきのシリンダが大気中に置かれている。このシリンダの底面に，分子ふるい 1 mol を取り付けた。シリンダの中には細い管とバルブで単原子分子の気体を出し入れできるようになっている。また，この分子ふるいの中には熱容量の無視できるヒーターと冷却機が埋め込まれており，分子ふるいと気体を加熱したり冷却したりすることができる。大気圧は P〔Pa〕であり，この単原子分子の気体は理想気体としてふるまい，その気体定数は R〔J/(mol・K)〕である。

次の各問いに答えなさい。答えは各問いの解答群の中から最も適切なものを一つ選び，解答欄の記号にマークしなさい。

　はじめ，真空であったシリンダの中に導入管から単原子分子の気体をゆっくり導入し，バルブを閉じた。このとき，シリンダ内の気体の温度が T〔K〕となり気体の一部は分子ふるいに吸着され，吸着されずにシリンダ内に存在する気体の体積が V〔m³〕となった。この気体の状態を状態 1 とする。

(1)　このとき，分子ふるいに吸着されずにシリンダ内に存在する理想気体のモル数は何 mol か。

(2)　導入した理想気体全体のモル数は何 mol か。

　次に，ヒーターによりシリンダ内をゆっくり加熱したところ，分子ふるいと気体の温度が $2T$〔K〕になった。このとき分子ふるいは吸着していた単原子分子を温度 $2T$〔K〕の気体としてすべて放出し，ピストンはゆっくり右に移動して静止した。また，そのときヒーターの加熱をやめた。この気体の状態を状態 2 とする。

(3)　気体の体積は何 m³ になったか。

(4)　状態 1 から状態 2 になるまでにピストンが外部にした仕事はどれだけか。

　今度は，バルブを開け，ゆっくりピストンを押して左に移動させシリンダ内の気体の体積を状態 2 の半分にした。また，バルブを閉じてピストンを固定して動かないようにした。さらに冷却機を働かせ気体と分子ふるいの温度を T〔K〕にした。このとき，分子ふるいは再び気体を吸着してその内部に取り込んだ。

(5)　シリンダ内の圧力は何〔Pa〕になったか。

〔解答群〕

(1)　ア. $\dfrac{PV}{RT}$　　イ. $\dfrac{2PV}{RT}$　　ウ. $\dfrac{PV+RT}{RT}$　　エ. $\dfrac{2PV+RT}{RT}$　　オ. $\dfrac{2PV+RT}{2RT}$

(2)　ア. $\dfrac{PV}{RT}$　　イ. $\dfrac{2PV}{RT}$　　ウ. $\dfrac{PV+RT}{RT}$　　エ. $\dfrac{2PV+RT}{RT}$　　オ. $\dfrac{2PV+RT}{2RT}$

(3)　ア. $2V$　　イ. $\dfrac{2RT}{P}$　　ウ. $\dfrac{2PV+RT}{2P}$　　エ. $\dfrac{2PV+RT}{P}$　　オ. $\dfrac{PV+2RT}{P}$

(4)　ア. PV　　イ. $2PV$　　ウ. $PV+RT$　　エ. $PV+2RT$　　オ. $2(PV+RT)$

(5)　ア. $\dfrac{P}{2}\cdot\dfrac{2PV-RT}{2PV}$　　イ. $\dfrac{P}{2}\cdot\dfrac{2PV-RT}{2PV+RT}$　　ウ. $\dfrac{P}{2}\cdot\dfrac{PV-RT}{PV+RT}$　　エ. $P\cdot\dfrac{PV-RT}{PV+RT}$

　　　オ. $P\cdot\dfrac{2PV-RT}{2PV+RT}$

化 学

問題

24年度

東海大学（医）24年度（39）

2月3日試験

解答に必要があれば，以下の数値を用いなさい。

原子量：H = 1.0，C = 12.0，O = 16.0，Na = 23.0，気体定数：$R = 8.31 \times 10^3$ L・Pa/(mol・K)

---

1 つぎの実験に関する文を読み，以下の各問いに答えなさい。

【実験1】 <u>0.0300 mol/L のシュウ酸ナトリウム水溶液 20.0 mL に硫酸を加えて酸性にして約 60℃ に温めた後，濃度未知の過マンガン酸カリウム水溶液を滴下したところ，10.0 mL の滴下量で反応が終点に達した。</u>①

【実験2】 <u>実験1で用いた過マンガン酸カリウム水溶液に硫酸を加えて酸性にし，濃度未知の過酸化水素水 10.0 mL に少しずつ滴下したところ，50.0 mL の滴下量で反応が終点に達した。</u>②

問1　下線部①と下線部②の操作で起こる反応は，それぞれつぎの化学反応式で表される。式中，空欄 ア ～ ク に当てはまる化学式を以下のa～nの中から一つずつ選び，解答欄の記号にマークしなさい。

下線部①：

$2KMnO_4 + 5$ ア $+ 8$ イ $\longrightarrow 2$ ウ $+$ エ $+ 5$ オ $+ 10$ カ $+ 8H_2O$

下線部②：

$2KMnO_4 + 5$ キ $+ 3$ イ $\longrightarrow 2$ ウ $+$ エ $+ 5$ ク $+ 8H_2O$

a．H_2　　　　b．O_2　　　　c．CO_2　　　　d．SO_2　　　　e．SO_3

f．H_2SO_4　　g．Na_2SO_4　h．K_2SO_4　i．$Na_2C_2O_4$　j．Na_2CO_3

k．$MnSO_4$　l．H_2O_2　　m．KOH　　n．$NaOH$

問2　実験1の結果から過マンガン酸カリウム水溶液のモル濃度〔mol/L〕を求め，有効数字3桁で解答欄に書きなさい。

問3　実験2の結果から過酸化水素水のモル濃度〔mol/L〕を求め，有効数字3桁で解答欄に書きなさい。

---

2 つぎの文を読み，以下の各問いに答えなさい。

　錯イオンとは，中心に存在する金属イオンに，非共有電子対をもつ中性の分子や陰イオンが配位子として結合した複雑なイオンのことである。このように，非共有電子対を一方的に供与してできる結合は，特に配位結合と呼ばれる。たとえば，銅（Ⅱ）イオンや亜鉛（Ⅱ）イオンは，水溶液中で4個のアンモニア分子が配位結合し，前者からはテトラアンミン銅（Ⅱ）イオンという錯イオンが，一方，後者からは<u>テトラアンミン亜鉛（Ⅱ）イオン</u>①という錯イオンが生成する。

　錯イオンの形は様々であり，たとえば，テトラアンミン銅（Ⅱ）イオンは，銅（Ⅱ）イオンの周りに4個の配位子が配位した ア の形をしており，一方，テトラアンミン亜鉛（Ⅱ）イオンは，亜鉛（Ⅱ）イオンの周りを4個の配位子が取り囲んだ イ の形をしている。なお，錯イオンの中では配位子を6個有するものが最も多く，その一つである<u>ヘキサシアノ鉄（Ⅲ）イオン</u>②は，鉄（Ⅲ）イオンの周りを6個のシアン化物イオンが取り囲んだ ウ の形をしている。

問1　下線部①および下線部②の錯イオンのイオン式をそれぞれの解答欄に書きなさい。

東海大学（医）24 年度 （40）

問2 空欄 ア ～ ウ に当てはまる形を a～g の中から一つずつ選び，解答欄の記号にマークしなさい。

　　　a．直線　　　b．正三角形　　　c．正方形　　　d．正六角形

　　　e．正四面体　　　f．立方体　　　g．正八面体

3 つぎの文を読み，以下の各問いに答えなさい。

　溶解度の小さい気体では，温度が一定ならば，一定量の溶媒に溶ける気体の物質量は，その気体の圧力（混合気体の場合は分圧）に比例する。これがヘンリーの法則であり，式(1)で表される。ただし，n は溶媒に溶けている気体の物質量〔mol〕，p は溶液に接している気体の圧力（分圧）〔Pa〕，k〔mol/Pa〕は温度に依存する定数である。

$$n = kp \qquad (1)$$

　酸素 (O_2) または窒素 (N_2) の圧力（分圧）を 1.01×10^5 Pa として，水 1.00 L に溶けた気体の体積を調べたところ，下表に示す結果が得られた。ただし，気体はすべて理想気体とし，表中の体積は標準状態（1.01×10^5 Pa，0℃）に換算したものである。

表　水 1.00 L に溶けた気体の体積〔mL〕

温度	O_2	N_2
0℃	48.8	23.0
20℃	30.9	15.2
40℃	23.1	11.6

問1　温度 20℃ で，酸素の圧力が 5.05×10^5 Pa である場合，水 1.00 L に溶ける酸素の質量〔g〕を求め，有効数字 3 桁で解答欄に書きなさい。

問2　温度 40℃ における窒素に対する(1)式の定数 k〔mol/Pa〕を求め，有効数字 3 桁で解答欄に書きなさい。

問3　空気を 0℃ の水と 40℃ の水にそれぞれ接触させて，空気中の酸素および窒素をそれぞれ飽和濃度まで溶解させた。空気中の酸素と窒素の分圧の比（酸素〔Pa〕/ 窒素〔Pa〕）を A，0℃ の水に溶けた酸素と窒素の物質量の比（酸素〔mol〕/ 窒素〔mol〕）を B，40℃ の水に溶けた酸素と窒素の物質量の比（酸素〔mol〕/ 窒素〔mol〕）を C とする。これら A，B，C の関係として適切なものを a～g の中から一つ選び，解答欄の記号にマークしなさい。

　　　a．A＝B＝C　　　b．A＜B＝C　　　c．A＜B＜C　　　d．A＜C＜B

　　　e．A＞B＝C　　　f．A＞B＞C　　　g．A＞C＞B

4 つぎの文を読み，以下の各問いに答えなさい。

(1)式で表される反応物 A が生成物 B に変わる実験を行った。

$$A \longrightarrow B \qquad (1)$$

また，この反応と共に，(2)式で示される反応も同時に起こり，生成物 C が生成する。なお，この実験においては，式(1)，(2)以外の反応は起きないことが明らかになっている。

$$2A \longrightarrow C \qquad (2)$$

反応時間〔分〕を変えて A の濃度 [A]〔mol/L〕と B の濃度 [B]〔mol/L〕を測定したところ，つぎの表のようになった。

表　反応時間と各濃度 [A]，[B] の関係

反応時間〔分〕	0	30	60	180	240	300
[A]〔mol/L〕	3.00	2.52	2.12	1.06	0.750	0.530
[B]〔mol/L〕	0.00	0.360	0.660	1.45	1.69	1.85

時刻 t_1 における A の濃度を $[A]_1$，時刻 t_2 における A の濃度を $[A]_2$ とすると，A の濃度の平均の減少速度 $\overline{v}$ は次式で定義される。

$$\overline{v} = -\frac{\Delta[A]}{\Delta t}, \quad \text{ただし，} \Delta[A] = [A]_2 - [A]_1, \ \Delta t = t_2 - t_1$$

また，t_1 と t_2 の間隔 Δt を極めて小さくすることによって，瞬間の減少速度 v〔mol/(L·s)〕が定義され，それは $[A]$〔mol/L〕と次式のような関係になる。ただし，k〔1/s〕は速度定数である。

$$v = k[A]$$

問1　速度定数 k〔1/s〕として適切な値を a〜f の中から一つ選び，解答欄の記号にマークしなさい。

　　a．9.63×10^{-5}　　　b．5.56×10^{-4}　　　c．2.67×10^{-3}　　　d．5.78×10^{-3}　　　e．1.21×10^{-2}

　　f．1.60×10^{-2}

問2　反応時間が300分の時の C の濃度 $[C]$〔mol/L〕を a〜f の中から一つ選び，解答欄の記号にマークしなさい。

　　a．8.00×10^{-2}　　　b．1.60×10^{-1}　　　c．3.10×10^{-1}　　　d．6.20×10^{-1}　　　e．1.24　　　f．2.48

問3　反応時間が150分の時，C の濃度 $[C]$ は 0.217〔mol/L〕であった。この時の B の濃度 $[B]$〔mol/L〕を a〜f の中から一つ選び，解答欄の記号にマークしなさい。

　　a．1.12　　　b．1.18　　　c．1.24　　　d．1.30　　　e．1.36　　　f．1.42

問4　時刻 t_1 と時刻 t_2 における B の濃度を $[B]_1$，$[B]_2$，時刻 t_1 と t_2 における C の濃度を $[C]_1$，$[C]_2$ とし，B と C の平均の生成速度 $\overline{V_B}$ と $\overline{V_C}$ をそれぞれ以下の式のように定義する。この場合，$\overline{V_B}$，$\overline{V_C}$ と，A の濃度の平均の減少速度である $\overline{v}$ との関係を表す式を a〜f の中から一つ選び，解答欄の記号にマークしなさい。

$$\overline{V_B} = \frac{\Delta[B]}{\Delta t}, \quad \text{ただし } \Delta[B] = [B]_2 - [B]_1, \quad \overline{V_C} = \frac{\Delta[C]}{\Delta t}, \quad \text{ただし } \Delta[C] = [C]_2 - [C]_1$$

　　a．$\overline{v} = \overline{V_B} + \overline{V_C}$　　　　b．$\overline{v} = \overline{V_B} + 2\overline{V_C}$　　　　c．$\overline{v} = \overline{V_B} + \frac{\overline{V_C}}{2}$　　　　d．$3 = \overline{v} + \overline{V_B} + \overline{V_C}$

　　e．$3 = \overline{v} + \overline{V_B} + 2\overline{V_C}$　　　　f．$3 = \overline{v} + \overline{V_B} + \frac{\overline{V_C}}{2}$

$\boxed{5}$　つぎの実験に関する文を読み，以下の各問いに答えなさい。

【実験1】　不純物を含むエタノールがあり，その密度は $0.843\ \mathrm{g/cm^3}$ であった。この液体を $9.3\ \mathrm{mL}$ はかり取り，二クロム酸カリウムの希硫酸溶液に入れて温めると，工業的に酢酸の原料として用いられる化合物 A が $6.6\ \mathrm{g}$ 生じた。

【実験2】　純粋なエタノールに単体のナトリウムを加えると化合物 B と水素が発生し，この反応で発生した気体をすべて水上置換で捕集した。また，反応終了時のエタノールの消費量は $0.92\ \mathrm{g}$ であった。

東海大学（医）24年度　(42)

問1　実験1の反応で用いた二クロム酸カリウムのクロムの酸化数を解答欄に書きなさい。

問2　化合物Aの名称を解答欄に書きなさい。

問3　実験1で用いたエタノールの純度〔質量パーセント〕を有効数字2桁で解答欄に書きなさい。ただし，化学反応は完全に進行し，エタノールに含まれる不純物は二クロム酸カリウムと反応しないものとする。

問4　化合物Bの名称を解答欄に書きなさい。

問5　実験2の反応において水上置換で捕集した気体には，水素の他に水蒸気も含まれていた。この水素と水蒸気の混合気体の27℃，1.0×10^5 Pa における体積〔L〕を有効数字2桁で解答欄に書きなさい。ただし，27℃における水の蒸気圧は 3.6×10^3 Pa であり，空気の混入はないものとする。また，水素は水に溶けないものとし，気体はすべて理想気体とする。

6　つぎの実験に関する文を読み，以下の各問いに答えなさい。

　　化合物Aと化合物Bは，いずれも炭素数が4以下の直鎖状炭化水素である。これらの化合物に暗所にて臭素水を作用させたところ，化合物Aでは臭素水の赤褐色は消えたが，化合物Bでは赤褐色のままであった。
　　これらの化合物Aと化合物Bの混合気体 0.560 L（標準状態，1.01×10^5 Pa，0℃）に，酢酸亜鉛を触媒として酢酸を付加させると，分子式 $C_4H_6O_2$ で表されるエステル化合物が 1.72 g 生じた。一方，この混合気体 1.96 L（標準状態）に酸素を加えて完全に燃焼させるためには，標準状態で 5.88 L の酸素が必要であった。ただし，気体はすべて理想気体とする。

問1　化合物Aと化合物Bの名称をそれぞれの解答欄に書きなさい。

問2　混合気体 0.560 L（標準状態）中の化合物Aと化合物Bの物質量〔mol〕をそれぞれ有効数字2桁で求め，解答欄に書きなさい。

7　つぎの(1)〜(8)に述べる芳香族化合物の反応により得られる化合物A〜Jの溶解性として適切な記述を，以下のa〜eの中から一つずつ選び解答欄の記号にマークしなさい。ただし，同じ記号を繰り返し選んでもよい。

(1)　ベンゼンに鉄粉と単体の塩素を作用させると，化合物Aが得られる。
(2)　ベンゼンに濃硫酸と濃硝酸を加え加熱すると，化合物Bが淡黄色の液体として得られる。この化合物Bをスズと塩酸で還元し，水酸化ナトリウム水溶液を加えると，化合物Cが得られる。
(3)　化合物Cと無水酢酸とを反応させることで，化合物Dが得られる。
(4)　ベンゼンを濃硫酸とともに加熱すると化合物Eが無色の結晶として得られる。その化合物Eを水酸化ナトリウム水溶液で中和し，水酸化ナトリウムでアルカリ融解を行った後，塩酸を加えると化合物Fが得られる。
(5)　化合物Fに濃硫酸と濃硝酸を反応させると，まず化合物Fに一つの置換基が結合した化合物Gが得られる。
(6)　化合物Fを水酸化ナトリウム水溶液で中和し，125℃で高圧の二酸化炭素と反応させ，この反応溶液に希硫酸を加えると，化合物Hが得られる。
(7)　化合物Hとメタノールを混合し濃硫酸を加えて反応させると，化合物Iが得られる。
(8)　p-キシレンに過マンガン酸カリウムを加え加熱すると，化合物Jが得られる。

　　　〔化合物の溶解性〕
　　　　a．水に溶けやすく，水酸化ナトリウム水溶液や炭酸水素ナトリウム水溶液にナトリウム塩となって溶ける
　　　　b．水に溶けにくいが，水酸化ナトリウム水溶液や炭酸水素ナトリウム水溶液にナトリウム塩となって溶ける
　　　　c．水や炭酸水素ナトリウム水溶液には溶けにくいが，水酸化ナトリウム水溶液にはナトリウム塩となって溶ける
　　　　d．水に溶けにくいが，希塩酸や希硫酸には溶ける
　　　　e．水および酸・塩基の水溶液に溶けにくい

生物

問題　24年度

2月3日試験

1 遺伝に関する以下の各問に答えなさい。

問1　ヒトのダウン症候群は第21染色体が3本存在すること（トリソミー）によって引き起こされる。通常は卵母細胞の減数分裂の際に、染色体が分離しないために一部の受精卵の第21染色体がトリソミーになる。しかし、<u>第21染色体の一部（ダウン症に関係がある部分）が他の染色体につながってしまう染色体異常</u>を持つ親からダウン症の子供が生まれる例も知られている。このような例として、第14染色体に第21染色体がつながり、染色体数が通常より1本少なくなる染色体異常〔t(14；21)と書き表す〕を持つ親による家族性のダウン症がある。図1は、染色体異常の無い場合、通常のダウン症、およびt(14；21)を持つ場合について、第14染色体と第21染色体を示したものである。以下の(1)～(5)の各問に答えなさい。

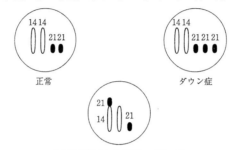

図1

(1) 下線のような染色体異常を何というか、適切な語句を答えなさい。

(2) 生殖細胞の減数分裂では相同染色体同士が対合し、それぞれ両極に移動するが、下線部のような染色体異常があると、生殖細胞が減数分裂をする際の染色体の対合は複雑になる。図2は、t(14；21)の生殖細胞での減数分裂で、第14染色体同士が対合した場合に形成される4種類の配偶子（A～D）を示している。それぞれの配偶子が正常な配偶子と受精をすると、A～Dの配偶子に由来する受精卵は次のいずれの表現型を示すか、①～④の記号で答えなさい。

① 正常な核型で、正常に発生する。
② 染色体異常であるが、正常に発生する。
③ 第21染色体モノソミー（染色体が1本）で、胎児期に死亡する。
④ 第21染色体トリソミーで、ダウン症を発症する。

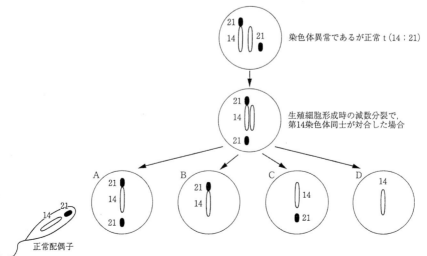

図2

(3) t(14;21)の生殖細胞での減数分裂で，第21染色体同士が対合した場合（図3）に形成される4種類の配偶子を，図2の例にならって図示しなさい。

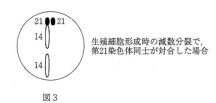

図3

(4) 片親が正常で片親がt(14;21)を持つ場合，ダウン症児の生まれる確率（出生数に対する比率）を求めなさい。ただし，第14染色体に第21染色体がつながった染色体が対合する染色体は，第14染色体か第21染色体のいずれか一方で，第21染色体同士と第14染色体同士が対合する確率は等しいものとする。また，第21染色体モノソミー，第14染色体モノソミー，第14染色体トリソミーでは，妊娠初期に死亡し，生まれてくることはないものとする。

(5) 上記(4)の場合に，ダウン症を生む可能性のある子供t(14;21)が生まれる確率を求めなさい。

問2 ショウジョウバエは3対の常染色体と2本の性染色体を持つ。性染色体はヒト同様，雄がXYで雌がXXである。しかし，ショウジョウバエでは性は性染色体だけで決定されている訳ではない。性の決定と染色体との関係を調べる目的で，ブリッジスは，性染色体と常染色体の数を変えたハエを作り，それぞれのハエの性を観察した。下の表は，その実験結果を示す。以下の(1)および(2)の問に答えなさい。

番号	染色体の模式図[注1]	染色体の構成[注2]	性別
①	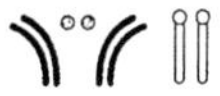	2×A　XX	雌（正常）
②	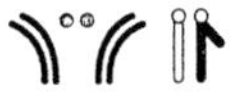	2×A　XY	雄（正常）
③	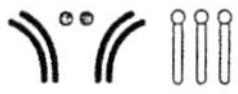	2×A　XXX	雌
④	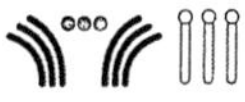	3×A　XXX	雌
⑤	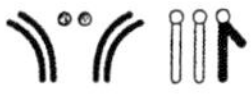	2×A　XXY	雌
⑥	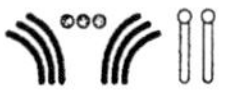	3×A　XX	間性[注3]（不妊）
⑦	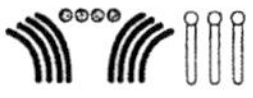	4×A　XXX	間性[注3]（不妊）
⑧	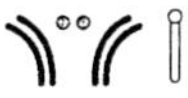	2×A　X	雄
⑨	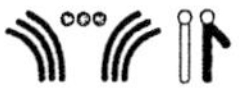	3×A　XY	雄
⑩	X染色体を持たない個体は生まれない。		

注1　常染色体　　X染色体　　Y染色体
注2　A：常染色体　X：X染色体　Y：Y染色体
注3　間性：両方の生殖器を持つ場合

図4

(1) 実験結果からどのような場合に雌になり，どのような場合に雄になると考えられるか。句読点を含めて50字以内で説明しなさい。

(2) 3×A XXYのショウジョウバエを作ったとしたら，その個体の性別は，雄，雌，間性のどれになるか答えなさい。

2 次の文章を読んで，以下の各問に答えなさい。

　肝臓は右上腹部の大部分を占める身体の中で最も大きな臓器である。肝臓には物質の合成や分解に関わる酵素が他の器官よりも豊富に含まれており，500以上に及ぶ様々な化学反応が営まれている。心臓から送り出される血液の約$\frac{1}{4}$量が2種類の異なる血管，（ ① ）と（ ② ）を経て肝臓に運ばれてくる。小腸で吸収されたグルコースは，（ ① ）を経て肝臓に入り，その一部は（ ③ ）の形で肝臓に貯蔵される。貯蔵された（ ③ ）は必要に応じてグルコースに分解され，血中に放出されて血糖値を一定に保つことに役立っている。この（ ③ ）の分解反応は，（ ④ ）から分泌される（ ⑤ ）や膵臓のランゲルハンス島のA細胞から分泌される（ ⑥ ）の作用によって調節されている。一方，肝臓の活発な代謝反応を支えるための酸素や栄養分は，（ ② ）から供給されている。これら2種類の血管によって送られてきた血液は，肝細胞板の間を通る毛細血管を通って肝小葉の中心静脈に流入する。中心静脈に流れ込んだ血液はさらに（ ⑦ ）を通り大静脈を経て右心房に戻る。

　肝臓では，アルコール，薬物，毒物などの有害物質が分解され無害な物質へと代謝されている。この反応を解毒作用という。また，この解毒作用によって代謝され無害となった物質の一部は肝細胞から胆汁として毛細胆管に分泌され胆管を経て（ ⑧ ）に運ばれ，ここで一時的に蓄えられる。空腹時には胆汁はほとんど放出されないが，食事をとると（ ⑧ ）の収縮によって，（ ⑨ ）に放出される。胆汁には（ ⑩ ）を消化しやすくする働きがある。

問1　本文中の空欄（ ① ）～（ ⑩ ）に当てはまる適切な語句を答えなさい。

問2　ヒト成人の肝臓の機能として誤っているものを以下の(a)～(g)の中から一つ選び，その記号を答えなさい。

　　(a) アルブミンの合成　　(b) フィブリノーゲンの合成　　(c) 尿素の生成　　(d) 赤血球の産生
　　(e) 赤血球の破壊　　(f) 血液の貯蔵　　(g) 体温調節

問3　慢性的なアルコール摂取や肝炎ウイルスなどによって生じる肝硬変という病気では，血液が肝臓を迂回して大静脈に直接流れ込む。この病気の患者が，タンパク質を多く含む食事を摂取すると，意識障害，けいれん，昏睡などの症状を呈することがある。その理由を，句読点を含めて50字以内で説明しなさい。

問4　図には上述の下線部に記した胆汁を分泌する肝細胞と，肝細胞間の毛細胆管の模式図が描かれている。血管などの管腔内には，内腔を裏打ちする上皮細胞（血管の場合は血管内皮細胞）が存在する。しかし，肝組織の毛細胆管には内腔を裏打ちする細胞は存在せず，図に示すような隣接する2つの肝細胞の形質膜によって管腔が形成されている。以下の(a)および(b)の問に答えなさい。

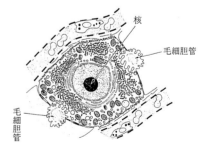

　　(a) 毛細胆管の管腔内面には小腸の吸収上皮でも見られるひだ状の構造がある。この構造の名称を答えなさい。

　　(b) 隣接した2つの肝細胞の間にある毛細胆管に分泌された胆汁が，組織間に漏出せずに胆管まで運ばれる理由を，肝細胞が上皮細胞としての特性を有していることを考慮して，句読点を含めて40字以内で説明しなさい。

3 次の文章を読んで，以下の各問に答えなさい。

ヒトの耳は、外耳、中耳、内耳の3つの部分に分けられる。音波は、耳殻によって集められ、外耳道を通って、（　ア　）を振動させる。この振動は、中耳にある（　イ　）で増幅され、内耳の（　ウ　）管に伝えられる。中耳は耳管（エウスタキオ管）によって（　エ　）とつながっていて、（　ア　）内外の圧力を同じに保っている。（　ウ　）管は外が硬い骨でおおわれ、内側はリンパ液で満たされている。（　ウ　）管は、中央の（　ウ　）細管と、上段の前庭階、下段の鼓室階にわかれている。伝えられた振動は、内部のリンパ液に伝わり、（　ウ　）細管の基底膜を振動させる。この基底膜の上にはコルチ器が載っており、ここに並んでいる（　オ　）に振動に応じた興奮を生じさせる。この興奮は（　カ　）を通じて、中枢神経系へ伝えられる。

問1　文中の空欄（　ア　）～（　カ　）に当てはまる適切な語句を答えなさい。

問2　航空機に搭乗している時、着陸のため航空機の高度が下ってくると、耳が痛くなることがある。この理由を、句読点を含めて40字以内で説明しなさい。

問3　聴覚は、中枢神経系のどこに伝えられるか。適切な部位を以下のa～cの中から一つ選び、記号で答えなさい。

　　a．前頭葉　　　b．側頭葉　　　c．後頭葉　　　d．視床下部　　　e．小脳

問4　聴覚以外に耳が知覚する感覚は何か、答えなさい。また、この感覚を受容する内耳の受容器を二つ答えなさい。

問5　Aさんの聴覚を調べるために、音叉を使って検査をしたところ、以下の①～③に示したような結果が得られた。以下の(1)と(2)の問に答えなさい。

① 音叉を振動させて、Aさんの右耳に近づけ、音が聴こえなくなったらすぐに合図をしてもらった。その後、音叉をBさん（検査をする人）の耳に近づけたら、Bさんには音叉の音が聴こえた。
② 同じことをAさんの左耳で行うと、Aさんの合図のあと、音叉をBさん（検査をする人）の耳に近づけてもBさんには音は聴こえなかった。
③ 振動させた音叉を図のようにAさんの額の中央にあてた。音叉の振動は、左耳で大きく聴こえた。なお、Bさんの聴覚は正常である。

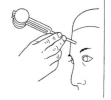

(1) Aさんの聴覚について正しいものはどれか。下記のa～cの中から一つ選び記号で答えなさい。

　　a．右が低下している　　　b．左が低下している　　　c．右左ともに低下している

(2) 上記の検査結果から、Aさんの聴覚の低下の原因は、どの部位に異常があるためと考えられるか。異常があると考えられる部位の名称をすべて答えなさい。

4　がんに関する次の文章を読んで、以下の各問に答えなさい。

　　がんが発生した組織から一部のがん細胞が離れて他の組織へと移動し、そこに定着して増殖する現象を転移という。一般に、肺がん、乳がん、前立腺がんは骨への転移傾向が強いことが知られている。私たちの骨格を形成する骨は、生涯を通して古い骨を壊して吸収し（骨吸収）、その場所に新しい骨を作ること（骨形成）により、骨の強度を維持している。これを骨代謝と呼ぶ。また、骨吸収は破骨細胞が、骨形成は骨芽細胞がそれぞれ担っており、健常人の骨代謝ではこの骨吸収と骨形成はバランスが保たれている。一方、骨に転移したがん細胞は、骨代謝のバランスを崩してしまい、骨の形態を変化させる。たとえば、乳がん細胞は骨に転移すると、破骨細胞を活性化し、骨の溶解をおこす。これを骨溶解性転移と呼ぶ。そこで、骨に転移したがん細胞が骨代謝に影響を及ぼす仕組みを明らかにするために、以下のような実験を行った。

実験① 乳がん細胞株（MDA細胞）の培養液中に，骨に多量に含まれる栄養因子である腫瘍増殖因子（TGF）を添加すると，MDA細胞の増殖が盛んになるとともに，副甲状腺ホルモン関連蛋白（PTHRP）の産生が亢進した。

実験② 骨芽細胞の培養液中にPTHRPを添加すると，骨芽細胞が破骨細胞活性化因子（RANKL）を産生するようになった。

実験③ 破骨細胞の培養液中にRANKLを添加すると，破骨細胞の溶骨活性が高くなった。

実験④ TGF受容体を欠損したMDA細胞（ΔMDA細胞）を作製したところ，TGF添加によるPTHRP産生の亢進は認められなくなった。一方，活性型TGF受容体をコードする遺伝子をΔMDA細胞に導入した細胞（caMDA細胞）を作製したところ，PTHRP産生が回復した。この活性型TGF受容体は，TGFの存在の有無にかかわらず，TGFが存在している場合と同じ刺激（これをTGFシグナルという）を細胞に恒常的に送り続けることができる変異体である。

実験⑤ 上記三種類のMDA細胞をマウスの静脈内に移植し，これらの細胞が骨溶解性転移をする能力を骨のX線解析によって測定したところ，（　A　）を移植した場合における骨溶解の程度が一番高かった。一方，（　B　）は骨溶解性転移を示さなかった。これらのことから，乳がん細胞が産生するPTHRPが骨溶解性転移に重要な役割を果たしているということが示唆された。

実験⑥ 実験⑤で立てた仮説を検証にするために，（　C　）に（　D　）を遺伝子導入した乳がん細胞（xMDA細胞）を新たに作製したところ，骨溶解性転移が亢進した。なお，遺伝子導入に用いたベクターにはすべての細胞で機能しうるプロモーター配列が存在するので，xMDA細胞は導入された遺伝子にコードされたタンパク質を産生することができるようになるものとする。

問1　実験④の結果から導かれる結論を，句読点を含めて30字以内で述べなさい。

問2　実験⑤と実験⑥の説明文中の空欄（　A　）〜（　D　）に当てはまる細胞名または遺伝子名を答えなさい。

問3　実験①〜実験⑤の結果をもとに，各細胞が培養液中に産生するPTHRPの量を測定し，グラフを作成したところ，図1の(A)，(B)，(C)のようになった。(A)〜(C)のそれぞれに当てはまる細胞名を答えなさい。

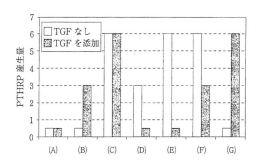

図1　乳がん細胞株のPTHRP産生量

問4　実験⑥で作製したxMDA細胞のPTHRP産生量を棒グラフで表すと，図1の(A)〜(G)のいずれに近くなると予想されるか。その記号を答えなさい。

問5　血清中のカルシウムイオン濃度は，破骨細胞の活性化の指標となる。実験①〜実験⑥で使用したそれぞれの乳がん細胞株をマウスに移植したとき，血清中のカルシウムイオン濃度が一番低い値を示すのは，どの細胞を移植した場合であると考えられるか。その細胞名を答えなさい。

問6　一連の実験結果から，骨溶解性転移の「悪循環モデル」が提唱された。乳がん細胞の存在により，骨溶解反応が継続する正のフィードバックを形成する様子を説明する内容となるように，次の文章の空欄（　ア　）〜（　カ　）に当てはまる適切な語句を答えなさい。

　骨に転移した乳がん細胞が，（　ア　）に反応して（　イ　）を放出する。この（　イ　）が（　ウ　）からの（　エ　）の放出を誘導する。さらに，（　エ　）によって（　オ　）が活性化され，（　カ　）反応が亢進する。その結果，骨に含まれていた

（　ア　）が溶出し，さらに乳がん細胞を活性化する。

問7　実験結果から得られた知見をもとに，骨溶解性転移の治療薬を開発したい。どのような作用を持つ薬剤が有効であるかを，句読点を含めて20字以内で答えなさい。

5　分子進化に関する次の文章を読んで，以下の各問に答えなさい。

ヒト，チンパンジー，ニホンザル，アカゲザル，マーモセット（広鼻猿類の一種），キツネザル，マウスにおける，ある遺伝子の塩基配列の違い（塩基置換率）を解析した。その結果，ヒトとチンパンジー，ニホンザル，アカゲザル，マーモセット，キツネザル，マウスの違いはそれぞれ1％，5％，5％，7％，10％，15％であった。またニホンザルとアカゲザルの間の違いは0.5％であった。なお，この遺伝子の塩基配列の違いは突然変異により引き起こされ，また，この突然変異は常に一定の頻度で起きるものとする。

問1　文中の情報をもとに，以下の系統樹にニホンザル，アカゲザル，マーモセットおよびキツネザルの系統関係を加え，系統樹を完成させなさい。

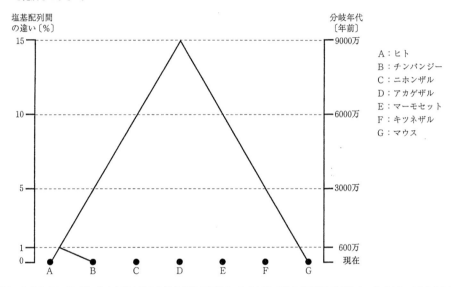

問2　ヒトとチンパンジーを含む類人猿における骨格の比較で，ヒトに当てはまる事がらはどれか。次の(a)〜(e)の中から一つ選び，記号で答えなさい。

(a) 眼窩上隆起がある。
(b) 頭の容積が小さい。
(c) 脊柱の形がS字状である。
(d) 骨盤の形が縦長である。
(e) 大腿骨は比較的小さく，下肢が短い。

問3　塩基置換率が低い程，二種間の種分岐がごく最近に起きたと仮定した場合，アカゲザルはどの大陸に生息すると考えられるか。次の(a)〜(e)の中から一つ選び，記号で答えなさい。

(a) 南アメリカ大陸　　(b) 北アメリカ大陸　　(c) ユーラシア大陸　　(d) オーストラリア大陸
(e) アフリカ大陸

問4　マーモセットとニホンザルの間の塩基置換率は何％と推定されるか。その値を求めなさい。

問5　ヒトとマウスの間の分岐年代を9000万年前と仮定した場合，以下の(1)〜(3)に示した種間の分岐年代を求めなさい。

(1) ニホンザルとアカゲザル
(2) キツネザルとマウス
(3) チンパンジーとアカゲザル

東海大学（医）24 年度 （49）

英　語

解答　24 年度

2 月 2 日試験

1　出題者が求めたポイント

[全訳]

　人間を含む多くのさまざまな動物の骨格を見ると、それらの間には共通点があるのに気づくだろう。これは彼らが共通の祖先を持っているからである。しかし時代のいろいろな地点で、この祖先は(1)進化して多くの異なる種になった。この進化は骨格にたやすく見て取ることができるが、人間のモラルのようなもっと見えにくい特徴が、いつどのように進化したのかを知るのはもっと難しい。

　キース・ジェンセン博士は、いわゆる「究極の選択ゲーム」で、チンパンジーの行動と人間の行動を比較した。この2人プレーヤーのゲームでは、1人のプレーヤーが報酬を2つに分ける。たとえば、1000円は500円と500円、あるい800円と200円に分けられる。2番目のプレーヤーはこの分割を受け入れることができ、その場合には双方がその分け前を受け取る。分割を受け入れることができなければ、どちらのプレーヤーも何も受け取らない。人間はたいてい、全体額の20％以下のオファーは拒否する。現実的に考えれば、純粋に自己利益に従うと、人間はゼロでないどんなオファーも受け入れるべきである。プレーヤーはそれでもなおいくらかを獲得するからである。しかしこの場合には、人間は公平感から(2)行動しがちで、不公平だと思うどんなオファーも拒否する。ジェンセンが「究極の選択ゲーム」をチンパンジーに試した時、結果はまるで異なっていた。チンパンジーは自己利益から行動し、ゼロより大きければほとんどすべてのオファーを受け入れた。彼らには公平さの感覚はなさそうに見えた。

　モラルは脳によってコントロールされる。他の研究によって、人間の脳のどの部分が公平さの感覚に関係しているのかがわかっている。この感覚がおそらく、私たちをチンパンジーから分けているのであろう。アラン・サンフィ博士は「究極の選択ゲーム」をしている人間を研究して、ゲームの間、脳のどの部分が使われているのかを突き止めた。脳の活動は3つのエリアで見られた。拒否されたオファーに関しては、両側前島が強く活性化していた。脳のこの部分はしばしば、怒りや憎しみのような強い否定的な感情に関係している。目標を達成すること(報酬を得るなど)に関係する背外側前頭前野(DLPFC)は、すべてのオファーで活性化した。(A)最後に、認識の衝突(どうするか決めるのが難しい場合など)と結びついた前帯状皮質(ACC)もまた、オファーが拒否される時に活性化した。脳のこれらの部分は、人間に不公平なオファーを拒否することを「許す」ことにおいて、ある役割を持っているのだ。

　最後の研究は、「究極の選択ゲーム」におけるDLPFCの役割に焦点を当てたものだ。ダリア・ノック

ス博士の研究はDLPFCの重要性を裏づけた。彼女とそのチームは、低周波電磁波を使ってここの活動を混乱させ、この混乱がゲームにどう影響するかを調べた。DLPFCの右側が混乱させられると、プレーヤーは極端に不公平なオファーでも受け入れた。しかし、興味深いことに、それでもなおプレーヤーはオファーを不公平だと思っていた。(i)彼らはただ社会的に期待されたようにふるまわなかっただけだ。この発見は、右のDLPFCがきずついた患者の(3)観察結果と似通っている。そのような人々は適切な判断はできるのだが、社会的に受け入れられるやり方で行動するのが困難なのである。(5)たとえば、(4)彼らはしばしば過度に利己的に見える。

　数多くの人間の進化の研究、特に脳の研究が進められている。公平性に関係する行動で、人間とチンパンジーの間には明らかな違いがある。ここに述べられた研究は、人間の頭がどう働くについての手がかりを与えている。次の段階はおそらく、チンパンジーの頭も同じように調べることだろう。チンパンジーは、たとえ利己的な現実的なふるまいをしようと、公平さの概念は理解しているのだろうか。

[設問と選択肢の意味]

問1．第2段落によると、「究極の選択ゲーム」で人間のプレーヤーが受け入れる最少のオファーは…である。

問2．第3パラグラフによると、人が不公平なオファーを拒否する時は、脳のどの部分が活発になるのか。

　ア．両側前島と前帯状皮質であり、背外側前頭前野ではない。

　イ．背外側前頭前野と前帯状皮質であり、両側前島ではない。

　ウ．両側前島と背外側前頭前野であり、前帯状皮質ではない。

　エ．両側前島と背外側前頭前野と前帯状皮質である。

問3．英文にはいくつの研究が要約されているか。

問4．「究極の選択ゲーム」で現実的なやり方で行動するプレーヤーは…とも呼ばれる。

問5．英文で使われている(1)evolvedはどの意味に近いか。

問6．英文で使われている(2)operateはどの意味に近いか。

問7．英文で使われている(3)observationsはどの意味に近いか。

問8．(4)theyは何を指しているか。

問9．英文で使われている(5)for instanceは次のどれと置き換え可能か。

問10．英文中の（A）に入る言葉はどれか。

問11．下線部(i)によると、「社会的に期待される方法」とは

　ア．不公平なオファーを拒否すること。

　イ．不公平なオファーを受け入れること。

ウ．公平なオファーを拒否すること。
エ．公平なオファーを受け入れること。
問12．英文から推測されるのは次のどれか。
　ア．公平さは人間がチンパンジーから分かれた後で
　　発達した。
　イ．チンパンジーは不公平の概念を理解し受け入れ
　　ている。
　ウ．人間は不公平なオファーを受けると快く感じる。
　エ．人間は脳に傷を負うと現実的ではなくなる。
問13．この英文にもっともふさわしいタイトルはどれ
　か。
　ア．チンパンジーと人間の違い
　イ．脳－受け入れるか受け入れないか
　ウ．公平心の進化
　エ．人間の祖先を探して
[解答]
(1) イ　(2) エ　(3) ウ　(4) イ　(5) ア
(6) エ　(7) ウ　(8) ウ　(9) イ　(10) エ
(11) ア　(12) ア　(13) ウ

② 出題者が求めたポイント
[できた英文の意味と語法上のポイント]
1. 家の中に誰かいる気配はない。
　　　anybody は単数扱い
2. 私たちが彼女のサプライズパーティーを準備してい
　たときに、彼女はもうバースデイプレゼントを見
　てしまったかもしれない。
　　　[may have ＋ 過去分詞]で過去のことの推量
　　　「～したかもしれない」
3. あやは去年3つの競技会に出て、全部に優勝した。
　　　competitions を先行詞とする関係代名詞の継続
　　　用法
4. このオフィスではグループで仕事することが大事
　だ。
　　　It ～ to …の構文　「…するのは～だ」
5. この企画についての私の進み具合を、他の人たちに
　知らせてもいいですよ。
　　　let (人) do : 「(人) に～させる」
6. ゆう子はその複雑な数学の問題を難なく解いた。
　　　with ease ＝ easily
7. 外国語教育は科学と芸術の両方の分野を結びつけ
　る。
　　　both A and B : 「A と B の両方」
8. 私たちは山道を車で走りながら、緑の景観を楽しん
　だ。
　　　分詞構文（＝ while we were driving …）
9. もう少し時間があったら、宿題を期限までに終えた
　のだが。
　　　仮定法過去完了
10. 2本の傘のうち、黄色の方がずっとすてき。
　　　比較級を使う
[解答]
(1) エ　(2) ア　(3) イ　(4) ウ　(5) ア

(6) ウ　(7) ウ　(8) ア　(9) エ　(10) エ

③ 出題者が求めたポイント
[完成した英文の意味]
1. 英語を勉強するのに役立つ参考書でお勧めのありま
　すか。
2. 日本では家に入るとすぐに靴を脱ぐのが習慣です。
3. 私が考えを述べると、部長の反応は信じられないほ
　ど前向きだった。
4. あのスーパーは角を曲がってすぐなので、とても便
　利だ。
5. 新聞にファッションの流行についての面白い記事が
　あった。
6. 私は遅刻で悪い評判があるので、彼は時間を守るよ
　うにと強く言った。
7. 人に敬意を表せば、その人は打ち解けてくれやすく
　なるでしょう。
8. 兄の息子でもまだ血縁である。
9. 次の章に移る前に必ず、すべての重要な事実を記憶
　しておきなさい。
10. 私は上司が私を怒鳴るやり方にすっかり辟易して
　いる。
[解答]
(1) エ　(2) イ　(3) ア　(4) イ　(5) エ
(6) ア　(7) イ　(8) エ　(9) ウ　(10) ア

④ 出題者が求めたポイント
[全訳]
女性：出かけるの誘ってくれてありがとう。このレス
　　トランは今とても有名で人気があるのよ。入るの
　　大変でしょう。
男性：どういたしまして。予約が取れてラッキーだっ
　　たよ。だれかが直前にキャンセルしたんだろうね。
女性：あなたのお薦めは何？ここはイタリア料理で有
　　名だと聞いたけど。
男性：ピザとパスタがおいしいけど、他にも有名な料
　　理があるよ。ジャーマンソーセージでしょう、特
　　製フランス風チキンでしょう、それから、スペイ
　　ンに行って食べられるどんなものよりもおいしい
　　スペイン風パエリア。
女性：マカロニとチーズはあると思う？私好きなの。
男性：うーん、僕ならそれは言わないな。僕たち、お
　　引き取りくださいと言われるよ。
　　設問1. 男性は「どんなものよりもおいしい」と言
　　　っているがその理由は
　　　ア．イタリア料理は食べて楽しい。
　　　イ．かれは他の国から来た。
　　　ウ．パエリアは本物だ。
　　　エ．彼はスペインに旅行したいと思っている。
　　設問2. レストランで出される料理は
　　　ア．野菜料理
　　　イ．有機料理
　　　ウ．郷土料理

エ．各国料理
設問3．男性が「お引き取りくださいと言われるかも知れない」と言った意味は
　ア．マカロニとチーズを注文することはここでは適切ではない。
　イ．レストランは多くの人で込み合っている。
　ウ．元々予約していた人が戻ってきた。
　エ．レストランはもうすぐ閉まる。

男性：もしもし、どのようなご用件でしょうか。
女性：はい、マイケルズさんとお話したいのですが。
男性：お名前を伺ってもよろしいですか。
女性：デボラ・レイノルズです。でも、私の予定は入ってないと思います。
男性：実はマイケルズさんのスケジュールは、本日、社内会議で埋まっております。
女性：きっと私にお会いになりたいと思いますよ。私が来ていることを伝えていただけますか。

[数分後]
男性：これは驚きました。こんなことは今までにはありませんでした。彼の予定の間にあなたをお入れすることができます。どうぞそちらの待合室でゆっくりなさっていてください。
設問4．会話から推測できるのはマイクルズ氏は
　ア．家にいるということ。
　イ．本当は忙しくないということ。
　ウ．女性を知っているということ。
　エ．外国からの客を待っているということ。
設問5．男性が「これは驚きました。」と言っているのは彼が
　ア．女性から情報が欲しいと思っているから。
　イ．マイケルズ氏の答えに驚いたから。
　ウ．女性がだれかわかっていないから。
　エ．状況をおもしろくないと思っているから。
設問6．この会話の後、女性はまず何をするだろうか。
　ア．座って待つ。
　イ．社内会議に参加する。
　ウ．マイケルズ氏に電話する。
　エ．約束を取り消す。

[解答]
(1) ウ　(2) エ　(3) ア　(4) ウ　5) イ　(6) ア

⑤　出題者が求めたポイント
[全訳]
問1. 1.「服はまだ乾いていないよ。」
　2.「洗濯物を取り込んでくれる？」
　3.「何ですって？一日中外にあったのに。」
　4.「それはわかってるけど、全部午後の雨で少し濡れたんだよ。」
問2. 1．あなたも夏ばてを感じたら、ここに来て一緒に飲みましょう。
　2．それは夏の暑い日にすっきりさわやかにしてくれます。

3．私の夏ばては消え去ります。
4．私は大きいグラスに1杯のレモネードを飲みます。

問3. 1．しかしこれらは、彼女を微笑ませるのにふさわしい贈り物ではありませんでした。
　2．彼の大きな喜びは彼女を幸せにすることでした。
　3．王様は新しい妻をめとり、彼女を何よりも愛していました。
　4．そうするために、彼は、きめの細かい絹のドレス、ダイヤモンド、真珠、美しい金の装身具など、世界中のぜいたく品を彼女に与えました。
問4. 1．あなたは船を降りると、季節の花々で輝く美しい庭の小道を通ります。
　2．こうして、気持ちや頭の準備はできていても、まだあなたは、その荘園の家を一目見て驚くことでしょう。それは、公園を過ぎたところにそっとたたずむ様式美と快適さの傑作です。
　3．それらは長い船旅を終えた後のあなたの感覚をよみがえらせます。そして、あなたはその土地を所有していた人物の重要性を理解するようになるでしょう。
　4．あなたがアメリカ南部の歴史的プランテーションを正しく楽しみたいなら、川を通っていくべきです。

[解答]
問1. イ　　問2. ウ　　問3. ア　　問4. エ

出題者が求めたポイント
[正解を入れた全訳]
　グラフのタイトル
　　左のグラフ＝工業国における研究開発(R＆D)費
　　右のグラフ＝製造業における研究開発(R＆D)費
　左の2004年と2009年のふたつのグラフでわかるように、製造業部門とサービス業部門の研究開発費は等しい割合である。(1)公益事業の研究開発費は、この分野は経済の最小部門でもあるので、一番少ない。しかし、2004年から2009年までで、建設業部門と公益事業部門の開発は上昇したので、(2)製造業部門とサービス業部門の経費は、全体の経費の中での割合としては実質下がった。右のグラフは研究開発費の、製造業部門の中での詳細を表している。(3)化学は唯一目立った上昇のない分野であった。製造業の中では(4)機械がドルにして最大の経費増加を見せた。

[解答]
(1) エ　(2) エ　(3) イ　(4) ア

⑦　出題者が求めたポイント
[全訳]
　(1)最近の健康に関する報告によると、どんなタイプの運動にも日常的に参加していない中年の日本人が多い。(2)身体が非活動的であることは、不健康な状態へ

東海大学（医）24 年度　（52）

と至る大きな要因であると、報告書は言っている。推奨されるのは、ストレッチなどの体力消耗の少ない運動を見つけ、それを毎日10分間やることである。

[解答]
(1)最近の健康に関する報告によると、どんなタイプの運動にも日常的に参加していない中年の日本人が多い。
(2)身体が非活動的であることは、不健康な状態へと至る大きな要因である。

8　出題者が求めたポイント
[全文英訳]
　Students in some schools are trying to devise various countermeasures to hot summers.　For example,　(1) a high school in Tokyo put big ice blocks in classrooms for the purpose of minimizing the use of energy.　Thus, (2) this school has succeeded in energy-saving by simple but innovative ways of thinking of the students.
[解答例]
(1) a high school in Tokyo put big ice blocks in their classrooms for the purpose of minimizing the use of energy.
(2) this school has succeeded in energy – saving by simple but innovative ways of thinking of the students.

2月3日試験

1　出題者が求めたポイント
[全訳]
　アメリカ合衆国に新しい動きがある。それは英語公用化運動である。ほとんどのアメリカ人は英語を話すが、アメリカの立法府は英語を公式な国語と宣言したことはない。今日、そのような宣言を公式にしたいと考える人々は多くいる。
　19世紀初め、さまざまな国と言語の移民たちがたくさんアメリカにやって来た。(1)彼らはすぐに英語を学ぶことを期待された。親たちは子どもをアメリカの学校にやり、子どもたちはそこで英語漬けになった。彼らが新世界で教育を受け職を見つけることができるのは、英語を通してしかなかった。だが、人々は英語を覚えることを期待された(そして大概はそうした)けれども、英語は決して公用語ではなかったのだ。
　最近、世界の他の国と同じようにアメリカでも、多文化、多言語社会が成長していくにつれて、国民が同じ言語を共有することを求めるべきかどうかという疑問が起こってきた。アメリカに住む多くの言語集団に対応するために、政府、学校、会社は、しばしば他の言語で便宜を図っている。たとえば、フロリダの住民が地方選挙あるいは国政選挙の候補者に投票に行くとき、彼らは投票用紙をスペイン語で読むことができる。英語を話さない児童たち、ヒスパニックや中国系のことが多いが、彼らは多言語教育プログラムで勉強することになるだろう。その中で彼らは、英語をマスターするまで自分の母国語で教えられる。このようにして、子どもたちはアイデンティティーの感覚と自尊心を獲得すると思われ、そのことが将来の成功の助けとなるだろう。
　アメリカ人は多言語主義(2)とは本質的に違ってきたと考え、共通の言語の英語が今なおアメリカ人を結び付けている唯一の糸であると考えて、多くの人々は英語を国の公用語にすることを提案している。実は多くの州ではすでに、英語を公用語とする法律を通している。集団になった人々を促して国の民主主義に完全参加させるためのただひとつの方法は、共通語であると彼らは感じている。彼らの主張するところは、移民は共通の糸、この場合は言語、なくしては、アメリカ社会の文化に編み込まれていくことはできないというもので、主張の根拠に歴史を取り上げている。多くのアメリカ人の先祖は英語を知らずにアメリカに来たが、英語は社会に溶け込むのに必須だったのですぐに英語を覚えた。その結果、彼らは成功して「アメリカ人」になった。また、英語の公用語化に賛成の人たちはカナダとベルギーの例を引き合いに出す。これらは、二言語主義によって感情的にも政治的にも2つの言語と文化に分かれてしまっている国である。
　英語公用語化運動の反対者たちは、すべてのアメリカ市民に英語を話すことを要求することは、英語でない言語を話すアメリカ人から基本的人権を(3)奪うこと

であり、言論の自由を(4)侵害するものであると主張する。反対者は、公用英語はアメリカ合衆国に調和をもたらすようにはならず、むしろ外国人嫌い、つまり外国人とその文化への恐れを助長するかも知れないという感じを持っている。彼らはアメリカを、多言語多文化という構成があるからこそその活気ある面白い社会だと見なしている。彼らが言うには、(5)複数民族主義は合衆国を強くしてきたものなのである。

問1.英文によると、アメリカで英語が公用語でないのは、
　ア．反対者たちが正式にそうすることを欲しなかったから。
　イ．政府がそれを公用語にしなかったから。
　ウ．すでにたくさんのアメリカのイマージョン教育の学校があったから。
　エ．英語公用語化運動があったから。
問2.英文によると、移民で来た人々が社会に溶け込んでアメリカ市民となるのに、助けとなったのは何か。
　ア．すでに英語を知っていたこと。
　イ．分裂した国を支えること。
　ウ．早く英語を覚えること。
　エ．民主主義に参加すること。
問3.英語でない言語を話す人たちに手を差し伸べるものとして言及されていないのは次のどれか。
　ア．政府の局　　　　　イ．非営利団体
　ウ．商業利益　　　　　エ．教育機関
問4.英文によると、英語を公用語として確立するために多くの州がしたことは何か。
　ア．法律を通した。
　イ．テストを作った。
　ウ．民主主義を発達させた。
　エ．サービスを向上させた。
問5.アメリカの文化と社会にうまく溶け込んでいる移民のことを言うのに、この英文ではどんな比喩を用いているか。
　ア．溶けること　　イ．投票すること
　ウ．航海すること　　エ．編むこと
問6.二言語的な発展に伴う問題の例として引用されているのはどんな集団か。
　ア．カナダ人とベルギー人
　イ．ヒスパニックと中国人
　ウ．スペイン人とフロリダ出身の人たち
　エ．他のマイノリティー民族
問7.(1)のtheyは何を指すのか。
　ア．アメリカの立法府
　イ．地域住民の子どもたち
　ウ．多くの異なる言語
　エ．多くの移民
問8.本文中の(2)disparateという語と意味が最も近いのは次のどれか。
問9.本文中の(3)deprivesという語と意味が最も近いのは次のどれか。
問10.本文中の(4)violationという語と意味が最も近い

のは次のどれか。
問11."ethnic pluralism"という表現は何のことを言っているのか。
　ア．マルチタスキング　　　　イ．多文化主義
　ウ．経済繁栄　　　　　　　　エ．経済的不平等
問12.本文から推測できるのは次のどれか。
　ア．公用語の問題は、2つのはっきり対立した考え方がある、感情的な問題であり続けるだろう。
　イ．多くの移民は、いずれにせよ仕事を見つけることができるので、英語を覚えるのをやめるだろう。
　ウ．アメリカの英語を話す市民は、外国人にもっと排斥的になって、移民を差別するようになるだろう。
　エ．多言語学校プログラムは反対が増えているにもかかわらず、アメリカ中で標準となっていくだろう。
問13.この英文にもっともふさわしいタイトルは
　ア．現代アメリカの外国人嫌いの州
　イ．アメリカの多文化主義の規制
　ウ．アメリカにおける公用語化の圧力
　エ．アメリカの移民活動の歴史

[解答]
(1)イ　(2)ウ　(3)イ　(4)ア　(5)エ
(6)ア　(7)エ　(8)ウ　(9)イ　(10)ア
(11)イ　(12)ア　(13)ウ

② 出題者が求めたポイント
[できた英文の意味と語法上のポイント]
1. 会社は今年もっと大きい利益が見込まれると発表した。
　　that節内の主語は複数形のprofits
2. 警察を呼んで、盗まれた車を探してもらいなさい。
　　get（人）to do：「（人）に〜してもらう」　getの後はto不定詞
3. 移民係官は、やって来た人に、どういう理由でこの国に来たのかを尋ねた。
　　「どういう理由で来たのか」→「何が彼を連れてきたのか」
4. ケンと私は昨晩外食したかったのだが、どちらもお金を持っていなかった。
　　「（2人のうちの）どちらも〜ない」はneither
5. この泉から汲まれた水は他の国々に売られている。
　　waterは不加算名詞なので単数扱い
6. その映画は評論家から好意的な論評をもらった。
7. 山田氏のスピーチはとても感動的だったので、聴衆のだれもが拍手を送った。
　　「とても〜なので…」は[so 〜 that …]
8. 鈴木先生はゆう子の努力にとても満足して、良い評価を与えた。
　　「〜に満足する」は[(be) satisfied with 〜]
9. 佐藤さんは韓国にいる時、韓国語がもっと話せればなあと思った。
　　wishの後は仮定法過去

東海大学（医）24 年度 （54）

10. 新しい土地が今までの所と同じように住みやすい
　　ことを望みます。
　　　[as ～ as] の～には、形容詞の原形がくる。
[解答]
(1) ウ　(2) イ　(3) エ　(4) イ　(5) エ
(6) ウ　(7) イ　(8) ア　(9) ウ　(10) ア

③　出題者が求めたポイント
[完成した英文の意味]
1. その内気な子どもたちは、かの古の映画女優が学校
　に来たとき、彼女に質問をしたがらなかった。
2. 私の娘は馬から落ちて足首をひねった。ひどく腫れ
　てきている。
3. 私は外国語を話すとき、ぴったりの言葉を思いつく
　のに時間がかかる。
4. みんなごちそうを食べた。後で、それを誰が払うか
　決めなければならなかった。
5. このレストランは、あなたにぜひ食べてほしいおい
　しくて柔らかいステーキを出します。
6. テニスをする時には、相手のコート深くにボールを
　打ち込むことが大事だ。
7. 熱意を持って仕事に取り組むと、たいてい、より効
　果的にやり遂げるものだ。
8. 私の父はいつも事件を解決するので、すばらしい探
　偵だ。
9. 優秀なビジネスマンは多くの事案をかかえ、そのす
　べてを同時にやって行く。
10. 母は伝統的な主婦だ。彼女は家と家族の世話をす
　る。
[解答]
(1) イ　(2) ア　(3) ア　(4) ウ　(5) エ
(6) ア　(7) エ　(8) ウ　(9) ウ　(10) イ

④　出題者が求めたポイント
[全訳]
男性：こんにちは。どこに行かれますか。
女性：ルシアまでの往復切符を1枚ほしいのですが。行
　きは金曜日で帰りが16日です。
男性：承知しました。どのクラスのお部屋をご希望で
　すか。エコノミーが240ドル、デラックスが360ドル、
　キャプテンクラスが500ドルです。
女性：デラックスをお願いします。10番デッキですよ
　ね。
男性：はい。よって、ルシアに入港する時に、島々の
　美しい景色をご覧になれます。それに、デラックス
　クラスですと、サウナの予約が優先的にできます。
女性：そうですよね。それにマッサージもね。もっと
　快適なキャプテンクラスが買えればいいのだけど。
男性：私どもの常連様ご優待プログラムで、5回ご利用
　いただければ無料でランクアップができますよ。申し
　込まれますか。
女性：はい、ぜひ。
　　設問1. この女性は何の交通手段で旅行しようとし

ているのか。
　　ア．船　イ．電車　ウ．飛行機　エ．バス
設問2. 女性が"Don't I know it！"と言う理由
　は。
　　ア．景色に驚いたから。
　　イ．サウナが楽しみだから。
　　ウ．マッサージのことを考えてなかったから。
　　エ．キャプテンクラスの部屋がほんとにいいと
　　　思っているから。
設問3. 女性がこの旅行プログラムで6回旅行した
　ら、彼女は払うキャプテンクラスの部屋の費用
　はデラックスクラスの部屋…
　　ア．と同じである。
　　イ．より140ドル高い。
　　ウ．より360ドル高い。
　　エ．より500ドル高い。
男性：ピクニックにどんな果物を買ったらいい？今週
　末は新鮮な果物がいいよ。ここ日本は7月はとても暑
　いからね。
女性：スイカはどう？でも高いかも知れないわね。必
　要以上にお金を使いたくはないわよね。
男性：でも、スイカだといいけどね。それにスイカで
　ゲームもできるし。あ、そうだ、別のアイディアが
　ある！「りんご食い競争」って聞いたことある？
女性：ううん、何それ。
男性：大きなバケツを用意して水を張るんだ。水の中
　にりんごを入れる。そして順番にりんごをひとつ取
　り出すんだ。でも絶対に手を使ってはいけない。使
　っていいのは歯だけなんだ！
女性：面白そうなゲームね。りんごを買いに行きまし
　ょう。
　　設問4. ピクニックが行われようとしているのはい
　　つか。
　　ア．春　　イ．夏　　ウ．秋　　エ．冬
　　設問5. 女性が気に入らないのは
　　　ア．ピクニックをすること。
　　　イ．「りんご食い競争」。
　　　ウ．男性の手助け。
　　　エ．スイカの値段。
　　設問6. 「りんご食い競争」ゲームで、りんごを取
　　る正しい方法は
　　　ア．バケツを蹴ってひっくり返す。
　　　イ．手を中に入れて取る。
　　　ウ．網を持つ。
　　　エ．口を使う。
[解答]
(1) ア　(2) イ　(3) ア　(4) イ　(5) エ　(6) エ

⑤　出題者が求めたポイント
[全訳]
問1. 1. それが健康、裕福、賢明でいられる方法です。
　　2. 朝早起きしなさい。
　　3. まっとうな仕事を一日やりなさい。

4．おいしい朝食を食べなさい。
問2．1．私はビンを開けたいときにはいつも、オープ
　　　　ナーを探して回る。
　　　2．その結果、それをどこに置いたかわかるのに
　　　　30分かかる。
　　　3．これからは流しの脇のこのフックにかけてお
　　　　こう。
　　　4．それは毎回違う場所にある。
問3．1．最初私は、クマの声、それから野生のサルの
　　　　声が聞こえたと思った。
　　　2．この奇妙な荒れた場所では、私のイマジネー
　　　　ションが私に勝った。
　　　3．私は道に迷ってしまって、気がついたら暗い
　　　　森の中にいた。
　　　4．でも、このような動物は、ここらへんでは何
　　　　年も見られていなかった。
問4．1．結果として、このような人々は平和に幸せに
　　　　暮らし、しかも偉大なリーダーのために喜ん
　　　　で戦った。
　　　2．その当時、この地域のリーダーはウォルター
　　　　であった。彼は強く公明正大で部下にとても
　　　　愛された。
　　　3．これらの農地には、ずっと昔に建てられた多
　　　　くの町や番兵所の遺跡が見える。
　　　4．国の西部には肥沃な農地のプレーンがある。
[解答]
問1．ア　　問2．ア　　問3．ウ　　問4．イ

6 　出題者が求めたポイント
[正解を入れた全訳]
　グラフのタイトル：回答から見た18歳以上の成人の
　　男女別年齢別心臓病罹病率
　グラフは、1999年と2009年のアメリカにおける、回
答から見た18歳以上の成人の男女別年齢別心臓病罹病
率を表している。パーセントは年齢別になっている。
心臓病はアメリカ合衆国ではいまなお、命に関わる最
大の脅威である。75歳以上の男性および女性の心臓病
率は、他のどんな年齢グループよりも(1)高い。
　2番目に高い年齢の男性のグループでは、(2)2007年
にわずかな上昇があり、率が34％に上がった。75歳以
上の男性では、率が1999年の38％から2008年の(3)47％
に上がった。18から44歳の女性の心臓病率は1999年か
ら2009年の間で(4)ほとんど変化しなかった。
[解答]
(1)イ　(2)イ　(3)ウ　(4)イ

7 　出題者が求めたポイント
[全訳]
　科学技術が進歩するにつれて、多くの人々は肩こり
や背中の痛みなどの身体的痛みを経験する。(1)私たち
は痛みをちょっとの間取り除くために薬を使いがちだ
けれども、それではないマッサージ治療を勧める医師
もいる。(2)医療専門家の間ではこの自然治療が、この

ような問題の効果的な解決策として次第に認められる
ようになってきている。
[解答]
(1) 私たちは痛みをちょっとの間取り除くために薬を使
　いがちだけれども、それではないマッサージ治療を
　勧める医師もいる。
(2) 医療専門家の間ではこの自然治療が、このような問
　題の効果的な解決策として次第に認められるように
　なってきている。

8 　出題者が求めたポイント
[全文英訳]
　Sports are enjoyed on the basis of game rules all
around the world. 　(1)A researcher, however,
insists that how they are played reflects clearly the
sense of value in each country. 　For example,
Japanese soccer players are likely to give
importance not to individuals but to the whole
team. 　(2)On the contrary, European players are
likely to think that self-assertion is important for
them to win the games.
[解答例]
(1) A researcher insists that how they are played
　reflects clearly the sense of value in each
　country.
(2) On the contrary, European players are likely to
　think that self-assertion is important for them to
　win the games.

数　学

解答　　24年度

2月2日試験

1 出題者が求めたポイント

(1)（数学B・ベクトル）

$$\cos\angle AOB = \frac{\overrightarrow{OA}\cdot\overrightarrow{OB}}{|\overrightarrow{OA}||\overrightarrow{OB}|}$$

△OABの面積は，$\dfrac{1}{2}OA\cdot OB\sin\angle AOB$

$0\leqq s+4t\leqq 6$の部分から　$0\leqq s+4t\leqq 2$をのぞいた部分が存在範囲。

$\overrightarrow{OP}=m(k\overrightarrow{a})+n(\ell\overrightarrow{b})$で，$0\leqq m+n\leqq 1$，$m\geqq 0$，$n\geqq 0$のとき存在する範囲は，$k\overrightarrow{a}$，$\ell\overrightarrow{b}$を位置ベクトルとする点をA´，B´とする△OA´B´

(2)（数学Ⅱ・因数定理）

x^2+2x-3を因数分解する。

$f(x)$が$x-\alpha$を因数にもつとき，$f(a)=0$

(3)（数学A・確率）

1回目の目，2回目の目，3回目の目が何通りあるかを数えかける。全体は6^3

(4)（数学Ⅱ・三角関数）

$$\cos\alpha+\cos\beta=2\cos\frac{\alpha+\beta}{2}\cos\frac{\alpha-\beta}{2}$$

(5)（数学Ⅱ・三角関数）

$\cos 2x=2\cos^2x-1=1-2\sin^2x$

$\cos^2x$，$\sin^2x$で表わし代入する。

(6)（数学Ⅰ・式の計算）

$(a-b)^2=(a+b)^2-4ab$

〔解答〕

(1) $\cos\angle AOB=\dfrac{4}{2\cdot 3}=\dfrac{2}{3}$

$$\sin\angle AOB=\sqrt{1-\left(\frac{2}{3}\right)^2}=\frac{\sqrt5}{3}$$

△AOBの面積は，$\dfrac{1}{2}2\cdot 3\dfrac{\sqrt5}{3}=\sqrt5$

$0\leqq s+4t\leqq 6$ は，$0\leqq\dfrac{1}{6}s+\dfrac{2}{3}t\leqq 1$

$\overrightarrow{OP}=\dfrac{1}{6}s(6\overrightarrow{OA})+\dfrac{2}{3}t\left(\dfrac{3}{2}\overrightarrow{OB}\right)$

$\overrightarrow{OA´}=6\overrightarrow{OA}$，$\overrightarrow{OB´}=\dfrac{3}{2}\overrightarrow{OB}$ とすると

△OA´B´の面積は，$\dfrac{1}{2}12\cdot\dfrac{9}{2}\dfrac{\sqrt5}{3}=9\sqrt5$

$0\leqq s+4t\leqq 2$ は，$0\leqq\dfrac{1}{2}s+2t\leqq 1$

$\overrightarrow{OP}=\dfrac{1}{2}s(2\overrightarrow{OA})+2t\left(\dfrac{1}{2}\overrightarrow{OB}\right)$

$\overrightarrow{OA´´}=2\overrightarrow{OA}$，$\overrightarrow{OB´´}=\dfrac{1}{2}\overrightarrow{OB}$ とすると

△OA´´B´´の面積は，$\dfrac{1}{2}4\cdot\dfrac{3}{2}\cdot\dfrac{\sqrt5}{3}=\sqrt5$

従って，$9\sqrt5-\sqrt5=8\sqrt5$

(2) $x^2+2x-3=(x+3)(x-1)$

$f(x)=4x^4+px^3-3x^2+qx+3$ とする。

$(f(-3)=)-27p-3q+300=0$

$(f(1)=)p+q+4=0$

2式より，$p=13$，$q=-17$

(3) $\dfrac{6\cdot 5\cdot 4}{6^3}=\dfrac{5}{9}$

(4) $2\cos\dfrac{2}{3}\pi\cos\dfrac{\pi}{4}=2\left(-\dfrac{1}{2}\right)\dfrac{\sqrt2}{2}=-\dfrac{\sqrt2}{2}$

(5) $2\cos^2x-1=t$ より $2\cos^2x=1+t$

$1-2\sin^2x=t$ より $2\sin^2x=1-t$

$\dfrac{\cos^2x}{\sin^2x}-\dfrac{\sin^2x}{\cos^2x}=\dfrac{2\cos^2x}{2\sin^2x}-\dfrac{2\sin^2x}{2\cos^2x}$

$=\dfrac{1+t}{1-t}-\dfrac{1-t}{1+t}=\dfrac{(1+t)^2-(1-t)^2}{(1+t)(1-t)}$

$=\dfrac{4t}{(1+t)(1-t)}$

(6) $(t-t^{-1})^2=(t+t^{-1})^2-4tt^{-1}=529-4=525$

$t>1$ より $t>t^{-1}$

従って，$t-t^{-1}=\sqrt{525}=5\sqrt{21}$

（答）

(ア)$\sqrt5$　(イ)$8\sqrt5$　(ウ)13　(エ)-17

(オ)$\dfrac{5}{9}$　(カ)$-\dfrac{\sqrt2}{2}$　(キ)$\dfrac{4t}{(1+t)(1-t)}$　(ク)$5\sqrt{21}$

2 出題者が求めたポイント（数学Ⅲ・微分積分）

(1) $\dfrac{d}{dx}\log u=\dfrac{1}{u}\dfrac{du}{dx}$，$\left(\dfrac{u}{v}\right)´=\dfrac{u´v-uv´}{v^2}$

(2) $\cos\angle BAP_k=\dfrac{AB}{AP_k}$，$\tan\angle BAP_k=\dfrac{BP_k}{AB}$

$\displaystyle\lim_{n\to\infty}\frac{1}{n}\sum_{k=1}^{n}f\left(\frac{k}{n}\right)=\int_0^1 f(x)dx$

$\displaystyle\int_0^1\tan kx\,dx=\int_0^1\frac{\sin kx}{\cos kx}dx$は，$\cos kx=t$とおいて置換積分する。

AP_kの積分は(1)を応用する。

〔解答〕

(1) $\dfrac{d}{dx}\log\left(\dfrac{1+\sin x}{1-\sin x}\right)=\dfrac{1-\sin x}{1+\sin x}\left(\dfrac{1+\sin x}{1-\sin x}\right)´$

$=\dfrac{1-\sin x}{1+\sin x}\dfrac{\cos x(1-\sin x)+\cos x(1+\sin x)}{(1-\sin x)^2}$

$=\dfrac{2\cos x}{(1+\sin x)(1-\sin x)}=\dfrac{2}{\cos x}$

(2) $\cos\angle BAP_k=\dfrac{AB}{AP_k}$, $\tan\angle BAP_k=\dfrac{BP_k}{AB}$ より

$$AP_k=\dfrac{1}{\cos\left(\dfrac{\pi}{4}\dfrac{k}{n}\right)},\ BP_k=\tan\left(\dfrac{\pi}{4}\dfrac{k}{n}\right)$$

$$\lim_{n\to\infty}\dfrac{1}{n}\sum_{k=1}^{n}\tan\left(\dfrac{\pi}{4}\dfrac{k}{n}\right)=\int_{0}^{1}\tan\dfrac{\pi}{4}x\,dx$$

$\displaystyle\int_{0}^{1}\dfrac{\sin\dfrac{\pi}{4}x}{\cos\dfrac{\pi}{4}x}\,dx$ で，$\cos\dfrac{\pi}{4}x=t$ とおく。

$\dfrac{dt}{dx}=-\dfrac{\pi}{4}\sin\dfrac{\pi}{4}x$ より $\sin\dfrac{\pi}{4}x\,dx=-\dfrac{4}{\pi}dt$

$x=0\to1$ のとき，$t=1\to\dfrac{1}{\sqrt{2}}$

$$\int_{0}^{1}\tan\dfrac{\pi}{4}x\,dx=-\dfrac{4}{\pi}\int_{1}^{\frac{1}{\sqrt{2}}}\dfrac{dt}{t}=\dfrac{4}{\pi}\int_{\frac{1}{\sqrt{2}}}^{1}\dfrac{1}{t}dt$$

$$=\dfrac{4}{\pi}\Big[\log t\Big]_{\frac{1}{\sqrt{2}}}^{1}=\dfrac{4}{\pi}\left(\log 1-\log\dfrac{1}{\sqrt{2}}\right)$$

$$=\dfrac{4}{\pi}\log\sqrt{2}=\dfrac{2}{\pi}\log 2$$

$$\lim_{n\to\infty}\dfrac{1}{n}\sum_{k=1}^{n}\dfrac{1}{\cos\left(\dfrac{\pi}{4}\dfrac{k}{n}\right)}=\int_{0}^{1}\dfrac{1}{\cos\left(\dfrac{\pi}{4}x\right)}dx$$

(1)より $\dfrac{d}{dx}\log\left(\dfrac{1+\sin\dfrac{\pi}{4}x}{1-\sin\dfrac{\pi}{4}x}\right)=\dfrac{\pi}{2}\dfrac{1}{\cos\dfrac{\pi}{4}x}$

$$\int_{0}^{1}\dfrac{1}{\cos\dfrac{\pi}{4}x}dx=\dfrac{2}{\pi}\left[\log\left(\dfrac{1+\sin\dfrac{\pi}{4}x}{1-\sin\dfrac{\pi}{4}x}\right)\right]_{0}^{1}$$

$$=\dfrac{2}{\pi}\log\dfrac{(\sqrt{2}+1)(\sqrt{2}+1)}{(\sqrt{2}-1)(\sqrt{2}+1)}$$

$$=\dfrac{4}{\pi}\log(\sqrt{2}+1)$$

（答）

(ア)$\cos x$　(イ)$\dfrac{1}{\cos\left(\dfrac{\pi}{4}\dfrac{k}{n}\right)}$　(ウ)$\tan\left(\dfrac{\pi}{4}\dfrac{k}{n}\right)$

(エ)$\tan\dfrac{\pi}{4}x$　(オ)$\dfrac{2}{\pi}\log 2$　(カ)$\dfrac{4}{\pi}\log(\sqrt{2}+1)$

3 出題者が求めたポイント（数学B・数列）

(1) $a_n=\dfrac{c_n}{b_n}$，$a_{n+1}=\dfrac{c_{n+1}}{b_{n+1}}$ を漸化式に代入する。

(2) (1)の n に $n-1$ を代入したものと連立方程式にして，b_n，b_{n-1} を消去する。

　　$c_{n+1}+kc_n+\ell c_{n-1}=0$ のとき，$t^2+kt+\ell=0$ の解が α，β となる。

(3) $c_{n+1}-\alpha c_n$ を β で表わし，$c_{n+1}-\beta c_n$ を α で表わし辺々引く。漸化式から b_n を α，β，n で表わし a_n を α，β，n で表わす。$n\to\infty$ より極限値に数値を代入する。

〔解答〕

(1) $\dfrac{c_{n+1}}{b_{n+1}}=\dfrac{1}{1+\dfrac{c_n}{b_n}}=\dfrac{b_n}{b_n+c_n}$

従って，$b_{n+1}=b_n+c_n$，$c_{n+1}=b_n$

(2) n に $n-1$ を代入すると，

$b_n=b_{n-1}+c_{n-1}$，$c_n=b_{n-1}$

よって，$c_{n+1}=c_n+c_{n-1}$ より $p=1$

$c_{n+1}-c_n-c_{n-1}=0$ より $t^2-t-1=0$ とすると，

$t=\dfrac{1\pm\sqrt{5}}{2}$，$\alpha=\dfrac{1+\sqrt{5}}{2}$，$\beta=\dfrac{1-\sqrt{5}}{2}$

(3) $c_{n+1}-\alpha c_n=\beta(c_n-\alpha c_{n-1})$，$c_2-\alpha c_1=1$

よって，$c_{n+1}-\alpha c_n=\beta^{n-1}$ ……………①

$c_{n+1}-\beta c_n=\alpha(c_n-\beta c_{n-1})$，$c_2-\beta c_1=1$

よって，$c_{n+1}-\beta c_n=\alpha^{n-1}$ ……………②

②－①より $(\alpha-\beta)c_n=\alpha^{n-1}-\beta^{n-1}$

従って，$c_n=\dfrac{\alpha^{n-1}-\beta^{n-1}}{\alpha-\beta}$

$b_n=c_{n+1}=\dfrac{\alpha^n-\beta^n}{\alpha-\beta}$

$a_n=\dfrac{\dfrac{\alpha^{n-1}-\beta^{n-1}}{\alpha-\beta}}{\dfrac{\alpha^n-\beta^n}{\alpha-\beta}}$

$=\dfrac{\alpha^{n-1}-\beta^{n-1}}{\alpha^n-\beta^n}$

分母，分子を α で割ると，

$a_n=\dfrac{1}{\alpha}\dfrac{1-\left(\dfrac{\beta}{\alpha}\right)^{n-1}}{1-\left(\dfrac{\beta}{\alpha}\right)^n}$

$\lim_{n\to\infty}a_n=\lim_{n\to\infty}\dfrac{1}{\alpha}\dfrac{1-\left(\dfrac{\beta}{\alpha}\right)^{n-1}}{1-\left(\dfrac{\beta}{\alpha}\right)^n}=\dfrac{1}{\alpha}=\dfrac{2}{\sqrt{5}+1}$

$=\dfrac{2(\sqrt{5}-1)}{(\sqrt{5}+1)(\sqrt{5}-1)}=\dfrac{\sqrt{5}-1}{2}$

（答）

(ア)b_n+c_n　　(イ)b_n　　(ウ)1

(エ)$\dfrac{1+\sqrt{5}}{2}$　　(オ)$\dfrac{1-\sqrt{5}}{2}$　　(カ)$\dfrac{\alpha^{n-1}-\beta^{n-1}}{\alpha-\beta}$

(キ)$\dfrac{\alpha^{n-1}-\beta^{n-1}}{\alpha^n-\beta^n}$　　(ク)$\dfrac{\sqrt{5}-1}{2}$

2月3日試験

1 出題者が求めたポイント

(1) (数学Ⅱ・高次方程式)

$x^2+x-2=0$ となる x の値 α, β を求め, 両辺に代入し, c, d の値を求める。右辺を因数分解して a, b の値を求める。

(2) (数学A・平面図形)

線分ABと線分PQが交わるとき, 点Bから直線APに垂線を下し交点をRとする。△ABRが直角三角形より三平方の定理でBRを求める。

線分ABと線分PQが交わらないとき, 点Pから直線ABに平行線を引き線分BQとの交点をRとすると, △PRQが直角三角形より三平方の定理より, PQを求める。

(3) (数学Ⅱ・2次方程式)

$x=1-\sqrt{3}i$ を代入する。

a, b が実数で, $a+bi=0 \Leftrightarrow a=0, b=0$

(4) (数学Ⅱ・三角関数)

$r=\sqrt{a^2+b^2}$, $\dfrac{a}{r}=\cos\alpha$, $\dfrac{b}{r}=\sin\alpha$ のとき,

$a\sin\theta+b\cos\theta=r\sin(\theta+\alpha)$

〔解答〕

(1) 左辺 $=(x+a)(x-b)(x+2)(x-1)$

両辺に -2 を代入, $0=16-8c-12+2d+6$

両辺に 1 を代入, $1+c-3-d+6=0$

よって, $4c-d=5$, $c-d=-4$

従って, $c=3, d=7$

右辺 $=x^4+3x^3-3x^2-7x+6$
$=(x+2)(x-1)(x^2+2x-3)$
$=(x+2)(x-1)(x+3)(x-1)$

従って, $a=3, b=1$

(2) 内接線のとき, 点Bから直線APに垂線を下し交点をRとする。PQ=RB
AR=1+2=3 より
RB=$\sqrt{5^2-3^2}=4$
従って, PQ=4
外接線のとき, 点Pから線分BQに垂線を下し交点をRとする。PR=AB=5
RQ=2-1=1 より
PQ=$\sqrt{5^2+1^2}=\sqrt{26}$
最小値4, 最大値$\sqrt{26}$

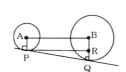

(3) $x^2=(1-\sqrt{3}i)^2=-2-2\sqrt{3}i$

$-2-2\sqrt{3}i+p-p\sqrt{3}i+q=0$

$(-2+p+q)-(2+p)\sqrt{3}i=0$ より

$-2+p+q=0$, $2+p=0$

従って, $p=-2, q=4$

$\alpha^3=-2(1+\sqrt{3}i)(1-\sqrt{3}i)=-8$

(4) $r=\sqrt{1^2+(-3)^2}=\sqrt{10}$

$\cos\alpha=\dfrac{1}{\sqrt{10}}$, $\sin\alpha=-\dfrac{3}{\sqrt{10}}$, $\tan\alpha=-3$

のとき, $\sin\theta-3\cos\theta=\sqrt{10}\sin(\theta+\alpha)$

(答)
(ア) 3　(イ) 1　(ウ) 3　(エ) 7　(オ) 4　(カ) $\sqrt{26}$
(キ) -2　(ク) 4　(ケ) -8　(コ) $\sqrt{10}$　(サ) -3

2 出題者が求めたポイント (数学Ⅱ・微分積分)

(1) $y=f(x)$ の上の点 $(a, f(a))$ における接線の方程式は,

$y=f'(a)(x-a)+f(a)$

$x^2+px+q=0$ の2つの解を α, β とすると,

$\alpha+\beta=-p$, $\alpha\beta=q$

(2) $x^2+px+q=0$ が重複解のとき,

$D=p^2-4q=0$

これより a の値を求め, 大きい値が t, 小さい値が s である。

定積分で面積を求める。

〔解答〕

(1) $y'=4x^3-4x+1$

$y=(4a^3-4a+1)(x-a)+a^4-2a^2+a-1$

$y=(4a^3-4a+1)x-3a^4+2a^2-1$

$x^4-2x^2+x-1=(4a^3-4a+1)x-3a^4+2a^2-1$

$x^4-2x^2-(4a^3-4a)x+3a^4-2a^2=0$

$(x-a)^2(x^2+2ax+3a^2-2)=0$

$x^2+2ax+3a^2-2=0$ の異なる2つの解を α, β とすると, $\alpha+\beta=-2a$, $\alpha\beta=3a^2-2$

(2) $x^2-2ax+3a^2-2=0$ が重複解をもつ。

$D'=(D/4)=a^2-(3a^2-2)=-2a^2+2$

$-2a^2+2=0$ より $a=\pm 1$

$a=1$ のとき,

$(x-1)^2(x^2+2x+1)=0$ より $(x-1)^2(x+1)^2=0$

$a=-1$ のとき,

$(x+1)^2(x^2-2x+1)=0$ より $(x+1)^2(x-1)^2=0$

従って, $s=-1, t=1$

接線 m は,

$a=1$ のとき,

$y=(4-4+1)x-3+2-1=x-2$

$a=-1$ のとき,

$y=(-4+4+1)x-3+2-1=x-2$

従って, $y=x-2$

$\displaystyle\int_{-1}^{1}(x^4-2x^2+x-1-x+2)dx$

$=\displaystyle\int_{-1}^{1}(x^4-2x^2+1)dx$

$=\left[\dfrac{1}{5}x^5-\dfrac{2}{3}x^3+x\right]_{-1}^{1}$

$=\left(\dfrac{1}{5}-\dfrac{2}{3}+1\right)-\left(-\dfrac{1}{5}+\dfrac{2}{3}-1\right)=\dfrac{16}{15}$

(答)
(ア) $(4a^3-4a+1)x-3a^4+2a^2-1$　(イ) $-2a$
(ウ) $3a^2-2$　(エ) -1　(オ) $x-2$　(カ) $\dfrac{16}{15}$

東海大学（医）24年度　(59)

3 **出題者が求めたポイント** (数学Ⅱ・図形と方程式)

(1) 2点 (x_1, y_1), (x_2, y_2) を通る直線の方程式は，

$$y = \frac{y_1 - y_2}{x_1 - x_2}(x - x_2) + y_2$$

(2) 点 (x_0, y_0) と直線 $ax + by + c = 0$ の距離は，

$$\frac{|ax_0 + by_0 + c|}{\sqrt{a^2 + b^2}}$$

(3) 2直線の傾きが $m, m´$ で, 2直線が直交するときは，
$mm´ = -1$。
点 (x_0, y_0) を通り, 傾きが m の直線の方程式は，
$y = m(x - x_0) + y_0$
直線ABと直線PHの方程式を連立方程式にする。

(4) 直線OPと直線OHとの傾きが等しい。

(5) $(OP \cdot OH)^2$ を a^2 について平方完成する。

$$\cos \angle POH = \frac{OP^2 + OH^2 - PH^2}{2OP \cdot OH}$$

〔解答〕

(1) $y = \dfrac{0 - b}{a - 0}(x - 0) + b = -\dfrac{b}{a}x + b$

(2) 直線ABは, $bx + ay - ab = 0$
Pと直線ABとの距離は，

$$PH = \frac{|ba + ab - ab|}{\sqrt{a^2 + b^2}} = \frac{ab}{\sqrt{a^2 + b^2}}$$

(3) 直線PHの傾きを m とする。

$-\dfrac{b}{a}m = -1$ より $m = \dfrac{a}{b}$

直線PHの方程式は，

$$y = \frac{a}{b}(x - a) + b = \frac{a}{b}x + \frac{b^2 - a^2}{b}$$

交点Hは, $-\dfrac{b}{a}x + b = \dfrac{a}{b}x + \dfrac{b^2 - a^2}{b}$

$$\frac{a^2 + b^2}{ab}x = \frac{a^2}{b} \quad より \quad x = \frac{a^3}{a^2 + b^2}$$

$$y = -\frac{a^2 b}{a^2 + b^2} + b = \frac{b^3}{a^2 + b^2}$$

従って, $p = \dfrac{a^3}{a^2 + b^2}$, $q = \dfrac{b^3}{a^2 + b^2}$

(4) 直線OPの傾きは, $\dfrac{b}{a}$, 直線OHの傾きは, $\dfrac{b^3}{a^3}$

よって, $b^2 = a^2$

また, $a^2 + \dfrac{b^2}{2} = 1$ より $a^2 + \dfrac{a^2}{2} = 1$

$\dfrac{3}{2}a^2 = 1$ 従って, $a > 0$ より $a = \dfrac{\sqrt{6}}{3}$

(5) $OH = \sqrt{\left(\dfrac{a^3}{a^2 + b^2}\right)^2 + \left(\dfrac{b^3}{a^2 + b^2}\right)^2}$, $OP = \sqrt{a^2 + b^2}$

$$OP \cdot OH = \sqrt{\frac{(a^2 + b^2)(a^4 - a^2 b^2 + b^4)}{a^2 + b^2}}$$

$$= \sqrt{a^4 - a^2 b^2 + b^4}$$

$a^2 + \dfrac{b^2}{2} = 1$ より $b^2 = 2 - 2a^2$

$$(OP \cdot OH)^2 = a^4 - a^2(2 - 2a^2) + (2 - 2a^2)^2$$

$$= 7a^4 - 10a^2 + 4$$

$$= 7\left(a^2 - \frac{5}{7}\right)^2 + \frac{3}{7}$$

$a = \dfrac{\sqrt{35}}{7}$ のとき, $OP \cdot OH$ は最小値 $\dfrac{\sqrt{21}}{7}$

$a = \sqrt{\dfrac{5}{7}}$, $b = \sqrt{\dfrac{4}{7}}$, $OP = \sqrt{\dfrac{5}{7} + \dfrac{4}{7}} = \dfrac{3\sqrt{7}}{7}$

$PH = \dfrac{\sqrt{20}}{7} \cdot \dfrac{7}{3\sqrt{7}} = \dfrac{\sqrt{20}}{3\sqrt{7}}$

$\dfrac{3\sqrt{7}}{7}OH = \dfrac{\sqrt{21}}{7}$ より $OH = \dfrac{\sqrt{3}}{3}$

$$\cos \theta = \frac{\dfrac{9}{7} + \dfrac{1}{3} - \dfrac{20}{63}}{2\sqrt{\dfrac{3}{7}}} = \frac{41\sqrt{7}}{63\sqrt{3}} = \frac{41\sqrt{21}}{189}$$

(答)

(ア) $-\dfrac{b}{a}x + b$　　(イ) $\dfrac{ab}{\sqrt{a^2 + b^2}}$　　(ウ) $\dfrac{a^3}{a^2 + b^2}$

(エ) $\dfrac{b^3}{a^2 + b^2}$　　(オ) $\dfrac{\sqrt{6}}{3}$　(カ) $\dfrac{\sqrt{35}}{7}$　(キ) $\dfrac{\sqrt{21}}{7}$

(ク) $\dfrac{41\sqrt{21}}{189}$

物 理

解答　24年度

2月2日試験

1 出題者が求めたポイント…平面上の衝突

(1)(2) 衝突後のA, Bの速度をそれぞれ v_A, v_B とすると
運動量保存則より $mv_0 = mv_A + Mv_B \cdots$①

弾性衝突だから $1 = -\dfrac{v_A - v_B}{v_0 - 0}$ ∴ $v_0 = v_B - v_A \cdots$②

①, ②より v_A, v_B について解けば

$$v_A = \dfrac{m-M}{M+m}v_0, \quad v_B = \dfrac{2mv_0}{M+m}$$

Aの衝突後の速さ $= |v_A| = \dfrac{M-m}{M+m}v_0$ …(1)の答

Bの衝突後の速さ $= |v_B| = \dfrac{2mv_0}{M+m}$ …(2)の答

(3) この衝突でAにはたらく力積は, x 軸の負の向きなので, y 軸方向の速度は変化しない。
また, x 方向については弾性衝突であるから, 衝突前と比べて向きだけが変化する。

衝突前の x 成分 $= v_0 \cos 45° = \dfrac{\sqrt{2}}{2}v_0$,

衝突前の y 成分 $= v_0 \sin 45° = \dfrac{\sqrt{2}}{2}v_0$

(答え) x 成分 $\cdots -\dfrac{\sqrt{2}}{2}v_0$　y 成分 $\cdots \dfrac{\sqrt{2}}{2}v_0$

(4)(5) 衝突後の小球Aの速度の x 成分, y 成分を v_{Ax}, v_{Ay}, 同様に小球Bについて, v_{Bx}, v_{By} とする。

運動量保存則より $m \times \dfrac{\sqrt{2}}{2}v_0 = mv_{Ax} + Mv_{Bx} \cdots$③

$m \times \dfrac{\sqrt{2}}{2}v_0 = mv_{Ay} + Mv_{By} \cdots$④

x 軸方向について, はねかえり係数 $e = -\dfrac{v_{Ax} - v_{Bx}}{\left(\dfrac{\sqrt{2}}{2}v_0 - 0\right)}$

∴ $\dfrac{\sqrt{2}}{2}ev_0 = v_{Bx} - v_{Ax} \cdots$⑤

小球Aについて, y 軸方向の速度は変化しないから,

$\dfrac{\sqrt{2}}{2}v_0 = v_{Ay} \cdots$⑥

⑤と③より $v_{Ax} = \dfrac{(m-eM)}{m+M} \times \dfrac{\sqrt{2}}{2}v_0$

$v_{Bx} = \dfrac{(e+1)m}{m+M} \times \dfrac{\sqrt{2}}{2}v_0$

⑥と④より $v_{By} = 0$

(4)の答…x 成分: $\dfrac{(m-eM)}{m+M} \times \dfrac{\sqrt{2}}{2}v_0$, y 成分: $\dfrac{\sqrt{2}}{2}v_0$

(5)の答…x 成分: $\dfrac{(e+1)m}{m+M} \times \dfrac{\sqrt{2}}{2}v_0$, y 成分: 0

2 出題者が求めたポイント…電場, 磁場中の荷電粒子の運動

(1) eE …(答)

(2) 電子に対する運動方程式は,

$$\begin{cases} ma_x = eE & \therefore a_x = \dfrac{eE}{m} \\ ma_z = 0 & \therefore a_z = 0 \end{cases}$$

t 秒後の電子の座標 $z = vt$, $x = \dfrac{1}{2}a_x t^2 = \dfrac{1}{2}\left(\dfrac{eE}{m}\right)t^2$

2式より t を消去して, $x = \dfrac{eE}{2m}\left(\dfrac{z}{v}\right)^2$

∴ $x_\ell = \dfrac{eE\ell^2}{2mv^2}$ …(答)

(3) 求める半径を r とすると

$m\dfrac{v^2}{r} = evB$ ∴ $r = \dfrac{mv}{eB}$ …(答)

(4) 三平方の定理より $r^2 = \ell^2 + (r - y_\ell)^2$

∴ $y_\ell^2 - 2ry_\ell + \ell^2 = 0$

$y_\ell < r$ だから $y_\ell = r - \sqrt{r^2 - \ell^2} \cdots$①

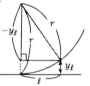

(3)の答えを代入して

$y_\ell = \dfrac{mv}{eB} - \sqrt{\left(\dfrac{mv}{eB}\right)^2 - \ell^2}$ …(答)

(5) ①より

$y_\ell = r - \left\{r^2\left(1 - \dfrac{\ell^2}{r^2}\right)\right\}^{\frac{1}{2}} \fallingdotseq r - r\left(1 - \dfrac{\ell^2}{2r^2}\right)$

$\fallingdotseq \dfrac{\ell^2}{2r} = \dfrac{\ell^2}{2}\left(\dfrac{eB}{mv}\right)$

これより $v = \dfrac{eB\ell^2}{2my_\ell}$ を(2)の答えに代入して

$x_\ell = \dfrac{eE\ell^2}{2m} \times \left(\dfrac{2my_\ell}{eB\ell^2}\right)^2 = \dfrac{2mEy_\ell^2}{eB^2\ell^2}$

∴ $\dfrac{e}{m} = \dfrac{2Ey_\ell^2}{B^2\ell^2 x_\ell}$ …(答)

3 出題者が求めたポイント…気体の状態変化

(1) 状態Aの気体の圧力 P_A は, 力のつりあいより

$P_A S + mg = P_0 S$ ∴ $P_A = P_0 - \dfrac{mg}{S} \cdots$①

気体の状態方程式より $P_A \times S\ell = nRT_A$

∴ $T_A = \dfrac{P_A S\ell}{nR} = \left(P_0 - \dfrac{mg}{S}\right) \cdot \dfrac{S\ell}{nR}$

(2) 状態Bの気体の圧力 $= P_0$ だから, ボイル・シャルルの法則より

東海大学（医）24 年度 （61）

$$\frac{P_A S \ell}{T_A} = \frac{P_0 S \ell}{T_B}$$

$$\therefore T_B = \frac{P_0}{P_A} T_A = \frac{P_0}{P_A} \times \frac{P_A S \ell}{nR} = \frac{P_0 S \ell}{nR}$$

(3) このときの体積 $=2S\ell$ だから, ボイル・シャルルの
　　法則より

$$\frac{P_0 \times S\ell}{T_B} = \frac{P_0 \times 2S\ell}{T_C}$$

$$\therefore T_C = 2T_B = \frac{2P_0 S\ell}{nR}$$

(4) 同様にして

$$\frac{P_A \times 2S\ell}{T_D} = \frac{P_A \times S\ell}{T_A}$$

$$\therefore T_D = 2T_A = 2\left(P_0 - \frac{mg}{S}\right) \cdot \frac{S\ell}{nR}$$

(5) 仕事 $= P_0 \times (2S\ell - S\ell) = P_0 S\ell$

(6) 仕事 $= P_A \times \triangle V = P_A \times (S\ell - 2S\ell)$

$$= -P_A S\ell = -\left(P_0 - \frac{mg}{S}\right)S\ell$$

(7) 吸熱過程は $A \to B$, $B \to C$ であり, 吸熱量 $\triangle Q$ は

$$\triangle Q = nC_V \triangle T_{A \to B} + nC_P \triangle T_{B \to C}$$

$$= n \times \frac{3}{2}R \times (T_B - T_A) + n \times \frac{5}{2}R \times (T_C - T_B)$$

$$= \frac{1}{2}\left(5P_0 + \frac{3mg}{S}\right)S\ell$$

$$熱効率 = \frac{P_0 S\ell - \left(P_0 - \dfrac{mg}{S}\right)S\ell}{\triangle Q} = \frac{2mg}{3mg + 5P_0 S}$$

（答）(1)ウ　(2)ア　(3)オ　(4)ウ　(5)ア　(6)ウ　(7)ア

4 出題者が求めたポイント…球面波の干渉

(1) 波の速さ $v = \dfrac{\lambda}{T} = \dfrac{1cm}{2s} = 0.5cm/s$ だから

　　所要時間 $= \dfrac{10}{0.5} = 20s$

(2) $(PA - PB) = 2 = \lambda \times 2$　だから, 点 P は強めあう点で
　　ある。振幅 $=2 \times 1cm = 2cm$

(3) 求める点と点 P は波源からの距離の差が等しいので
　　A からの距離を x とすると

　　$x - (4-x) = 2$　　$\therefore x = 3$

(4) 点 P が波源からの距離の差が波長の 2 倍の点である
　　から, 線分 PO 上には, 波長の 0, 1, 2 倍の強めあう点が
　　ある。

(5) 点 A を中心とする半径 $5cm$ の円周上と強めあう線の
　　交点の数を数えればよい。
　　$AB = 4\lambda$　だから　$m=0$ の AB の垂直 2 等分線が 1 本,
　　$m = 1, 2, 3$ の双曲線が 2 本ずつ, $m = 4$ は線分 AB の
　　左右に伸びる直線である。
　　強めあう点の数 $= 2 + 2 + 3 \times 4 = 16$

（答）(1)ウ　(2)エ　(3)ウ　(4)イ　(5)オ

---

2 月 3 日試験

1 出題者が求めたポイント…直線電流が作る磁場

(1) $WP = \sqrt{x^2 + \left(\dfrac{h}{2}\right)^2}$ だから,

$$H_1 = \frac{I}{2\pi\sqrt{x^2 + \left(\dfrac{h}{2}\right)^2}} = \frac{I}{\pi\sqrt{4x^2 + h^2}}$$

(2) $L_1 P = \sqrt{(x+d)^2 + \left(\dfrac{h}{2}\right)^2}$　だから

$$H_2 = \frac{\left(\dfrac{I}{2}\right)}{2\pi\sqrt{(x+d)^2 + \left(\dfrac{h}{2}\right)^2}} = \frac{I}{2\pi\sqrt{4(x+d)^2 + h^2}}$$

(3) $L_2 P = \sqrt{(x-d)^2 + \left(\dfrac{h}{2}\right)^2}$　だから

$$H_3 = \frac{\left(\dfrac{I}{2}\right)}{2\pi\sqrt{(x-d)^2 + \left(\dfrac{h}{2}\right)^2}} = \frac{I}{2\pi\sqrt{4(x-d)^2 + h^2}}$$

(4) $d \ll x$ のとき

$$H_2 \fallingdotseq \frac{I}{2\pi\sqrt{4x^2 + h^2}} \fallingdotseq H_3$$　だから

　　合成磁界 $= 2H_2 = \dfrac{I}{\pi\sqrt{4x^2 + h^2}}$

(5) $\sin\theta = \dfrac{\left(\dfrac{h}{2}\right)}{WP} = \dfrac{h}{2\sqrt{x^2 + \left(\dfrac{h}{2}\right)^2}} = \dfrac{h}{\sqrt{4x^2 + h^2}}$

　　合成磁界の強さ
　　$= 2 \times H_1 \sin\theta$

$$= 2 \times \frac{I}{\pi\sqrt{4x^2 + h^2}} \times \frac{h}{\sqrt{4x^2 + h^2}}$$

$$= \frac{2hI}{\pi(4x^2 + h^2)}$$　向きは水平西向き

（答）(1)オ　(2)エ　(3)オ　(4)ア　(5)イ

2 出題者が求めたポイント…3 力のつりあい

(1) EC 間のひもの張力 T_{EC} の鉛直成分が重力 mg と等しい
　　から

$$T_{EC} \times \sin\alpha = mg　　\therefore T_{EC} = \frac{mg}{\sin\alpha}(N)　　\cdots（答）$$

(2) T_{EC} の水平方向成分と ED 間のひもの張力 T_{ED} は等しい
　　から

$$T_{ED} = T_{EC} \times \cos\alpha = \frac{mg}{\sin\alpha} \times \cos\alpha$$

$$= \frac{mg}{\tan\alpha}(N)　　\cdots（答）$$

(3) DB 間のひもの張力 T_{DB} の水平方向成分が T_{ED} に等しい
から $T_{ED} = T_{DB} \times \sin\alpha$

$$\therefore T_{DB} = \frac{T_{ED}}{\sin\alpha} = \frac{mg}{\tan\alpha\sin\alpha} \text{(N)} \qquad \cdots \text{(答)}$$

(4) 杭 A を引く力 F は T_{DB} の鉛直方向成分に等しいから

$$F = T_{DB} \times \cos\alpha = \frac{mg\cos\alpha}{\tan\alpha\sin\alpha} = \frac{mg}{\tan^2\alpha} \text{(N)} \qquad \cdots \text{(答)}$$

(5) $F = \dfrac{mg}{\tan^2\alpha} = mg \times \dfrac{\cos^2\alpha}{\sin^2\alpha} \fallingdotseq \dfrac{mg}{\alpha^2}$

$$\therefore \alpha^2 = \frac{mg}{F} = \frac{50 \times 10}{50000} = \frac{1}{100}$$

$$\therefore \alpha = \frac{1}{10} = 0.1 \text{(rad)} \qquad \cdots \text{(答)}$$

3 出題者が求めたポイント…波の重ね合わせ

(1) 0.2s間に0.2m進んでいるから，

$$波の速さ v = \frac{0.2m}{0.2s} = 1 \ m/s$$

$$波長 \lambda = 0.8m だから，T = \frac{\lambda}{v} = 0.8s \qquad (答)0.8s$$

(2) 2.4sで波は $1 \ m/s \times 2.4s = 2.4m$ 進むので，$t = 0$ に
おける原点 $x = 0$ の変位と $t = 2.4s$ における $x = 2.4m$ の
変位は等しい。したがって，求める変位は $t = 0$ における
$x = 0.4m$ の変位に等しい。 (答) $-0.1m$

(3) $x = 0.8$ にある山と $x = 3.4$ にある山が出会う場所である。

$$x = \frac{0.8 + 3.4}{2} = 2.1 \qquad (答)2.1m$$

(4) $t = \dfrac{2.1 - 0.8}{v} = 1.3 \qquad (答)1.3s$

(5) $x = 2.1$ に比べて $\left(\dfrac{2.1 - 2.0}{\lambda}\right) \times 2\pi = \dfrac{\pi}{4}$

位相がずれている。

$$y = 2 \times 0.1\sin\frac{\pi}{4} = \frac{\sqrt{2}}{10} \qquad (答)\frac{\sqrt{2}}{10}m$$

4 出題者が求めたポイント…気体の状態変化

(1) シリンダ内の気圧は大気圧 $P[P_a]$ に等しい。状態方程式
より

$$PV = nRT \qquad \therefore n = \frac{PV}{RT} \text{ [mol]}$$

(2) 分子ふるいは1molあるので，気体は0.5mol吸着される。
したがって，$\left(0.5 + \dfrac{PV}{RT}\right) = \dfrac{2PV + RT}{2RT}$ mol

(3) $PV' = \left(\dfrac{2PV + RT}{2RT}\right)R \times 2T \qquad \therefore V' = \dfrac{2PV + RT}{P}$

(4) $W = P\triangle V = P \times (V' - V) = P \times \left(\dfrac{2PV + RT}{P} - V\right)$

$\qquad = PV + RT$

(5) 吸着されずに残った気体の物質量

$$= \frac{1}{2} \times \left(\frac{2PV + RT}{2RT}\right) - 0.5$$

$$= \frac{2PV - RT}{4RT}$$

$$P' \times \left(\frac{V'}{2}\right) = \left(\frac{2PV - RT}{4RT}\right)RT \text{ より}$$

$$P' = \frac{2PV - RT}{2V'} = \frac{P}{2} \cdot \frac{2PV - RT}{2PV + RT}$$

(答)(1) ア (2) オ (3) エ (4) ウ (5) イ

化 学

解答 24年度

2月2日試験

1 出題者が求めたポイント……金属イオンの分離

[実験1] $Ag^+ + Cl^- \rightarrow AgCl$ の沈殿反応が起こらなかったので，Ag^+ が含まれていない。

[実験2]アンモニア水を滴下していくと，

$Al^{3+} + 3OH^- \rightarrow Al(OH)_3$ （白色）

$Fe^{3+} + 3OH^- \rightarrow Fe(OH)_3$ （赤褐色）

$Cu^{2+} + 2OH^- \rightarrow Cu(OH)_2$ （青白色）

の沈殿が起こり得る。この沈殿にアンモニア水を過剰に加えると，$Cu(OH)_2$ のみが溶解する。

$Cu(OH)_2 + 4NH_3 \rightarrow [Cu(NH_3)_4]^{2+} + 2OH^-$

残った沈殿は白色だから，$Al(OH)_3$ が特定できる。

[実験3] Ca^{2+} が反応し，炭酸カルシウムを生じる。

$Ca^{2+} + CO_3^{2-} \rightarrow CaCO_3$

[解答]
問1. a　問2. $[Cu(NH_3)_4]^{2+}$　問3. $Al(OH)_3$　問4. $CaCO_3$
問5. c

2 出題者が求めたポイント……硫化水素の電離平衡

問1. 与えられた記号を使って式を導く。(1)式の電離は，

$$K_{a_1} = \frac{[HS^-][H^+]}{[H_2S]} = \frac{c\alpha_1 \times c\alpha_1}{c(1-\alpha_1)} = \frac{c\alpha_1^2}{1-\alpha_1}$$

$1 - \alpha_1 \fallingdotseq 1$ とみなせるので，

$K_{a_1} = c\alpha_1^2$

よって，

$$\alpha_1 = \sqrt{\frac{K_{a_1}}{c}}, \quad [HS^-] = [H^+] = c \times \sqrt{\frac{K_{a_1}}{c}} = \sqrt{cK_{a_1}}$$

(2)式の電離は，

$$K_{a_2} = \frac{[S^{2-}][H^+]}{[HS^-]} = \frac{c\alpha_1\alpha_2 \cdot c\alpha_1(1+\alpha_2)}{c\alpha_1(1-\alpha_2)}$$

$$= c\alpha_1 \cdot \frac{\alpha_2(1+\alpha_2)}{1-\alpha_2}$$

α_2 が1より十分小さいので，$[HS^-] \fallingdotseq [H^+]$ として $[S^{2-}] = K_{a_2}$ と表される。

問2. 問1で示したように，$[S^{2-}] = K_{a_2}$ と表されるので，濃度 c によらず一定である。

問3. $H_2S \rightleftarrows S^{2-} + 2H^+$ の平衡定数は，

$$K = \frac{[S^{2-}][H^+]^2}{[H_2S]} = K_{a_1} \cdot K_{a_2}$$

ここで，$K_{a_2} = [S^{2-}]$ であるから，

$[H^+]^2 = K_{a_1} \cdot [H_2S]$

$\quad = 9.60 \times 10^{-8} \times 4.17 \times 10^{-3} = 4.0 \times 10^{-10}$

$\therefore [H^+] = 2.0 \times 10^{-5}$ mol/L

$pH = -\log 2.0 \times 10^{-5} = 5 - \log 2.0 = 4.7$

[解答]
問1. ア. d　イ. a　ウ. k　エ. i　オ. f　カ. h
問2. e　　問3. c

3 出題者が求めたポイント……電気分解

各電極で起こる変化を示す。

電解槽1. $\begin{cases} 陽極；2H_2O \rightarrow 4H^+ + O_2 + 4e^- \\ 陰極；Cu^{2+} + 2e^- \rightarrow Cu \end{cases}$

電解槽2. $\begin{cases} 陽極；2H_2O \rightarrow 4H^+ + O_2 + 4e^- \\ 陰極；Ag^+ + e^- \rightarrow Ag \end{cases}$

電解槽3. $\begin{cases} 陽極；2H_2O \rightarrow 4H^+ + O_2 + 4e^- \\ 陰極；2H^+ + 2e^- \rightarrow H_2 \end{cases}$

問1.
$Q = i(A) \times t(秒) = 1.05 \times 5 \times 60 \times 60 = 1.89 \times 10^4$[C]

問2. 電解槽3で発生した気体は，

陽極；$1.61 \times \dfrac{1}{3} = 0.5367$ L　(O_2)

陰極；$1.61 \times \dfrac{2}{3} = 1.073$ L　(H_2)

H_2 の物質量は，

$\dfrac{1.073}{22.4} = 0.04790$ mol

したがって，流れた電子は，

$0.04790 \times 2 = 0.0958$ mol

$\therefore$ 流れた電気量は，$9.65 \times 10^4 \times 0.0958 = 9.244 \times 10^3$

$\fallingdotseq 9.24 \times 10^3$[C]

問3. 電解槽1に流れた電気量は，

$1.89 \times 10^4 - 9.24 \times 10^3 = 9.66 \times 10^3$C

したがって，陰極に析出した銅は，

$\dfrac{9.66 \times 10^3}{9.65 \times 10^4} \times \dfrac{1}{2} \times 63.5 = 3.178 \fallingdotseq 3.18$ [g]

問4. 各電解槽で発生する気体の体積は，

槽1；

$\dfrac{9.66 \times 10^3}{9.65 \times 10^4} \times \dfrac{1}{4} \times 22.4 = 0.561$ L

槽2；

$\dfrac{9.24 \times 10^3}{9.65 \times 10^4} \times \dfrac{1}{4} \times 22.4 = 0.536$ L

槽3；1.61 L

したがって，電解槽3＞電解槽1＞電解槽2

[解答]
問1. 1.89×10^4[C]　　問2. 9.25×10^3[C]
問3. c　　問4. f

4 出題者が求めたポイント……熱化学方程式，結合エネルギー

問1. 過程1は，メタンの生成過程で，生成熱が，74.0 kJ/mol(発熱)と与えられている。

問2. 過程3は，$H-H \rightarrow 2H$ つまり，共有結合を切断する過程である。2 mol の H_2 を原子状にしているので $432 \times 2 = 864$ kJ の吸熱反応である。

問3. C(黒鉛)$\rightarrow$C(気体)の昇華熱を Q_2 kJ/mol とする。ヘスの法則から，

$Q_1 = Q_2 + Q_3 + Q_4$

ここで，$Q_1 = 74.0$，$Q_3 = -864$，$Q_4 = 414 \times 4$
を代入すると，$Q_2 = -718$　と求まる。

[解答]
問1. a　問2. b　問3. 718 kJ/mol

5 **出題者が求めたポイント……油脂**

問1. 油脂はグリセリンと高級脂肪酸のエステル(トリグリセリド)である。水酸化ナトリウムのような強塩基を用いた加水分解をけん化という。強塩基は触媒であると同時に，生成した脂肪酸を中和する働きがある。

問2. 油脂 A を $C_3H_5(OCOR)_3$ と表すと，

$C_3H_5(OCOR)_3 + 3NaOH \rightarrow C_3H_5(OH)_3 + 3RCOONa$

油脂 A の分子量を M とすると，

$M : 3.00 = 3 \times 40 : 0.410$

$\therefore M = 878$

問3. 油脂 A の物質量は，

$\dfrac{3.00}{878} = 3.42 \times 10^{-3}$ mol

付加した I_2 の物質量は，$I_2 = 254$　として，

$\dfrac{5.20}{254} = 2.05 \times 10^{-2}$ mol

したがって，1分子中の $>C=C<$ の数は，

$\dfrac{2.05 \times 10^{-2}}{3.42 \times 10^{-3}} = 5.99 \fallingdotseq 6$

問4, 5

選択肢の中で $>C=C<$ をもつ脂肪酸は，オレイン酸，リノール酸，リノレン酸の3種類である。B，C，D のいずれか1つをステアリン酸のような飽和脂肪酸とすると $>C=C<$ を6個もつという条件から2つともリノレン酸になってしまう。B，C，D が異なっている条件から，いずれも不飽和脂肪酸でなければならない。

以上から，油脂 A の示性式は，

$CH_2-OCOC_{17}H_{33}$
$CH-OCOC_{17}H_{31}$
$CH-OCOC_{17}H_{29}$

となる。分子式は，$C_{57}H_{98}O_6$　となる。

[解答]
問1. b　問2. c　問3. d　問4. $C_{57}H_{98}O_6$
問5. d

6 **出題者が求めたポイント……単分子膜，アボガドロ数**

問1. 滴下した溶液に溶けているミリスチン酸の物質量を求めると，

$\dfrac{0.214}{100} \times 0.0241 = 5.157 \times 10^{-5}$ g

$C_{13}H_{27}COOH = 228$　として，

$\dfrac{5.157 \times 10^{-5}}{228} = 2.261 \times 10^{-7}$ mol

したがって，分子の数は，

$2.261 \times 10^{-7} \times 6.02 \times 10^{23} = 1.361 \times 10^{17}$

$\fallingdotseq 1.36 \times 10^{17}$ 個

問2. 断面積を $S(cm^2)$ とすると，

$S \times 1.36 \times 10^{17} = 2.29 \times 10^2$

$S = 1.683 \times 10^{-15} \fallingdotseq 1.68 \times 10^{-15} [cm^2]$

[解答]
問1. 1.36×10^{17} 個　問2. 1.68×10^{-15} [cm^2]

7 **出題者が求めたポイント……元素分析，有機化合物の推定**

問1. 試料中の各原子の質量

$C ; 52.8 \times \dfrac{12}{44} = 14.4$ mg

$H ; 14.4 \times \dfrac{1.0 \times 2}{18} = 1.6$ mg

$Cl ; 44.4 - (14.4 + 1.6) = 28.4$ mg

原子数比は，

$C : H : Cl = \dfrac{14.4}{12} : \dfrac{1.6}{1.0} : \dfrac{28.4}{35.5}$

$= 1.2 : 1.6 : 0.8$

$= 3 : 4 : 2$

したがって，組成式は，$C_3H_4Cl_2$

実験3の結果から，1分子に Cl を2個含むので，

分子式は組成式と一致し，$C_3H_4Cl_2$

問2. 実験2の結果から，化合物 A は，$>C=C<$ を含むことがわかる。考えられる構造式は，

CH_3 $>C=C<$ H ，CH_3 $>C=C<$ Cl (互いに幾何異性体)
Cl $\quad$ Cl $\quad$ Cl $\quad$ H

CH_3 $>C=C<$ Cl ，$Cl-CH_2$ $>C=C<$ H
H $\quad$ Cl $\quad$ H $\quad$ Cl

$Cl-CH_2$ $>C=C<$ H ，$Cl-CH_2$ $>C=C<$ Cl
H $\quad$ Cl $\quad$ H $\quad$ H

H $>C=C<$ $CHCl_2$
H $\qquad$ (互いに幾何異性体)

以上 7 種類

問3. CH_3 $>C=C<$ H $+ H_2 \rightarrow$ $H-\overset{CH_3}{\underset{Cl}{C^*}}-\overset{H}{\underset{Cl}{C}}-H$
Cl $\quad$ Cl

＊印の炭素が不斉炭素原子

[解答]
問1. $C_3H_4Cl_2$　問2. 7種類
問3. $H-\overset{CH_3}{\underset{Cl}{C^*}}-\overset{H}{\underset{Cl}{C}}-H$

あるいは $H-\overset{Cl}{\underset{H}{C}}-\overset{Cl}{\underset{H}{C}}-\overset{H}{\underset{H}{C}}-H$

2月3日試験

1 出題者が求めたポイント……酸化還元滴定

問1.それぞれの化学反応式を半反応式を用いて導く。

下線部①
$$(COONa)_2 \rightarrow 2CO_2 + 2Na^+ + 2e^- \cdots (イ)$$
$$MnO_4^- + 8H^+ + 5e^- \rightarrow Mn^{2+} + 4H_2O \cdots (ロ)$$

[(イ)×5+(ロ)×2]を計算すると，
$$2MnO_4^- + 16H^+ + 5(COONa)_2$$
$$\rightarrow 2Mn^{2+} + 8H_2O + 10CO_2 + 10Na^+$$

両辺に，$2K^+ + 8SO_4^{2-}$ を加えて整理すると，
$$2KMnO_4 + 5(COONa)_2 + 8H_2SO_4$$
$$\rightarrow 2MnSO_4 + K_2SO_4 + 5Na_2SO_4 + 10CO_2 + 8H_2O$$

下線部②
$$MnO_4^- + 8H^+ + 5e^- \rightarrow Mn^{2+} + 4H_2O \cdots (ハ)$$
$$H_2O_2 \rightarrow 2H^+ + O_2 + 2e^- \cdots (ニ)$$

[(ハ)×2+(ニ)×5]を計算すると，
$$2MnO_4^- + 6H^+ + 5H_2O_2 \rightarrow 2Mn^{2+} + 5O_2 + 8H_2O$$

両辺に，$2K^+ + 3SO_4^{2-}$ を加えて整理すると，
$$2KMnO_4 + 5H_2O_2 + 3H_2SO_4$$
$$\rightarrow 2MnSO_4 + K_2SO_4 + 5O_2 + 8H_2O$$

問2.$KMnO_4$水溶液の濃度をx(mol/L)とする。
$$x \times \frac{10.0}{1000} : 0.0300 \times \frac{20.0}{1000} = 2:5$$
$$\therefore x = 2.40 \times 10^{-2}(mol/L)$$

問3.H_2O_2水溶液の濃度をy(mol/L)とする。
$$2.40 \times 10^{-2} \times \frac{50.0}{1000} : y \times \frac{10.0}{1000} = 2:5$$
$$\therefore y = 0.300 = 3.00 \times 10^{-1}(mol/L)$$

[解答]
問1.ア.i イ.f ウ.k エ.h オ.g カ.c
キ.l ク.b
問2.2.40×10^{-2} (mol/L)
問3.3.00×10^{-1} (mol/L)

2 出題者が求めたポイント……錯イオン

アンモニアを電子式で示すと右図のように $H:\overset{..}{\underset{H}{N}}:H$ なる。非共有電子対を1組もっている。

ヘキサシアノ鉄(III)イオンは，シアン化物イオン(CN^-)がFe^{3+}に6個配位している。

シアン化物イオンも右図のように $:C::\overset{..}{N}^-$ 非共有電子対をもつ。

問2.錯イオンの形は，(a), (c), (e), (g)のいずれかが扱われる。その代表例を理解しておく必要がある。

(a) $[Ag(NH_3)_2]^+$ 配位数は2
(c) $[Cu(NH_3)_4]^{2+}$ 配位数は4
(e) $[Zn(NH_3)_4]^{2+}$ 配位数は4
(g) $[Fe(CN)_6]^{3-}$, $[Fe(CN)_6]^{4-}$ 配位数は6

[解答]
問1.① $[Zn(NH_3)_4]^{2+}$ ② $[Fe(CN)_6]^{3-}$
問2.ア.c イ.e ウ.g

3 出題者が求めたポイント……気体の溶解度

問1.O_2の圧力は，
$$\frac{5.05 \times 10^5}{1.01 \times 10^5} = 5$$ であるから，

水1.00 Lに溶けるO_2の質量は，$O_2 = 32.0$ として
$$\frac{30.9 \times 5}{22.4 \times 10^3} \times 32.0 = 2.207 \times 10^{-1} \fallingdotseq 2.21 \times 10^{-1}(g)$$

問2.N_2の物質量は，
$$\frac{11.6}{22.4 \times 10^3} = 5.178 \times 10^{-4} \fallingdotseq 5.18 \times 10^{-4}(mol)$$

したがって，
$$k = \frac{5.18 \times 10^{-4}}{1.01 \times 10^5} = 5.128 \times 10^{-9}$$
$$\fallingdotseq 5.13 \times 10^{-9}(mol/Pa)$$

問3.空気は$N_2 : O_2 = 4 : 1$(体積比)の混合物であるから，
$$A = \frac{1}{4} = 0.25$$

0℃の水；
$$O_2 \quad \frac{48.8}{22.4 \times 10^3} \times \frac{1}{5}(mol)$$
$$N_2 \quad \frac{23.0}{22.4 \times 10^3} \times \frac{4}{5}(mol)$$

したがって， $B = \frac{48.8}{23.0 \times 4} = 0.53$

40℃の水；
$$C = \frac{23.1}{11.6 \times 4} = 0.497 \fallingdotseq 0.50$$

以上から，$A < C < B$

[解答]
問1.2.21×10^{-1}(g) 問2.5.13×10^{-9} (mol/Pa)
問3.d

4 出題者が求めたポイント……反応速度

問1.反応時間 0(分)と30(分) のデータを使ってkを求める。
$$\Delta A = 2.52 - 3.00 = -0.48$$
$$\bar{v} = -\frac{-0.48}{30} = 1.60 \times 10^{-2}(mol/L \cdot min)$$

したがって，
$$\frac{\bar{v}}{[\Delta A]} = \frac{1.60 \times 10^{-2}}{\frac{3.00 + 2.52}{2}} = 5.79 \times 10^{-3}(1/min)$$

これを秒単位で示すと，
$$k = \frac{5.79 \times 10^{-3}}{60} = 9.66 \times 10^{-5}(1/s)$$

次に，反応時間 30(分)と60(分) のデータを使って同様にkを求める。
$$\Delta A = 2.12 - 2.52 = -0.40$$
$$\bar{v} = -\frac{-0.40}{30} = 1.33 \times 10^{-2}(mol/L \cdot min)$$

したがって，

$$\frac{\bar{v}}{[\Delta A]} = \frac{1.33 \times 10^{-2}}{\dfrac{2.52 + 2.12}{2}} = 5.746 \times 10^{-3}$$

$$k = \frac{5.746 \times 10^{-3}}{60} = 9.58 \times 10^{-5}(1/s)$$

2つの平均をとると，$9.62 \times 10^{-5}(1/s)$

問2. Aの濃度減少は，

　　$3.00 - 0.530 = 2.47 \, (mol/L)$

　このとき，$[B] = 1.85 \, (mol/L)$　であるから，

　　$[C] = 2.47 - 1.85 = 0.620 \, (mol/L)$

問3. 150(分)の[A]を$x \, (mol/L)$とすると，

$$\frac{-\dfrac{(1.06 - x)}{30}}{\dfrac{1.06 + x}{2}} = 5.73 \times 10^{-3}$$

　これより$x = 1.26$

　Aの濃度減少は

　　$3.00 - 1.26 = 1.74 \, (mol/L)$

　$\therefore$ Cに変化したAの濃度は　$0.217 \times 2 \, (mol/L)$

　この時のBの濃度を$y \, (mol/L)$とすると，

　　$1.74 - y = 0.217 \times 2$

　　$\therefore y = 1.30 \, (mol/L)$

問4. $A \rightarrow B$　$2A \rightarrow C$　と変化するので，

　　$\bar{v} = \overline{V_B} + 2\overline{V_C}$　の関係がある。

[解答]

問1. a　　問2. d　　問3. d　　問4. b

---

5 出題者が求めたポイント……化学反応の量的関係，気体の状態方程式

問1. $K_2Cr_2O_7$　Crの酸化数をxとすると，

　　$(+1) \times 2 + 2x + (-2) \times 7 = 0$　$\therefore x = +6$

問2. $C_2H_5OH \xrightarrow{(O)} CH_3CHO \xrightarrow{(O)} CH_3COOH$

　酸化反応でまずA(アセトアルデヒド)を生成する。

問3. 化合物Aの物質量は，$CH_3CHO = 44$　として，

$$\frac{6.6}{44} = 0.15 \, mol$$

　液体9.3mL中に含まれていたエタノールは，

　$C_2H_5OH = 46$　として，　$0.15 \times 46 = 6.9 \, (g)$

　したがって，純度は，

$$\frac{6.9}{9.3 \times 0.843} \times 100 = 88.0 \fallingdotseq 88\%$$

問4. 実験2の変化は，

　　$2C_2H_5OH + 2Na \rightarrow 2C_2H_5ONa + H_2$

　化合物Bは，ナトリウムエトキシドまたはナトリウムエチラートという。

問5. 反応したエタノールは，

$$\frac{0.92}{46} = 0.020 \, (mol)$$

　発生したH_2は，上記の反応式から　$0.010 \, mol$　とわかる。

　捕集した気体(混合気体)の体積を$V \, (L)$とする。

　$(1.0 \times 10^5 - 3.6 \times 10^3) \times V = 0.610 \times 8.31 \times 10^3 \times 300$

　$\therefore V = 0.258 \fallingdotseq 0.26 \, (L)$

[解答]

問1. ＋6　　問2. アセトアルデヒド　　問3. 88%

問4. ナトリウムエトキシド　　問5. 0.26(L)

---

6 出題者が求めたポイント……脂肪族炭化水素の推定，化学反応の量的関係

問1. 臭素との反応から化合物Aは不飽和炭化水素，化合物Bは飽和炭化水素とわかる。

　混合気体と酢酸の反応により，分子式$C_4H_6O_2$のエステル化合物を生じたので，Aはアセチレンと推定され，　$CH \equiv CH + CH_3COOH \rightarrow CH_2 = CHOCOCH_3$

　の反応で酢酸ビニルを生じた。

　生成した酢酸ビニルの物質量は，

$$\frac{1.72}{86.0} = 0.020 \, (mol)$$

　混合気体中のアセチレンは，

　　$0.020 \, mol$，その体積は，$0.020 \times 22.4 = 0.448(L)$

　化合物Bは，

　　$0.560 - 0.448 = 0.112 \, (L)$ 含まれている。

　したがって，混合気体は，

　$A : B = 0.448 : 0.112 = 4 : 1$

　の体積比及び物質量比をもっている。

　混合気体1.96 (L)中のアセチレンは，

　　$1.96 \times \dfrac{4}{5} = 1.568 \, (L)$，物質量は

$$\frac{1.568}{22.4} = 0.070 \, (mol)$$

　このアセチレンの燃焼式は，

　　$C_2H_2 + \dfrac{5}{2}O_2 \rightarrow 2CO_2 + H_2O$

　必要なO_2の体積は，

　　$0.070 \times \dfrac{5}{2} \times 22.4 = 3.92 \, (L)$

　したがって，化合物Bの燃焼に使われたO_2は，

　　$5.88 - 3.92 = 1.96 \, (L)$

　混合気体中の化合物Bは，

　　$1.96 - 1.568 = 0.392 \, (L)$

　O_2との体積比は，

　　$0.392 : 1.96 = 1 : 5$

　以上より，化合物Bは，プロパンと考えられる。

　　$C_3H_8 + 5O_2 \rightarrow 3CO_2 + 4H_2O$

問2. 問1に示した結果から，

　化合物A；$\dfrac{0.448}{22.4} = 2.0 \times 10^{-2} \, mol$

　化合物B；$\dfrac{0.112}{22.4} = 5.0 \times 10^{-3} \, mol$

[解答]

問1. 化合物A；アセチレン

　　化合物B；プロパン

問2. 化合物A；$2.0 \times 10^{-2} \, (mol)$

　　化合物B；$5.0 \times 10^{-3} \, (mol)$

7 出題者が求めたポイント……芳香族化合物の推定

それぞれの反応を示す。

(1) ⬡ $\xrightarrow[\text{(鉄粉)}]{Cl_2}$ ⬡–Cl (A)　　鉄粉は触媒

(2) ⬡ $\xrightarrow[\text{(濃硫酸)}]{濃硝酸}$ ⬡–NO$_2$ $\xrightarrow{Sn+HCl}$ $\xrightarrow{NaOHaq}$ ⬡–NH$_2$
(B)　　　　　　　　　　　　　　　(C)

(3) ⬡–NH$_2$ $\xrightarrow{(CH_3CO)_2O}$ ⬡–NHCOCH$_3$
　　　　　　　　　　　　　　(D)

(4) ⬡ $\xrightarrow{濃硫酸}$ ⬡–SO$_3$H $\xrightarrow{NaOHaq}$ ⬡–SO$_3$Na
　　　　　　(E)

$\xrightarrow{NaOH}$ ⬡–ONa $\xrightarrow{HCl}$ ⬡–OH
　　　　　　　　　　　　　　(F)

(5) ⬡–OH $\xrightarrow[\text{(濃硫酸)}]{濃硝酸}$ ⬡(OH)(NO$_2$) または ⬡(OH)(NO$_2$)
　　　　　　　　　　　　　　(G)

(6) ⬡–OH $\xrightarrow{NaOHaq}$ ⬡–ONa $\xrightarrow{CO_2}$ ⬡(OH)(COONa)

$\xrightarrow{H_2SO_4 aq}$ ⬡(OH)(COOH) (H)

(7) ⬡(OH)(COOH) $\xrightarrow[\text{(濃硫酸)}]{CH_3OH}$ ⬡(OH)(COOCH$_3$) (I)

(8) ⬡(CH$_3$)(CH$_3$) $\xrightarrow{KMnO_4}$ ⬡(COOH)(COOH) (J)

a. –SO$_3$H をもつ物質　E
b. –COOH をもつ物質　H, J
c. –OH をもつ物質　F, G, I
d. –NH$_2$ をもつ物質　C
e. –Cl, –NO$_2$, –NHCOCH$_3$ をもつ物質　A, B, D

[解答]
A–e, B–e, C–d, D–e, E–a, F–c, G–c, H–b,
I–c, J–b

東海大学（医）24年度 （68）

生　物

解答　24年度

1日目試験

1 出題者が求めたポイント(Ⅰ　細胞の観察・顕微鏡の分解能・細胞の研究史)

問1. 細胞や構造体の大きさに関する基本問題である。細胞膜の厚さは約10 nm、インフルエンザウィルスの大きさは約100 nm、大腸菌は500 nm～3 μm程度である。

問2. 大腸菌や枯草菌などの原核生物は、光学顕微鏡で観察することができる。光学顕微鏡の理論上の最高分解能は油浸レンズの200 nm程度である。

問3. 光学顕微鏡の分解能は可視光線の波長で決まる。電子顕微鏡は可視光線より波長の短い電子線を使うので分解能が高い。

問4. 生物史上の人物に関する知識問題である。

問5. 図2はフックの顕微鏡で対物レンズと接眼レンズのある複式顕微鏡である。図3はレーウェンフックの顕微鏡でレンズが一枚の単式顕微鏡である。

〔解答〕

問1. (ア)-(c)　(イ)-(a)　(ウ)-(e)　(エ)-(g)　(オ)-(f)　(カ)-(h)　(キ)-(d)　(ク)-(b)

問2. (ア)(イ)

問3 (1)-分解能　(2)-電子線　(3)-波長　(4)-短

問4 (1)-(f)　(2)-(i)　(3)-(g)　(4)-(d)　(5)-(c)

問5 図2-(f)　　図3-(i)

2 出題者が求めたポイント(Ⅰ・Ⅱ　問1　個体群の成長・変異　問2　集団遺伝)

問1. 個体数の変動と調節に関する問題である。

(1) 同一の種に属する個体の集団を個体群という。

(2) 限られた空間における個体群が成長していき密度が増加するために増殖が低下することを密度効果という。

(3) 変異には遺伝的な変異と、環境による変異(環境変異)がある。

(4) 配偶子による生殖を有性生殖という。配偶子が合一することを接合、合体した細胞を接合子、卵細胞と精子の合体を受精という。

(5) 時間経過にともなう個体数の減少の様子を示した曲線を生存曲線という。図1の生存曲線は縦軸が指数目盛であることに注意したい。

ア；イワシやカニなど産卵数が非常に多く、産んだ卵を保護しない動物にみられる。

イ；一定の率で死亡するは虫類や鳥類にみられる。

ウ；ほ乳類のように子に対する親の保護が発達した動物にみられる。

問2. 集団遺伝に関する問題である。

(1) ②、③、⑤がヘテロ接合体であり合計29個体であるのでヘテロ接合体の割合は29/45＝0.64である。

(2) ハーディー・ワインベルクの法則が成立するた

めには、当該個体群が以下の条件を全て満たしている必要がある。

・自由交配(任意交配)である。

・個体群内の個体数は十分に大きい。理想的には無限大である。

・他の個体群との間で個体の流出・流入がない。

・突然変異が起こらない。

・遺伝子型や表現型の違いによる自然選択がない。

(3) 図2には、①：A1/A1＝7個　②：A1/A2＝10個　③：A1/A3＝8個　④：A2/A2＝5個　⑤：A2/A3＝11個　⑥：A3/A3＝4個である。これより、図2の集団における、A1、A2、A3遺伝子の頻度を求める。A1＝7×2＋10＋8＝32　A2＝10＋5×2＋11＝31　A3＝8＋11＋4×2＝27、全体は90である。ハーディー・ワインベルクの法則が成立する場合、次世代の遺伝子頻度も変化しないので、A1は32/90＝0.36　A2は31/90＝0.34　A3は27/90＝0.3である。

(4) 集団の遺伝子頻度が自然淘汰とは無関係に変化することを遺伝的浮動という。

〔解答〕

問1.

(1) 個体群　(2) 密度効果　(3) 環境変異

(4) 2個の配偶子の合体により生じた接合子が成長して新個体になる生殖法。

(5) 魚類 ア－b　鳥類 イ－a　ほ乳類 ウ－c

問2.

(1) 0.64　(2) ac

(3) A1：0.36　A2：0.34　A3：0.3

(4) 遺伝的浮動

3 出題者が求めたポイント(Ⅰ・Ⅱ　性の決定,恒常性)

問1. X染色体には雌にする因子f、W染色体には雌にする因子F、Y染色体には雄にする因子Mが存在する。因子FはMに対して優性であるのでW染色体をもつと雌になる。因子fは因子Mに対して劣性であるのでY染色体とX染色体をもつと雄になる。問題文中に全てのプラティーの体表にはSd遺伝子により黒い斑点が出現するとある。W染色体にはSd遺伝子がないので、W染色体が組合わさったWWは生まれない。

問2. T細胞は免疫に関係する細胞である。T細胞があると黒色素細胞に対して抗原抗体反応が起こり排除されるため、がんの悪性度を測定できない。

問3. 魚類が興奮したときには交感神経が働いている。交感神経末端から分泌されるアドレナリンやノルアドレナリンは黒色素細胞に作用して、細胞内の色素顆粒を凝集させる。このため体色が明るく変化する。

問4. Sd遺伝子は、マクロメラノフォアの分化、増殖を促進する。

問5. アドレナリンに対する反応性を制御する遺伝子と

考えられる。
〔解答〕
問1．雄　YY　XY　　雌　YW　XW　XX
問2．免疫反応が起きて、がん細胞が排除される。(20字)
問3．交感
問4．マクロメラノフォアの分化、増殖を促進する。(21字)
問5．アドレナリンに対する反応性を制御する遺伝子。(22字)

4　出題者が求めたポイント(Ⅰ・Ⅱ　DNAの複製)

問1．DNAはS期に複製し相対値が4になる。染色体あたりのDNA量の相対値は、染色体が両極に分離する後期になるときに2に戻る。細胞あたりのDNA量の相対値は、終期の細胞質分裂が完了するときに2に戻る。

問2．DNAの複製が行われるのはS期であるので、^{3}HチミジンはS期に導入される。

問3．一回目の細胞分裂は、^{3}Hチミジンを添加した直後におこるのでDNAの複製は終了しており、^{3}Hチミジンは導入されない。二回目の細胞分裂では、DNAの片側のヌクレオチド鎖のみに^{3}Hチミジンが導入される。三回目の細胞分裂では、DNAの両方のヌクレオチド鎖に^{3}Hチミジンが導入される。従って、DNAの両鎖に^{3}Hチミジンが導入されるまでに三回の細胞分裂が起こる。

経過時間は、一回目が^{3}Hチミジン添加後2時間、その後、二回の細胞周期(一回24時間)を経るので、合計50時間である。

問4．
(1) 二つの複製起点の間は7升である。複製が複製起点の両側に進み、複製にともない^{3}Hチミジンが導入される。10分で^{3}Hチミジンが片側1升目分導入される。

(2)
(ア) ヒトの46本の染色体にあるDNAの塩基対が6×10^6である。一本あたりは6×10^6を46で割ればよい。

(イ) DNAポリメラーゼの複製速度は毎秒50塩基対であり、複製開始点から両側に走るので1つの複製開始点から毎秒100塩基対の速度で複製が進む。
問2の問題文にヒト繊維芽細胞のS期は8時間とあるので、1つの複製開始点から、8時間(28800秒)で$100 \times 28800 = 2.88 \times 10^6$塩基対複製できることになる。ヒト繊維芽細胞一本当たり1.3×10^8塩基対なので、$1.3 \times 10^8 / 2.88 \times 10^6 ≒ 45.14$となり、最低でも46ヶ所あればよいことになる。

(3) ^{3}Hチミジンがない時間帯におけるDNAの複製においては^{3}Hチミジンは導入されない。

〔解答〕
問1．

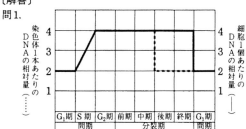

問2　S
問3　50時間　3回
問4　(1) — b　(2) ア—1.3　イ—46
(3)

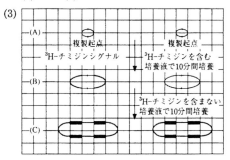

5　出題者が求めたポイント(Ⅰ　動物の行動　ミツバチのダンス)

問1．動物の行動には、生まれつき備わっている生得的行動と、生まれたあとに経験によって身につける習得的行動がある。動物が経験をすることによって新しい行動ができるようになることを学習という。

問2．ミツバチの太陽コンパスに関する問題である。八の字ダンスによる餌場情報の伝達を最初に唱えたのはノーベル賞を受賞した動物学者カール・フォン・フリッシュである。
ミツバチは、ある程度餌場が離れているときは8の字ダンスで餌場の方向と距離を伝達する。8の字ダンスでは、そのときの太陽の位置を基準にして、太陽に対してどの方向に餌場があるのかを、8の字ダンスの直線部分の向きで示す。また、距離の情報はダンスの回数で示すことが知られている。

問3．餌場付近には到達しておることから、目撃した8の字ダンスから巣から餌場に飛び立つ方向は伝わっていることがわかる。すべてのミツバチが正しい方向に飛び立ち、餌場の近くに到着している。この実験では、視覚情報や匂いの情報を遮断している。最終的に、餌場を突き止めるには視覚や匂いを手がかりにする必要がある。

問4．図3から判断すると巣箱の回転方向は水平方向でと考えられ、その場合、重力の反対方向を太陽の位置と仮定することに影響を与えない。従って、仲間のミツバチは太陽の方角に飛び立ち餌場1に到達すると考えられる。

問5. 円形ダンスを行うか8の字ダンスを行うかの境目は、系統により異なるといえる。従って、遺伝的な要因である可能性がある。
問6. 系統Xのミツバチは、餌場が60メートル以上離れている場合に8の字ダンスを行う。系統Yは餌場が40メートル以上離れている場合に8の字ダンスを行う。従って、系統Xの8の字ダンスから距離情報を得た系統Yは、餌場が実際より近くにあると判断するので、餌場に到達しない可能性がある。

〔解答〕
問1. (a) 生得的　(b) 習得的　(c) 社会性昆虫
問2. (1) 直進　(2) 重力　(3) 太陽　(4) 餌場
　　(5) 一致する　(6) 距離　(7) 回数　(8) 2km
問3. 餌場の発見には視覚や匂いの情報が必要である。
　　(22字)
問4. ①
問5. 距離の感じ方には、系統間に遺伝的な差がある。
　　(22字)
問6. ②

2日目試験

1 出題者が求めたポイント(Ⅰ　遺伝，ダウン症　性決定の様式)

問1．ダウン症に関する問題である。
(1) 染色体異常には、転座、欠失、重複などがある。多くのダウン症は、21番染色体のトリソミー(21番染色体が3本ある)による。21番染色体が他の染色体に付着した転座によってもダウン症になる。
(2) 図2のA～Dのそれぞれの配偶子が正常精子が受精した場合の染色体の組合せを考える。Aは21番染色体トリソミーでダウン症、Bは染色体異常があるが正常、Cは正常、Dは21番染色体モノソミーで胎児期に死亡する。
(3) 図3について図2にならって図示すればよい。
(4) 図2のA～Dの配偶子と(3)で解答した4種類の配偶子、合計8種類の配偶子ができる確率は等しい。これらの配偶子と正常配偶子が受精する場合の組合せを考える(下図)。問題文中に出生数に対する比率を求めるとあるので、妊娠初期に死亡する④⑤⑧については除外する。①の場合ダウン症となるので確率は1/5である。

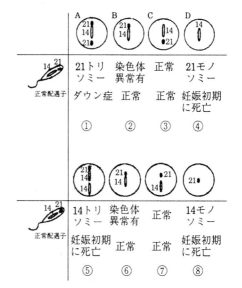

(5) ダウン症の子を産む可能性があるのは、(4)の①と染色体異常がある②⑥である。

問2．ショウジョウバエの性決定に関する問題である。
(1) 図4の番号①～⑩について常染色体のセット数と性染色体の組合せを考えると、常染色体のセット数がX染色体の数と同じかそれ以上の時は雌(①③④⑤)になり、X染色体の数が常染色体のセット数の半分以下では雄(②⑧⑨)になる。その間では間性(⑥⑦)になることがわかる。
(2) Y染色体をもつので雄と答えたいところだが、⑤はY染色体をもつが雌である。3×A　XXY　は、常染色体のセット数が3組、X染色体が2本であるの

で間性である。
〔解答〕
問1. (1) 転座
(2) A－④　B－②　C－①　D－③
(3)

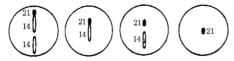

(4) 1/5
(5) 3/5
問2.
(1) X染色体の数が常染色体のセット数と同じかそれ以上の時は雌になり、半分以下の場合は雄になる。(45字)
(2) 間性

2 出題者が求めたポイント(Ⅰ 内部環境の恒常性とその調節　肝臓の機能)
問1. 肝臓の構造と機能に関する基本問題である。肝臓は、体液の恒常性の維持に大きな役割をもつ。
問2. 赤血球は骨髄でつくられる。
問3. タンパク質は体内で代謝されてアンモニアが生じている。肝臓のオルニチン回路では、有害なアンモニアを無害な尿素に変えている。このため、肝臓への血流障害により血液が肝臓を迂回すると、肝臓でアンモニアを処理することができなくなるので血液中のアンモニアの濃度が上昇し、さまざまな症状が発症する。
問4.
(a) 吸収上皮の細胞に見られるひだ状の構造は、微柔毛である。
(b) 上皮細胞の特徴は、細胞が隙間なく密着し合いシート上に広がることである。このため、胆汁は組織間に漏出することなく胆管にまで運ばれる。
〔解答〕
問1. ①－肝門脈　②－肝動脈　③－グリコーゲン
　　④－副腎髄質　⑤－アドレナリン　⑥－グルカゴン
　　⑦－肝静脈　⑧－胆のう　⑨－十二指腸　⑩－脂肪
問2. (d)
問3. アミノ酸の代謝で生じたアンモニアを肝臓で解毒できないため、血中濃度が上がり神経系に異常が出るから。
問4
(a) 微柔毛
(b) 上皮細胞の特徴として細胞同士が密に接着しているので胆汁が漏出することがない。(38字)

3 出題者が求めたポイント(Ⅰ 刺激の受容と反応　聴覚)
問1. 耳の構造に関する基本問題である。音は耳殻で集められ、外耳道を通り、鼓膜を振動させる。この振動は耳小骨で増幅されて内耳のうずまき管内のリンパ液に伝えられる。リンパ液の振動はさらにうずまき細管の基底膜を振動させる。この振動が、基底膜上のコルチ器にある聴細胞を刺激し、聴細胞に興奮が生じる。この興奮は、聴神経を通じて、中枢神経系に伝えられ聴覚が生じる。
問2. 鼓膜を隔てて外耳と中耳の気圧差があると鼓膜は気圧が高い方から低い方に押されて湾曲し、痛みを感じることになる。飛行機の高度が低くなると気圧は高くなるので鼓膜は中耳側に押される。
問3. 聴覚の中枢は側頭葉にある。
問4. 耳は、聴覚の他に回転覚と平衡覚に関係している。
問5.
(1) ①よりBさんの右耳で聞こえる音がAさんの右耳では聞こえないことがわかる。また②より左耳はBさんとAさんの聴覚に差がないことが分かる。
(2) 難聴には振動を外耳から内耳へ伝えるまでの経路に異常がある伝音性難聴と、内耳から脳での処理までの過程に異常がある感音性難聴があり、音叉を額の中央に当てる検査(ウェーバー法と呼ばれる)左右差がある場合は感音性難聴の可能性が高い。右耳の聴細胞にある感覚毛の脱落などの異常があることが考えられる。さらに、聴神経や聴覚の中枢に異常があることも考えられる。
〔解答〕
問1. ア－鼓膜　イ－耳小骨　ウ－うずまき　エ－咽頭
　　オ－聴細胞　カ－聴神経
問2. 高度が下がると気圧が高くなり、鼓膜内外に気圧差が生じ鼓膜が中耳側に押されるため。
問3. b
問4. 平衡覚－前庭器官　　回転覚－半器官
問5.
(1) a
(2) うずまき管　聴細胞　聴神経　聴覚の中枢

4 出題者が求めたポイント(Ⅱ 遺伝子の機能と調節)
乳がん細胞株(MDA細胞)が骨転移すると破骨細胞が活性化して骨の溶解をおこす。実験①～③より、MDA細胞がTGFを受容してPTHRPをつくると、PTHRPの作用で骨芽細胞が破骨細胞の溶骨活性を高めるRANKLを産生することがわかる。
問1. ΔMDA細胞は、TGF受容体が欠損しているのでTGFを添加してもPTHRPの産生が亢進しない。caMDAはΔMDA細胞に活性型TGF受容体を導入してある。このためにTGFの有無に関わらずPTHRPを産生する。従って、TGFがMDA細胞のTGF受容体と結合すると受容体が活性型となりPTHRPが産生するといえる。
問2. 骨溶解が一番進むのは、活性型TGF受容体が導入されたcaMDA細胞である。骨溶解をおこさないのは、TGF受容体が欠損しているΔMDAである。MDA細胞は、TGF受容体でTGFを受容すると

PTHRPをつくる。実験⑥の説明に、「xMDA細胞は導入された遺伝子にコードされたタンパク質を産生する」とあるので、ΔMDA細胞にPTHRPを遺伝子導入した乳がん細胞はTGFの有無に関わらずPTHRPをつくる。

問3. (A)はTGF受容体がない。(B)は、TGF受容体がある。(C)は、活性型TGF受容体がある。

問4. xMDA細胞は、PTHRPの遺伝子を導入してあるのでTGFの有無に関わらずPTHRP量が増加する。

問5. 溶骨がすすむと血中カルシウム濃度が増える。溶骨が少ないと血中カルシウム濃度は低くなる。
ΔMDAにはTGF受容体がないので血中カルシウム濃度は低くなる。

問6 乳がん細胞が骨に転移すると、骨に大量に含まれるTGFの作用で、乳がん細胞がPTHRPをつくる。骨芽細胞は、PTHRPの作用で破骨細胞の溶骨活性を高めるRANKLを産生するので、溶骨が継続することになる。

問7 TGF受容体をブロックしてTGFを作用しなくすることや、RANKLの産生や作用を抑える薬が考えられる。副作用も考えると、治療薬としては後者を答えるのが無難であろう。

〔解答〕
問1. TGFの結合で活性化された受容体がPTHRPの産生を亢進する。
問2. A－caMDA　B－ΔMDA　C－ΔMDA
　　D－PTHRP
問3. (A)－ΔMDA　(B)－MDA　(C)－caMDA
問4. (C)
問5. ΔMDA
問6. (ア)TGF　(イ)PTHRP　(ウ)骨芽細胞
　　(エ)RANKL　(オ)破骨細胞　(カ)溶骨
問7. RANKLの産生や作用を抑える薬

5 出題者が求めたポイント(Ⅱ　分子進化)

問1. ある遺伝子の塩基置換率が低いほど近縁であると考える。

問2. 脊柱の形がS字型に湾曲しているのは、二足直立歩行を行うヒトの特徴である。

問3. ヒトとアフリカに生息するチンパンジーの塩基置換率は1％、アカゲザルとニホンザルの塩基置換率は0.5％、ニホンザルは日本にのみ分布するので日本と近いユーラシア大陸と考えられる。

問4. ニホンザルは図のC、マーモットは図のEである。塩基置換率は7％である。

問5. 塩基置換率15％で9000万年である。9000万年を15％で割ると、塩基置換率1.0％の差は600万年に相当することがわかる。
ニホンザルとアカゲザルの差は、0.5％であるので、
600万年×0.5＝300万年
キツネザルとマウスの差は、15％であるので、
600万年×15％＝9000万年
チンパンジーとアカゲザルの差は、5％であるので、
600万年×5％＝3000万年である。

〔解答〕
問1.

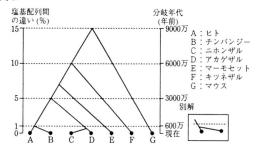

問2. (c)
問3. c
問4. 7％
問5. (1)　300万年前　(2)　9000万年　(3)　3000万年

平成23年度

問 題 と 解 答

平成23年度

東海大学（医）23年度　（1）

英　語

問題

23年度

2月3試験

1　次の英文を読み，下の問1～12に答えなさい。答えは最も適切なものを，それぞれア～エの中から一つ選びなさい。

Robotics is a word used to describe the technology and engineering science of robots, including how they are designed, made, structured, and used in society. The term *robotics* was coined by Isaac Asimov in his 1941 science fiction short story "Liar!" Since then, both the term *robotics* and the idea of robots have become more popular among many people with an interest in science and technology.

Stories about these artificial helpers, and the efforts made to create them, have been written for a very long time, but fully independent robots didn't enter society until the early 1960s. Today, robots are used for both commercial and industrial purposes, and are being used worldwide to perform jobs more cheaply and precisely than humans. They are also being used for work which is often too boring or dangerous for people. Robots are used in a wide variety of industries: in factories to produce consumer goods, in hospitals to perform surgery, and in laboratories to help with research.

The structure of robots is almost always mechanical and works in a similar way to the bones that make up the skeleton of the human body. Their bone-like structures are called *links* and their "muscles" are called *actuators*. Robots, like people, also need joints. Joints in humans, allow our fingers, toes, elbows and knees to bend, and in robots, they allow the movement of two or more links that are connected to each other.

Although many advances have been made in robotics, robot structures that precisely copy the physical structure of humans, animals, and insects, are still quite uncommon. However, the development and use of these types of structures are being actively researched by engineers around the world.

In 2009, scientists from various European countries and Israel created a prosthetic hand, which they called the *SmartHand*. It works in a very similar way to a human hand; people can use it to write, type out words and sentences on a computer keyboard, and perform other precise movements.

Robots that must work in the real world of humans also need to be able to manipulate objects: pick them up, change them, break them, and have other effects on them. Thus, the "hands" of robots are often called *effectors*, while the "arms" of robots are called *manipulators*. Most robot manipulators can be fitted with a number of different effectors, with these different effectors helping them to perform different types of tasks.

[　A　] engineers and scientists have made impressive advances with the structure of robots, they continue to have difficulties when they try to make robots walk like humans. Quite a few robots that have been produced are able to walk on two legs, but although their legs are sturdy, they are not nearly as flexible and athletic as human legs. Robots with two legs can usually walk quite well on flat surfaces, and a few can even walk up stairs; however, few if any of them are able to walk on uneven surfaces, either in laboratories or outdoors.

So, as we can see, even though engineers have made important advances in robotics over the last fifty years, there is still much that has yet to be done.

問1　According to the passage, totally independent robots started being used in the ＿＿＿＿＿＿＿.
　　ア．1940s　　イ．1950s　　ウ．1960s　　エ．1970s

問2　According to the passage, engineers are currently further researching the development of robots that ＿＿＿＿＿＿＿
　　ア．can care for children and the elderly　　　　イ．are made from plastics and similar materials
　　ウ．structurally imitate living creatures more closely　　エ．can conduct business around the world

問3　The robot part that is most similar to the human hand is _____ .

ア．the link　　イ．the actuator　　ウ．the manipulator　　エ．the effector

問4　According to the passage, it is difficult for robots to walk on uneven surfaces because _____ .

ア．their legs are too rigid　　　　　　イ．their legs are not steady enough

ウ．their feet do not have enough joints　　エ．their feet are too flat

問5　The last sentence of the passage suggests that _____ .

ア．most of the important advances in robotics have now been achieved

イ．much has been achieved in robotics, but there is still room for further advancement

ウ．there have not been enough advances in robotics over the past 50 years

エ．because many advances have been made in robotics, there is now little that needs to be done

問6　The term "coined," as it is used in the passage, is closest in meaning to _____ .
　　　　　　　(1)

ア．valued　　イ．deleted　　ウ．created　　エ．repeated

問7　The term "prosthetic," as it is used in the passage, is closest in meaning to _____ .
　　　　　　　(2)

ア．substitute　　イ．intelligent　　ウ．inflexible　　エ．supporting

問8　The word "them" refers to _____ .
　　　　　　(3)

ア．robots　　イ．humans　　ウ．objects　　エ．effectors

問9　"_____" best replaces [　A　] in the passage.

ア．Since　　イ．While　　ウ．Unless　　エ．Because

問10　In the passage, use of robots is mentioned in all of the following areas EXCEPT _____ .

ア．medicine　　イ．industry　　ウ．science　　エ．law

問11　Which of the following statements **CANNOT** be inferred from the passage?

ア．Robots are better at some jobs than humans.

イ．Robots may someday be able to have emotions like humans.

ウ．Robots may soon be able to walk in a way that's similar to humans.

エ．Robots can be more economical than humans.

問12　What would be the best title for this passage?

ア．Robotics in Health Care　　　　イ．How Robots Are Used in Industries

ウ．How to Build Robots　　　　　　エ．An Introduction to Robotics

2　次の1〜10の英文を完成させるために，下線部に入る最も適切な語(句)を，それぞれア〜エの中から一つ選びなさい。

1．He loves Disneyland, and he _____ there three times this year already.

ア．is going　　イ．was going　　ウ．had been　　エ．has been

2．Manchester City Bank is across _____ the convenience store.

ア．to　　イ．on　　ウ．from　　エ．of

3. It is the _____ beautiful sunset I have ever seen.

ア．more　　イ．most　　ウ．better　　エ．best

4. During the difficult math class, the student sometimes felt _____ .

ア．bored　　イ．boring　　ウ．bore　　エ．bores

5. Ms. Suzuki, _____ became a professor at the age of 28, has always loved teaching.

ア．when　　イ．that　　ウ．which　　エ．who

6. On June 15, 2015, Mary _____ working at Springtime Flower Shop for 25 years.

ア．will have been　　イ．is being　　ウ．will be　　エ．has been

7. Please submit your assignment _____ Thursday at noon.

ア．on the day　　イ．by the time　　ウ．on or before　　エ．by or at

8. _____ my classmates are from Kanagawa.

ア．Some of　　イ．Almost　　ウ．Each of　　エ．Every

9. The winner received a prize that was made _____ gold.

ア．in　　イ．of　　ウ．by　　エ．out

10. They played tennis _____ it was raining.

ア．in spite of　　イ．despite　　ウ．even though　　エ．whereas

3 次の 1 ～ 10 の英文を読み，下線部の意味に最も近い語(句)を，それぞれア～エの中から一つ選びなさい。

1. Teenagers are often <u>exhausted</u> in the morning because they sleep too little the night before.

ア．weary　　イ．relieved　　ウ．diligent　　エ．sufficient

2. She's very <u>keen on</u> volleyball.　She loves watching and playing it.

ア．surprised at　　イ．sympathetic towards　　ウ．entertained by　　エ．enthusiastic about

3. I don't understand Anita.　First she's happy, then she's sad.　She's so <u>moody</u>.

ア．glad　　イ．changeable　　ウ．thoughtful　　エ．obscure

4. It was hard work, but eventually I <u>achieved</u> my goal.

ア．rejected　　イ．accomplished　　ウ．manufactured　　エ．adjusted

5. The service and the food here are terrible.　I'm going to make a <u>complaint</u>.

ア．recommendation　　イ．compliment　　ウ．protest　　エ．debate

6. I didn't want to do it at first, but in the end they <u>convinced</u> me that it was the right thing to do.

ア．persuaded　　イ．referred　　ウ．encouraged　　エ．praised

7. We considered it for a long time and finally <u>thought of</u> a great new idea.

ア．went up to　　イ．looked down on　　ウ．got away with　　エ．came up with

東海大学（医）23 年度　（4）

8．Our company was <u>set up</u> in 1925.

　　ア．landed　　イ．established　　ウ．grounded　　エ．estimated

9．According to the weather report, the <u>prediction</u> is for rain on Saturday.

　　ア．insistence　　イ．acceptance　　ウ．expectation　　エ．consideration

10．This is a no smoking area.　Please <u>extinguish</u> your cigarette immediately.

　　ア．light up　　イ．turn off　　ウ．throw in　　エ．put out

4　次の会話文を読み，その意味・内容に合うようにそれぞれの下線部に入る最も適切なものを，ア～エの中から一つ選び
なさい。

Man:　　Excuse me.　I'd like to talk to someone about transferring some funds to my overseas account.

Woman: Certainly, sir.　Please take a ticket from that machine over there and wait for your turn.　You'll see your
　　　　number light up when a teller is ready for you.

Man:　　Oh, I see, thank you.　Will I have to wait very long?　It's my lunch break, and I have to be back in my office
　　　　by 1:30.

Woman: Well, there are quite a few people before you, but I think you should be back in time, as long as your request
　　　　is an easy one to sort out.

Man:　　Oh, I think so.　I did the same thing last month, and it only took a few minutes.

　　1．This conversation is most likely taking place _____ .

　　　　ア．in a bank

　　　　イ．in a restaurant

　　　　ウ．at a ticket office

　　　　エ．at a theater

　　2．The man will most likely _____ next.

　　　　ア．eat lunch

　　　　イ．go to his office

　　　　ウ．get a ticket

　　　　エ．change his address

　　3．When the woman says, "I think you should be back in time," she thinks the man _____ .

　　　　ア．should go home as soon as possible

　　　　イ．will probably get to his office before 1:30

　　　　ウ．should return when his number lights up

　　　　エ．will probably arrive late for work

Stacey: Is that the same mobile phone you've always had?　It looks different.

Ken:　　I just recently got it.　They're not making this style anymore, so I got a real deal on it.
　　　　It was way below the amount I would have paid last month.

Stacey: Really?　It looks pretty cool to me.　It's a great color.　Why aren't they going to make them anymore?

Ken:　　The guy said that the company wanted to make way for a newer model next month.
　　　　Anyway, I'm good with it.　I don't need anything fancy.

4．We know from the conversation that Ken ＿＿＿＿＿＿＿＿ .

　ア．is angry he got a new phone last month

　イ．will get the newest model phone next month

　ウ．will try to get a good deal on his next phone

　エ．is happy with his new phone

5．When choosing a mobile phone, the ＿＿＿＿＿＿＿＿ is probably the most important consideration for Ken.

　ア．cost

　イ．maker

　ウ．color

　エ．model

6．Ken's mobile phone ＿＿＿＿＿＿＿＿ .

　ア．is the same model as Stacey's

　イ．has a fancy design

　ウ．will no longer be produced

　エ．was overpriced

7．From this conversation, we can infer that Stacey ＿＿＿＿＿＿＿＿ .

　ア．is going to buy Ken a phone

　イ．just bought a new phone

　ウ．is impressed with the phone's functions

　エ．has seen Ken's old phone

---

5 次の問 1～3 の英文を読み，意味が通るように並べ替えた場合，最も適切なものはどれか。それぞれア～エの中から一つ選びなさい。

問1　1．Then the egg hatches into a nymph, which stays underwater for up to four years.

　　2．First, the female dragonfly lays her eggs in a river, pond or lake.

　　3．The life cycle of a dragonfly is divided into three stages.

　　4．Eventually, the nymph sheds its skin, and the adult dragonfly emerges into the air.

　　ア．2 → 3 → 4 → 1

　　イ．2 → 1 → 3 → 4

　　ウ．3 → 2 → 1 → 4

　　エ．3 → 4 → 2 → 1

問2　1．When guests come to a hotel, the doorman is the first person to welcome them.

　　2．Here, at the front desk, the guests are then checked in and taken to their rooms.

　　3．After entering the hotel, they go to the front desk, and the front desk clerk is usually the next person to welcome the guests.

　　4．The doorman greets the guests, helps them out of their cars, and opens the hotel door for them.

　　ア．1 → 4 → 3 → 2

イ． 1 → 2 → 4 → 3
ウ． 4 → 1 → 2 → 3
エ． 4 → 3 → 1 → 2

問3　1．Once the customers have finished their food, the server clears the plates from the table.
　　 2．While their orders are being prepared, the server brings drinks to the customers.
　　 3．Then if they don't want any dessert or coffee, the bill is placed face down on the table.
　　 4．After customers have been seated at a table in a restaurant, a server takes the order from them.

ア． 4 → 3 → 2 → 1
イ． 4 → 2 → 1 → 3
ウ． 2 → 1 → 4 → 3
エ． 2 → 4 → 3 → 1

6　次のグラフを見て，英文の空所（　1　）～（　4　）に入る最も適切なものを，それぞれア～エの中から一つ選びなさい。

Students' Perceived Skill in Identifying Native English Speaker Accents

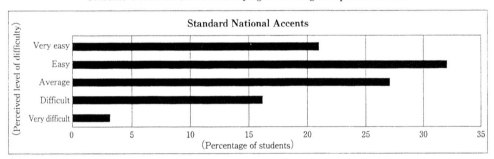

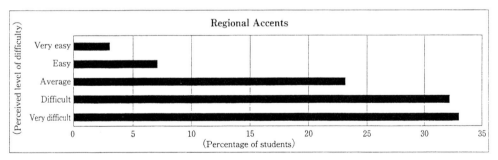

　　The graphs show the responses of approximately 200 non-native students of English to two survey questions. They show the students' perceptions of the ease and difficulty with which they claim to be able to distinguish between standard national accents, (e.g., General American and British English) and accents from regions within those countries (e.g., the Southern United States, and those from the West Country of England).

　　A (　1　) of students say that they find differentiating between standard national accents very difficult. (　2　), more than 30% say they find it very hard to distinguish between regional accents, while only a small number say they find this easy. A similar proportion of students, approximately (　3　), chose 'Average' for both national and regional accents. Overall, the graphs indicate that when comparing regional and national accents, students found regional accents to be (　4　) to identify.

（1）　ア．wide variety　　イ．slight majority　　ウ．substantial number　　エ．tiny minority

（2）　ア．Likewise　　イ．In contrast　　ウ．Consequently　　エ．Nonetheless

（3）　ア．a quarter　　イ．a third　　ウ．half　　エ．three quarters

（4）　ア．as difficult　　イ．less difficult　　ウ．not difficult　　エ．more difficult

---

7　次の英文を読み，下線部(1)と(2)を日本語に訳しなさい。

Although similarly-aged children show some characteristics in common, they are also unique individuals enjoying different activities.　For example, one child may show particular strengths in the areas of logical and numerical analysis, while another may exhibit interests in artistic expression.　Yet another may be sensitive to linguistic aspects such as writing.　Therefore, when assessing a child's intelligence, many psychologists argue that it is necessary to take these individual differences into serious consideration.

8　次の日本文を読み，下線部(1)と(2)を英語に訳しなさい。

自然食品をとるということは，できるだけ自然が作り出すものに近い食品を食することである。缶や箱に詰められた人工的な食品は，加工や保存により原材料が取り除かれていることが多いため，避けた方が良い。一般的には有機農産物は値段が高くつくことになるが，結果的にはより健康的な生活を送ることができる。

数 学

問題

2月3試験

23年度

次の空欄を埋めなさい.

解答は，分数の場合には既約分数の形で，自然数の根号を含む場合には根号の中が最小の自然数となるような形で書きなさい.

1 (1) 半径1の円に内接する正八角形の8個の頂点から3点を選んで三角形を作るとき，もとの正八角形と1辺のみを共有する三角形の面積は $\boxed{}$ または $\boxed{}$ である.

(2) a, b を実数とする. 3次方程式 $x^3 + ax^2 + bx - 20 = 0$ が $x = 2 + i$ を解にもつとき，$a = \boxed{}$, $b = \boxed{}$ である. このとき，この方程式の実数解は $x = \boxed{}$ である.

(3) 方程式 $\sqrt{2x-1} + \sqrt{x-1} = 5$ の解は $x = \boxed{}$ である.

(4) 曲線 C が媒介変数 t を用いて，$x = 5\cos t$, $y = 2\sin t$ と表されているとき，曲線 C の $t = \dfrac{2}{3}\pi$ に対応する点における接線の方程式は $y = \boxed{}\,x + \boxed{}$ であり，法線の方程式は $y = \boxed{}\,x + \boxed{}$ である. また，この法線と x 軸との交点の座標は $(\boxed{}, 0)$ である.

2 大小2個のさいころを同時に投げる. 大きいさいころの出た目を l, 小さいさいころの出た目を m とし，$s = \dfrac{1}{l} + \dfrac{1}{m}$ とおく.

(1) s の最大値は $\boxed{}$ であり，$s = \boxed{}$ となる確率は $\boxed{}$ である. また，s の最小値は $\boxed{}$ であり，$s = \boxed{}$ となる確率は $\boxed{}$ である.

(2) $s = \dfrac{8}{15}$ となる確率は $\boxed{}$ であり，$s = \dfrac{2}{3}$ となる確率は $\boxed{}$ である.

(3) $s \leqq 1$ となる確率は $\boxed{}$ である.

(4) s を既約分数として表したとき，分子が5となる確率は $\boxed{}$ である.

3 x についての恒等式

$$\frac{1}{1-x} = 1 + x + x^2 + \frac{\boxed{\text{ア}}}{1-x},$$

$$\frac{1}{1+x} = 1 - x + x^2 + \frac{\boxed{\text{イ}}}{1+x}.$$

$$\frac{1}{1-x} + \frac{1}{1+x} = 2\left(1 + x^2 + \frac{\boxed{\text{ウ}}}{1-x^2}\right)$$

が成り立つ. $0 \leq x \leq \frac{1}{2}$ のとき, $1 \leq \frac{1}{1-x^2} \leq \frac{4}{3}$ であるから

$$0 \leq \frac{1}{1-x} + \frac{1}{1+x} - 2\left(1 + x^2 + \boxed{\text{ウ}}\right) \leq \frac{2}{3}\boxed{\text{ウ}}$$

が成り立つ. また, $0 < a \leq \frac{1}{2}$ のとき

$$\int_0^a \left(\frac{1}{1-x} + \frac{1}{1+x}\right)dx = \log\boxed{\text{エ}},$$

$$\int_0^a \left(1 + x^2 + \boxed{\text{ウ}}\right)dx = a + \frac{a^3}{3} + \boxed{\text{オ}}$$

が成り立つ. したがって

$$0 \leq \log\boxed{\text{エ}} - 2\left(a + \frac{a^3}{3} + \boxed{\text{オ}}\right) \leq \frac{2}{3}\boxed{\text{オ}} \quad \cdots ①$$

となる. $\boxed{\text{エ}} = 2$ を満たすのは $a = \boxed{\text{カ}}$ のときである. $a = \boxed{\text{カ}}$ を①に代入すると

$$0 \leq \log 2 - \boxed{\text{キ}} \leq \frac{2}{3}\boxed{\text{ク}}$$

となり, 誤差が 0.001 以下の $\log 2$ の近似値 $\boxed{\text{キ}}$ が求められた.

物 理

問題

23年度

2月3試験

1. 図1に示すように，同一直線上を運動する小球1，小球2（以後，球1，球2と呼ぶことにする）がある。それぞれの質量を 0.1 kg, 10 kg とし，これら2球の衝突による運動エネルギーの変化を考えてみよう。ここで衝突は弾性衝突とする。以下の各問いに答えなさい。答えは各問いの解答群の中から最も適切なものを一つ選び，解答欄の記号にマークしなさい。

球1は速さ10 m/sで右向きに進んでいて，これが速さ2 m/sで左向きに進んでいる球2と正面衝突した。

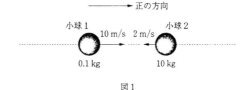

図1

(1) 衝突後，球1の速さは何〔m/s〕になるか。

(2) 衝突後，球1の運動エネルギーは衝突前と比べて何〔J〕増加するか。

次に，球2の衝突前の速度（右向きを正の方向にとる）をいろいろと変化させて，球1と衝突させてみる。ただし，球1の衝突前の速さは一定で10 m/sで右向きに進んでいる。ここで球1の衝突前の運動エネルギーを K_0，衝突後の運動エネルギーを K_1 として，それらの運動エネルギー比 $R = \dfrac{K_1}{K_0}$ がどのように変化するかを，球2の衝突前の速度に対して示したのが図2である。図2中には4つの点a，b，cおよびdが示されている。点aは，図1に示されている衝突の場合に対応しており，球2の衝突前の速度が -2 m/sであり，このとき $R = 1.89$ となる。また，点b，cはそれぞれ $R = 1.0$, 0.0 となる場合に対応している。点dに関しては球1と球2は衝突しないのでこの点での R の値は求められない。

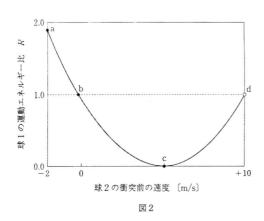

図2

(3) 衝突後，球1がそのまま右向きに進み続けるために必要な球2の衝突前の速度範囲はどのようになるか。その範囲を図2中の記号aからdを用いて答えなさい。

(4) 点bにおける球2の衝突前の速さは何〔m/s〕になるか。

(5) 点cにおける球2の衝突後の速さは何〔m/s〕になるか。

〔解答群〕

(1) ア. 2.50　　イ. 3.84　　ウ. 5.84　　エ. 9.80　　オ. 13.8

(2) ア. 1.71　　イ. 1.82　　ウ. 2.42　　エ. 4.47　　オ. 9.47

(3) ア. (a－b)間　　イ. (a－c)間　　ウ. (b－c)間　　エ. (b－d)間　　オ. (c－d)間

(4) ア. 0.05　　イ. 0.07　　ウ. 0.10　　エ. 0.12　　オ. 0.15

(5) ア. 4.90　　イ. 4.95　　ウ. 5.00　　エ. 5.05　　オ. 5.10

2 図のように電線から与えられる電気を動力として路面電車が走っている。電線の両端には発電機 D_1（起電力 V_1[V]），D_2（起電力 V_2[V]）があり，電車の動力に使われる電流 I_0[A] を電線とレールを介して供給している。

発電機 D_1 の位置から d_1[m]，D_2 の位置から d_2[m] の距離に電車がいるとき，以下の各問いに答えなさい。ただし，電線の抵抗は図の電線部分 BC 間でのみ考え，その大きさは単位長さあたり k[Ω/m] とする。また，発電機の内部抵抗およびレールの抵抗は無視するものとする。

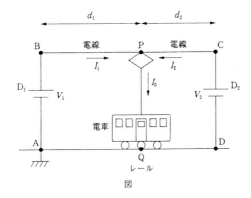

図

(1) 発電機 D_1 が供給している電流 I_1 を I_0，V_1，V_2，k，d_1，d_2 を用いて求めなさい。

(2) レールの QD 間を流れる電流を I_0，V_1，V_2，k，d_1，d_2 を用いて求めなさい。

(3) 電車に加えられた電圧を I_0，V_1，V_2，k，d_1，d_2 を用いて求めなさい。

(4) 電線 BC 間で消費された電力を I_0，V_1，V_2，k，d_1，d_2 を用いて求めなさい。また，この消費された電力は何に変化するか答えなさい。

(5) 電車の位置によって電線 BC 間で消費される電力は変わる。$V_1 = V_2$ のとき，この BC 間での消費電力が最大となるときの BP 間の距離と，そのときの消費電力を求めなさい。

3 図1のように，空気中で球面の半径が R の平凸レンズが平行平面ガラスの上に間隔 t へだてて置かれている。平凸レンズは波長 λ の単色光で照らされている。図1には，平凸レンズの中心から距離 r_p の位置でおこる光線の反射の様子が示されている。顕微鏡で平凸レンズの中心付近を観察すると，何本かの同心円状の干渉じまが観測された。このしまの間隔からレンズの半径を次の

ように求めることができる。空気の屈折率を1として以下の各問いに答えなさい。

ただし，必要に応じて $x \ll 1$ のとき $(1+x)^m \fallingdotseq 1+mx$ の近似式を用いなさい。

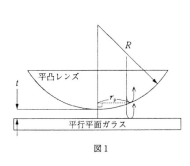

図1

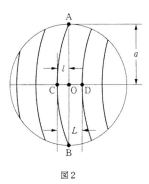

図2

(1) 観測される同心円状の干渉じまの名称を答えなさい。

(2) 中心から数えて p 本目 (p は正の整数) の干渉じまの半径を r_p とするとき，半径 r_p における光路差を t, R, r_p を用いて表しなさい。

(3) (2)で測定した干渉じまが明環 (明るい干渉じま) である場合，t, R, r_p, λ, p の間にある関係を示しなさい。

(4) (3)で求めた式には，平凸レンズと平行平面ガラスの間隔 t としまの次数 p が入っている。中心から q 本目 (q は正の整数, $p \neq q$) の明環の半径 r_q を用いて $|r_p^2 - r_q^2|$ を求めると，t を含まない形で平凸レンズの半径 R を決めることができる。R を λ, $|r_p^2 - r_q^2|$, p, q で表しなさい。

(5) 平凸レンズの半径が大きくなり，凸面が平面に近づくと顕微鏡の視野の中には図2に示すように，干渉じまの円の一部しか観測できなくなる。このような場合には干渉じまの間隔 $CD = L$, 線分 $CO = l$, 線分 $OA = a$ の長さを用いることで平凸レンズの半径 R を決めることができる。$t = 0$ として，R を L, l, a, λ を用いて表しなさい。

4 図のように大気の中に置かれた円筒容器が，熱をよく通す壁によって円筒容器 A と円筒容器 B に隔てられている。壁には細い穴と，穴をふさぐことのできるバルブ C が設けられている。いま，容積 V [m³] の容器 B の内部を真空にし，バルブ C で穴をふさいだ。さらに容器 A の中に，なめらかに動くピストンで n [mol] の単原子分子の理想気体を封じた。このときの気体の圧力を p_0 [Pa]，体積を V_0 [m³]，温度を T_0 [K] とし，気体のこの状態を D とする。円筒容器の内部の断面積を S [m²]，大気圧を p [Pa]，気体定数を R [J/(mol・K)] とし，円筒容器とピストンは断熱材で構成されており，細い穴の内径は十分に小さく，穴の容積は無視できるとする。また，穴を通る気体の流れの速さは十分に小さいとする。次の設問 (I) および (II) はともに，上記の状態 D から始めるものとし，以下の各問いに答えなさい。答えは各問いの解答群の中から最も適切なものを一つ選び，解答欄の記号にマークしなさい。

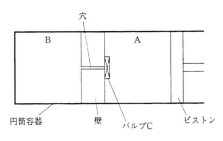

図

（Ⅰ） ピストンを固定した状態でバルブＣを開いた。その後，十分時間がたって，ＡとＢの圧力が等しくなったとする。

(1) 気体の圧力を求めなさい。

(2) 気体の温度を求めなさい。

（Ⅱ） 人がピストンを動かして容器Ａの気体の圧力 p_0 が一定に保たれるようにした場合について考える。バルブＣを開き，容器Ａのピストンを押して，容器Ａ内の気体のうち体積 V_1〔m^3〕を占めている量の気体を容器Ｂに移した。

(3) 気体を容器Ａから容器Ｂに移す過程で人がピストンを押す力はどれだけか。

(4) ピストンが気体にした仕事を求めなさい。

(5) 気体の内部エネルギーを求めなさい。

(6) 気体の温度を求めなさい。

〔解答群〕

(1) ア．$p_0\dfrac{V_0}{V+V_0}$　　イ．$p_0\dfrac{V}{V+V_0}$　　ウ．$p_0\dfrac{V+V_0}{V_0}$　　エ．$p_0\dfrac{V+V_0}{V}$　　オ．$p_0\dfrac{V_0}{V}$

(2) ア．$\dfrac{pV}{nR}$　　イ．$\dfrac{p(V+V_0)}{nR}$　　ウ．T_0　　エ．$\dfrac{V+V_0}{V}T_0$　　オ．$\dfrac{V}{V+V_0}T_0$

(3) ア．$p_0 S$　　イ．pS　　ウ．$(p+p_0)S$　　エ．$(p_0-p)S$　　オ．$(p-p_0)S$

(4) ア．$p_0 V_1$　　イ．pV_1　　ウ．$(p+p_0)V_1$　　エ．$(p_0-p)V_1$　　オ．$(p-p_0)V_1$

(5) ア．$\left(\dfrac{3}{2}-\dfrac{V}{V_1}\right)nRT_0$　　イ．$\dfrac{3}{2}nRT_0$　　ウ．$\dfrac{V}{V_1}nRT_0$　　エ．$\dfrac{V_1}{V_0}nRT_0$　　オ．$\left(\dfrac{3}{2}+\dfrac{V_1}{V_0}\right)nRT_0$

(6) ア．T_0　　イ．$\dfrac{3}{2}T_0$　　ウ．$\left(1-\dfrac{V}{V_1}\right)T_0$　　エ．$\left(1+\dfrac{2}{3}\dfrac{V_1}{V_0}\right)T_0$　　オ．$\left(1+\dfrac{V_1}{V}\right)T_0$

化 学

問題　23年度

2月3試験

1　つぎの文を読み，以下の各問いに答えなさい。

^1H，^2H，^3Hのように，多くの元素には陽子の数が同じでも中性子の数が異なる同位体が存在する。自然界の元素はいくつかの同位体がほぼ一定の割合で混じって存在しているが，人工的にこれら同位体の存在比を変える方法がある。そのような方法を使って原子の同位体存在比を調整したエタノールがある。このエタノールの構造式を図のように書いたとき，各原子の同位体存在比は表に示すとおりであった。なお，各同位体の相対質量は，$^1H = 1.00$，$^2H = 2.00$，$^{12}C = 12$（基準），$^{13}C = 13.00$，$^{16}O = 16.00$とする。

```
      H_A  H_A
       |    |
H_A - C_X - C_X - O_Y - H_B
       |    |
      H_A  H_A
```

	同位体存在比	
炭素 C_X	^{12}C : 99.0%	^{13}C : 1.0%
水素 H_A	^1H : 99.0%	^2H : 1.0%
水素 H_B	^1H : 5.0%	^2H : 95.0%
酸素 O_Y	^{16}O : 100%	

問1　それぞれの原子の相対質量と同位体存在比から，このエタノールの分子量を有効数字3桁で解答欄に書きなさい。

問2　このエタノール10.0 gを酸素中で完全に燃焼させた。その際に用いた酸素を構成する酸素原子の同位体存在比は^{16}Oが100%である。完全に燃焼させるのに必要な酸素の質量〔g〕を有効数字3桁で解答欄に書きなさい。

問3　このエタノール10.0 gを金属ナトリウムと完全に反応させたときに発生する気体の質量〔g〕を有効数字3桁で解答欄に書きなさい。

2　断熱容器を用いてつぎのような実験【1】，【2】を行った。ここで，水と水溶液の密度はすべて1.0 g/cm³，水溶液の比熱はすべて4.2 J/(g・℃)，発生した熱はすべて水溶液の温度上昇に使われるものとして以下の各問いに答えなさい。なお，NaOHの式量を40とする。

実験【1】　純水な水100 gに水酸化ナトリウム4.0 gを加え，断熱容器の中でかきまぜて混合しながら溶液の温度を測定したところ，右図のような結果が得られた。この図で，点線（補助線）が混合時間0分の縦線と交差する点の温度が補正した溶液の温度の最高値である。

実験【2】　20℃にて1.0 mol/Lの塩酸100 mLに水酸化ナトリウム4.0 gを加え，断熱容器の中で実験【1】と同様に温度を測定し，作図によって補正した溶液の温度の最高値を求めたところ，43℃であった。

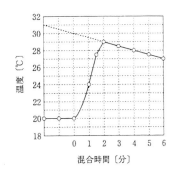

問1　実験【1】で発生した熱量〔kJ〕を求め，有効数字2桁で解答欄に書きなさい。

問2　実験【1】の結果をもとに，水酸化ナトリウムが水へ溶解する時の溶解熱〔kJ/mol〕を有効数字2桁で求め解答欄に書きなさい。

問3 実験【2】の結果をもとに、塩酸と水酸化ナトリウム水溶液の中和熱〔kJ/mol〕を有効数字2桁で求め解答欄に書きなさい。

問4 実験【2】と同様の操作で、水酸化ナトリウムを8.0g加えた場合、実験【1】と同様に作図によって補正した溶液の温度の最高値は何℃と予想できるか。これまでの解答で求めた数値を用いて計算し、有効数字2桁で解答欄に書きなさい。

3 4種の金属イオン Na^+, Ag^+, Fe^{3+}, Cu^{2+} を含む水溶液について、下図に示す方法でそれぞれのイオンを分離する実験を行った。この実験で得られる沈殿A～Cに含まれる化合物はいずれも一種類であった。沈殿やろ液に関するつぎの文を読み、以下の各問いに答えなさい。

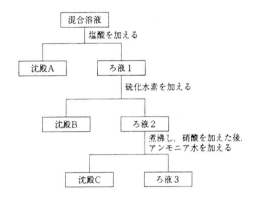

沈殿Aは ア 色の固体で、アンモニア水を過剰に加えると イ となり、水に可溶となった。沈殿Bは ウ 色の固体であるが、硝酸を加えた後に、アンモニア水を過剰に加えると エ となり、溶液は深青色になった。ろ液3を白金線につけて、ガスバーナーの炎の中に入れたところ オ 色を示した。

問1 各実験操作で得られた沈殿A～Cの化学式を解答欄に書きなさい。

問2 文中の空欄 ア , ウ , オ にあてはまる最も適切な色をそれぞれつぎのa～eから一つずつ選び、解答欄の記号にマークしなさい。

　　　a. 赤　　b. 青　　c. 黄　　d. 白　　e. 黒

問3 文中の空欄 イ , エ にあてはまるイオン式を解答欄に書きなさい。

問4 下線部①の反応の化学反応式を解答欄に書きなさい。

4 つぎの文を読み、以下の各問いに答えなさい。ただし、元素の原子量を、$H = 1.0$, $C = 12.0$, $O = 16.0$, $Ca = 40.1$ とする。

炭化カルシウムに水を作用させると無色無臭の気体Aが生成する。この気体Aを、硫酸水銀(Ⅱ)を溶かした希硫酸に通じると化合物Bを生成する。化合物Bを酸化すると化合物Cが得られる。化合物Cと炭酸カルシウムを反応させて得られるカルシウム塩Dを、空気を断って熱分解すると、化合物Eが得られる。化合物Eに水酸化ナトリウムとヨウ素を加えて加熱すると黄色沈殿が生じる。

問1 下線部①の反応で、76.9gの炭化カルシウムを充分な量の水と反応させたとき生成する気体Aの質量〔g〕を有効数字3桁で解答欄に書きなさい。ただし、用いた炭化カルシウムはすべて反応して気体Aを生成するものとする。

問2　下線部②のように，分解生成物を得る操作の名称を漢字で解答欄に書きなさい。

問3　気体Aに化合物Cを付加して得られる化合物の構造式または示性式を解答欄に書きなさい。

問4　化合物Bを還元した後，濃硫酸中で130℃に加熱すると得られる揮発性の液体化合物の構造式または示性式を解答欄に書きなさい。

問5　化合物Cに十酸化四リンを加えて加熱して得られる有機化合物の名称を漢字で解答欄に書きなさい。

問6　化合物Eは，アルコールを酸化することによって合成することもできる。酸化して化合物Eとなるアルコールの構造式または示性式を解答欄に書きなさい。

5　つぎの文を読み，以下の各問いに答えなさい。ただし，酢酸の電離定数 Ka を 2.7×10^{-5} mol/L とする。

　<u>0.27 mol/L の酢酸水溶液</u> 100 mL に 0.27 mol/L の水酸化ナトリウム水溶液を 50 mL を加えて，<u>全量 150 mL の混合溶液</u>を調製
①　　②
した。得られた混合液に，<u>さらに蒸留水を加えて 1.5 L の溶液とした。</u>
　　　　　　　　　　　③
　つぎに，<u>この 1.5 L の溶液から 100 mL をコニカルビーカーにはかり取り，0.10 mol/L の水酸化ナトリウム水溶液をビュレット</u>
　　　　　④
<u>から滴下して中和滴定を行った。</u>

問1　下線部①の酢酸水溶液の水素イオン濃度〔mol/L〕を求め，有効数字2桁で解答欄に書きなさい。

問2　下線部②の混合液の水素イオン濃度〔mol/L〕を求め，有効数字2桁で解答欄に書きなさい。

問3　下線部③で得られた溶液の水素イオン濃度〔mol/L〕を求め，有効数字2桁で解答欄に書きなさい。

問4　下線部④の中和滴定で中和点に達するまでに加えた 0.10 mol/L の水酸化ナトリウム水溶液の体積〔mL〕を求め，有効数字2桁で解答欄に書きなさい。

6　ベンゼンおよびその誘導体に関するつぎの文を読み，以下の各問いに答えなさい。

　ベンゼンを ア とともに熱するとベンゼンスルホン酸になり，ベンゼンに鉄と イ を作用させるとクロロベンゼンに，また，ベンゼンに濃硝酸と濃硫酸の混合物（混酸）を作用させると ウ になる。
　ベンゼンスルホン酸は無色の板状結晶であり，<u>空気中に放置すると水蒸気を吸収して表面がぬれてくる。</u>水やエタノールにはよ
①
く溶けるが，多くの有機溶媒には溶けにくい。ベンゼンスルホン酸を水酸化ナトリウムと共にアルカリ融解した後，塩酸を加えて酸性にすると エ が得られる。
　クロロベンゼンは水に溶けにくい無色の重い液体であるが，さらに塩素化することによって昇華性をもつ無色の結晶となり，衣類の防虫剤として使用される オ が得られる。
　 ウ は特有の甘い香りを有する無色〜淡黄色の液体であり，水に溶けにくいが，有機溶媒にはよく溶ける。 ウ をスズまたは鉄と塩酸で還元すると カ が得られる。
　 カ を希塩酸に溶かし，冷やしながら亜硝酸ナトリウム水溶液を加えると， キ の水溶液が得られる。得られた水溶液に
②
ナトリウムフェノキシドの水溶液を加え，溶液を酸性にすると橙赤色の ク が沈殿として生成する。この化合物は染料などに
③
用いられる。

問1　文中の空欄 ア ～ カ に入る物質名をそれぞれ解答欄に書きなさい。

問2　文中の空欄 キ ， ク に入る物質の構造式または示性式をそれぞれ解答欄に書きなさい。

問3　ベンゼン分子のすべての炭素－炭素結合の距離は，0.14 nm である。ベンゼン分子中の炭素－水素結合の距離〔nm〕として最も適切な数値を a ～ e から一つ選び，解答欄の記号にマークしなさい。ただし，1 nm は 1.0×10^{-9} m である。

　　　a．0.07　　　b．0.11　　　c．0.14　　　d．0.17　　　e．0.21

問4　下線部 ① の現象名を解答欄に書きなさい。

問5　下線部 ② の反応の名称を解答欄に書きなさい。

問6　下線部 ③ の反応の名称を解答欄に書きなさい。

生物 問題　2月3試験　23年度

1　次の文章を読んで，以下の各問に答えなさい。

　図Ａは，酵素Ｈを作り出すＸ染色体上の遺伝子Ｈの変異が原因で発症する遺伝性疾患の家系図を示している。四角は男性，丸は女性で，白抜きは健常者，黒塗りは発病者である。なお，遺伝子Ｈの突然変異はこの家系図に示されたよりもずっと前の世代で起こったものであり，この家系図内で新たに起こったものではない。また，この変異は遺伝子Ｈ内における30塩基対（bp）のDNAの欠失であり，この欠失したDNA配列部分は酵素Ｈに翻訳される領域（エキソン）の一部であることがわかっている。4番と5番の夫婦と，7〜11番のその子供たちに対して次の3つの検査を行った。

（検査１）　各々の人から血液を採取し，リンパ球に含まれるDNAを抽出した。遺伝子Ｈの変異を起こした部分をはさみ込むように設定したプライマーを用い，抽出したDNAを鋳型として，PCR反応を行った。さらに，反応生成物を電気泳動で解析した。正常な遺伝子Ｈから増幅されたDNA断片は300 bpの大きさをもっており，変異したDNAから増幅されたDNA断片の大きさは270 bpである。結果は図Ｂに示されているが，4番と7番の人の結果は描かれていない。

（検査２）　各々の人の皮膚のごく一部を切り取ることにより採取した結合組織から繊維芽細胞を分離し，培養液とともにシャーレの中で培養した。繊維芽細胞がシャーレの中でほぼすき間なく増殖したところで一部の細胞を集め，酵素Ｈの活性を測定した。図Ｃは，5番の人から得られた結果に対する各人の同じ個数の細胞当たりの相対的酵素活性値（百分率）を示している。

（検査３）　培養している繊維芽細胞の集団から100個の細胞を無作為に選び，1個ずつをシャーレに移してそれぞれ培養した。1個の細胞に由来する細胞の子孫をクローンと呼ぶ。シャーレの中で増殖したクローンを回収して酵素活性を測定した。表は，4番と5番の夫婦と，7〜11番のその子供たちのそれぞれの100個のクローンのうちで酵素活性をもっていたクローンの数と酵素活性をもたなかったクローンの数を示している。

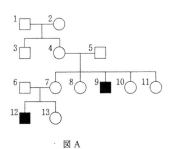

図Ａ

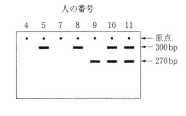

図Ｂ

図Ｃ

表

ヒトの番号	酵素活性をもったクローンの数	酵素活性をもたないクローンの数
4	68	32
5	100	0
7	52	48
8	100	0
9	0	100
10	40	60
11	59	41

問1 この疾患の遺伝様式は何か。その名称を答えなさい。

問2 図Aの1番の人の遺伝子型は，$X^H Y$と表すことができる。優性対立遺伝子Hに対して劣性対立遺伝子をhとするならば，4，5，7，8，9番の人の遺伝子型はそれぞれどのように表されるか答えなさい。

問3 4番と7番の人の（検査1）の結果を解答欄の図中に描き入れなさい。

問4 （検査1）〜（検査3）の結果から，遺伝子Hのホモ接合体における遺伝子Hの発現に関して予想されることを，句読点を含めて40字以内で説明しなさい。

問5 （検査1）〜（検査3）の結果から導かれる結論のうち正しいものを一つ選び，記号で答えなさい。

  a．ヘテロ接合体の女性のからだは，対立遺伝子のうちのHのみを発現する細胞とhのみを発現する細胞の混合状態になっている。
  b．ヘテロ接合体の女性のからだは，対立遺伝子のうちのhのみを発現する細胞から成り立っている。
  c．ヘテロ接合体の女性のからだは，対立遺伝子のうちのHのみを発現する細胞から成り立っている。
  d．ヘテロ接合体の女性のからだは，対立遺伝子Hとhを両方とも発現する細胞から成り立っている。

2　次の文章を読んで，以下の各問に答えなさい。

 細胞において細胞内と外界との境界を形成しているのが細胞膜である。細胞膜は，物質透過の障壁となると同時に，細胞にとって必要な栄養分などの取り込みや細胞内での代謝によって生じた老廃物の排出を行う。細胞膜がもつこのような特定の物質を認識して透過させる性質は，細胞の生存にとって重要である。例えば，細胞にとって栄養となるグルコースは，グルコーストランスポーターと呼ばれる膜タンパク質の働きによって細胞内に取り込まれる。トランスポーターによるグルコースの輸送は細胞内外のグルコース濃度勾配によって決定されるので，もしグルコースの濃度が細胞外に比べて細胞内で高い場合は，グルコースは細胞外に輸送されることになる。一方，ナトリウムポンプと呼ばれる膜タンパク質は，ATPを分解することで得られるエネルギーを利用して（　a　）を細胞外にくみ出し，（　b　）を取り込む反応を行っている。また細胞膜には特定のイオンを透過させるチャネルタンパク質があり，その代表例に神経細胞の軸索にあるナトリウムチャネルがある。軸索の膜内外には電位差があり，これを膜電位という。刺激を受けていない状態の膜電位は（　c　）と呼ばれ，細胞膜の外側は（　d　）に帯電している。ナトリウムチャネルは膜電位の変化を感じてチャネルの開閉を行い，開いたチャネルを通してナトリウムイオンが流入し，その結果活動電位が発生する。

問1 文中の空欄（　a　）〜（　d　）に当てはまる適切な語句を答えなさい。

問2 下線部(1)の性質を何と呼ぶか答えなさい。

問3 下線部(1)の性質は細胞膜にある膜タンパク質の働きによって生じる。一方，膜タンパク質を介さずに脂質二重層を通過できる物質も存在する。これら物質の脂質二重層の通過速度は，その分子量が小さいほど大きくなるのが一般的である。ところがメチル尿素は尿素よりも分子量が大きいにもかかわらず，尿素に比べてその通過速度が大きい。これは尿素にメチル基が結合することで化学的性質が変化するからであるが，どのような性質を示すようになったから，通過速度が大きくなったかを，句読点含めて30字以内で説明しなさい。

問4 下線部(2)で述べたグルコーストランスポーターによって行われる物質輸送を何と呼ぶか答えなさい。

問5 グルコーストランスポーターは細胞膜を貫通する膜タンパク質で，細胞外に突き出した部分（外部分）と細胞内に突き出した部分（内部分）をもつ。そこで外部分を赤色素で，内部分を黄色素で同時に標識したグルコーストランスポーターをもつ細胞を調製し，それを顕微鏡で観察した。その結果，赤色素のみが観察されその色素が膜面上を移動しているのが見られたが，

数時間観察しても黄色素は見られなかった。一方，図に示したような細胞の内側と外側を反転させた反転膜小胞を調製しそれを顕微鏡で観察したところ，逆に赤色素は見られなくなり，膜面上を移動する黄色素だけが観察されるようになった。この結果からグルコーストランスポーターのような膜タンパク質の流動性についてどのようなことがいえるか，句読点を含めて35字以内で説明しなさい。

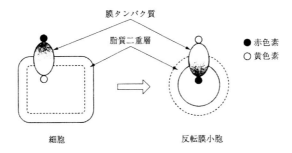

問6　軸索を人工的に刺激して発生させた活動電位に関する以下の記述①〜⑤で誤りのあるものを一つ選び，番号で答えなさい。

① 人工的に刺激するとその部位のナトリウムチャネルが開き，細胞内にナトリウムが流入する。
② 刺激した部位で流入したナトリウムによって隣接するナトリウムチャネルが存在する部分の膜電位が逆転する。
③ 活動電位は刺激した部位から軸索末端側への一方向に伝わる。
④ 刺激しても活動電位が発生しない場合があるが，それは刺激が一定の強さに達していない時である。
⑤ 一定の強さ以上の刺激であれば，その強さにかかわらず一定の大きさの活動電位が発生する。

3　次の文章を読んで，以下の各問に答えなさい。

　脊つい動物などのからだの中で，細胞や組織をとり巻いている液体の総称を体液と呼ぶ。体内の細胞に直接接している体液は内部環境と呼ばれる。生物のからだは内部環境(浸透圧，温度，血糖量など)を一定に保つ働きをもっている。脊つい動物の体液は血管内を流れる血液，リンパ管内を流れるリンパ液，組織の細胞の間を満たす組織液に分けられる。採血した血液が固まらないように処理して試験管内に入れて放置すると，血液は血しょうと血球などの有形成分の2層に分かれる。血しょうは，水分，タンパク質，グルコース，脂肪，無機物質などを含む。有形成分には，赤血球，白血球，血小板などがある。
(2)
　ヒトの赤血球の大きさは6〜10(a)で，円盤状の形状をしている。赤血球は真核生物細胞の特徴である(b)をもたない。赤血球はヘモグロビンという色素タンパク質を有しており，酸素を運搬することで細胞の呼吸反応を支えている。ヘモグロビンは赤色を呈しているが，これはヘムと呼ばれる非タンパク質成分が含まれているためである。
　白血球には，細胞中に多くの顆粒をもつ好酸球，好中球，好塩基球と，無顆粒の単球とリンパ球がある。細菌やウイルスなどの病原体が体内に侵入すると，これを捕食する(c)は単球に分類される白血球である。リンパ球が作る抗体の作用による免疫のしくみを(d)性免疫，体液中の特別なリンパ球が抗原を直接攻撃する免疫の仕組みを(e)性免疫と呼ぶ。

問1　文中の空欄(a)〜(e)に当てはまる適切な語句または記号を答えなさい。

問2　下線部(1)の働きを何と呼ぶか答えなさい。

問3　下線部(2)の血小板は，体内においてどのような役割を果たしているか答えなさい。

問4　赤血球，白血球および血小板はどこでつくられるか器官名を答えなさい。

問5　胎児は，肺呼吸を行わず胎盤において母親の動脈血から酸素を受けとることで生命を維持している。胎児型ヘモグロビンは，成人(母親)のヘモグロビンとは異なった酸素親和性を有している。図1に示す曲線Aは，成人(母親)のヘモグロビンが酸

素と結合（酸素ヘモグロビン）している割合と酸素分圧との関係を示した酸素解離曲線である。胎児型ヘモグロビンの酸素解離曲線はどのようなものか。解答用紙の図中に書き込みなさい。また，そのように書き込んだ理由を，句読点を含めて50字以内で説明しなさい。

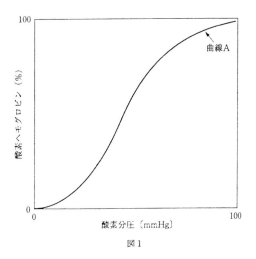

図1

問6　図2は，（　d　）性免疫の特徴を示したものである。抗原Aが2回目に侵入した際には，1回目に比較して抗原Aに特異的な抗体の産生量が増加する。その理由について，句読点を含めて50字以内で説明しなさい。

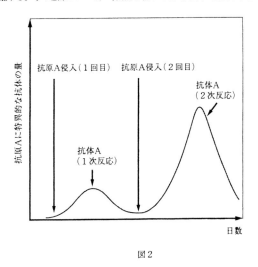

図2

4

次の文章を読んで，以下の各問に答えなさい。

通常，他人の臓器を移植すると，移植された宿主のT細胞を主体とした免疫反応により，移植片は拒絶される（宿主対移植片反応）。一方，放射線の照射や免疫抑制剤の投与などにより宿主の免疫が抑制された状態では，移植片に含まれるT細胞によって，宿主組織が攻撃される（移植片対宿主反応）。これは，自己と他者の組織を区別するための『標識』がほとんどすべての細胞表面に発現していて，それをT細胞が識別して，自己以外の『標識』を発現する細胞を攻撃するためである。骨髄細胞の一部から分化したT細胞は，胸腺という臓器に移動し，そこで自己に特有の標識をもつ細胞を自己の細胞と認識し，攻撃することなく許容する。一方，自己のものとは異なる『標識』を発現する細胞に対しては，他者と認識し，攻撃して排除するようになる。骨髄移植の場合，移植片由来の未分化なT細胞は宿主胸腺で分化・成熟するため，移植片を起源とするT細胞は宿主細胞を自己と認識するようになる。この『標識』のことを主要組織適合遺伝子複合体（MHC）という。MHC遺伝子はメンデルの法則にしたがって遺伝し，MHCの形質は共優性遺伝を示す。すなわち，子供の細胞は，母親由来のMHCと父親由来のMHCの両方をその細胞膜表面に発

現していることになる。重要なことに，T細胞はMHCを発現しない細胞に対しては，自己とも非自己とも区別がつかないため，攻撃しない。

　マウスを用いてMHCと移植に関する以下に述べるような実験を行った。なお，実際には，MHCは複数の遺伝子座からなる遺伝子であるが，ここではMHCは単一の遺伝子座から成り，A，B……など多数の対立遺伝子が存在するものとする。なお，実験に使用したマウスは，MHC遺伝子座以外の遺伝的背景は同一であるとする。

問1　MHC-Aのみを発現している雄マウスとMHC-AとMHC-Bの両方を発現している雌マウスを交配し，9匹の仔マウスを得た。その中の仔マウスXから採取した皮膚組織を母親の皮膚に移植したところ生着したが，逆に母親の皮膚組織をその仔マウスXの皮膚に移植したところ拒絶され，生着しなかった。この仔マウスXが発現するMHCの型は何か。次の(a)～(d)の中から一つ選び，記号で答えなさい。

　　(a)　MHC-Aのみを発現　　　(b)　MHC-Bのみを発現　　　(c)　MHC-AとMHC-Bの両方を発現
　　(d)　両方とも発現しない

問2　問1で母親の皮膚組織が仔マウスXによって拒絶され，生着しなかった理由を，句読点を含めて40字以内で答えなさい。

問3　MHC-Aのみを発現しているマウスの全身に放射線を照射し，血液細胞を完全に死滅させた。このマウスに，成熟した免疫細胞を除去したMHC-Bのみを発現するマウスの骨髄細胞を静脈内に移植した。移植された骨髄細胞は，全身を循環する血流にのって骨髄にたどり着く。移植片が宿主の骨髄に生着後，マウス組織から5種類の細胞（①神経細胞，②マクロファージ，③骨髄細胞，④筋細胞，⑤T細胞）を採取し，宿主と移植片のどちらのMHCを発現しているのかを解析した。それぞれの細胞がおもに発現するMHCはどれか，次の(a)～(d)の中から一つずつ選び，記号で答えなさい。

　　(a)　MHC-Aのみを発現　　　(b)　MHC-Bのみを発現　　　(c)　MHC-AとMHC-Bの両方を発現
　　(d)　両方とも発現しない

問4　MHC-Aのみを発現する雄マウス（第1世代）とMHC-Bのみを発現する雌マウス（第1世代）を交配した結果，雄3匹と雌4匹の仔マウスを得た（第2世代）。その仔マウスの中から無作為に雄雌1ペアを選び，交配した結果，雄5匹と雌3匹の仔マウスを得た（第3世代）。第3世代のうち，以下の事象に相当するものの全体に対する割合を百分率で答えなさい。

　　(1)　第2世代の母親からの皮膚移植片を拒絶しない。
　　(2)　第2世代の父親と母親両方に対し皮膚移植できる。
　　(3)　第1世代の父親に皮膚移植できる。

問5　全身に放射線を照射したMHC-AとMHC-B両方を発現するマウスを用意した。このマウスに，MHC-Aのみを発現する骨髄細胞とMHC-Bのみを発現する骨髄細胞を1：1の割合で混合し，静脈を通して移植した。通常，移植された骨髄細胞は末梢血管中を流れて宿主の骨髄にたどり着く。移植した細胞の宿主骨髄内での生着を確認後，増殖している骨髄細胞を選択的に細胞死に誘導する薬剤を投与したところ，図Aのようになった。一方，遺伝子Xをコードする領域が欠損したマウスの骨髄細胞（MHC-Aのみを発現する）と野生型マウスの骨髄細胞（MHC-Bのみを発現する）を1：1の割合で混合し，同様の処置を行ったところ，図Bのようになった。さらに，放射線を照射する前の骨髄細胞を回収し，細胞のもつDNAの量を横軸に，細胞数を縦軸にプロットしたところ，図Cのようになった。骨髄細胞における遺伝子Xの役割として予想されるものを次のA～Hに挙げた。組み合わせとして正しいものを，(ア)～(タ)の中から一つ選び，記号で答えなさい。

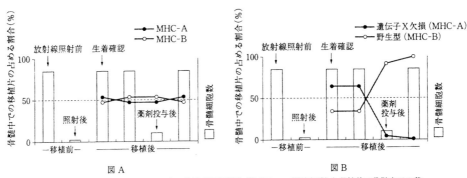

図A　図B

マウスの処置にともなう総骨髄細胞数（棒グラフ，縦軸右端）と移植後の骨髄中での移植片の占める割合（折れ線グラフ，縦軸左端）の推移。横軸は時間。

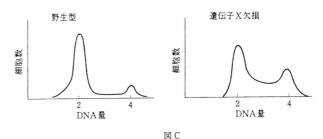

図C

野生型マウスと遺伝子X欠損マウスの骨髄細胞の細胞数（縦軸）とDNA量（横軸）。

A．細胞の増殖を抑制している。
B．細胞の増殖を促進している。
C．細胞死を抑制している。
D．細胞死を促進している。
E．放射線照射で減少した骨髄細胞数を正常値に回復させるために必須である。
F．放射線照射で減少した骨髄細胞数を正常値に回復させるためには必須ではない。
G．末梢血管から移植した細胞が宿主の骨髄に到達するために必須である。
H．末梢血管から移植した細胞が宿主の骨髄に到達するためには必須ではない。

(ア)　A-C-E-G　　(イ)　A-C-E-H　　(ウ)　A-C-F-G　　(エ)　A-C-F-H
(オ)　A-D-E-G　　(カ)　A-D-E-H　　(キ)　A-D-F-G　　(ク)　A-D-F-H
(ケ)　B-C-E-G　　(コ)　B-C-E-H　　(サ)　B-C-F-G　　(シ)　B-C-F-H
(ス)　B-D-E-G　　(セ)　B-D-E-H　　(ソ)　B-D-F-G　　(タ)　B-D-F-H

5　次の文章を読んで，以下の各問に答えなさい。

　種子植物は，生存に不都合な環境条件（低温，乾燥など）にさきだって，花の各部分のもとになる花芽という組織を分化させ，花をつけたあとに生存に不利な環境に耐える種子をつくることで子孫を残す。この花芽を分化させるのに多くの種子植物は日長の変化を利用する。このような日長の変化に対する反応性を（　a　）と呼ぶ。暗期が一定の時間より長くなると花芽を分化させる植物を（　b　）といい，その反対に短くなると花芽を分化させるものを（　c　）と呼ぶ。ここでの「暗期の一定時間」を一般的には（　d　）と呼び，それはそれぞれの植物の種類により異なっている。一方，（　c　）の中には，花芽が形成されるためには，一定期間低温にさらされることが必要なものがある。この現象を（　e　）といい，この現象自体には日長は関係ないことがわかっている。また，人為的にある種の植物を低温にさらすことにより，花芽形成時期を変化させることを（　e　）処理と呼ぶ。なお，日長に関係なく，一定の大きさになると花芽を形成する植物は（　f　）と呼ばれる。

問1 文中の空欄（ a ）〜（ f ）に当てはまる適切な語句を答えなさい。

問2 発芽した秋播きのコムギを以下に示す日長条件および温度条件下で栽培した。下記の(ア)〜(ク)の処理の中で，最も効率よく花芽が形成されるものはどれか。適切なものを一つ選び，その記号を答えなさい。なお，栽培は大気条件下で行い，十分な水分が摂取できるものとする。

【栽培条件】
日長条件A：暗期16時間／明期8時間
日長条件B：暗期8時間／明期16時間
温度条件X：18℃
温度条件Y：2℃

(ア) 日長条件A／温度条件Xで40日間栽培したのち，日長条件B／温度条件Xで栽培した。
(イ) 日長条件A／温度条件Xで40日間栽培したのち，日長条件B／温度条件Yで栽培した。
(ウ) 日長条件A／温度条件Yで40日間栽培したのち，日長条件B／温度条件Xで栽培した。
(エ) 日長条件A／温度条件Yで40日間栽培したのち，日長条件B／温度条件Yで栽培した。
(オ) 日長条件A／温度条件Xで40日間栽培したのち，日長条件A／温度条件Xで栽培した。
(カ) 日長条件A／温度条件Xで40日間栽培したのち，日長条件A／温度条件Yで栽培した。
(キ) 日長条件A／温度条件Yで40日間栽培したのち，日長条件A／温度条件Xで栽培した。
(ク) 日長条件A／温度条件Yで40日間栽培したのち，日長条件A／温度条件Yで栽培した。

問3 シロイヌナズナは，秋に発芽する冬型一年草である。発芽したシロイヌナズナは，秋に適切な温度および日長条件がそろっているにもかかわらず花芽形成をしない。近年，この理由が遺伝子レベルで明らかにされつつある。発芽後のシロイヌナズナは，*FLC*と呼ばれる遺伝子が発現しており，それにより花芽形成は抑制されている。しかし，*FLC*遺伝子の発現が低下した場合，日長条件が整っていれば花芽形成は促進される。この時，*FLC*遺伝子の発現レベルが低いほど花芽形成の時期は速くなることが判明している。最近，野生型ならびに変異型シロイヌナズナを用いた実験から，この*FLC*遺伝子の発現に*VRN*および*VIN3*という2つの遺伝子が重要な役割を果たしていることが明らかとなった。また，*VRN*遺伝子の発現は温度変化には無関係であるが，*VIN3*遺伝子の発現は温度変化により影響を受けることも明らかにされた。以下の(1)〜(4)に答えなさい。

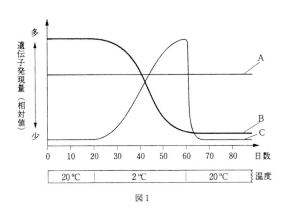

図1

(1) *FLC*，*VRN*，および*VIN3*の各遺伝子の発現量を示すものは，図1のA，B，Cのどれか。それぞれ記号で答えなさい。

(2) VIN3 遺伝子が発現していない変異体（vin3 変異体）では，FLC 遺伝子の発現量に変動はみられなかった。VIN3 遺伝子は FLC 遺伝子発現にどのような影響を及ぼしていると考えられるか，句読点を含めて 35 字以内で説明しなさい。

(3) vin3 変異体，および vrn : vin3 二重変異体（VRN および VIN3 の両者の遺伝子が発現していない）では，花芽が形成されなかった。しかし，VRN 遺伝子が発現していない vrn 変異体においては野生型シロイヌナズナより著しく遅れて花芽が形成された。vrn 変異体では，FLC 遺伝子の発現はどのように変動したと考えられるか，解答欄の図中に実線で書き入れなさい。なお，VIN3 遺伝子の作用は，VRN 遺伝子発現の有無により影響されないものとする。

(4) 上記 (3) から，VRN 遺伝子は FLC 遺伝子の発現に対してどのような影響を及ぼしていると考えられるか，句読点を含めて 35 字以内で説明しなさい。

英　語

2月3試験

解答

23年度

1　出題者が求めたポイント

[全訳]

「ロボット工学」はロボットの技術的工学的科学を表すのに使われる言葉である。この中にはロボットがどのように設計されるか、どのように製造され、構造化され、社会の中で使われるかも含まれる。「ロボット工学」という用語は1941年にアイザック・アシモフによって、彼の「ライヤー」というSF短編の中で(1)造語された。それ以来、ロボット工学という言葉とロボットというアイディアは、科学と技術に関心のある多くの人々の間でしだいに広まってきている。

これら人工的なヘルパーとそれを創り出すのに傾けられた努力についての話はずっと長い間書き記されてきたが、完全に自立したロボットは1960年代になるまで社会に登場することはなかった。今日ではロボットは商業的および工業的目的の両方に使われ、人間よりも安く正確に仕事をするために世界的規模で使われている。ロボットはまた、しばしば人間にとって退屈すぎたり危険すぎたりする仕事のために使われている。ロボットは広くさまざまな産業の中で使われている。工場で消費者のための商品を作ったり、病院で手術を行ったり、研究室で研究を手伝ったりしているのだ。

ロボットの構造はほとんど常に機械的で、人間の体の骨格を作っている骨と同じような方法で動く。骨に似た構造はリンクと呼ばれ、「筋肉」にあたるものはアクチュエイターと呼ばれる。ロボットにはまた、人と同じように関節（ジョイント）も必要である。人間の関節は指やつま先や肘や膝を曲げることを可能にするが、ロボットでは関節は、結びついた2つ以上のリンクが動くことを可能にする。

ロボットにおいては多くの進歩があったけれども、人間や動物や虫の身体構造を正確にコピーしたロボット構造は、まだ極めて珍しい。しかし、このタイプの構造を発展させたり活用したりすることは、世界中の工学者によって精力的に研究されているところである。

2009年にヨーロッパ各国とイスラエルの科学者たちは(2)人工的補助ハンドを作り、これを「スマートハンド」と呼んだ。これは人間の手と非常によく似た働きをする。人が書いたり、コンピューターのキーボードで単語や文を打ち出したり、あるいは他の正確な動きをするときにこれを使うことができる。

人間の現実世界で働かなければならないロボットは、物を操作することも必要になる。つまんだり、変化を加えたり、壊したりなどの効果を(3)物に及ぼしたりすることである。こうして、ロボットの「手」はしばしばイフェクターと呼ばれ、「腕」はマニピュレーターと呼ばれる。ほとんどのロボットマニピュレーターには多くの異なるイフェクターを取り付けることができ、これらのイフェクターがさまざまな種類の作業を助けるる。

工学者や科学者はロボットの構造に関してはめざましい前進を見た[A]けれども、ロボットを人間のように歩かせようとすると、いまだに困難が多い。今までに作られたかなりの数のロボットが二本足で歩くことができるが、それらの脚は頑丈ではあるが、人間の脚の柔軟さと活発さにはとうてい及ばない。二本足ロボットはたいてい平らな面ではかなりうまく歩くことができるし、階段を昇ることさえできるのも少しはある。しかし、研究室内でも屋外でも、でこぼこの表面を歩くことのできるロボットはゼロではないとしてもほとんどない。

以上でわかるように、工学者たちが過去50年にわたってロボット工学において重要な進歩を果たしてきたとしても、まだなされていないことはいまだに多いのである。

[設問と選択肢の英文の意味]

問1.英文によると、完全に自立したロボットが使われ始めたのは何年代か。

問2.英文によると、工学者たちが最近研究を進めているのはどんなロボットの開発か。

　ア.子どもとお年寄りの世話ができるロボット

　イ.プラスティックなどの材料でできているロボット

　ウ.構造的に生物をもっとよく模倣するロボット

　エ.世界中でビジネス活動をするロボット

問3.人間の手にもっとも近いロボットの部分はどれか。

問4.英文によると、ロボットがでこぼこの面を歩くのが難しい理由は

　ア.脚が固すぎる。

　イ.脚が十分にしっかりしていない。

　ウ.足にジョイントが十分にない。

　エ.足が平らすぎる。

問5.英文の最後の文の意味するところは

　ア.ロボット工学の重要な進歩のほとんどが今や達成されている。

　イ.ロボット工学において多くが達成されてきたが、さらなる進歩の余地がまだある。

　ウ.過去50年にわたってロボット工学においては十分な進歩はなされていない。

　エ.ロボット工学に多くの進歩が達成されてきたので、今ではやるべきことはほとんどない。

問6.英文に使われている(1)coinedに最も意味が近いのはどれか。

問7.英文に使われている(2)prostheticに最も意味が近いのはどれか。

問8.(3)のthemは何を指すか。

問9.[A]に入る語はどれか。

問10.英文の中で、次のすべての分野におけるロボットの使用が言及されている。ひとつだけ例外はどれか。

問11.下記の記述の内、英文から推測できないのはどれか。

ア．ロボットはいくつかの仕事では人間より上手だ。
イ．ロボットはいつか人間のように感情を持つことができるようになるだろう。
ウ．ロボットはやがて人間と同じような方法で歩くことができるようになるだろう。
エ．ロボットは人間より経済的なことがある。
問12．この英文に最も合うタイトルはどれか。
　　ア．医療におけるロボット工学
　　イ．ロボットは産業にどのように使われているか
　　ウ．ロボットの作り方
　　エ．ロボット工学入門
[解答]
問1．ウ　　問2．ウ　　問3．エ　　問4．ア
問5．イ　　問6．ウ　　問7．ア　　問8．ウ
問9．イ　　問10．エ　　問11．イ　　問12．エ

② 出題者が求めたポイント
[英文の訳]
1. 彼はディズニーランドが大好きで、今年もう3回行った。
　　「行ったことがある」：have been (to)[現在完了形(経験)]
2. マンチェスターシティバンクはコンビニエンスストアの向かいにある。
　　「～の向かいに」：across from ～
3. 私が今まで見た中で最も美しい夕焼けだ。
　　形容詞 beautiful の最上級は the most beautiful
4. 難しい数学の授業で、その生徒は時々退屈を覚えた。
　　「退屈な」：人が主語のときは bored
5. 28歳で教授になった鈴木先生は常に教えることを愛してきた。
　　Ms. Suzuki を先行詞とし became を動詞にとる関係代名詞
6. メアリーがスプリングタイムフラワーショップで働いて2015年の6月15日で25年になる。
　　未来完了形
7. 木曜日正午かそれ以前に宿題を提出してください。
8. クラスメートの何人かは金沢から来ている。
　　選択肢のうち複数形の名詞につくのは some of のみ
9. 優勝者は金でできた賞を受けた。
　　「～でできた」：made of ～
10. 雨は降っていたが彼らはテニスをした。
　　「～だけれども」の譲歩節を導く接続詞は (even) though
[解答]
1．エ　2．ウ　3．イ　4．ア　5．エ
6．ア　7．ウ　8．ア　9．イ　10．ウ

③ 出題者が求めたポイント
[英文の訳]
1. ティーンエイジャーたちは夜の睡眠時間があまりに少ないので、朝疲れきっている。

2. 彼女はバレーボールに熱中している。見るのもやるのも大好きだ。
3. アニータが理解できない。最初は喜んでいるが次には悲しむ。とても気分屋だ。
4. 大変な仕事だったが、ついに私は目標を達成した。
5. ここのサービスと食事はひどい。文句を言おう。
6. 私は最初はやりたくなかったのだが、最後に彼らが、やるべき正しいことだと私を説得した。
7. 私たちはそれを長いこと考え、ついにすばらしいアイディアを思いついた。
8. わが社は1925年に創立された。
9. 天気予報によれば、土曜日に雨の予報が出ている。
10. ここは禁煙区域です。すぐにタバコを消してください。
[解答]
1．ア　2．エ　3．イ　4．イ　5．ウ
6．ア　7．エ　8．イ　9．ウ　10．エ

④ 出題者が求めたポイント
[全訳]
男性：すみません。海外の口座に資金を移すことで相談したいのですが。
女性：かしこまりました。あちらの機械からチケットをお取りになって順番をお待ちください。
男性：わかりました。ありがとう。長く待たなければなりませんか。お昼休みなので1時30分までにオフィスに戻らなければいけないんです。
女性：そうですね、前にかなりお客様がいらっしゃいますが、ご要望の件がお取り扱いし易いものであれば、間に合うようにお戻りになれると思いますよ。
男性：取り扱い易いと思います。先月同じことをしましたが、2、3分しかかかりませんでした。
1. この会話はどこで行われたのだろうか。
2. 男性は次に何をするだろうか。
3. 女性が「間に合うように戻れるでしょう」と言った時、彼女が思ったことは
　　ア．男性はできるだけ早く家に帰るべきだ。
　　イ．男性はおそらく1：30より前にオフィスに着くだろう。
　　ウ．男性は数字の電気がついたら戻るべきだ。
　　エ．男性はおそらく仕事に遅れるだろう。
ステイシー：それ、いつも持ってるのと同じケータイ？
ケン：最近買ったばかりだよ。もうこの型は作ってないから、すごく得だったよ。
　　先月払うはずだった値段よりずっと下だったんだ。
ステイシー：ほんと？　かっこいいわよ。色がいいわ。どうしてもう製造しないの？
ケン：会社は来月出る新しい機種に替えたいんだって。ともかく僕はこれでいいんだ。凝ったものなんて要らないから。
4. 会話からわかるのはケンは
　　ア．先月新しい電話を手に入れたので怒っている。
　　イ．来月最新型の電話を手に入れるだろう。

ウ.次の電話でいい買い物をしたいと思っている。
エ.新しい電話に喜んでいる。
5.携帯電話を選ぶときに、ケンにとっておそらくもっとも大事な考慮すべき点はどこか。
6.ケンのケータイは
　ア.ステイシーの電話と同じモデルである。
　イ.凝ったデザインである。
　ウ.もう製造されていない。
　エ.値段が高すぎる。
7.この会話から推測できることはステイシーは
　ア.ケンに電話を買ってあげるつもりである。
　イ.新しい電話を買ったばかりである。
　ウ.電話の機能に感心している。
　エ.ケンの古い電話を見たことがある。
[解答]
1.ア　2.ウ　3.イ　4.エ　5.ア　6.ウ　7.エ

5 　出題者が求めたポイント
[全訳]
問1.
　1.それから卵は幼虫に孵り、幼虫は4年も水中に留まる。
　2.最初にメスのトンボが川や池や湖に卵を産む。
　3.トンボの一生は3つの段階に分けられる。
　4.最後に幼虫は脱皮し、成虫のトンボが空中に現れる。
問2.
　1.客がホテルに着くと、ドアマンが客を出迎える最初の人物である。
　2.このフロントデスクで客はチェックインし、各自の部屋に連れて行かれる。
　3.ホテルに入った後、客はフロントデスクに行くので、フロントデスクの係が客を迎える次の人物になる。
　4.ドアマンは客にあいさつをし、車から降りる手助けをし、客のためにホテルのドアを開ける。
問3.
　1.客が食事を終えると、給仕係がテーブルから皿を下げる。
　2.注文品が用意されている間に、給仕係は客に飲み物を持って来る。
　3.それから、デザートやコーヒーを望まなければ、勘定書きが表を下にしてテーブルの上に置かれる。
　4.客がレストランで席につかされた後で、給仕係が注文を取る。
[解答]
問1.ウ　　問2.ア　　問3.イ

6 　出題者が求めたポイント
[全訳]
グラフのタイトル：
　学生たちが英語のネイティブスピーカーの発音を識別する能力

上図：　標準的な発音
下図：　地方の発音
　グラフはおよそ200人の非ネイティブの英語学生が2つの調査質問に答えた結果を示している。学生たちが標準的発音(すなわち一般的なアメリカ英語およびイギリス英語)を識別する時とそれぞれの国内の地方(すなわち南部アメリカおよびイギリス西部)の発音を識別する時の識別難易度の度合いを示す。
　標準的発音を識別するのが「非常に困難」という学生は(1)ごく少数である。(2)対照的に、30％以上が地方の発音を識別するのは「非常に困難」だと言っている一方で、ほんの少数が「易しい」と言っている。同じような割合の学生、すなわち(3)およそ4分の1が標準および地方の発音の両方に対して「普通」を選んだ。総じて、地方の発音と標準の発音を比べた場合、学生たちは地方の発音の方を識別が(4)難しいと感じたことを、グラフは示している。
[解答]
(1)エ　　(2)イ　　(3)ア　　(4)エ

7 　出題者が求めたポイント
[全訳]
　同じような年齢の子どもたちは共通していくつかの特徴を見せるけれども、彼らはまた、違う活動を楽しむ個性的な人間でもある。たとえば、(1)ある子どもは論理的数字的な分析の分野に特に強いかもしれないが、別の子どもは芸術的表現に興味を示すかもしれない。また別の子は書いたりする言語的な面に感受性が強いかもしれない。よって、(2)ひとりの子どもの知能を評価するにあたって、多くの心理学者たちは、このような個性の違いを真剣に考慮に入れる必要があると主張している。
[解答]
(1) 全訳の下線部(1)参照
(2) 全訳の下線部(2)参照

8 　出題者が求めたポイント
[英訳]
　(1) Taking in natural food means eating the food that is as close to the food produced by nature as possible. You should avoid artificial food, which is packed in cans or boxes, because raw materials are likely to be removed from it by means of processing or preserving. (2) Generally, you would have to pay more on organic farm products but you could live a healthier life by eating them as a result.
[解答例]
(1) 英訳の下線部(1)参照
(2) 英訳の下線部(2)参照

数　学

2月3試験

解答　23年度

1 出題者が求めたポイント（数学Ⅰ・）

(1)（数学Ⅰ・三角比）
　　△ABCにおいて, 面積をSとすると,
　　$BC^2 = AB^2 + AC^2 - 2AB \cdot AC\cos\angle A$
　　$S = \dfrac{1}{2}AB \cdot AC\sin\angle A$

(2)（数学Ⅱ・高次方程式）
　　xに$2+i$を代入する。
　　a, bが実数で, $ai + b = 0 \Leftrightarrow a = 0, b = 0$

(3)（数学Ⅱ・方程式）
　　$\sqrt{x-1}$を右辺に移項して, 両辺2乗する。$\sqrt{\ }$の項が残るので, もう一度2乗する。
　　$+, -$を確認する。

(4)（数学Ⅲ・微分法）
　　$\dfrac{dy}{dx} = \dfrac{dy}{dt} \Big/ \dfrac{dx}{dt}$
　　2直線, $y = mx + k$と$y = m'x + k'$が垂直なときは,
　　$mm' = -1$

〔解答〕

(1) 円の中心をO, 内接する八角形の頂点をA, B, C, D, E, F, G, Hとする。
　　∠AOHは,
　　$360° \div 8 = 45°$
　　八角形の一辺の長さは,
　　$AH^2 = 1 + 1 - 2\cos45°$
　　$AH = \sqrt{2 - \sqrt{2}}$
　　△ABEにおいて, $AE = 2$, $\angle ABE = \angle R$
　　$BE^2 = 2^2 - (2 - \sqrt{2}) = 2 + \sqrt{2}$
　　面積は, $\dfrac{1}{2}\sqrt{2 - \sqrt{2}}\sqrt{2 + \sqrt{2}} = \dfrac{\sqrt{2}}{2}$
　　八角形の内角の和は, $180° \times (8-2) = 1080°$
　　$\angle ABC = 1080° \div 8 = 135°$
　　$\angle CBE = 135° - 90° = 45°$
　　△BCEにおいて, 面積は,
　　$\dfrac{1}{2}\sqrt{2 - \sqrt{2}}\sqrt{2 + \sqrt{2}}\sin45° = \dfrac{1}{2}$
　　よって, 三角形の面積は, $\dfrac{\sqrt{2}}{2}, \dfrac{1}{2}$

(2) $x^2 = 3 + 4i$, $x^3 = 2 + 11i$ より
　　$2 + 11i + a(3 + 4i) + b(2 + i) - 20 = 0$
　　$3a + 2b - 18 + (4a + b + 11)i = 0$
　　$3a + 2b - 18 = 0, 4a + b + 11 = 0$
　　2式を連立させて, $a = -8, b = 21$
　　よって, $x^3 - 8x^2 + 21x - 20 = 0$
　　$(x-2)^2 = i^2$ より $x^2 - 4x + 5 = 0$ よって, 3次方程式は,
　　$x^2 - 4x + 5$を因数にもつ。
　　$(x-4)(x^2 - 4x + 5) = 0$
　　実数解は, $x = 4$

(3) $\sqrt{\ }$中が正より $x > 1$
　　$\sqrt{2x - 1} = 5 - \sqrt{x - 1}$ （左辺正より$x < 26$）
　　$2x - 1 = 25 - 10\sqrt{x-1} + x - 1$
　　$10\sqrt{x-1} = 25 - x$ （左辺正より$x < 25$）
　　$100(x - 1) = 625 - 50x + x^2$
　　$x^2 - 150x + 725 = 0$ より $(x - 5)(x - 145) = 0$
　　$x = 5, 145$
　　xの共通範囲は, $1 < x < 25$ より $x = 5$

(4) $x = 5\cos\dfrac{2}{3}\pi = -\dfrac{5}{2}, y = 2\sin\dfrac{2}{3}\pi = \sqrt{3}$
　　$\dfrac{dx}{dt} = -5\sin t$ より $\dfrac{dx}{dt} = -5\sin\dfrac{2}{3}\pi = -\dfrac{5}{2}\sqrt{3}$
　　$\dfrac{dy}{dt} = 2\cos t$ より $\dfrac{dy}{dx} = 2\cos\dfrac{2}{3}\pi = -1$
　　$\dfrac{dy}{dx} = -1 \cdot \left(-\dfrac{2}{5\sqrt{3}}\right) = \dfrac{2}{15}\sqrt{3}$
　　接線は, $y = \dfrac{2\sqrt{3}}{15}\left(x + \dfrac{5}{2}\right) + \sqrt{3} = \dfrac{2\sqrt{3}}{15}x + \dfrac{4\sqrt{3}}{3}$
　　法線の傾きをmとする。
　　$\dfrac{2\sqrt{3}}{15}m = -1$, 　∴$m = -\dfrac{5\sqrt{3}}{2}$
　　法線は, $y = -\dfrac{5\sqrt{3}}{2}\left(x + \dfrac{5}{2}\right) + \sqrt{3} = -\dfrac{5\sqrt{3}}{2}x - \dfrac{21\sqrt{3}}{4}$
　　$-\dfrac{5\sqrt{3}}{2}x - \dfrac{21\sqrt{3}}{4} = 0$ より $x = -\dfrac{21}{10}$
　　法線はx軸の交点は, $\left(-\dfrac{21}{10}, 0\right)$

(答)

(ア) $\dfrac{\sqrt{2}}{2}$　(イ) $\dfrac{1}{2}$　(ウ) -8　(エ) 21　(オ) 4

(カ) 5　(キ) $\dfrac{2\sqrt{3}}{15}$　(ク) $\dfrac{4\sqrt{3}}{3}$　(ケ) $-\dfrac{5\sqrt{3}}{2}$　(コ) $-\dfrac{21\sqrt{3}}{4}$

(サ) $-\dfrac{21}{10}$

2 出題者が求めたポイント（数学A・確率）

(1) sは, $\ell = m = 1$のとき最大で, $\ell = m = 6$のとき最小となる。
(2) (4)適するmとℓの値を求める。
(3) m, ℓが1以外の数となるとき。

〔解答〕

(1) sが最大となるのは, $\ell = m = 1$のとき,
　　最大値は, $\dfrac{1}{1} + \dfrac{1}{1} = 2$, 確率は, $\left(\dfrac{1}{6}\right)^2 = \dfrac{1}{36}$
　　sが最小となるのは, $\ell = m = 6$のとき,
　　最小値は, $\dfrac{1}{6} + \dfrac{1}{6} = \dfrac{1}{3}$, 確率は, $\left(\dfrac{1}{6}\right)^2 = \dfrac{1}{36}$

東海大学（医）23 年度 （30）

(2) $s = \dfrac{8}{15}$ は，$(\ell, m) = (3, 5), (5, 3)$

　確率は，$2\left(\dfrac{1}{6}\right)^2 = \dfrac{1}{18}$

　$s = \dfrac{2}{3}$ は，$(\ell, m) = (2, 6), (6, 2), (3, 3)$

　確率は，$3\left(\dfrac{1}{6}\right)^2 = \dfrac{1}{12}$

(3) $s \leqq 1$ となるのは，ℓ と m が共に1以外のとき。
　従って，ℓ も m も5通りあるので，

　確率は，$\left(\dfrac{5}{6}\right)^2 = \dfrac{25}{36}$

(4) $(\ell, m) = (1, 4), (4, 1), (2, 3), (3, 2),$
　$(4, 6), (6, 4)$

　確率は，$6\left(\dfrac{1}{6}\right)^2 = \dfrac{1}{6}$

(答)

(ア) 2　(イ) $\dfrac{1}{36}$　(ウ) $\dfrac{1}{3}$　(エ) $\dfrac{1}{36}$　(オ) $\dfrac{1}{18}$

(カ) $\dfrac{1}{12}$　(キ) $\dfrac{25}{36}$　(ク) $\dfrac{1}{6}$

2 出題者が求めたポイント (数学Ⅲ・積分法)

$1 = (1 + x + x^2)(1 - x) + y$ で(ア)が y

$1 = (1 - x + x^2)(1 + x) + z$ で(イ)が z

上の2式の辺々を加えて(ウ)を求める。

$\displaystyle\int \dfrac{1}{x} dx = |\log x| + C$

〔解答〕

　$\dfrac{1}{1-x} = 1 + x + x^2 + \dfrac{y}{1-x}$ とする。

　$1 = (1 + x + x^2)(1 - x) + y$　　$\therefore y = x^3$

　$\dfrac{1}{1+x} = 1 - x + x^2 + \dfrac{z}{1+x}$ とする。

　$1 = (1 - x + x^2)(1 + x) + z$　　$\therefore z = -x^3$

　$\dfrac{1}{1-x} + \dfrac{1}{1+x} = 2 + 2x^2 + \dfrac{x^3}{1-x} - \dfrac{x^3}{1+x}$

　　　　　　　　　$= 2(1 + x^2) + \dfrac{x^3 + x^4 - x^3 + x^4}{1 - x^2}$

　　　　　　　　　$= 2\left(1 + x^2 + \dfrac{x^4}{1 - x^2}\right)$

$f(x) = \dfrac{1}{1-x} + \dfrac{1}{1+x} - 2(1 + x^2 + x^4)$ とすると，

$f(x) = 2\left(1 + x^2 + \dfrac{x^4}{1 - x^2}\right) - 2(1 + x^2 + x^4)$

　　　$= 2x^4\left(\dfrac{1}{1 - x^2} - 1\right)$

$0 \leqq \dfrac{1}{1 - x^2} - 1 \leqq \dfrac{1}{3}$ より，$0 \leqq f(x) \leqq \dfrac{2}{3} x^4$

$\displaystyle\int_0^a \left(\dfrac{1}{1-x} + \dfrac{1}{1+x}\right) dx = \left[-\log(1-x) + \log(1+x)\right]_0^a$

$= -\log(1-a) + \log(1+a) = \log\dfrac{1+a}{1-a}$

$\displaystyle\int_0^a (1 + x^2 + x^4) dx = \left[x + \dfrac{x^3}{3} + \dfrac{x^5}{5}\right]_0^a$

$= a + \dfrac{a^3}{3} + \dfrac{a^5}{5}$

$\displaystyle\int_0^a x^4 dx = \left[\dfrac{x^5}{5}\right]_0^a = \dfrac{a^5}{5}$

$0 \leqq \log\dfrac{1+a}{1-a} - 2\left(a + \dfrac{a^3}{3} + \dfrac{a^5}{5}\right) \leqq \dfrac{2}{3}\cdot\dfrac{a^5}{5}$

$\dfrac{1+a}{1-a} = 2$ とすると，$1 + a = 2 - 2a$

従って，$a = \dfrac{1}{3}$

$2\left\{\dfrac{1}{3} + \dfrac{1}{3}\left(\dfrac{1}{3}\right)^3 + \dfrac{1}{5}\left(\dfrac{1}{3}\right)^5\right\} = 2\dfrac{405 + 15 + 1}{1215} = \dfrac{842}{1215}$

$\dfrac{1}{5}\left(\dfrac{1}{3}\right)^5 = \dfrac{1}{1215}$

(答)

(ア) x^3　(イ) $-x^3$　(ウ) x^4　(エ) $\dfrac{1+a}{1-a}$

(オ) $\dfrac{a^5}{5}$　(カ) $\dfrac{1}{3}$　(キ) $\dfrac{842}{1215}$　(ク) $\dfrac{1}{1215}$

物　理

解答　23年度

2月3試験

1 出題者が求めたポイント……2球の衝突、力学的エネルギー保存則、反発係数

(1)球1, 2の衝突後の速度をv_1, v_2とすると、
運動量保存則より、
$$0.10 \times 10 + 10 \times (-2) = 0.1v_1 + 10v_2$$
$$\therefore -19 = 0.1v_1 + 10v_2 \quad\cdots\cdots①$$
反発係数の式から、
$$1 = -\frac{v_1 - v_2}{10 - (-2)} \quad \therefore 12 = v_2 - v_1 \quad\cdots\cdots②$$
①、②式より、v_2を消去して、$v_1 = -13.76 = -13.8$
を得る。　速さは、13.8　　　　　　　　答　オ

(2) $\Delta K = \dfrac{1}{2} \times 0.1 \times 13.76^2 - \dfrac{1}{2} \times 0.1 \times 10^2 = 4.47$
　　　　　　　　　　　　　　　　　　　答　エ

(3)球2の衝突前の速度をVとすると、
運動量保存則より、
$$0.10 \times 10 + 10V = 0.1v_1 + 10v_2$$
$$\therefore 10V + 1 = 0.1v_1 + 10v_2 \quad\cdots\cdots③$$
反発係数の式から、$1 = -\dfrac{v_1 - v_2}{10 - V}$
$$\therefore 10 - V = v_2 - v_1 \quad\cdots\cdots④$$
③、④よりv_2を消去
$$10V + 1 = 0.1v_1 + 10(10 - V + v_1)$$
$$\therefore 20V - 99 = 10.1v_1 \quad\cdots\cdots⑤$$
$v_1 > 0$であればよいから、$V > \dfrac{99}{20} \quad\cdots\cdots⑥$
点cは$R = 0$より、$v_1 = 0$を意味する。このとき、
$$V = \frac{99}{20} \quad\cdots\cdots⑦$$
すなわち、⑥、⑦より　$(c - d)$間　　　答　オ

(4) (3)の答えと$R = 1$より、$v_1 = -10$とわかる。⑤式より、
$$V = \frac{10.1 \times (-10) + 99}{20} = -\frac{1}{10} = -0.10 \quad 答　ウ$$

(5)点cでは、$v_1 = 0$, $V = \dfrac{99}{20}$だから、④式より、
$$v_2 = 10 - \frac{90}{20} = \frac{101}{20} = 5.05 \quad\quad 答　エ$$

2 出題者が求めたポイント……キルヒホッフの法則、電力

[1](1)BP間の抵抗$= kd_1$、PC間の抵抗$= kd_2$である。
点Pにキルヒホッフの第1法則を適用して、
$$I_1 + I_2 = I_0$$
回路$ABPCDQA$に第二法則を適用して、
$$kd_1 I_1 - kd_2 I_2 = V_1 - V_2$$
2式よりI_2を消去して$I_1 = \dfrac{V_1 - V_2 + kd_2 I_0}{k(d_1 + d_2)} \quad\cdots\cdots$答

(2) QD間を流れる電流はI_2に等しい。
$I_2 = I_0 - I_1$と(1)の答えより、
$$I_2 = I_0 - \frac{V_1 - V_2 + kd_2 I_0}{k(d_1 + d_2)} = \frac{V_2 - V_1 + kd_1 I_0}{k(d_1 + d_2)} \quad\cdots$$答

(3)電車に加えられた電圧をVとして、キルヒホッフの第2法則を$ABPQ$に適用、$kd_1 I_1 = V_1 - V$ (1)の答えを用いて次式を得る。
$$\therefore V = V_1 - kd_1 I_1 = \frac{V_1 d_2 + V_2 d_1 - kd_1 d_2 I_0^2}{d_1 + d_2} \quad\cdots$$答

(4)求める電力Pは
$$P = I_1^2 kd_1 + I_2^2 kd_2 = \frac{\{(V_1 - V_2)^2 + k^2 d_1 d_2 I_0^2\}}{k(d_1 + d_2)} \cdots$$答
消費された電力はBC間のジュール熱に変化する$\cdots$答

(5) $V_1 = V_2$　のとき、
$$P = \frac{kd_1 d_2 I_0^2}{d_1 + d_2} = \frac{kI_0^2}{\dfrac{1}{d_1} + \dfrac{1}{d_2}} = \frac{kI_0^2}{\left(\dfrac{1}{\sqrt{d_1}} - \dfrac{1}{\sqrt{d_2}}\right)^2 + \dfrac{2}{\sqrt{d_1 d_2}}}$$
したがって、消費電力の最大値は、$d_1 = d_2$、すなわち、BP間の距離$= \dfrac{d_1 + d_2}{2}$のときに消費電力は最大になる。

BP間の距離$= \dfrac{d_1 + d_2}{2}$のとき、
$$最大消費電力 = \frac{kI_0^2 \sqrt{d_1 d_2}}{2} = \frac{kI_0^2(d_1 + d_2)}{4} \quad\cdots$$答

3 出題者が求めたポイント……ニュートンリング、光の干渉

(1)ニュートンリング　　　　　　　　　　$\cdots$答

(2) r_pにおける平凸レンズ下面の高さと平凸レンズ下面最下点の高さの差をdとすると、
三平方の定理より、$R^2 = (R - d)^2 + r_p^2$が成り立つ。
よって、$d_2 \cong 0$　として、$d = \dfrac{r_p^2}{2R}$
$$光路差 = 2\left(\frac{r_p^2}{2R} + t\right) \quad\cdots$$答

(3)平行平面ガラスでの反射光は位相がπずれるから、干渉光が強め合う条件は
$$2\left(\frac{r_p^2}{2R} + t\right) = \left(p - \frac{1}{2}\right)\lambda \quad\cdots$$答

(4)中心からr_qにある明環に対しては
$$2\left(\frac{r_q^2}{2R} + t\right) = \left(q - \frac{1}{2}\right)\lambda \text{が成り立つ。}$$
(3)の答えから上式を辺々引いて、
$$\frac{|r_p^2 - r_q^2|}{R} = |p - q|\lambda \quad \therefore R = \frac{|r_p^2 - r_q^2|}{|p - q|\lambda} \quad\cdots$$答

(5)図2より、$r_p^2 = a^2 + (r_p - l)^2 \quad \therefore 0 = a^2 - 2r_p l + l^2$
$$\therefore r_p = \frac{a^2 + l^2}{2l}$$
また、$r_p - r_{p-1} = L$

(4)の答えで $q = p-1$ として、

$$R = \frac{r_p - r_{p-1}}{\lambda} \times (r_p + r_{p-1}) = \frac{L(2r_p - L)}{\lambda}$$

$$= \frac{L \times \left(\dfrac{a^2 + l^2}{l} - L\right)}{\lambda} = \frac{L(a^2 + l^2 - Ll)}{\lambda} \quad \cdots 答$$

4 出題者が求めたポイント……断熱容器内に閉じこめられた気体の変化、仕事、内部エネルギー

(Ⅰ)求める圧力を p とする。ボイル・シャルルの法則より、

$$\frac{p_0 V_0}{T_0} = \frac{p(V + V_0)}{T}$$

また、内部エネルギーは変化しないから、$T = T_0$

$$\therefore p = \frac{V_0}{V + V_0} p_0 \qquad (1)の答　ア$$

$$(2)の答　ウ$$

(Ⅱ)(3)ピストンに加わる力のつりあいより、

$$F + pS = p_0 S \quad \therefore F = (p_0 - p)S \qquad (3)の答　エ$$

(4)容器 A の体積変化 $= V_1$

　　ピストンが気体にした仕事 $= p_0 V_1$ 　　(4)の答　ア

(5)ピストンが気体にした仕事の分だけ内部エネルギーは増加する。

　　状態方程式から、$p_0 = \dfrac{nRT_0}{V_0}$ を用いて、

　　求める内部エネルギー $= \dfrac{3}{2}nRT_0 + p_0 V_1$

$$= \frac{3}{2}nRT_0 + \frac{nRT_0}{V_0} \times V_1 = \left(\frac{3}{2} + \frac{V_1}{V_0}\right)nRT_0$$

$$(5)の答　オ$$

(6)全体として、$\dfrac{3}{2}nRT' = \left(\dfrac{3}{2} + \dfrac{V_1}{V_0}\right)nRT_0$

$$= \frac{3}{2}nRT_0 \times \left(1 + \frac{2V_1}{3V_0}\right) \quad \therefore T' = \left(1 + \frac{2V_1}{3V_0}\right)T_0$$

$$(6)の答　エ$$

化 学

2月3試験

解答

23年度

Ⅰ 出題者が求めたポイント……原子量，量的関係

問1. $12 \times \dfrac{99.0}{100} + 13.00 \times \dfrac{1.0}{100} = 12.01$（$C_X$の原子量）

$1.00 \times \dfrac{99.0}{100} + 2.00 \times \dfrac{1.0}{100} = 1.01$（$H_A$の原子量）

$1.00 \times \dfrac{5.0}{100} + 2.00 \times \dfrac{950}{100} = 1.95$（$H_B$の原子量）

$12.01 \times 2 + 1.01 \times 5 + 1.95 + 16.00 = 47.02 \fallingdotseq 47.0$

問2. $C_2H_6O + 3O_2 \rightarrow 2CO_2 + 3H_2O$

$\dfrac{10.0}{47.02} \times 3 \times 32.00 \fallingdotseq 20.4\,g$

問3 $2C_2H_6O + 2Na \rightarrow 2C_2H_5ONa + H_2$

$\dfrac{10.0}{47.02} \times \dfrac{1}{2} \times 1.95 \times 2 \fallingdotseq 0.415\,g$

[解答]
問1. 47.0　　問2. 20.4 g　　問3. 0.415g

Ⅱ 出題者が求めたポイント……熱化学

問1. $104 \times (30 - 20) \times 4.2 = 4368\,J \fallingdotseq 4.4\,kJ$

問2. $4.0 \div 40 = 0.10\,mol$

$4.8 \div 0.10 = 48\,kJ/mol$

問3. $104 \times (43 - 20) \times 4.2 = 10046.4\,J \fallingdotseq 10.05\,kJ$

$10.0 \div 0.10 = 100.5\,kJ/mol$

これは中和熱＋溶解熱なので

$100 - 44 = 56.5\,kJ/mol$

問4. 溶解熱は　　$48 \times 0.20 = 9.6\,kJ$

中和熱は塩酸が0.10 molなので

$52 \times 0.10 = 5.2\,kJ$

$\dfrac{(9.6 + 5.2) \times 1000}{108 \times 4.2} \fallingdotseq 32.6$　　$20 + 32.6 \fallingdotseq 53\,℃$

[解答]
問1. 4.4 kJ　　問2. 44 kJ/mol　　問3. 56.5kJ/mol
問4. 52℃

Ⅲ 出題者が求めたポイント……金属イオンの分離

問2. AgClは白，CuSは黒，Naの炎色反応は黄色

[解答]
問1. A. AgCl　B. CuS　C. Fe(OH)₃
問2. ア. d　イ. e　ウ. c
問3. イ. $[Ag(NH_3)_2]^+$　エ. $[Cu(NH_3)_4]^{2+}$
問4. $AgCl + 2NH_3 \rightarrow [Ag(NH_3)_2]Cl$

Ⅳ 出題者が求めたポイント……有機化合物の反応

問1. $CaC_2 + 2H_2O \rightarrow Ca(OH)_2 + C_2H_2$

$\dfrac{76.9}{64.1} \times 26.0 \fallingdotseq 31.2\,g$

問3. 化合物Bはアセトアルデヒド，化合物Cは酢酸である。アセチレンに酢酸を付加すると酢酸ビニルが生成する。

問4. 化合物Bアセトアルデヒドを還元するとエタノールが生成する。エタノールを濃硫酸中で130℃に加熱するとジエチルエーテルが生成する。

問5. 酢酸を脱水すると無水酢酸となる。

問6. 化合物Eはアセトンである。アセトンは2-プロパノールを酸化すると得られる。

[解答]
問1. 31.2 g　　問2. 乾留
問3. $CH_2=CHOCOCH_3$
　　または

　H＞C=C＜H
　H　　O-C-CH₃
　　　　　‖
　　　　　O

問4. $CH_3-CH_2-O-CH_2-CH_3$
　　または　　$C_2H_5OC_2H_5$
問5. 無水酢酸
問6. $CH_3-\overset{}{\underset{OH}{C}H}-CH_3$ または $CH_3CH(CO)CH_3$

Ⅴ 出題者が求めたポイント……電離平衡，中和滴定

問1. $[H^+] = \sqrt{cK_a} = \sqrt{0.27 \times 2.7 \times 10^{-5}} \fallingdotseq 2.7 \times 10^{-3}\,mol/L$

問2. $[H^+] = K_a \times \dfrac{[CH_3COOH]}{[CH_3COO^-]} = 2.7 \times 10^{-5} \times \dfrac{0.27 \times 50}{0.27 \times 50}$
$= 2.7 \times 10^{-5}\,mol/L$

問3. 緩衝液となっているので，水で薄めて1.5 Lとしても$[H^+]$は変化しない。

問4. $0.27 \times \dfrac{50}{1000} \times \dfrac{100}{1500} = 0.10 \times \dfrac{x}{1000}$

$\therefore x = 9.0\,mL$

[解答]
問1. $2.7 \times 10^{-3}\,mol/L$　　問2. $2.7 \times 10^{-5}\,mol/L$
問3. $2.7 \times 10^{-5}\,mol/L$　　問4. 9.0 mL

Ⅵ 出題者が求めたポイント……芳香族化合物の反応

問2. キは塩化ベンゼンジアゾニウム，クはp-ヒドロキシアゾベンゼン

[解答]
問1. ア. 濃硫酸　イ. 塩素　ウ. ニトロベンゼン
　　エ. フェノール　オ. p-ジクロロベンゼン
　　カ. アニリン

問2. ⬡-⁺N≡NCl⁻　　⬡-N=N-⬡-OH
　　　　キ　　　　　　　　　　ク

問3. b　　問4. 潮解
問5. ジアゾ化　問6. カップリング

生　物

解答　23年度

2月3試験

1 出題者の求めたポイント(Ⅰ・Ⅱ　性の決定　遺伝子の発現)

　遺伝子疾患を題材にした遺伝と遺伝子の発現に関する問題である。図A(家系図)をたどるときには、□が男性(XY)、○が女性(XX)であることに前提に、遺伝子X^hを持っている人物を推定するとよい。図Bにおける300bpはX^H、270bpはX^hに対応する。図Cは、1個の細胞に由来するクローンの相対的酵素活性を示す。酵素活性が100%である場合は、遺伝子X^Hによる酵素活性をもつ細胞だけからなるクローンである。酵素活性が50%程度の場合は、遺伝子X^Hによる酵素活性をもつ細胞と遺伝子X^hによる酵素活性をもつ細胞が同数程度含まれるクローンである。

問1. 家系図を分析すると伴性劣性遺伝であることがわかる。男性ではX染色体が1本しかないため、X^hが1つあれば発症する。女性では2つあるX染色体の両方にX^hがあると発症する。

問2. 5番の男性はX^HY。症状が出ている9番の男性はX^hYなので、4番の女性はX^HX^h。図Bのパターンより、8番の女性はX^HX^H、10番と11番の女性はX^HX^h。7番の女性は12番の男性に症状がでているのでX^HX^hである。

問3. 4番と7番の女性はX^HX^hである。このために、300bpと270bpの両方にバンドが現れる。

問4. ライオニゼーションに関係する問題である。女性の場合、遺伝子Hのホモ接合体X^HX^Hでは全ての細胞でX^Hが発現するが、X染色体の一方が凝縮し不活性化しているので発現量はX染色体の一本分である。

問5 女性の細胞ではライオニゼーションにより遺伝子X^hが活性をもつ細胞と遺伝子X^Hが活性をもつ細胞がランダムにできる。

〔解答〕

問1. 伴性劣勢遺伝

問2. 4－X^HX^h　5－X^HY　7－X^HX^h
　　8－X^HX^H　9－X^hY

問3.

人の番号

	4	5	6	7	8	9	10	11	
	•	•	•	•	•	•	•	•	← 原点
	—	—	—	—	—	—	—	—	← 300 bp
	—			—		—	—	—	← 270 bp

問4. 遺伝子Hの発現で生じる酵素は活性をもつが、発現する量はX染色体1本分である。(38字)

問5. a

2 出題者の求めたポイント(Ⅰ・Ⅱ　細胞膜における物質の移動)

問1. 細胞膜のナトリウムポンプでは、ナトリウムイオンが細胞外に排出されカリウムイオンが細胞内に取り込まれている。また、細胞膜にはナトリウムチャネルとカリウムチャネルがある。軸索が静止状態であるときナトリウムチャネルは閉じているが、カリウムチャネル開いておりカリウムイオンの濃度差によりカリウムイオンは細胞膜から外側に拡散し、細胞内外に電位差が生じる。

問2. 細胞膜には選択的に物質を通す性質があり、これを選択的透過性という。

問3. 疎水性の物質は細胞膜を構成する脂質二重層を通過できる。尿素にメチル基がつくと尿素の疎水性が強くなり脂質二重層を通過する。

問4. グルコーストランスポーターによる輸送はグルコースの濃度勾配によるので、受動輸送である。

問5. グルコーストランスポーターは、細胞膜中で、どちらが外側でどちらが内側かという分子の向きが決まっており、反転することなく細胞膜内を流動している。

問6. 軸索を刺激するとその部分に活動電位が発生する。神経が刺激されナトリウムチャネルが開くとナトリウムイオンが細胞内に流入し大きな電位変化が引き起こされる。興奮は軸索の刺激部位から軸索の両側に伝わる。

〔解答〕

問1. a－ナトリウムイオン　b－カリウムイオン
　　c－静止電位　d－正

問2. 選択的透過性

問3. 尿素にメチル基がつくと疎水性を持ち脂質二重層を通過する。(28字)

問4. 受動輸送

問5. 外側と内側の部分が入れ替わることなく向きを保ち、膜内を流動する。(32字)

問6. ③

3 出題者の求めたポイント(Ⅰ・Ⅱ　体液の恒常性　免疫)

問1. ヒトの赤血球の形状は円盤状で、直径は$6 \sim 10\mu m$であり、骨髄でできる過程で核が放出されるので核を持たない。白血球にはさまざまな種類があり、マクロファージは単球に分類される細胞である。免疫には体液性免疫と細胞性免疫がある。

問2. 動物にとっての内部環境は体液の状態であり、内部環境を一定に保つ働きを恒常性(ホメオスタシス)という。

問3. 血小板は血管の傷口に集まり、血液凝固に関わる因子を放出する。

問4. 血液の細胞は、骨髄の造血幹細胞からできる。

問5. 胎児型ヘモグロビンは母親のヘモグロビンよりも酸素親和性が高いので、胎盤において母親のヘモグロビンが解離した酸素を受け取ることできる。

問6. 抗原Aに対して、一次反応において免疫が記憶され、二次反応においてはそれに基づいて抗体が形成

するので速やかに抗体量が増加する。
〔解答〕
問1. a－μm　b－核　c－マクロファージ
　　　d－体液　e－細胞
問2. 恒常性(ホメオスタシス)
問3. 血液凝固に関わる物質を放出する。
問4. 骨髄
問5.

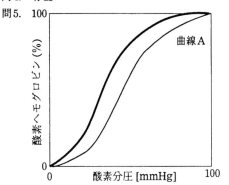

(理由)胎児型ヘモグロビンの酸素親和性が高ければ、胎盤で母親のヘモグロビンが酸解離した酸素を受け取れるから。(50字)
問6. 一次反応で抗原Aに対する免疫記憶細胞が形成されるため、二次反応では速やかに抗体が量産されるから。(48字)

4 出題者の求めたポイント(Ⅰ・Ⅱ 免疫の機能)
免疫においては自己と非自己の認識が重要である。MHC(主要組織適合遺伝子複合体)は、細胞膜にあり自己の認識に重要な役割を果たす。
問1, 問2. 交配に用いた雄マウスはMHC－Aのみが発現し、雌マウスはMHC－AとMHC－Bが発現している。仔マウスにはMHC－Aのみを発現するものとMHC－AとMHC－Bが発現しているものが同じ割合で生じる。母親の皮膚を仔マウスに移植すると拒絶されることから、仔マウスはMHC－Aのみをもち母親のMHC－Bに対して免疫反応を起こすことがわかる。
問3. 神経細胞は実験に用いたマウスの細胞なのでMHC－Aのみが発現している。
　マクロファージとT細胞は移植された細胞に由来するのでMHC－Bを発現している。
　骨細胞と筋細胞は、大部分はMHC－Aを発現する細胞に由来するが、一部に移植されたMHC－Bを発現する細胞(骨髄の間葉系細胞)に由来するものが混じる。
問4. MHC－Aを発現する雄マウスとMHC－Bを発現する雌マウスを交配すると、第2世代は雄雌ともにMHC－AとMHC－Bを発現する。第3世代は、
MHC－Aのみを発現する個体が25％、
MHC－AとMHC－Bを発現する個体が50％、
MHC－Bを発現する個体が25％生じる。
(1) 第2世代の母親からの皮膚移植に対しては、第3世代のうちMHC－Aのみを発現する個体とMHC－Bのみを発現する個体で拒絶反応が起こる。
(2) 第2世代の父親も母親もMHC－AとMHC－Bを発現するので、どの第3世代からの移植に対しても拒絶反応を起こさない。
(3) 第1世代の父親はMHC－Aを発現している。従って、MHC－Bをもつ個体からの移植に対して拒絶反応を起こす。
問5　図Aから、薬剤投与後のMHC－AとMHC－Bの存在割合は変化しない。図Bから、遺伝子Xが欠損しているマウスの骨髄細胞では、細胞死を誘導する薬剤投与後細胞数は回復していないが野生型では回復しているので、遺伝子Xは細胞死を抑制していることが予想される。図Cから、遺伝子Xが欠損していると複製中のDNA量が多いことがわかるので、遺伝子Xは細胞の増殖を制御していることが予想される。図Aと図Bから、遺伝子Xが欠損していると細胞数が正常値に戻らないので、遺伝子Xが放射線で減少した骨髄細胞数を正常値に回復させるために必須であることが予想される。遺伝子Xがあってもなくても移植した細胞は骨髄に達している。また、どれも骨髄に生着しているので、遺伝子Xは移植した細胞が骨髄に達するのに必須ではないことが予想される。
〔解答〕
問1　(a)
問2　仔マウスはMHC－AのみをもちMHC－Bをもつ母の組織は非自己として拒絶される。(40字)
問3　①－(a)　②－(b)　③－(c)　④－(c)　⑤－(b)
問4　(1)－50％　(2)－100％　(3)－25％
問5　(イ)

5 出題者の求めたポイント(Ⅰ・Ⅱ 植物の反応と調節　花芽形成に関係する遺伝子)
問1. 日長の変化に対する植物の反応性を光周性という。短日植物や長日植物では、花芽の形成に連続した暗期の長さ(限界暗期)が関係している。秋まきコムギは低温(4℃以下で40～50日間)にさらされないと花芽形成しない。低温に一定期間さらす処理を春化処理という。
問2. コムギは長日植物である。秋播きのコムギは、冬に一定期間低温にさらされないと発芽しない。
問3. シロイヌナズナのFLC遺伝子は花芽形成を抑制する。花芽形成はFLC遺伝子の発現の低下によりおこる。FLC遺伝子の発現にはVRN遺伝子(温度変化に無関係に発現)とVIN3遺伝子(温度変化に影響を受ける)が関係している。VIN3は低温刺激が続くとだんだん発現が上がってくるが、常温に戻すと発現しなくなる。FLC遺伝子が、低温状態で発現したVIN3遺伝子の働きで抑制されると花芽が形成される。VRN遺伝子は、VIN3遺伝子の影響を維持していると考えられる。
(1)　VRNは温度に無関係なのでA、VIN3はC、FLC

の減少はVIN3の増加で促されると考えられるので、FLCはBである。
(2) VIN3遺伝子が発現していないvin3変異体では、FLC遺伝子の発現量が変化しないことから考える。
(3) vin3変異体およびvrn：vin3二重変異体では花芽を形成しない。これはVIN3がFLC遺伝子の発現を抑制できないためである。vrn変異体では、VIN3遺伝子の効果が維持できない。2℃の温度条件に一定期間さらしてで増加したVIN3によりFLC発現量は低下するが、20℃の温度条件でVIN3が発現しなくなるとFLC発現量は増加する。
(4) VRN遺伝子はVIN3遺伝子によるFLC遺伝子の発現抑制を維持している。

〔解答〕
問1. (a)－光周性　(b)－短日植物　(c)－長日植物
　　(d)－限界暗期　(e)－春化　(f)－中性植物
問2. ウ
(1) FLC－B　　VRN－A　　VIN3－C
(2) VIN3遺伝子の発現はFLC遺伝子の発現を抑制する。(26字)
(3)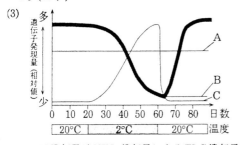
(4) VRN遺伝子はVIN3遺伝子によるFLC遺伝子の発現抑制を維持する。(33字)

平成22年度

問 題 と 解 答

平成22年度

英　語

問題

2月6日試験

22 年度

1 次の英文を読み，下の問いに答えなさい。

EVERYBODY hates it, but everyone does it.　A recent poll has shown that 40% of Americans, the world's most generous tippers, hate the custom.　It seems so arbitrary, after all.　Why do waitresses get a tip, but not fast-food workers or doctors who save lives?
_(A) _(B)

In America alone, tipping is now a $16 billion-a-year industry — all the more surprising since it is strange behavior.　Consumers acting rationally should not pay more than they have to for a given service.　Tips, which are voluntary, represent an additional charge to the customer and should NOT exist.　So why do they?　The conventional wisdom is that tips both reward the efforts of good service and reduce the uncomfortable feelings of inequality between the customer and the service provider.　Thus, (　1　).

The origin of the word "tip" is thought to come from the 16th century when boxes in English pubs carried the phrase "To Insure Promptitude[*1]" (later just "TIP").　(　2　), according to recent research from Cornell University, tipping no longer serves any useful function.　Their report analyzes data from 2,547 groups dining at 20 different restaurants.　The connection between larger tips and better service was very weak: only a small number of the tips had anything to do with the quality of service.　For example, customers who rated a meal as "excellent" tipped anywhere between 8% and 37% of the meal price.

Tipping is better explained by culture rather than by economics.　In America, the custom has become institutionalized; it is regarded as part of the accepted cost of a service.　In a New York restaurant, failing to tip at least 15% could mean your waiter might become upset.　Hairdressers can expect to get 15-20%, and the man who delivers your groceries expects five dollars.　In Europe, tipping is less common.　In many restaurants, discretionary tipping is being replaced by a standard service charge.　In many Asian countries, tipping has never really caught on at all.

Why are there so many differences in custom when it comes to tipping?　Perhaps the answer is mostly psychological. According to Michael Lynn, a Cornell University researcher and co-author of a research paper on the subject of tipping, people who are generally more outgoing, social, or compulsive tend to tip more.　Tipping also relieves stress about being served by (　3　).　And, says Lynn, "In America, where people are outgoing and expressive, tipping is about social approval.　If you tip badly, people think less of you.　Tipping well is a chance to show off."　Icelanders, by contrast, do not usually tip.　Perhaps this reflects their shyness and/or lack of neuroses.[*2]

(　4　) explaining the causes behind the custom of tipping is difficult, one thing is clear: tipping does not improve service.　Tipping does not, in the case of a restaurant, necessarily motivate a waiter to provide better service.　Nor does tipping help a restaurant manager monitor and assess their staff.　In fact, many dissatisfied customers believe that to improve service, service workers should first be paid a better salary.

[*1] promptitude　敏速　　[*2] neuroses　ノイローゼ

東海大学(医) 22年度 (2)

問1 本文中の下線部(A)～(F)について，次の(1)～(6)の空所に入る最も適切な語(句)または文を，それぞれア～エの中から一つ選びなさい。

(1) The word "It" refers to （　　　）.
(A)
ア．the poll　　　イ．the world　　　ウ．the custom　　　エ．the price

(2) The word "arbitrary," as it is used in the passage, is closest in meaning to （　　　）.
(B)
ア．traditional　　　イ．unfair　　　ウ．much　　　エ．unpopular

(3) The word "they" refers to （　　　）.
(C)
ア．tips　　　イ．consumers　　　ウ．services　　　エ．customers

(4) According to a Cornell University research report, "The connection between larger tips and better service was
(D)
very weak" because （　　　）.

ア．some of the customers who were satisfied with their meals paid larger tips

イ．some of the customers who were satisfied with their meals paid smaller tips

ウ．all the customers who were satisfied with their meals paid larger tips

エ．all the customers who were satisfied with their meals paid smaller tips

(5) The word "institutionalized," as it is used in the passage, is closest in meaning to （　　　）.
(E)
ア．pleased　　　イ．governed　　　ウ．expensive　　　エ．normal

(6) The word "discretionary," as it is used in the passage, is closest in meaning to （　　　）.
(F)
ア．regular　　　イ．mandatory　　　ウ．common　　　エ．voluntary

問2 本文中の空所（　1　）～（　4　）に入る最も適切なものを，それぞれア～エの中から一つ選びなさい。

（1）　ア．the better the restaurant, the higher the price

　　　　イ．the better the service, the bigger the tip

　　　　ウ．it is not widely accepted behavior

　　　　エ．it generates new businesses

（2）　ア．Also　　　イ．However　　　ウ．Therefore　　　エ．Again

（3）　ア．researchers　　　イ．relatives　　　ウ．strangers　　　エ．parents

（4）　ア．After　　　イ．When　　　ウ．For　　　エ．While

問3 本文の第5段落で，なぜ著者は以下の下線部を引用しているか．最も適切な説明を，ア～エの中から一つ選びなさい。

"In America, where people are outgoing and expressive, tipping is about social approval.　If you tip badly, people think less of you.　Tipping well is a chance to show off."

ア．to provide a reason why some people tend to tip well

イ．to demonstrate how rich people are more likely to tip generously

ウ．to provide a reason why some people tend to tip badly

エ．to demonstrate how poor people are less likely to tip generously

問4　次の1～5の英文を読み，本文の内容と一致していればアを，一致していなければイを選びなさい。

1．Most people in America hate tipping.

2．Good tips guarantee good service.

3．Tipping can be better explained by people's psychological needs rather than by its effect on improving service.

4．Tipping is a popular custom in Asian countries.

5．Many dissatisfied customers believe that if service providers were paid a higher wage, customers would receive better service.

---

2 次の1～10の英文の空所に入る最も適切な語(句)を，それぞれア～エの中から一つ選びなさい。

1．The boy (　　　) father is a pianist can play the piano well.
ア．that　　イ．whose　　ウ．whom　　エ．who

2．Recycling is becoming (　　　) important.
ア．more and more　　イ．superior to　　ウ．worse and worse　　エ．better than

3．I don't remember (　　　) the letter, but perhaps I read it.
ア．to seeing　　イ．see　　ウ．seeing　　エ．to see

4．I saw something (　　　) on TV last night.
ア．interested　　イ．interesting　　ウ．interest　　エ．interests

5．We (　　　) for two hours in the rain yesterday trying to get tickets.
ア．have stood　　イ．are standing　　ウ．stood　　エ．stand

6．He usually goes to work (　　　) foot.
ア．for　　イ．by　　ウ．on　　エ．of

7．The population of Yokohama is larger than (　　　) of Sapporo.
ア．some　　イ．these　　ウ．those　　エ．that

8．The students were (　　　) the test results.
ア．motivated by　　イ．motivating　　ウ．to motivate　　エ．motivated to

東海大学(医) 22 年度 (4)

9. Kaoru likes ice cream, and (　　　).

ア．Tadashi likes, too　　イ．Tadashi, too, likes　　ウ．so Tadashi does　　エ．so does Tadashi

10. If you had studied harder, you (　　　) the class.

ア．would have passed　　イ．would pass　　ウ．will be passed　　エ．will pass

3 次の 1 ～ 10 の英文を読み，下線部の意味に最も近い語(句)を，それぞれア～エの中から一つ選びなさい。

1. Money underline{available} for ocean exploration is limited.

ア．proper　　イ．changeable　　ウ．specific　　エ．obtainable

2. Miki has kept a diary ever since she entered high school.

ア．journal　　イ．cheese　　ウ．farm　　エ．newspaper

3. I have 1950 yen.　That's almost 2000 yen.

ア．close to　　イ．exactly　　ウ．a lot more than　　エ．a little more than

4. Please don't hesitate to contact me if you need more information.

ア．call　　イ．wait　　ウ．look　　エ．run

5. Excessive amounts of lead in the air can lower a child's intelligence.

ア．sharpen　　イ．diminish　　ウ．smooth　　エ．save

6. The plan to clean the beach was carried out.

ア．considered　　イ．neglected　　ウ．realized　　エ．suspended

7. I couldn't figure out what she was trying to say.

ア．draw　　イ．support　　ウ．understand　　エ．count

8. The room does not have adequate lighting.

ア．efficient　　イ．modern　　ウ．stormy　　エ．sufficient

9. The government is having second thoughts about its economic policy.

ア．reconsidering　　イ．deciding　　ウ．agreeing　　エ．defending

10. Living in a new city has been hard work for him.

ア．an amusement　　イ．a waste of time　　ウ．a struggle　　エ．a mystery

| 4 | 次の問1と問2に答えなさい。

問1　次の2つの会話文を読み，1～4の質問にそれぞれ答えなさい。答えは最も適切なものを，ア～エの中から一つ選びなさい。

Professor: Hello, Maria. I wonder if you can help me. I need this short story translated from Spanish into English. You speak Spanish, don't you?

Student:　Well, my native language is Italian, but I studied Spanish and French in high school.

Professor: Oh, that's good. So can you help? It's only a page, and the English Department will pay you for your time. There's no hurry.

Student:　I'd like to help, but I have three tests this week. Would next week be OK?

1．What is the student going to do?

　　ア．write a short story

　　イ．take a test next week

　　ウ．study Spanish and Italian

　　エ．translate a story into English

2．Where is the student most likely from?

　　ア．Italy　　　イ．Spain　　　ウ．France　　　エ．England

Sue: When I came to work this morning, I heard people from the manufacturing department talking about getting "pink slips" here.

Bill: Really? Is the situation that bad?

Sue: Unfortunately, yes. Some sections of the manufacturing department have already let people go. I saw Jack just now at the company cafeteria, and he said he was worried about losing his job, too, even though he only started as a computer programmer last summer. He's been working on the project with the local hospital.

Bill: That would be tough for him — he just bought a new house on the beach.

3．Where does this conversation most likely take place?

　　ア．university　　　イ．hospital　　　ウ．workplace　　　エ．beach house

4．What is a "pink slip?"

　　ア．an invitation to a party

　　イ．a company ID card

　　ウ．a notice ending employment

　　エ．a list of computer products

問2　次の3つの英文を読み，その意味・内容に合うようにそれぞれの下線部に入る最も適切なものを，ア～エの中から一つ選びなさい。

1．"I wish we didn't have to listen to all these speeches every year, don't you?　However, I have to say I thought the principal's speech was much better this year.　It was much shorter, and he kept to the point.　Last year it seemed to go on forever.　I could hardly keep my eyes open."

According to the speaker, the principal's speech was _____.

　　ア．worse this year

　　イ．longer last year

　　ウ．more interesting last year

　　エ．less focused this year

2．"Good morning.　It's 6:17 in the morning.　We have just heard that the American Dragons have announced that their top pitcher, Jon Gordon, will be traded to the New York Tigers for two Tiger players plus an estimated fee of one million dollars.　Gordon is a 35-year-old veteran and will be playing for his fourth Major League team.　And now for the weather forecast...."

This announcement was most likely heard _____.

　　ア．on the radio

　　イ．at a baseball stadium

　　ウ．on the telephone

　　エ．at a trade show

3．"I went to see that new action movie last Sunday with my friends.　You wouldn't believe how crowded the theater was!　There was a long line just to get in.　The story was easy to predict, and I thought I didn't like it at first.　But toward the end, there was a good twist.　It's well worth the price of the ticket."

The speaker was probably _____ the movie.

　　ア．indifferent about

　　イ．embarrassed by

　　ウ．frightened by

　　エ．impressed with

5　次の問1～3の英文を読み，意味が通るように並べ替えた場合，最も適切なものはどれか。それぞれア～エの中から一つ選びなさい。

問 1　1．First, cook the meat with onions and garlic.

2．To make tacos, you must have some basic ingredients: tortillas (a type of Mexican flat bread), meat (chicken, beef, pork or fish), cheese, onions, garlic, lettuce, tomatoes, and taco sauce.

3．Tacos are a popular Mexican dish eaten by people all over the world.

4．Next, put the cooked meat on top of a tortilla, add cheese and vegetables and add taco sauce, if you wish.

ア．3　→　2　→　1　→　4

イ．3　→　4　→　2　→　1

ウ．2　→　1　→　3　→　4

エ．2　→　3　→　4　→　1

問 2　1．In fact, in recent years, Japan's population has fallen by about 20,000 people each year.

2．Japan's population is declining at a very fast rate compared to other industrial nations.

3．Moreover, in order for a population to remain stable, statistically, women must have 2.1 children on average; however, the current rate is about 1.25.

4．At this rate, Japan's population will fall from its current 128 million to 100 million by 2050.

ア．2　→　3　→　4　→　1

イ．2　→　1　→　3　→　4

ウ．3　→　2　→　1　→　4

エ．3　→　4　→　2　→　1

問 3　1．Yet, by middle-age, most adults can see themselves looking and acting similar to their parents.

2．Teenagers and young adults are eager to try new ideas or live different lifestyles than their parents.

3．During this brief period of time, young people want to express themselves freely with their fashion and behavior.

4．As people become older, they often become more conservative and return to the values held by their parents.

ア．3　→　1　→　2　→　4

イ．3　→　2　→　4　→　1

ウ．2　→　4　→　3　→　1

エ．2　→　3　→　1　→　4

6　次のグラフを見て，問1〜4の下線部に入る最も適切なものを，それぞれア〜エの中から一つ選びなさい。

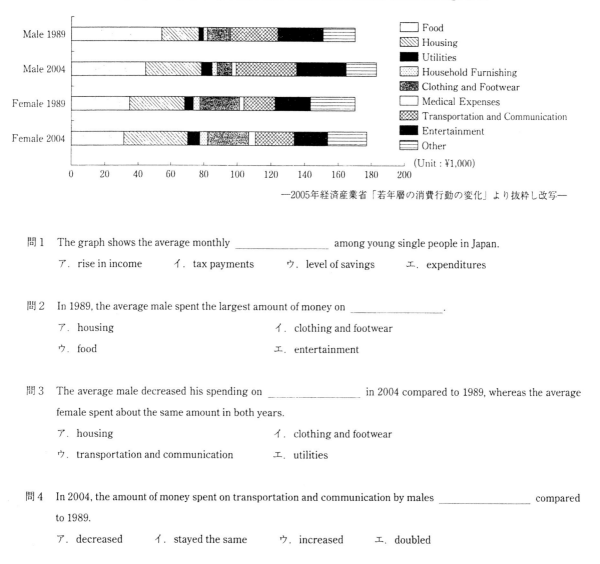

問1 The graph shows the average monthly ＿＿＿＿＿＿ among young single people in Japan.
　　ア．rise in income　　イ．tax payments　　ウ．level of savings　　エ．expenditures

問2 In 1989, the average male spent the largest amount of money on ＿＿＿＿＿＿．
　　ア．housing　　　　　　　　　　　イ．clothing and footwear
　　ウ．food　　　　　　　　　　　　　エ．entertainment

問3 The average male decreased his spending on ＿＿＿＿＿＿ in 2004 compared to 1989, whereas the average female spent about the same amount in both years.
　　ア．housing　　　　　　　　　　　イ．clothing and footwear
　　ウ．transportation and communication　　エ．utilities

問4 In 2004, the amount of money spent on transportation and communication by males ＿＿＿＿＿＿ compared to 1989.
　　ア．decreased　　イ．stayed the same　　ウ．increased　　エ．doubled

7　次の英文を読み，下線部(1)と(2)を日本語に訳しなさい。

　True organic foods are foods which have been grown without the use of conventional non-organic pesticides or fertilizers.*¹　Depending on location, however, some "certified" organic foods do contain small amounts of non-organic fertilizers.　(1)Many areas and countries strictly regulate organic farming to limit the use of dangerous chemicals.　And while, as of April 2008, organic food sales only accounted for approximately 1-2% of worldwide food sales, (2)this number continues to rise as food shoppers choose to buy more organic food products out of health and social concerns.

*¹ fertilizer　肥料

8

次の日本文を読み，下線部(1)と(2)を英語に訳しなさい。

騒音は，私たちの日常生活の中で，深刻な問題であるにもかかわらず，公の場でもっとも話し合われていない話題の一つである。科学問題をあつかうある著名な科学雑誌によると，大きなしかも継続的な音は，私たちの体と心に多大な影響をもたらしていることが分かった。例えば，それは私たちを怒り易くさせたり，多くのストレスを引き起こさせたり，また学習の効果にも悪影響をおよぼしている。

東海大学(医) 22年度 (10)

数 学

問題

22 年度

2月6日試験

次の空欄を埋めなさい.

解答は，分数の場合には既約分数の形で，根号を含む場合には根号の中が最小の自然数となるような形で書きなさい.

1 (1) 三角形 ABC を次のように作る.

点 $A(a, 0)$ $(0 < a < 4)$，点 $B(4, 0)$ とし，点 A から $y = x^2$ $(x > 0)$ のグラフに引いた接線 l の接点を C とする.

(i) 点 C の座標を a で表すと C(ア ， イ) である.

(ii) 三角形 ABC の面積 S を a で表すと $S =$ ウ である.

(iii) 面積 S は $a =$ エ のとき最大となり，最大値は オ である.

(2) 等差数列 $\{a_n\}$ において，その第 3 項が 3，第 7 項が 11 である. このとき，一般項は $a_n =$ カ であり，

$\displaystyle\sum_{n=1}^{\infty} \frac{1}{a_n a_{n+1}} =$ キ である.

(3) xy 平面において，原点 $O(0, 0)$，点 $Q(2, 1)$ とし，点 P は円周 $(x-2)^2 + y^2 = 1$ の上をすべて動くものとする. このとき，内積 $\overrightarrow{OP} \cdot \overrightarrow{OQ}$ の最大値は ク であり，そのときの点 P の座標は (ケ ， コ) である.

2 1 から 10 までの番号をつけた 10 枚のカードから，同時に 3 枚のカードを取り出す. その中で最大の番号を X，最小の番号を Y，$Z = X - Y$ とする.

(1) $X = 4$ である確率は ア である. $Z = 2$ である確率は イ である.

(2) 整数 k が $3 \leq k \leq 10$ であるとき，$X = k$ である確率を k を用いて表すと ウ である.

(3) 整数 m が $1 \leq m \leq 8$ であるとき，$Y = m$ である確率を m を用いて表すと エ である.

(4) 整数 n が $2 \leq n \leq 9$ であるとき，$Z = n$ である確率を n を用いて表すと オ である.

(5) X の期待値は カ である.

3 $0 < x < \dfrac{\pi}{2}$ とする.

(1) $\left(\dfrac{\cos x}{x}\right)' = \boxed{}$ である. 関数 $y = \dfrac{\cos x}{x}$ の値域は $\boxed{}$ である.

(2) 関数 $f(x) = \displaystyle\int_0^{\frac{\pi}{2}} \left| \cos t - \dfrac{\cos x}{x} t \right| dt$ がある.

(ⅰ) $\cos t - \dfrac{\cos x}{x} t = 0$, $0 < t < \dfrac{\pi}{2}$ であるとき, t を x を用いて表すと $t = \boxed{}$ である.

(ⅱ) $f(x) = 2\sin x - x\cos x + \boxed{}$, $f'(x) = (\cos x + x\sin x)(\boxed{})$ である.

(ⅲ) $x = \boxed{}$ のとき, $f(x)$ が最小値をとる.

物 理

問題　　22年度

2月6日試験

1　磁場中で導体に流れる電流にはたらく力を基に電流と電流の間にはたらく力について考えたい。次の各問いに答えなさい。答えは各問いの解答群の中から最も適切なものを一つ選び、解答欄の記号にマークしなさい。ただし、導線は真空中にあるものとし、真空の透磁率を μ_0、円周率を π とする。

(1) 一様な磁場の中に磁場に対して垂直に置いた直線導線に電流を流すと、導線に力がはたらく。導線に大きさ I の電流を流すとき導線の長さ L の部分にはたらく力の大きさは、磁束密度を B とすると、 A となる。

(2) 1本の長い直線導線を流れる電流は導線のまわりに磁場を作る。磁場の向きは、電流を右ねじの進む向きにとると、右ねじをまわす向きになる。大きさ I の直線電流から距離 R だけ離れた点に直線電流が作る磁束密度の大きさは B となる。

(3) 距離 R を隔てて平行に置かれた2本の直線導線に電流を流すと、一方の導線の電流が作る磁場は他方の導線の位置に導線と垂直な向きに磁場を作り、これにより2本の導線は互いに力をおよぼし合う。導線に流れる電流の大きさをそれぞれ I_1, I_2 とするとき、長さ L の部分にはたらく力の大きさは C となる。電流の向きが同じとき引力がはたらき、逆向きのとき斥力がはたらく。

(4) 3本の長い平行な直線導線(以下導線と略す。)に電流が流れているとき、導線が他の2本の導線から受ける力を考える。図のように導線の方向を z 軸方向とし、(x, y, z) 座標をとる。3本の導線は xy 平面に垂直で、それぞれ x 軸上で $(-R, 0, 0)$, $(0, 0, 0)$, $(R, 0, 0)$ の位置にあり、同じ大きさ I の電流を導線1と導線3には z の正の方向に、導線2には負の方向に流した。このとき導線1と導線3を流れる電流が導線2の位置に作る合成磁場は0となり、導線2が導線1と導線3から受ける力の合力は0となる。いま導線1と導線3の位置を固定し、導線2を原点から x 軸の正の方向に導線と導線の平行をたもったまま距離 d (ただし $0 < d < R$) 移動した。このとき導線2には単位長さあたり大きさ D の力が導線を原点にもどす方向にはたらく。一方、導線2を原点から y 軸の正の方向に導線と導線の平行をたもったまま距離 d 移動した場合には、単位長さあたり大きさ E の力が導線を原点から遠ざける方向にはたらく。

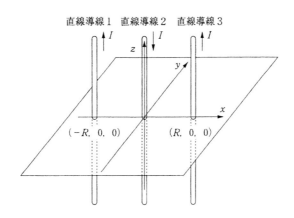

〔解答群〕

(A) ア. $\dfrac{1}{IBL}$　イ. $\dfrac{IL}{B}$　ウ. $\dfrac{I}{BL}$　エ. IBL　オ. $\dfrac{BL}{I}$

(B) ア. $\dfrac{\mu_0 I}{\pi R^2}$　イ. $\dfrac{\mu_0 I}{2\pi R}$　ウ. $\dfrac{I}{4\pi R^2 \mu_0}$　エ. $\dfrac{\pi R}{2\mu_0 I}$　オ. $\dfrac{2\pi R^2 I}{\mu_0}$

(C) ア. $\dfrac{\mu_0 I_1 I_2 L}{\pi R}$　イ. $\dfrac{\mu_0 I_1 I_2 L}{2\pi R}$　ウ. $\dfrac{2\mu_0 I_1 I_2 L}{\pi R}$　エ. $\dfrac{I_1 I_2 L}{2\pi R \mu_0}$　オ. $\dfrac{I_1 I_2 L}{\pi R \mu_0}$

(D) ア. $\dfrac{2\pi}{\mu_0 I^2}\left[\dfrac{d}{R^2+d^2}\right]$　イ. $\dfrac{\mu_0 I^2}{\pi}\left[\dfrac{d}{R^2-d^2}\right]$　ウ. $\dfrac{\mu_0 I^2}{\pi}\left[\dfrac{R}{R^2+d^2}\right]$　エ. $\dfrac{\mu_0 I^2}{2\pi}\left[\dfrac{d}{R^2-d^2}\right]$

　　オ. $\dfrac{\mu_0 I^2}{\pi}\left[\dfrac{d}{R^2+d^2}\right]$

(E) ア. $\dfrac{2\pi}{\mu_0 I^2}\left[\dfrac{d}{R^2+d^2}\right]$　イ. $\dfrac{\mu_0 I^2}{\pi}\left[\dfrac{d}{R^2-d^2}\right]$　ウ. $\dfrac{\mu_0 I^2}{\pi}\left[\dfrac{R}{R^2+d^2}\right]$　エ. $\dfrac{\mu_0 I^2}{2\pi}\left[\dfrac{d}{R^2-d^2}\right]$

　　オ. $\dfrac{\mu_0 I^2}{\pi}\left[\dfrac{d}{R^2+d^2}\right]$

2 ガラス板に一定間隔の平行な溝を刻んだ回折格子を用いることによりレーザー光線を複数の光線に分けることができる。図1に示すように，格子定数 d の回折格子Aとスクリーンがあり，スクリーンは回折格子Aから距離 L だけ離れており，回折格子Aに対して平行に設置されている。回折格子Aの点O′に波長 λ の赤いレーザー光線を回折格子Aに対して垂直に入射したところ，スクリーン上にいくつかの明るい点が見えた。スクリーンにはX軸，Y軸が描かれており，回折格子の点O′に入射するレーザー光線の延長上の点をスクリーンの原点Oとした。回折格子の溝の方向はスクリーンのY軸に平行であり，明るい点はX軸上に現れた。

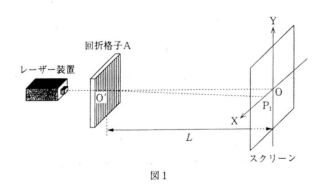

図1

(1) 原点Oから最も近い位置に現れた明るい点を点P₁とするとき，原点Oから点P₁までの距離を求めなさい。

(2) レーザー光線の種類を赤い光線から緑の光線に変えた場合，原点Oから点P₁までの距離について，「大きくなる」，「変わらない」，「小さくなる」のいずれかを答えなさい。

次に図2に示すように，赤いレーザー光線が回折格子に対し θ_{in} の角度で入射するようにレーザー装置の位置を変えたところ，スクリーン上の明るい点の位置が点P₁から点P₁′へ移動した。∠OO′P₁′を θ_{out} とすると，以下の式が成立する。

$$d(\sin\theta_\text{out} - \sin\theta_\text{in}) = \lambda$$

ただし，回折格子の厚みは無視できるものとする。

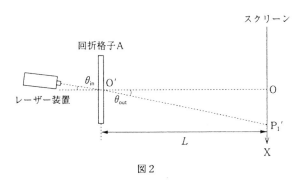

図2

(3) 原点Oから点P_1'までの距離を$d, \lambda, L, \theta_\text{in}$を用いて表しなさい。

レーザー装置を図1の位置に戻し，図3に示すように回折格子Aから距離$\frac{L}{2}$だけ離れた位置に，直線OO'と垂直に格子定数dの別の回折格子A'を回折格子の溝の方向がY軸と平行になるように置いたところ，新たにいくつかの明るい点がX軸上に現れた。このとき，図1の点P_1に現れた明るい点の位置は変化しなかった。

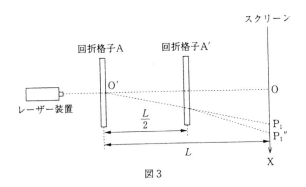

図3

(4) 点P_1の最も近くに現れた明るい点のうち，原点Oから遠い方を点P_1''として，原点Oから点P_1''までの距離をd, λ, Lを用いて表しなさい。

さらに，図4に示すように，回折格子A'を図3の状態からレーザー光線の進む方向に垂直な面内で90°回転させたところ，スクリーン上の明るい点のうち，いくつかの点の位置が変化し，9個の明るい点が見えた。

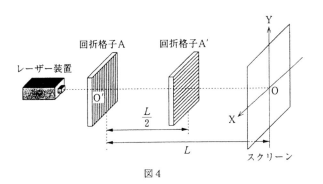

図4

(5) 解答用紙の図には9個の明るい点のうち，X軸上に現れた明るい点を黒丸で示してある．X軸上以外の明るい点の位置の白丸を黒く塗りつぶしなさい．

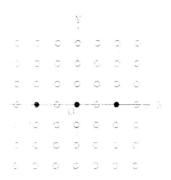

3 図のように，水平な床面の点Oの鉛直上方の天井に，自然長がl_0でばね定数がkの軽いばねの一方の端Aが固定されており，ばねの他端Bには質量mの小球がついている．小球が水平面内で等速円運動を行っているとき，ABとAOのなす角はθであった．次の各問いに答えなさい．ただし，床から天井までの高さをh，重力加速度の大きさをg，円周率をπとする．

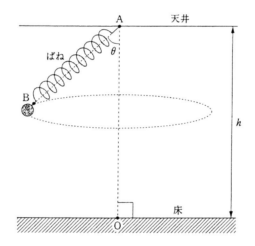

(1) ばねが小球を引く力の大きさをθ, m, gを用いて表しなさい．

(2) 小球にはたらく向心力の大きさをθ, m, gを用いて表しなさい．

(3) ばねの長さをl_0, k, θ, m, gを用いて表しなさい．

(4) 小球の円運動の周期をl_0, k, θ, m, gを用いて表しなさい．

(5) 小球が，床面からの高さが$\frac{1}{2}h$の水平面内で等速円運動を行っている最中にばねから離れ，床面の点Rに落下した．点Oから点Rまでの距離をl_0, k, θ, m, gを用いて表しなさい．

4 単原子分子からなる理想気体 1 mol がある。この気体を状態 A→B→C→A の順に図に示す三本の直線の経路にそってゆっくり変化させた。状態 A では気体の体積，圧力および絶対温度がそれぞれ V_0, P_0, T_0 である。状態 B では気体の体積は V_0, 圧力は $3P_0$ であり，状態 C では気体の体積は $3V_0$, 圧力は P_0 である。

次の各問いに答えなさい。答えは各問いの解答群の中から最も適切なものを一つ選び，解答欄の記号にマークしなさい。

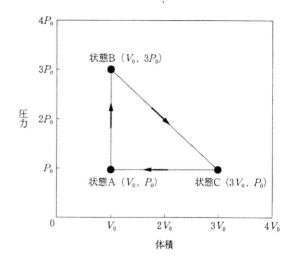

(1) 状態 B における気体の温度はいくらか。

(2) 状態 A から状態 B への変化の過程で気体が外部から吸収した熱量はいくらか。

(3) 気体が状態 B から状態 C への変化の過程で外部に行った仕事の大きさはどれだけか。

(4) 状態 B から状態 C への変化の過程で，気体が外部から吸収した熱量はいくらか。

(5) 状態 C から状態 A への変化の過程で気体が外部に放出した熱量はいくらか。

(6) 状態 A→B→C→A のサイクルの過程で気体が差し引きで外部に行った仕事はどれだけか。

〔解答群〕

(1) ア. $3T_0$　　イ. $2T_0$　　ウ. $\dfrac{3}{2}T_0$　　エ. T_0　　オ. $\dfrac{1}{2}T_0$

(2) ア. P_0V_0　　イ. $2P_0V_0$　　ウ. $3P_0V_0$　　エ. $4P_0V_0$　　オ. $5P_0V_0$

(3) ア. P_0V_0　　イ. $2P_0V_0$　　ウ. $3P_0V_0$　　エ. $4P_0V_0$　　オ. $5P_0V_0$

(4) ア. P_0V_0　　イ. $2P_0V_0$　　ウ. $3P_0V_0$　　エ. $4P_0V_0$　　オ. $5P_0V_0$

(5) ア. P_0V_0　　イ. $2P_0V_0$　　ウ. $3P_0V_0$　　エ. $4P_0V_0$　　オ. $5P_0V_0$

(6) ア. P_0V_0　　イ. $2P_0V_0$　　ウ. $3P_0V_0$　　エ. $4P_0V_0$　　オ. $5P_0V_0$

化　学

問　題

2月6日試験

22年度

解答に必要があれば，つぎの値を用いなさい。

原子量：H = 1.0，C = 12.0，N = 14.0，O = 16.0，Na = 23.0，Al = 27.0，S = 32.0，Cl = 35.5，K = 39.1，Fe = 55.9，Cu = 63.5

気体定数：$R = 8.31 \times 10^3\,\text{Pa} \cdot \text{L/(mol} \cdot \text{K)}$，ファラデー定数：$F = 9.65 \times 10^4\,\text{C/mol}$

1

つぎの各問いに答えなさい。

問1　分子内の共有結合を切断するために必要なエネルギーを結合エネルギーといい，気体分子内の結合 1 mol あたりの値で示される。下に示す 3 種類の結合の結合エネルギー〔kJ/mol〕を，それぞれ Q_1，Q_2，Q_3 と表す。

　　　H－H（H_2）結合：Q_1〔kJ/mol〕

　　　O＝O（O_2）結合：Q_2〔kJ/mol〕

　　　O－H（H_2O_2）結合：Q_3〔kJ/mol〕

また，過酸化水素の生成熱は Q_4〔kJ/mol〕であるとして，過酸化水素中の O－O（H_2O_2）結合の結合エネルギー Q_0〔kJ/mol〕を求める式を Q_1，Q_2，Q_3，Q_4 で表し，解答欄に記入しなさい。なお，Q_0，Q_1，Q_2，Q_3，Q_4 はいずれも正の値である。

問2　硫酸鉄（Ⅱ）15.2 g を純水に溶かして，水溶液 1.0 L を調製した。この水溶液 50 mL を三角フラスコに取り，硫酸を加えて酸性にした後，濃度未知の過マンガン酸カリウム水溶液で滴定したところ，20 mL で終点に達した。滴定に用いた過マンガン酸カリウム水溶液の濃度〔mol/L〕を求め，有効数字 2 桁で解答欄に記入しなさい。

問3　市販の濃硫酸は質量パーセント濃度が 96 % で，密度は 1.84 g/mL である。濃度 0.50 mol/L の希硫酸 1.0 L を調製するために必要な濃硫酸の体積〔mL〕を求め，有効数字 2 桁で解答欄に記入しなさい。

問4　アルミニウムに希硫酸を加えると水素が発生し，硫酸アルミニウムが生じる。標準状態（0 ℃，1.01×10^5 Pa）で 14.0 L の水素を得るために必要なアルミニウムの質量〔g〕を求め，有効数字 2 桁で解答欄に記入しなさい。なお，水素は理想気体とする。

2 つぎの文を読み，以下の各問いに答えなさい。

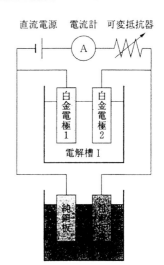

白金を電極とする希硫酸が入っている電解槽Ⅰと，銀，鉛，亜鉛を含む粗銅板を陽極，純銅板を陰極とする硫酸銅(Ⅱ)水溶液が入っている電解槽Ⅱがある。これら二つの電解槽を右図のように並列につなぎ，図中の電流計が常に500 mAをさすようにしながら，2.00時間電気分解した。その結果，電解槽Ⅰのそれぞれの電極から気体が発生し，電解槽Ⅱの陰極の質量が0.710 g増加した。

問1 この電気分解において，電解槽Ⅰおよび電解槽Ⅱに流れた電子の物質量〔mol〕を有効数字2桁で解答欄に記入しなさい。

問2 電解槽Ⅰの白金電極1および白金電極2から発生した気体の物質量〔mol〕を有効数字2桁で解答欄に記入しなさい。

問3 金属のイオン化傾向は，Zn＞Pb＞Cu＞Agである。電気分解を行った後に電解槽Ⅱの陽極(粗銅板)に不純物として含まれる銀，鉛および亜鉛に関する記述として最も適切なものをa～eから一つ選び，解答欄の記号にマークしなさい。

　　　a：銀は金属として，鉛は塩として沈殿するが，亜鉛はイオンとなって電解液中に残る。
　　　b：銀は金属として沈殿するが，鉛と亜鉛はイオンとなって電解液中に残る。
　　　c：銀，鉛，亜鉛ともにイオンとなって電解液中に残る。
　　　d：亜鉛は金属，鉛は塩として沈殿するが，銀はイオンとなって電解液中に残る。
　　　e：亜鉛は金属として沈殿するが，鉛と銀はイオンとなって電解液中に残る。

3 つぎの各問いに答えなさい

問1 ある2価の飽和アルコール3.4 gに単体のナトリウムを過剰に加えて反応させると，水素が標準状態(0℃，1.01×10^5 Pa)で1.23 L発生した。このアルコールの分子量を求め，有効数字2桁で解答欄に記入しなさい。なお，水素は理想気体とする。

問2 $C_4H_8O_2$の分子式をもつエステル21.1 gを加水分解すると，14.4 gのカルボン酸が得られた。このエステルの示性式または構造式を解答欄に記入しなさい。

4 つぎの文を読み，以下の各問いに答えなさい。

純度100％(質量パーセント)のシュウ酸の結晶4.50 gを純水に溶解し，ガラス器具①を用いて1.00 Lのシュウ酸水溶液を調製した。この水溶液50.0 mLをガラス器具②にはかりとり，ここにフェノールフタレインを指示薬として加えた。つぎに，ビュレットに濃度不明の水酸化ナトリウム水溶液を入れ，ガラス器具②の水溶液へ少しずつ滴下して滴定したところ，20.0 mLを加えた時点でガラス器具②内の水溶液の色が変わって中和点に達したため，滴定を終了した。

問1　調製したシュウ酸水溶液の濃度〔mol/L〕を求め，有効数字3桁で解答欄に記入しなさい。

問2　以下は，ガラス器具①と②の特徴である。それぞれの名称を解答欄に記入しなさい。

　　　　ガラス器具①：一定体積の正確な濃度の溶液調製に用いる。
　　　　ガラス器具②：上部を細くしたビーカーで，振り混ぜても液体がこぼれない。

問3　下線部の中和前および中和後におけるガラス器具②内の水溶液の色を a～e の中から一つずつ選び，それぞれの解答欄の記号にマークしなさい。

　　　a：緑色　　　b：青色　　　c：黄色　　　d：赤色　　　e：無色

問4　この実験に使用した水酸化ナトリウム水溶液の濃度〔mol/L〕を求め，有効数字3桁で解答欄に記入しなさい。

5　つぎの文を読み，以下の各問いに答えなさい。

　化合物A，B，C，Dはいずれもベンゼン環をもち，すべて分子式 C_8H_{10} で表される。なお，化合物A，B，Cは互いに構造異性体であり，化合物Cは1,3-ジメチルベンゼンである。化合物Aを酸化して得られる化合物Eと1,2-エタンジオール（エチレングリコール）を縮合重合させると，多数のエステル結合を含む高分子化合物Fが得られる。また，化合物Bを酸化するとフタル酸が得られる。

問1　化合物Aの示性式または構造式を解答欄に記入しなさい。

問2　化合物Dの示性式または構造式を解答欄に記入しなさい。

問3　化合物Fの名称を解答欄に記入しなさい。

6　つぎの文を読み，以下の各問いに答えなさい。

　右図に示す装置を用いて，炭素，水素，酸素からなる有機化合物X（分子量=136）の化学組成を調べた。なお，U字管Aには発生する水蒸気を吸収させるための物質　ア　が，U字管Bには二酸化炭素を吸収させるための物質　イ　が入っている。この装置の中で23.8 mgの有機化合物Xを燃焼したところ，U字管Aの質量が12.6 mg，U字管Bの質量が61.6 mg増加した。

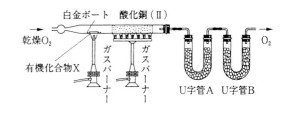

問1　U字管A，Bに入っている物質　ア　，　イ　をa～eの中から一つずつ選び，それぞれの解答欄の記号にマークしなさい。

a：さらし粉　　　b：ソーダ石灰　　　c：ケイ酸ナトリウム　　　d：塩化カルシウム　　　e：硫酸カルシウム

問2　U字管Aに入っている物質　ア　とU字管Bに入っている物質　イ　を入れ換えてはいけない理由をa～dの中から一つ選び，解答欄の記号にマークしなさい。

a：物質　ア　は，水蒸気以外に酸素も吸収するため

b：物質　ア　は，水蒸気以外に二酸化炭素も吸収するため

c：物質　イ　は，二酸化炭素以外に酸素も吸収するため

d：物質　イ　は，二酸化炭素以外に水蒸気も吸収するため

問3　有機化合物Xの分子式を解答欄に記入しなさい。

生 物

問題　22年度

2月6日試験

1　下図は，ある家系の4世代22人の家系図を示したものである。各人のABO式血液型を調べたところ，図に示すような結果が得られた。ABO式血液型は通常A，B，Oの3対立遺伝子によって決定され，抗A血清，抗B血清を用いるとヒト集団を4種類の血液型に分類することができる。以下の問に答えなさい。

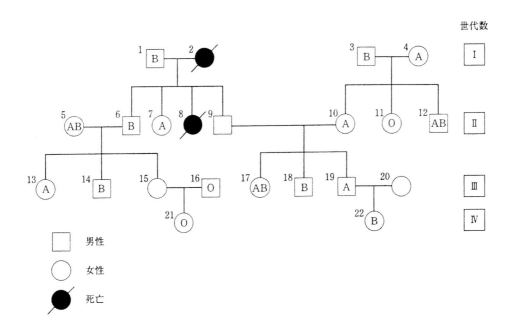

問1　図中の第Ⅱ世代9番の男性の考えられるすべての遺伝子型と表現型を答えなさい。

問2　図中の第Ⅲ世代20番の女性の考えられるすべての遺伝子型と表現型を答えなさい。

問3　図中の第Ⅲ世代15番の女性の考えられるすべての遺伝子型と表現型を答えなさい。

問4　図中の第Ⅲ世代13番の女性と，第Ⅱ世代11番の女性と同じ遺伝子型をもつ男性との間で生まれてくる子供の考えられるすべての遺伝子型，および生まれる子供の血液型がA型である確率（％）を答えなさい。

問5　ここで，p，q，rをそれぞれ対立遺伝子A，B，Oの頻度とする。ある集団におけるABO式血液型の遺伝子の頻度が$p=0.3$，$q=0.5$，$r=0.2$であったとき，各血液型の現れる確率（％）を答えなさい。ただし，遺伝子型の頻度はハーディ・ワインベルグ平衡で保たれているものとする。

東海大学(医) 22年度 (22)

2 遺伝情報の構造と発現制御に関する以下の問に答えなさい。

問1 核酸の構造・種類・機能について，文中の空欄（ a ）～（ j ）に当てはまる適切な語句を以下の語群から選び，記号を書き入れなさい。

核酸は，糖・リン酸・塩基が結合した化合物（ヌクレオチド）であり，（ a ）と（ b ）の種類の違いにより，大きくDNAとRNAの2種類に分けられる。（ c ）の塩基は，アデニン，チミン，グアニン，シトシンの4種類であるのに対して，（ d ）の塩基はアデニン，ウラシル，グアニン，シトシンの4種類である。また，（ c ）が2本のポリヌクレオチドからなるのに対して，（ d ）は1本のポリヌクレオチドである。RNAには働きの異なる幾つかの種類がある。（ e ）は，DNAが保持しているタンパク質のアミノ酸配列情報をタンパク質合成の場である（ f ）に伝える役割を担っている。（ g ）は，タンパク質合成の材料となるアミノ酸を結合して（ f ）に運ぶ役割を担っている。また，（ h ）は，多くのタンパク質と集合して（ f ）をつくっている。このように，RNAはDNAが保持している遺伝情報からタンパク質を合成する際に重要な役割を果たしている。特に，DNAの遺伝情報がRNA合成酵素により（ e ）の配列に写し取られる過程を（ i ），そして（ e ）の配列をもとにタンパク質が合成される過程を（ j ）とよぶ。

〔語群〕

(あ) 糖	(い) 脂質	(う) アミノ酸	(え) リン酸	(お) 塩基
(か) DNA	(き) RNA	(く) rRNA	(け) tRNA	(こ) mRNA
(さ) コドン	(し) アンチコドン	(す) トリプレット	(せ) ゴルジ体	(そ) リボソーム
(た) ミトコンドリア	(ち) 翻訳	(つ) 転写	(て) スプライシング	(と) 複製

問2 フランスのジャコブとモノーは，ラクトース（乳糖）による大腸菌の酵素合成誘導に関する遺伝学的研究を通して，ラクトース代謝系の構造遺伝子群とその発現を制御する塩基配列部分を合わせて1つの遺伝学的な機能的単位と考えた。このような機能的単位を何とよぶか答えなさい。

問3 大腸菌におけるラクトース代謝系酵素遺伝子群の発現は，問2の機能的単位に含まれる2つのDNA領域，およびその機能的単位の上流に存在する調節遺伝子の遺伝子産物（タンパク質）によって調節されている。これら2つのDNA領域およびタンパク質は何かそれぞれ答えなさい。

問4 大腸菌が生育するためにはアミノ酸であるトリプトファンが必要である。トリプトファンがない培地で生育させると，大腸菌は自らトリプトファン合成に必要な酵素群を産生することによりトリプトファン合成を行うが，トリプトファンが培地にある場合には培地中のトリプトファンを利用し，その際トリプトファン合成に必要な酵素群はつくられない。ところが，トリプトファンがない場合であってもトリプトファン合成酵素群の産生が起こらない大腸菌の変異体がある。この大腸菌変異体をトリプトファンを含む培地で6時間培養し，その後にトリプトファンがない培地に置換してさらに6時間培養した。この大腸菌変異体の増殖曲線は図中のA～Dの何れの結果を示すと予想されるか，記号で答えなさい。

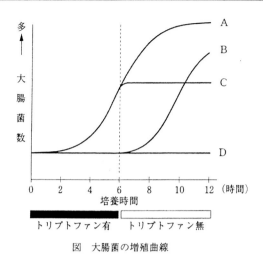

図 大腸菌の増殖曲線

問5 問4で示した変異体においては，トリプトファン合成酵素の産生に関わる機能的単位において遺伝子変異が生じている可能性がある。どのような遺伝子変異が起こっていると考えられるかについて，句読点を含めて50字以内で説明しなさい。なお，トリプトファン合成酵素そのもののアミノ酸配列をコードするDNA塩基配列には異常はないものとする。

3 次の文章を読んで，以下の問に答えなさい。

ヒトは外界からの刺激の中で特定の信号を受容器で受け取り，その信号の強さを脳に伝える。光を受容する視細胞は目の網膜上にあって，受容した光の信号は視神経細胞に伝えられる。視細胞には，形状，機能の異なる錐体細胞およびかん体細胞の2種類がある。錐体細胞には，青，緑，赤色の光を強く吸収し反応する3つの種類があり，どの細胞が強く刺激されたのかについての情報が大脳に伝達され，色の違いが認識される。一方，かん体細胞は，錐体細胞に比較して光に対する感度が高く，暗い場所ではよく働くが，色の区別はできない。暗いところから明るいところに出ると，はじめはまぶしいが時間が経過するにしたがって物が見えるようになってくる。これを（ a ）という。一方，明るいところから暗いところへ入ると最初は物がよく見えないが，しばらくすると見えるようになる。これを（ b ）という。

視覚の遠近調節は水晶体の厚みを変化させることによってなされている。例えば，近くを見るときには，水晶体の周りを環状にとり巻いている毛様筋が（ c ）すると水晶体を引っ張っているチン小帯がゆるみ，水晶体の厚さが増し，焦点距離が（ d ）なり，近くが見えるようになる。近視眼では網膜の（ e ）で像を結ぶので，視覚の矯正には屈折率の（ f ）な凹レンズを用いる。また，遠視眼は網膜の（ g ）で像を結ぶので，視覚の矯正には屈折率の（ h ）な凸レンズが用いられる。

問1 本文中の空欄（ a ）～（ h ）に当てはまる適切な語句を書き入れなさい。

問2 図1は、網膜の一部を模式的に示したものである。

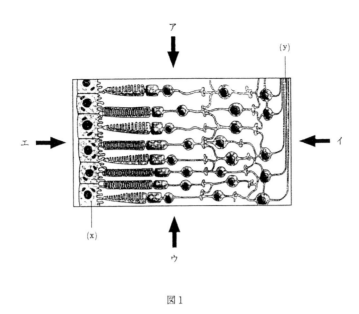

図1

(1) 図1で示す(x)および(y)の名称を答えなさい。

(2) 図1において、光はどちらの方向から入ってくるか。正しいものをア～エの中から選び、記号で答えなさい。

問3 本文中の(a)は、(b)に比べると比較的早い時間で終了する。下記①～⑥の文章は、その理由について述べたものである。その理由の組み合わせとして正しいものを(A)～(H)の中から選び、記号で答えなさい。

① (a)ではロドプシンの合成が主に起こるため。
② (a)ではロドプシンの分解が主に起こるため。
③ (b)では錐体細胞の感度が上昇し、さらにかん体細胞内のロドプシン合成が亢進しているため。
④ (b)では錐体細胞の感度が上昇し、さらにかん体細胞内のロドプシン分解が亢進しているため。
⑤ (b)では錐体細胞の感度が低下し、さらにかん体細胞内のロドプシン合成が亢進しているため。
⑥ (b)では錐体細胞の感度が低下し、さらにかん体細胞内のロドプシン分解が亢進しているため。

(A) ①と③　　(B) ②と③　　(C) ①と④　　(D) ②と④　　(E) ①と⑤　　(F) ②と⑤
(G) ①と⑥　　(H) ②と⑥

問4 図2は光の波長とヒトの3種類の錐体細胞の光の吸収率との関係を示したものである。図2のカ、キ、クの曲線はそれぞれ何色に反応する細胞か、色を答えなさい。

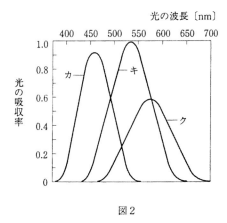

図2

問5 盲斑において光が受容できない理由について，句読点を含めて60字以内で説明しなさい。

4 次のA〜Dの文章を読んで，各問に答えなさい。

A．図1はカエルの減数分裂および受精の過程を表している。カエル卵では，第1減数分裂前期および第2減数分裂〔 A 〕期において，分裂停止している。前者の停止はホルモンが引き金となって解除される。このとき，未成熟卵の核（卵核胞とよばれる）の崩壊が分裂停止解除の目印となる。また，後者の停止は通常，受精によって解除されるので，卵割が分裂停止解除の目印である。

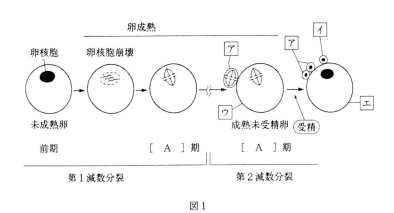

図1

問1 〔 A 〕期では染色体が整列し，紡錘糸が観察された。その時期を答えなさい。また，図1のア，イ，ウ，エに当てはまる名称を答えなさい。

B. 通常，卵細胞を体外で培養しても卵成熟は進行しない。取り出した未受精卵を用いて図2のような実験を行った。ろ胞（卵巣にあって卵細胞を包んでいる球状の細胞）が付着した未成熟卵を脳下垂体の抽出物を含む溶液で処理したところ，卵成熟が促進した。しかし，ろ胞を取り除いた未成熟卵を同じ抽出物で処理したところ，卵成熟は認められなかった。

問2　図2の実験より推測される卵成熟促進機構として正しいものを(a)～(e)からすべて選び，記号で答えなさい。

(a) ろ胞が卵成熟を阻害しており，それを取り除くことで卵成熟が開始された。
(b) ろ胞は刺激に反応して卵細胞を成熟させる因子を放出する。
(c) 脳下垂体抽出物に含まれる物質は卵成熟を阻害する。
(d) 脳下垂体抽出物に含まれる物質は卵細胞に直接作用して卵成熟が開始される。
(e) 脳下垂体抽出物に含まれる物質はろ胞に作用する。

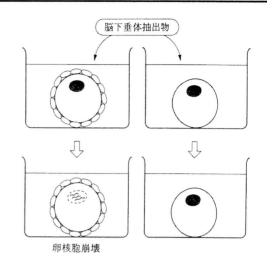

図2

C. 一方，ろ胞で産生されるあるホルモンを含む溶液で未成熟卵を処理した結果，図3に示すように卵成熟が開始された。しかし，このホルモンをマイクロピペットで未成熟卵の細胞質に直接注入した場合，卵成熟は開始されなかった。このろ胞のホルモンに反応して卵成熟を促進させる因子を，ここではM因子とよぶ。また，図4に示すように，マイクロピペットで吸い取った成熟未受精卵の細胞質を2細胞期の胚（2細胞胚）の一方に注入したところ，その割球は卵割を停止した。注入しない割球は正常に卵割を行った。また，未成熟卵や受精卵の細胞質を同様に2細胞胚の割球に注入したところ，卵割の停止は認められなかった。この成熟未受精卵に存在する卵割を停止させる因子を，ここではC因子とよぶ。

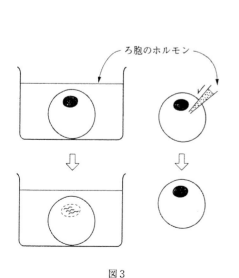

図3

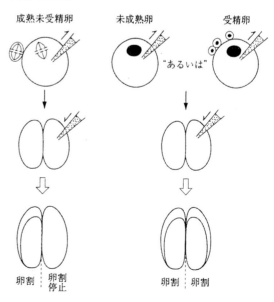

図4

問3　ろ胞のホルモンは，どのような機構で卵成熟を促進するか。"M因子"という語句を用い，句読点を含めて45字以内で説明しなさい。

問4　C因子の生成と分解の時期について，句読点を含めて40字以内で説明しなさい。

D．研究の発展により，M因子とC因子の分子が同定され，その挙動がくわしく調べられた。その結果，M因子は卵成熟のみならず，卵割や細胞分裂においても重要な因子であることがわかった。受精後にM因子が分解されると核膜が形成され，再び細胞質に蓄積してくると受精卵の核膜崩壊を起こした。さらにその後分解されるが，2細胞胚の割球においてもM因子が蓄積してくると核膜崩壊が起こった。しかし，C因子は分解後に再び蓄積することはなかった。

問5　M因子とC因子の働きと，それらの予想される関係について，正しく説明しているものを下記の(a)〜(g)からすべて選び記号で答えなさい。

　　(a)　M因子が分解すると，C因子が増加する。
　　(b)　M因子が蓄積すると，核分裂が開始される。
　　(c)　M因子が分解すると，細胞は間期となる。
　　(d)　C因子が分解すると，卵割が抑制される。
　　(e)　C因子は分裂において周期的に増減を繰り返す。
　　(f)　C因子とM因子の両方が蓄積すると，第2減数分裂は停止する。
　　(g)　C因子が分解すると，M因子の周期的増減が開始され，卵割が進行する。

5　DNAの複製に関する次の文章を読み，以下の問に答えなさい。

　遺伝情報が娘細胞に正しく伝達されるためにはDNAが正しく複製されなければならない。複製の際には2本のDNA鎖がそれぞれ鋳型の役目をし，相補的なヌクレオチドが（　A　）とよばれる酵素によって次々と結びつけられ，新しいDNA鎖が合成される。このとき，複製を行っているY字型の部分を複製フォークとよんでいる（図1）。複製フォークはDNA鎖に沿って進行しながら，新たな2本鎖DNAを2組合成していく。この機構については原核細胞と真核細胞の間で大きな違いはないものと考えられている。しかし，両者ではゲノムサイズが大きく異なるほか，真核細胞では分化を行うためにより複雑な制御が必要であると考えられる。

　大腸菌の場合，ゲノムDNAは環状の2本鎖で，1本鎖あたり，およそ4.8×10^6個のヌクレオチドが連結されてできている。この中に複製開始点とよばれる，およそ240ヌクレオチドからなる領域が1か所ある。複製フォークは2つ形成され，複製開始点から両側に向かって進行しながら新しいDNA鎖を合成し，お互いが出会ったところで終結する（図2）。大腸菌の1つの複製フォークは，1本鎖あたり1秒間におよそ1000個のヌクレオチドを新たに連結する。

　一方，ヒトの場合，ゲノムDNAは46本の線状2本鎖DNAであり，1つの細胞（核）に含まれる1本鎖あたりのDNAの全長はおよそ6×10^9個のヌクレオチドからなる。ヒト細胞におけるDNA複製がどのように行われているかを解析する目的で，以下のような実験を行った。増殖しているヒト由来の細胞を，塩化デオキシウリジンを含む培養液中で30分間培養し，その後ヨウ化デオキシウリジンを含む培養液でさらに30分間培養した。これらのハロゲン化ヌクレオチド誘導体はチミジンの代わりにDNA合成の際に取り込まれるが，RNA合成には用いられない。

　この細胞から穏やかな条件でDNAを抽出し，1本1本のDNA分子をガラススライド上に直線状に伸ばした形で貼付けた。こ

の方法では2本鎖DNAや複製中のDNA鎖も，あわせて1本の線状分子（DNA繊維）として顕微鏡下で観察することができる。塩化デオキシウリジン，ヨウ化デオキシウリジンは，それぞれ緑色，赤色の蛍光色素で可視化した。多数のDNA繊維を蛍光顕微鏡で観察したところ，いろいろな蛍光パターンの分子が観察されたが，図3に示したものはそのうちの1つである。白抜きの太線は緑，黒太線は赤の蛍光を発する部分であることを示す。また，図3で示す(X)は，9×10^4個のヌクレオチドからなるDNAの長さに相当した。

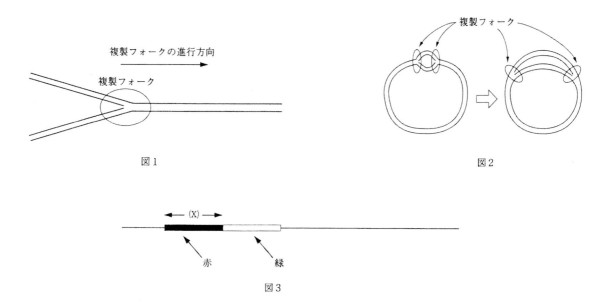

問1　本文中の空欄（　A　）に当てはまる適切な語句を答えなさい。

問2　大腸菌がゲノムDNA全長の複製を終えるのに何分かかるか答えなさい。

問3　図3において複製フォークは，左あるいは右のどちら向きに進行したか答えなさい。

問4　ヒト細胞における複製フォークでは1秒間にいくつのヌクレオチドが連結されていると推測されるか答えなさい。

問5　ヒト細胞のゲノムが46本の同じ長さの線状2本鎖DNAで構成され，1本の染色体DNAあたり1か所の複製開始点がDNA鎖の中央に位置し，ここから両側にゲノムの複製を行うと仮定した場合，ゲノムDNA全長の複製を終えるのに，何時間かかると推測されるか，小数点以下を四捨五入して答えなさい。

問6　塩化デオキシウリジンによる標識時間内に複製を開始したDNA(a)，およびヨウ化デオキシウリジンによる標識時間内に複製を開始したDNA(b)は，それぞれ蛍光顕微鏡によりどのように観察されるか。図3を参考にして図示しなさい。
　　　なお，解答欄の破線によるマス目は，相対的な長さの参考にしなさい。

問7　このヒト細胞は，複製開始後8時間でゲノム全長の複製を終えることがわかっている。また，この細胞は，大腸菌の場合と同様に複製フォークは複製開始点から両方向に進む。このとき，
　　(1)　複製開始が一斉に起こり，均一の速度で複製が進行すると仮定した時，細胞1個あたり複製開始点は何個あると推測されるか，小数点以下は四捨五入して答えなさい。

(2) 複製開始が一斉には起こらず，細胞周期のS期（DNA合成を行う期間）の初期から後期にかけて複製開始のタイミングがまちまちであると仮定した場合，複製開始点の数は(1)の場合に比べてどうなるか，下記の(a)～(c)の中から選び，記号で答えなさい。

　　(a) 多くなる　　　(b) 少なくなる　　　(c) 変化しない

英　語

問題　　　　22 年度

2月7日試験

1 　次の英文を読み，下の問1 ～ 13 に答えなさい。答えは最も適切なものを，それぞれア～エの中から一つ選びなさい。

　　In the middle of winter, homes are sealed tight.　Homeowners want to cut down on heating bills and save natural resources, so they make their homes airtight.　They put special materials over windows and around doors to keep the heat in and the cold out.　But while keeping the cold out, they keep in a surprising amount of air pollution.

　　The air in a typical home or apartment can have many different kinds of poisons in it.　Some can even cause cancer.　Certain chemicals are given off by furniture, building materials, and household products.　Refrigerators and other household appliances add unhealthy chemicals to the air.　And tobacco smoke contains even more poisonous gases.　Even breathing adds certain poisonous chemicals to the air.　Inside a tightly sealed building with poor ventilation, hundreds of
(1)
air pollutants can be found.

　　(　A　), you don't have to stop breathing the air in your home!　Cleaner air may be as close as your house plants!　According to a NASA scientist, house plants can help keep indoor air breathable.　This scientist, B.C. Wolverton, has been investigating the use of plants as living air filters for more than 20 years.　His research developed from studies of the air in spaceships.

　　Wolverton found that some common house plants had an appetite for certain poisons in the air.　Spider plants and
(2)
Boston ferns*¹ love a cancer-causing chemical called formaldehyde.　A type of lilac takes in another poisonous chemical called trichloroethylene.

　　Since he began his study, Wolverton has tested more than 40 plants for their ability to remove pollutants from the air.　Among the most useful plants for the average household, he says, are the areca palm, the golden pothos, and the corn plant.　These plants are easy to grow indoors, require only low light, and clean the air effectively.　He suggests using two or three plants for every 9 square meters*² of space.

　　[9A] Plants take in air pollutants through their leaves along with carbon dioxide in the process of photosynthesis. [9B] This process converts carbon dioxide and water into food, using energy from sunlight.　[9C] At the same time, tiny bugs (microbes) in the soil around the roots help break down the poisons so that the plants can feed on them.　[9D] According to Wolverton, "Ninety percent of the work is done by the microbes."

　　Wolverton predicts that someday all homes and offices will have indoor gardens built into them.　They will be a normal part of the design of the building's air control systems.

*¹ fern　シダ　　　*² square meter　平方メートル

問1　Why do homeowners make their homes airtight?

　　ア．They want to store natural resources themselves.

イ．They want to keep cold air in.

ウ．They want to save utility costs and natural resources.

エ．They want to reduce air pollution.

問2　Why do typical homes or apartments contain different kinds of poisons?

　　ア．They are commonly exposed to unhealthy chemicals from sunlight.

　　イ．They are located close to chemical factories.

　　ウ．People do chemical experiments inside their houses.

　　エ．Household products and appliances give off unhealthy gases.

問3　下線部(1)の意味として最も適切なものを，ア～エの中から一つ選びなさい。

　　ア．exchange of water　　　イ．exchange of gifts　　　ウ．exchange of air　　　エ．exchange of money

問4　本文中の空所(　A　)に入る最も適切な語を，ア～エの中から一つ選びなさい。

　　ア．However　　　イ．Moreover　　　ウ．Therefore　　　エ．Especially

問5　What did a NASA scientist discover about house plants?

　　ア．They can help us with our memories.

　　イ．They can help clean the air inside buildings.

　　ウ．They can help clean messy rooms in our homes.

　　エ．They can help make our eyesight better.

問6　第3段落の内容から，Wolverton の研究の内容として最も適切なものを，ア～エの中から一つ選びなさい。

　　ア．Wolverton investigated house plants by visiting the moon several times.

　　イ．Wolverton studied how to use plants as natural air filters.

　　ウ．Wolverton did experiments by visiting homes and offices near NASA.

　　エ．Wolverton developed his ideas by using air cleaners for more than 20 years.

問7　下線部(2)の意味として最も適切なものを，ア～エの中から一つ選びなさい。

　　ア．flower　　　イ．dislike　　　ウ．preference　　　エ．insect

問8　第5段落の内容として正しくないものを，ア～エの中から一つ選びなさい。

　　ア．The most useful plants get rid of unwanted pollutants effectively.

　　イ．The most useful plants are easy to find in home centers.

　　ウ．The most useful plants are easy to take care of.

　　エ．The most useful plants grow in low light conditions.

問9　次の文を本文に挿入する位置として最も適切なものを，ア～エの中から一つ選びなさい。

　　In fact, the way the roots feed on these broken-down pollutants is a part of the natural cleaning process.

　　ア．9A　　　イ．9B　　　ウ．9C　　　エ．9D

問10　第7段落の内容に最も合うものを，ア～エの中から一つ選びなさい。

　　ア．Wolverton believes that living air filters will be investigated by homeowners.

　　イ．Wolverton believes that plants will be used as part of air control systems.

　　ウ．Wolverton believes that anyone can have gardens outside their homes.

　　エ．Wolverton believes that indoor gardens will be constructed everywhere by hand.

問11　Wolverton が最も勧めるであろう内容を推測し，ア～エの中から一つ選びなさい。

　　ア．Homeowners should keep insects inside their houses in winter.

　　イ．Homeowners should sometimes open their windows during winter.

　　ウ．Homeowners should keep their rooms as warm as possible in winter.

　　エ．Homeowners should boil water inside their houses to maintain high humidity in winter.

問12　What is the main idea of this passage?

　　ア．House plants help keep us healthy indoors.

　　イ．It is necessary to save natural resources as much as possible.

　　ウ．House plants produce air pollutants through space travel.

　　エ．It is important to save on heating bills in winter.

問13　What would be the best title for this passage?

　　ア．Better Homes with Plants

　　イ．Magic Plants in the Forests

　　ウ．Clever Homeowners with Utilities

　　エ．Serious Environmentalists at Home

2　次の1～10の英文の空所に入る最も適切な語(句)を，それぞれア～エの中から一つ選びなさい。

1．The students traveled to Europe（　　　）spring break.

　　ア．between　　イ．while　　ウ．under　　エ．during

2．Do you have（　　　）red sweaters for babies?

　　ア．every　　イ．little　　ウ．much　　エ．none

3．My brother,（　　　）lives in Nagoya, is coming to visit us.

　　ア．whose　　イ．whom　　ウ．who　　エ．which

4．Could you pass me（　　　）?

　　ア．the salt　　イ．those salt　　ウ．a salt　　エ．its salt

5. Kimiko (　　) her teeth last night.
　　ア．hasn't brushed　　イ．doesn't brush　　ウ．didn't brush　　エ．hadn't brush

6. He enjoys (　　) the students about Japanese culture.
　　ア．teach　　イ．teaching　　ウ．to teach　　エ．to teaching

7. If she made a lot of money, she (　　) abroad more often.
　　ア．will be gone　　イ．would be gone　　ウ．was going　　エ．would go

8. The letter (　　) out loud by Tom at the dinner table was actually written by Charlie.
　　ア．reading　　イ．was reading　　ウ．read　　エ．was read

9. The secret (　　) only a few students.
　　ア．were known into　　イ．was known into　　ウ．were known to　　エ．was known to

10. Norio never eats potatoes, and (　　).
　　ア．neither Tomomi does　　イ．neither does Tomomi　　ウ．so doesn't Tomomi　　エ．so does Tomomi

---

3　次の 1 ～ 10 の英文を読み，下線部の意味に最も近い語(句)を，それぞれア～エの中から一つ選びなさい。

1. The police are trying to find the <u>cause of</u> the traffic jam.
　　ア．effect on　　イ．reason for　　ウ．confusion of　　エ．process of

2. Tell me some of the <u>customs</u> of your country.
　　ア．questions　　イ．traditions　　ウ．opinions　　エ．answers

3. More than 90 percent of the ocean <u>is left</u> unexplored.
　　ア．reveals　　イ．keeps　　ウ．originates　　エ．remains

4. Captain Jones <u>trains</u> new firefighters.
　　ア．meets　　イ．teaches　　ウ．entertains　　エ．shaves

5. She was <u>amazed</u> to hear that there were many soccer teams in Japan.
　　ア．relieved　　イ．scared　　ウ．surprised　　エ．depressed

6. They were <u>handing out</u> free caps at the club.
　　ア．providing　　イ．demanding　　ウ．gathering　　エ．displaying

7. The Olympic Games take place every four years.

    ア．disappear   イ．solve   ウ．cheer   エ．happen

8. She is remarkable at organizing parties.

    ア．outstanding   イ．passive   ウ．arrogant   エ．friendly

9. I'm really glad to hear you passed the test.

    ア．pleased   イ．supportive   ウ．handy   エ．helpful

10. Still water around a house should be removed, as it is a breeding place for mosquitoes.

    ア．Moving   イ．Pouring   ウ．Fresh   エ．Motionless

---

4 次の問1と問2に答えなさい。

問1　次の2つの会話文を読み，1～4の質問にそれぞれ答えなさい。答えは最も適切なものを，ア～エの中から一つ選びなさい。

Tim:　I really can't wait for the semester to end!　What are your plans for the vacation?

Annie:　Well, Professor Smith has got me a job as an assistant on an environmental research ship in Canada. We're going to be testing the water for pollution levels.

Tim:　That sounds great!　I'm really happy for you.　I wish I could go, too.　However, unlike you, I get seasick.　All I'm going to do is wait tables at a restaurant in my hometown.

Annie:　I can't believe how lucky I am.　Last summer, as soon as I finished taking my last exam, I worked for Professor Smith in his office here on campus.　And this time, I'm going to take hundreds of photographs and record everything.

1. What does Annie most likely do?

    ア．She's a police officer.

    イ．She's a waitress.

    ウ．She's a professor.

    エ．She's a student.

2. What does Tim think will happen to Annie at her summer job?

    ア．She will have an exciting summer.

    イ．She will hate her restaurant job.

    ウ．She will get seasick.

    エ．She will pass a test.

Jean: I can't believe the trouble they had designing our new logo.　It took forever.

Andy: Yes, but the results are impressive.　It really shows what our company stands for — it looks both sporty and powerful.

Jean: Yes, and it looks great on our homepage as well as our store signs and products.　Look at these tennis rackets and our mountain bikes that have just arrived.　They look fantastic with the logo, don't they?

Andy: I hope it makes a difference in our sales.

3．What is the main topic of the conversation?

ア．a new kind of bicycle

イ．a new company logo

ウ．a new store display

エ．a new tennis racket design

4．What type of organization do Andy and Jean most likely work for?

ア．a graphic design agency

イ．a tennis club

ウ．a sporting goods company

エ．a web design company

問2　次の3つの英文を読み，その意味・内容に合うようにそれぞれの下線部に入る最も適切なものを，ア〜エの中から一つ選びなさい。

1．"Did you know that Maria hasn't spoken to her parents for months?　It's strange she doesn't even call them, isn't it?　She got a birthday present from them last week, and a couple of cards.　Then her mother called yesterday and left a message about Maria's grandfather.　She said he's gone into the hospital again."

The speaker thinks Maria should _____ .

ア．take her grandfather to the hospital

イ．call her family

ウ．get a birthday present

エ．find a doctor for her grandfather

2．"This is Captain Lee speaking.　We will be landing in about 30 minutes.　The local time is 11:40 a.m.　We've been told that New York City is cloudy, but will clear up later, and the temperature will rise to 26 degrees this afternoon.　I hope you have had a pleasant flight from Los Angeles.　Thank you for flying with us."

According to Captain Lee, _____ .

ア．their destination is Los Angeles

イ．the current temperature in New York City is 26 degrees

ウ．New York City is cloudy at the moment

エ．it will rain in the afternoon in New York City

3．"I went to a going-out-of-business sale at the clothing store in the mall last weekend.   Can you believe that things were half the regular price?   I wanted to buy some designer T-shirts because they really had a wide selection.   But I reluctantly left without buying anything because of the big crowds."

The speaker was probably _____ when she left the store.

ア．annoyed

イ．glad

ウ．joyful

エ．ashamed

---

5 次の問1～3の英文を読み，意味が通るように並べ替えた場合，最も適切なものはどれか。それぞれア～エの中から一つ選びなさい。

問1　1．The most important thing is to begin by parking your car out of direct sunlight.

2．After washing the car thoroughly, make sure to rinse all the soap off before drying it with a towel.

3．Before washing your car, be sure that you have rinsed all dirt from the body of the car.

4．Washing a car by hand is a great way to relax, save money and protect your car.

ア．3 → 4 → 1 → 2

イ．3 → 2 → 4 → 1

ウ．4 → 3 → 2 → 1

エ．4 → 1 → 3 → 2

問2　1．Most adults in America average only 6.5 hours of sleep.

2．Moreover, sleepy drivers cause more than 100,000 automobile crashes a year in America.

3．Lack of sleep has also been linked to many serious health problems, including memory loss and obesity.

4．However, research has shown that the average adult needs 7-8 hours of sleep each night to function properly the following day.

ア．1 → 4 → 3 → 2

イ．1 → 2 → 4 → 3

ウ．4 → 1 → 2 → 3

エ．4 → 3 → 1 → 2

問3　1．Many Japanese are purchasing pets for companionship because they feel lonely after their children leave home.

2．The "pet boom" in Japan has come at a high cost to animals.

3．An unintended result of this recession has been the large number of abandoned pets, as pet owners find it difficult to pay for their pet's care.

4．Unfortunately, this new wave of pet ownership in Japan has also occurred during a severe economic recession.

ア．4 → 3 → 2 → 1

イ．4 → 2 → 1 → 3

ウ．2 → 1 → 4 → 3

エ．2 → 4 → 3 → 1

6　次の表を見て，問１～４の空所に入る最も適切なものを，それぞれア～エの中から一つ選びなさい。

Marriages between Japanese and Non-Japanese

Non-Japanese Husbands

Year	Total	Korea	China	U.S.A.	Others
1970	3,438	1,386	195	1,571	286
1980	2,875	1,651	194	625	405
1990	5,600	2,721	708	1,091	1,080
1999	7,628	2,499	836	1,318	2,975

Non-Japanese Wives

Year	Total	Korea	China	U.S.A.	Others
1970	2,108	1,536	280	75	217
1980	4,386	2,458	912	178	838
1990	20,026	8,940	3,614	260	7,212
1999	24,272	5,798	7,810	198	10,466

―2002年度厚生省「人口動態統計調査」より抜粋し改写―

問１　This chart shows a (　　　) between countries of the number of Japanese people in international marriages.

ア．comparison　　イ．growth

ウ．reduction　　エ．consistency

問２　In 1980, the total number of non-Japanese husbands was (　　　) the total number of non-Japanese wives.

ア．greater than　　イ．less than

ウ．double　　エ．equal to

問３　In 1999, the total number of Japanese men with a non-Japanese wife was (　　　) the total number of Japanese women with a non-Japanese husband.

ア．about twice　　イ．more than four times

ウ．about three times　　エ．more than five times

問４　Between 1970 and 1980, the number of marriages between Chinese men and Japanese women (　　　).

ア．greatly decreased　　イ．slightly decreased

ウ．greatly increased　　エ．slightly increased

7 次の英文を読み，下線部の(1)と(2)を日本語に訳しなさい。

What is ecotourism? Many people continue to argue the meaning behind this vague term. <u>The truth is that there is no universal definition for this term, nor an authority to decide what it is.</u> Ecotourism is NOT just tourism which takes place in nature. Ecotourism is more difficult to define. However, put simply, ecotourism is the notion of tourism which is both environmentally and socially conscious. <u>In addition, its overall goal is to minimize the impact that tourism might have on an area through cooperation with the people who live there.</u> In some cases, ecotourism actually encourages tourists to positively impact their new surroundings.

8 次の日本文を読み，下線部(1)と(2)を英語に訳しなさい。

日本では，緑茶は伝統的に家庭やレストラン，また会社のオフィスなどで楽しまれている。しかしながら，<u>ここ約5年間，家庭におけるお茶の消費は，人々の多忙な生活様式やコーヒーの人気で減少してきた。</u>ただし驚くことに，最近ペットボトル入りのお茶の売り上げが着実に伸びてきている。ある大手のお茶会社によると，人々は<u>このように売られているお茶は簡単に楽しむことができ，そして健康にも良いものと考えている</u>ことが理由である。

数　学

問題　　22 年度

2月7日試験

次の空欄を埋めなさい.

解答は，分数の場合には既約分数の形で，根号を含む場合には根号の中が最小の自然数となるような形で書きなさい.

1　(1)　c, d を実数とする. 3 次方程式 $x^3 + 2x^2 + cx + d = 0$ の 1 つの解が $2 + i$ であるとき, $c = \boxed{\text{ア}}$, $d = \boxed{\text{イ}}$ であり,
この 3 次方程式の実数解は $\boxed{\text{ウ}}$ である.

(2)　円に内接する四角形 ABCD において，AB $= 1$，DA $= 2$，BC $= \sqrt{2}$，$\angle C = \dfrac{2}{3}\pi$ のとき，
BD $= \boxed{\text{エ}}$，$\angle$ABD $= \boxed{\text{オ}}$ である. また，$\angle$D $= \boxed{\text{カ}}$，CD $= \boxed{\text{キ}}$ である.

2　関数 $f(x)$ を

$$f(x) = \begin{cases} (|x| - 2)^2 & (|x| \leqq 2) \\ 0 & (|x| > 2) \end{cases}$$

と定め，関数 $g(x)$ を

$$g(x) = \frac{1}{2}\{f(x+1) + f(x-1)\}$$

と定める.

(1)　$y = f(x)$ のグラフと x 軸とで囲まれる部分の面積は $\boxed{\text{ア}}$ である.

(2)　x が $-1 \leqq x \leqq 1$ の範囲にあるとき，$f(x+1)$，$f(x-1)$，$g(x)$ を x の 2 次式で表す.

(i)　$f(x+1) = \boxed{\text{イ}}$, $f(x-1) = \boxed{\text{ウ}}$ である.

(ii)　$g(x) = \boxed{\text{エ}}$ である.

(3)　x がすべての実数を動くとき，関数 $y = g(x)$ の最大値は $\boxed{\text{オ}}$ である.

(4)　関数 $y = g(x)$ のグラフと x 軸とで囲まれる部分の面積は $\boxed{\text{カ}}$ である.

3 (1) 数列 $\{a_n\}$ と $\{b_n\}$ を次の条件で定める.

$$4a_{n+2} = 4a_{n+1} - a_n \ (n = 1, 2, 3, \cdots), \quad a_1 = 0, \ a_2 = 1.$$

$$b_n = 2^{n-1}a_n \ (n = 1, 2, 3, \cdots)$$

b_{n+2} を b_{n+1} と b_n で表すと

$$b_{n+2} = \boxed{} b_{n+1} - b_n$$

である. よって, 数列 $\{a_n\}$ の一般項は $a_n = \boxed{}$ である.

無限級数 $\displaystyle\sum_{n=1}^{\infty} a_n$ の和を求めると $\displaystyle\sum_{n=1}^{\infty} a_n = \boxed{}$ である. ここで, $|r| < 1$ であるとき,

$\displaystyle\lim_{n \to \infty} nr^n = 0$ が成り立つことを用いてもよい.

(2) 座標平面上を運動する点 P の時刻 t における座標が

$$x = (\cos t - 2)\cos t, \qquad y = (2 - \cos t)\sin t$$

で与えられている. $0 \leqq t \leqq \pi$ の範囲で点 P の描く曲線を C とする.

(i) 点 P の速さ V を t で表すと $V = \sqrt{\boxed{} - \boxed{}\cos t}$ である. ただし $\boxed{}$, $\boxed{}$ には数値を記入すること.

(ii) $V = \sqrt{3}$, $0 \leqq t \leqq \pi$ であるとき, $x = \boxed{}$, $y = \boxed{}$ である.

(iii) 曲線 C 上の点 ($\boxed{}$, $\boxed{}$) における接線の方程式は $y = \boxed{}$ である.

物理

問題　22年度

2月7日試験

1 図に示すように、質量 m の小球を軽くて伸びない長さ l の糸につけて、他端を垂直な壁の点Aに固定した。その後、小球を糸がたるまないように水平になるまで持ち上げ、静かに放して壁に衝突させた。小球は鉛直線と糸とのなす角度が60度になるまではねかえった。重力加速度の大きさを g とし、次の各問いに答えなさい。答えは解答群の中から最も適切なものを一つ選び、解答欄の記号にマークしなさい。

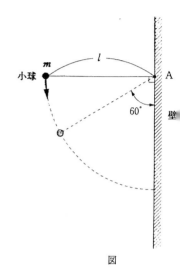

図

(1) 壁に衝突する直前の小球の速さを求めなさい。

(2) 壁に衝突した直後の小球の速さを求めなさい。

(3) 小球と壁との間のはねかえり係数を求めなさい。

(4) これまでは小球と壁との1回目の衝突について考えてきた。小球が壁との衝突を何度も繰り返すと次第に衝突時の速さは減少する。n 回目の衝突直後の小球の速さを求めなさい。

(5) 壁との衝突を n 回繰り返したとき、小球の失う力学的エネルギーを求めなさい。

〔解答群〕

(1) ア. $\dfrac{\sqrt{gl}}{2}$　イ. $\sqrt{gl}$　ウ. $\sqrt{2gl}$　エ. $2\sqrt{gl}$　オ. $4\sqrt{gl}$

(2) ア. $\dfrac{\sqrt{2}}{2}\sqrt{gl}$　イ. $\sqrt{gl}$　ウ. $\sqrt{2gl}$　エ. $2\sqrt{gl}$　オ. $\dfrac{\sqrt{2}}{3}\sqrt{gl}$

(3) ア. $\dfrac{1}{4}$　イ. $\dfrac{1}{2}$　ウ. 1　エ. $\dfrac{\sqrt{2}}{2}$　オ. $\sqrt{2}$

(4) ア. $\left(\dfrac{\sqrt{2}}{2}\right)^{n-1}\sqrt{gl}$　イ. $(\sqrt{2})^{n-2}\sqrt{gl}$　ウ. $\left(\dfrac{\sqrt{2}}{3}\right)^{n}\sqrt{gl}$　エ. $(\sqrt{2})^{n}\sqrt{gl}$　オ. $2^{n}\sqrt{gl}$

(5) ア. $\left[1-\left(\dfrac{1}{2}\right)^{n}\right]mgl$　イ. $\left[1-\left(\dfrac{1}{\sqrt{2}}\right)^{n}\right]mgl$　ウ. $\left[1-\left(\dfrac{1}{2\sqrt{2}}\right)^{n}\right]mgl$　エ. $\left[\dfrac{1}{2}-\left(\dfrac{\sqrt{2}}{n^{2}}\right)\right]mgl$

オ. $\left[1-\left(\dfrac{2}{n^{2}}\right)\right]mgl$

2 空気中に置かれた多数の点電荷が作る電界の性質について考えてみる。クーロンの法則における比例定数を k, 無限遠点の電位をゼロとして，次の各問いに答えなさい。

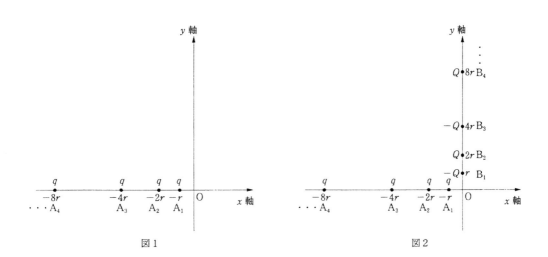

図1　　　　　　　　　図2

[1] 図1に示すように，x軸上の点 $A_1(-r, 0)$, $A_2(-2r, 0)$, $A_3(-4r, 0)$, $A_4(-8r, 0)$, … に同じ電気量 q の点電荷を配置した。ただし，$r(>0)$ は原点Oから最も近い点電荷までの距離である。

(1) 点 A_1, A_2 上の2個の点電荷のみによる，原点Oにおける電位 V_2 を求めなさい。

(2) 点 A_1, A_2, …, A_n 上の n 個の点電荷による，原点Oにおける電位 V_n を求めなさい。

(3) (2)の結果をもとに，点電荷が x 軸上に無限個あるとみなしたとき，原点Oにおける電位 V_0 を求めなさい。

[2] 図2に示すように，図1に置かれた点電荷の配置の上に，さらに y 軸上の点 $B_1(0, r)$, $B_2(0, 2r)$, $B_3(0, 4r)$, $B_4(0, 8r)$, … に電気量 $-Q$, Q, $-Q$, Q, … の多数の符号の異なる点電荷を交互に置いた。

(1) x 軸，y 軸上の点電荷が無限個あるとみなしたとき，原点Oにおける電位 V, ならびに電界の大きさ E を求めなさい。

(2) (1)で求めた電位 V をゼロにするための電気量 q を Q を用いて表しなさい。

3 レンズ，鏡による光線の屈折，反射について次の文章中の空欄を埋めなさい。解答は解答群の中から最も適切なものを一つ選び，解答欄の記号にマークしなさい。

I. 図1のように焦点距離 20 cm のレンズの光軸上にレンズから距離 30 cm 離れた点に物体が置かれているとき，この物体の像は [(1)] にできる。

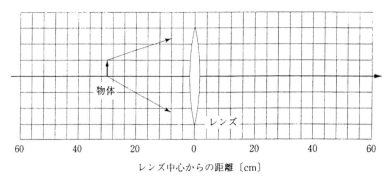

図 1

Ⅱ. 図2のように，屈折率 n, n' の2つの媒質の境界面が，中心をCとする半径 r の球面である場合を考える。屈折率 n の媒質中の光軸上の点Oから出た光は，点Pで屈折し，屈折率 n' の媒質中の光軸と交わる点O'に進んでいく。点Pでの入射角を i, 屈折角を i' とすると屈折の法則は (2) と表すことができる。点O, O'を結ぶ直線上の点Aは境界面上の点である。点Aから点Oまでの距離を s, 点Aから点O'までの距離を s' とすると $n\left[\dfrac{1}{r}-\dfrac{1}{s}\right]=n'\left[\dfrac{1}{r}-\dfrac{1}{s'}\right]$ （以下①式とする。）の関係が成り立つ。この球面で光が反射される場合には $\dfrac{1}{s}+\dfrac{1}{s'}=\dfrac{2}{r}$ （以下②式とする。）の関係が成り立つ。ただし，これらの式で r, s および s' の符号は光が左から右へ進む向きを基準として，光の進行と同じ向きに測るときを正，逆向きに測るときを負とする。

入射側の媒質の屈折率の大きさを1.0，屈折した媒質の屈折率の大きさを1.5，ACの距離を20 cm，AOの距離を50 cm とすると AO' の距離は (3) cm となる。

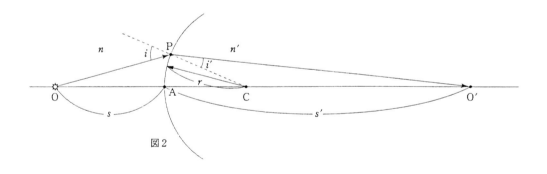

図 2

次に図3のように，凸レンズの片面を鏡面にした場合について考える。入射側の媒質の屈折率およびレンズの媒質の屈折率の大きさは，それぞれ1.0および1.5である。またレンズの両側境界面は半径20 cm の球面である。

点Aから50 cm の位置にある光源からの光がレンズの点Pに入射した場合，点Pで屈折し，鏡面上の点Qで反射する。点Qで反射した光は点Rで屈折し，点 C_2 に到達する。

図2の考えをもとに，以下の手順で AC_2 の距離を求めることができる。点Pで屈折した光は図2によると点O'の方向に向うので， (3) で求めた値と②式を用いて AC_1 の距離を求めると， (4) cm となる。点 C_1 に向う光はレンズ左側の点Rを通過するときに屈折するため点 C_2 に到達する。AC_2 の距離は (5) cm となる。このように各境界での光の進路を順次求めていくことで，光源の像のできる位置を求めることができる。

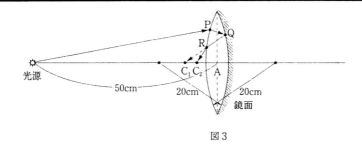

図3

〔解答群〕

(1)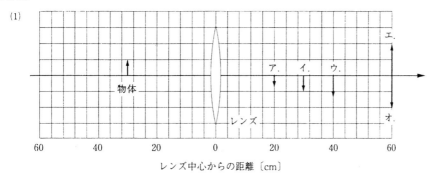

(2) ア. $n\sin i' = n'\sin i$　イ. $n\sin i = n'\sin i'$　ウ. $n\cos i = n'\cos i'$　エ. $n\sin i = -n'\cos i'$
　　オ. $n\sin i = n'\sin(-i')$

(3) ア. $\dfrac{100}{3}$　イ. $\dfrac{100}{7}$　ウ. $\dfrac{200}{19}$　エ. 200　オ. 300

(4) ア. $\dfrac{300}{31}$　イ. $\dfrac{300}{29}$　ウ. $\dfrac{200}{19}$　エ. $\dfrac{300}{13}$　オ. $\dfrac{100}{3}$

(5) ア. $\dfrac{50}{9}$　イ. $\dfrac{100}{13}$　ウ. $\dfrac{900}{83}$　エ. $\dfrac{40}{3}$　オ. $\dfrac{900}{13}$

4　気体分子の熱運動に関する以下の文の空欄を埋め，文章を完成させなさい。

図1のように底面の半径が R，高さ L の円筒容器があり，その中に質量 m の理想気体の分子が N 個入っている。分子は容器の内壁と弾性衝突を繰り返している。円筒の軸に沿って z 軸をとり，xyz 軸の原点 O を円筒容器底面内の円の中心にとる。分子の速度ベクトルを $\vec{v}=(v_x, v_y, v_z)$ とし，はじめ分子の運動の z 軸方向の成分に注目する。

この分子が容器の上面 $z=L$ に衝突すると，速度ベクトルの z 成分の符号が反転し $\vec{v}=(v_x, v_y, -v_z)$ となる。衝突の前後における運動量の z 成分の変化は $-2mv_z$ であり，これは分子が上面から受けた面に垂直な方向の力積に等しい。底面と上面の間を分子が往復する時間は〔(1)〕であるから，上面に分子が衝突する回数は単位時間あたり $\dfrac{1}{〔(1)〕}$ 回となる。よって，分子が上面に与える平均の力は $\dfrac{mv_z^2}{L}$ である。N 個の分子に対する v_z の2乗平均を $\overline{v_z^2}$ と表すと，容器の上面にかかる気体の圧力は $P_{上面}=$〔(2)〕となる。

次に分子の運動の底面に平行な成分に注目しよう。図2は容器内の分子の運動を容器の上面側から観察した様子である。分子は

容器内壁の側面上の点Aに入射角θで衝突してはねかえり，側面上の点Bで次の衝突をした。各衝突により分子が側面の壁に与える面に垂直な方向の力積は〔 (3) 〕である。分子が側面上のAB間を移動するのに要する時間は〔 (4) 〕であるから，側面に衝突する回数は単位時間当たり $\dfrac{1}{〔(4)〕}$ 回となる。よって，分子が側面に与える平均の力は〔 (5) 〕である。N個の分子に対するv_xとv_yの2乗平均をそれぞれ$\overline{v_x^2}$, $\overline{v_y^2}$と表すと，容器の側面にかかる気体の圧力は$P_{側面}=$〔 (6) 〕となる。

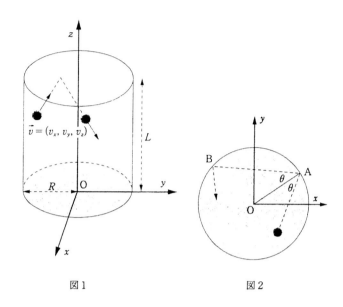

図1　　　　　　　図2

化　学

問題

22 年度

2月7日試験

解答に必要があれば，つぎの値を用いなさい。

原子量：H = 1.0，C = 12.0，N = 14.0，O = 16.0，Cl = 35.5，K = 39.1

---

1 つぎの文を読み，以下の各問いに答えなさい。

アルカリ土類金属は，2族元素に含まれる4種類の元素であり，互いによく似た性質を示す。アルカリ土類金属の一種であるカルシウムは，硫酸カルシウムや　A　として地殻中に多く存在している。

硫酸カルシウムは天然には二水和物　B　として産出し，　B　を加熱すると，130℃〜140℃で半水和物　C　になる。一方，　A　を強熱すると酸化カルシウムが生じ，この酸化カルシウムは水と反応して白色粉末の水酸化カルシウムになる。水酸化カルシウムは水に少し溶け，この飽和水溶液に二酸化炭素を吹き込むと白色の化合物　A　が生じる。さらに二酸化炭素を吹き込み続けると，　A　は　D　となって溶解する。

問1　アルカリ土類金属に属する元素のうち，原子番号が最も小さい元素の元素記号を解答欄に記入しなさい。

問2　文中の空欄　A　〜　D　にあてはまる物質の化学式を解答欄に記入しなさい。

問3　文中の下線部でおきる反応の化学反応式を解答欄に記入しなさい。

---

2 つぎの文を読み，以下の各問いに答えなさい。

クロム酸カリウムは　ア　色の結晶で，水に溶かすと　ア　色のクロム酸イオンを生じる。このクロム酸イオンを含む水溶液を酸性にすると，　イ　色のニクロム酸イオンを生じ，ニクロム酸イオンは，硫酸酸性水溶液中で強い酸化作用を示す。

問1　文中の空欄　ア　および　イ　にあてはまる色をa〜eの中から一つずつ選び，解答欄の記号にマークしなさい。

　　　a：暗青　　　　b：橙赤　　　　c：青白　　　d：黄　　　e：紫

問2　下線部の反応のイオン反応式を解答欄に記入しなさい。

$\boxed{3}$ つぎの文を読み，以下の各問いに答えなさい。

物質 A が物質 B に変化する化学反応がある。この反応を温度 10℃である時間行った後，反応温度を 20℃に上げて反応を続けた。下の表は，この実験の各反応時間〔分〕における A の濃度〔mol/m³〕である。ただし，この実験において温度変化に要する時間は無視する。

反応時間〔分〕	0	10	20	30	40	50	60	70
A の濃度〔mol/m³〕	5.00	4.02	3.19	2.55	1.78	1.06	0.640	0.383

なお，平均の反応速度 $\bar{v}$ は，反応時間 t_1 における A の濃度を $[A]_1$，反応時間 t_2 における A の濃度を $[A]_2$ とすると，次式で定義される。

$$\bar{v} = -\frac{\Delta[A]}{\Delta t}, \quad ただし \quad \Delta[A] = [A]_2 - [A]_1, \quad \Delta t = t_2 - t_1$$

また，t_1 と t_2 の間隔 Δt を十分小さくすることで，瞬間の反応速度 v を定義でき，瞬間の反応速度 v と A の濃度 $[A]$ の関係式はつぎのとおりである。

$$v = k[A], \quad ただし，反応速度定数 k は，反応温度によって異なるが，濃度 [A] の影響をうけないとする。$$

問1 反応開始から 10 分間の平均の反応速度〔mol/（m³・s）〕を求め，有効数字 3 桁で解答欄に記入しなさい。

問2 反応温度を 10℃から 20℃に上げたのは，反応開始後，何分経過したときか。適切な時間を a～f の中から一つ選び，解答欄の記号にマークしなさい。

　　a：5分　　　b：15分　　　c：25分　　　d：35分　　　e：45分　　　f：55分

問3 20℃における反応の反応速度定数 k〔s^{-1}〕の値として適切な値を a～d の中から一つ選び，解答欄の記号にマークしなさい。

　　a：2.3×10^{-4}　　　b：3.6×10^{-4}　　　c：5.9×10^{-4}　　　d：8.5×10^{-4}

問4 A の初期濃度を 5.00 mol/m³ とし，0 分から 10 分まで 20℃，10 分から 20 分まで 10℃で反応させた。20 分における A の濃度〔mol/m³〕として適切な値を a～g の中から一つ選び，解答欄の記号にマークしなさい。

　　a：1.5　　　b：1.8　　　c：2.1　　　d：2.4　　　e：2.7　　　f：3.0　　　g：3.3

東海大学(医) 22年度 (48)

4 つぎの文を読み，以下の各問いに答えなさい。

　水 100 g に尿素 1.20 g を溶かした水溶液の凝固点は −0.370℃であった。一方，水 1000 g を溶媒とするある濃度の塩化カリウム水溶液の凝固点も，−0.370℃であった。

問1　尿素の構造式または示性式を解答欄に記入しなさい。

問2　水のモル凝固点降下〔K・kg/mol〕を求め，有効数字 3 桁で解答欄に記入しなさい。

問3　下線部の塩化カリウム水溶液中に含まれる塩化カリウムの質量〔g〕を求め，有効数字 3 桁で解答欄に記入しなさい。なお，KCl は水に溶けるとき，すべて K^+ と Cl^- に電離する。

5 有機化合物 A の構造を調べるため，つぎの実験を行った。以下の各問いに答えなさい。

実験1．有機化合物 A を分析したところ，炭素，水素および酸素からなり，その分子量は 150 以下であることが分った。

実験2．5.1 mg の有機化合物 A を完全に燃焼させたところ，11 mg の二酸化炭素と 4.5 mg の水が得られた。

実験3．有機化合物 A を水酸化ナトリウム水溶液で加水分解した後，溶液を酸性にすると，有機化合物 B と有機化合物 C が得られた。

実験4．有機化合物 B にナトリウムを加えると，水素が発生した。

実験5．有機化合物 C に炭酸水素ナトリウムを加えると二酸化炭素が発生したが，有機化合物 B に炭酸水素ナトリウムを加えても二酸化炭素は発生しなかった。

実験6．有機化合物 B にヨウ素と水酸化ナトリウム水溶液を少量加えて温めると，黄色沈殿が生じた。

実験7．有機化合物 B を酸化するとアセトンが得られた。

問1　実験 6 で生じた黄色沈殿の分子式を解答欄に記入しなさい。

問2　有機化合物 B の構造式または示性式を解答欄に記入しなさい。

問3　有機化合物 C の構造式または示性式を解答欄に記入しなさい。

問4　有機化合物 A の構造式または示性式を解答欄に記入しなさい。

6 つぎの(1)～(4)に示す二種類の有機化合物を区別するための適切な方法を a～f の中から一つずつ選び，解答欄の記号にマークしなさい。ただし，同じ方法をくり返し選んではならない。

　(1)：サリチル酸と安息香酸

(2)：リノール酸とステアリン酸

(3)：1-ブタノールとジエチルエーテル

(4)：アセトアルデヒドとアセトン

区別する方法：

a：フェーリング液を加えて加熱し，赤色沈殿の有無を確認する。

b：塩化鉄（Ⅲ）水溶液を加え，色の変化の有無を確認する。

c：焼いた銅線につけて燃焼させ，青緑色の炎色反応の有無を確認する。

d：臭素水を加え，脱色の有無を確認する。

e：単体のナトリウムを加え，気体の発生の有無を確認する。

f：炭酸水素ナトリウム飽和水溶液を加え，気体の発生の有無を確認する。

生　物

問　題

2月7日試験

1 次のA～Cの文章を読んで，各問に答えなさい。

A. 私たちの体では，摂取した食物を消化・吸収している。消化管の各部で分泌される消化液に含まれる消化酵素が，炭水化物，タンパク質，脂肪を最小の構成単位にまで分解する。タンパク質は，胃液に含まれる（　1　）や，（　2　）に含まれるトリプシンなどの消化酵素によってアミノ酸にまで分解され，（　3　）で吸収される。（　3　）で吸収されたアミノ酸は，（　4　）という血管を通じて肝臓に運ばれる。肝臓では，アミノ酸から，血しょうのタンパク質や血液凝固因子を産生している。

問1　Aの文章中の空欄（　1　）～（　4　）に当てはまる適切な語句を書き入れなさい。

問2　Aの文章中の（　1　）とトリプシンは，タンパク質を分解する消化酵素であるが，これら2つの酵素が作用する条件に大きな違いがある。その違いについて，句読点を含めて40字以内で説明しなさい。

B. アミノ酸は，ブドウ糖と異なり，炭素，水素，酸素原子のほかに，（　5　）原子を持つ。体内でアミノ酸が分解されると，（　5　）原子を含む（　6　）が産生される。（　6　）は，生体にとって有毒なので，（　7　）という臓器で（　8　）となる。（　8　）は，（　9　）中に排泄される。

問3　Bの文章中の空欄（　5　）～（　9　）に当てはまる適切な語句を書き入れなさい。

問4　アミノ酸の基本的な構造式を書きなさい。なお，側鎖（各アミノ酸に特有の部分）はRで表しなさい。

C. 生物体のタンパク質は，20種類のアミノ酸から構成されている。そのうち，ヒトの体内で合成できないか，極めて合成しにくいものを（　10　）といい，必要量を食物から摂取する。それ以外のアミノ酸は，体内で合成することができる。フェニルアラニンは食物中に含まれているアミノ酸で，過剰に摂取されると，酵素Pの作用によりチロシンが合成され，チロシンがアルカプトンに変えられ，さらに水と二酸化炭素に分解される。この酵素Pの活性が異常に低下する遺伝性疾患を（　11　）といい，フェニルアラニンが過剰になることから，生後数ヶ月以内に，おう吐，知能発達遅滞などを引き起こす。新生児期にこの疾患かどうかを調べて，早期に発見し，対策を講じることで知能発達遅滞を予防することができる。

問5　Cの文章中の空欄（　10　）と（　11　）に当てはまる適切な語句を書き入れなさい。

問6　Cの文章中の（　11　）の疾患患者における知能発達遅滞を予防するにはどうすればよいか，句読点を含めて25字以内で説明しなさい。ただし，遺伝子に操作は加えないものとする。

2　動物細胞の体細胞分裂および細胞周期について以下の問に答えなさい。

問1　体細胞分裂は、細胞分裂が進行する時期を分裂期（M期）と、細胞分裂が終わって（　ア　）細胞ができ、次の細胞分裂が始まるまでの（　イ　）期に大きく分けられる。さらに、分裂期は、前期、中期、後期、終期の順に4つの時期に分けられる。図1は、細胞分裂像を図示したものである。

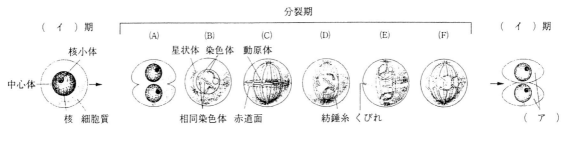

図1

(1) 文章中の空欄（　ア　）および（　イ　）に当てはまる適切な語句を書き入れなさい。

(2) 文章中の下線部について、図1の分裂期(A)～(F)の過程を正しく並びかえて、解答欄に示したそれぞれの時期に分類し、左から順に記号で答えなさい。

問2　問1の文章中の（　イ　）期は、染色体DNAの複製開始まで（G1期）、染色体DNA複製開始から終了まで（S期）、染色体DNA複製終了から分裂期まで（G2期）の3つの時期にさらに分けられる。つまり、細胞分裂における細胞周期は、G1期→S期→G2期→M期の4つの時期からなる。そこで、ある細胞Aの細胞周期について以下の2つの実験を行った。ただし、細胞Aは分裂を繰り返して増殖した場合であっても、それぞれ個々の細胞の細胞周期の長さは同一であるものとする。

(実験1)　細胞Aを培養皿で培養し細胞を回収後、細胞周期と無関係に核内DNAを標識できる化合物（X）を用いて核内DNAを標識した。細胞1個当たりのXの量を測定することによって、細胞1個当たりのDNA量を知ることができる。図2において、横軸は細胞1個当たりのDNA量を、縦軸はそのDNA量を持った細胞数を表す。

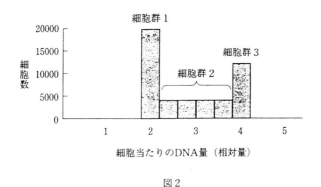

図2

(実験2)　細胞Aの細胞周期を解析するため次の実験を行った。細胞Aを培養皿で培養し、細胞周期の特定時期の細胞の核内DNAのみを標識できる化合物（Y）を、培養液に短時間添加後、細胞を回収した。そのうち、30,000個の細

胞を（Y）を含まない同じ培養液に入れかえて培養を続けた。30,000個の細胞の培養を開始した時点を0時間後として，4時間後，8時間後の各時点において細胞を回収し，（実験1）と同様に，標識された細胞を解析したところ，図3のようなグラフが得られた。なお，化合物（Y）の添加時間は十分に短時間であるものとする。

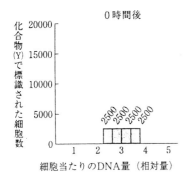
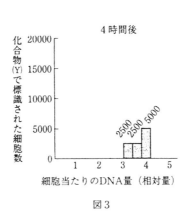
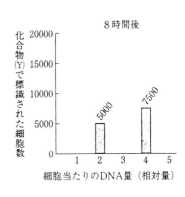

図3

(1) 図2において，細胞群1および細胞群2は，それぞれ細胞周期（G1期，S期，G2期，M期）のどの時期に属しているか答えなさい。

(2) 図3の結果をもとに，細胞AのS期の長さを求めなさい。

(3) 図3の結果をもとに，細胞Aの細胞周期の長さを求めなさい。

(4) 図3を参考にして，細胞Aの培養18時間後のグラフを作成しなさい。なお，図3のように標識された細胞数を対応する棒グラフの上に記入しなさい。

3 次の文章を読み，以下の各問に答えなさい。

抗原とそれに対する抗体を反応させると，抗体は抗原と特異的に結合する。抗体は同じ構造の抗原結合部位を2個持つので，抗原2分子に橋渡しするように結合する。このために大きくて複雑な組成の抗原抗体結合物が生成される。抗原が水溶性の場合には，抗原抗体結合物は水に溶けにくくなって沈殿する。寒天ゲル平板の離れた別々の穴に可溶性抗原液と抗体溶液を入れると，抗原と抗体がゲル内に拡散し，抗原と抗体の出会ったところで沈殿物が可視化され，図1の(I)～(III)のような沈降線が形成される。沈降線の形成は特異的なので，あらかじめ抗原か抗体のどちらかの特異性がわかっていれば，抗体の特性や未知のタンパク質の抗原性を簡単に同定できる。そこで，同様な方法で，シャーレ内で固めた寒天ゲルにa～eの穴を開け，それぞれに以下の(ア)～(コ)に挙げたいずれかの溶液を満たして16時間反応させた。

〔溶液群〕
(ア) 唾液　　　　　(イ) ヒト赤血球溶血液　　(ウ) 膵臓β細胞抽出液　　(エ) 卵白アルブミン
(オ) ウシ血清アルブミン　(カ) 抗ヘモグロビン抗体　(キ) 抗インスリン抗体　(ク) 抗アミラーゼ抗体
(ケ) ヒト血清　　(コ) 抗卵白アルブミン抗体

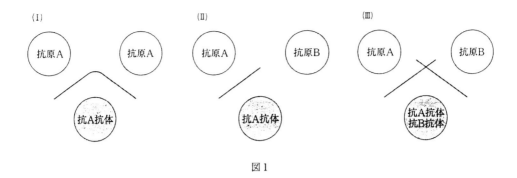

図1

（図1の説明文）
(I) 2つの穴（白色）に存在する抗原溶液が同じで（抗原A），もう1つの穴（灰色）にその抗原に対する抗体溶液（抗A抗体）を含む場合
(II) 2つの穴（白色）に存在する抗原溶液が異なり（抗原Aと抗原B），もう1つの穴（灰色）に一方の抗原に対する抗体溶液（抗A抗体）のみを含む場合
(III) 2つの穴（白色）に存在する抗原溶液が異なり（抗原Aと抗原B），もう1つの穴（灰色）に両者の抗原に対する抗体溶液を含む場合（抗A抗体と抗B抗体）

問1　寒天ゲルのeに抗アミラーゼ抗体を入れた時，図2のような沈降線が形成された。aにはどの溶液が入っていたか，溶液群(ア)～(コ)の中から1つ選び，記号で答えなさい。

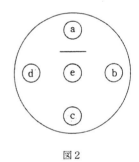

図2

問2　寒天ゲルのaにヒト赤血球溶血液，bに卵白アルブミン，cに膵臓β細胞抽出液，そしてdに抗ウシ血清抗体を入れた時，図3のような沈降線が形成された。eにはどの溶液が入っていたか，溶液群(ア)～(コ)の中からすべて選び，記号で答えなさい。

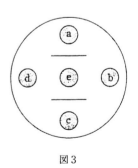

図3

問3　ヒトの唾液中には水溶性の血液型物質（A型抗原，B型抗原）が含まれている。寒天ゲルのeにABO式血液型の不明なヒトの血清を入れ，aにA型，bにB型，cにAB型，そしてdにO型のヒトの唾液をそれぞれ入れた時，図4のような沈降線が形成された。eに入れたのは，ABO式血液型で何型のヒト血清であったか答えなさい。

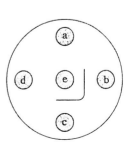

図4

問4 寒天ゲルの a に卵白アルブミン（分子量約 45,000）とウシ血清アルブミン（分子量約 65,000）を入れ，e にはそれぞれの抗原に対する抗体溶液を入れた時，図5のような沈降線が形成された。e に入っている2種類の抗体の分子量が同じである場合，e に近い方の沈降線は，(a)卵白アルブミンと(b)ウシ血清アルブミンのどちらの抗原との反応によって形成されたものか，(a)あるいは(b)の記号で答えなさい。また，そのように考える理由について，句読点を含めて40字以内で説明しなさい。

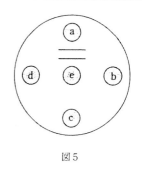

図5

4

細胞分化に関する次の文章を読み，以下の問に答えなさい。

脊椎動物の骨格筋は，胚発生の途上で生ずる中胚葉性の体節に由来する。体節の一部の細胞が筋芽細胞となり，筋芽細胞が融合して多核の筋管となる。さらに，筋管が横紋構造を持った骨格筋へと発生し，骨格筋特有のアクチンやクレアチンリン酸化酵素などのタンパク質を合成するようになる。この骨格筋分化の過程を，シャーレを用いた細胞培養で観察することができる（図1）。マウス胎児由来の繊維芽細胞 10T1/2（テンティーハーフ）は，分化した細胞の特徴を持たない未分化な細胞で，シャーレの中で増殖する。10T1/2 細胞を 5 - アザシチジンという薬剤を加えた培養液で 24 時間培養し，その後は 5 - アザシチジンを除いて培養を続ける。培養後 10 日を過ぎると筋芽細胞様の形態を持ったものが出現し，その後数日を経てそれらの筋芽細胞が融合して筋管が出現する。（　　①　　）これらのことから，5 - アザシチジン処理は，10T1/2 細胞集団の一部に骨格筋細胞への分化の決定をうながしたと解釈することができる。

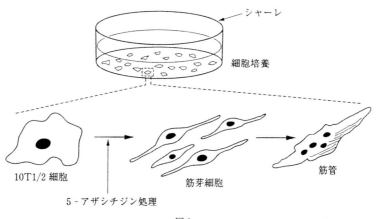

図1

骨格筋細胞の分化を決定する因子を発見することを目的として，上に述べた培養系を用いて次のような実験を行った。何も処理をしていない 10T1/2 細胞と 5 - アザシチジンで処理した 10T1/2 細胞それぞれから，伝令 RNA（mRNA）を抽出した。それぞれの抽出物には，たくさんの種類の mRNA が含まれている。次に，ウイルス由来の逆転写酵素と DNA ポリメラーゼを用いてそれぞれの1本鎖 mRNA を2本鎖 DNA（これを相補的 DNA すなわち cDNA とよぶ）に置き換えた。さらに，未処理の 10T1/2 細胞から合成した cDNA 群には存在しないが，5 - アザシチジン処理した 10T1/2 細胞から合成した cDNA 群には存在するという条件を満たすものを検索した。アクチンやクレアチンリン酸化酵素など分化した骨格筋に特有なタンパク質をコードする cDNA

を除いた結果，3種類のcDNAが得られた。これらのcDNAに対応する遺伝子DNAから作られるタンパク質が骨格筋の分化を決定する因子であるかどうかを確認するために，適切なプロモーターDNAにcDNAを連結したものを（ ③ ）へ遺伝子導入したところ，いずれの場合も高頻度で筋管が出現し，さらに骨格筋へと分化したのである。この骨格筋は，アクチンやクレアチンリン酸化酵素などの骨格筋に特有なタンパク質を合成していた。また，3種類のcDNAの塩基配列を調べることにより，それぞれから作られる3種類のタンパク質M1，M2，M3のアミノ酸配列を推定したところ，図2のような結果が得られた。図2は，アミノ酸がペプチド結合でつながってできるタンパク質の1次構造を長方形で表したものである。末端のアミノ基（－NH$_2$）の位置をNで，末端のカルボキシル基（－COOH）の位置をCで示している。タンパク質M1，M2，M3は，灰色部分で示した類似のアミノ酸配列を持ち，調節タンパク質として特定の機能を有することが見い出された。
④

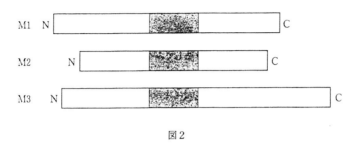

図2

問1　本文中の空欄（　　①　　）の部分には，対照実験とその結果についての一文が入る。①に当てはまる文章を考え，句読点を含めて40字以内で書きなさい。

問2　本文中の下線②のような条件を設定したのはなぜか。その理由を，句読点を含めて60字以内で説明しなさい。

問3　本文中の空欄（　③　）に当てはまるのはどれか。次のa～fから1つ選び，記号で答えなさい。

　　a．何も処理をしていない10T1/2細胞
　　b．5-アザシチジンで処理した10T1/2細胞
　　c．何も処理をしていない筋芽細胞
　　d．5-アザシチジンで処理した筋芽細胞
　　e．何も処理をしていない筋管
　　f．5-アザシチジンで処理した筋管

問4　本文中の下線④に示されている類似のアミノ酸配列は共通の働きを持っている。次のa～fの記述のうち，その共通の働きとして最も適切と思われるものを1つ選び，記号で答えなさい。

　　a．RNA合成酵素に結合し，遺伝子の転写を開始するのに必要である。
　　b．翻訳過程において，アミノ酸どうしをペプチド結合でつなぐ反応を触媒するのに必要である。
　　c．単量体のアクチンと結合し，その重合を促進するのに必要である。
　　d．クレアチンリン酸化酵素に結合し，その活性を上昇させるのに必要である。
　　e．骨格筋だけで転写されているmRNAが，リボソームの結合した小胞体膜を通過するのに必要である。
　　f．核内に存在するゲノムDNA上の特異的な塩基配列に結合し，特定の遺伝子の発現を促進したり抑制したりするのに必要である。

5　植物ホルモンに関する以下の問に答えなさい。

問1　種子植物は発芽後，成長し，やがて花や種子などを形成する。植物は移動できないため，その一生すべての段階でその場での環境の変化を感知し，自らを調節し，環境に反応するしくみを持っている。植物が環境に適応する過程には，様々な種類の植物ホルモンが関係している。下記のA～Jの事象はある植物ホルモンの作用を示している。それぞれの作用を示すホルモン名を以下の(あ)～(か)から1つずつ選び記号で答えなさい。

A．種子の休眠維持
B．種子の発芽促進
C．屈性
D．茎の伸長促進，頂芽優勢
E．茎の伸長促進，気孔開口の促進
F．茎の伸長抑制，気孔開口の抑制
G．花芽の形成促進
H．子房の発育促進，果実の形成促進
I．果実の肥大成長の促進，離層形成の抑制
J．果実の成熟促進，落葉・落果の促進

〔ホルモン名〕
(あ)　アブシシン酸　　(い)　エチレン　　(う)　オーキシン　　(え)　サイトカイニン　　(お)　ジベレリン
(か)　フロリゲン

問2　図1に示すように，ある植物の茎の一部を切り取り，一方の茎断片は先端部側(A)に寒天(寒天1)を密接させ，もう一方は基部側(B)に寒天(寒天2)を密接させ，さらにそれぞれの反対側の茎端をオーキシンを含む寒天ではさむようにした。しばらく放置した後に，寒天1および寒天2に含まれるオーキシン濃度を分析した。オーキシンが検出された寒天は，寒天1と寒天2のどちらであったか。1または2の数字で答えなさい。なお，本実験では，光および重力の影響は無視できるものとする。

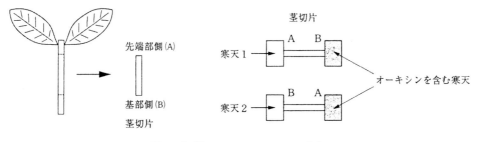

図1　茎断片におけるオーキシンの移動

問3　問2で示したように，オーキシンはその他の植物ホルモンとは異なり，方向性をもって茎の内部を移動する。このような現象を何とよぶか答えなさい。

問4 オーキシンの方向性をもった移動は，細胞に存在する2種類のタンパク質により調節されていると考えられている。一つはAUXとよばれ，オーキシンを細胞内に取り込む働きをするタンパク質である。もう一つはPIN1とよばれ，オーキシンを細胞から排出する働きをするタンパク質である。これら2種類のタンパク質の作用によりオーキシンは細胞に取り込まれた後排出され，次の細胞へ移動する。図2のA（対照実験）は，通常の状態での植物細胞における3種類のタンパク質（○：白丸，△：白三角，●：黒丸）の局在を示したものである。一方，オーキシンの移動を阻害することが知られている薬剤を処理した植物の細胞においては，図2のB（阻害薬実験）で示すように，○（白丸）と△（白三角）の局在は変化しなかったが，●（黒丸）タンパク質の細胞内での局在が変化し，本来存在すべき細胞膜から細胞質に移動することが明らかとなった。以上のような知見から，タンパク質AUXおよびPIN1は，それぞれ図2の(ア)●（黒丸），(イ)○（白丸），(ウ)△（白三角）のいずれを示していると考えられるか，(ア)～(ウ)の記号で答えなさい。

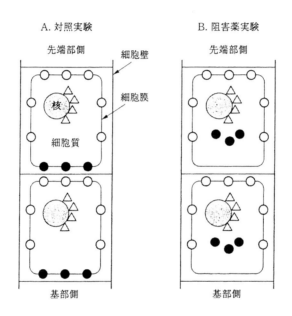

図2 オーキシン輸送タンパク質の分布

問5 問4の阻害薬実験において，オーキシンの移動が阻害された理由を，句読点を含めて60字以内で説明しなさい。

英　語

解答　22年度

2月6日試験

1　出題者が求めたポイント

[全訳]

　誰もがそれを嫌っているが、誰もがそれをする。最近の世論調査によると、世界でもっとも気前よくチップを払うアメリカ人の40%が、この習慣を嫌っているという。やはり(A)これは、非常に(B)不公平なもののように思われる。どうしてウェイトレスはチップをもらうのに、ファストフードの店員や命を救う医者はもらわないのだろう。

　アメリカだけでチップは今や160億ドルの産業である。奇妙な行動であるだけに、これはよけい驚くべきことだ。合理的に行動する消費者であれば、与えられたサービスに対して必要以上に払うべきではない。チップは自由意志によるわけで、消費者に対する余計な請求を表していて、存在すべきではない。だから、(C)それが存在しているのはなぜだろうか。昔からの知恵によると、チップは良いサービスをしようとする努力に報いるとともに、客とサービス提供者との間の居心地の悪い不公平感を減らすもののようだ。こうして、(1)サービスが良いとチップは多くなる。

　「チップ」の語源は16世紀から来ていると思われる。その頃イギリスのパブのボックス席に「To Insure Promptitude(迅速を保証)」という文句(後にただTIPとなる)が掛けてあった。(2)しかし、最近のコーネル大学の調査によれば、チップはもはやどんな役立つ機能も果たしていない。このレポートは、20のいろいろなレストランで食事をしている2547人の人たちから取ったデータを分析している。(D)多くのチップと良いサービスとの関連性はとても弱かった。ほんのわずかなケースのチップだけが、サービスの質の高さに関係があった。たとえば、食事を「すばらしい」とランク付けした客は、食事の値段の8%から37%のどこかの額のチップを払っていた。

　チップの習慣は経済よりもむしろ文化によってよく説明できる。アメリカではこの習慣は制度化されている。つまり、これは認められたサービス経費の一部と見なされているのだ。ニューヨークのレストランでは、少なくとも15%のチップを置かないでいると、あなたについたウェイターは動揺するかもしれない。ヘアードレッサーは15から20%を期待することができ、あなたの食料雑貨を運んでくれる人は5ドルを期待する。ヨーロッパではチップはこれほど一般的ではない。多くのレストランでは、任意のチップは標準的なサービスチャージに取って代わられつつある。アジアの多くの国ではチップは実際には全然広まったことはない。

　チップとなると、その習慣にどうしてこのように多くの違いがあるのだろうか。答えはおそらく、ほとんどの場合心理的なものだろう。コーネル大学の研究者で、チップをテーマとする研究論文の共著者であるマイケル・リンによると、一般的に言って、外交的、社交的、強迫的な人ほどチップを多くはずむ傾向にある。チップはまた、見知らぬ他人から奉仕されることから来るストレスを解放する。そして、リンが言うには、「人々が外交的で感情を外に表すアメリカでは、チップは社会的に承認してもらえるかどうかの問題です。チップの払いが悪いと、人はあなたを軽く見るのです。気前のいいチップは自分を見せびらかすチャンスです。」反対に、アイスランド人は普通はチップを払わない。おそらくこれは彼らが内気であることかノイローゼでないこと、あるいはその両方を表しているのかもしれない。

　チップの習慣の背後にある理由を説明することは困難だが、ひとつのことは明らかである。それは、チップはサービスを向上させることはないということだ。チップは、レストランの場合では、必ずしもウェイターにもっと良いサービスを提供しようという気を起こさせるものではない。また、レストランの経営者が職員を観察して査定する助けになることもない。実際、不満を抱える多くの客たちは、サービスを向上させるためにはまず、サービス労働者にもっと多くの給与を支払うべきだと思っている。

[設問と選択肢の英文の意味]

問1.(4)コーネル大学の研究者たちのレポートによると、多額のチップとより良いサービスの間の結びつきは非常に弱かったが、その理由は、

　ア.食事に満足した客たちの中に、多めにチップを払った人たちもいたので。

　イ.食事に満足した客たちの中に、少なめにチップを払った人たちもいたので。

　ウ.食事に満足した客たちはみんな、多めにチップを払ったので。

　エ.食事に満足した客たちはみんな、少なめにチップを払ったので。

問2.(1)

　ア.いいレストランほど値段が高い。

　イ.サービスがいいほど、チップが大きい。

　ウ.それは広く受け入れられている行動ではない。

　エ.それは新しいビジネスを生み出す。

問3.

　ア.チップをはずみがちな人たちがいることの理由を、述べるため。

　イ.お金持ちがどれほどチップを気前良く払うものかを、示すため。

　ウ.チップを渋りがちな人たちがいることの理由を、述べるため。

　エ.貧しい人たちがどれほどチップを気前良く払うのを渋るのかを、示すため。

問4.

1. アメリカのほとんどの人たちはチップを嫌っている。
2. 多いチップは良いサービスを保証する。
3. チップの習慣は、サービスを向上させる効果よりも、人々の心理的欲求によってうまく説明できる。
4. チップはアジア諸国でよく広まっている習慣である。
5. 不満を抱える多くの客は、サービス提供者がもっと高い給料を支払われていれば、もっと良いサービスが受けられるだろうと思っている。

[解答]
問1.(1)ウ (2)イ (3)ア (4)イ (5)エ (6)エ
問2.(1)イ (2)イ (3)ウ (4)エ
問3.ア
問4.(1)イ (2)イ (3)ア (4)イ (5)ア

② 出題者が求めたポイント

[全訳]
1. 父親がピアニストであるその少年はピアノを上手に弾くことができる。
2. リサイクルが次第に重要になりつつある。
  importantの比較級はmore important 「しだいに」はmore and more ＋形容詞
3. その手紙を見たことは覚えていませんが、たぶん読んだのでしょう。
  「～したことを覚えている」はrememberの後に動名詞を置く。
4. 昨夜テレビで面白いものを見た。
  「(物が)面白い」はinteresting
5. 私たちは昨日チケットを買おうとして、雨の中に2時間立っていた。
  yesterdayがあるので時制は過去形が適切。
6. 彼は普通は歩いて仕事に行く。
  「徒歩で」はon foot
7. 横浜の人口は札幌の人口より多い。
8. 学生たちはテスト結果に刺激された。
9. かおるはアイスクリームが好きだが、たかしもそうだ。
10. もっと勉強していたら、あなたはそのクラスに合格していたのに。
  「仮定法過去完了」なので主節の動詞はwould have ＋ 過去分詞

[解答]
(1)イ (2)ア (3)ウ (4)イ (5)ウ
(6)ウ (7)エ (8)ア (9)エ (10)ア

③ 出題者が求めたポイント

[全訳]
1. 海洋探査に使えるお金は限られている。
2. ミキは高校に入ってからずっと、日記をつけている。
3. 私は1950円持っています。それはだいたい2000円です。
4. もっと情報が必要なら、遠慮なくご連絡ください。

5. 空気中の鉛の量が過ぎると、子どもの知力が低下する。
6. ビーチをきれいにする計画が実施された。
7. 私は彼女が言おうとしていることが理解できなかった。
8. その部屋の明かりは適切ではない。
9. 政府は経済政策を見直ししている。
10. 新しい町に住むことは、彼には大変な苦労だった。

[解答]
(1)エ (2)ア (3)ア (4)イ (5)イ
(6)ウ (7)ウ (8)エ (9)ア (10)ウ

④ 出題者が求めたポイント

問1.
教授：やあ、マリア。ちょっと手伝ってくれないかな。この短編をスペイン語から英語に翻訳したいんだ。きみはスペイン語を話すよね。
学生：私の母語はイタリア語ですが、高校でスペイン語とフランス語を勉強しました。
教授：それはいい。では、手伝ってくれる？たった1ページなんだ。英語学部が、きみがかかった時間の支払いをすることになっている。急ぎではないよ。
学生：お手伝いしたいのですが、今週テストが3つあるんです。来週でも大丈夫ですか？
  1.この学生は何をしようとしているのか。
    ア.短編を書こうとしている
    イ.来週テストを受けようとしている。
    ウ.スペイン語とイタリア語を勉強しようとしている。
    エ.短編を英語に翻訳しようとしている。
  2.この学生はどこの出身の可能性が高いか。
    ア.イタリア　イ.スペイン　ウ.フランス
    エ.イギリス
スー：今朝仕事に来た時、製造部の人たちが「ピンクスリップ」をもらったことを話しているのを聞いたんだけど。
ビル：ほんと？ 状況はそんなに悪いの？
スー：あいにくとそうね。製造部のいくつかの部門ではもう解雇しているの。たった今会社のカフェテリアでジャックに会ったんだけど、彼は去年の夏、コンピューターのプログラマーの仕事を始めたばかりなのに、職を失うことを心配していたわ。彼は地域病院のプロジェクトをずっとやっているのよ。
ビル：彼にはきついだろうね。ビーチに新しい家を買ったばかりなんだよ。
  3.この会話はどこでされているのだろうか.
    ア.大学　イ.病院　ウ.職場　エ.ビーチの家
  4.「ピンクスリップ」とは何か。
    ア.パーティーの招待状
    イ.会社のIDカード
    ウ.雇用を終了する通知

エ. コンピューター製品のリスト

問2.

1.「毎年こんなスピーチを聞かなくてすめばいいのにと思わないか？でも、社長のスピーチは今年は今までよりずっといいと思ったよ。だいぶ短かったし、要点が外れてなかった。去年は永遠に続くんじゃないかと思った。目を開けていられなかったね。」

話し手によると、社長のスピーチは

ア. 今年はもっと悪かった。
イ. 去年はもっと長かった。
ウ. 去年はもっと面白かった。
エ. 今年はもっと焦点がずれてた。

2.「おはようございます。午前6時17分です。たった今入ってきたところによると、アメリカドラゴンズは、トップ投手のジョン・ゴードンが、選手2人と推定契約金100万ドルのトレードで、ニューヨークタイガースに行くことを発表しました。ゴードンは35歳のベテランで、今度で4つ目のメジャーリーグチームでプレイすることになります。さて、天気予報は…」

このアナウンスはどこで聞かれたのか。

ア. ラジオで。
イ. 野球場で。
ウ. 電話で。
エ. トレード会場で。

3.「先週の日曜日に、友だちと新しいアクション映画を見に行ったんだ。映画館は言っても信じないくらい混んでたよ。入るだけで長い行列だった。話は簡単に予測できるものだったし、始めはよくなかった。でも、終わりに近づくにつれて、ひねりが効いててさ。チケットの値段だけの価値は十分あるよ。」

話し手はおそらく映画に

ア. 無関心である。
イ. 戸惑っている。
ウ. 怯えている。
エ. 感動している。

[解答]
問1.(1) エ (2) ア (3) ウ (4) ウ
問2.(1) イ (2) ア (3) エ

5　出題者が求めたポイント

[全訳]
問1.
1. はじめに肉を、玉ねぎ、にんにくと一緒に炒めます。
2. タコスを作るには、いくつかの基本材料をそろえなければなりません。トルティーヤ（メキシコの平べったいパンの1種）、肉（チキン、ビーフ、ポーク、魚）、チーズ、玉ねぎ、にんにく、トマト、そしてタコソースです。
3. タコスは世界中の人々に食べられている人気のメキシコ料理です。
4. 次に、炒めた肉をトルティーヤの上にのせ、チーズと野菜と、お好みならタコソースを加えます。

問2.

1. 事実、最近、日本の人口は毎年約2万人減少している。
2. 日本の人口は他の工業諸国と比べて、非常に速い率で減少している。
3. その上、人口が安定するためには、統計的に言って、女性が平均2.1人の子どもを産まなければならない。しかし現在の率は約1.25人である。
4. この率では日本の人口は現在の1億2800万人から2050年までに1億万人に減少するだろう。

問3.
1. しかし、中年までに、ほとんどの大人は、自分が親と同じように見たり行動したりしていると気づく。
2. ティーンエイジャーや若い成人たちは、新しい考えを試したり、親とは違う生き方をしたいと願う。
3. この短い期間の間、若者たちは、ファッションやふるまいで自分を自由に表現したいと思う。
4. 歳がいくにつれて、彼らはしばしば保守的になり、親たちが持っていた価値観へと戻る。

[解答]
問1.ア　　問2.イ　　問3.エ

6　出題者が求めたポイント

29歳未満の日本人独身男性と独身女性のひと月の出費
出費項目：食料・住宅・光熱費・家具調度・衣類/履物・医療費・交通通信・娯楽費・その他

問1. グラフは日本の独身の若者の、ひと月の（　　）を表している。
ア. 収入の増加　イ. 税金　ウ. 貯蓄高　エ. 出費

問2. 1989年には平均的な男性は一番多額のお金を（　　）に使った。
ア. 住居費　イ. 衣類/履物　ウ. 食料　エ. 娯楽費

問3. 平均的な男性は2004年には、1989年に比べて（　　）への出費を減らしたが、平均的な女性は両方の年も大体同じ額だった。
ア. 住居費　イ. 衣類/履物　ウ. 交通通信　エ. 光熱費

問4. 2004年には、男性によって交通通信に使われた額は、1989年に比べて（　　）。
ア. 減少した　イ. 同じに留まった　ウ. 増加した
エ. 2倍になった

[解答]
問1.エ　　問2.ウ　　問3.イ　　問4.ウ

7　出題者が求めたポイント

[全訳]
　真の有機食料は、従来の化学殺虫剤や化学肥料を使わないで栽培された食料である。しかし場所によっては、いくつかの「証明つき」有機食料の中には、少量の化学肥料を含む物もあるにはある。(1)多くの地域と国々は、危険な化学物質の使用を制限するように有機農業に厳しい規制をかけている。2008年4月現在、有機食料の売上は世界の食料売買のおよそ1～2%を占めるに過ぎないが、(2)買い物客が健康上そして社会的関心からもっと多くの有機食料品を選んで買うようにな

ってきているので、この数字は上がり続けている。

[解答]

(1) 全訳中の下線部(1)を参照。

(2) 全訳中の下線部(2)を参照。

8   出題者が求めたポイント

[解答]

(1) Though noise is a serious problem in our daily lives, it is one of the topics which are the least discussed in public.

(2) they make us get angry easily, cause us a lot of stress, and give a bad influence on the effect of learning.

2月7日試験

1   出題者が求めたポイント

[全訳]

　冬の最中は家はきっちりと密閉される。家の所有者は暖房費を切り詰め、天然資源を節約したいと思うので、家の気密性を高くする。彼らは熱を閉じ込め寒気を閉め出すために、窓のおおいやドアのまわりに特別な材料を施す。しかし、彼らは寒気を閉め出す一方で驚くほどの量の空気汚染を閉じ込めているのだ。

　普通の家やアパートの空気は多くの種類の毒を中に含んでいることがある。中には癌を引き起こすものさえある。ある種の化学物質は家具から建材から家庭用品から放出される。冷蔵庫などの家庭用器具は空気に、健康に悪い化学物質をつけ加える。そしてタバコの煙はさらに毒性の強いガスを含んでいる。呼吸さえ、ある種の毒性化学物質を空気に加える。(1)換気のよくないしっかり密閉された建物の内部では、何百もの空気汚染物質が見つかる。

　(A)家の中で呼吸を止める必要はない。よりきれいな空気が室内植物と同じくらい身近にあるかもしれない。NASAの研究者によると、室内植物は室内の空気を呼吸可能なレベルに保つのに役立つ。この研究者B・C・ウォルヴァートンは、20年以上にわたって、生きた空気フィルターとしての植物の利用を検討してきた。彼の研究は宇宙船内の空気の研究から発展した。

　ウォルヴァートンは、よく見慣れた室内植物の中に、空気中のある種類の毒物を(2)好むものがいることを発見した。オリヅルランとボストンシダはホルムアルデヒドと呼ばれる発ガン性化学物質を好む。あるタイプのライラックはトリクロロエチレンという別の毒性化学物質を取り込む。

　研究を始めて以来、ウォルヴァートンは、空気から汚染物質を除去する能力を求めて、40を越える植物をテストしてきた。平均的な家庭にとって最も有効な植物と言えるのは、アレカヤシ、ゴールデンポトス、コーンプラントなどである。これらの植物は室内で育てやすく、少しの光しかいらず、そして、空気を効率よくきれいにする。広さ9平方メートルあたり2〜3個の植物を使うことを彼は提案している。

　[9A]植物は光合成の祭に、葉を通して二酸化炭素と共に空気汚染物資を取り込む。[9B]この過程は、太陽光からのエネルギーを使いながら、二酸化炭素と水を食料に変える。[9C]同時に、根の回りの土の中にいる極小の虫(微生物)が、その植物の栄養となるように毒を分解する。[9D]ウォルヴァートンによれば、「この仕事の90%は微生物によってなされる。」

　ウォルヴァートンは、いつかすべての家庭やオフィスが、作りつけの室内庭園を持つようになるだろうと予測している。それらは普通に、建物の空調システム設計の一部となるだろう。

[設問と選択肢の英文の意味]

問1. 家の所有者はなぜ家の気密性の高くするのか。

ア. 天然資源を自分で貯めたいので。
イ. 換気を閉じ込めておきたいので。
ウ. 光熱費と天然資源を節約したいので。
エ. 空気汚染を減らしたいので。
問2. 一般的な家庭やアパートが様々な種類の毒物を中に含んでいるのはなぜか。
　　ア. それらは普通に、太陽光から来る健康に害のある化学物質にさらされているので。
　　イ. それらは化学工場に近いところにあるので。
　　ウ. 人々は家の中で化学実験をやるので。
　　エ. 家庭用品や器具が健康に悪いガスを放出するので。
問3. ア. 水の交換　　イ. 贈り物の交換　　ウ. 空気の交換
　　　エ. お金の交換
問5. NASAの研究者は室内植物について何を発見したのか。
　　ア. 室内植物は私たちの記憶を助ける。
　　イ. 室内植物は建物内部の空気をきれいにするのを助ける。
　　ウ. 室内植物は家の中の散らかった部屋を掃除するのを助ける。
　　エ. 室内植物は私たちの視力を良くするのを助ける。
問6.
　　ア. ウォルヴァートンは、月に数回行くことによって室内植物を研究した。
　　イ. ウォルヴァートンは、どのようにして室内植物を自然の空気フィルターとして使うかを研究した。
　　ウ. ウォルヴァートンは、NASA近くの家庭やオフィスを訪ねることによって実験を行った。
　　エ. ウォルヴァートンは、20年以上にわたって空気清浄機を使うことによって、アイディアを発展させた。
問8.
　　ア. 最も有益な植物は、望ましくない汚染物質を効率よく取り除く。
　　イ. 最も有益な植物は、ホームセンターで見つけるのは簡単である。
　　ウ. 最も有益な植物は、手入れが簡単である。
　　エ. 最も有益な植物は、光があまりない状態でも育つ。
問9. 挿入すべき英文の意味は「実は、根がこのような破壊された汚染物質を栄養にするやり方は、自然の浄化作用の一部なのである。」
問10.
　　ア. 生きた空気フィルターが家の所有者たちによって検討されるようになるだろうと、ウォルヴァートンは信じている。
　　イ. 植物が空調システムの一部として使われるようになるだろうと、ウォルヴァートンは信じている。
　　ウ. だれもが家の外に庭を持つことができるようになるだろうと、ウォルヴァートンは信じている。
　　エ. 室内庭園がいたるところで手作業で作られるようになるだろうと、ウォルヴァートンは信じている。

問11.
　　ア. 家の所有者は冬は家の中で昆虫を飼ったほうがいい。
　　イ. 家の所有者は冬の間時々窓を開けたほうがいい。
　　ウ. 家の所有者は冬には部屋をできるだけ暖かくしたほうがいい。
　　エ. 家の所有者は冬には高い湿度を保つために家の中でお湯を沸かした方がいい。
問12. この英文の主題は何か。
　　ア. 室内植物は室内を健康に保つのに役に立つ。
　　イ. できる限り天然資源を節約することが必要だ。
　　ウ. 室内植物は宇宙旅行の間、空気汚染物質を作り出す。
　　エ. 冬には暖房費を節約することが大切だ。
問13. この英文のタイトルとして最も適切なのはどれか。
　　ア. 植物のあるより良い家庭
　　イ. 森の魔法の植物
　　ウ. 設備を持っている賢い家屋所有者
　　エ. 家の中のまじめな環境保護論者
[解答]
問1. ウ　　問2. エ　　問3. ウ　　問4. ア　　問5. イ
問6. イ　　問7. ウ　　問8. イ　　問9. エ　　問10. イ
問11. イ　　問12. ア　　問13. ア

② 出題者が求めたポイント
[全訳]
1. 学生たちは春休みにヨーロッパに旅行した。
2. あなたは赤ちゃんの小さい赤いセーターを持っていますか。
3. 兄は名古屋に住んでいるが、近々私たちを訪ねてくる。
4. お塩をとっていただけますか。
5. きみこは昨夜は歯を磨かなかった。
6. 彼は学生たちに日本文化を教えるのを楽しんでいる。
7. 彼女はお金がたくさん稼げたら、もっとたびたび外国に行くだろうに。
8. ディナーの席でトムによって読み上げられた手紙は、実はチャーリーによって書かれたものだ。
9. その秘密はごくわずかな学生たちにしか知られなかった。
10. のりおは決してジャガイモを食べないし、ともみもそうだ。
[解答]
(1) エ　　(2) イ　　(3) ウ　　(4) ア　　(5) ウ
(6) イ　　(7) エ　　(8) ウ　　(9) エ　　(10) イ

③ 出題者が求めたポイント
[全訳]
1. 警察はその交通渋滞の原因を見つけようとしている。
2. あなたの国の慣習のいくつかを教えてください。
3. 海の90%以上が開発されないままである。
4. ジョーンズ隊長は新しい消防士たちの訓練をする。

5. 日本に多くのサッカーチームがあると聞いて、彼女は驚いた。
6. 彼らはクラブで無料の帽子を配っていた。
7. オリンピックは4年ごとに行われる。
8. 彼女はパーティーを計画実行するのに長けている。
9. あなたがテストに合格したと聞いて本当に嬉しい。
10. 家の周りの水溜りは、蚊の発生源となるので、なくさなければなりません。

[解答]
(1) イ　(2) イ　(3) エ　(4) イ　(5) ウ
(6) ア　(7) エ　(8) ア　(9) ア　10) エ

4　出題者が求めたポイント

問1.

ティム：学期が終わるのが待ち遠しいよ。休暇の予定は何？

アニー：あのね、スミス先生がカナダで環境調査船に乗るアシスタントの仕事をくれたの。水の汚染レベルを調べるのよ。

ティム：いいね。本当に良かったね。僕も行きたいくらいだ。でもきみと違って僕は船酔いするからなあ。僕にできることは帰省してレストランでウェイターするくらいだな。

アニー：どんなに運がいいか信じられないわ。去年は、最後の試験が終わってすぐ、大学のスミス先生のオフィスで仕事をしたの。今回は写真を何百枚も撮ってすべてを記録するのよ。

1. アニーは何をしているのか。
   ア. 警察官
   ア. ウェイトレス
   ウ. 教授
   エ. 学生

2. 夏の仕事でアニーに何が起こるとティムは思っているのか。
   ア. 面白い夏になるだろう。
   イ. レストランの仕事が気に入らないだろう。
   ウ. 船酔いするだろう
   エ. 試験に合格するだろう。

ジーン：彼らがうちの新しいレゴのデザインにどんなに苦労したか、信じられないわ。永遠に時間がかかったようよ。

アンディ：ああ、でも結果はすばらしいよ。うちの会社が表すものを実によく表現している。スポーティーでもありパワフルでもある。

ジーン：そうね、それにお店の看板や製品だけでなく、ホームページに載せても見栄えがいいわよね。届いたばかりのうちのこのテニスラケットとかマウンテンバイクを見て。ロゴがあるとすばらしいわよね。

アンディ：売上で差がつくといいけどね。

3. この会話の主な話題は何か。
   ア. 新しい種類の自転車
   イ. 会社の新しいロゴ

ウ. 店の新しい飾りつけ
エ. 新しいテニスラケットデザイン

4. アンディとジーンはどんなタイプの会社で働いているのか。
   ア. グラフィックデザイン会社
   イ. テニスクラブ
   ウ. スポーツ用品会社
   エ. ウェブデザインの会社

問2.

1. 「マリアが何か月も両親と話していないって知ってた？　電話さえかけていないっておかしくない？　彼女、先週誕生日プレゼントとカードを2組もらったのよ。それで、彼女のお母さんが昨日電話してマリアのおじいちゃんのことでメッセージを残したの。おじいちゃんがまた入院したって言ったのよ。」
   話している人はマリアが
   ア. 祖父を病院に連れて行くべきだと考えている。
   イ. 家族に電話すべきだと考えている。
   ウ. 誕生日プレゼントをもらうべきだと考えている。
   エ. 祖父のために医者を見つけるべきだと考えている。

2. 「こちらは機長のリーです。およそ30分で着陸いたします。現地時間は午前11時40分。ニューヨーク市は曇り、後に晴れて気温は午後には26度まで上がるでしょう。ロサンゼルスからの旅が快適であったことを望みます。本日はご搭乗いただきましてありがとうございました。」
   リー機長によると、
   ア. 目的地はロサンゼルスである。
   イ. ニューヨーク市の現在の気温は26度である。
   ウ. ニューヨーク市は現在曇りである。
   エ. ニューヨーク市では午後雨が降るだろう。

3. 「先週モールの服屋の閉店セールに行ったの。信じられる？みんないつもの値段の半分だったのよ。ほんと品揃えがいいからデザイナーズTシャツをいくつか買いたかったんだけど、あまりの混雑に何も買わないで泣く泣く帰ってきたのよ。」
   話し手は店を出た時、おそらく
   ア. いらいらしていた。
   イ. 嬉しかった。
   ウ. 喜んだ。
   エ. 恥ずかしかった。

[解答]
問1.(1) エ　(2) ア　(3) イ　(4) ウ
問2.(1) イ　(2) ウ　(3) ア

5　出題者が求めたポイント

[全訳]
問1. 1. 一番大事なことは車を直射日光を避けて停めることです。
2. 車をすっかり洗った後、タオルで拭く前に必ず石けんをすべて流すようにしなさい。
3. 車を洗う前に、車体から汚れをすべて洗い流し

ておくようにしなさい。

4. 手で車を洗うことはリラックスするのに、お金を節約するのに、車を保護するのにすばらしい方法です。

問2.1. アメリカのほとんどの成人は平均たった6.5時間しか眠らない。

2. その上、居眠り運転はアメリカで年間10万件以上の自動車事故を起こしている。

3. 睡眠不足は記憶喪失、肥満など、多くの健康問題とも結びついている。

4. しかし、平均的な成人は翌日適切に行動するためには、毎晩7～8時間の睡眠を必要としているとの研究結果が出ている。

問3.1. 多くの日本人は子どもたちが家を出た後、寂しくなるので、伴侶を求めて動物を買う。

2. 日本の「ペットブーム」は高い代償で動物のところに回ってくる。

3. ペットの所有者は、気がつくとペットの世話にお金を払うことが難しくなっているので、この景気後退の意図せざる結果が、ペットの大量遺棄である。

4. 不幸なことに、ペットを所有するというこの新しい波は、厳しい景気後退の時に起こってしまった。

[解答]
問1.エ   問2.ア   問3.ウ

6   出題者が求めたポイント
[全訳]
表の全体のタイトル:「日本人と非日本人との結婚」
　上の表:「夫が非日本人」
　下の表:「妻が非日本人」
問1.この表は国際結婚における日本人の数の、国ごとの(   )である。
　ア.比較   イ.増加   ウ.減少   エ.整合性
問2.1980年には、非日本人の夫の総数は非日本人の妻の総数(   )。
　ア.より大きかった。   イ.より少なかった
　ウ.の2倍だった。   エ.と同数だった。
問3.1999年には、非日本人の妻を持った日本人の総数は、非日本人の夫を持った日本人の総数の(   )であった。
　ア.約2倍   イ.4倍以上   ウ.約3倍   エ.5倍以上
問4.1970年から1980年までで、中国人男性と日本人女性との結婚の数は
　ア.大きく減少した。   イ.わずかに減少した。
　ウ.大きく増加した。   エ.わずかに増加した。

[解答]
問1.ア   問2.イ   問3.ウ   問4.イ

7   出題者が求めたポイント
[全訳]
　エコツーリズムとは何だろう。このあいまいな用語

の意味をめぐって多くの人たちが議論を続けている。(1)実は、この用語の普遍的な定義も、これが何なのかを決める権威というものもない。エコツーリズムは自然の中でするツーリズムというだけのものでは決してない。エコツーリズムはもっと定義しにくい。しかし、簡単に言ってしまえば、エコツーリズムとは、環境的かつ社会的な意識の高いツーリズムの概念である。(2)加えて、エコツーリズムの全体の目的は、そのツーリズムが現地に与えるかもしれない影響を、そこに住む人々と協力しながら最小限に抑えることである。場合によっては、エコツーリズムは実際には旅行者を促して、新しい環境に積極的に影響を与えることもある。

[解答]
(1) 全訳の下線部(1)を参照。
(2) 全訳の下線部(2)を参照。

8   出題者が求めたポイント
[解答]
(1) The consumption of green tea at home has decreased for these nearly 5 years because of people's busy life styles and popularity of coffee.

(2) That's because people can enjoy the green tea easily which is sold in such a way and because they think it is good for their health.

数　学

解答　22年度

2月6日試験

1 出題者が求めたポイント

(1)（数学Ⅱ・微分法）

（ⅰ）$y = f(x)$ の上の $x = t$ における接線の方程式は，
$$y = f'(x)(x-t) + f(t)$$
通る点を代入し，t を求める。

（ⅱ）△ABC の底辺は AB で高さは C の y 座標。

（ⅲ）S を微分し，増減表をつくる。

(2)（数学B・数列）
$a_n = a + d(n-1)$ より a_n を求める。

$\dfrac{1}{a_n a_{n+1}}$ は部分分数に直して，1から n までの和を求めて，$n \to \infty$ とする。

(3)（数学B・ベクトル，数学Ⅱ・図形と方程式）

$P(x, y)$ とし，$\overrightarrow{OQ} \cdot \overrightarrow{OP}$ を x と y で表わし，その値を k とする。この直線が円と接するときが k の値の最大値となるので，円に代入し D $= 0$ で k を求める。求めた k を D $= 0$ の前の式に代入し，x, y を求める。

〔解答〕

(1) $C(t, t^2)$ とする。$y' = 2x$

（ⅰ）　$y = 2t(x-t) + t^2$ より　$y = 2tx - t^2$
A を通るので，$2at - t^2 = 0$
$-t(t-2a) = 0$　　$\therefore t = 2a$
$y = (2a)^2 = 4a^2$　　従って，$C(2a, 4a^2)$

（ⅱ）△ABC の底辺を AB とすると，高さは C の y 座標。
$$S = \frac{1}{2}(4-a) \cdot 4a^2 = -2a^3 + 8a^2$$

（ⅲ）$S' = -6a^2 + 16a = -2a(3a-8)$

a	0		$\dfrac{8}{3}$		4
S'		$+$	0	$-$	
S		↗		↘	

よって，$a = \dfrac{8}{3}$ のとき最大となる。最大値は，
$$S = -2\left(\frac{8}{3}\right)^3 + 8\left(\frac{8}{3}\right)^2 = \frac{512}{9} - \frac{1024}{27} = \frac{512}{27}$$

(2) $a_n = a + (n-1)d$ とする。
$(a_3 =) \ a + 2d = 3$
$(a_7 =) \ a + 6d = 11$
2式より，$d = 2, a = -1$
$a_n = -1 + 2(n-1) = 2n - 3$
$$\frac{1}{a_n a_{n+1}} = \frac{1}{(2n-3)(2n-1)} = \frac{1}{2}\left(\frac{1}{2n-3} - \frac{1}{2n-1}\right)$$
$$\sum_{k=1}^{n} \frac{1}{a_k a_{k+1}} = \frac{1}{2}\left\{\left(\frac{1}{-1} - \frac{1}{1}\right) + \left(\frac{1}{1} - \frac{1}{2}\right) + \left(\frac{1}{2} - \frac{1}{3}\right) + \right.$$
$$\left. \cdots\cdots + \left(\frac{1}{2n-3} - \frac{1}{2n-1}\right)\right\} = \frac{1}{2}\left(\frac{1}{-1} - \frac{1}{2n-1}\right)$$

$$\sum_{n=1}^{\infty} \frac{1}{a_n a_{n+1}} = \lim_{n \to \infty} \frac{1}{2}\left(-1 - \frac{1}{2n-1}\right) = -\frac{1}{2}$$

(3) $P(x, y)$ とする。
$\overrightarrow{OP} \cdot \overrightarrow{OQ} = 2x + y$ より $2x + y = k$ とおく。
$y = -2x + k$ と円が第1象限で接するときが，k の最大値となる。
$(x-2)^2 + (-2x+k)^2 = 1$
$5x^2 - 2(2+2k)x + k^2 + 3 = 0$ ……………………… ①
$(D' =) (2+2k)^2 - 5k^2 - 15 = 0$
$k^2 - 8k + 11 = 0$　　より　$k = 4 \pm \sqrt{5}$
k は第1象限で接するときより，$k = 4 + \sqrt{5}$
k を①へ代入
$5x^2 - 2(10 + 2\sqrt{5})x + 24 + 8\sqrt{5} = 0$
$(\sqrt{5}x)^2 - 2(10 + 2\sqrt{5})x + \{2(\sqrt{5}+1)\}^2 = 0$
$\{\sqrt{5}x - (2\sqrt{5}+2)\}^2 = 0$
$$x = \frac{2\sqrt{5}+2}{\sqrt{5}} = 2 + \frac{2}{5}\sqrt{5}$$
$$y = -4 - \frac{4}{5}\sqrt{5} + 4 + \sqrt{5} = \frac{\sqrt{5}}{5}$$
$$P\left(2 + \frac{2}{5}\sqrt{5}, \frac{\sqrt{5}}{5}\right)$$

（答）

(ア) $2a$　(イ) $4a^2$　(ウ) $-2a^3 + 8a^2$　(エ) $\dfrac{8}{3}$　(オ) $\dfrac{512}{27}$

(カ) $2n - 3$　(キ) $-\dfrac{1}{2}$　(ク) $4 + \sqrt{5}$　(ケ) $2 + \dfrac{2}{5}\sqrt{5}$　(コ) $\dfrac{\sqrt{5}}{5}$

2 出題者が求めたポイント（数学A・確率）

(1) 残りは1, 2, 3から2つとる。Z $= 2$ のときは3つの数が順に1つちがいで並んでいるとき。

(2) 1から $k - 1$ までの中から2つ選ぶ。

(3) $m + 1$ から10までの中から2つ選ぶ。

(4) X に入る数は $n + 1$ から10までの中から1つ選ぶ。
X と Y の中に入る数は，$n - 1$ 個から1つ選ぶ。

(5) (2) を計算して，X $= x_i$ の確率 p_i より　$\sum x_i p_i$

〔解答〕

(1) 全体の場合は，${}_{10}C_3 = 120$
残りを1, 2, 3より2つ選ぶので，${}_3C_2 = 3$
従って，$\dfrac{3}{120} = \dfrac{1}{40}$

Z $= 2$ は，3つの連続した整数を選ぶので，Y が1から8まである。従って，$\dfrac{8}{120} = \dfrac{1}{15}$

(2) X $= k$ より残りは1から $k - 1$ の中から2つ選ぶ。
$$\frac{{}_{k-1}C_2}{120} = \frac{(k-1)(k-2)}{240} = \frac{k^2 - 3k + 2}{240}$$

(3) Y $= m$ より残りは $m + 1$ から10の中から2つ選ぶ。
$$\frac{{}_{10-m}C_2}{120} = \frac{(10-m)(9-m)}{240} = \frac{m^2 - 19m + 90}{240}$$

(4) X に入る数は $n + 1$ から10までの中から1つ選ぶ。
X と Y の差より1つ少ないものの中から間の数を1

つ選ぶ。

$$\frac{(10-n)(n-1)}{120}=\frac{-n^2+11n-10}{120}$$

(5) (2) を計算して，表にする。

$X=k$	3	4	5	6	7	8	9	10
$P(k)$	$\frac{2}{240}$	$\frac{6}{240}$	$\frac{12}{240}$	$\frac{20}{240}$	$\frac{30}{240}$	$\frac{42}{240}$	$\frac{56}{240}$	$\frac{72}{240}$

$$\frac{6+24+60+120+210+336+504+720}{240}=\frac{99}{12}=\frac{33}{4}$$

（答）

(ア) $\frac{1}{40}$ 　(イ) $\frac{1}{15}$ 　(ウ) $\frac{k^2-3k+2}{240}$ 　(エ) $\frac{m^2-19m+90}{240}$

(オ) $\frac{-n^2+11n-10}{120}$ 　(カ) $\frac{33}{4}$

3 出題者が求めたポイント （数学Ⅲ・微分積分）

(1) $\left\{\frac{g(x)}{f(x)}\right\}'=\frac{g'(x)f(x)-g(x)f'(x)}{\{f(x)\}^2}$

微分した関数と，$0<x<\frac{\pi}{2}$ より考える。

(2) (ⅰ) 同じ形にする。

(ⅱ) $f(x)$ を0からxとxから$\frac{\pi}{2}$ に分けて定積分する。

　　$f'(x)$ を求める。

(ⅲ) 増減表をつくる。

〔解答〕

(1) $\left(\frac{\cos x}{x}\right)'=\frac{-x\sin x-\cos x}{x^2}$

　　$0<x<\frac{\pi}{2}$ より　$\frac{\cos x}{x}$ は減少関数。

　　$\cos\frac{\pi}{2}\times\frac{2}{\pi}=0$ 従って，$\frac{\cos x}{x}>0$

(2) (ⅰ) $\frac{\cos t}{t}-\frac{\cos x}{x}=0$ より　$t=x$

(ⅱ) $f(x)=\int_0^x\left(\cos t-\frac{\cos x}{x}t\right)dt$

$$+\int_x^{\frac{\pi}{2}}\left(-\cos t+\frac{\cos x}{x}t\right)dt$$

$$=\left[\sin t-\frac{\cos x}{2x}t^2\right]_0^x+\left[-\sin t+\frac{\cos x}{2x}t^2\right]_x^{\frac{\pi}{2}}$$

$$=\sin x-\frac{x\cos x}{2}-\sin\frac{\pi}{2}+\frac{\cos x}{2x}\left(\frac{\pi}{2}\right)^2$$

$$+\sin x-\frac{x\cos x}{2}$$

$$=2\sin x-x\cos x-1+\frac{\pi^2\cos x}{8x}$$

$$f'(x)=2\cos x-\cos x+x\sin x+\frac{\pi^2}{8}\cdot\frac{-x\sin x-\cos x}{x^2}$$

$$=(\cos x+x\sin x)\left(1-\frac{\pi^2}{8x^2}\right)$$

(ⅲ) $f'(x)=(\cos x+x\sin x)\left(1-\frac{\sqrt{2}\pi}{4x}\right)\left(1+\frac{\sqrt{2}\pi}{4x}\right)$

　　$1-\frac{\sqrt{2}\pi}{4x}=0$ のとき，$x=\frac{\sqrt{2}}{4}\pi$

x	0		$\frac{\sqrt{2}}{4}\pi$		$\frac{\pi}{2}$
$f'(x)$		$-$	0	$+$	
$f(x)$		↘		↗	

　　$x=\frac{\sqrt{2}}{4}\pi$ のとき，$f(x)$ は最小値をとる。

（答）

(ア) $\frac{-x\sin x-\cos x}{x^2}$ 　(イ) $y>0$ 　(ウ) x

(エ) $-1+\frac{\pi^2\cos x}{8x}$ 　(オ) $1-\frac{\pi^2}{8x^2}$ 　(カ) $\frac{\sqrt{2}}{4}\pi$

2月7日試験

1 出題者が求めたポイント

(1) (数学Ⅱ・高次方程式)
$(2+i)^2$, $(2+i)^3$ を計算し, x に代入する。
$p+qi=0$ のとき, $p=0$ かつ $q=0$ で c と d を求める。

(2) (数学Ⅰ・三角比)
$\angle A = \dfrac{\pi}{2} - \angle C$
$BD^2 = AB^2 + AD^2 - 2AB \cdot AD\cos\angle A$
△ABDの三辺の比から, $\angle ABD$ を答える。
$CD = x$ とし,
$BD^2 = BC^2 + CD^2 - 2BC \cdot CD\cos\angle C$
から x を求める。
△CBDより $\cos\angle BDC$ を求める。
$\angle D = \angle ADB + \angle BDC$

〔解答〕
(1) $x^2 = 4 + 4i - 1 = 3 + 4i$
$x^3 = 8 + 12i + 6(-1) - (-1)i = 2 + 11i$
$2 + 11i + 2(3+4i) + c(2+i) + d = 0$
$(8+2c+d) + (19+c)i = 0$
よって, $8+2c+d=0$, $19+c=0$
従って, $c=-19$, $d=30$
$x^3 + 2x^2 - 19x + 30 = 0$
$(x+6)(x^2-4x+5) = 0$
実数解は, $x = -6$

(2) $\angle A = \pi - \dfrac{2}{3}\pi = \dfrac{1}{3}\pi$
$BD^2 = 1^2 + 2^2 - 2\cdot 1\cdot 2\cos\dfrac{1}{3}\pi = 3$
従って, $BD = \sqrt{3}$
$BD^2 = AD^2 - AB^2$ より $\angle ABD = \dfrac{\pi}{2}$, $\angle ADB = \dfrac{\pi}{6}$
$CD = x$ とする。
$3 = \sqrt{2}^2 + x^2 - 2\cdot\sqrt{2}x\cos\dfrac{2}{3}\pi$
$x^2 + \sqrt{2}x - 1 = 0$ より $x = \dfrac{-\sqrt{2}\pm\sqrt{6}}{2}$
$CD > 0$ なので, $CD = \dfrac{\sqrt{6}-\sqrt{2}}{2}$
$(\sqrt{2})^2 = (\sqrt{3})^2 + \left(\dfrac{\sqrt{6}-\sqrt{2}}{2}\right)^2 - 2\dfrac{\sqrt{6}-\sqrt{2}}{2}\sqrt{3}\cos\angle BDC$
$\sqrt{3}\sqrt{2}(\sqrt{3}-1)\cos\angle BDC = \sqrt{3}(\sqrt{3}-1)$
$\cos\angle BDC = \dfrac{1}{\sqrt{2}}$ ∴ $\angle BDC = \dfrac{\pi}{4}$
$\angle D = \dfrac{\pi}{6} + \dfrac{\pi}{4} = \dfrac{5}{12}\pi$

(答)
(ア) -19 (イ) 30 (ウ) -6 (エ) $\sqrt{3}$ (オ) $\dfrac{\pi}{2}$
(カ) $\dfrac{5}{12}\pi$ (キ) $\dfrac{\sqrt{6}-\sqrt{2}}{2}$

2 出題者が求めたポイント (数学Ⅱ・積分法)
$g(x) = \begin{cases} x & (x \geq 0) \\ -x & (x < 0) \end{cases}$

(1) グラフを描き定積分で面積を求める。
(2) $x+1$, $x-1$ の範囲で確認して, 絶対値をはずして計算し, $g(x)$ も求める。
(3) $1 < x \leq 3$, $-3 \leq x < -1$ の範囲で, $f(x+1)$, $f(x-1)$, $g(x)$ を求め, $g(x)$ の最大値を求める。
(4) $y = g(x)$ のグラフを描き定積分で面積を求める。グラフは (1) も (4) も y 軸に関して, 左右対称になっているので $x > 0$ の部分を計算して2倍する。

〔解答〕
(1) $0 \leq x \leq 2$ では, $f(x) = (x-2)^2$
$-2 \leq x < 0$ では, $f(x) = (-x-2)^2 = (x+2)^2$
y 軸に関して左右対称なので,
$2\int_0^2 (x^2-4x+4)dx$
$= 2\left[\dfrac{x^3}{3} - 2x^2 + 4x\right]_0^2$
$= 2\left(\dfrac{8}{3} - 8 + 8\right) = \dfrac{16}{3}$

(2) $0 \leq x+1 \leq 2$, $-2 \leq x-1 \leq 0$
(i) $f(x+1) = (|x+1|-2)^2 = (x-1)^2$
$f(x-1) = (|x-1|-2)^2 = (-x+1-2)^2 = (x+1)^2$
(ii) $g(x) = \dfrac{(x-1)^2 + (x+1)^2}{2} = x^2 + 1$

(3) $1 < x \leq 3$ のとき,
$2 < x+1 \leq 4$ より $f(x+1) = 0$
$0 < x-1 \leq 2$ より $f(x-1) = (x-1-2)^2 = (x-3)^2$
$g(x) = \dfrac{1}{2}(x-3)^2$
$-3 \leq x < -1$ のとき,
$-2 \leq x+1 < 0$ より
$f(x+1) = (-x-1-2)^2 = (x+3)^2$
$-4 \leq x-1 < -2$ より $f(x-1) = 0$
$g(x) = \dfrac{1}{2}(x+3)^2$
よって, 最大値は, $x = \pm 1$ のときで, $g(\pm 1) = 2$

(4) グラフは y 軸に関して左右対称なので,
$2\left\{\int_0^1 (x^2+1)dx + \int_1^3 \dfrac{1}{2}(x-3)^2 dx\right\}$
$= 2\int_0^1 (x^2+1)dx + \int_1^3 (x^2-6x+9)dx$
$= 2\left[\dfrac{x^3}{3} + x\right]_0^1 + \left[\dfrac{x^3}{3} - 3x^2 + 9x\right]_1^3$
$= 2\left(\dfrac{1}{3} + 1\right) + (9-27+27) - \left(\dfrac{1}{3} - 3 + 9\right)$
$= \dfrac{8}{3} + \dfrac{8}{3} = \dfrac{16}{3}$

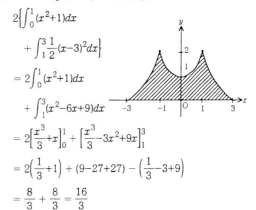

東海大学(医) 22 年度 (68)

（答）

（ア）$\dfrac{16}{3}$　（イ）$(x-1)^2$　（ウ）$(x+1)^2$　（エ）x^2+1

（オ）2　（カ）$\dfrac{16}{3}$

3 出題者が求めたポイント

(1)（数学B・数列）

　　a_n を b_n で表わして，漸化式に代入する。

　　$b_n = b_1 + \sum\limits_{k=1}^{n-1}(b_{k+1}-b_k)$　$(n \geqq 2)$

　　$S = 2r + 4r^2 + 6r^3 + \cdots\cdots + 2nr^n$ は，rS を求めて，

　　$S - rS$ を辺々引く。

　　$\sum\limits_{k=1}^{n} r^{k-1} = \dfrac{1-r^n}{1-r}$

(2)（数学Ⅲ・微分法）

(ⅰ) $V = \sqrt{\left(\dfrac{dx}{dt}\right)^2 + \left(\dfrac{dy}{dt}\right)^2}$

(ⅱ) $\cos t$, t を求めて，x, y を求める。

(ⅲ) 接線の傾きは，$\dfrac{dy}{dx} = \dfrac{dy}{dt} \Big/ \dfrac{dx}{dt}$ で求める。

〔解答〕

(1) $a_n = \dfrac{b_n}{2^{n-1}}$, $a_{n+1} = \dfrac{b_{n+1}}{2^n}$, $a_{n+2} = \dfrac{b_{n+2}}{2^{n+1}}$

　　$4\dfrac{b_{n+2}}{2^{n+1}} = 4\dfrac{b_{n+1}}{2^n} - \dfrac{b_n}{2^{n-1}}$ 両辺に 2^{n-1} をかける。

　　$b_{n+2} = 2b_{n+1} - b_n$ より　$b_{n+2} - b_{n+1} = b_{n+1} - b_n$

　　$b_{n+2} - b_{n+1} = b_{n+1} - b_n = b_n - b_{n-1} = \cdots = b_2 - b_1$

　　$b_1 = 2^0 \cdot 0 = 0$, $b_2 = 2^1 \cdot 1 = 2$

　　$b_n = 0 + \sum\limits_{k=1}^{n-1} 2 = 2(n-1)$, $b_1 = 0$ で成り立つ。

　　$a_n = \dfrac{2(n-1)}{2^{n-1}} = \dfrac{n-1}{2^{n-2}}$

　　$S = 0 + \dfrac{2}{2} + \dfrac{4}{4} + \dfrac{6}{8} + \cdots\cdots + \dfrac{2(n-1)}{2^{n-1}}$

　　$\dfrac{1}{2}S = 0 + \dfrac{2}{4} + \dfrac{4}{8} + \cdots\cdots + \dfrac{2(n-2)}{2^{n-1}} + \dfrac{2(n-1)}{2^n}$

　　辺々上式から下式を引く。

　　$\dfrac{1}{2}S = 0 + \dfrac{2}{2} + \dfrac{2}{4} + \dfrac{2}{8} + \cdots\cdots + \dfrac{2}{2^{n-1}} - \dfrac{2(n-1)}{2^n}$

　　$\dfrac{1}{2}S = 2\left\{\dfrac{1-\left(\frac{1}{2}\right)^n}{1-\frac{1}{2}} - 1\right\} - 2n\left(\dfrac{1}{2}\right)^n + 2\left(\dfrac{1}{2}\right)^n$

　　$S = 4 - 4\left(\dfrac{1}{2}\right)^n - 4n\left(\dfrac{1}{2}\right)^n$

　　$\sum\limits_{n=1}^{\infty} S = \lim\limits_{n\to\infty}\left\{4 - 4\left(\dfrac{1}{2}\right)^n - 4n\left(\dfrac{1}{2}\right)^n\right\} = 4$

(2)
(ⅰ) $\dfrac{dx}{dt} = (-\sin t)\cos t - (\cos t - 2)\sin t$

　　　　$= -2\sin t\cos t + 2\sin t$

　　　　$= -\sin 2t + 2\sin t$

　　$\dfrac{dy}{dt} = (\sin t)\sin t + (2-\cos t)\cos t$

　　　　$= -\cos^2 t + \sin^2 t + 2\cos t$

　　　　$= -\cos 2t + 2\cos t$

　　$\left(\dfrac{dx}{dt}\right)^2 + \left(\dfrac{dy}{dt}\right)^2$

　　$= \sin^2 2t - 4\sin 2t\sin t + 4\sin^2 t$

　　　　$+ \cos^2 2t - 4\cos 2t\cos t + 4\cos^2 t$

　　$= 1 - 4(\cos 2t\cos t + \sin 2t\sin t) + 4$

　　$= 5 - 4\cos(2t-t) = 5 - 4\cos t$

　　従って，$V = \sqrt{5-4\cos t}$

(ⅱ) $5 - 4\cos t = 3$ より　$\cos t = \dfrac{1}{2}$, $t = \dfrac{\pi}{3}$

　　$x = \left(\cos\dfrac{\pi}{3} - 2\right)\cos\dfrac{\pi}{3} = -\dfrac{3}{4}$

　　$y = \left(2 - \cos\dfrac{\pi}{3}\right)\sin\dfrac{\pi}{3} = \dfrac{3\sqrt{3}}{4}$

(ⅲ) $\dfrac{dx}{dt} = -2\sin\dfrac{\pi}{3}\cos\dfrac{\pi}{3} + 2\sin\dfrac{\pi}{3} = \dfrac{\sqrt{3}}{2}$

　　$\dfrac{dy}{dt} = -\left(\cos\dfrac{\pi}{3}\right)^2 + \left(\sin\dfrac{\pi}{3}\right)^2 + 2\cos\dfrac{\pi}{3} = \dfrac{3}{2}$

　　$\dfrac{dy}{dx} = \dfrac{\frac{3}{2}}{\frac{\sqrt{3}}{2}} = \dfrac{3}{\sqrt{3}} = \sqrt{3}$

　　$y = \sqrt{3}\left(x + \dfrac{3}{4}\right) + \dfrac{3\sqrt{3}}{4} = \sqrt{3}x + \dfrac{3\sqrt{3}}{2}$

（答）

（ア）2　（イ）$\dfrac{n-1}{2^{n-2}}$　（ウ）4　（エ）5　（オ）4

（カ）$-\dfrac{3}{4}$　（キ）$\dfrac{3}{4}\sqrt{3}$　（ク）$\sqrt{3}x + \dfrac{3\sqrt{3}}{2}$

物　理

解答　22年度

2月6日試験

1 出題者が求めたポイント…平行電流間に働く力, 合成磁場

(1) $F=IBL$　　　エ……(答)

(2) $B=\mu_0 H = \dfrac{\mu_0 I}{2\pi R}$　　　イ……(答)

(3) (1), (2)より, $F=\dfrac{\mu_0 I_1 I_2 L}{2\pi R}$　　　イ……(答)

(4) $(d, 0, 0)$における

磁束密度 $B = \dfrac{\mu_0 I}{2\pi (R+d)} - \dfrac{\mu_0 I}{2\pi (R-d)} = -\dfrac{\mu_0 I d}{\pi (R^2-d^2)}$

向きは y 軸の負の向きである。
したがって, 導線2が単位長さあたりに受ける力

$= IB \times 1 = \dfrac{\mu_0 I^2 d}{\pi (R^2-d^2)}$　　　イ……(答)

導線1, 2がそれぞれ $(0, d, 0)$ につくる磁束密度は, 導線からの距離 $=\sqrt{R^2+d^2}$

だから, $\dfrac{\mu_0 I}{2\pi \sqrt{R^2+d^2}}$

合成磁束密度は図のように角度 θ をとると
$B = 2B_1 \sin\theta$

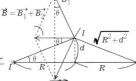

$= 2 \times \dfrac{\mu_0 I}{2\pi\sqrt{R^2+d^2}} \times \dfrac{d}{\sqrt{R^2+d^2}} = \dfrac{\mu_0 I d}{\pi(R^2+d^2)}$

したがって, 求める力

$= IB \cdot 1 = \dfrac{\mu_0 I^2 d}{\pi (R^2+d^2)}$　　　オ……(答)

2 出題者が求めたポイント…回折格子による光の干渉

(1) $d\dfrac{x_1}{L} = 1 \times \lambda$　より, $x_1 = \dfrac{L\lambda}{d}$　……(答)

(2) 緑の光線は赤の光線よりも波長が短いので, x_1は「小さくなる。」……(答)

(3) $OP_1' = L\tan\theta_{out} = \dfrac{L\sin\theta_{out}}{\cos\theta_{out}} = \dfrac{L\sin\theta_{out}}{\sqrt{1-\sin^2\theta_{out}}}$

$= \dfrac{L\left(\dfrac{\lambda}{d} + \sin\theta_{in}\right)}{\sqrt{1-\left(\dfrac{\lambda}{d}+\sin\theta_{in}\right)^2}}$　……(答)

(4) (1)を角度 θ を用いて表せば, $d\sin\theta_{out} = \lambda$ だから,

$\sin\theta_{out} = \dfrac{\lambda}{d}$

ここで, 回折格子 A' に対する $\theta_{in}, \theta_{out}$ を $\theta_{in}', \theta_{out}'$ とすれば, $\theta_{in}=0$, $\theta_{in}' = \theta_{out}$ である。(3)の答えと $\dfrac{\lambda}{d} \cong 0$ を使って　$OP_1'' = \dfrac{L}{2}\tan\theta_{out} + \dfrac{L}{2}\tan\theta_{out}'$

$= \dfrac{L}{2} \times \dfrac{\dfrac{\lambda}{d}}{\sqrt{1-\left(\dfrac{\lambda}{d}\right)^2}} + \dfrac{L}{2} \times \dfrac{\dfrac{\lambda}{d}+\dfrac{\lambda}{d}}{\sqrt{1-\left(\dfrac{\lambda}{d}+\dfrac{\lambda}{d}\right)^2}}$

$= \dfrac{L\lambda}{2d} + \dfrac{L\lambda}{d} = \dfrac{3L\lambda}{2d}$　……(答)

(5) 回折格子 A による回折光が回折格子 A' にとって光源となり, Y軸方向に回折光が観測される。ただし, X軸方向には直進する。また回折格子からスクリーンまでの距離が $\dfrac{L}{2}$ なので, ○ひとつ分ずれることになる。

(注) 実際には2次以上の回折光も観測される。

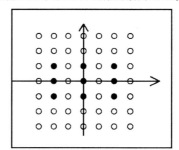

3 出題者が求めたポイント…ばねを使った円錐ばね振り子

(1) 小球には, ばねが引く力S, 重力 mg が働いて等速円運動をしている。
鉛直方向の力のつり合いより, $S\cos\theta = mg$

$\therefore S = \dfrac{mg}{\cos\theta}$　……(答)

(2) 弾性力Sの水平方向成分が更新力 F である。

$\therefore F = S\sin\theta = mg\tan\theta$　……(答)

(3) $S = k(\ell - \ell_0) = \dfrac{mg}{\cos\theta}$　$\therefore \ell = \ell_0 + \dfrac{mg}{k\cos\theta}$　……(答)

(4) 小球の速さを v とすると, 円運動の半径 $= \ell\sin\theta$ だから, 円の中心方向の運動方程式は

$m\dfrac{v^2}{\ell\sin\theta} = mg\tan\theta$ となる。

これより, $v = \sqrt{g\ell\tan\theta\sin\theta}$

求める周期 $T = \dfrac{2\pi\ell\sin\theta}{v} = \dfrac{2\pi\ell\sin\theta}{\sqrt{g\ell\tan\theta\sin\theta}}$

$= 2\pi\sqrt{\dfrac{\ell\cos\theta}{g}}$　……(答)

よって, $T = 2\pi\sqrt{\dfrac{\cos\theta}{g} \times \left(\ell_0 + \dfrac{mg}{k\cos\theta}\right)}$

$= 2\pi\sqrt{\dfrac{mg + k\ell_0\cos\theta}{kg}}$

(5) 小球が床に到達するまでの時間 t は,

$\dfrac{1}{2}h = \dfrac{1}{2}gt^2$ より, $t = \sqrt{\dfrac{h}{g}}$

よって, 小球の水平移動距離 $= vt = v\sqrt{\dfrac{h}{g}}$

$$= \sqrt{g\ell\tan\theta\sin\theta \times \dfrac{h}{g}} = \sqrt{\ell\, h\tan\theta\sin\theta}$$

三平方の定理より,

$$OR = \sqrt{(vt)^2 + (\ell\sin\theta)^2} = \sqrt{\ell\, h\tan\theta\sin\theta + \ell^2\sin^2\theta}$$

$$= \sin\theta\sqrt{\dfrac{\ell\, h}{\cos\theta} + \ell^2}$$

ここで $\ell\cos\theta = \dfrac{1}{2}h$ であるから, h を消去して

$$OR = \sin\theta\sqrt{\dfrac{\ell}{\cos\theta} \times 2\ell\cos\theta + \ell^2}$$

$$= \ell\sin\theta \times \sqrt{3}$$

$$= \sqrt{3}\left(\ell_0 + \dfrac{mg}{k\cos}\right)\sin\theta = \sqrt{3}\left(\ell_0\sin\theta + \dfrac{mg}{k}\tan\theta\right)$$

4 **出題者が求めたポイント**…気体の状態方程式, 熱力学第1法則 $P-V$ 曲線

(1) 求める温度を T_B とすると, ボイルシャルルの法則より,

$$\dfrac{P_0 V_0}{T_0} = \dfrac{3P_0 \times V_0}{T_B}$$

$$\therefore T_B = 3T_0 \qquad\qquad ア\cdots(答)$$

(2) 熱力学第1法則より, 吸収した熱量 $Q_{A\to B} = \triangle U_{A\to B}$

$$= \dfrac{3}{2}R\triangle T_{A\to B} = 3RT_0$$

状態方程式より, $P_0 V_0 = RT_0$ だから,

$$Q_{A\to B} = 3P_0 V_0 \qquad\qquad ウ\cdots(答)$$

(3) 気体が外に対して行った仕事 W はグラフと横軸で囲まれる部分の面積に等しいから,

$$W_{B\to C} = \dfrac{1}{2}(P_0 + 3P_0) \times (3V_0 - V_0) = 4P_0 V_0$$

$$エ\cdots(答)$$

(4) 状態 C の温度 T_C は, $\dfrac{P_0 V_0}{T_0} = \dfrac{P_0 \times 3V_0}{T_C}$

$$\therefore T_C = 3T_0 = T_B$$

したがって, 状態 B から C の変化において, 最終的に内部エネルギーの変化はない。

$$\therefore Q_{B\to C} = W'_{B\to C} = 4P_0 V_0 \qquad エ\cdots(答)$$

(5) 状態 C から A の変化における内部エネルギーの変化 $\triangle U_{C\to A}$ は

$$\triangle U_{C\to A} = \dfrac{3}{2}R(T_0 - 3T_0) = -3R_0 T_0 = -3P_0 V_0$$

状態 C から A の変化における気体がされた仕事

$$W_{C\to A} = P_0(3V_0 - V_0) = 2P_0 V_0$$

放出した熱量の大きさは $|-3P_0 V_0 - 2P_0 V_0|$

$$= 5P_0 V_0 \qquad\qquad オ\cdots(答)$$

(6) $\triangle ABC$ の面積に等しいから,

$$\dfrac{1}{2}(3P_0 - P_0)(3V_0 - V_0) = 2P_0 V_0 \qquad イ\cdots(答)$$

2月7日試験

1 **出題者が求めたポイント**…力学的エネルギー保存則, 反発係数, 非弾性衝突

(1) $\dfrac{1}{2}mv^2 = mgl$ より, $v = \sqrt{2gl}$ (ウ)…(答)

(2) $\dfrac{1}{2}mv'^2 = mgl(1-\cos 60°)$ より, $v' = \sqrt{gl}$

(イ)…(答)

(3) $e = \dfrac{v'}{v} = \dfrac{1}{\sqrt{2}} = \dfrac{\sqrt{2}}{2}$ (エ)…(答)

(4) はね返り係数を e とすると, 1回目の衝突後の速さ $v' = ev$, 2回目の衝突後の速さ $v'' = ev' = e^2 v\cdots$ となる。 (エ)…(答)

したがって, n 回目の衝突後の速さ $= e^n v$

$$= \left(\dfrac{1}{\sqrt{2}}\right)^n \times \sqrt{2gl} = \left(\dfrac{\sqrt{2}}{2}\right)^{n-1}\sqrt{gl} \qquad (ア)…(答)$$

(5) $\triangle E = \dfrac{1}{2}mv^2 - \dfrac{1}{2}m(e^n v)^2 = \dfrac{1}{2}mv^2(1-e^{2n})$

$$= mgl\left\{1 - \left(\dfrac{1}{2}\right)^n\right\} \qquad (ア)…(答)$$

2 **出題者が求めたポイント**…点電荷の作る合成電位と合成電場

[1] (1) $V_2 = k\dfrac{q}{r} + k\dfrac{q}{2r} = k\dfrac{3q}{2r}$ ………(答)

(2)

$$V_n = k\dfrac{q}{r} + k\dfrac{q}{2r} + k\dfrac{q}{4r} + \cdots = \dfrac{kq}{r}\left(1 + \dfrac{1}{2} + \dfrac{1}{4} + \cdots + \dfrac{1}{2^{n-1}}\right)$$

$$= \dfrac{kq}{r} \times \dfrac{1 - \left(\dfrac{1}{2}\right)^n}{1 - \left(\dfrac{1}{2}\right)} = \dfrac{2kq}{r}\left\{1 - \left(\dfrac{1}{2}\right)^n\right\} \qquad ………(答)$$

(3) $V_0 = \displaystyle\lim_{n\to\infty}\dfrac{2kq}{r}\left\{1 - \left(\dfrac{1}{2}\right)^n\right\} = \dfrac{2kq}{r}$ ………(答)

[2] (1) y 軸に置かれた点電荷が作る電位 V_0' は,

$$V_0' = -k\dfrac{Q}{r} + k\dfrac{Q}{2r} - k\dfrac{Q}{4r} + \cdots = -\dfrac{kQ}{r}\left(1 - \dfrac{1}{2} + \dfrac{1}{4} - \cdots\right)$$

$$= -\dfrac{kQ}{r} \times \dfrac{1}{1 - \left(-\dfrac{1}{2}\right)} = -\dfrac{2kQ}{3r}$$

したがって, $V = V_0 + V_0' = \dfrac{2kq}{r} - \dfrac{2kQ}{3r}$ ………(答)

x 軸に置かれた点電荷が原点で作る電界の大きさ E_x は,

$$E_x = k\dfrac{q}{r^2} + k\dfrac{q}{(2r)^2} + \cdots = \dfrac{kq}{r^2}\left(1 + \dfrac{1}{2^2} + \dfrac{1}{4^2} + \cdots\right)$$

$$= \dfrac{kq}{r^2} \times \dfrac{1}{1 - \dfrac{1}{4}} = \dfrac{4kq}{3r^2}$$

$-Q$ の電荷が作る電場の向きは y 軸の正の向きであることに注意して,

$$E_y = k\dfrac{Q}{r^2} - k\dfrac{Q}{(2r)^2} + k\dfrac{Q}{(4r)^2} - \cdots = \dfrac{kQ}{r^2}\left(1 - \dfrac{1}{2^2} + \dfrac{1}{4^2} - \cdots\right)$$

$$= \frac{kQ}{r^2} \times \frac{1}{1-\left(-\frac{1}{4}\right)} = \frac{4kQ}{5r^2}$$

$$E = \sqrt{E_x^2 + E_y^2} = \sqrt{\left(\frac{4kq}{3r^2}\right)^2 + \left(\frac{4kQ}{5r^2}\right)^2} = \frac{4k}{r^2}\sqrt{\frac{q^2}{9} + \frac{Q^2}{25}} \text{(答)}$$

(2) $V = \dfrac{2kq}{r} - \dfrac{2kQ}{3r} = 0$ より, $q = \dfrac{Q}{3}$ …………… (答)

3 出題者が求めたポイント…レンズと鏡面による像の位置の計算

(1) レンズの公式より, $\dfrac{1}{30} + \dfrac{1}{b} = \dfrac{1}{20}$

∴ $b = 60$, $b > 0$ だから倒立実像　　（オ）…（答）

(2) 入射角 i, 屈折角 i' だから, $\dfrac{\sin i}{\sin i'} = \dfrac{n'}{n}$

∴ $n \sin i = n' \sin i'$　　　　　（イ）…（答）

(3) $s = -50$, $AC = r = 20$, $n = 1$, $n' = 1.5$ を①式に代入して,

$$1 \times \left(\frac{1}{20} + \frac{1}{50}\right) = 1.5 \times \left(\frac{1}{20} - \frac{1}{s'}\right)$$

∴ $s' = 300$　　　　　　　（オ）…（答）

(4) $s = -300$, $AC = r = 20$ を②式に代入して,

$$-\frac{1}{300} + \frac{1}{s'} = \frac{2}{20} \qquad ∴ s' = \frac{300}{31} \qquad （ア）…（答）$$

(5) $s' = -\dfrac{300}{31}$, $r = 20$, $n = 1$, $n' = 1.5$ を①式に代入して, $1 \times \left(\dfrac{1}{20} - \dfrac{1}{s}\right) = 1.5 \times \left(\dfrac{1}{20} + \dfrac{31}{300}\right)$

$$∴ s = -\frac{50}{9} \cdots \text{(答)} \qquad （ア）…（答）$$

4 出題者が求めたポイント…円筒容器に閉じこめられた気体分子の運動と圧力の関係

(1) $\dfrac{2L}{v_z}$ ………（答）

(2) $P_{上面} = \dfrac{F}{S} = \dfrac{N m \overline{v_z^2}}{\pi R^2 L}$ ……………………………（答）

(3) 分子が側面の壁から受ける力積の大きさ I ＝衝突による分子の運動量変化だから,

$$I = 2mv\cos\theta = 2m\sqrt{v_x^2 + v_y^2}\cos\theta$$

作用反作用の関係より, これは分子が壁に与える力積の大きさに等しい。

$$∴ 2m\sqrt{v_x^2 + v_y^2}\cos\theta \text{ ……………………………（答）}$$

(4) $AB = 2R\cos\theta$ だから,

$$求める時間 = \frac{2R\cos\theta}{v} = \frac{2R\cos\theta}{\sqrt{v_x^2 + v_y^2}} \text{……………（答）}$$

(5) 分子が側面に与える平均の力 =

$$2m\sqrt{v_x^2 + v_y^2}\cos\theta \times \frac{\sqrt{v_x^2 + v_y^2}}{2R\cos\theta} = \frac{m\left(v_x^2 + v_y^2\right)}{R} \text{……（答）}$$

(6) $P_{側面} = \dfrac{\overline{F}}{2\pi RL} = \dfrac{N \times m\left(\overline{v_x^2 + v_y^2}\right)}{2\pi R^2 L}$ …………………（答）

化　学

解答　22年度

2月6日試験

1 出題者が求めたポイント……基礎的な計算問題

問1.求める結合エネルギーをxとする
$H_2 + O_2 = H_2O_2 + Q_4$　であるから
左辺：$H_2 = 2H - Q_1$
　　　$O_2 = 2O - Q_2$
右辺：$H_2O_2 = 2H + 2O - 2Q_3 - x$
以上より，$x = Q_1 + Q_2 + Q_4 - 2Q_3$

問2.　$5Fe^{2+} + MnO_4^- + 8H^+ \rightarrow 5Fe^{3+} + Mn^{2+} + 4H_2O$
$15.2/(FeSO_4) \fallingdotseq 0.100[mol]$　よって，0.100 mol/L
$50 \times 0.100/(5 \times 20) = 0.050(mol/l)$

問3.必要な濃硫酸の体積をV(mL)とすると次式がなり立つ。希釈前後で物質量が等しい。

$$\frac{V(mL) \times 1.84(g/mL) \times \frac{96}{100}}{98.0(g/mol)} = 0.50(mol/L) \times 1.0(L)$$

$\therefore \ V = 27.7 \fallingdotseq 28[mL]$

問4.　$2Al + 3H_2SO_4 \rightarrow Al_2(SO_4)_3 + 3H_2$
$(14.0/22.4) \times (2/3) \times 27.0 \fallingdotseq 11$

[解答]
問1.　$Q_1 + Q_2 + Q_4 - 2Q_3$　問2.　0.050 mol/L
問3.　28 mL　問4.　11 g

2 出題者が求めたポイント……電気分解

回路全体を流れる電子の物質量は，
$2.00 \times 60 \times 60 \times 0.500/(9.65 \times 10^4) \fallingdotseq 3.73 \times 10^{-2}[mol]$

問1.電解槽IIの陰極の変化：$Cu^{2+} + 2e^- \rightarrow Cu$
$2 \times 0.710/63.5 \fallingdotseq 2.24 \times 10^{-2}[mol]$……電解槽I
$(3.73 - 2.24) \times 10^{-3} \fallingdotseq 1.5 \times 10^{-2}[mol]$……電解槽II

問2.電解槽Iに流れた電子は，
$0.0373 - 0.0112 \times 2 = 0.0149 [mol]$
（1桁詳しく計算する）
$\begin{cases} 陽極：2H_2O \rightarrow 4H^+ + O_2 + 4e^- \\ (2)　発生した O_2は，\dfrac{0.0149}{4} = 0.003725 \\ \qquad\qquad\qquad\qquad \fallingdotseq 3.7 \times 10^{-3}[mol] \\ 陰極：2H^+ + 2e^- \rightarrow H_2 \\ (1)　発生した H_2は，\dfrac{0.0149}{2} = 0.00745 \\ \qquad\qquad\qquad\qquad \fallingdotseq 7.5 \times 10^{-3}[mol] \end{cases}$

問3.イオン化傾向
$Zn > Pb > Cu > Ag$
Agは溶け出さず，陽極泥として沈殿する。
Zn及びPb$>$Cuであるから
$Zn \rightarrow Zn^{2+} + 2e^-$
$Pb \rightarrow Pb^{2+} + 2e^-$
となって溶け出す。
Zn^{2+}は析出せず溶液中に溶けている。

Pb^{2+}は、$Pb^{2+} + SO_4^{2-} \rightarrow PbSO_4$の反応により沈殿（塩として）する。

[解答]
問1.電解槽I：1.5×10^{-2} mol　II：2.2×10^{-2} mol
問2.白金電極1：7.5×10^{-3} mol　2：3.7×10^{-3} mol
問3.a

3 出題者が求めたポイント……基礎的計算(有機化学)

問1.　$3.4/(1.23/22.4) \fallingdotseq 62$
問2.　$C_4H_8O_2 = 88$　$14.4/(21.1/88) \fallingdotseq 60$
よって，カルボン酸は酢酸CH_3COOHである。

[解答]
問1.　62　問2.　$CH_3COOC_2H_5$

4 出題者が求めたポイント……中和滴定

問1.　$(COOH)_2 = 90$　$4.50 \times 90 = 5.00 \times 10^{-2}[mol]$
問4.　$2 \times 5.00 \times 10^{-2} \times 50/(1 \times 20) = 2.50 \times 10^{-1}(mol/L)$

[解答]
問1.　5.00×10^{-2} mol/L
問2.　①メスフラスコ　②コニカルビーカー
問3.　中和前：e　中和後：d
問4.　2.50×10^{-1} mol/L

5 出題者が求めたポイント……有機化合物の構造推定

問1.酸化生成物はテレフタル酸である。問3.の解説から考えれば自明であろう。
問2.化合物Aがパラ位，Bがオルト位，Cがメタ位であるから，置換基はエチル基である。
問3.テレフタル酸とエチレングリコールの重合生成物であるから，ポリエチレンテレフタレートである。

[解答]
問1.　$H_3C-\bigcirc-CH_3$
問2.　$\bigcirc-C_2H_5$

問3.　ポリエチレンテレフタレート

6 出題者が求めたポイント……元素分析

問1.問2.ソーダ石灰は問いの解dにあるように，二酸化炭素以外に水蒸気を吸収してしまうので，この順序になる。

問3.　$12.6/H_2O = 1.4 [mol]$　$61.6/CO_2 = 1.4 [mol]$
$(23.8 - 1.4 \times 1 - 1.4 \times 12)/16 = 0.35 [mol]$
$C : H : O = 1.4 : 1.4 : 0.35 = 4 : 4 : 1$
組成式は，$C_4H_4O = 68$　$\therefore 136/68 = 2$
したがって，分子式は$C_8H_8O_2$

[解答]
問1.　(ア)d　(イ)b　問2.　d　問3.　$C_8H_8O_2$

2月7日試験

1 出題者が求めたポイント……アルカリ土類金属

問1. アルカリ土類金属には，BeとMgは含まれない。

[解答]
問1. 20
問2. (A) $CaCO_3$　(B) $CaSO_4 \cdot 2H_2O$
　　　(C) $CaSO_4 \cdot \frac{1}{2}H_2O$　(D) $Ca(HCO_3)_2$
問3. $CaCO_3 \rightarrow CaO + CO_2$

2 出題者が求めたポイント……クロムの性質
基本的な知識として，必須の範囲の出題である。

[解答]
問1. (ア)d　(イ)b
問2. $Cr_2O_7{}^{2-} + 14H^+ + 6e^- \rightarrow 2Cu^{2+} + 7H_2O$

3 出題者が求めたポイント……反応速度
問1. $(5.00 - 4.02)/(60 \times 10) = 1.63 \times 10^{-3}$
問2. Aの濃度差が少なくなっていき，再び増加したところが反応温度を上げたときである。
問3. 40～50分の反応速度定数を求める。
　平均濃度：$(1.78 + 1.06)/2 = 1.42$
　平均速度：$(1.78 - 1.06)/600 = 1.2 \times 10^{-3}$
　速度定数=(平均速度)/(平均濃度)$\fallingdotseq 8.45 \times 10^{-4}$
問4. 初めに，10℃の速度定数を求める。0～10分では
　　$\{(5.00 + 4.02)/2\}/\{(5.00 - 4.02)/600\}$
　　　$= 3.61 \times 10^{-4}$
　　10分後の濃度をxとする……20℃(反応温度)
　　　平均濃度：$(5.00 + x)/2$
　　　平均速度：$(5.00 - x)/600$
　　　$(5.00 - x)/600 = 8.45 \times 10^{-4} \times (5.00 + x)/2$
　　　　∴ $x \fallingdotseq 2.98$
　　20分後の濃度をyとする・・・10℃(反応温度)
　　　$(2.98 - y)/600 = 3.61 \times 10^{-4} \times (2.98 + y)/2$
　　　　∴ $y \fallingdotseq 2.39 \fallingdotseq 2.4$

[解答]
問1. $1.63 \times 10^{-3}\,\mathrm{mol/(m^3 \cdot s)}$
問2. d
問3. d
問4. d

4 出題者が求めたポイント……反応速度
問2. $1.20/60 = 2.00 \times 10^{-2}$[mol]・・・尿素
　　$0.370/(2.00 \times 10^{-2}/0.100) = 1.85$
問3. 凝固点が同じなので，質量モル濃度は等しい。
　　$2.00 \times 10^{-2} \times (1000/100) \times (39.1 + 35.5)/2 \fallingdotseq 7.46$

[解答]
問1. $(NH_2)_2CO$　　問2. $1.85\,\mathrm{K \cdot kg/mol}$　　問3. $7.46\,\mathrm{g}$

5 出題者が求めたポイント……有機化合物の構造推定

実験1・2より，化合物Aの分子式を求める。

$11/CO_2 = 0.25$ (mmol)　$4.5 \times 2/H_2O = 0.50$ (mmol)
$(5.1 - 12 \times 0.25 - 0.50)/16 = 0.10$ (mmol)
実験式：$C_5H_{10}O_2 = 102$
分子量より分子式は$C_5H_{10}O_2$

実験7より，化合物Bは2-プロパノールである。
実験5，化合物Aの分子式，化合物Bの構造から化合物Cは炭素数2のカルボン酸(CH_3COOH=酢酸)である。
以上より，

[解答]
問1. CHI_3
問2.
問3. CH_3COOH
問4.

6 出題者が求めたポイント……有機化合物の性質

(1) サリチル酸はフェノール類であるので，呈色する。
(2) リノール酸は不飽和，ステアリン酸は飽和脂肪酸である。よって，リノール酸は臭素水を脱色する。
(3) 1-ブタノールは水素を発生する。
(4) アセトアルデヒドには還元性があるので，フェーリング反応は陽性である。

[解答]
1) b　(2) d　(3) e　(4) a

生 物

解答　22年度

2月6日試験

1 出題者が求めたポイント（Ⅰ・血液型の遺伝　集団遺伝）

家系図に沿って1～22の人物の血液型を推定していく。A型の人の血清中には、B型の血液と反応する抗B血清が、B型の人の血清中には、A型の血液と反応する抗A血清が含まれている。A型の血清（抗B血清）とB型の血清（抗A血清）を使って、血液型を判定する。

問1. 6がB、7がAであることから1はBO、2はAOまたはABである。10がA、11がO、12がABであることから3はBO、4はAOであり、10のAはAOと推定できる。17と18のBは9に由来することになるので、9はABまたはBOである。

問2. 9はABまたはBOなので、19はAOである。22がBであるので20はAB,BB,BOが考えられる。

問3. 1がBO、2がAOであるので,6はBOである。 15と16の子である21がOであるので、15としては AOとBOが考えられる。

問4. 5がAB、6がBOなので、13はAOである。11はOOである。13と10の子供はAO：OO＝1：1となるので、A型である確率は50％である。

問5. $(0.3A + 0.5B + 0.2O)^2$を展開すると、
　A型；$0.09 + 0.06 + 0.06 = 0.21$
　B型；$0.25 + 0.1 + 0.1 = 0.45$
　AB型；$0.15 + 0.15 = 0.3$　O型；0.04となる。

[解答]
問1. 遺伝子型 AB、BO　　　表現型 AB、B
問2. 遺伝子型 AB、BB、BO　表現型 AB、B
問3. 遺伝子型 AO、BO　　　表現型 A、B
問4. 遺伝子：A　　確率：50％
問5. A型21％　B型45％　AB型30％　O型4％

2 出題者が求めたポイント（Ⅱ・DNAの構造　オペロン説）

問1. 核酸（DNA、RNA）の構成単位は糖・リン酸・塩基からなるヌクレオチドである。DNAとRNAでは、糖の種類と塩基の種類が異なる。糖はDNAではデオキシリボース、RNAではリボースである。塩基はDNAではA・T・G・C、RNAではA・U・G・Cである。RNAには、mRNA、tRNA、rRNAがある。

問2. フランスのフランソワ・ジャコブとジャック・モノーは、大腸菌を用いてラクトース代謝系の構造遺伝子群とその発現を制御する塩基配列部分とを合わせて一つの単位と考え、このような単位をオペロンと呼んだ。

問3. ラクトース代謝系酵素遺伝子群の発現を制御するDNA領域には、RNAポリメラーゼが結合するプロモーターと、調節遺伝子の産物が結合してRNAポリ

メラーゼの働きを制御するオペレーターと呼ばれる領域がある。ラクトース代謝系では調節タンパクがオペレーターに結合すると転写が抑制され、このような調節タンパク質はリプレッサーと呼ばれる。

問4. トリプトファンが有るうちは培地中のトリプトファンを用いて生育するが、トリプトファンの無い培地中ではトリプトファン合成に必要な酵素がつくれないので増殖が止まる。

問5. 大腸菌の生育にはトリプトファンが不可欠であり、必要なときは自分で生合成する。細胞内にトリプトファンが十分にあるときには、過剰のトリプトファンは不活性型リプレッサーと結合して活性型になる。この活性型リプレッサーがオペレーターに結合するとトリプトファンの生合成が抑制される。調節遺伝子に突然変異が起こった結果、リプレッサーがトリプトファンと結合していなくてもDNAと結合できるようになるとトリプトファンの合成は起こらなくなる。

[解答]
問1. (a)あ　(b)お　(c)か　(d)き　(e)こ　(f)そ
　(g)け　(h)く　(i)つ　(j)ち
問2. オペロン
問3. オペレーター　プロモーター
　　調節タンパク質（リプレッサー）
問4. C
問5. トリプトファンがなくても調節タンパク質がオペレーターと結合するような突然変異が調節遺伝子に生じた。(49字)

3 出題者が求めたポイント（Ⅰ・視覚）

視覚に関する問題である。視覚情報は光の情報であり、網膜の視細胞で受容され視神経を通して脳に伝達される。

問1. 明るいところでは、網膜の光に対する感受性が低下し（明順応）、また暗いところでは感受性が高まる（暗順応）。一般に明順応よりも暗順応のほうが、時間がかかる。近視は屈折力が強すぎるため、網膜の前方に焦点があうので凹レンズで矯正する。遠視は屈折力が弱いため、網膜の後方で焦点があうので凸レンズで矯正する。

問2. 視神経は網膜からの神経情報を脳へと伝達する。このとき視神経は眼球の内側を通り盲斑から眼球の外に出る。網膜の内側には色素上皮層がある。

問3. かん体細胞はロドプシンの蓄積により感度を得る。ロドプシンは光を受けると瞬時に分解（明順応）されていくが、暗い場所では時間をかけて蓄積してゆく（暗順応）。

問4. 錐体細胞には、420 nmに吸収のピーク（青）、531 nmに吸収のピーク（緑）、558 nmに吸収のピーク（赤）をもつ3種類があり、これら3種の錐体細胞によって色を感じる。

東海大学(医) 22年度 (75)

[解答]
問1.(a)明順応 (b)暗順応 (c)収縮 (d)短く (e)前
(f)小さ (g)奥 (h)大き
問2.(1)(x)色素細胞 (y)視神経繊維 (2)イ
問3.B
問4.(カ)青 (キ)緑 (ク)赤
問5.盲斑は、視神経が束になって眼球外へ出て行く部
分があり、この部分には視細胞がないので光刺激を
受容できない。(54字)

4 出題者が求めたポイント(Ⅰ，Ⅱ・減数分裂
細胞周期)
問1.脊椎動物の減数分裂には、①第一減数分裂前期で
の分裂停止(ホルモン刺激による停止解除) ②第一第
二分裂遷移時のS期の省略 ③第二減数分裂中期での
分裂停止(受精刺激による停止解除)という特徴があ
る。染色体が整列し、紡錘糸で極と結ばれるのは中
期の特徴である。
問2.ろ胞なしには脳下垂体抽出物を加えても卵成熟が
おきないので、脳下垂体抽出物はろ胞に働きかけて、
卵成熟をもたらす物質を分泌している可能性がある。
問3.図3から、ろ胞において産生されるホルモンは細胞
膜で受容され、それが刺激となって細胞内でシグナ
ルが伝達され、卵成熟を促進させるM因子がつくら
れることが推測される。
問4.図4から、成熟未受精卵の細胞質には卵割を停止さ
せる働きをもつC因子があるが、未成熟卵や受精卵
には存在しないことがわかる。C因子は成熟未受精卵
において生成され卵割を抑制する機能をもち、受精
すると消失すると考えられる。
問5.実験結果からM因子は細胞分裂を起こさせる因子
であると考えられる。また、問題文Dに「受精後に
M因子が分解されると核膜が形成され」とあるので
受精までは、M因子は分解されないで存在する。核
膜の形成は間期に入ることを示している。
(f)を正解にした理由
　濾胞で産生されたホルモンは、細胞の外から未受
精卵に働きかける。M因子は未受精卵の卵成熟(減数
分裂第二分裂で停止)に関わる因子。C因子により成
熟未受精卵(減数分裂第二分裂中期)の細胞質を2細胞
期の割球に注入すると、卵割が停止します。未受精
卵や受精卵の細胞質では停止しません。少なくともC
因子が蓄積すると減数分裂は停止すると考える。
[解答]
問1.(A)中 (ア)第一極体 (イ)第二極体 (ウ)二次卵母細
胞 (エ)受精卵
問2.(b)(e)
問3.ろ胞のホルモンは未成熟卵の細胞膜で受容され、
その刺激が内部に伝わりM因子が合成される。(43
字)
問4.C因子は、核膜崩壊から成熟未受精卵に成るま
での間に生成され、受精後に分解される。(40字)
問5.(b)(c)(f)(g)

5 出題者が求めたポイント(Ⅱ・DNAの複製)
問1. DNAの自己複製に関する問題である。自己複製
には、DNAポリメラーゼという酵素が働く。複製
において、二本鎖DNAはその二重らせん構造をほどき、
それぞれのDNA分子を鋳型として新たなDNA分子
が作られ、新旧のDNA分子が対になって再び二重ら
せんになる。
問2.大腸菌のゲノムは$4.8×10^6$個のヌクレオチドから
なり、1秒間に1000個$=10^3$個のヌクレオチドが連結
する。開始点から両側で複製が起こるので$4.8×$
$10^6/10^3 = 4.8×10^3$秒を2で割ると$2.4×10^3$秒、1分
あたりはこれを60で割って40分
問3.先に塩化デオキシウリジンで緑色に可視化され、
次にヨウ素デオキシウリジンで可視化される。先に
複製フォークが通過した部分が緑色であるので複製
フォークは左に進行している。
問4. 30分$= 30×60$秒$= 1800$秒で$9×10^4$個が結合して
いるので、$9×10^4$を1800秒で割ると1秒に50個のヌ
クレオチドが連結している。
問5.問題文はヒトの染色体数は46本、複製開始点が一
本の染色体数に一カ所でDNAの中央にあると仮定し
た場合である。一本鎖あたりのDNAはおよそ$6×$
10^9個のヌクレオチド(60億塩基対)からなる。題意に
は46本のDNAが全て同じ長さと仮定するとあるの
で、一本のDNAのヌクレオチド数は$6×10^9/46$個で
す。題意の通り複製はDNAの中央から両側にすすむ
とすると、$6×10^9/46$個の半数について考えることに
なる。
　図3(X)は30分間のデオキシウリジンの取り込みで
赤い蛍光パターンを示した長さを示し、$9×10^4$のヌ
クレオチドからなる。従って1時間に$2×9×10^4$、問
4を利用すると1秒間に50ヌクレオチドが連結するこ
とがわかる。
　従って、$(1/2)×(6×10^9/46)/(50×3600) = 362$時間
となる。
問6.解答欄のマス目は相対的な長さとあるので、(a)(b)
ともに標識時間30分であるので同じ長さで作図する。
(a)塩化デオキシウリジルは緑に標識される。(b)ヨウ
化デオキシウリジルは赤に標識される。
問7.
(1) 問5と連動します。複製基点46カ所で362時間なの
で、8時間ですむということは$46×362/8 = 2081$、5
カ所、四捨五入して2082カ所と推定できる。
(2) 複製開始のタイミングがまちまちであるにもかかわ
らずS期全体の長さが変わらないのであれば、1本あ
たりの複製はより短時間で行われることになるので、
開始点の数は多くなる。
[解答]
問1.DNAポリメラーゼ 問2.40分
問3.左 問4.50個
問5.362時間

2月7日試験

1 出題者が求めたポイント（Ⅰ・タンパク質の消化吸収および代謝）

　AとBはタンパク質の消化と吸収および代謝に関する基本問題である。Cはフェニルケトン尿症に関する問題である。フェニルケトン尿症は、先天的な酵素の異常のために、フェニルアラニンの蓄積とその副産物の生成によって発症する。治療には、フェニルアラニンを低く抑えたりそれを含まない食事療法をおこなう。早期に適切な治療を開始しないと精神遅滞を引き起こす。

[解答]
問1.(1)ペプシン　(2)すい液　(3)小腸
　　(4)肝門脈
問2.ペプシンはpH2程度、トリプシンはpH8程度において酵素活性が最も高い。(37字)
問3.(5)窒素　(6)アンモニア　(7)肝臓
　　(8)尿素　(9)尿
問4.
　　　　H
　H₂N-C-COOH
　　　　R
問5.(10)必須アミノ酸
　　(11)フェニルケトン尿症
問6.フェニルアラニンを低く抑えた人工乳や食事をとる。(23字)

2 出題者が求めたポイント（Ⅰ，Ⅱ・体細胞分裂　細胞周期）

問1.体細胞分裂は、光学顕微鏡による観察に基づき、間期と分裂期(M期；前期・中期・後期・終期)に分けられる。前期では、染色体が凝縮し、ひも状の構造として観察されるようになる。中期では、染色体が赤道面上に並び紡錘体が完成する。後期では、染色体が紡錘糸に引っ張られるように分離し両極へ移動する。終期では染色体が分散し、細胞質分裂が始まる。
問2.(1)　G1期は細胞が大きくなるとともにDNA合成への準備をする。S期にDNAの複製が行われる。G2期はDNA合成終了時から有糸分裂が起こるまでの間である。M期で核分裂が起こる。図2の細胞群1のDNA量は2(相対値)であるのでG1である。細胞群2はDNAが複製していく段階であるのでS期である。
(2)　0時間後(開始時)は全てがS期、4時間後は半数がS期、8時間後にはS期がなくなるので、S期には8時間かかる。
(3)　複製中のDNAのみが標識されているので全体の1/3がS期であった。(2)より細胞AのS期の長さは8時間と推定されるので、細胞Aの細胞周期は3×8=24時間である。
(4)　8時間後にG2あるいはM期にあるのは全体の7500/10000＝3/4の細胞である。
G2とM期に要する時間は8×3/4＝6時間である。

G1＋S＋G2＋M＝24時間なので、G1＝24－6－8＝10時間である。18時間後には、5000個がS期、7500個は分裂を終え倍加し15000個がG1期になっている。

[解答]
問1.(1)(ア)娘　(イ)間　(2)BDCFEA
問2.(1)細胞群1：G1期
　　　　細胞群2：S期
　　(2)8時間
　　(3)24時間
　　(4)

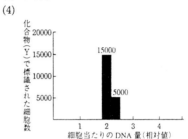

3 出題者が求めたポイント（Ⅰ，Ⅱ・抗原抗体反応）

　抗原抗体反応に関係する問題である。しっかり文章と図を読み、判断していけば良い。
問1.抗アミラーゼ抗体と抗原抗体反応をおこすのはアミラーゼであるので唾液(ア)である。
問2.ヒト赤血球溶血液に含まれているのはヘモグロビンである。膵臓β細胞抽出液にはインスリンが含まれる。
問3.bにB型、cにAB型が入っている。この両方に沈降線をつくるのはA型の血清である。
問4.分子量が大きい方が移動距離は短くなるので、aに近い方がウシ血清アルブミン、eに近い方が卵白アルブミンである。

[解答]
問1.(ア)　問2.(カ)(キ)　問3.A型
問4.(a)
理由　分子量の小さい方がゲル内を速やかに拡散するので、卵白アルブミンの方がeに近い。(39字)

4 出題者が求めたポイント（Ⅰ，Ⅱ・筋細胞の分化）

　問題文が長いが、順序だって書かれているので要点を整理しながら解答すればよい。
問1・問2.実験計画の立案に関する問題であり、対照実験としてはどの条件を変えるかを考える。
問3.何も処理していない未分化な細胞に、遺伝子を導入して分化するかどうかを調べる必要がある。
問4.文中に調節遺伝子として機能しているとあるので、これが参考となる。

[解答]
問1.5アザシチンを加えないで11日培養しても筋芽細

G1＋S＋G2＋M＝24時間なので、G1＝24－6－8＝10時間である。18時間後には、5000個がS期、7500個は分裂を終え倍加し15000個がG1期になっている。
[解答]
問1.(1) (ア)娘　(イ)間　(2) BDCFEA
問2.(1) 細胞群1：G1期
　　　　細胞群2：S期
　　(2) 8時間
　　(3) 24時間
　　(4)

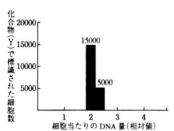

3　出題者が求めたポイント(Ⅰ，Ⅱ・抗原抗体反応)

抗原抗体反応に関係する問題である。しっかりの文章と図を読み、判断していけば良い。
問1.抗アミラーゼ抗体と抗原抗体反応をおこすのはアミラーゼであるので唾液(ア)である。
問2.ヒト赤血球溶血液に含まれているのはヘモグロビンである。膵臓β細胞抽出液にはインスリンが含まれる。
問3.bにB型、cにAB型が入っている。この両方に沈降線をつくるのはA型の血清である。
問4.分子量が大きい方が移動距離は短くなるので、aに近い方がウシ血清アルブミン、eに近い方が卵白アルブミンである。
[解答]
問1.(ア)　問2.(カ)(キ)　問3.A型
問4.(a)
理由　分子量の小さい方がゲル内を速やかに拡散するので、卵白アルブミンの方がeに近い。(39字)

4　出題者が求めたポイント(Ⅰ，Ⅱ・筋細胞の分化)

問題文が長いが、順序だって書かれているので要点を整理しながら解答すればよい。
問1・問2.実験計画の立案に関する問題であり、対照実験としてはどの条件を変えるかを考える。
問3.何も処理していない未分化な細胞に、遺伝子を導入して分化するかどうかを調べる必要がある。
問4.文中に調節遺伝子として機能しているとあるので、これが参考となる。
[解答]
問1.5アザシチンを加えないで11日培養しても筋芽細胞様の形態をもつものはなかった。(40字)
問2.目的の因子は、未処理の場合は発現せず、5－アザシチンで処理した場合にだけ発現する遺伝子の産物である可能性が高いから。(58字)
問3.a
問4.f

5　出題者が求めたポイント(Ⅰ，Ⅱ・植物ホルモン)

問1.必ず代表的な植物ホルモンについては、その機能を整理しておく。
問2～5.オーキシンの移動は、茎の先端部から根の方向にしか移動しない。これを極性という。細胞膜に存在するオーキシン取り込み輸送体(AUX)と排出輸送体(P1N1)の細胞内局在によって決定されると考えられている。先端部側の細胞から基部側の細胞へのオーキシンの輸送には、先端部側の細胞が排出したオーキシンを基部側の細胞が取り組むことが重要である。図2より、阻害剤を作用させると、1つの細胞で基部側のタンパク質(排出側)が細胞膜から細胞質に移動していることがわかる。AUXは○(イ)、P1N1は●(ア)である。阻害剤を作用させるとP1N1が細胞膜から離れるので、細胞からのオーキシンの排出ができなくなる。
[解答]
問1.(A)あ　(B)お　(C)う　(D)う　(E)え　(F)あ　(G)か　(H)お　(I)う　(J)い
問2.2
問3.極性移動
問4.AUX(イ)　P1N1(ア)
問5.阻害剤によりP1N1が細胞膜から細胞質に移動したため、細胞内のオーキシンを細胞外に排出することができなくなったから。
(59字)

平成21年度

問 題 と 解 答

平成21年度

英　語

問題

21 年度

2月6日試験

1 次の英文を読み，下の問いに答えなさい。

Bees have been used by humans since the beginning of civilization. Besides their production of honey, they play an important role in the world food supply. Bees fly from flower to flower carrying pollen with their legs to pollinate over 90 kinds of fruit and vegetable crops eaten by humans. In fact, the first bee colonies in the United States were used for apple pollination. 〔 6A 〕 However, bees in the United States have now been vanishing in large numbers due to a phenomenon called *Colony Collapse Disorder*, or *CCD*. If this continues, North American agriculture, as well as world farming, will be devastated in the future.

Bee colonies affected by CCD can appear healthy, but then the adult bees suddenly disappear, leaving behind only honey, pollen, immature bees, a queen, and maybe a few worker bees. Although there has been a lot in the media about CCD lately, some people feel that CCD is nothing new. A few bee experts have said CCD is actually an older disorder known as *Disappearing Disease*. Furthermore, there is very little agreement on the causes of CCD. Among the possible causes are Varroa mites*[1] and other insect diseases, malnutrition,*[2] certain chemicals, environmental changes, or some combination of these factors. 〔 6B 〕 The fact that two or more causes might be working together makes CCD more difficult to understand.

Beekeepers around the world have reported high bee losses since 2006. 〔 6C 〕 In fact, billions of bees have disappeared since then. These bee losses should be taken seriously because <u>honey bees contribute billions of dollars to the world's agricultural industry</u>. One <u>estimate</u> suggests that one-third of the world's food production is directly
_(A)　　　　　　　　　　　　　　　　　　　　　　　　　　　　　　　　　　　₍₁₎
dependent on honey bee pollination. For instance, California produces 80 percent of the world's almond supply. An acre*[3] of almond trees produces only 18kg of almonds without honeybees but up to 1,100kg when bees are used. The loss of bees could create a price war for food because of decreasing food availability.

Although the CCD Working Group, based at Pennsylvania State University, has been leading the research into this phenomenon, more scientists, beekeepers, industry workers, and government officials are beginning to investigate the possible causes of CCD. 〔 6D 〕 In addition, many other research agencies have realized the importance of honey bees and have begun to <u>distribute</u> research funds in an attempt to find the cause and a cure.
₍₂₎

At present, some bee-breeding areas of the United States have already lost 50 to 70 percent of their colonies because of CCD, and the problem may still get worse. Clearly, without appropriate action, the future of North America's bee industry, as well as world farming, is at great risk.

*[1] Varroa mites　ミツバチに害を与える寄生性ダニ　　*[2] malnutrition　栄養不良　　*[3] acre　エーカー（約4046.8m²）

問1　第1段落の内容として正しくないものを，ア～エの中から一つ選びなさい。

　　ア．Bees spread viruses among various insects.　　　イ．Bees help provide food in the world.

　　ウ．Bees have been used by people for a long time.　　エ．Bees assist with apple production.

問2　第2段落の内容と合うように下線部に最も適切なものを，ア～エの中から一つ選びなさい。

CCD is difficult to understand because _____.

　　ア．adult bees disappear with honey　　　イ．it is a completely new occurrence

　　ウ．it occurs for several reasons　　　エ．queens and worker bees do not work together

問3　第3段落の下線部(A)の意味・内容として最も適切なものを，ア～エの中から一つ選びなさい。

　　ア．Bees directly assist the world's financial industry.

　　イ．Bees are important for helping farmers produce food.

　　ウ．Bees destroy agriculture by damaging plants.

　　エ．Bees consume billions of dollars of flowers.

問4　第4段落の内容と合うように下線部に最も適切なものを，ア～エの中から一つ選びなさい。

Research on CCD has _____.

　　ア．been decreasing　　　イ．stayed at the same levels

　　ウ．been delayed　　　エ．been increasing

問5　第5段落から推測される内容となるように下線部に最も適切なものを，ア～エの中から一つ選びなさい。

CCD is _____.

　　ア．a disorder that will soon come to an end　　　イ．not as bad as scientists think

　　ウ．the greatest difficulty facing the Earth　　　エ．a serious problem that needs proper attention

問6　次の文を本文に挿入する位置として最も適切なものを，ア～エの中から一つ選びなさい。

Bees also pollinate other plants that are not eaten by humans, yet support many of the animals that humans rely on.

　　ア．6A　　　イ．6B　　　ウ．6C　　　エ．6D

問7　本文中の下線部(1), (2)を置き換えることができる語(句)としても最も近いものを，それぞれア～エの中から一つ選びなさい。

　　(1) estimate

　　　　ア．example　　　イ．presentation　　　ウ．action　　　エ．calculation

　　(2) distribute

　　　　ア．give out　　　イ．take in　　　ウ．use up　　　エ．receive from

問8　According to the passage, what would be the outcome if the amount of available food was reduced?

　　ア．understanding CCD　　　イ．more expensive food prices

　　ウ．the use of certain chemicals　　　エ．a greater production of fruits and vegetables

問9　What is the main idea of this passage?

　　ア．CCD might be an older disorder known by a few experts.

イ．Almonds are much better when pollinated by bees.

ウ．The declining bee population may influence the world food supply.

エ．More funds are being used to research CCD.

2 次の1～10の英文の空所に入る最も適切な語(句)を，それぞれア～エの中から一つ選びなさい。

1．The ancient Olympic Games （   ） as contests for amateurs, but now professional athletes also participate in the games.

    ア．start   イ．started   ウ．starting   エ．starts

2．Hakone is located （   ） the western part of Kanagawa Prefecture.

    ア．on   イ．under   ウ．to   エ．in

3．It is a fact that （   ） form of energy.

    ア．electricity is the most useful   イ．electricity the most useful

    ウ．the most useful in electricity   エ．electricity being the most useful

4．Daily temperatures of cities are probably （   ） used than any other kind of weather data.

    ア．more frequently   イ．most frequently   ウ．as frequently as   エ．so frequently as

5．This plant only lives for a year, （   ） new seeds must be planted every year.

    ア．before   イ．after   ウ．so   エ．while

6．（   ） lay its eggs on the beach than it goes back into the sea.

    ア．No sooner a turtle does   イ．A turtle no sooner does

    ウ．Does no sooner a turtle   エ．No sooner does a turtle

7．Rome, （   ） is my favorite Italian city, seems to have more visitors every year.

    ア．where   イ．which   ウ．who   エ．how

8．He （   ） there yesterday, but we didn't see him.

    ア．might be   イ．must be   ウ．must have   エ．might have been

9．The United States leads the world in the production of plastics, （   ） half of the world's total output.

    ア．supplied   イ．supplying   ウ．to supply   エ．supplies

10．John never eats potatoes and （   ）.

    ア．so doesn't Mary   イ．neither doesn't Mary   ウ．neither does Mary   エ．so Mary does

| 3 | 次の 1 ～ 10 の英文を読み，下線部の意味に最も近い語(句)を，それぞれア～エの中から一つ選びなさい。 |

1. John was brought up in a small town.

　　ア．raised　　イ．employed　　ウ．taken　　エ．moved

2. The meeting had to be called off.

　　ア．telephoned　　イ．scheduled　　ウ．cancelled　　エ．attended

3. Let's make certain that he knows about the meeting.

　　ア．believe　　イ．suggest　　ウ．hope　　エ．ensure

4. I need someone to fill in for me at work.

　　ア．fire　　イ．substitute　　ウ．help　　エ．wait

5. As far as I'm concerned, the new project can start without delay.

　　ア．In my opinion　　イ．Without my knowledge　　ウ．Beyond my belief　　エ．With all my heart

6. It has snowed heavily for a week.　Consequently, all the transportation in the city has stopped.

　　ア．Unfortunately　　イ．As a result　　ウ．In the meantime　　エ．Nevertheless

7. I had nothing but my guitar and a little cash when I arrived at the station.

　　ア．all of　　イ．not even　　ウ．both　　エ．only

8. I have to get through with this assignment by tomorrow.

　　ア．consider　　イ．remove　　ウ．take　　エ．finish

9. Bananas used to be a great deal cheaper than they are now.

　　ア．considerably　　イ．sincerely　　ウ．luckily　　エ．hardly

10. John was at a loss when he couldn't find his wallet.

　　ア．interested　　イ．tired　　ウ．confused　　エ．pleased

| 4 | 次の問 1 ～ 5 の会話文の下線部に入る最も適切なものを，それぞれア～エの中から一つ選びなさい。 |

問1　A: Where will the fireworks festival be held this year?

　　　B: ＿＿＿＿＿＿＿＿＿＿＿

　　　A: Right, I forgot the new location.

ア．No, it's been shortened this year.

イ．Isn't it along the Onagi River?

ウ．Why did they choose that place?

エ．They chose such a nice place.

問2　A: John, please help me!　My computer has frozen, and I don't want to lose this document.

　　　B: _____

　　　A: Thank you so much.

　　　B: No problem.　It won't take long to fix it.

　　　　ア．Oh, it's really frozen.　I don't know what to do.

　　　　イ．I'm sorry, but it's actually more than I can handle.

　　　　ウ．What keys did you touch?　The document is already damaged.

　　　　エ．Don't panic.　It's a rather common problem.　Let me see.

問3　A: What did your parents say about you going abroad?

　　　B: _____

　　　A: That's wonderful.　Many parents worry too much about safety.

　　　B: Mine tend to look on the positive side.

　　　　ア．They're proud of me for making my own choice.

　　　　イ．They are trying to stop me.

　　　　ウ．They won't pay for all of my expenses.

　　　　エ．They want me to change my mind.

問4　A: Could you make a quick copy of these documents?

　　　B: Actually, our copier is down.

　　　A: _____

　　　B: Don't worry.　I'll run down to the convenience store to do it for you.

　　　　ア．Are you sure?　I've never copied these documents.

　　　　イ．Oh, no.　I have to get these copied right away.

　　　　ウ．You're right.　That's what the machine is for.

　　　　エ．That's okay.　It's an important machine for the office.

問5　A: I hate the rainy season, but at least it's cooler.

　　　B: Carrying an umbrella every day is a pain in the neck.

　　　A: _____

　　　B: Good idea.　Where can I get one?

ア．I want to go to a place where there is little rain.

イ．Yes, and it's always so hot every day.

ウ．Well, just buy a lightweight, folding one.

エ．In that case, you should see a doctor.

5

次の問1と問2に答えなさい。

問1　次の会話の状況に合うように下線部に最も適切なものを，ア～エの中から一つ選びなさい。

Eric：Why didn't you go to John's birthday party?

Paul：Party?　What are you talking about?　I would have gone if I'd known about it.

Eric：Oh, sorry.　I thought you knew.

_____ the party.

ア．Paul went to 　　　　　　　イ．Eric knew about

ウ．Both Paul and Eric went to 　　エ．Neither Paul nor Eric knew about

問2　次の場面の状況に合うように下線部に最も適切なものを，それぞれア～エの中から一つ選びなさい。

1．One day my family went to a steakhouse, and my brother ordered a steak.　After having a bite, he immediately said to a waiter, "What animal did this steak come from?　Only a power saw could cut through this meat!"

My brother was _____ .

ア．being polite 　　イ．ordering 　　ウ．complaining 　　エ．being happy

2．Jack is in his room talking to himself, "Seventeen.　I'm only a third-year student in high school.　I don't have a license, so I can't drive.　I have nothing to do on weekends for fun."

Jack is _____ .

ア．rude 　　イ．down 　　ウ．hopeful 　　エ．joyful

6

次の問1～3の英文を読み，意味が通るように並べ替えた場合，最も適切なものはどれか。それぞれア～エの中から一つ選びなさい。

問1　1．To make sweet tea, first boil a pot of water.

2．Sweet tea is a very easy-to-make drink that is popular in the southern United States.

3．After that, add four tea bags to the pot and wait for 30 minutes before serving it over ice.

4．Once the water boils, add one cup of sugar to the water and mix well.

ア． 1 → 3 → 4 → 2

イ． 2 → 1 → 4 → 3

ウ． 1 → 4 → 2 → 3

エ． 2 → 3 → 4 → 1

問2　1．With this uncomfortable feeling in my stomach, it is difficult for me to do my work well.

2．Statistics show that many people do not eat breakfast, including myself.

3．In addition, I don't like to eat breakfast because it makes me feel full all morning.

4．For instance, it is very hard for me to wake up and then make breakfast.

ア． 4 → 2 → 3 → 1

イ． 2 → 3 → 1 → 4

ウ． 4 → 3 → 1 → 2

エ． 2 → 4 → 3 → 1

問3　1．That is to say, they become separate, independent individuals.

2．During this period, children distance themselves from their parents.

3．The teenage years between childhood and adulthood are a period of growth and separation.

4．As individuals, they express their opinions most strongly with their clothes, hairstyles, music, and vocabulary.

ア． 3 → 4 → 2 → 1

イ． 4 → 1 → 2 → 3

ウ． 3 → 2 → 1 → 4

エ． 4 → 3 → 1 → 2

7　次の棒グラフを見て，問1〜4の下線部に入る最も適切なものを，それぞれア〜エの中から一つ選びなさい。

Nobel Prize Winners
in Chemistry, Physics, Physiology and Medicine
(1987~2006)

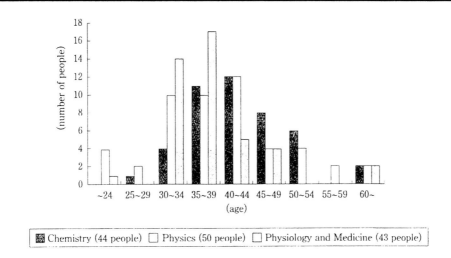

問1 The graph shows the _____ of Nobel Prize winners in different fields and age groups.
　　ア．nationality　　イ．gender　　ウ．number　　エ．names

問2 _____ under the age of 24 received a Nobel Prize in Chemistry.
　　ア．No one　　イ．One person　　ウ．Four people　　エ．Five people

問3 Between the ages of 45 and 49, there were _____ as many Nobel Prize winners in Physiology and Medicine as there were in Chemistry.
　　ア．both　　イ．half　　ウ．two times　　エ．double

問4 Among those aged 60 and older, there was _____ number of Nobel Prize winners in all fields.
　　ア．an odd　　イ．a greater　　ウ．an equal　　エ．a smaller

8　次の英文はある外国人の目から見た日本に関する記事です。下線部(1)と(2)を日本語に訳しなさい。

　　(1)Visitors who are afraid that there's nothing traditional left in Japan need only venture beyond the outskirts of Tokyo. There, modernity is known, but it hasn't made much of an impact on the farmers and others who live among the ancient shrines and castles that dot the countryside. These people look to religion as a practical extension of daily life and turn to it whenever necessary, performing simple rituals designed to ask the *kami* spirits for fertility and abundant crops. (2)Tradition and progress are not seen as opposing forces in Japan, and city people often take time out from their focus on the 21st century to reconsider their ancestors' traditions at many picturesque and joyful festivals.

9 次の日本文を読み，下線部(1)と(2)を英語に訳しなさい。

　日本では，経済的な理由から小学校に通うことができない子どもの数が近年増加している。このような子どもの中には，
外国人や日系人の子どもも含まれ，彼らは長期間日本に滞在する傾向にある。このような状況の中，日本政府は外国人の
子ども達の中学校進学を許可し，日本社会にもっと参加する機会を与えようと計画している。

数　学

問題　21年度

$$\boxed{2月6日試験}$$

次の空欄を埋めなさい.

解答は，分数の場合には既約分数の形で，根号を含む場合には根号の中が最小の自然数となるような形で書きなさい.

1 (1) $\dfrac{2}{\sqrt{3}-1}$ の整数部分を α, 小数部分を β とするとき，β を $\sqrt{3}$ を用いて表せば，$\beta = \boxed{\text{ア}}$ であり，

$$\frac{1}{\alpha+\beta+3}+\frac{1}{\alpha-\beta+1}=\boxed{\text{イ}} \text{ である.}$$

(2) 初項 3, 末項 $24\sqrt{2}$ の等比数列において，初項から末項までの和が $45(\sqrt{2}+1)$ であるとする. このとき公比は $\boxed{\text{ウ}}$ であり，項数は $\boxed{\text{エ}}$ である.

(3) x の1次関数 $f(x)=\dfrac{2(x-1)}{3}$ を次のように繰り返し合成して得られる関数を $g(x)$ とする. すなわち,

$$g(x)=f(f(f(x)))$$

とする. $g(x)$ が整数となる最小の正の整数 x は $\boxed{\text{オ}}$ である. $g(x)$ が整数となる実数 x のうち絶対値がもっとも小さいものは $\boxed{\text{カ}}$ である.

(4) さいころを n 回投げるとき，少なくとも1回6の目が出る確率は $\boxed{\text{キ}}$ である. $\boxed{\text{キ}} \geqq 0.9$ となる最小の n は $\boxed{\text{ク}}$ である. ただし，$\log_{10} 2 = 0.3010$, $\log_{10} 3 = 0.4771$ を用いてよい.

2 座標平面上に2点 $A(-1, 2)$, $B(3, 4)$ がある.

(1) 直線 AB の方程式を $y=ax+b$ とおくと，$a=\boxed{\text{ア}}$, $b=\boxed{\text{イ}}$ である.

(2) 線分 AB を垂直二等分する直線 l の方程式を $y=cx+d$ とおくと，$c=\boxed{\text{ウ}}$, $d=\boxed{\text{エ}}$ である.

(3) 2点 A, B を頂点とする正三角形の残りの頂点のうち，x 座標が正であるものを求める. 求める頂点を $C(p, q)$ とする. 正三角形の1辺の長さは $\boxed{\text{オ}}$ であるから，点Cと点Aの距離の平方は $\boxed{\text{オ}}$ の2乗に等しい. これを等式で表すと，

$$(\boxed{\text{カ}})^2+(\boxed{\text{キ}})^2=\boxed{\text{オ}}^2$$

また，点Cは直線 l 上にあるから，q を p を用いて表すと，

$$q=\boxed{\text{ク}}$$

である. 上記の p, q に関する2つの等式から得られる p についての2次方程式を $p>0$ の条件のもとで解くと，

$$p=\boxed{\text{ケ}}$$

したがって,

$$q = \boxed{\ \text{コ}\ }$$

以上から,求める頂点は($\boxed{\ \text{ケ}\ }$, $\boxed{\ \text{コ}\ }$)となる.

---

3 座標平面の原点を O とする.楕円 $\dfrac{x^2}{a^2} + \dfrac{y^2}{b^2} = 1\,(a > 0,\ b > 0)$ 上の点 $\mathrm{P}(a\cos\theta,\ b\sin\theta)\left(0 < \theta < \dfrac{\pi}{2}\right)$ における接線と x 軸,y 軸の交点をそれぞれ A,B とする.

(1) 直線 AB の方程式は

$$\boxed{\ \text{ア}\ }\,x + \boxed{\ \text{イ}\ }\,y = 1$$

である.

(2) △OAB の面積 S を a,b および θ を用いて表すと $\boxed{\ \text{ウ}\ }$ である.S は $\theta = \boxed{\ \text{エ}\ }$ のとき最小となる.

(3) 線分 AB の長さを L とする.L^2 を a,b および θ を用いて表すと,

$$L^2 = \boxed{\ \text{オ}\ }$$

である.$t = \cos^2\theta$ とおく.$0 < t < 1$ であるから L^2 は $t = \boxed{\ \text{カ}\ }$ のとき最小値をとる.したがって L の最小値は $\boxed{\ \text{キ}\ }$ である.

物 理

問題　21年度

2月6日試験

1　図のように，頂点Pから点Qにいたる斜面と水平面RS，および点Sにおいて水平面に対して垂直な壁Wをもつ質量Mの台が，滑らかで水平な床面の上に静止している。点Qと点Rは滑らかにつながっている。また，頂点Pは図のように台の水平面RSから鉛直高さhの位置にある。この台の頂点Pから，大きさが無視できる質量mの小球を静かにはなす。小球と台との間，および台と床面との間に摩擦はないものとする。図中において，点Uは台の水平面上の一点である。なお，小球が台上を運動するとき，小球が台上から離れることはなく，台が傾くこともないものとする。小球と壁Wとの衝突のはねかえり係数をe，重力加速度の大きさをgとして，次の各問いに答えなさい。答えは各問いの解答群の中から最も適切なものを一つ選び，解答欄の記号にマークしなさい。

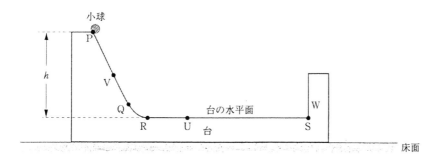

(1) 点Pで静かにはなされた小球が斜面PQ及び曲面QRに沿ってすべりおりて，最初に点Uに到達したときの，小球と台のそれぞれの床面に対する速度を求めなさい。ただし，速度は右向きを正にとるものとする。

(2) 台をすべりおりた小球は水平面を通過した後に台の右側の壁Wに衝突して再び点R方向へはね返った。壁Wで衝突した直後の小球と台のそれぞれの床面に対する速度を求めなさい。ただし，速度は右向きを正にとるものとする。

(3) 最初に小球が斜面PQおよび曲面QRに沿ってすべりおりたのち，点Uから壁Wに到達するのに要する時間をT_1，壁Wで衝突した直後から点Uに到達するまでに要する時間をT_2とする。T_2はT_1の何倍となるか求めなさい。

(4) 小球は壁Wで最初に衝突した後，点Rを通り過ぎて再び台の斜面に沿って登り，斜面上の点Vまで到達した後，再び斜面をすべりおりた。点Vの台の水平面からの鉛直高さを求めなさい。

(5) 点Vの台の水平面からの鉛直高さがhの$\frac{1}{4}$となったとき，小球と壁Wとの衝突のはねかえり係数eはいくらか求めなさい。

東海大学(医) 21年度 (13)

〔解答群〕

(1) ア. 小球 $\sqrt{\dfrac{2ghm}{M+m}}$　台 $-\dfrac{M}{m}\sqrt{\dfrac{2ghm}{M+m}}$　　イ. 小球 $\sqrt{\dfrac{2ghM}{M+m}}$　台 $-\sqrt{\dfrac{2ghM}{M+m}}$

　　ウ. 小球 $\sqrt{\dfrac{ghM}{M+m}}$　台 $-\dfrac{m}{M}\sqrt{\dfrac{ghM}{M+m}}$　　エ. 小球 $\sqrt{\dfrac{2ghM}{M+m}}$　台 $-\dfrac{m}{M}\sqrt{\dfrac{2ghM}{M+m}}$

　　オ. 小球 $\sqrt{\dfrac{2ghm}{M+m}}$　台 $-\dfrac{m}{M}\sqrt{\dfrac{2ghm}{M+m}}$

(2) ア. 小球 $-e\sqrt{\dfrac{2ghm}{M+m}}$　台 $e\dfrac{M}{m}\sqrt{\dfrac{2ghm}{M+m}}$　　イ. 小球 $-e\sqrt{\dfrac{2ghM}{M+m}}$　台 $e\dfrac{m}{M}\sqrt{\dfrac{2ghM}{M+m}}$

　　ウ. 小球 $-e\sqrt{\dfrac{2ghM}{M+m}}$　台 $e\sqrt{\dfrac{2ghM}{M+m}}$　　エ. 小球 $-\dfrac{1}{e}\sqrt{\dfrac{2ghM}{M+m}}$　台 $\dfrac{1}{e}\dfrac{m}{M}\sqrt{\dfrac{2ghM}{M+m}}$

　　オ. 小球 $-\dfrac{1}{e}\sqrt{\dfrac{ghM}{M+m}}$　台 $\dfrac{1}{e}\dfrac{m}{M}\sqrt{\dfrac{ghM}{M+m}}$

(3) ア. $\dfrac{1}{e^2}$　　イ. $\dfrac{m}{eM}$　　ウ. $\dfrac{M}{em}$　　エ. $\dfrac{em}{M}$　　オ. $\dfrac{1}{e}$

(4) ア. $\dfrac{e^2mh}{M}$　　イ. eh　　ウ. e^2h　　エ. $\dfrac{m}{eM}h$　　オ. $\dfrac{eMh}{m}$

(5) ア. 0.25　　イ. 0.5　　ウ. 0.75　　エ. 0.1　　オ. 1

---

2 次の文章中にある空欄（ 1 ）～（ 7 ）に式を入れ文章を完成させなさい。答は各問いの解答群の中から最も適切なものを一つ選び解答欄の記号にマークしなさい。

図のように空気中に置かれた屈折率が n，厚さが d の平行平板状のガラス板に，波長 λ の光が A 点に角 θ で入射している。ガラス板の内部での屈折角を ϕ とすると入射光と屈折光の間には（ 1 ）のような関係が成り立つ。次に，ガラス板がある場合と，無い場合では透過光の位置はずれることがわかる。このずれの量 Δx はガラス板の厚さ，入射角，屈折率によって決まり，（ 2 ）となる。

ガラス板の表面 A 点での反射光 R_1 と，ガラス板の裏面 B 点での反射光 R_2 の間には光路差（ 3 ）が生じる。R_1 と R_2 が干渉し，この光路差が（ 4 ）と等しいときにはお互いに強め合い，（ 5 ）と等しいときにはお互いに弱め合う。ただし，m は次数である。

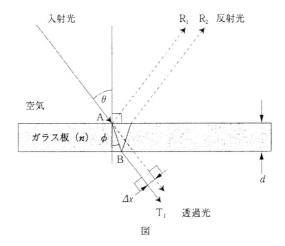

図

　ここで，ガラス板の表面での反射光を少なくするために，ガラス板入射側表面に屈折率 n_1（ただし，$n_1 < n$），厚さ d_1 の薄い膜（薄膜）をつけた。薄膜表面での反射光とガラス板と薄膜の境界面での反射光が，互いに弱めあう条件は（　6　）（m は次数）となる。ここで，例えば，垂直に入射する光について考えると，波長 $\lambda = 6.0 \times 10^{-7}$ m，ガラス板の屈折率 1.6，薄膜の屈折率 1.5 とすると反射光が弱め合う最も薄い薄膜の厚さは（　7　）m となる。

〔解答群〕

(1) ア．$n \sin\theta = \sin\phi$　　イ．$\dfrac{\cos\theta}{n} = \sin\phi$　　ウ．$\cos\theta = \dfrac{\sin\phi}{n}$　　エ．$\sin\theta = n\cos\phi$
　　オ．$\sin\theta = n\sin\phi$

(2) ア．$2d\sin\theta$　　イ．$d\left(1 - \dfrac{\cos\theta}{\sqrt{n^2 - \sin^2\theta}}\right)$　　ウ．$d\left(1 - \dfrac{\cos\theta}{\sqrt{1 - \sin^2\theta}}\right)\sin\theta$　　エ．$d\left(1 - \dfrac{\cos\theta}{\sqrt{n^2 - \sin^2\theta}}\right)\sin\theta$
　　オ．$d\left(1 - \dfrac{\cos\theta}{\sqrt{n - \sin\theta}}\right)\sin\theta$

(3) ア．$2d\sqrt{n^2 - \sin^2\theta}$　　イ．$\dfrac{d}{2}\sqrt{n^2 - \sin^2\theta}$　　ウ．$2d\sqrt{1 - n^2\sin^2\theta}$　　エ．$d\sqrt{n^2 - \sin^2\theta}$
　　オ．$2nd\sqrt{1 - \sin^2\theta}$

(4) ア．$m\lambda$　　イ．$\left(m + \dfrac{1}{2}\right)\lambda$　　ウ．$(2m - 1)n\lambda$　　エ．$\left(m + \dfrac{1}{2}\right)n\lambda$　　オ．$(2m + 1)n\lambda$

(5) ア．$m\lambda$　　イ．$\left(m + \dfrac{1}{2}\right)\lambda$　　ウ．$(2m - 1)n\lambda$　　エ．$\left(m + \dfrac{1}{2}\right)n\lambda$　　オ．$(2m + 1)n\lambda$

(6) ア．$2n_1 d_1 \cos\theta = \left(m + \dfrac{1}{2}\right)\lambda$　　イ．$\dfrac{nd\sin\theta}{n_1 d_1 \sin\phi} = 2m\lambda$　　ウ．$2d_1\sqrt{n_1^2 - \sin^2\theta} = \left(m + \dfrac{1}{2}\right)\lambda$
　　エ．$2d_1\sqrt{n_1^2 - \sin^2\theta} = 2m\lambda$　　オ．$2d_1\sqrt{\dfrac{n_1 - \sin\theta}{n_1 + \sin\theta}} = \left(m + \dfrac{1}{2}\right)\lambda$

(7) ア．6.0×10^{-6}　　イ．6.3×10^{-6}　　ウ．1.0×10^{-7}　　エ．2.0×10^{-7}　　オ．6.3×10^{-7}

3 図1のように，磁場に垂直な面内で負電荷 $-e\,(e>0)$ をもった質量 m の電子が，点Oを中心とする半径 r_0 の円軌道をローレンツ力によって一定の速さで反時計回りに運動している。この電子を円軌道内の磁束を時間的に変化させることによって加速する方法について，以下の各問いに答えなさい。ただし，磁場は紙面裏から表向きにかけられ，その磁束密度 B は図2に示すように点Oからの距離 r に依存し，$r_1<r_0$ として，$0\leq r<r_1$ では一様な磁束密度 B_1，$r_1\leq r$ では一様な磁束密度 B_0 とする。また，円周率は π とする。

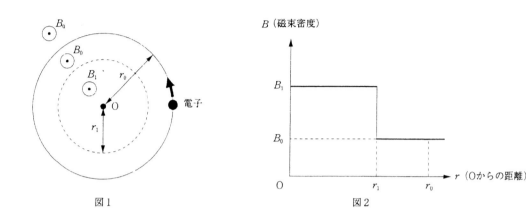

図1   図2

(1) 電子が一定の速さ v_0 で円運動しているときの半径 r_0 を，m，v_0 を用いて求めなさい。

(2) 円軌道内の磁束を磁束密度 B_1，B_0 を用いて表しなさい。

円軌道内の磁束を増加させることによって円軌道に沿って誘導起電力を生じさせ，電子を加速することができる。

(3) 磁束を増加させる時間を Δt として，誘導起電力の大きさ V とそれによって生じる誘導電場の大きさ E を，ΔB_1 と ΔB_0 を用いて求めなさい。ただし，ΔB_1 と ΔB_0 は Δt の間の磁束密度 B_1 と B_0 の増加量を示す。

(4) 誘導電場によって電子に働く力 F の大きさを ΔB_1 と ΔB_0 を用いて求めなさい。

(5) Δt の間に電子の増加する速度を Δv_0 として，Δv_0 を ΔB_1 と ΔB_0 を用いて求めなさい。

電子は加速される結果，その軌道半径は増大しようとする。軌道半径を r_0 に一定にしたまま加速するための条件を，実際の電子加速器ベータトロンの場合について求めてみよう。ベータトロンでは，r_1 をほぼ r_0 に近づけている。そこで以下では簡単のため，$r_1=r_0$ とし，軌道上の磁束密度は B_0 のままとする。すなわち，円軌道内（面積 πr_0^2）の磁束密度は B_1，円軌道上の磁束密度は B_0 として計算しなさい。

(6) 軌道上の磁束密度の増加量 ΔB_0 を Δv_0 を用いて求めなさい。

(7) このときの ΔB_0 と ΔB_1 の関係を求めなさい。

4　太陽光による熱を使って，薄くて黒い袋の中の空気をあたため膨張させ，袋の中の空気とその外の空気との密度の違いで生ずる浮力により浮かぶ風船を作ってみた。

　空気を理想気体とみなし，空気のモル質量（1 mol あたりの質量）を M〔kg/mol〕，気体定数を R〔J/(mol・K)〕，重力加速度の大きさを g〔m/s²〕として以下の各問いに答えなさい。ただし，太陽光により与えられた熱はすべて風船の中の空気を暖めることに使われ，袋自体は非常に薄いので，その体積は考えなくてもよいものとする。

　はじめ，風船に V〔m³〕の体積の空気を入れ，少しふくらませて密封した。このとき，風船に入れた空気とその外の空気の温度は同じ T〔K〕であった。袋は柔らかく自由に形が変わるので，風船の中の空気の圧力とその外の空気の圧力は常に等しく圧力 P〔Pa〕に保たれている。また，この袋自体の質量は風船の中にあった空気の質量の5分の1であった。

(1)　風船の中には何モルの空気があるか。

(2)　袋自体の質量と風船の中の空気の質量を合わせた質量は何〔kg〕か。

　次に，この風船の中の空気は，太陽光による熱であたためられ，膨張した。この風船の体積が中の空気の膨張により，ある体積になったとき浮上を始めた。このとき，外の空気の温度は T〔K〕のままであった。

(3)　浮上を始める瞬間における風船の中の空気の温度は何〔K〕か。

(4)　浮上を始める瞬間までに風船の中の空気の膨張により風船が外部にした仕事は何〔J〕か。

(5)　浮上を始める瞬間までに太陽光により風船の中の空気に与えられた全熱量は何〔J〕か。
　　ただし，空気の定積モル比熱を C_V〔J/(mol・K)〕とする。

東海大学(医) 21年度 (17)

化　学

問題

21年度

2月6日試験

解答に必要があれば，つぎの値を用いて計算しなさい。

原子量：H = 1.0，Li = 7.0，C = 12.0，N = 14.0，O = 16.0，Cl = 35.5

ファラデー定数：96500〔C/mol〕，気体定数：$R = 8.31 \times 10^3$〔Pa・L/(mol・K)〕

なお，体積を表すリットルの単位の記号は全てLで示している。

---

1 つぎの問1〜問8は，原子番号1〜20の元素の性質を記したものである。それぞれの記述内容に該当するすべての元素の元素記号を解答欄に書きなさい。

問1　この元素の単体は常温で気体であり，水と激しく反応して酸素を発生する。

問2　この元素は7個の価電子をもち，その単体は刺激臭のある黄緑色の気体で水に少し溶ける。

問3　この元素の単体は，二原子分子からなる無色・無臭の気体で，工業的には液体空気を分留して得られる。常温では化学反応をおこしにくいが，高温ではいろいろな化合物をつくる。

問4　この元素は，地殻中の主要成分であり，その単体は金属のような灰色の光沢を示し，純度が高いものは半導体の原料として，集積回路や太陽電池に用いられる。

問5　この元素は金属元素であり，その単体は常温の水と激しく反応して一価の水酸化物を生じる。この水酸化物の水溶液は強い塩基性を示す。

問6　この元素の単体は常温で水と反応して水酸化物を生じる。この水酸化物は水にわずかに溶け，橙赤色の炎色反応を示す。しかし，この元素の炭酸塩は水にほとんど不溶である。

問7　この元素は土壌に多く存在するが，単体としては自然界に存在せず，鉱石から得られる酸化物を融解塩電解することによって製造されている。

問8　この元素は生命活動に欠かせない元素の一つであり，反応性や毒性の異なる淡黄色，および赤褐色の二種類の同素体が知られている。

---

2 電解質水溶液に関するつぎの文を読み，以下の各問いに答えなさい。ただし，すべての水溶液の温度は常に25℃であり，その密度は濃度にかかわらず，1.0 g/mLであるとする。

東海大学(医) 21年度 (18)

純水の pH は 7.0 であり，水素イオン濃度と水酸化物イオン濃度はいずれも $\boxed{ア}$ 〔mol/L〕であるから，その水のイオン積は $\boxed{イ}$ 〔mol²/L²〕である。また，純水のモル濃度は $\boxed{ウ}$ 〔mol/L〕であるから，その電離度は $\boxed{エ}$ と求められる。

0.010 mol/L の塩酸の pH は 2.0 であり，塩酸の電離度は $\boxed{オ}$ と考えられることから，この塩酸中の水の電離度は $\boxed{カ}$ と計算できる。なお，酢酸 0.060 g を純水に溶解して全体を 1 L とした酢酸水溶液の pH は 4.0 であった。

問1 文中の $\boxed{ア}$，$\boxed{イ}$，$\boxed{エ}$，$\boxed{オ}$，および $\boxed{カ}$ に入る値を有効数字 2 桁で解答欄に書きなさい。

問2 文中の $\boxed{ウ}$ に入る値を有効数字 3 桁で解答欄に書きなさい。

問3 文中の下線部でつくった酢酸の電離度を求め，有効数字 2 桁で解答欄に書きなさい。

---

3 ある宇宙ステーションで活動する宇宙飛行士の生命活動に関する以下の各問いに答えなさい。

問1 活動に必須な酸素は，水の電気分解で得られているとする。この場合の電気分解の陽極における反応を電子 e^- を使ったイオン反応式で，解答欄に書きなさい。

問2 宇宙ステーション内で，3 人の宇宙飛行士が活動することになった。この活動では，宇宙飛行士 1 人 1 分当たり，標準状態（0℃，1.01 × 10⁵ Pa）で 0.224 L の酸素を消費する。この 3 人が活動するに当たって必要な酸素を，問 1 の電気分解によって発生させたい。この電気分解を行うために，1 分間当たり必要な電気量〔C〕を有効数字 3 桁で解答欄に書きなさい。

問3 ヒトの呼気には二酸化炭素が含まれる。この宇宙ステーションでは，すべての二酸化炭素を水酸化リチウムと反応させ，炭酸リチウムとして除去すると仮定する。この反応の化学反応式を解答欄に書きなさい。

問4 宇宙ステーション内で宇宙飛行士 3 人が 10 日間活動する。この活動では，宇宙飛行士 1 人 1 分当たり，標準状態（0℃，1.01 × 10⁵ Pa）で 0.224 L の二酸化炭素が発生するが，発生したすべての二酸化炭素は，問 3 のように炭酸リチウムとして除去される。この場合に最低限必要な水酸化リチウムの質量〔g〕を有効数字 3 桁で解答欄に書きなさい。

---

4 つぎの文を読み，以下の各問いに答えなさい。

ベンゼン環の炭素原子に $\boxed{ア}$ 基が直接結合した化合物を総称してフェノール類という。フェノールは，工業的にはベンゼン①とプロペンからクメンをつくり，これを酸化して硫酸で分解することによってつくられている。また，安息香酸のように，ベンゼン環の炭素原子に $\boxed{イ}$ 基が直接結合した化合物を芳香族カルボン酸という。安息香酸はトルエンの酸化反応で得られる。②

問1 文中の $\boxed{ア}$ と $\boxed{イ}$ に入る適切な語句をそれぞれ解答欄に書きなさい。

問2 下線部①の化学反応式を解答欄に書きなさい。

東海大学(医) 21年度 (19)

問3　下線部②において，フェノール以外に生成する化合物の構造式，または示性式を解答欄に書きなさい。

問4　2.30 g のトルエンが酸化されて全て安息香酸に変化した。この時，得られた安息香酸の質量〔g〕を有効数字3桁で解答欄に書きなさい。

問5　下の(1)～(5)の内容がフェノールの性質である場合は解答欄の記号 a に，安息香酸の性質である場合は解答欄の記号 b に，両方の性質である場合は解答欄の記号 c に，どちらの性質でもない場合は解答欄の記号 d にマークしなさい。

　　　⑴　室温において無色の結晶である。
　　　⑵　炭酸水素ナトリウム水溶液を加えると塩を生じる。
　　　⑶　強塩基の水溶液と反応して塩を生じる。
　　　⑷　塩化鉄（Ⅲ）水溶液を加えると青紫色を呈する。
　　　⑸　アルコールと反応してエステルを生成する。

5　つぎの文を読み，以下の各問いに答えなさい。

　アルケンの一種である化合物 A を塩化パラジウム（Ⅱ）と塩化銅（Ⅱ）を用いて酸化すると，刺激臭があり，無色で液体の化合物 B が得られる。化合物 B にヨウ素と水酸化ナトリウム水溶液を加えて熱すると，特異臭のある黄色の化合物 C が沈殿する。ま①た，化合物 B は空気中で容易に酸化され，融点17℃の刺激臭のある化合物 D となる。一方，化合物 A に水を付加すると，消毒薬などに広く用いられる無色の液体の化合物 E が生成する。化合物 E を二クロム酸カリウムで酸化すると化合物 B が得られ，化合物 D と化合物 E に少量の濃硫酸を加えて熱すると，果実のような芳香をもつ揮発性の液体の化合物 F が得られる。②

問1　化合物 A と臭素が反応して生成する化合物の構造式，または示性式を解答欄に書きなさい。

問2　化合物 B の性質を a～d の中から一つ選び，解答欄の記号にマークしなさい。

　　　a．光学異性体が存在する。
　　　b．塩化鉄（Ⅲ）水溶液を加えると青紫色を呈する。
　　　c．銀鏡反応を呈する。
　　　d．さらし粉水溶液を加えると赤紫色を呈する。

問3　化合物 C の分子式を解答欄に書きなさい。

問4　下線部①と同様に，ヨウ素と水酸化ナトリウム水溶液を加えて熱すると，特異臭のある黄色の物質が生成する化合物を a～d の中から一つ選び，解答欄の記号にマークしなさい。

　　　a．化合物 A　　　b．化合物 D　　　c．化合物 E　　　d．化合物 F

問5　下線部 ② の反応式を解答欄に書きなさい。

問6　化合物 F に水酸化ナトリウム水溶液を加えて熱すると，化合物 E と共に生成する物質の示性式，または構造式を解答欄に書きなさい。

生物

問題　　21年度

2月6日試験

1. 血液凝固に関する次の文章を読み、以下の問に答えなさい。

　ヒトは、体の血液の約3分の1が失われると組織への酸素供給が十分に行われなくなり、死に至ることがある。しかし、実際には外傷などにより血液が血管から流出しても、傷口がある程度小さい場合には止血するしくみが働き、血液の過剰な喪失を抑えることができる。生体では、2段階のしくみにより、止血がなされる。血管が破れて出血が起きると、まず血液中の（ a ）が血管の破れたところに集まってかたまりを作る（一次止血）。次いで、（ a ）から放出される因子、血液の液体成分である（ b ）中の（ c ）イオン、およびその他の様々なタンパク質因子により、不活性型の（ d ）が活性化型に変換され、その作用により（ b ）に溶けている（ e ）というタンパク質の一部が分解され、難溶性で繊維状の（ f ）が形成される。そして、（ f ）は赤血球や白血球などをからめとりながら凝固して、（ g ）といわれる血液のかたまりを出血個所に形成する（二次止血）。以上のようなしくみにより、止血が完了する。

問1　上記文中の空欄（ a ）～（ g ）に最も適切な語句を書き入れなさい。

問2　血液を採取してそのまましばらく放置すると、血液凝固が起こる。ここで、ヘパリンという（ d ）の活性化阻害剤を混ぜた状態で血液を放置した場合、血液はどのようになると考えられるか。その理由を合わせて、句読点を含めて50字以内で述べなさい。

問3　上記文中下線部(x)が示す血液中のタンパク質因子のうち、特定のあるタンパク質因子の合成に必要な遺伝情報を有するDNA配列に変異が生じた場合、そのタンパク質因子の正常な機能が障害され、血友病という血液凝固の異常を示す遺伝性の疾患を発症する。図は、血友病患者家族の3世代14人の家系図を示す。この家系図をもとに血友病の遺伝形式を推定しなさい。なお、第Ⅰ世代の1番の男性、および第Ⅱ世代の3番の女性の該当遺伝子には、変異はないことが確認されている。

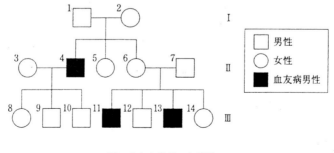

図　血友病患者の家系図

問4 問3の血友病患者家系内には，血友病患者ではないが，血液中のあるタンパク質因子の合成に必要な遺伝情報を有するDNA配列（血友病原因遺伝子）に変異を有する人がいる。このような人を「保因者」という。図の家系において確実に保因者である人（絶対保因者）と保因者である可能性がある人（可能保因者）はいずれの者であるか，該当する個人の番号をすべて答えなさい。

問5 問3の血友病患者家系内には女性の患者は存在しない。しかし，発症率は1％以下と低頻度であるが，まれに女性の血友病患者がいることが報告されている。女性の血友病患者が生まれてくる理由について，句読点を含めて60字以内で述べなさい。

2

ヒトの細胞あるいは組織に関する以下の各問に答えなさい。

問1 図1が表しているのはひざの内部構造であり，1～5は結合組織に相当する部分を示している。1～5の部分の名称を答えなさい。また，1～5の部分を顕微鏡で拡大すると，どのような像が観察されるだろうか。当てはまるものを図2のa～eの中から選び，記号で答えなさい。

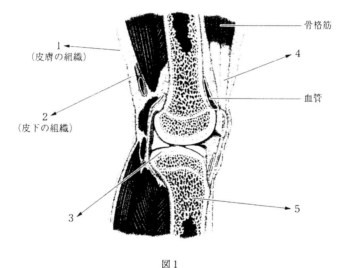

図1

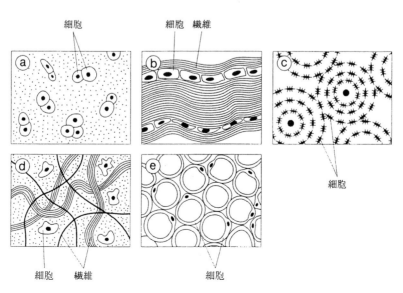

図2

問2 図3は，顕微鏡で観察した心筋の細胞の様子を表したものである。これを参考にしながら，骨格筋の細胞と平滑筋の細胞をそれぞれ描きなさい。

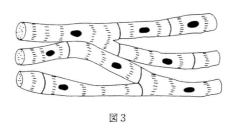

図3

問3 図4は，運動ニューロン軸索の横断面を表している。図に示されている核を持った細胞の役割を，句読点を含めて40字以内で説明しなさい。

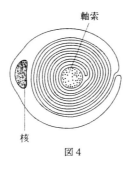

図4

3 動物では血糖値などの体内環境をほぼ一定に保つことが生命の維持に不可欠である。下の図は，ヒトが炭水化物の多い食事をしたときの血糖値とすい臓の内分泌腺から分泌される2種類のホルモン（AとB）の血液中濃度の変化を示している。測定は食事前を含めて30分ごとに行った。以下の問に答えなさい。

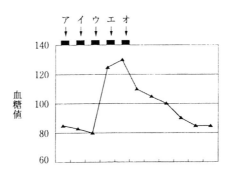

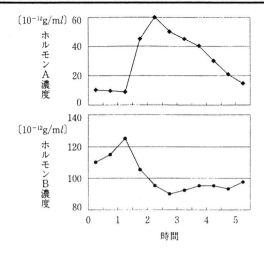

図　血糖値とホルモンA，Bの血液中濃度

問1　ヒトの血糖値とは血液中の何の濃度を指しているか．物質名を化学式で書きなさい．

問2　血糖値の単位で正しいのはどれか．下記の①～⑤から選び，記号で答えなさい．

① mg/10 l　② mg/l　③ mg/100 ml　④ mg/10 ml　⑤ mg/ml

問3　食事の摂取時間を示しているのは図中ア～オのどれか．記号で答えなさい．

問4　ホルモンA，ホルモンBの名称をそれぞれ書きなさい．

問5　ホルモンBを分泌する細胞名を書きなさい．

問6　すい臓には内分泌腺の他に外分泌腺もある．内分泌腺と外分泌腺の違いを句読点を含めて40字以内で説明しなさい．

問7　血糖の調節中枢はどこにあるか．下記の①～⑥から選び，番号で答えなさい．

① 大脳　② 間脳　③ 中脳　④ 小脳　⑤ 延髄　⑥ 脊髄

問8　血糖値調節に関してホルモンBと同様の働きをするホルモンCが副腎髄質から分泌される．ホルモンCの名称を書きなさい．

問9　ホルモンCの分泌をうながす自律神経の種類を書きなさい．

4 次のウイルス研究の歴史についての文章を読み，以下の問に答えなさい。

　ウイルス (Virus) という言葉は，ラテン語で毒を意味し，古くは病原性を有する有毒因子の総称として用いられた。病原微生物である〔 1 〕の性質が理解されるにつれ，〔 1 〕とウイルスとの主な違いが理解されるようになった。〔 1 〕は，体液や細胞内で代謝増殖する生物で，単離して試験管内で培養（純粋培養）することが可能である。これに対して，ウイルスを純粋培養することは不可能である。

　19 世紀の終わりにタバコの葉にモザイク模様の病斑を起こすタバコモザイク病が，葉の絞り汁によって伝染することが見つかった。当時この病気は〔 1 〕病と考えられていたが，1898 年には，感染タバコ葉汁をケイソウ土の濾過筒（濾過孔が小さくて〔 1 〕は通過できない）に通してもその感染能が失われないことが報告された。また，同年に牛口蹄疫でも同様に濾過不能の微小因子の存在が報告された。こうして，〔 1 〕用の濾過器を通過できるほど小さく，しかも感染性があって増殖する病原体が発見されたのである。これらは当初，濾過性ウイルスと呼ばれたが，その後単にウイルスと呼ばれるようになった。ウイルスは高等動物や植物のみならず，〔 1 〕，昆虫，原生動物などでも発見された。特に〔 1 〕に感染するウイルスは〔 2 〕と呼ばれる。

　1935 年にはタバコモザイクウイルスで精製と結晶化が成功し，その構造解析が進展した。植物に感染するほとんどのウイルスでは，ごく少量の RNA を含むが大部分がタンパク質であり，当初は自己触媒能を持った巨大タンパク質であると思われていた。しかしながら，1949 年には<u>ターニップイエローモザイクウイルスで，タンパク質のみで RNA を欠損するウイルス粒子の感染能と増殖能が消失すること</u>が明らかとなった。また，1955 年には，タバコモザイクウイルスの成分である RNA とタンパク質を試験管内で混合させることにより，機能的なウイルス粒子が再構成された。

(a)

　アメリカのロックフェラー研究所のラウス (Rous) は，1911 年にニワトリにおける伝染性の筋肉腫瘍（肉腫，sarcoma）について報告した。ラウスは，農夫によって持ち込まれた肉腫を持ったニワトリから腫瘍を取り出した。そしてその腫瘍をすりつぶして得た抽出液を，別の若いニワトリに注射した。すると数週間後，そのニワトリの注射した部位にも新たな腫瘍が形成された。また，その抽出液を濾過器に通しても感染能は消失しなかったことからウイルスが腫瘍化の原因であると考えられ，そのウイルスは Rous Sarcoma Virus (RSV) と呼ばれるようになった。

　RSV の腫瘍化能は，その後，試験管内で実験的に評価できるようになった。ニワトリの胚組織を培養すると，正常細胞は培養面が細胞でいっぱいになれば増殖を止めるために単層となる。これに対して RSV に感染した細胞は，いっぱいになっても増殖を止めずに多層となる。さらに，RSV において，腫瘍化能が温度感受性になった変異株が分離された。この変異株が感染した細胞は低温では腫瘍化しているが，高温に移すと短時間のうちに正常細胞に戻ったのである。これは，高温で RSV の変異タンパク質が変性したためであった。

　RSV は RNA を含むウイルスである。RNA は DNA と異なり細胞中では非常に不安定であるが，RSV は感染細胞中に長期にわたって安定して存在する。そのメカニズムは長い間謎であった。1970 年にテミンらのグループは，RSV 粒子の中に RNA を鋳型として DNA を合成する酵素の存在を報告した。当時は，転写は DNA を鋳型として RNA を合成することのみが知られていたので，この合成酵素はその方向性に逆行することから逆転写酵素と呼ばれるようになった。そして，RSV のように RNA と逆転写酵素を持つウイルスはレトロウイルスと呼ばれるようになった。<u>レトロウイルスは細胞に感染すると自身の RNA を逆転写酵素により DNA とし，感染細胞の核内 DNA に入り込んで安定に存在し続けるのである。</u>

(b)

　その後，RSV は肉腫形成能のない通常のレトロウイルスよりも長い RNA 鎖を持つことが報告され，この余分に長い領域に肉腫形成に必須な遺伝子が存在することが予想された。前述の温度変異株では，この領域に塩基配列の変異が生じていた。この遺伝子は sarcoma を生じることに関係することから src（サーク）と呼ばれるようになった。逆転写酵素を利用して src 遺伝子に対する相補的 DNA (cDNA) が合成され，DNA プローブとして用いられた。DNA は相補的塩基配列に結合（ハイブリダイズ）する性質がある。このプローブは RSV 以外の腫瘍化能のないウイルスとはハイブリダイズしないため，src 特異的であることが確か

められていた。このプローブを用いて腫瘍化したニワトリの細胞などを調べていくうちに，驚くべき事実が明らかとなった。このプローブは非感染細胞のゲノム DNA ともハイブリダイズしたのである。さらに，ニワトリだけでなく，ほかの多くの真核生物正常細胞のゲノム DNA ともハイブリダイズした。すなわち，正常細胞のゲノムには腫瘍の原因となり得る遺伝子があらかじめ組み込まれており，この遺伝子の異常や不適切な発現によって腫瘍が生じると考えられるようになった。

問1　上記文中の空欄〔　1　〕と〔　2　〕に，最も適切な言葉を書き入れなさい。

問2　下線部 (a) に関し，このウイルスの RNA の役割について，句読点を含めて 20 字以内で説明しなさい。

問3　下線部 (b) に関し，感染細胞内のウイルス DNA からどのようなメカニズムで RNA とタンパク質から成るウイルス粒子が産生されると考えられるか。句読点を含めて 50 字以内で説明しなさい。

問4　下線部 (c) に関し，通常のレトロウイルスが持たない src 遺伝子を RSV が持つようになった経緯について，句読点を含めて 50 字以内で説明しなさい。

問5　ア〜オの知見の中から，RSV による肉腫が RSV の持つ遺伝子によることを示す最も有力な根拠を 1 つ選び，記号で答えなさい。

　　ア．RSV は肉腫形成能のない通常のレトロウイルスよりも長い RNA 鎖を持っている。
　　イ．RSV に感染したニワトリ培養細胞は，培養面がいっぱいになっても増殖を止めずに多層となる。
　　ウ．RSV 感染によって腫瘍化したニワトリ組織をすりつぶして得た抽出液を，別の若いニワトリに注射したところ，その注射した部位にも新たな腫瘍が形成された。
　　エ．腫瘍化能が温度感受性になった RSV 変異株が分離され，この変異株に感染したニワトリ培養細胞は低温では腫瘍化しているが，高温に移すと短時間のうちに正常細胞に戻った。
　　オ．RSV 粒子の中には，RNA を鋳型として DNA を合成する逆転写酵素が存在する。

5　次の文章を読み，以下の各問に答えなさい。

　私たちの体内に病原体が侵入すると，T 細胞，B 細胞などからなる免疫細胞がこれを察知して攻撃する。しかし通常の場合，免疫細胞が私たちの体を構成する細胞や組織を攻撃することはない。このように，免疫細胞が自己成分に対して反応しないことを自己寛容と呼んでいる。先天的，または後天的な要因によって自己寛容のメカニズムが破綻すると，自己免疫疾患と総称されるさまざまな病気が引き起こされる。IPEX と呼ばれる遺伝病もその一つで，T 細胞が甲状腺や膵臓，消化管などの組織を攻撃してしばしば重篤な症状となる。この遺伝病はほとんどの場合男性に起こることから，〔　A　〕染色体上の遺伝子に何らかの異常があるものと推測された。そこで IPEX 患者の〔　A　〕染色体上の遺伝子を調べたところ，foxp 3 と呼ばれる遺伝子に点突然変異が生じていた。

　foxp 3 が自己寛容に重要な役割を果たすことを確認するために，マウスを用いて以下の実験を行った。
（実験1）　マウスの体内で foxp 3 遺伝子を発現する細胞を探索したところ，全 T 細胞のうち，およそ 5 ％の細胞に発現が認められた。

（実験2）　foxp 3 遺伝子を発現する T 細胞は生後 4 日目以降に体内に現れるが，生後 3 日以前の T 細胞には発現していなかった。

（実験3）　生後直ちに胸腺を摘出したマウスは，生涯にわたり体内に T 細胞が全く存在しなかった。一方，生後 3 日目に胸腺を摘出したマウスは，生涯にわたり体内に T 細胞の存在を認めた。この生後 3 日目に胸腺を摘出したマウスは，摘出から数週間後，消化管の炎症など，IPEX 患者と類似した症状を呈した。

（実験4）　生後 3 日で胸腺を摘出したマウスに，foxp 3 遺伝子を発現する T 細胞を移植したところ，実験 3 でみられた IPEX に類似した症状が起こらなくなった。

問 1　上記文中の空欄〔　A　〕に入る最も適切な語句を答えなさい。

問 2　生後 3 日目のマウスから T 細胞を採取し，それらを生後直ちに胸腺摘出を行った同系統のマウスに移植した場合，どのようなことが起こると考えられるか。以下の中から選び，記号で答えなさい。

　　(a)　数週間後に IPEX に類似した症状が現れる。
　　(b)　移植後直ちに IPEX に類似した症状が現れる。
　　(c)　IPEX に類似した症状は現れない。

問 3　生後 3 日目のマウスから T 細胞を採取し，胸腺を摘出していない同系統のマウスに移植した場合，どのようなことが起こると考えられるか。以下の中から選び，記号で答えなさい。

　　(a)　数週間後に IPEX に類似した症状が現れる。
　　(b)　移植後直ちに IPEX に類似した症状が現れる。
　　(c)　IPEX に類似した症状は現れない。

問 4　実験 3 で生後 3 日のマウスから胸腺を摘出したのは，どのような目的によると考えられるか。句読点を含めて 40 字以内で説明しなさい。

問 5　以上の実験から foxp 3 遺伝子を発現する T 細胞の機能について推測できることを，句読点を含めて 40 字以内で説明しなさい。

英 語

問題

21 年度

2月7日試験

1　次の英文を読み，下の問いに答えなさい。

A remarkable feature of Australian English is its relative uniformity, compared to English spoken in other regions.　Australia, a continent roughly the size of Europe, has almost no regional variation of accent.　A citizen of Perth can sound much like a citizen of Sydney, or like a cattle rancher in Alice Springs.　In contrast, an outsider can probably hear the regional difference between the accent of a person from Liverpool and London in England, or New York and Texas in the United States.

Many Australians, however, believe that the country *does* have local varieties.　They report in conversation that they can distinguish a South Australian from a North Australian through vocabulary use.　For example, North Australians tend to use *port* for suitcase, while a *pusher*(baby carriage)in South Australia is usually called a *stroller* in North Australia.　In addition, some South Australians are said to be identifiable from their pronunciation of *school*, but this hardly compares with the breadth of regional variation found elsewhere in the English-speaking world.

The range in the pronunciation of Australian English that *does* exist cannot be interpreted as regional variation. Linguists estimate that roughly a third of the population speaks what is known as **Broad** Australian, that just over half the country speaks a milder English called **General** Australian, and that about a tenth use **Cultivated** Australian.　The interesting aspect of this widely accepted classification is that it does not follow strict class or occupational patterns.　On the basis of pronunciation alone, there is, in Australia, no reliable means of identifying the Australian prime minister from a Northern Territory sheep farmer or a Geelong*[1] car salesperson.　In Britain, （　A　）, a trade union*[2] leader is expected to sound like someone from the working class.　It would be unthinkable for an Australian prime minister to attempt to disguise his lower middle-class accent as some British prime ministers have been known to do.

Deeper investigation into the pronunciation of Australian English has shown that women and girls sometimes tend towards General or Cultivated Australian, and that men and boys, expressing friendship and manliness perhaps, tend towards Broad or General Australian, an observation that is generally true throughout English-speaking communities. Some teachers have suggested that Australian boys tend to be corrected for their speech in school more than girls although Australian schools tend to accept more variation than some schools in Britain.　In Australia, an institution like Geelong Grammar School, one of the top private schools, contains the full range of Broad, General, and Cultivated Australian speakers, which certainly would not be the case at Eton, a top private school in England.　In short, there is virtually no pressure to teach any "improvement" in pronunciation at Geelong Grammar School.

*[1] Geelong　オーストラリア南東部のビクトリア州で2番目に大きい都市　　*[2] trade union　労働組合

問1　次の1〜8は問いに答え，9は文を完成しなさい。答えは最も適切なものを，それぞれア〜エの中から一つ選びな
さい。

1．Which two share the same pronunciation patterns?

　　ア．Geelong and Eton　　　　イ．Sydney and Perth

　　ウ．New York and Texas　　　エ．Liverpool and London

2．Which statement is true about vocabulary use in Australian English?

　　ア．There are some vocabulary differences in Australian English.

　　イ．There are many variations in vocabulary use in Australian English.

　　ウ．There is more variation in vocabulary use in Australian than in American English.

　　エ．There is completely different vocabulary use between Australian and British English.

3．What do Australians think of their English?

　　ア．Australians hardly recognize the local differences.

　　イ．Only a few Australians feel that they have regional differences.

　　ウ．Many Australians think that they have regional differences.

　　エ．A lot of Australians encourage local differences.

4．Which type of Australian English is used by a third of people in Australia?

　　ア．Southern　　　イ．General　　　ウ．Cultivated　　　エ．Broad

5．Which statement is true about the pronunciation of Australian English?

　　ア．There are a great number of varieties of Australian English.

　　イ．There are no criteria for guessing the jobs of Australian English speakers.

　　ウ．There are many ways to identify different speakers of Australian English.

　　エ．There are some secret ways to identify Australian English dialects.

6．Who, among the people below, is most likely to speak differently?

　　ア．a Geelong car salesperson　　　イ．the Australian prime minister

　　ウ．a student at Eton　　　　　　　エ．a cattle rancher in Alice Springs

7．Which varieties of Australian English do men and boys tend to use?

　　ア．Broad and Northern　　　イ．General and Cultivated

　　ウ．Cultivated and Broad　　　エ．Broad and General

8．Which statement best describes how Australian boys and girls learn to speak?

　　ア．Both boys and girls are corrected equally for their speech.

　　イ．Boys are more likely to be corrected for their speech than girls.

　　ウ．Both teachers and parents are strict about correcting their children's speech.

　　エ．Girls tend to be corrected for their speech more than boys.

9. Geelong Grammar School has speakers of _____ Australian English.

　ア. Broad, General, and Cultivated　　イ. only Broad and General

　ウ. General, Cultivated, and Formal　　エ. only Cultivated and Broad

問2　空所（　A　）に入る最も適切な語(句)を，ア～エの中から一つ選びなさい。

　ア. as a result　　イ. nevertheless　　ウ. consequently　　エ. by contrast

問3　オーストラリア英語について本文の内容と最も一致しているものを，ア～エの中から一つ選びなさい。

　ア. Australian English has a lot of variations in grammar.

　イ. The pronunciation in Australian English is based on class.

　ウ. There are fewer varieties of Australian English than British English.

　エ. It would be difficult for outsiders to understand Australian English.

問4　本文のタイトルとして最も適切なものを，ア～エの中から一つ選びなさい。

　ア. The Relative Uniformity of Australian English　　イ. Vocabulary of Australian English

　ウ. The Short History of Australian English　　エ. Grammar of Australian English

---

2

次の1～10の英文の空所に入る最も適切な語(句)を，それぞれア～エの中から一つ選びなさい。

1. The winners received a crown（　　　）from the branches of the sacred olive tree.

　ア. made　　イ. making　　ウ. was made　　エ. to make

2. He behaves as（　　　）he were the boss.

　ア. or　　イ. such　　ウ. but　　エ. if

3. Ancient people looked at the stars（　　　）could make predictions about the future.

　ア. they　　イ. so　　ウ. so that they　　エ. that they

4. The breads with（　　　）contain a lot of sugars.

　ア. the more energy　　イ. the most energy　　ウ. as much energy as　　エ. more energy than

5. Kate doesn't like cats.（　　　）.

　ア. So does Bill　　イ. So Bill does　　ウ. Bill too doesn't　　エ. Bill doesn't either

6. Oats are（　　　）for animals.

　ア. a mainly grown crop　　イ. a crop grown mainly　　ウ. grown a crop mainly　　エ. grown mainly a crop

7. The number of people（　　　）decide to go to Japan will increase.

　ア. that　　イ. what　　ウ. whose　　エ. where

東海大学(医)　21 年度　(31)

8. Your little sister will (　　　) college by the time you come back.
　　ア．have attend　　イ．be attended　　ウ．be attending　　エ．attending

9. Mr. Nakamura, (　　　) a prominent Japanese writer, grew up in Odawara.
　　ア．becomes　　イ．who became　　ウ．he becomes　　エ．he who became

10. Today margarine is made of different kinds of vegetable oils, (　　　) originally animal fats were used.
　　ア．on　　イ．if　　ウ．until　　エ．but

3　次の 1 ～ 10 の英文を読み，下線部の意味に最も近い語(句)を，それぞれア～エの中から一つ選びなさい。

1. She did not tell anyone how she came by the money to buy the car.
　　ア．obtained　　イ．lost　　ウ．saved　　エ．spent

2. She couldn't get over the loss of her husband for a long time.
　　ア．overstate　　イ．overdue　　ウ．overcome　　エ．oversee

3. How do you account for being late yesterday?
　　ア．prevent　　イ．explain　　ウ．allow　　エ．understand

4. The new plan calls for a great deal of money.
　　ア．makes　　イ．produces　　ウ．catches　　エ．requires

5. For the time being, she's going to work in the city.
　　ア．convenience　　イ．ages　　ウ．now　　エ．tradition

6. I love to visit the park now and then.
　　ア．occasionally　　イ．often　　ウ．always　　エ．constantly

7. She wants to do the cooking ahead of time.
　　ア．rapidly　　イ．in advance　　ウ．without fail　　エ．habitually

8. Kathy has lived overseas for many years.
　　ア．alone　　イ．abroad　　ウ．permanently　　エ．locally

9. That man standing by the door is one of my colleagues.
　　ア．enemies　　イ．fans　　ウ．co-workers　　エ．critics

10. Her boss complimented her on the quality of her work.
　　ア．praised　　イ．criticized　　ウ．tested　　エ．ignored

4 次の1～5の会話文の下線部に入る最も適切なものを，それぞれア～エの中から一つ選びなさい。

1．A: Look, it's starting to get cloudy.
  B: _____
  A: Oh no, I hope the weather is better for tomorrow's field trip.
  B: Well, it'll be rescheduled if the weather is bad.

   ア．The sky has cleared up.
   イ．The rainy season seems to be over.
   ウ．I always check the weather forecast.
   エ．It looks like rain.

2．A: Tim, when did our biology teacher say the homework is due?
  B: _____
  A: What?! There's no way I can finish it by then.

   ア．I don't know for sure.
   イ．I believe it's tomorrow.
   ウ．Didn't you know he changed the deadline?
   エ．Which homework are you talking about?

3．A: What's the matter?
  B: I lost my wallet. I've been looking for it everywhere.
  A: _____
  B: I think I took it out at the bank.

   ア．Do you remember the last time you had it?
   イ．You really should start to look for it.
   ウ．You had a nice wallet, didn't you?
   エ．I'm sorry, but we don't have any wallets.

4．A: Where are you from originally?
  B: From Osaka.
  A: _____
  B: It's probably because my family moved many times.

   ア．It's famous for octopus dumplings.
   イ．I wish I could visit your hometown.
   ウ．You don't speak with a local accent.
   エ．That's why you go there quite often.

5. A: Excuse me, could you tell me where the nearest post office is?

　B: Can you see that tall, shiny building over there?

　A: Yes, is that the post office?

　B: No, _____

　A: Oh, I see it now.

　　　ア．there is no post office in this area.

　　　イ．the post office is opposite that building.

　　　ウ．I'm actually a stranger here.

　　　エ．the tall, shiny building is the post office.

5　次の問1と問2に答えなさい。

問1　次の会話の状況に合うように下線部に最も適切なものを，ア～エの中から一つ選びなさい。

Ken：　I'm telling you for the last time.　It's dark and it's raining.　You shouldn't drive too fast.

Shawn：Why not?　Don't tell me what to do.　I know what I'm doing.

Shawn _____ .

　　ア．stops the car to let Ken drive

　　イ．didn't realize he was driving too slowly

　　ウ．doesn't think he needs to slow down

　　エ．is grateful for Ken's advice

問2　次の場面の状況に合うように下線部に最も適切なものを，それぞれア～エの中から一つ選びなさい。

1．A secretary prepares a report of the company meeting and gives it to the manager.　The manager looks at it, shakes his head and says, "This just won't do."

　　The manager is _____ .

　　ア．disappointed

　　イ．tired

　　ウ．excited

　　エ．satisfied

2．Andy is having a barbecue party with his friends.　They are enjoying the food and conversation.　When he offers his friend Steven another serving, Steven says, "I'm full, thank you."

Steven _____ _____ .

ア．accepts the food

イ．turns down the food

ウ．complains about the food

エ．asks for more food

6 次の問1～3の英文を読み，意味が通るように並べ替えた場合，最も適切なものはどれか。それぞれア～エの中から一つ選びなさい。

問1　1．After rinsing them, he put them in the dishwasher and turned the switch on.

　　　2．First, he took the dishes from the table and placed them in the sink.

　　　3．Last night, it was Ken's turn to clean up the dirty dishes after dinner.

　　　4．A couple of hours later when the dishes were dry, he put them away.

　　　ア．2 → 3 → 1 → 4

　　　イ．2 → 4 → 3 → 1

　　　ウ．3 → 2 → 1 → 4

　　　エ．3 → 1 → 2 → 4

問2　1．Although many people enjoy playing in the sun, parents should limit the number of hours that children play outside.

　　　2．This disease is a direct result of the sun's harmful ultraviolet rays.

　　　3．This is because too much time in the sun can cause severe skin damage, especially in young children.

　　　4．The most serious example of this is skin cancer.

　　　ア．1 → 3 → 4 → 2

　　　イ．1 → 4 → 2 → 3

　　　ウ．4 → 1 → 3 → 2

　　　エ．4 → 2 → 1 → 3

問3　1．However, he decided to go to work because he had an important meeting with a customer at 1 p.m.

　　　2．After the meeting, he rushed to the nearest hospital.

　　　3．By noon, he started to feel dizzy and could not concentrate on his work.

　　　4．One morning, Jim was not feeling well when he woke up, so he wanted to stay home.

　　　ア．3 → 4 → 1 → 2

　　　イ．3 → 2 → 4 → 1

　　　ウ．4 → 3 → 2 → 1

　　　エ．4 → 1 → 3 → 2

7 次の表を見て，問1～4の下線部に入る最も適切なものを，それぞれア～エの中から一つ選びなさい。

World Population Aged 60 or Older

Regions or areas	Number of people aged 60 or older		Percentage of people aged 60 or older	
	1999	2050	1999	2050
World total	593,111,000	1,969,809,000	10	22
More developed regions	228,977,000	375,516,000	19	33
Less developed regions	364,133,000	1,594,293,000	8	21
Least developed regions	30,580,000	180,983,000	5	12

問1 The table shows the estimated population _____ 1999 of people aged 60 or older.

ア．growth before   イ．growth after   ウ．decline before   エ．decline after

問2 In the least developed regions, it is estimated that _____ of the people will be 60 years or older in 2050.

ア．12 percent   イ．21 percent   ウ．22 percent   エ．33 percent

問3 Between 1999 and 2050, the percentage of the total world population aged 60 years or older will more than _____ .

ア．decrease   イ．increase   ウ．double   エ．triple

問4 By 2050, in the more developed regions, the number of people aged 60 or older will be greater than _____ regions.

ア．both the less and the least developed   イ．neither the less nor least developed

ウ．the less developed   エ．the least developed

8 次の英文を読み，下線部(1)と(2)を日本語に訳しなさい。

　　The Slow Food movement started in the 1980s in Italy and uses the snail, which is a small, soft and slow-moving creature with a hard round shell on its back, as its symbol. As the Italian Francesco Angelita wrote in 1607, the snail is a creature "of slow motion, to educate us that being fast makes man inconsiderate and foolish." The founders of the Slow (1) Food movement felt that the snail's habit of slowness provided an important message for people today.   They realized that (2) because the snail seems so unaffected by the temptations of the modern world, it has something to teach modern people, who are often too rushed to even remember what they have eaten.

9 次の日本文(1), (2)を読み, それぞれを英語に訳しなさい。

(1) 3歳位までに, 子供達は親の話し方を模範としながら言葉を発達させ学習していくらしい。

(2) パンダを救うことに人生をささげたその科学者にとって, その一頭のパンダの誕生は忘れられない瞬間であった。

数　学

問題

21 年度

2月7日試験

次の空欄を埋めなさい.

解答は, 分数の場合には既約分数の形で書きなさい.

---

1 (1) $0 < \alpha < \dfrac{\pi}{2}$, $0 < \beta < \dfrac{\pi}{2}$, $0 < \gamma < \dfrac{\pi}{2}$ とする. $\tan\alpha = \dfrac{1}{3}$, $\tan\beta = \dfrac{1}{2}$, $\tan\gamma = 7$ であるとき, $\tan(\alpha + \beta + \gamma) = \boxed{\text{ア}}$, $\sin(\alpha + \beta + \gamma) = \boxed{\text{イ}}$ である.

(2) 次の空欄に適することばが,「必要十分条件である」場合は解答欄に 1 を,「必要条件であるが十分条件ではない」場合は解答欄に 2 を,「十分条件であるが必要条件ではない」場合は解答欄に 3 を,「必要条件でも十分条件でもない」場合は解答欄に 4 を記入しなさい.

(i) $x = 2$ かつ $y = -1$ であることは, $(x - 2)(y + 1) = 0$ であるための $\boxed{\text{ウ}}$.

(ii) x, y を実数とする. $x = 2$ かつ $y = -1$ であることは, $(x - 2)^2 + (y + 1)^2 = 0$ であるための $\boxed{\text{エ}}$.

(iii) △ABC が二等辺三角形であることは, △ABC が直角二等辺三角形であるための $\boxed{\text{オ}}$.

(3) 数列 $\{a_n\}$ が漸化式

$$a_n = \begin{cases} 1 & (n = 1 \text{のとき}) \\ \dfrac{4}{4 - a_{n-1}} & (n > 1 \text{のとき}) \end{cases}$$

によって定められるとき, この数列の一般項 a_n を求めたい.

$$a_n = 2\left(1 - \dfrac{1}{b_n}\right) \text{とおくと,}$$

数列 $\{b_n\}$ は漸化式

$$b_n = \begin{cases} 2 & (n = 1 \text{のとき}) \\ \boxed{\text{カ}} & (n > 1 \text{のとき}) \end{cases}$$

をみたす. したがって $b_n = \boxed{\text{キ}}$ となり, $a_n = \boxed{\text{ク}}$ を得る.

---

2 関数 $f(x) = x^3 + px^2 + qx + r$ (p, q, r は定数) が, 次の条件 ① ② ③ をみたすとする.

① $x = \alpha$, $x = \beta$ ($\alpha < \beta$) で, $f(x)$ は極値をとる.

② 2点 $(\alpha, f(\alpha))$ と $(\beta. f(\beta))$ は原点に関して対称である.

③ $f(\alpha)-f(\beta)=32.$

このとき, $p=\boxed{}$, $q=\boxed{}$, $r=\boxed{}$, $\alpha=\boxed{}$, $\beta=\boxed{}$ で, $f(x)$ の極大値は $\boxed{}$ である.

曲線 $y=f(x)$ と x 軸との交点のうち x 座標が正である点における接線の方程式は $y=\boxed{}$ である.

$\boxed{3}$ 放物線 $y=\dfrac{1}{2}x^2$ と直線 $y=a(a>0)$ で囲まれた図形を y 軸の回りに回転してできる立体を容器と考える. このとき, x 軸は水平面上にあり, y 軸は水平面に垂直とする.

(1) この容器に水面の高さ h $(0<h<a)$ まで水を入れたとき, 水の体積 V および水面の面積 S を h を用いて表すと, $V=\boxed{}$. $S=\boxed{}$ である.

(2) この容器を空にした状態から始めて, 毎秒体積 v の水を注ぐ. ただし, v は定数である. 以下の値を v と a を用いて表せ. 水面の高さが $\dfrac{a}{2}$ に達するのは $\boxed{}$ 秒後であり, そのときの水面の半径は $\boxed{}$, 高さ h の増加する速さは毎秒 $\boxed{}$, 半径の増加する速さは毎秒 $\boxed{}$ である.

物　理

問題　21年度

2月7日試験

1　図1のような電流-電圧特性をもつ豆電球Pを図2から図4のような回路につないだ。次の各問いに答えなさい。答えは各問いの解答群の中から最も適切なものを一つ選んで，解答欄の記号にマークしなさい。

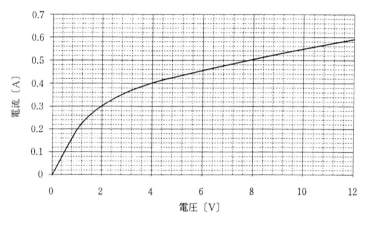

図1　豆電球Pの電流-電圧の特性曲線

(1) 図2の回路で，豆電球Pに流れる電流を求めなさい。

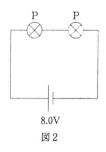

図2

(2) 図3の回路で，豆電球Pに流れる電流を求めなさい。

図4の回路で，可変抵抗の抵抗値を40Ωにしたところ，0.20Aの電流が抵抗AをQからRの向きに流れた。

(3) 豆電球Pに流れる電流を求めなさい。

(4) 抵抗Cに流れる電流を求めなさい。

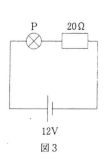

図3

(5) 抵抗Aの抵抗値を求めなさい。

図4の回路で，可変抵抗の抵抗値を変えていくと，QR間に電流が流れなくなった。

(6) このときの可変抵抗の抵抗値を求めなさい。

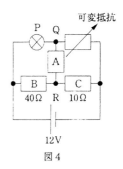

図4

〔解答群〕

(1) ア. 0.20 A　　イ. 0.25 A　　ウ. 0.30 A　　エ. 0.40 A　　オ. 0.50 A

(2) ア. 0.20 A　　イ. 0.30 A　　ウ. 0.40 A　　エ. 0.50 A　　オ. 0.60 A

(3) ア. 0.20 A　　イ. 0.30 A　　ウ. 0.40 A　　エ. 0.50 A　　オ. 0.60 A

(4) ア. 0.24 A　　イ. 0.30 A　　ウ. 0.40 A　　エ. 0.44 A　　オ. 0.60 A

(5) ア. 12 Ω　　イ. 20 Ω　　ウ. 30 Ω　　エ. 32 Ω　　オ. 40 Ω

(6) ア. 2.4 Ω　　イ. 4.4 Ω　　ウ. 6.4 Ω　　エ. 7.4 Ω　　オ. 8.4 Ω

2　回折格子やプリズムを利用すると光の回折や屈折によりレーザー光線を曲げることができる。以下の図1～図3のように、スクリーンとレーザー装置との間に回折格子あるいはプリズムを挿入することを考える。プリズムへのレーザー光線の入射角やプリズムの屈折率により、回析格子を挿入した場合と同じ位置にレーザー光線を到達させることができる。レーザー装置から出た波長λのレーザー光線はスクリーンに対し垂直であるとして、以下の各問いに答えなさい。

図1に示すように、格子定数dの回折格子Gをレーザー光線に対し垂直においたところ、スクリーン上にいくつかの明るい点が見えた。

(1) 中央の明るい点の位置を点O, そのすぐ隣りの明るい点の位置を点X, レーザー光線が回折格子Gを透過する点をO′, ∠OO′X = θ_1 として、θ_1, d, λ の関係を式で表しなさい。

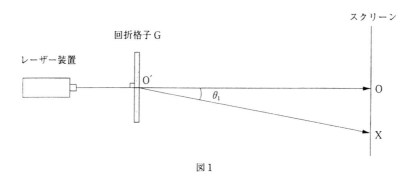

図1

次に図2に示すように，頂角が30°である二等辺三角形プリズム P_1 に対しレーザー光線を垂直に入射したところ，プリズム P_1 を透過したレーザー光線は図1の場合と同じ点Xに到達した。

(2) プリズム P_1 の屈折率 n_1 を θ_1 を用いて表しなさい。

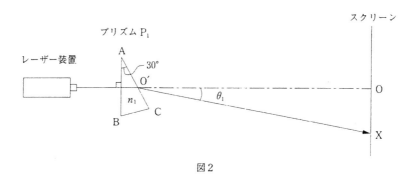

図2

さらに，図3に示すように(2)と同じ形状で屈折率 n_2 の二等辺三角形プリズム P_2 をある角度に傾けておくと，レーザー光線は同じくスクリーン上の点Xに到達した。このとき，プリズム P_2 の中を通るレーザー光線は図4のプリズム P_2 の拡大図に示すようにプリズムの底辺EFに平行であった。

(3) 図4に示すように，レーザー光線のプリズム P_2 への入射角を θ_2，プリズム P_2 から空気中へ出てくる屈折角を θ_3 として，θ_2 と θ_3 の関係を表しなさい。

(4) プリズム P_2 へ入射するレーザー光線とプリズム P_2 から空気中へ出るレーザー光線がなす角が θ_1 となっている。θ_2 を θ_1 で表しなさい。

(5) プリズム P_2 の屈折率 n_2 を θ_1 で表しなさい。

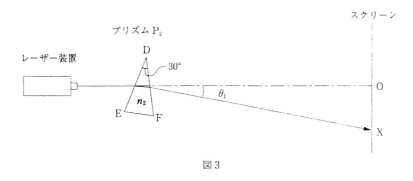

図3

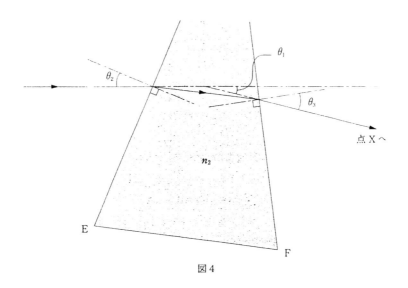

図4

3 ばね定数 k の軽いばねにつながれた質量 m の物体 A と物体 B の床面上での運動を考える。重力加速度の大きさを g，床面と両物体の間の静止摩擦係数を μ_0，動摩擦係数を μ として以下の各問いに答えなさい。

図1のように水平な床面上で両物体を互いに反対方向に手で引っ張り，ばねが自然な長さよりも長い状態で手をはなしたところ，両物体は静止した。

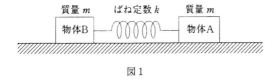

図1

(1) 自然な長さからのばねののびはいくら以下であったか。

次に，図1の状態から図2のように床面をゆっくり傾けていったところ，水平面に対する傾斜角が θ になったところで物体Aが斜面に沿って距離 d だけ滑り落ち，再び静止した。この間，物体Bは動かなかった。

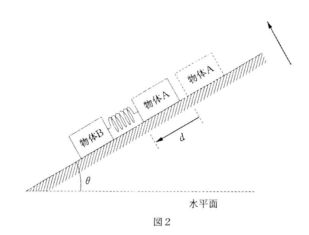

図2

(2) 物体Aが滑り落ちる直前の自然の長さからのばねののびはいくらであったか。

(3) 物体Aが滑り落ちる間，物体Aにはたらく重力がなす仕事はいくらか。

(4) 物体Aが滑り落ちる間，物体Aと斜面の間にはたらく摩擦力がなす仕事はいくらか。

(5) 物体Aが滑り落ちる間，物体Aにはたらく斜面からの垂直抗力のなす仕事はいくらか。

(6) 物体Bが静止状態を保つための θ に対する条件を動摩擦係数 μ を用いて表しなさい。

4 円筒容器の中に，なめらかに動くピストンで n [mol] の単原子分子の理想気体を封じた。このときの気体の圧力を P_0 [Pa]，温度を T_0 [K]，体積を V_0 [m³] とし，この状態をAとする。次に，図に示すように状態Aの気体の体積を一定に保ったまま加熱し，圧力 $32P_0$ [Pa] の状態Bに変化させた。さらに，状態Bの気体を断熱膨張させて圧力 P_0 [Pa]，体積 $8V_0$ [m³] の状態Cに変化させた。次の(1)～(6)の各問いに答えなさい。答えは各問いの解答群の中から最も適切なものを一つ選んで，解答欄の記号にマークしなさい。

(1) 状態Bにおける気体の温度 T_B [K] を求めなさい。

(2) 状態Aから状態Bへ変化したときの気体の内部エネルギーの増加量 ΔU_{AB} [J] を求めなさい。

(3) 状態Bから状態Cに変化させる過程で気体が外部にした仕事 W_{BC} [J] を求めなさい。

次に，気体を状態Aに戻し，圧力を一定に保ったまま状態Cに変化させた。

(4) このときの気体の内部エネルギーの増加量 ΔU_{AC} [J] を求めなさい。

(5) このとき，気体に与えた熱量 Q_{AC} [J] を求めなさい。

(6) この気体の定圧モル比熱 C_p [J/(mol・K)] を求めなさい。

〔解答群〕

(1)　ア．T_0　　イ．$8T_0$　　ウ．$16T_0$　　エ．$32T_0$　　オ．$96T_0$

(2)　ア．$\dfrac{3}{2}P_0V_0$　　イ．$\dfrac{31}{2}P_0V_0$　　ウ．$16P_0V_0$　　エ．$32P_0V_0$　　オ．$\dfrac{93}{2}P_0V_0$

(3)　ア．$\dfrac{3}{2}P_0V_0$　　イ．$8P_0V_0$　　ウ．$12P_0V_0$　　エ．$36P_0V_0$　　オ．$48P_0V_0$

(4)　ア．$\dfrac{5}{2}P_0V_0$　　イ．$8P_0V_0$　　ウ．$\dfrac{21}{2}P_0V_0$　　エ．$12P_0V_0$　　オ．$48P_0V_0$

(5)　ア．$7P_0V_0$　　イ．$8P_0V_0$　　ウ．$\dfrac{21}{2}P_0V_0$　　エ．$12P_0V_0$　　オ．$\dfrac{35}{2}P_0V_0$

(6)　ア．$\dfrac{5P_0V_0}{2nT_0}$　　イ．$\dfrac{5V_0}{2T_0}$　　ウ．$\dfrac{5P_0V_0}{2T_0}$　　エ．$\dfrac{5P_0V_0}{2n}$　　オ．$\dfrac{5}{2}P_0V_0$

化 学

問題　21年度

2月7日試験

解答に必要があれば，つぎの値を用いて計算しなさい。
原子量：H = 1.0, C = 12.0, N = 14.0, O = 16.0, Na = 23.0, Cl = 35.5
気体定数：$R = 8.31 \times 10^3$ 〔Pa・L/(mol・K)〕
なお，体積を表すリットルの単位の記号は全てLで示している。

1

下図に示す三種類の立方体の単位格子に関する以下の各問いに答えなさい。ただし，いずれの単位格子も同じ大きさの球でできており，最も近い位置にある球どうしは接しているとする。

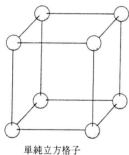
単純立方格子

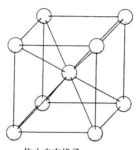
体心立方格子

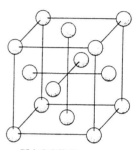
面心立方格子

問1　三種類の立方格子の中で，球が最も密に配列している単位格子をa～cの中から一つ選び，解答欄の記号にマークしなさい。

　　a：単純立方格子　　b：体心立方格子　　c：面心立方格子

問2　単位格子の大きさを変えることなく，単純立方格子の立方体の中心位置に入り得る最も大きな球の半径を解答欄に書きなさい。ただし，元々存在する球の半径は1であり，平方根は開かずに解答すること。

問3　問2において，元々存在する球をAイオンまたは原子，後から立方格子の中心に入れた球をBイオンまたは原子とした場合に，その結晶格子で表される化合物の組成式を解答欄に書きなさい。

問4　単位格子の大きさを変えることなく，体心立方体格子の各面の中心に入り得る最も大きな球の半径を解答欄に書きなさい。ただし，元々存在する球の半径は1であり，平方根は開かずに解答すること。

問5　問4において，元々存在する球をAイオンまたは原子，後から各面の中心に入れた球をBイオンまたは原子とした場合に，その結晶格子で表される化合物の組成式を解答欄に書きなさい。

問6　単位格子の大きさを変えることなく，面心立方格子の立方体の中心に入り得る最も大きな球の半径を解答欄に書きなさい。ただし，元々存在する球の半径は1であり，平方根は開かずに解答すること。

問7　問6において，元々存在する球をＡイオンまたは原子，後から立方体の中心に入れた球をＢイオンまたは原子とした場合に，その結晶格子で表される化合物の組成式を解答欄に書きなさい。

2　つぎの文を読み，以下の各問いに答えなさい。

温度27℃，圧力1.01×10^5 Paに保たれた体積3.0 Lの反応容器があり，この反応容器内には酸素が満たされている。この反応容器に，体積が無視できるエタノールとシクロヘキサンの混合液1.00 gを注入して密封した。その後，容器内でエタノールとシクロヘキサンを完全に燃焼させ，反応容器を冷却して27℃にした。ただし，反応で生じた水はすべてが液体になり，その体積は無視できるものとする。また，エタノールとシクロヘキサンの燃焼熱は，それぞれ1367 kJ/mol，および3919 kJ/molとする。

問1　この実験で用いたエタノールとシクロヘキサンの混合液の見かけの分子量は57.4であった。この混合液中のエタノールとシクロヘキサンの物質量の割合（エタノールの物質量／シクロヘキサンの物質量）として最も適切な数値をa〜eの中から一つ選び，解答欄の記号にマークしなさい。

$$a : \frac{2}{8} \qquad b : \frac{3}{7} \qquad c : \frac{1}{1} \qquad d : \frac{6}{4} \qquad e : \frac{7}{3}$$

問2　混合液1.00 gの完全燃焼によって発生する熱量〔kJ〕として最も適切な値をa〜eの中から一つ選び，解答欄の記号にマークしなさい。

a : 21.0　　　b : 32.7　　　c : 37.2　　　d : 52.9　　　e : 54.9

問3　燃焼後，反応容器を27℃まで冷却した際の反応容器内の圧力に関する最も適切な記述をa〜eの中から一つ選び，解答欄の記号にマークしなさい。

　　a：燃焼前の3倍以上になる。
　　b：燃焼前より，わずかに増加する。
　　c：燃焼前後で変化しない。
　　d：燃焼前より，わずかに減少する。
　　e：燃焼前の$\frac{1}{10}$以下になる。

3　不純物として塩化ナトリウムが混じっている塩化アンモニウムがある。この塩化アンモニウム0.20 gにある試薬を混ぜて加熱し，<u>(1)</u>すべての塩化アンモニウムを分解してアンモニアを発生させた。このとき発生したアンモニアを濃度0.10 mol/Lの塩酸100 mLに吸収させた後，<u>この塩酸を濃度0.10 mol/Lの水酸化ナトリウム水溶液で中和した</u>。以下の各問いに答えなさい。
<u>(2)</u>

問1　下線部①の試薬として最も適切な化合物名をa〜dの中から一つ選び，解答欄の記号にマークしなさい。

a：十酸化四リン　　　b：塩化カリウム　　　c：水酸化カルシウム　　　d：炭酸リチウム

問2　下線部②において，中和に要した水酸化ナトリウム水溶液は70.0 mLであった。塩酸に吸収されたアンモニアの物質量〔mol〕として最も適切な値をa〜eの中から一つ選び，解答欄の記号にマークしなさい。

a：1.6×10^{-3}　　　b：3.0×10^{-3}　　　c：5.0×10^{-3}　　　d：7.0×10^{-3}　　　e：1.0×10^{-2}

問3　下線部②の中和滴定において，水酸化ナトリウム水溶液を滴下する際に用いる器具として最も適切なものをa〜dの中から一つ選び，解答欄の記号にマークしなさい。

a：ビュレット　　　b：ホールピペット　　　c：こまごめピペット　　　d：メスピペット

問4　この実験に用いた塩化アンモニウムの純度〔質量パーセント〕として最も適切な値をa〜eの中から一つ選び，解答欄の記号にマークしなさい。

a：60　　　b：80　　　c：85　　　d：96　　　e：99

4　五種類の金属元素ア〜オの単体の性質を(1)〜(5)に示す。これらの記述から，元素ア〜オとして適切な金属元素をa〜eの中から一つずつ選び，解答欄の記号にマークしなさい。

(1)　元素ア，イ，ウは希塩酸と反応するが，元素エと元素オは反応しない。
(2)　常温で水と反応するのは，元素アのみである。
(3)　元素イと元素ウは高温の水蒸気と反応するが，元素エと元素オは反応しない。
(4)　元素アと元素イは，空気中で簡単に酸化される。強熱で酸化されるのは元素オであるが，元素エは酸化されない。
(5)　元素ウは，電池の負極や合金の原料，還元剤などに用いられる。

a：Mg　　　b：Ca　　　c：Cu　　　d：Zn　　　e：Au

5　つぎの文を読み，以下の各問いに答えなさい。

物質Aは，下の化学反応式で表される反応によって物質Bに変化する。また，AからはB以外の物質は生じない。

2A　→　B

いま，反応温度50℃でこの反応の反応時間〔s〕とAの濃度〔A〕〔mol/L〕の関係について，つぎの実験結果が得られた。

反応時間〔s〕	0	30	60	120	240	300
A の濃度〔mol/L〕	1.000	0.604	0.370	0.134	0.020	0.007

ここで平均の反応の速さ $\bar{v}$〔mol/(L・s)〕は，反応時間 t_1〔s〕および t_2〔s〕における A の濃度をそれぞれ $[A]_1$〔mol/L〕および $[A]_2$〔mol/L〕で表すと，次式で定義される。

$$\bar{v} = -\frac{\Delta[A]}{\Delta t}\text{〔mol/(L・s)〕，ただし } \Delta[A] = [A]_2 - [A]_1 \text{〔mol/L〕，} \Delta t = t_2 - t_1 \text{〔s〕}$$

また，t_1 と t_2 の間隔 Δt〔s〕を十分小さくすることで，瞬間の反応の速さ v〔mol/(L・s)〕を定義できる。

問1　反応時間 120 s における B の濃度 $[B]$〔mol/L〕として最も適切な値を a～f の中から一つ選び，解答欄の記号にマークしなさい。

　　　a：0.134　　　b：0.268　　　c：0.402　　　d：0.433　　　e：0.866　　　f：1.72

問2　反応時間〔s〕と A の濃度 $[A]$〔mol/L〕の関係から，瞬間の反応の速さ v〔mol/(L・s)〕を表す式を a～e の中から一つ選び，解答欄アの記号にマークしなさい。ただし，k は反応の速度定数である。また，この反応の速度定数 k の単位を解答欄イに書きなさい。

　　　a：$v = k[A]^{\frac{1}{2}}$　　　b：$v = k[A]$　　　c：$v = k[A]^2$　　　d：$v = k\dfrac{1}{[A]}$　　　e：$v = k$

問3　反応時間〔s〕と瞬間の反応の速さ v〔mol/(L・s)〕との関係を適切に表している記述を a～c の中から一つ選び，解答欄の記号にマークしなさい。

　　　a：反応時間〔s〕が増すにつれて，瞬間の反応の速さ v〔mol/(L・s)〕は小さくなる。
　　　b：反応時間〔s〕が増すにつれて，瞬間の反応の速さ v〔mol/(L・s)〕は大きくなる。
　　　c：瞬間の反応の速さ v〔mol/(L・s)〕は反応時間〔s〕に無関係で一定である。

問4　A の初濃度を 0.500 mol/L として，温度 50℃で反応させた。この時の反応時間 180 s における A の濃度 $[A]$〔mol/L〕として最も適切な値を a～f の中から一つ選び，解答欄の記号にマークしなさい。

　　　a：0.013　　　b：0.018　　　c：0.025　　　d：0.040　　　e：0.060　　　f：0.082

6　つぎの文を読み，以下の各問いに答えなさい。

ポリエチレンテレフタラートと呼ばれる高分子化合物は，合成繊維や合成樹脂などとして広く使用されている。その合成方法は，つぎのとおりである。

Ⅰ　p-キシレンを酸化して中間体Aを合成する。

Ⅱ　中間体Aとエチレングリコール（1,2-エタンジオール）を反応させて，ポリエチレンテレフタラートを生成させる。

問1　中間体Aの構造式を解答欄(a)，名称を解答欄(b)にそれぞれ書きなさい。

問2　中間体Aとエチレングリコールを，それぞれn分子ずつ反応させた。この時に生成するポリエチレンテレフタラートの構造式を解答欄に書きなさい。

問3　問2において，n＝100である場合に生成するポリエチレンテレフタラートの分子量を，有効数字3桁で解答欄に書きなさい。

7　つぎの文を読み，以下の各問いに答えなさい。

　油脂は，高級脂肪酸と　ア　のエステルであり，動植物に含まれる。いま，油脂Aに水酸化ナトリウムの溶液を加え，完全に加水分解した。これに十分量の塩酸を加えて酸性にした後，エーテルを加えて激しくかきまぜ，脂肪酸の混合物を得た。この脂肪酸の混合物について調べたところ，この混合物中には，二種類の脂肪酸B（$C_{18}H_{32}O_2$）とC（$C_{18}H_{36}O_2$）が物質量比2：1の割合で含まれていた。

問1　文中の　ア　に入る化合物名を解答欄に書きなさい。

問2　下線部①のように，塩基によってエステルを加水分解する時の反応の総称を解答欄に書きなさい。

問3　下線部②で認められる現象をa～eの中から一つ選び，解答欄の記号にマークしなさい。

　　　a：水溶液にエーテルを加えると脂肪酸が沈殿する。
　　　b：水溶液にエーテルを加えると水層とエーテル層の二層に分離し，気体が発生する。
　　　c：水溶液にエーテルを加えると水層とエーテル層の二層に分離し，脂肪酸は水層に移動する。
　　　d：水溶液にエーテルを加えると水層とエーテル層の二層に分離し，脂肪酸はエーテル層に移動する。
　　　e：水溶液にエーテルを加えると水層とエーテル層の二層に分離せず，均一な水溶液となる。

問4　脂肪酸B，およびCとして適切な化合物名をa～eの中から一つずつ選び，解答欄の記号にマークしなさい。

　　　a：オレイン酸　　　　b：ステアリン酸　　　c：パルミチン酸　　　d：ミリスチン酸　　　e：リノール酸

問5　35gの油脂Aを完全に加水分解するために必要な水酸化ナトリウムの質量〔g〕を，有効数字2桁で解答欄に書きなさい。

生　物

問　題

21 年度

$\boxed{\text{2月7日試験}}$

$\boxed{1}$　次のⅠ，Ⅱの文章を読んで，以下の各問に答えなさい。

Ⅰ．ある植物Ｐの体細胞の染色体は１～６番の６対あり，１番染色体にＡとａ，２番染色体にＢとｂ，３番染色体にＣとｃ，４番染色体にＤとｄ，５番染色体にＥとｅ，６番染色体にＦとｆの遺伝子が存在している。アルファベットの大文字と小文字は相同染色体の同じ遺伝子座に存在する対立遺伝子で，大文字が優性遺伝子，小文字が劣性遺伝子である。

問１　この植物Ｐが減数分裂によって花粉を形成すると，その遺伝子型には何通りの組み合わせが生じるか。

問２　この植物Ｐが自家受精を行なった場合，得られる種子 F_1 の遺伝子型には何通りの組み合わせが生じるか。

問３　ａが花粉のできない突然変異の遺伝子であったとすると，Ｐの自家受精による F_1 の遺伝子型には何通りの組み合わせが生じるか。ただし，花粉ができないこと以外には影響はないものとする。

Ⅱ．ある生物の３つの形質を決めている，連鎖していない遺伝子を各々Ｘ，Ｙ，Ｚとする。Ｘには対立遺伝子が X_1，X_2，X_3 の３つあり，そのメンデルの法則による優劣関係は $X_1 > X_2 = X_3$ である。ＹとＺにはどちらも対立遺伝子が２つあり，その優劣関係は $Y_1 = Y_2$，$Z_1 < Z_2$ である。

ただし，不等号は大きいほうが優性，等号は優劣関係がないことを表している。表現型を（　）で表すと，遺伝子型 Y_1Y_2 の表現型は (Y_1Y_2)，遺伝子型 Z_1Z_2 の表現型は (Z_2) となる。

問４　Ｘ遺伝子の表現型をすべて書きなさい。

問５　$X_1X_1Y_1Y_1Z_1Z_1$ と $X_2X_3Y_2Y_2Z_2Z_2$ の交配を行なって F_1 を得た。遺伝子型の異なる F_1 どうしを交配して F_2 を得た。この F_2 の表現型 (X_1) の割合を分数で答えなさい。

問６　問５の F_2 における表現型 $(X_1 \cdot Y_1Y_2 \cdot Z_2)$ の割合を分数で答えなさい。

問７　対立遺伝子が３つあり，それらの優劣関係が $W_1 = W_2 > W_3$ となるヒトの遺伝の代表的な例をあげなさい。

$\boxed{2}$　細胞の浸透圧に関する以下の問に答えなさい。

問１　下記文中の空欄（　ａ　）～（　ｈ　）に最も適切な語句を書き入れなさい。

水溶性の物質が，かき混ぜなくても溶液全体に均一な濃度になるように広がる現象を（　a　）という。水とスクロース水溶液をセロハン膜で隔てると，水分子とスクロース分子はそれぞれ（　a　）により均一になろうとする。しかし，水の分子は小さいためセロハン膜を通過するが，スクロース分子は大きいため膜を通過することができない。このような水溶液成分の一部だけを通過させる性質を（　b　）といい，そのような性質を持つ膜を（　c　）という。また，（　c　）を通して水あるいは水溶性の物質が移動する現象を浸透現象といい，その時の圧力を浸透圧という。細胞は，（　c　）に近い性質の（　d　）で包まれており，これを通じて細胞の周囲の溶液との間での物質のやりとりを行なっている。植物の細胞では，（　d　）のさらに外側にセルロースを主成分とする堅い（　e　）がある。（　e　）には，すべての溶質を通過させる（　f　）という性質がある。そのため，植物細胞を高い濃度のスクロース溶液に浸すと，（　e　）はそのままで，（　d　）に包まれた部分のみが収縮する。この現象を（　g　）という。また，植物細胞ではおもに（　h　）が浸透圧の調節を行なっている。

問2　図1は夏期に採取したユキノシタの葉の裏面表皮細胞を種々の濃度のスクロース溶液に浸したときの「スクロース濃度」と「原形質の体積」の関係を示したものである。また，図2はその時の「原形質の体積」と「浸透圧」および「圧力X」の関係をそれぞれ示したものである。低い濃度のスクロース溶液（低張液）では，原形質の体積は最大（V5）となり，それ以上大きくならなかった。また，その時に浸透圧と圧力Xは等しい値を示した。なお，図1の原形質体積値V1〜V5は図2の原形質体積値V1〜V5にそれぞれ対応するものとする。

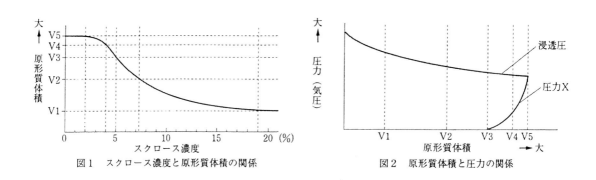

図1　スクロース濃度と原形質体積の関係　　　図2　原形質体積と圧力の関係

(1)　図2の圧力Xは何と呼ばれるか。また，以下の式で求められる値Yは何と呼ばれるか。それぞれ答えなさい。

　　Y　=　浸透圧　-　X

(2)　この細胞にとって等張であるスクロースの濃度は何パーセント（％）か，図1および図2の結果をもとにして答えなさい。

(3)　2％以下の濃度のスクロース溶液で細胞の原形質体積がV5より大きくならない理由を，句読点を含めて40字以内で述べなさい。

問3　冬期に採取したユキノシタの葉の裏面表皮細胞を用いて，問2と同様の実験を行なった。図3はその時の「スクロース濃度」と「原形質の体積」との関係を示したものである。曲線(A)が夏期に採取した細胞から得られた結果であるとすると，冬期に採取した細胞での曲線は(B)あるいは(C)の何れになると推定されるか答えなさい。また，そのように考えた理由を，句読点を含めて80字以内で述べなさい。

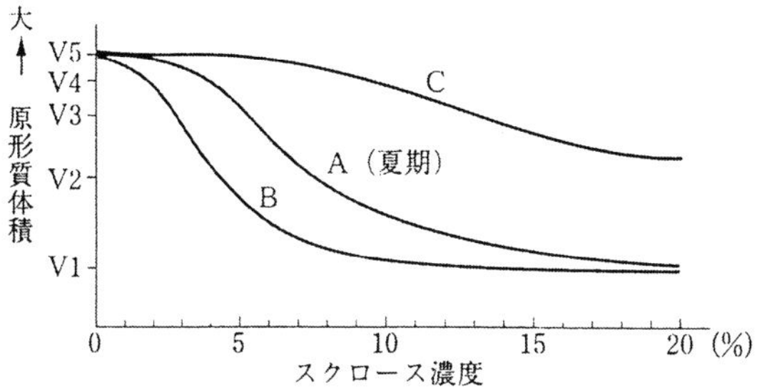

図3 スクロース濃度と原形質体積の関係

3 次の文章を読んで，以下の各問に答えなさい。

　ヒトの耳は，外耳，中耳，内耳の3つの部分からできており，（　A　）と（　B　）の2種類の感覚の受容器として働いている。外耳で集められた音は鼓膜を振動させる。その振動は耳小骨から内耳の（　C　）に伝えられる。（　C　）はリンパ液で満たされており，リンパ液が振動すると，音の振動数によって基底膜の特定の場所が振動する。そこで音の高さが区別できることになる。基底膜には感覚細胞である（　D　）があり，基底膜が振動すると（　D　）の感覚毛がおおい膜にふれ（　D　）が興奮する。（　D　）の興奮は聴神経によって（　E　）に伝わり，聴覚を生じる。
　一方，内耳には前庭と半規管があり，身体の傾きは前庭で受容され，回転は半規管で受容される。例えば，体が傾くと前庭にある（　F　）がずれ，その重力刺激を感覚細胞がとらえる。からだの回転を受容する半規管は，3つの半円形の管が互いに直交した構造をしており，その内部はリンパ液で満たされている。半規管の基部の膨らんだ部分には感覚毛を持った有毛細胞があり，からだがどの方向に回転しても，リンパ液の流れを刺激として受容することができる。また，体の回転を続けていて急に回転を止めると回転が続いているように感じる。この感覚も半規管から生ずる。

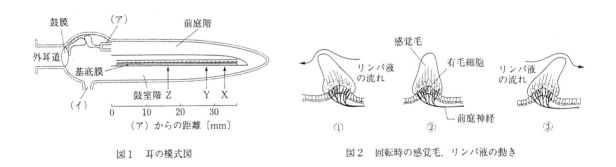

図1　耳の模式図　　　　　　　図2　回転時の感覚毛，リンパ液の動き

問1　本文中の空欄（　A　）～（　F　）に適切な語句を書き入れなさい。

問2　下線(1)について次の問に答えなさい。

(1)　耳小骨はいくつの骨からなっているか答えなさい。

(2)　図1は耳の模式図である。(ア)の骨の名称を答えなさい。

(3) 図1の(イ)の名称を答えなさい。またその役割を20字以内で説明しなさい。

問3 下線(2)に示すように基底膜の特定の部位が振動することにより音の高低が区別されている。図1のX, Y, Zはどの振動数の音に対して最も振幅が大きくなるか, 記号で答えなさい (Hz：ヘルツ 1秒間の振動数を示す単位)。

　(a) 1600 Hz 　　(b) 200 Hz 　　(c) 25 Hz

問4 下線(3)で (D) に生じた興奮は, 聴神経を伝わっていくが, このとき聴神経を伝わっているものは何か。下記の選択肢から1つ選び, 記号で答えなさい。

　(a) 収縮 　　(b) リンパ液 　　(c) アセチルコリン 　　(d) 活動電位 　　(e) 振動

問5 図2は, からだを回転させたときのリンパ液, 感覚毛の動きを示した模式図である。①, ②, ③はそれぞれ, 回転開始時(a), 回転中(b), 回転停止時(c)のどの時点の状態を表していると考えられるか記号a〜cで答えなさい。また, 下線(4)の現象が起こるしくみを, リンパ液と感覚毛の関係から句読点を含めて50字以内で説明しなさい。

4

好気呼吸に関する次の文章を読んで, 以下の問に答えなさい。

　グルコースが呼吸基質となる場合, 3つの反応過程を経ながら段階的に分解され, 最終的に二酸化炭素と (1) にまで分解される。グルコースは解糖系でピルビン酸まで分解される。ピルビン酸は (2) となり, この (2) が環状の代謝経路に組み込まれる。この一連の反応過程を (3) 回路という。(3) 回路はミトコンドリアで反応が進行する代謝経路であり, 脱炭酸反応と脱水素反応が起こる。この脱水素反応により生成された水素は補酵素により捕捉される。ここで生成した (4) 型の補酵素は, 次の (5) と呼ばれる反応系で (6) を放出し, (7) を遊離する。このとき放出された (6) は大きなエネルギーを持っており, (6) が (5) を伝わっていく間に, そのエネルギーを利用して (7) の濃度勾配が出来る。この (7) の濃度勾配を利用してATP合成酵素によりATPが生成される。細胞内のATP濃度が高くなると, ATPが解糖系の中心的な酵素に結合して, この酵素の活性を抑制する。その結果, 解糖系の働きが抑えられる。このように基質が結合する部位のほかに酵素活性を調節する物質が結合する部位を持つ酵素を (8) という。

問1 本文中の空欄 (1)〜(8) に適切な語句を書き入れなさい。

問2 解糖系から生じたピルビン酸が下線①の過程を進むと, 脱炭酸反応と脱水素反応がそれぞれ何回起こるか。その回数を答えなさい。

問3 グルコース1分子が好気呼吸の3つの反応系を経て完全に分解されるまでの化学反応式を書きなさい。また, グルコース2グラムが好気呼吸で完全に分解されたとき, 使われた酸素と生成された二酸化炭素は, それぞれ何グラムになるか, 答えなさい。ただし, 原子量はH = 1, C = 12, O = 16とし, 答えは小数点第2位を四捨五入しなさい。

問4 下の図は，下線②の性質を持つ一般的な酵素の基質濃度と反応速度との関係を示したものである。この反応系に基質が結合する部位とは別の部位に結合する阻害物質を加えた場合どのようになるか。解答欄のグラフに書き入れなさい。

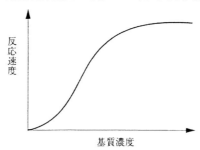

5 遺伝子発現の調節に関する以下の問に答えなさい。

問1 次の文章の空欄（ 1 ）～（ 5 ）に，あてはまる語句を書き入れなさい。

　遺伝子の中には，常に発現しているのではなく，ある条件（環境）下においてのみ発現するものがある。このような遺伝子発現は，転写の段階で調節されることが多い。最初にこの現象を発見したのは，フランスのジャコブとモノーであった。グルコースを含む培地中で生育している大腸菌は，ラクトースを（ 1 ）と（ 2 ）とに分解する酵素を合成していない。これは，ラクトース分解酵素遺伝子群に存在する（ 3 ）に（ 4 ）が結合するために，ラクトース分解酵素遺伝子の転写が起こらないためである。ところが，この大腸菌の培地中にグルコースのかわりにラクトースを加えると，やがてラクトースを分解して生育するようになる。ラクトース存在下では，ラクトースが（ 4 ）に結合して，（ 4 ）が（ 3 ）に結合できなくなることで，（ 5 ）に結合したRNA合成酵素によって転写が開始されるからである。

問2 転写調節は細菌のような原核生物のみならず，真核生物でもよく認められる。例えば，ある遺伝子の発現が特定の組織や細胞においてのみ認められることがあり，これは近年の遺伝子工学にも応用されている。

(1) あなたは今，図1に示すように緑色蛍光を発するオワンクラゲのタンパク質（GFP）の遺伝子をマウスの受精卵に注射して，トランスジェニックマウスを作製しようとしている。マウスのアルブミン遺伝子のプロモーターをGFP遺伝子に連結した人工DNAを注射して生まれたマウスでは，肝臓の細胞においてのみGFP蛍光が見られ，筋肉細胞など他器官ではGFPの蛍光は認められなかった。元来オワンクラゲのタンパク質で，マウスの体内には存在しないGFPが，マウスの肝臓でのみ観察されるのはなぜか。句読点を含めて60字以内で答えなさい。

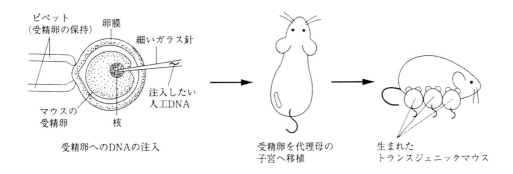

図1

(2) 図2に示すように，異なる長さのアルブミン遺伝子の調節領域をGFP遺伝子に連結して，人工遺伝子を作製した。それぞれの人工遺伝子を受精卵に注入することにより作られたトランスジェニックマウスを比較すると，肝細胞におけるGFPの蛍光強度に違いがあることがわかった。この結果から，図中a～cの領域のうちアルブミン遺伝子の発現に重要な役割を担っているのはどの領域か。記号で答えなさい。また，その領域の役割を句読点を含めて30字以内で説明しなさい。

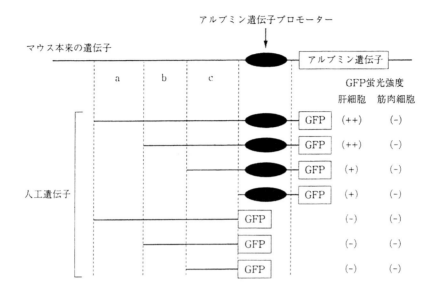

図2

英 語

解答

21年度

2月6日試験

1　出題者が求めたポイント

[語句]

・pollinate：「授粉する」
・devastate：「荒廃させる」
・immature：「成熟していない」

[全訳]

ミツバチは文明が始まって以来、人間に利用されてきた。ミツバチははちみつの生産に加えて、世界の食料供給に重要な役割を果たしている。ミツバチは足に花粉をつけて運びながら花から花へと飛び、人間が食べる90種類を越える果物と野菜の授粉をする。実は、アメリカ合衆国で最初のミツバチのコロニーは、りんごの授粉に利用された。[6A] しかし今、アメリカのミツバチは、「蜂群崩壊症候群」すなわちCCDと呼ばれる現象のために、大量に消えていっている。これが続けば、北アメリカの農業は、世界の農業と共に、将来荒廃していくだろう。

CCDになったミツバチコロニーは、一見病気ではなさそうだが、やがておとなのミツバチが突然姿を消し、はちみつ、花粉、未成熟なミツバチ、女王バチ、そしておそらくわずかな働きバチだけが後に残される。CCDについては最近メディアにたくさん出てくるようになったが、CCDは何も新しいものではないと感じている人たちもいる。CCDは実は、古くからある「蒸発病」として知られている病気のことだと言っているミツバチ専門家も何人かいる。その上、CCDの原因に関しては意見の一致はほとんどない。原因の可能性としては、ヴァロアダニなどの虫による病気、栄養不良、何らかの化学物質、環境変化、そしてこれらの要因が組み合わさったものなどがある。[6B] 2つ以上の原因が共に作用しているかもしれないという事実が、CCDを理解しにくいものにしている。

世界中の養蜂家が、2006年以降のミツバチの損失数の多さを報告している。[6C] 実際、何億ものミツバチがそれ以降消えてしまった。(A)ミツバチは世界の農業に何十億ドルもの貢献をしているので、このようなミツバチの消滅は深刻に受け止めなければならない。ある(1)計算が示すところによると、世界の食糧生産の3分の1がミツバチの授粉に直接頼っている。たとえば、カリフォルニアは世界のアーモンド供給の80パーセントを生産している。1エーカーのアーモンド畑はミツバチなしでは18kgのアーモンドしか生産しないが、ミツバチが使われると1100kgにまで上がる。ミツバチの消滅は食糧の供給量を低下させるので、食料を求めての価格戦争が起こることもあるだろう。

ペンシルバニア州立大学に基点を置くCCD研究グループがこの現象の研究をずっと引っ張ってきたが、もっと多くの科学者、養蜂家、産業に携わる人、政府職員が、CCDの原因の可能性があるものを研究し始めている。[6D] それに加えて、他の多くの研究機関がミツバチの重要性に気づいて、原因と対策を見つける活動に研究基金を(2)出し始めた。

現在、アメリカの養蜂場のいくつかは、ミツバチのコロニーの50パーセントから70パーセントをCCDによってすでに失ったが、問題はさらに悪化している。明らかに、適切な行動なしには、北アメリカのミツバチ産業の将来は、世界の農業の将来と同様、多大な危機に瀕しているのだ。

[解説]

問6の訳.「ミツバチはまた、人間には食べられることはないが、人間が頼っている多くの動物の命を支えている植物の授粉もおこなっている。」

問9の訳. この英文の主要テーマは何か。

ア．CCDは少しの専門家に知られている古くからある病気かも知れない。

イ．ミツバチによる授粉があると、アーモンドはずっとおいしくなる。

ウ．ミツバチの数の減少は世界の食糧供給に影響を与えるだろう。

エ．CCDの研究のために、より多くの基金が使われるようになってきた。

[解答]

(1)ア　(2)ウ　(3)イ　(4)エ　(5)エ
(6)ア　(7)(1)―エ、(2)―ア　(8)イ　(9)ウ

2　出題者が求めたポイント

[訳]

1.古代オリンピックはアマチュアの競技会として始まったが、今ではプロの運動選手も参加している。

2.箱根は神奈川県の西部に位置している。

3.電気がもっとも有用なエネルギーの形態であるのは事実だ。

4.各都市の毎日の気温は、おそらく、他のどの気象データよりも頻繁に使われている。

5.この植物は1年しか生きないので、毎年新しい種を蒔かなければならない。

6.亀は浜辺で卵を産むとすぐに海へ帰る。

7.ローマは私が好きなイタリアの町だが、訪れる人が毎年増えているようだ。

8.彼は昨日そこにいたのかも知れないが、私たちは見かけていない。

9.アメリカ合衆国はプラスティックの生産で世界をリードしていて、世界の全生産量の半分を供給している。

10.ジョンはポテトを決して食べない。同じくメアリーも食べない。

[解答]

(1)イ　(2)エ　(3)ア　(4)ア　(5)ウ
(6)エ　(7)イ　(8)エ　(9)イ　(10)　ウ

3 出題者が求めたポイント

[訳]
1. ジョンは小さい町で<u>育った</u>。
2. 会議は<u>取り消さ</u>なければならなかった。
3. 彼が会議のことを知っているかどうか<u>確認し</u>ましょう。
4. だれか私の<u>代わりに</u>仕事してくれる人が必要だ。
5. <u>私に関する限り</u>、新しい企画は遅滞なくスタートできる。
6. 1週間大雪が降っている。<u>よって</u>、町のすべての交通は止まってしまった。
7. 私は駅に着いたとき、ギターとわずかなお金以外は<u>何も持っていなかった</u>。
8. 私はこの宿題を明日までに<u>終え</u>なければならない。
9. バナナは昔は今より<u>非常に</u>安かった。
10. ジョンは財布が見つからなかったとき<u>途方に暮れて</u>しまった。

[解答]
(1)ア　(2)ウ　(3)エ　(4)イ　(5)ア
(6)イ　(7)エ　(8)エ　(9)ア　(10)ウ

4 出題者が求めたポイント

[正解を入れた全訳]
問1.
A：今年は花火大会はどこであるの?
B：<u>小名木川べりじゃない?</u>
A：そうだ、新しい場所忘れてた。
問2.
A：ジョン、助けて! 私のコンピューターがフリーズしたんだけど、この文書を失いたくないの。
B：<u>あわてないで。よくあることだよ。見てみよう。</u>
A：本当にありがとう。
B：いいよ。直すのにそんなに時間はかからないよ。
問3.
A：ご両親はあなたが外国に行くことについてなんて言ってた?
B：<u>私が自分で決めたことを偉いと言ってたわ。</u>
A：すばらしいわ。多くの親は安全面で心配しすぎるのに。
B：うちの両親はいい面を見ようとするのよ。
問4.
A：この文書を早くコピーしていただけませんか?
B：実は、コピー機が壊れているんです。
A：<u>そんな。すぐにコピーしてもらわなくてはいけないんですが。</u>
B：大丈夫です。コンビニに走っていってコピーしてきてあげますよ。
問5．A：雨のシーズンは大嫌いだけど、少なくとも涼しいわね。
B：毎日傘を持ち歩かなくちゃならないなんてうんざりね。
A：<u>そうだわ、軽量の折り畳み傘を買いなさいよ。</u>
B：良い考えだわ。どこで買えるの?

[解答]
(1)イ　(2)エ　(3)ア　(4)イ　(5)ウ

5 出題者が求めたポイント

[全訳]
問1.
エリック：どうしてジョンのバースデイパーティーに来なかったの?
ポール：パーティー? 何の話? 知ってたら行ってたよ。
エリック：ごめん。きみは知っていると思ってた。
<u>エリックはパーティーのことを知っていた。</u>
問2.
1. ある日、私の家族でステーキハウスに食事に行って、兄はステーキを注文した。ひと噛みして、兄はすぐにウェイターに「このステーキは何の肉なの?この肉、電動ノコにしか切れないよ。」と言った。
<u>兄は文句を言っていた。</u>
2. ジャックは部屋で独り言を言っている。「17歳か。まだ高校3年だ。免許がないから運転できない。週末の楽しみが何もない。」
<u>ジャックは沈んでいる。</u>

[解答]
(1)イ　(2)1.ウ　(2)2.イ

6 出題者が求めたポイント

[全訳]
問1.
1. スイートティーを作るには、まずポットにお湯を沸かします。
2. スイートティーはアメリカ南部でよく飲まれている、作るのがとても簡単な飲み物です。
3. その後、ティーバッグを4つポットに加え、30分待って、氷の上から注いで出します。
4. お湯が沸いたら、砂糖を1カップ加えてよくかき混ぜます。
問2.
1. 胃にこんな不快な感じがあったら、仕事をちゃんとやるのは難しい。
2. 統計によると、多くの人が朝食を摂らない。私もそれに入る。
3. それに加えて、朝食を摂りたくないのは、朝食を摂ると午前中ずっとおなかがいっぱいな感じになるからだ。
4. たとえば、私にとって朝起きて朝食を作るのはとても大変だ。
問3.
1. つまり、彼らは親から離れた独立した個人になる。
2. この時期、子どもたちは親から距離を置く。
3. 子どもと大人の間のティーンエイジャーの時期は、成長と分離の時代である。
4. 彼らは、個人として、服やヘヤースタイルや音楽や言葉に関して、非常に強く自分の意見を表明する。

[解答]
(1)イ　(2)エ　(3)ウ

7 出題者が求めたポイント

[全訳]

グラフのタイトル：化学、物理学、医学生理学の分野のノーベル賞受賞者数(1987－2006)

問1. グラフは異なる分野と年齢層のノーベル賞受賞者の<u>数</u>を表している。

問2. 24歳以下でノーベル化学賞を受賞した者は<u>いない</u>。

問3. 45歳から49歳までで、ノーベル物理学賞を受賞した人数は、化学賞の<u>半分</u>である。

問4. 60歳以上の人々では、ノーベル賞受賞者はすべての分野で<u>同数</u>である。

[解答]

(1)ウ　(2)ア　(3)イ　(4)ウ

8 出題者が求めたポイント

[全訳]

(1)<u>日本には伝統的なものは何も残っていないと心配している旅行者は、思い切って東京の郊外に足を伸ばしさえすれば良い。</u>そこでは、近代化は話としては知られているけれども、田園に点在する古代の神社や城の間に住むお百姓やその他の人々には、大きな影響は与えていない。これらの人々は、宗教を日常生活の事実上の延長とみなし、必要な時にはいつでもそれに目を向け、豊穣で豊かな収穫を神にお願いするためになされる素朴な儀式をとりおこなう。(2)<u>伝統と進歩は日本では相反する力とは思われていない。そして都会の人々は、しばしば、21世紀に焦点をすえるところから外へ出ていく時間をとり、多くの絵のように美しく楽しげな祭りで、自分たちの祖先の伝統を再認識するのである。</u>

[解答]

全訳の下線部(1)(2)を参照

9 出題者が求めたポイント

[解答例]

(1) there are more and more children these days who cannot attend school for economical reasons.

(2) Under these circumstances, Japanese government is planning to give foreigners' children more opportunities to participate in Japanese society by allowing them to enter Japanese junior high schools.

2月7日試験

1 出題者が求めたポイント

[全訳]

オーストラリア英語の際立った特徴は、他の国で話されている英語と比べて、比較的均質であるということである。ヨーロッパと広さが大体同じ大陸であるオーストラリアは、アクセントの地域的な差異をほとんど持たない。パースの市民はシドニーの市民とほとんど同じ音で話せるし、アリススプリングスの牛牧場主と同じようにも話せる。これと対照的に、イギリスのリバプール出身者とロンドン出身者、アメリカのニューヨーク出身者とテキサス出身者の間のアクセントの違いは、おそらく外部の人にも聞き分けられる。

しかし、多くのオーストラリア人は、地方による差が絶対にあると信じている。使う語彙によって南オーストラリアか北オーストラリアかを識別できると、会話の中で彼らは報告している。たとえば、北オーストラリアの人はsuitcaseの代わりにportを使う傾向がある。一方、南オーストラリアのpusher(乳母車)は、北オーストラリアでは普通strollerと呼ばれる。加えて、schoolの発音で南オーストラリアと分かる人も、中にはいると言われている。しかしこれは、英語圏のどの場所にも見られる、地域による差異の大きさとは比べ様もない。

オーストラリア英語にも確かに存在している発音の幅は、地域的差異と解釈することはできない。言語学者の調べでは、おおよそ人口の3分の1がブロード・オーストラリアンとして知られているものを話し、国の半分より少し多いくらいがジェネラル・オーストラリアンと呼ばれる、もっと穏やかな英語を話し、約10分の1がカルティベイティッド・オーストラリアンを使う。この広く受け入れられている分類のおもしろいところは、これが厳密な階層および職業の型に従っていないことである。発音に限って言うと、オーストラリアには首相とノーザンテリトリーの羊牧場の牧場主やジロングの車のセールスマンとを区別する、信頼に足る識別法はないのだ。それに対して、イギリスでは、労働組合のリーダーは労働者階級出身者のように話すことが期待されている。かつて何人かのイギリスの首相がやったと知られているような、自分の中下層階級のアクセントを隠そうとすることなど、オーストラリアの首相には思いもよらないことだろう。

オーストラリア英語の発音をもっと深く掘り下げてみると、女性や女の子はジェネラルあるいはカルティベイティッド・オーストラリアンに向かう傾向が時々みられ、男性や男の子は、おそらく友情や男らしさを表現するのだろう、ブロードあるいはジェネラル・オーストラリアンに向かう傾向にある。この観察結果は英語を話す社会におおむねあてはまることである。何人かの教師が示唆しているのは、オーストラリアの男の子にありがちなのは、学校で言葉を注意されることが女の子よりも多いことだ。オーストラリアの学校は

イギリスのいくつかの学校よりも、違いを受け入れる傾向にはあるのだが。オーストラリアでは、私立トップ校のひとつであるジロング・グラマー・スクールのような機関が、ブロード、ジェネラル、カルティベイティッド・オーストラリアンの話し手を、すべてをカバーして受け入れているが、これは確かに、イギリスの私立トップ校、イートン校にはないことだ。端的に言えば、ジロンググラマースクールには、発音の「矯正」教育をしなさいというプレッシャーが実質上ないということである。

問1.
1. 2つが同じ発音の型をしているのはどれか。
2. オーストラリア英語での語彙の使用について当てはまるのはどれか。
　ア. オーストラリア英語にはいくつかの語彙の違いがある。
　イ. オーストラリア英語での語彙の使用にはたくさんのバリエーションがある。
　ウ. オーストラリア英語での語彙の使用には、アメリカ英語よりもたくさんのバリエーションがある。
　エ. オーストラリア英語とイギリス英語には完全に異なる語彙使用がある。
3. オーストラリア人は自分たちの英語をどう考えているのか。
　ア. オーストラリア人は地域差をほとんど認識していない。
　イ. わずかなオーストラリア人だけが地域的な差異があると感じている
　ウ. 多くのオーストラリア人が地域的な差異があると思っている。
　エ. 多くのオーストラリア人は地域差を奨励している。
4. オーストラリアで3分の1の人々に使われているタイプのオーストラリア英語はどれか。
5. オーストラリア英語の発音について当てはまるのはどれか。
　ア. オーストラリア英語にはたくさんの種類がある。
　イ. オーストラリア英語を話す人々の職業を推測する基準はない。
　ウ. オーストラリア英語のさまざまな話し手を特定する方法はたくさんある。
　エ. オーストラリア英語の方言を特定する秘密の方法がいくつかある。
6. 下記の人々のうちで、違う話し方をもっともしそうなのはどれか。
7. 男性と男の子が使いそうなのは、どの種類のオーストラリア英語か。
8. オーストラリアの男の子と女の子がどのようにして話すことを学ぶのかを、一番説明しているのはどれか。
　ア. 男の子も女の子も等しく話し方を直される。
　イ. 男の子の方が女の子よりも直される傾向が強い。
　ウ. 先生も親も、子どもたちの話し方を直すことに厳しい。

　エ. 女の子の方が男の子より話し方を直される傾向にある。
9. ジロンググラマースクールにはどんなオーストラリア英語の話し手がいるか。
問3.
　ア. オーストラリア英語は文法にたくさんの種類がある。
　イ. オーストラリア英語の発音は階層に基礎を置いている。
　ウ. オーストラリア英語はイギリス英語より種類が少ない。
　エ. 外部の人間がオーストラリア英語を理解するのは難しいだろう。

[解答]
問1. (1) イ　(2) ア　(3) ウ　(4) エ　(5) イ
　　 (6) ウ　(7) エ　(8) イ　(9) ア
問2. エ
問3. ウ
問4. ア

2　出題者が求めたポイント
[全訳]
1. 勝者は聖なるオリーブの木の枝で作られた冠を受け取った。
2. 彼はまるで自分がボスであるかのようにふるまう。
3. 古代の人々は未来の予測ができるように、星を眺めた。
4. 最もエネルギーのあるパンはたくさん砂糖を含んでいる。
5. ケイトはネコが好きではない。ビルも好きではない。
6. 大麦は主に動物のために栽培される穀物である。
7. 日本に行くことに決めている人の数は増えるだろう。
8. あなたが戻る頃には、あなたの妹は大学に行っているだろう。
9. 日本の著名な作家になった中村氏は、小田原で育った。
10. 現在マーガリンはさまざまな種類の植物油で作られているが、もともとは、動物の脂肪が使われていた。

[解答]
(1) ア　(2) エ　(3) ウ　(4) イ　(5) エ
(6) イ　(7) ア　(8) ウ　(9) イ　(10) エ

3　出題者が求めたポイント
[全訳]
1. 彼女はその車を買うお金をどうやって捻出したかをだれにも言っていない。
2. 彼女は夫を失った悲しみを長い間克服できなかった。
3. あなたは昨日遅れたことをどう説明するのですか。
4. その新しい計画は莫大なお金を必要とする。
5. 彼女は当面その町で働くつもりだ。
6. 私は時々その公園に行くのが好きだ。
7. 彼女は早めに料理をしたいと思っている。
8. キャシーは何年も海外に住んでいる。

9. ドアのそばに立っている男の人は私の同僚のひとりです。

10. 彼女のボスは彼女の仕事のできがいいと言って彼女をほめた。

[解答]
(1)ア (2)ウ (3)イ (4)エ (5)ウ
(6)ア (7)イ (8)イ (9)ウ (10)ア

4 出題者が求めたポイント
[全訳]
1.
A：見て。曇ってきたわ。
B：雨が降りそうね。
A：いやね。明日の遠足のためにお天気が良くなってほしいわ。
B：お天気が悪ければ日程が変わるでしょうね。
2.
A：ティム、生物の先生は宿題の期限をいつと言ったっけ。
B：明日だと思うよ。
A：何だって！ どうみてもそれまでには終わらないな。
3.
A：どうしたの？
B：財布をなくした。いろんなところを探しているんだけど。
A：最後に持っていたのはいつか覚えてる？
B：銀行で取り出したと思う。
4.
A：もともとどこの出身ですか？
B：大阪です。
A：訛りがないですね。
B：たぶん家族で何回も引っ越しているからでしょうね。
5.
A：すみません。一番近い郵便局はどこか教えていただけませんか。
B：むこうに高いきらきらしているビルが見えますか？
A：はい。それが郵便局ですか？
B：いいえ、郵便局はそのビルの向かいです。
A：ああ、見えました。

[解答]
(1)エ (2)イ (3)ア (4)ウ (5)イ

5 出題者が求めたポイント
[全訳]
問1.
ケン：言うのはこれが最後だからね。暗いし雨が降ってる。スピード出しすぎちゃだめだよ。
ショーン：なんで？ わざわざ言わないでよ。自分でわかってるよ。
ショーンはスピードを落とす必要はないと思っている。
問2.
1.秘書が会社の会議の報告書を準備し、経営者に渡す。

経営者はそれを見て、首を振り、「これじゃだめだ。」と言う。
経営者は失望している。

2.アンディーは友人たちとバーベキューパーティーをしている。彼らは食事と会話を楽しんでいる。彼が友人のスティーヴンにおかわりを勧めると、スティーヴンは「ありがとう、でもおなかいっぱいだ。」と言う。
スティーヴンは食べ物を断っている。

[解答]
問1.ウ
問2.1.ア 2.イ

6 出題者が求めたポイント
[全訳]
問1.
1.彼はそれらをすすいだ後、食器洗い機に入れてスイッチを入れた。
2.彼は最初に皿をテーブルから下げて、シンクに置いた。
3.昨晩、食事のあと汚れた皿を洗うのはケンの番だった。
4.2時間後に皿が乾いて、彼はそれらを取り出した。
問2.
1.多くの人々は太陽の下で遊ぶのを楽しむが、親は子どもが戸外で遊ぶ時間を制限すべきだ。
2.この病気は、太陽の有害な紫外線の直接の影響である。
3.その理由は、太陽の光の中にあまりに長い時間いると、特に幼い子どもたちにとっては、皮膚に重大なダメージを与えることになるからだ。
4.これの最も深刻な例が皮膚がんである。
問3.
1.しかし、彼は午後1時に顧客との大事な会合があったので、仕事に行くことに決めた。
2.会合の後、彼は一番近い病院に急いだ。
3.彼は、お昼までにはめまいを感じるようになり、仕事に集中できなくなった。
4.ジムはある朝目が覚めて、調子が良くないと感じたので、家にいたいと思った。

[解答]
問1.ウ 問2.ア 問3.エ

7 出題者が求めたポイント
[全訳]
表のタイトル「世界の60歳以上の人口」
項目の訳 地域
世界全体の計
高度開発地域
中度開発地域
低開発地域
問1.表があらわしているのは、60歳以上の1999年以降の人口増加である。

問2. 低開発地域では、2050年には人々のうちの<u>12パーセント</u>が60歳以上であると予測される。

問3. 1999年から2050年までで、世界の60歳以上の全人口は<u>2倍</u>以上になるだろう。

問4. 2050年までに、高度開発地域では、60歳以上の人たちの数は、<u>中度開発地域と低開発地域の両方</u>よりも多くなるだろう。

[解答]

問1. イ　　問2. ア　　問3. ウ　　問4. ア

8　出題者が求めたポイント

[全訳]

　スローフード運動は1980年代にイタリアで始まったが、背中に固くて丸い殻をまとった、小さく、やわらかく、動きの遅い生き物であるカタツムリを、シンボルとして使っている。イタリア人のフランチェスコ・アンジェリータが1607年に書き記しているように、カタツムリは「(1)<u>スローモーションの生物で、早いことが私たちを思いやりのない愚かな人間にすることを、</u>

<u>教えてくれる。</u>」スローフード運動の創始者は、遅いというカタツムリの性質が、今日の人々に重要なメッセージを与えると感じた。(2)<u>カタツムリは現代社会の誘惑に全然影響を受けないように見えるので、現代人の教えとなる何かを持っていると、彼らは理解した。現代人はしばしば急ぎすぎて、自分が食べたものさえ思い出せないのだ。</u>

[解答]

全訳中の下線部(1)(2)を参照。

9　出題者が求めたポイント

[解答例]

(1) It is said that children learn and develop their languages by the age of three,　after the model of their parents' ways of speaking.

(2) The birth of the panda was an unforgettable moment for the scientist who had devoted his life to saving pandas.

数　学

解答　21年度

2月6日試験

1 出題者が求めたポイント

(1)（数学Ⅰ・平方根）

$(a+b)(a-b)=a^2-b^2$ を利用して，分母を有理化する。

(2)（数学B・数列）

初項が a，公比が r の等比数列の一般項 a_n と n 項までの和 S_n は，

$$a_n=ar^{n-1},\ \mathrm{S}_n=a\frac{r^n-1}{r-1}$$

a_n の式より r^{n-1} を求め，S_n の式に代入する。

(3)（数学Ⅰ・式の計算，数学Ⅲ・合成関数）

$ma=nb$ で m，n が互いに素のとき，a は n の倍数，b は m の倍数である。

(4)（数学Ⅱ・対数関数，数学Ⅰ・確率）

余事象はすべて6以外の目がでるので，この確率を求め1から引く。

$\log_{10}\mathrm{M}^r=r\log_{10}\mathrm{M},\ \log_{10}\mathrm{MN}=\log_{10}\mathrm{M}+\log_{10}\mathrm{N}$

〔解答〕

(1) $\dfrac{2(\sqrt{3}+1)}{(\sqrt{3}-1)(\sqrt{3}+1)}=\sqrt{3}+1$

$1<\sqrt{3}<2$ より $\alpha=2$

$\beta=\sqrt{3}+1-2=\sqrt{3}-1$

$\dfrac{1}{\alpha+\beta+3}+\dfrac{1}{\alpha-\beta+1}=\dfrac{1}{4+\sqrt{3}}+\dfrac{1}{4-\sqrt{3}}$

$=\dfrac{4-\sqrt{3}+4+\sqrt{3}}{(4+\sqrt{3})(4-\sqrt{3})}=\dfrac{8}{13}$

(2) 末項を第 n 項，公比を r とする。

$3r^{n-1}=24\sqrt{2}$ より $r^{n-1}=8\sqrt{2}$

$3\dfrac{r^n-1}{r-1}=45(\sqrt{2}+1)$ より $\dfrac{8\sqrt{2}\,r-1}{r-1}=15\sqrt{2}+15$

$8\sqrt{2}\,r-1=(15\sqrt{2}+15)r-(15\sqrt{2}+15)$

$(7\sqrt{2}+15)r=15\sqrt{2}+14$

$r=\dfrac{(14+15\sqrt{2})(15-7\sqrt{2})}{(15+7\sqrt{2})(15-7\sqrt{2})}=\dfrac{127\sqrt{2}}{127}=\sqrt{2}$

$\sqrt{2}^{\,n-1}=8\sqrt{2}$ より $2^{\frac{n-1}{2}}=2^3+\dfrac{1}{2}$

$\dfrac{n-1}{2}=3+\dfrac{1}{2}$　　従って，$n=8$

(3) $f(f(x))=\dfrac{2\left\{\dfrac{2(x-1)}{3}-1\right\}}{3}=\dfrac{4x-10}{9}$

$g(x)=\dfrac{2\left\{\dfrac{4x-10}{9}-1\right\}}{3}=\dfrac{8x-38}{27}$

$\dfrac{8x-38}{27}=m$ とする。$8x-38=27m$

$8(x-3m-4)=3(m+2)$

$x-3m-4$，$m+2$ は共に整数。よって，$m+2$ は8の

倍数。$m+2=8k$ とおく。(k は整数)

$m=8k-2$

$8k-38=27(8k-2)$ より $x=27k-2$

最小の正の整数は，$27-2=25$

$x=\dfrac{27m+38}{8}$ で m が整数のとき，

x の絶対値が小さいのは $m=-1$ のとき，$x=\dfrac{11}{8}$

(4) 確率は $1-\left(\dfrac{5}{6}\right)^n$

$1-\left(\dfrac{5}{6}\right)^n\geqq0.9$ より $\dfrac{1}{10}\geqq\left(\dfrac{10}{12}\right)^n$

両辺を常用対数にとる。

$-1\geqq n(1-2\log_{10}2-\log_{10}3)$

$-1\geqq-0.0791n$　　　$\therefore n\geqq12.64\cdots\cdots$

従って，最小の n は13

（答）

(ア) $\sqrt{3}-1$　　(イ) $\dfrac{8}{13}$　　(ウ) $\sqrt{2}$　　(エ) 8　　(オ) 25

(カ) $\dfrac{11}{8}$　　(キ) $1-\left(\dfrac{5}{6}\right)^n$　　(ク) 13

2 出題者が求めたポイント（数学Ⅱ・図形と方程式）

2点 $\mathrm{A}(x_1,y_1)$，$\mathrm{B}(x_2,y_2)$ とする。

(1) 直線 $\mathrm{AB}:y=\dfrac{y_2-y_1}{x_2-x_1}(x-x_1)+y_1$

(2) AB の中点 $(x_0,y_0)=\left(\dfrac{x_1+x_2}{2},\dfrac{y_1+y_2}{2}\right)$

直線 AB に垂直な直線の傾き m は，$\dfrac{y_2-y_1}{x_2-x_1}m=-1$

(x_0,y_0) を通り，傾き m の直線の方程式は，

$y=m(x-x_0)+y_0$

(3) $\mathrm{AB}=\sqrt{(x_2-x_1)^2+(y_2-y_1)^2}$

題意に沿って解いていく。

〔解答〕

(1) $y=\dfrac{4+2}{3+1}(x+1)+2=\dfrac{1}{2}x+\dfrac{5}{2}$

従って，$a=\dfrac{1}{2}$，$b=\dfrac{5}{2}$

(2) 中点は $\left(\dfrac{-1+3}{2},\dfrac{2+4}{2}\right)=(1,3)$

線分 AB の垂直二等分線の傾きを m とすると，

$\dfrac{1}{2}m=-1$，よって，$m=-2$

$y=-2(x-1)+3=-2x+5$

(3) $\mathrm{AB}=\sqrt{(3+1)^2+(4-2)^2}=2\sqrt{5}$

$(p+1)^2+(q-2)^2$

$q=-2p+5$

$(p+1)^2+(-2p+5-2)^2=20$

$5(p^2-2p-2)=0$ よって，$p=1+\sqrt{3}$

$q=-2-2\sqrt{3}+5=3-2\sqrt{3}$

頂点は，$(1+\sqrt{3},3-2\sqrt{3})$

東海大学(医) 21 年度 (63)

（答）

（ア）$\dfrac{1}{2}$　（イ）$\dfrac{5}{2}$　（ウ）-2　（エ）5　（オ）$2\sqrt{5}$

（カ）$p+1$（キ）$q-2$（ク）$-2p+5$（ケ）$1+\sqrt{3}$（コ）$3-2\sqrt{3}$

3 出題者が求めたポイント （数学C・2次曲線）

(1) 楕円 $\dfrac{x^2}{a^2}+\dfrac{y^2}{b^2}=1$ の上の点 $(x_0,\ y_0)$ における接線の

方程式は $\dfrac{x_0 x}{a^2}+\dfrac{y_0 y}{b^2}=1$

(2) A，B の座標を求める。分数は，分子が一定なら分母
が最大のとき，最小となる。
$2\sin\theta\cos\theta=\sin 2\theta$

(3)（数学Ⅲ・微分法）
$L^2=g(t)$ として，$g(t)$ を微分して増減表をつくる。

〔解答〕

(1) $\dfrac{ax\cos\theta}{a^2}+\dfrac{by\sin\theta}{b^2}=1$

従って，$\dfrac{\cos\theta}{a}x+\dfrac{\sin\theta}{b}y=1$

(2) $y=0$ のとき，$x=\dfrac{a}{\cos\theta}$，$A\left(\dfrac{a}{\cos\theta},\ 0\right)$

$x=0$ のとき，$y=\dfrac{b}{\sin\theta}$，$B\left(0,\ \dfrac{b}{\sin\theta}\right)$

$S=\dfrac{1}{2}\dfrac{a}{\cos\theta}\dfrac{b}{\sin\theta}=\dfrac{ab}{\sin 2\theta}$

$\sin 2\theta=1$ のとき，S は最小となる。

$2\theta=\dfrac{\pi}{2}$ より $\theta=\dfrac{\pi}{4}$

(3) $L^2=\dfrac{a^2}{\cos^2\theta}+\dfrac{b^2}{\sin^2\theta}$

$L^2=\dfrac{a^2}{t}+\dfrac{b^2}{1-t}=g(t)$ とする。

$\dfrac{dg(t)}{dt}=-\dfrac{a^2}{t^2}+\dfrac{b^2}{(1-t)^2}=\dfrac{(b^2-a^2)t^2+2a^2t-a^2}{t^2(1-t)^2}$

$=\dfrac{\{(b-a)t+a\}\{(b+a)t-a\}}{t^2(1-t)^2}$

$t=\dfrac{a}{a-b}=1+\dfrac{b}{a-b}$ は，$a<b$ のときは $t<0$

$b<a$ のときは $t>1$ となるので，

t	0		$\dfrac{a}{a+b}$		1
$\dfrac{dg(t)}{dt}$		$-$	0	$+$	
$g(t)$		↘		↗	

従って，$t=\dfrac{a}{a+b}$ のとき，最小となる。

最小値は，$1-t=\dfrac{b}{a+b}$ より，$L^2=a(a+b)+b(a+b)$

従って，$L^2=(a+b)^2$ より $L=a+b$

（答）

（ア）$\dfrac{\cos\theta}{a}$　（イ）$\dfrac{\sin\theta}{b}$　（ウ）$\dfrac{ab}{\sin 2\theta}$　（エ）$\dfrac{\pi}{4}$

（オ）$\dfrac{a^2}{\cos^2\theta}+\dfrac{b^2}{\sin^2\theta}$　（カ）$\dfrac{a}{a+b}$　（キ）$a+b$

---

2 月 7 日試験

1 出題者が求めたポイント

(1)（数学Ⅱ・三角関数）

$\tan(\alpha+\beta)=\dfrac{\tan\alpha+\tan\beta}{1-\tan\alpha\tan\beta}$，$1+\tan^2\alpha=\dfrac{1}{\cos^2\alpha}$

$\sin\alpha=\tan\alpha\cos\alpha$

(2)（数学A・集合と論理）

p ならば q が真のとき，p を q になるための十分条件，
q を p になるための必要条件という。
各々命題と逆の真偽を確かめ判定する。

(3)（数学B・数列）

b_n を a_n で表して，a_n に漸化式の右辺を代入し変形
する。
初項が b，公差が d の等差数列の一般項 b_n は，
$b_n=b+d(n-1)$

〔解答〕

(1) $\tan(\alpha+\beta)=\dfrac{\dfrac{1}{3}+\dfrac{1}{2}}{1-\dfrac{1}{3}\dfrac{1}{2}}=\dfrac{2+3}{6-1}=1$

$\alpha+\beta+\gamma=\theta$ とする。

$\tan\theta=\dfrac{7+1}{1-7\cdot 1}=-\dfrac{8}{6}=-\dfrac{4}{3}$

$\dfrac{1}{\cos^2\theta}=1+\left(-\dfrac{4}{3}\right)^2=\dfrac{25}{9}$

$\tan\theta<0$ より $\cos\theta<0$ $\therefore\cos\theta=-\dfrac{3}{5}$

$\sin\theta=\left(-\dfrac{4}{3}\right)\left(-\dfrac{3}{5}\right)=\dfrac{4}{5}$

(2)(ⅰ) $x=2$ かつ $y=-1$ ならば $(x-2)(y+1)=0$ （真）
$(x-2)(y+1)=0$ ならば $x=2$ かつ $y=-1$ （偽）
反例・$x=2,\ y=0$
よって，十分条件である。(3)

(ⅱ) $x=2$ かつ $y=-1$ ならば $(x-2)^2+(y+1)^2=0$ （真）
$(x-2)^2+(y+1)^2=0$ ならば $x=2$ かつ $y=-1$ （真）
よって，必要十分条件である。(1)

(ⅲ) △ABC が二等辺三角形ならば△ABC が直角二等
辺三角形である。（偽）反例・正三角形
△ ABC が直角二等辺三角形ならば△ ABC が二等
辺三角形である。（真）
よって，必要条件である。(2)

(3) $a_n=2-\dfrac{2}{b_n}$ より $b_n=\dfrac{2}{2-a_n}$

$b_n=\dfrac{2}{2-\dfrac{4}{4-a_{n-1}}}=\dfrac{2(4-a_{n-1})}{(4-a_{n-1})-2}=\dfrac{4-a_{n-1}}{2-a_{n-1}}$

$=1+\dfrac{2}{2-a_{n-1}}=1+b_{n-1}$

$b_n=2+1(n-1)=n+1$

$a_n=2\left(1-\dfrac{1}{n+1}\right)=\dfrac{2n}{n+1}$

（答）

（ア）$-\dfrac{4}{3}$　（イ）$\dfrac{4}{5}$　（ウ）3　（エ）1　（オ）2

（カ）$1 + b_{n-1}$　（キ）$n + 1$　（ク）$\dfrac{2n}{n+1}$

2　**出題者が求めたポイント**
　（数学Ⅱ・方程式, 微分法）

① $f'(x) = 0$ の解が $\alpha,\ \beta$
　$ax^2 + bx + c = 0$ の解が $\alpha,\ \beta$ のとき.
　$\alpha + \beta = -\dfrac{b}{a},\ \alpha\beta = \dfrac{c}{a}$

② $\beta = -\alpha,\ f(\beta) = -f(\alpha)$ を利用して, p, q, r, α, β を求める。
　増減表をつくり極大値を求める。
　$y = f(x)$ の上の $x = a$ における接線の方程式は,
　$y = f'(a)(x-a) + f(a)$

〔解答〕

　$f'(x) = 3x^2 + 2px + q$ で, ①より

　$\alpha + \beta = -\dfrac{2}{3}p,\ \alpha\beta = \dfrac{q}{3}$

　②より $\beta = -\alpha$ 従って, $p = 0$
　$q = -3\alpha^2$ より　$f(x) = x^3 - 3\alpha^2 x + r$
　$f(\alpha) = -2\alpha^3 + r,\ f(-\alpha) = 2\alpha^3 + r$
　$2\alpha^3 + r = -(-2\alpha^3 + r)$　より　　$r = 0$
　③より $f(\alpha) - f(-\alpha) = -2\alpha^3 - 2\alpha^3 = -4\alpha^3$
　よって, $-4\alpha^3 = 32$ より $\alpha^3 = -8[(-2)^3]$
　従って, $\alpha = -2,\ \beta = 2,\ q = -12$
　$f(x) = x^3 - 12x,\ f'(x) = 3(x+2)(x-2)$

x		-2		2	
$f'(x)$	$+$	0	$-$	0	$+$
$f(x)$	↗		↘		↗

　よって, $x = -2$ で極大, 極大値は,
　$f(-2) = -8 + 24 = 16$
　$f(x) = x(x+2\sqrt{3})(x-2\sqrt{3})$　より　$(2\sqrt{3},\ 0)$
　$f'(2\sqrt{3}) = 3(2\sqrt{3}+2)(2\sqrt{3}-2) = 24$
　$y = 24(x-2\sqrt{3}) = 24x - 48\sqrt{3}$

（答）

（ア）0　（イ）-12　（ウ）0　（エ）-2　（オ）2
（カ）16　（キ）$24x - 48\sqrt{3}$

3　**出題者が求めたポイント**（数学Ⅲ・微分積分）

(1) $V = \displaystyle\int_0^h \pi x^2 dy,\ h = \dfrac{1}{2}r^2$ とすると水面は半径 r の円。

(2) $vt = \displaystyle\int_{\frac{a}{2}}^{a} \pi x^2 dy,\ \dfrac{a}{2} = \dfrac{1}{2}r^2$　(1) を利用するとよい。

　$\dfrac{dh}{dt},\ \dfrac{dr}{dt}$ を求めて, t を代入する。

〔解答〕

(1) $x^2 = 2y$ よって, $x = \sqrt{2y}$

　$V = \displaystyle\int_0^h \pi x^2 dy = \pi\int_0^h 2y\, dy = \pi\Big[y^2\Big]_0^h = \pi h^2$

　$S = \pi(\sqrt{2h})^2 = 2\pi h$

(2) (1) より, $vt = \pi\left(\dfrac{a}{2}\right)^2$ 従って, $t = \dfrac{\pi a^2}{4v}$

　水面の半径を r とする。

　$r = \sqrt{2\dfrac{a}{2}} = \sqrt{a}$

　$vt = \pi h^2$ より $h = \sqrt{\dfrac{v}{\pi}}\sqrt{t}$

　$\dfrac{dh}{dt} = \sqrt{\dfrac{v}{\pi}}\dfrac{1}{2\sqrt{t}} = \dfrac{1}{2}\sqrt{\dfrac{v}{\pi}}\sqrt{\dfrac{4v}{\pi a^2}} = \dfrac{v}{\pi a}$

　$r = \sqrt{2h} = \sqrt{2}\ \sqrt[4]{\dfrac{v}{\pi}}\sqrt[4]{t}$

　$\dfrac{dr}{dt} = \sqrt{2}\ \sqrt[4]{\dfrac{v}{\pi}}\dfrac{1}{4}\dfrac{1}{\sqrt[4]{t^3}} = \dfrac{\sqrt[4]{4}}{4}\sqrt[4]{\dfrac{v}{\pi}\left(\dfrac{4v}{\pi a^2}\right)^3}$

　$= \dfrac{1}{4}\sqrt[4]{\dfrac{4^4 v^4}{\pi^4 a^6}} = \dfrac{v}{\pi a\sqrt{a}}$

（答）

（ア）πh^2　（イ）$2\pi h$　（ウ）$\dfrac{\pi a^2}{4v}$　（エ）$\sqrt{a}$

（オ）$\dfrac{v}{\pi a}$　（カ）$\dfrac{v}{\pi a\sqrt{a}}$

物　理　解答　21年度

2月6日試験

1 出題者が求めたポイント……動く台上での衝突、運動量保存則

(1) 小球の速度をv、台の速度をVとする。運動量保存則と力学的エネルギー保存則が成り立つ。

$$0 = mv + MV、mgh = \frac{1}{2}mv^2 + \frac{1}{2}MV^2$$

$v > 0$だから、$v = \sqrt{\dfrac{2ghM}{M+m}}$、$V = -\dfrac{m}{M}\sqrt{\dfrac{2ghM}{M+m}}$　(エ)…(答)

(2) 求める小球の速度をv'、台の速度をV'とする。運動量保存則と反発係数の式より、

$$0 = mv' + MV'、e = -\frac{v'-V'}{v-V}$$

2式より、$v' = -ev = -e\sqrt{\dfrac{2ghM}{M+m}}$、

$V' = \dfrac{emv}{M} = \dfrac{em}{M}\sqrt{\dfrac{2ghM}{M+m}}$　(イ)…(答)

(3) 壁Wに衝突する前の台に対する小球の速さ$= v-V$、また壁Wに衝突した後の台に対する小球の速さ$= |v'-V'| = e|v-V|$である。したがって、

$$T_1 : T_2 = \frac{1}{|v-V|} : \frac{1}{|v'-V'|} = 1 : \frac{1}{e}$$

$\therefore T_2 = \dfrac{1}{e} \times T_1$　(オ)…(答)

(4) 運動量は保存されているから、小球が点Vに達したとき、台も小球も静止する。

$$mgh' = \frac{1}{2}mv^2 + \frac{1}{2}MV^2 \text{ より、}$$

$$mgh' = \frac{1}{2}m(-ev)^2 + \frac{1}{2}M\left(\frac{emv}{M}\right)^2$$

$$\therefore h' = \frac{(ev)^2}{2g}\left(1 + \frac{m}{M}\right)$$

$$= \frac{e^2}{2g}\left(\frac{M+m}{M}\right)\left(\frac{2ghM}{M+m}\right) = e^2h$$

(ウ)…(答)

(5) $\dfrac{1}{4}h = e^2h$　$e^2 = \dfrac{1}{4}$　$\therefore e = \dfrac{1}{2}$　(イ)…(答)

2 出題者が求めたポイント……薄膜による光の干渉

(1) 屈折の法則より、$\dfrac{\sin\theta}{\sin\phi} = n$　$\therefore \sin\theta = n\sin\phi$　(オ)…(答)

(2) 図より、$\Delta x = (d\tan\theta - d\tan\phi)\cos\theta$
$= d(\sin\theta - \tan\phi\cos\theta)$

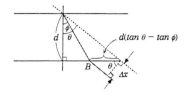

(1)より、$\tan\phi = \dfrac{\sin\phi}{\cos\phi} = \dfrac{\sin\phi}{\sqrt{1-\sin^2\phi}} = \dfrac{\dfrac{1}{n}\sin\theta}{\sqrt{1-\dfrac{\sin^2\theta}{n^2}}}$

$\therefore \Delta x = d\sin\theta\left(1 - \dfrac{\cos\theta}{\sqrt{n^2-\sin^2\theta}}\right)$　(エ)…(答)

(3) $2nd\cos\phi = 2d\sqrt{n^2-\sin^2\theta}$　(ア)…(答)

(4)(5) 点Aでの反射では、位相がπずれる。
(4)(イ)、(5)(ア)…(答)

(6) 薄膜表面、およびガラス表面で位相がπずれる。
(3)の答えを使って、

$$2d_1\sqrt{n_1^2 - \sin^2\theta} = \left(m + \frac{1}{2}\right)\lambda$$　(ウ)…(答)

(7) $\theta = 0°$、$m = 0$として、$d_1 = \dfrac{\lambda}{4n_1} = \dfrac{6.0 \times 10^{-7}}{4 \times 1.5}$
$= 1.0 \times 10^{-7}$　(ウ)…(答)

3 出題者が求めたポイント……ベータトロン、ローレンツ力、ファラデーの電磁誘導の法則

(1) 運動方程式　$m\dfrac{v_0^2}{r_0} = ev_0B_0$　より、$r_0 = \dfrac{mv_0}{eB_0}$　…(答)

(2) 磁束　$\Phi = \pi r_1^2 B_1 + \pi(r_0^2 - r_1^2)B_0$　…(答)

(3) ファラデーの電磁誘導の法則より、

$$V = \left|\frac{\Delta\Phi}{\Delta t}\right| = \pi r_1^2\frac{\Delta B_1}{\Delta t} + \pi(r_0^2 - r_1^2)\frac{\Delta B_0}{\Delta t} \quad …(答)$$

$$E = \frac{V}{2\pi r_0} = \frac{r_1^2}{2r_0}\left(\frac{\Delta B_1}{\Delta t}\right) + \frac{(r_0^2 - r_1^2)}{2r_0}\left(\frac{\Delta B_0}{\Delta t}\right)$$
…(答)

(4) $F = eE = \dfrac{er_1^2}{2r_0}\left(\dfrac{\Delta B_1}{\Delta t}\right) + \dfrac{e(r_0^2 - r_1^2)}{2r_0}\left(\dfrac{\Delta B_0}{\Delta t}\right)$　…(答)

(5) $F = m\dfrac{\Delta v_0}{\Delta t}$より、

$\Delta v_0 = \dfrac{F\Delta t}{m} = \dfrac{e}{2mr_0}\{r_1^2\Delta B_1 + (r_0^2 - r_1^2)\Delta B_0\}$　…(答)

(6) (1)の答より、$\Delta B_0 = \dfrac{\dfrac{\Delta v_0}{r_0eB_0}}{m}B_0 = \dfrac{m\Delta v_0}{r_0e}$

$\therefore \Delta B_0 = \dfrac{m\Delta v_0}{er_0}$　…(答)

(7) (5)の答より、$\dfrac{er_0B_0}{mv_0} = 1$だから、

$\Delta B_0 = \dfrac{1}{2}\Delta B_1$　…(答)

東海大学(医) 21年度 (66)

4 出題者が求めたポイント……熱気球、状態方程式、浮力、気体がする仕事

(1) 気体の状態方程式より、物質量 $n = \dfrac{PV}{RT}[mol]$…(答)

(2) 空気の質量 $= nM = \dfrac{MPV}{RT}[kg]$、袋の質量 $= \dfrac{1}{5}nM$

だから、$\dfrac{6}{5}nM = \dfrac{6MPV}{5RT}[kg]$ …(答)

(3) このときの風船の体積を V' とすると、全体の重さ = 浮力 = 空気 V' 分の重さであるから、

$\dfrac{6MPV}{5RT} = \dfrac{MPV'}{RT}$ ∴ $V' = \dfrac{6}{5}V$

シャルルの法則より、

$\dfrac{V}{T} = \dfrac{V'}{T'}$ ∴ $T' = \dfrac{V'}{V}T = \dfrac{6}{5}T[K]$ …(答)

(4) 仕事 $W = P\Delta V = P(V' - V) = \dfrac{PV}{5}[J]$ …(答)

(5) 全熱量 $Q = \Delta U + W = nCv\Delta T + P\Delta V$

$= \dfrac{PVC_V}{5R} + \dfrac{PV}{5} = \dfrac{PV}{5}\left(\dfrac{C_V}{R} + 1\right)[J]$ …(答)

2月7日試験

1 出題者が求めたポイント……非線形抵抗、キルヒホッフの法則

(1)(1) 豆電球1個に加わる電圧は 4.0V　　　　0.40A

(2) 豆電球に加わる電圧を V, 流れる電流を I とすると、$20I + V = 12$　が成り立つ。図1において、この直線と特性曲線との交点の座標を求める。　0.40A

(3) キルヒホッフの法則より、$V + 40(I - 0.20) = 12$
0.40A

(4) $10I_C + 40(I_C - 0.20) = 12$ ∴ 0.40A

(5) (3)から、豆電球にかかる電圧は $4.0V$
電圧の関係より、$4.0 + 0.20R + 0.40 \times 10 = 12$
$R = 20\Omega$

(6) BC に流れる電流 $= \dfrac{12}{40 + 10} = 0.24A$ だから、豆電球にかかる電圧 $= 40 \times 0.24 = 9.6V$ である。このとき、豆電球にかかる電圧は特性曲線より、0.54A。また、可変抵抗にかかる電圧 $= 12 - 9.6 = 2.4V$ だから、

可変抵抗の抵抗値 $= \dfrac{2.4}{0.54} = 4.4\Omega$

[解答]
(1) エ　(2) ウ　(3) ウ　(4) ウ　(5) イ　(6) イ

2 出題者が求めたポイント……回折格子、屈折の法則

(1) $d\sin\theta_1 = \lambda$ …(答)

(2) 屈折の法則より、$\dfrac{\sin 30°}{\sin(30° + \theta_1)} = \dfrac{1}{n_1}$

∴ $n_1 = 2\sin(\theta_1 + 30°)$ …(答)

(3) 境界 DE での屈折に対して、$\dfrac{\sin\theta_2}{\sin 15°} = n_2$

境界 DF での屈折に対して、$\dfrac{\sin 15°}{\sin\theta_3} = \dfrac{1}{n_2}$

∴ $\theta_2 = \theta_3$ …(答)

(4) $2(\theta_3 - 15°) = \theta_1$、$\theta_2 = \theta_3$ より、$\theta_2 = \dfrac{1}{2}\theta_1 + 15°$
…(答)

(2) (3)、(4)より、$n_2 = \dfrac{\sin\left(\dfrac{\theta_1}{2} + 15°\right)}{\sin 15°}$ …(答)

3 出題者が求めたポイント……斜面と摩擦力、エネルギーの原理

(1) 弾性力が最大静止摩擦力を越えない範囲である

伸びを Δx とすると、$k\Delta x \leq \mu_0 mg$ ∴ $\Delta x \leq \dfrac{\mu_0 mg}{k}$

$\dfrac{\mu_0 mg}{k}$ …(答)

(2) このときのばねの伸びを $\Delta x'$ とすると、

$mg\sin\theta + k\Delta x' = \mu_0 mg\cos\theta$

∴ $\Delta x' = \dfrac{\mu_0 mg\cos\theta - mg\sin\theta}{k}$ …(答)

(3) $mgd\sin\theta$ …(答)

(4) $\mu mg \cos\theta \times d \cos 180° \quad -\mu mgd \cos\theta \quad \cdots$(答)

(5) $mg \cos\theta \times d \cos 90° \qquad\qquad 0 \cdots$(答)

(6) 静止から静止への変化だから、物体がされた仕事の和＝0である。よって、

$$mgd \sin\theta - \mu mgd \cos\theta + \frac{1}{2}k\Delta x'^2 - \frac{1}{2}k(\Delta x' - d)^2 = 0$$

が成り立つ。

(2)の答を代入して整理すると、次式を得る。

$$d = \frac{2(\mu_0 - \mu)mg \cos\theta}{k}$$

ばねが自然長よりも縮んだときに静止していればよいから、ばねの縮み量を$(d - \Delta x')$として、

$mg \sin\theta + k(d - \Delta x') \leqq \mu_0 mg \cos\theta$ が成り立つ。

上式のdを代入して整理すると、次式を得る。

$$\tan\theta \leqq \mu \qquad\qquad \cdots$$(答)

4 出題者が求めたポイント……気体の状態変化
($P - V$図、状態方程式、熱力学第1法則、気体がする仕事、内部エネルギー)

(1) ボイルシャルルの法則より、$\dfrac{P_0V_0}{T_0} = \dfrac{32P_0V_0}{T_B}$

$\qquad \therefore \quad T_B = 32T_0$

(2) $\Delta U_{AB} = nC_V\Delta T = n \times \dfrac{3R}{2} \times (32T_0 - T_0) = \dfrac{93nRT_0}{2}$

状態Aに対して、気体の状態方程式 $P_0V_0 = nRT_0$
が成り立つことを用いて、nRT_0を消去すると、

$$\Delta U_{AB} = \frac{93P_0V_0}{2}$$

(3) 状態Cの温度T_Cは、ボイルシャルルの法則より、

$$\frac{P_0V_0}{T_0} = \frac{P_0 \times 8V_0}{T_C} \qquad \therefore \quad T_C = 8T_0$$

熱力学の第1法則より、$\Delta U_{BC} = Q_{BC} - W_{BC} = -W_{BC}$
($\because$ 断熱過程だから、$Q_{BC} = 0$)

$W_{BC} = -\Delta U_{BC} = -n \times \dfrac{3}{2}R(8T_0 - 32T_0) = 36nRT_0$

$\qquad\qquad = 36P_0V_0$

(4) $\Delta U_{AC} = n \times \dfrac{3R}{2}(8T_0 - T_0) = \dfrac{21nRT_0}{2} = \dfrac{21}{2}P_0V_0$

(5) 気体がした仕事 $W_{AC} = P_0\Delta V = P_0(8V_0 - V_0) = 7P_0V_0$

$\qquad \therefore \quad Q_{AC} = \Delta U_{AC} + W_{AC} = \dfrac{35}{2}P_0V_0$

(6) $C_P = \dfrac{Q_{AC}}{n\Delta T} = \dfrac{\dfrac{35P_0V_0}{2}}{n(8T_0 - T_0)} = \dfrac{5P_0V_0}{2nT_0}$

[解答]
(1) エ　(2) オ　(3) エ　(4) ウ　(5) オ　(6) ア

化 学

解答

21年度

2月6日試験

1 出題者が求めたポイント……元素の性質
問1. $2F_2 + 2H_2O \rightarrow 4HF + O_2$
問5. $2K + 2H_2O \rightarrow 2KOH + H_2$
問6. $Ca + 2H_2O \rightarrow Ca(OH)_2 + H_2$
問8. 黄リン、赤リン
[解答]
問1. F　問2. Cl　問3. N　問4. Si
問5. Li, Na, K　問6. Ca　問7. Al　問8. P

2 出題者が求めたポイント……電離度
問2. $1000/18 \fallingdotseq 55.6\,(mol/L)$
問1. $1.0 \times 10^{-7} = \alpha \times 55.6$　∴　$\alpha = 1.8 \times 10^{-9}$
(カ) 水の電離度をαとすると、
$\quad [H^+] = 55.6\alpha + 0.010$
$\quad [OH^-] = 55.6\alpha$
と表わせるので、
$\quad [H^+][OH^-] = (55.6\alpha + 0.010) \times 55.6\alpha$
$\qquad\qquad\qquad = 1.0 \times 10^{-4}$
ここで、$55.6\alpha \ll 0.010$ であるから
$\quad 55.6\alpha + 0.010 \fallingdotseq 0.010$
したがって、
$\quad 0.010 \times 55.6\alpha = 1.0 \times 10^{-14}$
$\qquad ∴ \quad \alpha = 1.79 \times 10^{-14} \fallingdotseq 1.8 \times 10^{-14}$
問3. pH 4.0 より、$[H^+] = 1.0 \times 10^{-4}$
$\quad 0.060/(CH_3COOH) = 1.0 \times 10^{-3}$
$\quad 1.0 \times 10^{-4} = \alpha \times 1.0 \times 10^{-3}$　∴　$\alpha = 0.10$
[解答]
問1. (ア) 1.0×10^{-7}　(イ) 1.0×10^{-14}　(エ) 1.8×10^{-9}
(オ) 1.0　(カ) 1.8×10^{-14}
問2. 55.6
問3. 0.10

3 出題者が求めたポイント……無機物質
問2. $(0.224/22.4) \times 3 \times 4 \times 96500 = 1.16 \times 10^4\,(C)$
問4. $(0.224/22.4) \times 3 \times 10 \times 24 \times 60 \times 2 = 2.07 \times 10^4\,(g)$
[解答]
問1. $2H_2O \rightarrow O_2 + 4H^+ + 4e^-$
問2. 1.16×10^4 C
問3. $CO_2 + 2LiOH \rightarrow Li_2CO_3 + H_2O$
問4. 2.07×10^4 g

4 出題者が求めたポイント……芳香族化合物
問4. $C_6H_5CH_3 : C_6H_5COOH = 92 : 122 = 2.30 : x$
$\quad ∴ \quad x = 3.05\,(g)$
問5.(1) 融点、安息香酸：122.5℃、フェノール：41℃

問5.(2) 〔ベンゼン環〕-COOH + NaHCO_3
→ 〔ベンゼン環〕-COONa + H_2O + CO_2
(3) 〔ベンゼン環〕-COOH + NaOH → 〔ベンゼン環〕-COONa + H_2O
〔ベンゼン環〕-OH + NaOH → 〔ベンゼン環〕-ONa + H_2O
(5) 〔ベンゼン環〕-COOH + C_2H_5OH → 〔ベンゼン環〕-COOC_2H_5 + H_2O
[解答]
問1. (ア) ヒドロキシル　(イ) カルボキシル
問2. 〔ベンゼン環〕 + $CH_2=CH-CH_3$ → 〔ベンゼン環〕-CH(CH_3)_2
問3. CH_3COCH_3
問4. 3.05 g
問5. (1) c　(2) b　(3) c　(4) a　(5) b

5 出題者が求めたポイント……脂肪族化合物
化合物が分かれば、自ずと解答できる。
化合物A：エチレン　$CH_2=CH_2$
化合物B：アセトアルデヒド　CH_3CHO
化合物C：ヨードホルム　CHI_3
化合物D：酢酸　CH_3COOH(m.p.16.6℃)
化合物E：エタノール　C_2H_5OH
化合物F：酢酸エチル　$CH_3COOC_2H_5$
問4. $CH_3-CH(OH)-$の場合、I_2により酸化され、$CH_3-C(=O)-$となる。また、酢酸はこの反応を示さない。
問6. けん化である
$CH_3COOC_2H_5 + NaOH \rightarrow CH_3COONa + C_2H_5OH$
[解答]
問1. $H-CBr(H)-CBr(H)-H$　or　CH_2BrCH_2Br
問2. c　問3. CHI_3　問4. c
問5. $CH_3COOH + C_2H_5OH \rightarrow CH_3COOC_2H_5 + H_2O$
問6. CH_3COONa

2月7日試験

1 出題者が求めたポイント……結晶格子

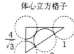
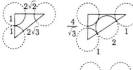
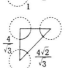

問2. $(2\sqrt{3}-2)/2 = \sqrt{3}-1$

問3. A: $\frac{1}{8} \times 8 = 1$　　B: $1 \times 1 = 1$　　∴ AB

問4. $\{(4\sqrt{2}/\sqrt{3})-2\}/2 = (2\sqrt{2}/\sqrt{3})-1$

問5. A: $\frac{1}{8} \times 8 + 1 \times 1 = 2$　　B: $\frac{1}{2} \times 6 = 3$　∴ A_2B_3

問6. $(2\sqrt{2}-2)/2 = \sqrt{2}-1$

問7. A: $\frac{1}{8} \times 8 + \frac{1}{2} \times 6 = 4$　　B: $1 \times 1 = 1$　∴ A_4B

[解答]
問1. c　問2. $\sqrt{3}-1$　問3. AB　問4. $(2\sqrt{2}/\sqrt{3})-1$
問5. A_2B_3　問6. $\sqrt{2}-1$　問7. A_4B

2 出題者が求めたポイント……気体の体積

問1. $C_2H_5OH = 46$　$C_6H_{12} = 84$
エタノールの割合をxとすると
　　$46x + 84 \times (1-x) = 57.4$　∴ $x = 0.70$

問2. $(1367 \times 0.70 + 3919 \times 0.30) \times 1.00/57.4 ≒ 37.2$(kJ)

問3. $C_2H_5OH + 3O_2 \rightarrow 2CO_2 + 3H_2O$
　　$C_6H_{12} + 9O_2 \rightarrow 6CO_2 + 6H_2O$
以上より、水は液体になりその体積は無視されるので全体の体積は減少する

[解答]
問1. e　問2. c　問3. d

3 出題者が求めたポイント……中和反応と中和滴定

問2. $HCl + NH_3 \rightarrow NH_4Cl$
　　$HCl + NaOH \rightarrow NaCl + H_2O$
　　$0.10 \times (100-70) \times 10^{-3} = 3.0 \times 10^{-3}$(mol)

問4. $100 \times (NH_4Cl) \times 3.0 \times 10^{-3}/0.20 ≒ 80$(%)

[解答]
問1. c　問2. b　問3. a　問4. b

4 出題者が求めたポイント……金属元素の性質

(1) ア〜ウ：Mg、Ca、Zn　エとオ：Cu、Ag
(2) アはCa
(3) (1)とほぼ同じ
(4) イ：Mg　ウ：Zn　オ：Cu　エ：Au

[解答]
ア) b　イ) a　ウ) d　エ) e　オ) c

5 出題者が求めたポイント……反応速度

	0〜30	30〜60	60〜120	120〜240	240〜300
濃度変化 $\Delta[A]$ (mol/L)	0.396	0.234	0.236	0.114	0.013
反応の速さ v(mol/L·s)	0.0132	0.0078	0.0039	9.5×10^{-4}	2.17×10^{-4}
平均の濃度 $[A]$(mol/s)	0.802	0.487	0.252	0.077	0.0135
$k = v/[A]$	0.0164	0.0160	0.0154	0.0123	0.0160

問1. $(1.000-0.134)/2 = 0.433$
問2. 上の表より、bと解されるであろう
問4. 初濃度が半分であるから、$0.077/2 ≒ 0.040$

[解答]
問1. d　問2. ア) b　イ) 1/s　問3. a　問4. d

6 出題者が求めたポイント……高分子：ポリエチレンテレフタラート

[解答]
問1. (a) HOOC-◯-COOH　(b) テレフタル酸

問2.
$$\left[-\overset{O}{\overset{\|}{C}}-\bigcirc-\overset{O}{\overset{\|}{C}}-O-CH_2CH_2-O- \right]_n$$

問3. 1.92×10^4

7 出題者が求めたポイント……油脂

脂肪酸B(リノール酸)：$C_{17}H_{31}COOH = 280$
脂肪酸C(ステアリン酸)：$C_{17}H_{35}COOH = 284$
グリセリン　分子量 = 92

問5. 油脂の分子量：
　　$280 \times 2 + 284 \times 1 + 92 - 18 \times 3 = 882$
　　$(35/882) \times 3 \times 40 ≒ 4.8$(g)

[解答]
問1. グリセリン　問2. けん化　問3. d
問4. 脂肪酸B：e　脂肪酸C：b　問5. 4.8g

生 物

解答　21年度

2月6日試験

1 出題者が求めたポイント（I・血液凝固のしくみ　血友病の遺伝）

問1．出血が起こると、血液の中の血小板がかたまり血栓をつくり、傷口をふさぐ。その後、フィブリンというタンパク質がからみあってできた網の目に血液の中の赤血球や白血球がからんで血栓となる。フィブリンが常に血液中に存在していると血液は流れることができないので、通常はフィブリンの「もと」である「フィブリノーゲン」というタンパク質として水に溶けて存在する。血管が傷つくと、トロンビンの作用でフィブリノーゲンがいくつもつながって長いフィブリンに変化することで血液凝固がおき、傷口がふさがれる。血液凝固因子のうち最初に活性化するのは第7因子で、順次第11因子、第9因子、第5因子と活性化される。このうち、第8因子の欠乏を血友病A、第9因子の欠乏を血友病Bと呼んでいる。これらの因子がなければ、凝固しない。傷がなおってくると、プラスミンという物質がフィブリンをとかし、また血液は流れ出す。

問2．ヘパリンは血液凝固を防ぐはたらきがある。

問3．4の男性が発症しているが1の男性の該当遺伝子に変異がないため、2の女性が血友病の遺伝子をもつことになる。しかし、本人は発症していないので、劣性遺伝子である。さらに、2の女性から受け継いだ劣性遺伝子の形質が4の男性にあらわれるのは、その遺伝子が、常染色体ではなくX染色体に存在するからである。

問4．男性の可能保因者はいない。絶対保因者は2, 6, 8 可能保因者は5, 14である。

問5．問題文に「血友病患者家系内には女性の患者がいない」から始まるので、女性の保因者についてのみ解答する。女性が血友病患者になるのは血友病遺伝子をホモ接合体でもつ場合である。

[解答]
問1．(a) 血小板　(b) 血しょう　(c) カルシウム
　　(d) トロンビン　(e) フィブリノーゲン
　　(f) フィブリン　(g) 血餅
問2．血液凝固はおこらない状態で、血液の液体成分である血しょうと沈殿する成分に分離する
問3．X染色体上の劣性遺伝子による。
問4．絶対保因者：2, 6, 8　可能保因者：5, 14
問5．父親が血友病患者で母親が保因者であれば、それぞれからX染色体上の血友病遺伝子を受け継ぎホモ接合体になる場合があるため。(59字)

2 出題者が求めたポイント（I・動物の組織）

問1．動物の組織を4つに分類すると、上皮組織、結合組織、筋組織、神経組織に分けられる。図をよくみて解答する。

問2．骨格筋は横紋筋である。

問3．髄鞘は神経の情報を伝える神経線維のまわりを取り巻いているさやである。髄鞘がある有髄神経線維では跳躍伝導により興奮の伝導スピードが飛躍的に高まる。

[解答]
問1．(1) 真皮 d　(2) 皮下脂肪 e
　　(3) 軟骨 a　(4) 腱 b　(5) 硬骨 c
問2．

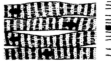　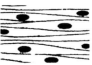

骨格筋の細胞　　　　平滑筋

問3．軸索の保護と絶縁体として機能し、興奮はこの細胞を飛び越えて跳躍伝導する(38字)。

3 出題者が求めたポイント（I・血糖量の維持）

血液100ml中に含まれるグルコース($C_6H_{12}O_6$)の量(mg)を血糖値といい、健康なヒトでは100mg/100ml程度に調節されており、その中枢は間脳の視床下部にある。血糖値が低下すると、肝臓や筋肉組織のグリコーゲンはグルコースに分解され血糖値は上昇する。血糖値を上昇させるホルモンは、すい臓ランゲルハンス島のA細胞(α細胞)から分泌されるグルカゴン、副腎髄質から分泌されるアドレナリンなどである。アドレナリンは間脳から自律神経を通して分泌が促される。食後、血糖値が上昇すると、すい臓のランゲルハンス島のB細胞(β細胞)からインスリンが分泌される。

[解答]
問1．血液中のグルコース量　　物質名：$C_6H_{12}O_6$
問2．③
問3．ウ
問4．ホルモンA：インスリン
　　ホルモンB：グルカゴン
問5．ランゲルハンス島のA細胞
問6．内分泌腺は隣接する血液中に、外分泌腺は導管を通して体外や消化管に分泌する。(36字)
問7．②
問8．アドレナリン
問9．交感神経

4 出題者が求めたポイント（I・レトロウィルス）

レトロウイルスは、宿主細胞のDNAの一部を取り込んでそれを新しい宿主へと運びこむことができる。ウイルス中のsrc遺伝子は正常な細胞をがん化する遺伝子であり、正常細胞の遺伝子(原がん遺伝子)とまったく同じではなく変異し、この違いが発がん性をもたらす。

東海大学(医) 21年度 (71)

[解答]
問1. (1)細菌　(2)ファージ
問2. ウイルス構造の維持と遺伝子としての役割(19字)
問3. 感染した細胞の転写装置や物質を用いて、ウィルスのDNAからmRNAをつくりそれをもとにタンパク質を合成する。
問4. src遺伝子を取り込んだウィルスDNAをもとにsrc遺伝子を含んだRNAが形成されたと考えられる。(48字)
問5. エ

5 出題者が求めたポイント(Ⅰ, Ⅱ・免疫 自己寛容)

免疫システムの自己寛容に関係する問題である。
問1. IPEX患者が男性に集中することからX染色体上のfoxp3に変異が見られることが考えられる。
問2. 生後3日目のマウスではfoxp3は発現していないので(実験3)のマウスと同様になる。
問3. 移植を受けていないマウスは、胸腺を摘出していないので4日目以降にfoxp3が発現する。
問4. 生後3日目に胸腺を取り除くことで、胸腺が生後4日目以降のfoxp3の発現に必要かどうかを調べることができる。
問5. 問題文より、IPEX患者では、foxp3と呼ばれる遺伝子に変異が生じており、この結果T細胞の制御が効かくなり自己寛容のメカニズムが破綻していることが推測される。
[解答]
問1. X　　問2. (a)　　問3. (c)
問4. 胸腺が、T細胞に自己寛容を引き起こすために必要かどうかを確かめるため。(36字)
問5. 自分の体を構成する細胞を認識し、自己を攻撃しないように調節すること。(34字)

2月7日試験

1 出題者が求めたポイント(Ⅰ・遺伝)

問1. A(a)〜F(f)の遺伝子は6対の染色体上にあるので、$2^6 = 64$の組合せがある。
問2. F_1の遺伝子型にはそれぞれの遺伝子について、優性ホモ、ヘテロ、劣性ホモの3種類があるので、$3^6 = 729$通りである。
問3. aは花粉ができないので遺伝子AをもつF₁はAAのみである。$3^5 = 243$通りである。
問4. Xには3つの対立遺伝子があるのでX_1、X_2、X_3のうち2つの遺伝子の組み合わせを考える。また、X_1が優性であるので遺伝子型がX_1X_2、X_1X_3の場合表現型は(X_1)である。X_2とX_3は不完全優性であるので遺伝子型がX_2X_3の場合表現型は(X_2X_3)である。
問5. 遺伝子Xについて考える。PはX_1X_1とX_2X_3、F_1はX_1X_2とX_1X_3である。F_1を自家受精すると遺伝子型(表現型)は$X_1X_1(X_1)$、$X_1X_3(X_1)$、$X_1X_2(X_1)$、$X_2X_3(X_2X_3)$であるので(X_1)である割合は3/4である。
問6. F_2が(X_1)である確率は3/4、(Y_1Y_2)である確率は1/2、(Z_2)である確率は3/4であるので$(X_1 \cdot Y_1Y_2 \cdot Z_2)$である確率は$3/4 \times 1/2 \times 3/4 = 9/32$
問7. ABO式血液型においてA＝B＞Oである。
[解答]
問1. 64通り　　問2. 729通り　　問3. 243通り
問4. (X_1)　(X_2)　(X_3)　(X_2X_3)
問5. 3/4　　問6. 9/32
問7. ABO式血液型

2 出題者が求めたポイント(Ⅰ・拡散・浸透細胞膜)

問1. 拡散・浸透に関係する基本問題である。
問2. (1)植物の細胞では吸水力＝浸透圧－膨圧が成り立つ。(2)図2から細胞が吸水を開始しているのはV3である。図1で縦軸がV3のときの横軸を読むとスクロース濃度は5%　(3) 2%以下では膨圧が最大になり吸水力が失われるので原形質体積の増加はおきない。
問3. Cは細胞内の浸透圧が高くなっていること、Bは低くなっていることを示す。ユキノシタは冬期の乾燥と低温に耐えるために細胞内の糖濃度を増加させ浸透圧が高くなっていることが考えられる。
[解答]
問1. (a)拡散　(b)半透性　(c)半透膜　(d)細胞膜
(e)細胞壁　(f)全透性　(g)原形質分離　(h)液胞
問2. (1)　X：膨圧　　Y：吸水力
(2) 5%　(3) 2%のスクロース溶液中で細胞の浸透圧と膨圧が等しくなり、吸水力が0となるため。(40字)
問3. C　理由；冬の低温に耐えるために細胞内の糖濃度を増加させ凍らないようにすることと空気の乾燥が植物から水を奪うので細胞の浸透圧が高くなっている。

3 出題者が求めたポイント(I・耳の構造　聴覚)

中耳は、鼓膜、つち骨、きぬた骨、あぶみ骨の3つの耳小骨からなる。空気の振動により鼓膜が振動すると、鼓膜の振動は耳小骨に伝えられる。内耳はうずまき管、半規管、前庭よりなる。うずまき管は内部が3層構造になっており(上から前庭階、蝸牛管、鼓室階)それぞれリンパ液などで満たされている。あぶみ骨の振動がうずまき管の入り口の卵円窓に伝わると、内部のリンパ液が振動しコルチ器を載せた基底膜を振動させる。このとき最も強く振動する基底膜の位置が音の周波数により異なる。高い音は鼓膜側、低い音の方は鼓膜から遠い位置の基底膜を振動させる。この振動がコルチ器のうちの内有毛細胞の不動毛を変形させ、イオンチャンネルを開かせ細胞に活動電位を発生させる。

[解答]
問1. (A)聴覚　(B)平衡覚　(C)うずまき管
　　(D)聴細胞　(E)大脳の聴覚の中枢　(F)平衡砂
問2. ① 3つ　② あぶみ骨
　　③ 名称：エウスタキオ管　役割：鼓膜を隔てた外耳と中耳の気圧差を解消する(20字)
問3. X(c)　Y(b)　Z(a)
問4. (d)
問5. ①(a)　②(b)
　　③(c) 回転が停止すると内リンパが慣性で流れ有毛細胞の感覚毛が傾斜するので回転が継続しているように感じる。(49字)

4 出題者が求めたポイント(I, II・好気呼吸　酵素)

問1. 好気呼吸は、解糖系・クエン酸回路・電子伝達系の3つの段階からなる。解糖系はグルコースがピルビン酸2分子に分解される過程である。解糖系で生じたピルビン酸は活性酢酸を経てクエン酸回路に取り込まれ、脱水素反応と脱炭酸反応を受ける。クエン酸回路ではグルコース1分子あたり、ATPは2分子、還元型補酵素Xは10分子生成される。解糖系やクエン酸回路で生じた還元型補酵素Xは、電子伝達系で電子(e^-)を放出しH^+が遊離する。

問2. ピルビン酸は$C_3H_4O_3$である。脱炭酸反応は3回、脱水素反応は4回おこる。

問3. 好気呼吸の反応式は　$C_6H_{12}O_6 + 6H_2O + 6O_2 \rightarrow 6CO_2 + 12H_2O$　と表現できる。グルコース1モル(180g)の分解に必要な酸素は6モル、生成する二酸化炭素は6モルである。酸素6モルは32×6gなので　180:32×6 = 2:Xを計算して2.1gとなる。また、二酸化炭素6モルは44×6gであるので180:44×6 = 2:Yを計算して2.9gである。

問4. ATPが解糖系の中心的な酵素に結合するとこの酵素の活性を抑制するので、阻害物質が存在すると抑制がおきなくなるので反応速度はあがる。

[解答]
問1. (1)水　(2)活性酢酸　(3)クエン酸　(4)還元
　　(5)電子伝達系　(6)電子　(7)水素イオン
　　(8)アロステリック酵素
問2. 脱炭酸反応：3回　　脱水素反応：4回
問3. 反応式：
　　$C_6H_{12}O_6 + 6H_2O + 6O_2 \rightarrow 6CO_2 + 12H_2O$
　　酸素：2.1g　二酸化炭素：2.9g
問4

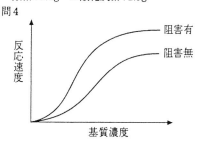

5 出題者が求めたポイント(I, II　ラクトースオペロン　遺伝子作用の調節　GFP)

問1. ラクトースは、グルコースとガラクトースが結合した二糖類である。オペレーターは調節遺伝子によりつくられた調節タンパク質が結合する部分である。プロモーターはRNA合成酵素が結合する部分である。調節タンパク質のうち、リプレッサーは転写の抑制をおこなうタンパク質、アクチベーターは転写の促進をするタンパク質である。

問2. (1)肝臓ではアルブミンがつくられているが筋肉ではつくられていない。肝臓ではアルブミン合成に関わるプロモーターにRNAポリメラーゼが結合すると、アルブミン遺伝子のプロモーターに連結されたGFP遺伝子が発現する。

(2) a・b・cはアルブミン遺伝子の調節領域である。肝細胞におけるGFPの蛍光強度を比較すると調節領域aとbがある場合とaがない場合で同じ＋＋である。またaとbがない場合の発光強度は＋であるので、bがアルブミン遺伝子の発現に重要な役割をもっているといえる。また、この部位があるとアルブミン遺伝子の発現を活性化させると考えられる。

[解答]
問1. (1)ガラクトース
　　(2)グルコース (1と2は順不同) (3)オペレーター
　　(4)リプレッサー　(5)プロモーター
問2.
(1)アルブミンは肝細胞のみで合成され、GFP遺伝子にアルブミン遺伝子のプロモーターが連結されているので肝細胞で発現する。(58字)
(2)領域：b　役割：アクチベーターがあるとプロモーターからの転写効率がよくなる。(29字)

東海大学　医学部入試問題と解答

平成 30 年 7 月 20 日　初版第 1 刷発行

編　集　みすず学苑中央教育研究所

発行所　株式会社ミスズ　　　　　　　　　　　　　定価　本体 4,700 円＋税

〒167−0053

東京都杉並区西荻南 2 丁目 1 7 番 8 号

ミスズビル 1 階

電　話　03（5941）2924(代)

印刷所　タカセ株式会社

本書の一部又は全部の複製、転写、コピーは著作権に触れるので禁止する。

●本シリーズ掲載の入試問題について、万一、掲載許可手続きに遺漏や不備があると思われる
　ものがありましたら、当社までお知らせ下さい。

●乱丁・落丁等につきましてはお取り替えいたします。

●本書の内容についてのお問合せは、具体的な質問内容を明記のうえ、ハガキ・封書を当社宛
　にお送りいただくか、もしくは下記のメールアドレスまでお問合せ願います。

〈 お問合せ用メールアドレス：info-mgckk@misuzu-gakuen.jp 〉